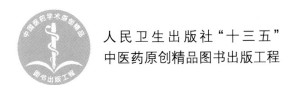

人民卫生出版社"十三五"
中医药原创精品图书出版工程

中西医结合生殖医学

主　编　连　方

副主编（以姓氏笔画为序）

　　　　杜惠兰　陆　华　陈子江

　　　　姜　辉　谈　勇　黄国宁

　　　　黄荷凤

人民卫生出版社

图书在版编目（CIP）数据

中西医结合生殖医学 / 连方主编. —北京：人民卫生出版社，
2017

ISBN 978-7-117-24853-2

Ⅰ. ①中… Ⅱ. ①连… Ⅲ. ①不孕症－中西医结合－诊疗
②男性不育－中西医结合－诊疗 Ⅳ. ①R711.6

中国版本图书馆 CIP 数据核字（2017）第 168556 号

人卫智网	www.ipmph.com	医学教育、学术、考试、健康，
		购书智慧智能综合服务平台
人卫官网	www.pmph.com	人卫官方资讯发布平台

中西医结合生殖医学

主　　编：连　方
出版发行：人民卫生出版社（中继线 010-59780011）
地　　址：北京市朝阳区潘家园南里 19 号
邮　　编：100021
E - mail：pmph @ pmph.com
购书热线：010-59787592　010-59787584　010-65264830
印　　刷：中农印务有限公司
经　　销：新华书店
开　　本：787×1092　1/16　印张：33　插页：6
字　　数：803 千字
版　　次：2017 年 8 月第 1 版　2019 年 9 月第 1 版第 4 次印刷
标准书号：ISBN 978-7-117-24853-2/R · 24854
定　　价：118.00 元
打击盗版举报电话：010-59787491　E-mail：WQ @ pmph.com
（凡属印装质量问题请与本社市场营销中心联系退换）

编　　委

主 编 简 介

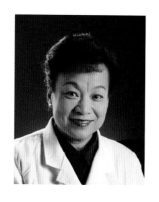

连方

女，1957年生，二级教授，博士生导师，山东中医药大学附属医院中西医结合生殖与遗传中心主任，山东中医药大学妇科教研室主任。中国中医药研究促进会妇产科与辅助生育专业委员会主任委员，中国医师协会生殖医学专业委员会中西医结合学组主任委员，中国中西医结合学会生殖医学专业委员会副主任委员，中华中医药学会生殖医学分会副主任委员，中国中西医结合学会妇产科专业委员会副主任委员，山东中西医结合学会妇产科专业委员会主任委员。享受国务院政府特殊津贴。齐鲁名医，山东省名中医。

从事中医、中西医结合妇科，生殖医学临床、科研、教学工作42年。精通中西医结合生殖医学。1989年首创中西医结合输卵管介入治疗技术，是我国中医药在辅助生殖技术应用与研究事业的开创者和实践者之一。主要研究方向是"肾主生殖"藏象理论临床研究；中医药提高卵细胞质量、改善子宫内膜容受性及提高精子质量的研究。开创性提出"卵巢为奇恒之脏"，丰富了"中药周期疗法"理论。担任人民卫生出版社、科学出版社国家级规划教材《中西医结合妇产科学》《中医妇科学》主编。担任《中国中西医结合杂志》《中医杂志》《山东中医杂志》等多种杂志编委。主持国家自然科学基金5项、省部级基金课题11项。在国内外期刊发表论文200余篇。指导硕士、博士104人。获国家科技进步二等奖1项，省部级科技进步一等奖2项、二等奖6项、三等奖3项。

副主编简介

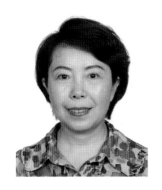

杜惠兰

女，1960年生，医学博士，二级教授，现任河北中医学院副院长。中国中西医结合学会常务理事、妇产科专业委员会和生殖医学专业委员会副主任委员，中华中医药学会妇科分会副主任委员等。

从事医疗、教学和科研工作34年。编写著作44部，主编16部；编写规划教材11部，主编《中西医结合妇产科学》3部，副主编《中医妇科学》等5部；主编视听教材1部。培养博士、硕士共67名。获省级教学成果一等奖1项，为省级教学名师、优秀教师、精品课程负责人。主持国家级和省部级课题18项，获省部级二等奖2项、三等奖7项。发表论文173篇。

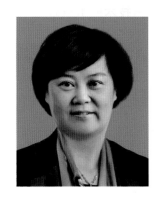

陆华

女，1964年生，现任成都中医药大学临床医学院院长，成都中医药大学附属医院院长，四川省针灸学校校长。任中华中医药学会妇科专业委员会副主任委员、中华中医药学会生殖专业委员会副主任委员、中国中西医结合学会生殖专业委员会副主任委员等。

从事医、教、研工作30年，是四川省学术技术带头人，国务院特殊津贴获得者，四川省有突出贡献的优秀专家，四川省名中医，被民间誉为"送子观音"，为中医妇科的学术传承及开拓创新做出了贡献。获得四川省科技进步二等奖1项和成都市科技进步二等奖2项，中华中医药学会学术著作一等奖和二等奖各1项，国家发明专利12项。参编论著19部，发表论文55篇，其中SCI收录10篇。

副主编简介

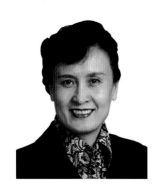

陈子江

女，1959 年生，教授、博士生导师。"973"项目首席科学家、国家"百千万人才"。现任山东大学副校长兼齐鲁医学部部长，山东省立医院妇产科主任，国家辅助生殖与优生工程技术研究中心主任。兼任中华医学会全国妇科内分泌学组组长、中国医师协会生殖医学分会副主委，国际生殖学会联盟（IFFS）常务理事兼副秘书长；《中华妇产科杂志》副总编辑，*Human Reproduction Update*副主编。

从事妇科内分泌和生殖医学临床与基础研究工作二十余年。主持国家重大科学研究计划、"863"计划、国家自然基金重点项目等 20 余项；在 *N Engl J Med*、*Nat Genet*、*Nat Commun*、*Am J Hum Genet*、*PNAS* 等发表 SCI 论文 200 余篇。获国家科技进步二等奖 3 项、国家发明三等奖 1 项，获何梁何利科技奖、山东省科学技术最高奖等奖励多项。

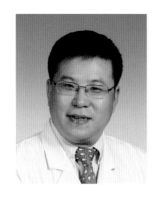

姜辉

男，1967 年生。主任医师、教授，现任北京大学第三医院泌尿外科副主任、生殖医学中心副主任、男科主任。任中国性学会常务副理事长兼秘书长、中华医学会男科学分会主任委员等。

长期从事泌尿男科、生殖医学的临床和科研教学工作，先后在国家级刊物上发表学术论著百余篇，先后承担研究课题三十余项。担任《中华男科学杂志》名誉主编、《中国性科学》杂志社常务副社长兼副主编、*Asian Journal of Andrology* 编委等职务。先后获得"中国十大男性健康科普专家""十大健康年度人物"等奖项，2014 年 10 月全球华人泌尿外科学会授予其"杰出贡献奖。

副主编简介

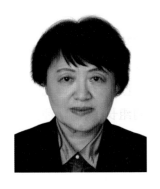

谈勇

女，1956年生，现任南京中医药大学妇科教研室主任，教授，博士生导师；南京中医药大学附属医院生殖医学科主任医师。兼任中华医学会中西医结合学会生殖医学专业委员会副主任委员，江苏省中医药学会常务理事、中西医结合生殖医学会主任委员等。

从事中医、中西医结合妇科学的临床、教学和科研35年，传承妇科名医学术精华，率先开展中西医结合的生殖辅助技术。主持国家自然科学基金等课题。获江苏省科技进步一、二等奖，国家李时珍医学创新奖共5项，发明专利1项；出版专著6部，担任全国《中医妇产科学》教材主编4部，副主编12部。发表论文280余篇，是国家中医药局重点学科带头人。

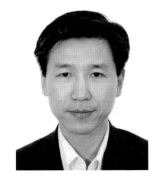

黄国宁

男，1959年生，主任医师，硕士生导师，现任重庆市妇幼保健院副院长、生殖中心主任。中华医学会生殖医学分会候任主任委员、实验室学副组长，重庆市医学会生殖医学专业委员会主任委员等。

从事生殖医学临床及科研工作30年，享受国务院特殊津贴，先后获得卫生部中青年突出贡献专家、全国先进工作者等多项荣誉称号，获全国"五一"劳动奖章。主编专著2部，参编专著4部，在国内外刊物发表学术论文100余篇，其中SCI收录论文20余篇。

副主编简介

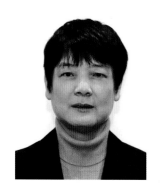

黄荷凤

　　女，1957 年生。主任医师、博士生导师，上海交通大学和浙江大学特聘教授。上海交通大学医学院附属国际和平妇幼保健院院长、胚胎源性疾病研究所所长。国家"973"项目首席科学家、"十二五"国家科技支撑计划项目牵头人、"863"项目负责人。教育部长江学者和创新团队发展计划——生殖安全转化医学研究负责人，生殖遗传教育部重点实验室主任。中国中西医结合学会生殖医学专业委员会主任委员、中国妇幼保健协会生育保健专业委员会主任委员。

　　主要研究方向：发育源性疾病，生殖内分泌疾病和助孕安全。担任 *Endocrinology* 和 *Fertil Steril* 等 7 家 SCI 杂志编委，在 *Nat Med* 和 *PNAS* 等 SCI 杂志发表论文 160 余篇。以第一完成人获国家科技进步二等奖。

序

易辞"天地之大德曰生"。

我们中国自古以来就有重视"子嗣"的传统，中医药学作为传统文化的代表，可谓是"重视子嗣"理念的具体和集中体现。中医中药在治疗生殖医学疾病方面历史悠久，创造性地形成了独具特色的的理论体系，最为重要的是积累了丰富的临床实践经验，难能可贵的是这些经验确有较好的疗效。近代以来，以辅助生殖技术为代表的西医生殖医学也发展迅猛，所取得的成果更是有目共睹。考之行事，中西医学各有所长。大批有识之士在生殖问题这个节点上，自发地将中西医学交通共融，还出现了可爱的"萌芽"。当此之时，一部既能总结现有成果，又能启迪未来发展方向，还能服务于临床工作的著作的编纂，可谓是"顺天应人"。

随着中医药的现代化，中医妇科学有可能成为中医学现代的先行者。今天，中西医结合生殖医学又极有可能成为中医妇科学现代化的"侦查员"和"先锋官"。这部著作将中西医生殖医学"巧妙"结合，反映了当代生殖医学临床及科研的最新成果，是第一部中西医结合生殖医学专著，可喜可贺！

作为创新性的著作，尤其是在"中西医结合"大概念尚不明确的前提下，任何一门中西医结合学科的每一步前进、探索的成果，在将来可能仍有继续发展空间，甚至是被否定。然瑕不掩瑜，以编者用意之诚，用心之深，用力之勤，形成了手中这部具有较高理论性、实用性、科学性、先进性的好书。望后之学者，以此为基，以之为鉴，继承发展，臻于至善。念及此，欣然为之序。

国医大师

成都中医药大学教授

2016 年 1 月 24 日

序

生殖医学疾病关系到人类繁衍、家庭幸福与社会安定，是世界医学领域的重要课题。深入开展生殖医学研究，对提高生殖相关疾病的诊断和治疗水平，改善民众生殖健康和提高生活质量以及优生优育等具有重要的意义。

吾识连方教授多年，深知其勤奋好学，刻苦钻研的治学精神，具有扎实的专业知识，治验颇多，早已声誉闻于国中，科研上亦是建树颇深，可谓学验俱丰。难能可贵的是，连教授善于发现，勤于总结，在临床之余，笔耕不辍，近又主编《中西医结合生殖医学》一书，既是其对三十多年临床经验、科研成果的总结，又是一次厚积薄发的升华。

中医中药在治疗生殖医学疾病方面历史悠久，具有一定的理论基础和丰富的临床实践经验，具有较好的疗效；以辅助生殖技术为代表的西医生殖医学也发展迅猛，成绩卓著。在生殖医学疾病的治疗方面中西医各有所长。本书将中西医生殖医学巧妙地结合，反映了当代生殖医学临床及科研的最新成果，旨在寻求治疗人类生殖疾病的最佳途径，是我国第一部中西医结合生殖医学专著，填补了我国中西医临床生殖医学的空白，可喜可贺！

本书内容丰富，是一部具有较高理论性、实用性、科学性、先进性的好书。可供生殖医学临床、科研工作者以及广大医学生参考，故欣然为之序。

全国老中医药专家学术经验继承工作指导老师
北京中医药大学东直门医院首席教授

2015 年 8 月 7 日

前　言

中西医结合生殖医学作为中西医结合学科的组成部分，是一门临床学科，源自于临床，回归于临床，服务于临床。本书主要通过总结中、西医生殖医学的经验、进展，梳理中西医结合生殖医学发展的源流和成果，融合中、西医两种医学在生殖问题上的共通点，建立系统、完整、有特色的中西医结合生殖医学理论与临床体系，指导生殖医学的临床、科研与教学，为中西医结合生殖医学的建立奠定基础。

本书的编写坚持理论与临床的连贯性，注重理论的临床实用性。中西医的结合目前重在临床的结合，即以中医辨证与西医辨病相结合，以两种医学观点来认识和治疗同一种疾病，同一个病人，对研究成熟、业界共识度高的问题，尝试中西医理论上的结合，并用以指导临床。本书还创新性的发挥发展了中医理论。围绕着女性生殖内分泌重要的腺体——卵巢，创造性发挥了中医学的"奇恒"概念，因卵巢亦藏亦泄，藏泻有时，提出了卵巢为奇恒之脏的学说；卵巢贮藏生殖之精，主持生殖功能，既是"生殖之肾"，又是奇恒之脏；丰富了子宫与卵巢的生殖医学理论。发展了中医学月经周期分期的"四期""七期"学说，结合辅助生殖技术中对卵巢周期的精细观察，将月经七期学说发展为"八期"学说。

以人类生育为出发点和落脚点，本书还原了"男女媾精，胎孕乃成"的基本过程，将女性生殖和男性生殖两门学科结合为一个完整的人类生殖过程。展现了男女生殖生理虽不相同，但却有许多十分近似的规律和现象，例如男性精子和女性卵细胞的成熟时间几乎相同。作为生殖医学的重要内容——辅助生殖技术，本书以中西医结合的思路予以重点讨论。主要是以辨证论治与中医月经周期理论为指导，系统总结了中医药在辅助生殖技术中分期、分阶段的理论与应用实践。

本书是集合了国内中医、西医、中西医结合、生殖妇科、生殖男科、辅助生殖技术学界富有影响力的知名专家学者撰写而成，群策群力，数易其稿，是一部集体智慧的结晶，代表了本学科目前发展的最高水平、展现了最新成果。

纵观全书内容，有回顾，有展望；有继承，有发展；有分析，有总结；有妇科，有男科；有中医，有西医；有理论，有实践；有宏观，有具体，是一部综合性、开创性的著作，也是中西医结合事业的一次有益探索与尝试，在生殖医学领域内，算是抛砖引玉，俟后来学者继续将中西医结合生殖医学发扬光大，造福人类。为了提高本书的质量，以供再版时修改，诚请各位读者、专家提出宝贵意见。

目　录

第一篇　中西医结合生殖医学概述与基础

第一章　中西医结合生殖医学概述 …………………………………………… 2
　　第一节　中西医结合生殖医学的研究范畴 ……………………………… 2
　　第二节　中、西医生殖医学的发展源流 ………………………………… 3
　　第三节　中西医结合生殖医学的发展概况 ……………………………… 5
　　第四节　中西医结合生殖医学的特色与优势 …………………………… 8

第二章　人类生殖神经内分泌调节系统 ………………………………………13
　　第一节　女性生殖神经内分泌调节系统 …………………………………13
　　第二节　男性生殖神经内分泌调节系统 …………………………………17

第三章　卵巢的生殖周期与内分泌调节 ………………………………………24
　　第一节　卵巢的生殖周期 …………………………………………………24
　　第二节　卵巢周期的内分泌调节 …………………………………………28
　　第三节　基于中医藏象学说谈子宫与卵巢的表里配属关系 ……………31

第四章　精子的发生 ……………………………………………………………35

第五章　受精、着床与胚胎早期发育 …………………………………………44
　　第一节　受精 ………………………………………………………………44
　　第二节　胚胎着床与发育 …………………………………………………46

第六章　中医学关于生殖的基础理论 …………………………………………56
　　第一节　女性生殖生理 ……………………………………………………56
　　第二节　男性生殖生理 ……………………………………………………70
　　第三节　中医学受孕机理 …………………………………………………75

第七章　中医学生殖轴学说概述 ………………………………………………78

第八章　中医关于女性月经周期分期学说 ……………………………………82

第九章　脏腑调控生殖生理的理论基础及其内涵研究 ………………………89
　　第一节　肾主生殖 …………………………………………………………89

第二节 肝与生殖···93

第三节 脾与生殖···96

第四节 心与生殖···99

第五节 肺与生殖···101

第六节 脏腑调控男性生殖的机制···103

第二篇 女性生殖疾病的辨病与辨证治疗

第十章 输卵管性不孕症···113

第十一章 排卵障碍类疾病···120

第一节 多囊卵巢综合征···120

第二节 卵巢储备功能减退···126

第三节 卵巢早衰···131

第四节 异常子宫出血···135

第五节 高催乳素血症···144

第六节 低促性腺激素性闭经···149

第七节 黄体功能不全···153

第八节 黄素化未破裂卵泡综合征···156

第十二章 子宫内膜异位症与子宫腺肌病···164

第一节 子宫内膜异位症···164

第二节 子宫腺肌病···169

第十三章 女性不孕相关感染类疾病···177

第一节 盆腔炎性疾病后遗症···177

第二节 阴道炎、宫颈炎···180

第三节 TORCH 感染···184

第十四章 女性不孕相关器质性疾病···189

第一节 子宫肌瘤···189

第二节 宫腔粘连···193

第三节 子宫内膜病变···199

第四节 生殖器官发育异常···211

第十五章 免疫性不孕···219

第十六章 原因不明性不孕症···222

第十七章 监测排卵与指导同房···233

第十八章 病理妊娠···237

第一节 先兆流产···237

第二节　异位妊娠 …………………………………………………………… 240

第十九章　复发性流产 …………………………………………………………… 247

第三篇　男性生殖疾病的辨病与辨证治疗

第二十章　精液异常类疾病 …………………………………………………… 258

第一节　无精子症 …………………………………………………………… 258

第二节　少精子症 …………………………………………………………… 263

第三节　弱精子症 …………………………………………………………… 270

第四节　畸形精子症 ………………………………………………………… 272

第五节　不动（死）精子症 …………………………………………………… 275

第六节　白细胞精子症 ……………………………………………………… 279

第七节　血精 ………………………………………………………………… 281

第八节　精液不液化 ………………………………………………………… 283

第九节　精液量异常 ………………………………………………………… 285

第二十一章　男性不育其他常见疾病 ………………………………………… 288

第一节　阳痿 ………………………………………………………………… 288

第二节　不射精症 …………………………………………………………… 291

第三节　逆行射精 …………………………………………………………… 295

第四节　遗精 ………………………………………………………………… 297

第五节　性欲低下 …………………………………………………………… 300

第六节　睾丸炎 ……………………………………………………………… 302

第七节　附睾炎 ……………………………………………………………… 304

第八节　精囊炎 ……………………………………………………………… 305

第九节　前列腺炎 …………………………………………………………… 307

第十节　精索静脉曲张 ……………………………………………………… 309

第二十二章　免疫性不育 ……………………………………………………… 313

第四篇　辅助生殖技术

第二十三章　辅助生殖技术 …………………………………………………… 320

第一节　人工授精 …………………………………………………………… 320

第二节　体外受精 - 胚胎移植及其衍生技术 ……………………………… 324

第三节　胚胎植入前遗传学诊断 …………………………………………… 329

第二十四章　中西医结合的辅助生殖技术 …………………………………… 335

第一节　中医妇科调周理论与辅助生殖 …………………………………… 335

第二节　控制性卵巢刺激机体特殊生理状态的中医证候认识 …………… 337

第三节 辅助生殖技术对"肾藏精、主生殖"理论的丰富发展⋯⋯⋯⋯⋯⋯ 342

第四节 辅助生殖技术助孕前的中西医整体治疗⋯⋯⋯⋯⋯⋯⋯⋯⋯⋯ 345

第五节 中医药对辅助生殖技术中卵巢反应与卵细胞质量的影响⋯⋯⋯⋯ 347

第六节 中医药对辅助生殖技术中子宫内膜容受性的作用⋯⋯⋯⋯⋯⋯⋯ 349

第七节 中医药对反复不明原因胚胎种植失败的调理思路⋯⋯⋯⋯⋯⋯⋯ 356

第八节 辅助生殖技术中心理干预⋯⋯⋯⋯⋯⋯⋯⋯⋯⋯⋯⋯⋯⋯⋯⋯ 358

第九节 辅助生殖技术中风险控制⋯⋯⋯⋯⋯⋯⋯⋯⋯⋯⋯⋯⋯⋯⋯⋯ 360

第二十五章 辅助生殖技术周期中辨病与辨证治疗方案⋯⋯⋯⋯⋯⋯⋯⋯⋯ 369

第一节 降调节方案日方案⋯⋯⋯⋯⋯⋯⋯⋯⋯⋯⋯⋯⋯⋯⋯⋯⋯⋯⋯ 369

第二节 控制性卵巢刺激启动日方案⋯⋯⋯⋯⋯⋯⋯⋯⋯⋯⋯⋯⋯⋯⋯ 370

第三节 取卵日方案⋯⋯⋯⋯⋯⋯⋯⋯⋯⋯⋯⋯⋯⋯⋯⋯⋯⋯⋯⋯⋯⋯ 373

第四节 移植日方案⋯⋯⋯⋯⋯⋯⋯⋯⋯⋯⋯⋯⋯⋯⋯⋯⋯⋯⋯⋯⋯⋯ 375

第五节 冻胚移植内膜准备周期方案⋯⋯⋯⋯⋯⋯⋯⋯⋯⋯⋯⋯⋯⋯⋯ 377

第二十六章 辅助生殖技术并发症的辨病与辨证治疗⋯⋯⋯⋯⋯⋯⋯⋯⋯⋯ 384

第一节 取卵后出血⋯⋯⋯⋯⋯⋯⋯⋯⋯⋯⋯⋯⋯⋯⋯⋯⋯⋯⋯⋯⋯⋯ 384

第二节 取卵后感染⋯⋯⋯⋯⋯⋯⋯⋯⋯⋯⋯⋯⋯⋯⋯⋯⋯⋯⋯⋯⋯⋯ 385

第三节 脏器损伤⋯⋯⋯⋯⋯⋯⋯⋯⋯⋯⋯⋯⋯⋯⋯⋯⋯⋯⋯⋯⋯⋯⋯ 387

第四节 卵巢扭转⋯⋯⋯⋯⋯⋯⋯⋯⋯⋯⋯⋯⋯⋯⋯⋯⋯⋯⋯⋯⋯⋯⋯ 388

第五节 卵巢过度刺激综合征⋯⋯⋯⋯⋯⋯⋯⋯⋯⋯⋯⋯⋯⋯⋯⋯⋯⋯ 390

第六节 多胎妊娠⋯⋯⋯⋯⋯⋯⋯⋯⋯⋯⋯⋯⋯⋯⋯⋯⋯⋯⋯⋯⋯⋯⋯ 394

第二十七章 辅助生殖实验室⋯⋯⋯⋯⋯⋯⋯⋯⋯⋯⋯⋯⋯⋯⋯⋯⋯⋯⋯⋯ 400

第一节 辅助生殖实验室的建立⋯⋯⋯⋯⋯⋯⋯⋯⋯⋯⋯⋯⋯⋯⋯⋯⋯ 400

第二节 辅助生殖实验室的培养系统⋯⋯⋯⋯⋯⋯⋯⋯⋯⋯⋯⋯⋯⋯⋯ 408

第三节 辅助生殖实验室的质量控制⋯⋯⋯⋯⋯⋯⋯⋯⋯⋯⋯⋯⋯⋯⋯ 415

第五篇 人类生育力保护与保健

第二十八章 妇科手术中女性生育力的保护⋯⋯⋯⋯⋯⋯⋯⋯⋯⋯⋯⋯⋯⋯ 422

第一节 子宫相关疾病手术中的生育力保护⋯⋯⋯⋯⋯⋯⋯⋯⋯⋯⋯⋯ 422

第二节 子宫内膜异位症手术中的生育力保护⋯⋯⋯⋯⋯⋯⋯⋯⋯⋯⋯ 428

第三节 输卵管相关疾病手术中的生育力保护⋯⋯⋯⋯⋯⋯⋯⋯⋯⋯⋯ 431

第四节 卵巢相关疾病手术中的生育力保护⋯⋯⋯⋯⋯⋯⋯⋯⋯⋯⋯⋯ 437

第二十九章 肿瘤与生殖功能的保留⋯⋯⋯⋯⋯⋯⋯⋯⋯⋯⋯⋯⋯⋯⋯⋯⋯ 442

第一节 宫颈恶性肿瘤保留生殖功能⋯⋯⋯⋯⋯⋯⋯⋯⋯⋯⋯⋯⋯⋯⋯ 442

第二节 卵巢恶性肿瘤保留生殖功能⋯⋯⋯⋯⋯⋯⋯⋯⋯⋯⋯⋯⋯⋯⋯ 444

第三节 子宫内膜癌保留生殖功能⋯⋯⋯⋯⋯⋯⋯⋯⋯⋯⋯⋯⋯⋯⋯⋯ 448

第三十章　孕前与孕期养生保健 …………………………………………………… 451

第一节　孕前养生保健 …………………………………………………… 452

第二节　孕期养生保健 …………………………………………………… 455

第六篇　生殖医学相关检查与检验

第三十一章　生殖内分泌相关激素检测与意义 …………………………………… 464

第三十二章　生殖相关免疫学检查与意义 ………………………………………… 475

第三十三章　生殖遗传学检查与意义 ……………………………………………… 485

第三十四章　经阴道彩色多普勒超声 ……………………………………………… 491

第三十五章　子宫输卵管造影与 X 线下输卵管介入治疗 ……………………… 495

第三十六章　宫腔镜 ……………………………………………………………… 501

第三十七章　腹腔镜 ……………………………………………………………… 508

附：方剂汇编 ……………………………………………………………………… 511

第一篇

中西医结合生殖医学概述与基础

第一章

中西医结合生殖医学概述

第一节　中西医结合生殖医学的研究范畴

根据世界卫生组织（World Health Organization, WHO）的统计，全世界目前约有 8000 万对夫妇患有不孕不育症，我国不孕症的发生率也达到 10%。由于人们生活方式的改变和影响人类生殖健康的日益严重环境污染，不孕不育的发生率有增高的趋势，生殖健康问题涉及每个婚姻家庭。另外，2015 年国家全面放开二孩政策，使得生殖医学研究正在成为一个紧迫和日益引起人们关注的问题。

中医在两性生殖健康领域的研究源远流长，很早就重视人类的繁衍与后代的健康，并以其整体观认识与研究人与自然、人与社会的联系。中医对生殖生理的认识，最早可追溯到《黄帝内经》。在《素问·上古天真论》中分别论述了女性与男性从幼年到老年各个时期生殖功能的发育、成熟、衰退以至衰竭的生理过程。对女子的月经周期、初潮与绝经均有描述，并阐述了肾、天癸、冲任在其中的作用。根据《1994 年中华人民共和国中医药行业标准中医病证诊断疗效标准》，育龄妇女结婚 1 年以上，夫妇同居，配偶生殖功能正常，不避孕而未能受孕者，为"原发不孕"，古称为"全不产"；若曾有孕产，继又间隔 1 年以上，不避孕而未怀孕者，称为"继发不孕"，古称为"断绪"。

西医生殖医学是多学科的整合医学，它运用现代医学的基础理论，并从细胞生物学和分子生物学的微观角度，研究两性生殖系统的解剖特点、组织结构、生殖生理，生殖系统的功能性和器质性疾病的病因病理、诊断和鉴别诊断、预防和治疗方法，以及两性保健、计划生育以及胚胎的发生、发育等。

辅助生殖技术是近几十年来发展起来的具有较大发展前景的一门新的技术，是指在体外对配子和胚胎采用显微操作技术，帮助不孕夫妇受孕的一组方法，包括人工授精（artificial insemination, AI）和体外受精 - 胚胎移植（in vitro fertilization and embryo transfer, IVF-ET）以及在此基础上衍生的各种新技术，如卵胞浆内单精子显微注射（intracytoplasmic sperm injection, ICSI）、胚胎植入前遗传学诊断（preimplantation genetic diagnosis, PGD）技术、生育功能的保存技术（精子冷冻、卵子和卵巢组织冷冻、胚胎冷冻）等。近年来出现的核移植与治疗性克隆、胚胎干细胞的研究等也属于辅助生育技术的研究范畴。

中西医结合生殖医学研究是运用中西医学各自医学体系，着眼于同一病患，由两者结合提高临床疗效，再从疗效分析出发，开展病理生理研究，实现由临床结合到理论融合的过程，其研究范畴既包括了西医生殖医学的全部内容，也囊括了中医生殖医学的内容，更重要的是中、西医学在生殖问题上的结合与汇通。

第二节　中、西医生殖医学的发展源流

不孕症是全世界关注的人类自身生殖健康问题。阻碍受孕的因素来自女方、男方或男女双方，不孕症引发的全球社会问题越来越值得关注，发病率 10%～15%，因此生殖医学应该得到高度重视。

一、中医生殖医学的发展源流

历代医家重视对不孕的研究。

夏商周时期（公元 11 世纪），《周易》记载"妇三岁不孕"，首先提出了不孕病名。

春秋战国时期，《素问·上古天真论》首先提出了肾气盛，天癸至，任通冲盛，月事以时下，故有子的受孕机理。又在《素问·骨空论》中有"督脉者……此生病……其女子不孕"的记载。

秦汉时期，《神农本草经》"紫石英"条下记载"女子风寒在子宫，绝孕十年无子"。《金匮要略·妇人杂病脉证并治》温经汤条下说："亦主妇人少腹寒，久不受胎。"温经汤是现有文献记载的第一调经种子方，被称为调经祖方。

西晋时期，《针灸甲乙经·妇人杂病》"女子绝子，疢血在内不下，关元主之"，率先提出瘀血导致不孕的机理。

隋唐时代，《诸病源候论》专设"无子候"，分列"月水不利无子""月水不通无子""子脏冷无子""带下无子""结积无子"等"夹疾无子"病源。明确指出不孕症是许多妇科疾病引起的一种后果。唐代《千金要方·求子》首先提出"凡人无子，当为夫妻具有五劳七伤、虚羸百病所致"以及"全不产""断绪"分类，把不孕原因归属夫妻各方，在历史上有重要的学术和社会价值。

宋代《妇人大全良方》继承前贤学术，内设"求嗣门"，突出了生殖医学在医学分科中的独立地位。

金元时代，朱丹溪对不孕症研究较深，在《格致余论·受胎论》中指出"男不可为父，得阳气之亏者也；女不可为母，得阴气之塞者也"，并提出"女涵男"的真假阴阳人不能生育。还在《丹溪心法·子嗣》中增补了肥盛妇人痰湿闭塞子宫和怯瘦妇人子宫干涩不能怀孕的证治。

明代，万全著《广嗣纪要》指出"五不女"和"五不男"不能生育。又在《万氏妇人科》中指出"女子无子，多因经候不调……此调经为女子种子之紧要也"。张景岳《妇人规·子嗣类》特别强调治疗不孕应辨证论治，"种子之方，本无定轨，因人而药，各有所宜"，还提出"情怀不畅，则冲任不充，冲任不充则胎孕不受"的七情内伤导致不孕的机理。

清代《傅青主女科》强调从肝、脾、肾论治不孕，创制的养精种玉汤、温胞饮、开郁种玉汤、宽带汤至今常用。王清任《医林改错》重视活血化瘀治不孕，认为少腹逐瘀汤"种子如神"，并创对经服药法，即月经来潮之日起连服 5 天以祛瘀生新，调经种子治疗。

历代医籍对不孕症的病名定义、分类、病因病机、辨证论治、服药方法不断完善，尤其强调夫妇双方调治，种子必先调经等，为我们今天研究生殖医学积累了宝贵的学术理论和丰富的临床经验。

二、西医生殖医学的发展源流

西医生殖医学涵盖了临床妇产科学、泌尿科学、基础医学胚胎学、遗传学等。辅助生殖技术在生殖医学中占有重要的地位。它是运用生殖医学技术和方法对配子、合子和胚胎进行人工操作，以达到受孕目的的技术。其包含人工授精、体外受精-胚胎移植技术以及其衍生技术。辅助生殖技术能够帮助约20%的不孕患者达到生育的目的。

20年来，随着体外受精-胚胎移植（IVF-ET）技术的发展，多种辅助生殖技术（assisted reproductive technique，ART）不断出现，如输卵管内配子移植（gamete intrafallopian transfer，GIFT）、输卵管内合子移植（zygote intrafallopian transfer，ZIFT）、宫腔内配子移植（gamete intrauterine transfer，GIUT）等，也有腹腔内直接人工授精（intraabdominal insemination，）、腹腔内配子移植（peritoneal ovum sperm transfer，POST）成功妊娠的报道。进入20世纪90年代，显微操作崭露头角，卵胞浆内单精子显微注射（ICSI）的出现使生殖技术操作达到细胞水平，对于少精、弱精或不能由射精取得精子者，采用附睾或睾丸取精，行卵胞浆内单精子显微注射实现体外受精。目前，世界上已有数十万个婴儿由这种技术诞生。冷冻胚胎解冻后做胚胎移植，以及供卵、赠胚工作的开展，使一些丧失生育能力的妇女实现了生育的愿望，如以往难以想象的绝经后妇女也可通过激素治疗及供卵、赠胚生育子女，世界上已有上百例50岁以上的妇女经此种治疗生育子女，其中年龄最大者为63岁。另外，一些尖端技术也不断出现，胚胎植入前遗传学诊断（PGD）是辅助生殖技术与优生学结合的新技术，它可在人类胚胎发育至6～8个细胞或囊胚时取出1～2个卵裂球进行遗传疾病的检测，从而筛选出正常胚胎进行移植，达到优生目的，至1997年全世界已有166个经PGD出生的正常婴儿。目前，国内外许多生殖中心利用序贯培养进行囊胚期胚胎培养和移植，效果良好。囊胚移植由于通过无创伤手段选择了最具生命力的胚胎进行移植，提高了种植率和妊娠率，并因减少移植胚胎数，降低了多胎妊娠发生率。

生殖医学近年发展越来越迅速，从1959年华人科学家张民觉先生在兔子身上成功完成人工授精，到1978年世界上第一例试管婴儿的诞生，再到2010年试管婴儿之父罗特•爱德华兹获得诺贝尔奖。这项技术得到了世界上广泛的认可。有报告指出：截止2010年，有400万名试管婴儿诞生；到目前大概有600万名试管婴儿诞生。当然，试管婴儿的诞生给不孕的家庭带来幸福的同时也带来了不同的声音，包括了各界人士对试管婴儿做法的质疑，如配子的买卖、多胎妊娠、妊娠期合并症以及对出生人口质量影响的等一系列问题。

在中国，辅助生殖技术由中国协和医院、北京大学第三医院、湖南医科大学最早开展。从1988年第一例试管婴儿诞生到现在的29年间，在我国开展的各项辅助生殖技术及其衍生技术，逐渐接近国际先进水平。

2005年，中华医学会生殖医学分会成在长沙成立，主任委员由王一飞教授担任。2009年在广州召开了中华医学会第二届生殖医学分会，主任委员由周灿权教授担任。2012年中华医学会第三届生殖医学分会在北京召开，主任委员由乔杰教授担任。2015年中华医学会第四届生殖医学分会在郑州召开，主任委员由孙莹璞教授担任。

在生殖医学发展迅速的今天，不孕症患者更多地了解了正确的受孕方式。以北医三院门诊数据为例，门诊就诊的患者不断增加，单纯生殖医学的门诊量在2012年即达到50万人次。就诊量的增加，促使了我们辅助生殖技术手段的增加与革新，同时说明了辅助生殖技术需求很大。在2011年全国生殖医学年会上，全国80%生殖中心的治疗的数据统计显示，2011年的治疗量已达17万左右。截至2016年3月，全国经批准开展人类辅助生殖技术和设置人类精子库的医疗机构共有432所，每年完成辅助生殖技术70万例。

三、中西医结合生殖医学的发展

中、西医两种医学在生殖医学的临床疗效上有互相促进的作用。如此，一部分学者积极将中医学与西医学结合起来处理生育类疾病的临床问题，其结果十分可喜。例如结合中医"种子必先调经"，"两精相搏，故有子"等理论，现代中医学家罗元恺、刘敏如、孙宁铨等参考西医神经内分泌下丘脑-垂体-卵巢轴，创造性地提出了脑-肾气-天癸-冲任-胞宫轴学说，开展了"补肾对生殖轴影响"的研究，肯定了补肾对促卵泡成熟、排卵，调节神经内分泌、免疫等方面的作用，为调节月经、治疗不孕等提供了依据。结合生殖内分泌和卵泡生长发育规律提出了中药调周疗法，根据现代中医学家夏桂成的临床经验，有四期、五期、七期调经法，在行经期以活血化瘀为主，经后期以补肾、填精为主，对排卵期补肾通络以促排卵，经前期以养血活血、疏肝为主以助受孕。连方结合对辅助生殖技术中卵泡发育规律的详细观察，创新性地提出"八期理论"（月经期、经后早期、经后中期、经后晚期、排卵期、经前初期、经前中期、经前末期）的生理特点及治疗用药，在此基础上，提出在辅助生殖技术中中医周期疗法及具体应用。金保方等尝试运用调周法治疗IVF失败的病例，获得了不错的结果。连方等将中医药运用到辅助生育技术中，结果显示患者的优质卵率、受精率、优质胚胎率、临床妊娠率及卵巢过度刺激综合征（OHSS）发生率皆有改善。此类的实证与研究不胜枚举。学科的发展也推动了学术团体的成立，由程泾教授发起，2014年成立了中国中西医结合学会生殖医学专业委员会，黄荷凤任主任委员。

近30年来，中西医结合学者重视病症结合、宏观辨证与微观辨证相结合论治不孕，初步总结了一些成功经验和基本思路。中医药渗透到现代辅助生殖技术中的各个环节发挥作用。例如孕前调经助孕、诱导排卵（尤其是提高卵母细胞质量和子宫内膜容受性方面）、安胎等方面有了较丰富的经验；此外，对预防和治疗卵巢过度刺激综合征也有可喜的疗效。

第三节　中西医结合生殖医学的发展概况

自1978年世界上第一例试管婴儿诞生以来，以体外受精-胚胎移植（IVF-ET）为代表的辅助生殖技术（ART）已被广泛应用。虽然，控制性卵巢刺激、体外受精及胚胎培养的程序化，使孕育成功率不断上升，但与人们的要求仍然有差距，主要原因有卵巢反应功能低下而取消促排卵周期、子宫内膜容受性差而引起着床障碍等。在这些方面，从传统的中医药理论入手，在辅助生殖助孕的基础上辅以中药或针灸治疗，临床上已取得了良好的效果。

早在公元前11世纪，《易经》中就有记载："妇三岁不孕"。《黄帝内经》正式提出了不孕的病名，如《素问·骨空论》云："督脉者……此生病……其女子不孕。"及至近代，在中医、中西医结合治疗不孕不育症方面，许多学者进行了更深入的研究，并取得了令人鼓舞的进展。

一、中西医结合关于"肾主生殖"与生殖内分泌的研究

中医学在妇产科方面积累了丰富的临床经验，拥有一套较完备的理论体系。"种子必先

调经"，"两精相搏，故有子"等理论在现代仍然有极其重要的现实意义和指导作用。龚德恩于20世纪60年代参照西医月经周期中生理变化和激素水平的特点，结合中医辨证施治的方法，将补肾、养血、益气、活血等方法兼相配合，应用于月经周期的不同时段，形成的中药调周疗法，在临床中取得了很好的疗效。

俞瑾等自20世纪80年代起，以中医肾主生殖理论为基础，辅以中药和针灸治疗，采用现代检测手段，从整体 - 器官 - 细胞 - 分子基因水平初步阐明了中药、针刺是通过对神经内分泌代谢和神经内分泌免疫网络进行调节，从而达到提高生殖功能的，尤其在多囊卵巢综合征的研究方面做了大量工作，其温补方和天癸方治疗不同类型多囊卵巢综合征引起了国际学术界的关注。

20世纪80年代，现代中医学家罗元恺、刘敏如、孙宁铨等结合中医"种子必先调经"，"两精相搏，故有子"等理论，参考西医神经内分泌下丘脑 - 垂体 - 卵巢轴，创造性地提出了脑 - 肾气 - 天癸 - 冲任 - 胞宫轴学说，开展了"补肾对生殖轴影响"的研究，肯定了补肾对促卵泡成熟、排卵，调节神经内分泌、免疫等方面的作用。结合生殖内分泌和卵泡生长发育规律提出了中药调周疗法，根据现代中医学家夏桂成的临床经验，有四期、五期、七期调经法。连方结合对辅助生殖技术中卵泡发育规律的详细观察，提出"八期理论"（月经期、经后早期、经后中期、经后晚期、排卵期、经前初期、经前中期、经前末期）的生理特点及治疗用药，在此基础上，提出在辅助生殖技术中中医周期疗法及具体应用。

二、中西医结合在辅助生殖过程中的应用

1. IVF-ET周期前中医辅助治疗 主要是为调整患者的生殖生理或病理状况，调节心理状态，以适应即将到来的治疗周期。主要包括：①调整月经周期，平衡阴阳；②辨证加用中药调整周期，改善患者体质，逆转其敏感性，减少并发症的发生；③调理气血，打破低水平的状态，改善卵巢储备功能。

谈勇对35岁以上不孕患者或行IVF-ET多次失败患者治疗周期前，先给予补肾调周中药治疗：卵泡期予滋阴奠基汤以滋肾养阴，促进卵泡生长、成熟；排卵期予益肾促排卵汤以补肾活血通络，利于成熟卵泡移向卵巢表面从而排卵；黄体期用助黄汤温肾助阳以补充支持黄体功能；3个月经周期为1个疗程，每个患者连续治疗2个疗程后再进行IVF-ET，临床获卵数、受精卵数及移植胚胎数均显著增加。

2. IVF-ET周期中中西医结合治疗 主要目的是提高患者对药物的敏感性，提高获卵率，增加子宫内膜的容受性，减轻不良反应，尽量减少并发症的发生，从而提高妊娠率。

对于卵巢反应低下的患者，以往多采取加大促卵泡激素剂量的方法治疗，但过多的运用又会引起内源性激素紊乱而影响胚胎着床，现多配合补肾活血法可增强患者对激素的敏感性，改善微循环，提高患者对药物的反应，改善卵子质量，增加获卵数，提高妊娠率。连方、张建伟等治疗IVF/ICSI中行控制性卵巢刺激治疗的患者，中西医结合诱导排卵发挥中药整体调节的优势，以二至天癸方滋肾养精，填精补血，使冲任血海充足。现代药理研究表明，该方具有兴奋下丘脑 - 垂体 - 性腺系统，与促性腺激素协同作用，起到促使卵泡成熟，提高卵子质量，改善生殖内分泌环境，提高移植率的作用。扳机日配合桂枝茯苓胶囊活血化瘀，助阴阳转化。取卵后以二仙调经方温肾助阳，调理冲任。研究证实，活血化瘀中药具有降低血浆纤维蛋白原浓度、改善卵巢周围血液循环、促使卵泡成熟的作用。

尤昭玲等在诊治过程时形成了中医辅治的"六期七步曲"，其中六期为 IVF-ET 术前期、降调期、取卵前期、取卵后期、移植后期、妊娠期，七步指除降调期有两步外，其余均为一期一步，共七步。IVF-ET 术前期，中医辅治目的是疏肝解郁，理气安神，从肝、心论治。降调期先补肾养精，调和阴阳，从肾肺论治，兼顾心肝，求阳益阴，使血海充填，从而滋养胞脉。降调期后期补肾益精，健脾理气，从而减轻控制性卵巢刺激所致的腹胀、恶心等不适，此期阴长为主，兼顾护阳，从肾论治，健脾益气。取卵前期通过益肾助卵，温阳通络，把握阳稍过而阴亦足的原则，从肾论治为主。取卵后期通过滋肾养胞，助膜长养，使子宫内膜尽可能与种植胚胎发育同步，以提高胚胎种植率。移植后期通过健脾益肾，助胎长养，重点在支持黄体，促进胚胎的发育，最大限度减少控制性卵巢刺激本身所致的黄体功能异常，此期从脾肾论治，兼顾平泻心火。妊娠期通过健脾补肾，抑制子宫收缩，安养胎元，此期从脾论治，不忘固肾、泻心火而防止动胎。

Stener-Victorin E 等人运用电针刺激的方法辅助多囊卵巢综合征患者诱导排卵，其机制可能与促性腺激素的分泌和神经肽的释放有关。

3. 对子宫内膜容受性的调节　　主要表现为以下方面：①对子宫内膜形态的影响；②对子宫内膜血液循环的影响；③对雌、孕激素及其受体水平的影响；④对子宫内膜相关调控因子的影响。中医学认为肾主生殖，中医药整体辨证施治，选用补肾活血之品，使精血充足、冲任有养，改善子宫内膜局部血液循环，增加组织血液灌流量，从而改善子宫内膜的容受性，提高临床妊娠率。另外，补肾调经中药可促进子宫内膜的分泌功能，使子宫内膜腺体和间质发育同步化，让子宫内膜组织形态更有利于胚泡植入，为妊娠成功提供组织形态学基础。

陈秋梅等在治疗排卵障碍性不孕患者时自拟调经孕育方药，以补肾填精，养血活血，调经助孕。超声检查结果显示服用中药后促进了内膜血管生成和蜕膜化反应，血液流变学指标明显改善，排卵侧的子宫、卵巢组织血流量可明显增加，有助于卵泡和内膜的生长发育和局部组织微环境状态的调整，并且发现中药治疗后子宫内膜中 19 种早孕相关因子中有 18 种表达增强，表明此方药可改善子宫内膜容受性、促进子宫内膜中活性物质活性增强。

刘艳娟等研究发现补肾益气中药可以通过改善子宫内膜发育情况，调节胚泡着床障碍，调节子宫内膜 PR 蛋白的表达，改善着床微环境，利于胚泡着床。

4. 对卵巢过度刺激综合征（OHSS）的调节　　西医学认为，OHSS 的主要病理变化是由于卵巢对促排卵药物过度反应。OHSS 患者体内雌二醇和血管内皮生长因子水平升高，肾素 - 血管紧张素 - 醛固酮系统被激活，大量炎症物质释放，从而导致血管的通透性增加，血浆外渗，血液浓缩，电解质紊乱，肝肾功能受损，凝血功能障碍，甚至血栓形成。临床常见患者腹痛、腹胀、恶心、纳差、少尿、大便稀、胸腹水、卵巢增大等综合征。中医学中无 OHSS 对应的病名，其临床表现与"子肿""臌胀"等有相似之处。分析其病因病机，毛细血管通透性增加从中医学角度分析是由于络脉失和、阴血不固；大量血浆外渗以致血容量减少则为阴血亏虚；血液黏稠、甚至形成血栓则为瘀血；胸腹水则为水饮为患；升降失常，则恶心；水饮内停，影响脾运则纳差；瘀血阻滞，气机不畅，气滞腹中则为腹胀；脾络不通、不通则痛则有腹痛；痰瘀阻滞，则有卵巢增大；膀胱气化失常，则有小便不利等。另外，中医学认为促排卵方案中多个卵泡同时发育，需要消耗大量的阴精，从而将导致肾精的亏虚。所以，OHSS 病机复杂，既有血溢脉外，阴血不足，血运不畅，又有水饮内停，痰凝瘀滞，还有肾精不足。

赵彦鹏等主张治疗以补肾健脾，利水渗湿为主，兼气滞血瘀者则理气活血，以求标本同治,当 OHSS 发展到重度时可出现气阴衰竭,则应益气固脱。孙伟等认为 OHSS 以脏腑功能失调为本,涉及多个脏腑,病变主要是先有气机不畅,进而血行受阻,最终导致水湿停滞。其治疗上以当归芍药散加减,肝脾肾多脏腑同调,补虚祛湿并行。一般认为,OHSS 早期积极应用中医中药,在改善症状,减少白蛋白用量,减少穿放胸腹水及缩短病程方面有极为明显的作用。

5. 针刺治疗 近年来,运用针刺与辅助生殖技术结合从而提高试管婴儿成功率的研究,被越来越多的学者所关注。崔薇等为接受 IVF-ET 的患者在促排卵前以及促排卵的过程中加用电针治疗,刺激子宫、关元、三阴交,结果发现在 IVF-ET 过程中配合电针治疗可以改善卵子质量,提高临床妊娠率,并且可明显减少促排卵药物的用量。

多项临床研究表明,中医药对辅助生殖技术起到良好的协助作用,在调节机体内分泌环境、改善卵巢储备功能、诱导排卵、提高子宫内膜容受性、降低西药的副作用从而提高临床妊娠率等方面均有一定的作用,多层次、多途径、多靶点,整体调节,将中医的辨证论治与西医辅助生殖技术良好结合,为不孕症的治疗开辟新的途径。

第四节　中西医结合生殖医学的特色与优势

中西医结合是在我国既有中医又有西医的特定条件下产生的,是我国卫生事业的一大优势和特色。中医药学是凝炼着中华民族数千年深厚悠久文化和医学实践的伟大宝库,闪烁着无比智慧的光辉;而西医药学则是现代西方文明和先进科学技术的结晶,显示出日新月异和迅猛发展的时代特征。21 世纪是生命科学的世纪,生殖医学涉及人类的繁衍和进步,对人类社会有着重要的意义。近年来中西结合医学治疗与生殖有关的疾病在临床上取得了显著的疗效,并得到医学界的普遍认可。

一、中西医结合生殖医学的医疗特色与优势

中医药治疗不孕症有着悠久的历史,积累了丰富的经验。无数中西医结合的成果说明中西互补有明显的优势。中西医结合的医疗价值主要体现在临床疗效的提高和对疑难病的诊治水平的提高。一般而言,西药多为单一的化学单体,有特定的作用靶点,具有专一性和针对性的作用方式,对抗是其主要作用机制,而中药无论是单味药或复方,其药效的物质基础均是活性物质群体,这些有活性作用的物质,按一定要求配伍组合,就可以作用于多个靶点,发挥多途径多层次的整合作用,呈现多效性。

目前国际上围绕影响 IVF-ET 成功率的主要原因分析有卵巢反应低下而致的周期取消、子宫内膜容受性差而致的着床障碍等。另外,如何防止垂体降调节后黄体功能不足,减少流产率;如何在有效地促进多卵泡发育的同时,防止卵巢过度刺激综合征的发生;如何在保证卵泡数量的同时,提高卵细胞的质量;如何使子宫内膜与胚胎发育同步化,改善子宫内膜容受性等,已成为目前生殖医学界研究的热点问题。

经典的辅助生殖过程要经历垂体降调节、控制性卵巢刺激、取卵、体外受精、胚胎培养、胚胎移植、黄体维持的过程,在这个过程中机体在外源性激素的作用下发生了特殊的生理及病理变化。

垂体降调节是 IVF/ICSI 控制性卵巢刺激长方案中的重要一环,即在使用促性腺激素治

疗前1个月经周期的黄体中期，给予促性腺激素释放激素类似物，从而使垂体处于脱敏状态，促性腺激素分泌处于低水平，利用垂体的降调节，可以改善卵子质量，使卵泡发育同步化，募集更多成熟卵泡，有效防止过早出现黄体生成素（LH）峰，从而提高IVF/ICSI-ET的成功率。接受IVF/ICSI-ET的不孕患者尽管初始病因各异，证候表现不同，但应用垂体降调节后，此时机体所处的特殊病理阶段在临床症状上有其特征性表现，如可见性欲减退、五心烦热等肾阴亏虚症状，尚可见腰膝酸软、眩晕、耳鸣等肾气不足表现。因此，在行IVF/ICSI治疗前和进入周期垂体降调节的同时，以补肾滋阴助阳为治则，运用中药可改善肾虚症状，有助于卵泡的发育，可减少促性腺激素的使用量，提高卵细胞质量，同时减少早发的LH峰的出现，使得有足够的成熟卵泡以供受精。

控制性卵巢刺激方案是现代辅助生殖技术的产物，在中医典籍中没有记载。中医学认为肾藏精、主生殖，卵细胞乃肾精所化；肾精、肾气与天癸是促使卵泡发育成熟的源泉，肾阳是卵泡排出的动力。卵细胞得肾气、肝血以充养，赖肾气的调控激发和冲任的调畅而生成、发育、排泄。肾气盛，肾阴阳平衡，天癸才能泌至，冲任两脉才能充盛，精气由此到达胞脉，卵巢得以蓄积人之元精，促使卵泡发育；肾之阳气充足，鼓动有力，才使冲任气血调畅，适时而泄，形成排卵。肾精、肾气充盛，封藏有权，天癸旺盛，通达冲任，使任通冲盛，聚阴血以注于胞宫，才能行经孕育。控制性卵巢刺激时机体特殊生理状态的中医证候特点以肾阴虚为主，兼肾精亏虚。临床上大多数控制性卵巢刺激长方案，均进行垂体降调节，月经期已出现医源性肾阴亏虚为主的证候；控制性卵巢刺激要求多个卵细胞共同发育，卵泡期由于短时间内天癸大量泌至，耗损肾之阴阳，使得肾阴更加匮乏，肾阴不足，难以聚而为精，卵子缺乏形成的物质基础或不能充分发育成熟；另外，由于不孕患者就诊期间情绪紧张，加之控制性卵巢刺激药物对机体内环境的影响，常导致肝气疏泄失调，气机不利，因此，在实施辅助生殖技术前给予补肾调周药治疗，以补肾为主，结合行气活血，平衡阴阳，治疗1～2个周期以调整月经周期的节律；控制性卵巢刺激治疗的同时，着重补肾益阴养精；卵泡成熟时，加用补肾助阳，有助于创造有利的生殖内环境。此时接受IVF/ICSI-ET治疗，不仅能获得更多高质量的卵子，还能为胚胎移植营造一个较理想的种植环境，提高临床妊娠率。

OHSS是辅助生殖技术控制性卵巢刺激后引起的医源性并发症，好发于多囊卵巢综合征及年轻患者。其发病机制尚不清楚，可引起血液浓缩、血栓形成、胸水、腹水、肝肾功能损害、低血容量性休克、成人呼吸窘迫综合征，甚至死亡。随着辅助生殖技术的发展，药物促排卵越来越普遍，OHSS的发病率有上升趋势。根据其临床表现：胸腔积液、腹腔积液、全身水肿、卵巢增大等，OHSS可归于中医"子肿""臌胀"等病症范畴。本病系医源性因素侵扰机体后，妨碍或破坏了机体正常的生理功能，导致脏腑功能失常，气血失调，从而影响冲任、胞宫、胞脉、胞络的功能。另一方面这种病变所产生的病理产物又作为第二致病因素，再度妨碍脏腑气机的升降调节，导致脏腑气血的严重紊乱。OHSS涉及肾、肝、脾、心、肺等脏腑，其发病之初多在肝肾，渐及脾胃、心肺，导致五脏俱损。病理产物为气滞、血瘀、水湿，以气滞为先，瘀滞乃病发之关键，最终水湿停滞为患。本病以脏腑功能失调为本，病理产物为标，本虚标实相兼为病，若不及时控制，每易酿成气阴衰竭之危症。

控制性卵巢刺激周期，一方面垂体降调节使卵巢的功能降至低水平，血清黄体生成素处于低水平；另一方面多个卵泡同时发育，需要更高的黄体生成素峰值才能使卵子排出，故在卵泡成熟时，需常规给予HCG促卵泡成熟。但多个卵泡同时发育产生高水平的雌激素，

HCG 的使用增加了 OHSS 发生的几率。中医学认为肾之阳气充足，鼓动有力，冲任气血调畅，适时而泄，形成排卵。肾阳不足，鼓动无力，冲任气血瘀滞，可阻碍卵子排出，故在排卵期，应用温肾活血法可起到一种激发卵子顺利成熟、排出，种子育胎的"扳机"作用。临床上 HCG 日使用中医药可减少 HCG 用量，并能有效预防 OHSS 发生。

辅助生殖技术中垂体降调节使卵巢的功能降至低水平，导致后期黄体功能不全，妊娠率下降，流产率增加，影响治疗效果。黄体支持已成为多数辅助生殖技术的常规步骤之一，但长期的黄体酮注射治疗，患者依从性差。从中医理论分析垂体降调节可导致肾虚，同时在控制性卵巢刺激短时间内天癸大量泌至，耗损肾之阴阳，形成肾虚为本的证候。肾主生殖，胞脉系于肾，故有"肾以载胎"之说；脾为后天之本，气血生化之源，胎元之载养全赖于先天之肾气与后天之脾气的相互协调，两者共同维系正常的妊娠过程。故辅助生殖技术中，在常规应用黄体酮维持黄体基础上，辅以补肾健脾、固冲安胎的中药，可提高胚胎的种植率及临床妊娠率。有研究提示从取卵当日起在 HCG 健黄体的基础上加服滋肾育胎丸，可提高血清孕酮水平。

IVF/ICSI-ET 的成败大致取决于配子和胚胎的质量以及子宫内膜的容受性两个方面。大量资料证明，许多不明原因的反复 IVF/ICSI-ET 失败，与患者的高龄和卵子质量下降有关，同时也与患者心理因素有关。从中医辨证分析看，选择 IVF/ICSI-ET 治疗者往往病程较长，且大多经过多方治疗无效，多次 IVF/ICSI-ET 失败会严重影响患者的身心健康，临床表现以肾虚、肝郁证较多。肾为生殖之本，也为月经之源，肾气损伤，肾阴亏虚均可引起月经失调、不孕及 IVF/ICSI-ET 失败，导致患者产生较大的精神压力，以致肝失疏泄，气血失和，或肝郁化火以致月经失调。另外肝肾同源，两者相互影响，肝气不疏，日久导致肝肾失调，冲任损伤，月经紊乱，并出现腹痛、腰酸等临床症状。此类患者应用中药治疗可增加其自然受孕的几率，经期以疏肝理气、和营调经为主，方用越鞠丸合五味调经散加减；卵泡期以养血滋肾疏肝和络为主，方用归芍地黄汤加减；排卵期治以滋肾助阳，活血和络为主，方用补肾促排卵汤加减；黄体期以养血补阳，疏肝和络为主，方用毓麟珠合逍遥散加减。

近年来针灸治疗主要用于促排卵、改善辅助生殖技术妊娠结局及取卵术中镇痛等方面。在 IVF/ICSI 周期中，女性激素水平随时间不断变化，机体的状态也不尽相同。进入控制性卵巢刺激阶段后适宜针刺的时间窗包括：①月经第 2～3 天，针刺可以活血通经，去瘀生新，形成一个全新的子宫内膜环境，改善卵巢的供血。②月经的第 12～14 天，即周期的扳机日，此时机体处于重阴转阳时期，治疗目的是通调气血，促使转化顺利进行。③月经的第 15～16 天，即取卵手术后、胚胎移植前，此时针刺可减轻手术的刺激，缓解患者的紧张情绪和压力，调整子宫内膜种植环境，改善内膜血供，促进内膜由增殖期向分泌期的转换，为胚胎种植创造条件。④胚胎移植当日手术前后，此时针刺可降低患者的压力，改善子宫内膜的容受性，抑制子宫的收缩运动。⑤黄体期，移植后 2～3 天，此时胚胎即将着床，针刺可助维持子宫种植的窗口期，以利于胚胎着床。

无数中西医结合的成果说明中西医结合有明显的优势，运用中西医结合的方法可以获得比单纯中医或西医更好的临床疗效。

二、中西医结合生殖医学的学术特色与优势

随着我国科学技术的不断发展，中西医结合生殖医学研究工作不断深入，出现了许多学

术亮点。如针对目前辅助生殖技术中的瓶颈问题，从蛋白质、基因、分子水平进行中医药研究，一方面为中医药在辅助生殖技术中的应用提供依据，充分发挥中医药的优势，提高临床疗效；另一方面借助辅助生殖技术的研究平台，探讨中医药的作用机制，将中医药在不孕症方面的研究深入到分子、基因水平，提高辅助生殖技术的临床妊娠率，做到中西医相互促进，使中医妇科理论研究进一步深化。不孕症患者的临床需求和中西医结合生殖医学的优势，催生了全国各地中西医结合不孕不育诊疗中心或门诊的设立。与之相伴的是各种形式的培训班、研修班纷纷开办，甚至有不少医学院校研究生教育设立了中西医结合生殖医学研究方向，培养了大批中西医结合生殖医学人才，并培养出一批又一批硕士、博士等高层次人才。

三、中西医结合的政策特色与优势

创立中国的新医药学一直是中西医结合的发展方向。1978年9月24日，党中央以中发（1978）56号文件转发了卫生部党组织《关于认真贯彻党的中医政策，解决中医队伍后继乏人问题的报告》（下称《报告》），并作了重要批示。批语指出："中医药学是一个伟大宝库，坚持走中西医结合的道路，创造中国统一的新医学新药学，是我国医学科学技术的正确道路。"卫生部的《报告》中也指出："中西医结合是发展我国医学科学技术的正确道路。创造我国统一的新医学则是我国医学科学现代化的根本标志"。

中国传统医学的完整性、系统性、实用性以及在西医学面前表现出来的优越性、稳固性，是世界任何民族的传统医学都无法比拟的。大力提倡、支持和促进大规模地、全面系统地用现代科学方法发掘、整理、研究中国传统医学遗产，使之逐步形成一个相对独立的中西医结合学科，形成一支与中医、西医并列的中西医结合力量，是中国政府的一大创举。

综上所述，在临床工作中如能做到中西医并举，必定会使生殖医学更加辉煌。

（连　方）

主要参考文献

1. 连方，王瑞霞. 辅助生殖技术在治疗不孕症中的问题与中医药干预策略 [J]. 中国中西医结合杂志，2010，30（7）：677-681.

2. 蒋帅，连方. 连方教授中药调周疗法"八期理论"与临床运用 [J]. 中医药信息，2015，32（1）：69-71.

3. 朱泉，江魏. 中医补肾法提高男性血清睾酮水平的研究——基于7个临床对照试验的 Meta 分析 [J]. 医学信息，2005，18（9）：1153-1155.

4. Paulus WE, Zhang M, Strehler E, Influence of acupuncture on the pregnancy rate in patients who undergo assisted reproduction therapy[J]. FertilSteril, 2002, 77（4）：721-724.

5. 郭佳，李东，张秋芳. 不同时间点针刺介入对辅助生殖结局的影响 [J]. 中西医结合学报，2008，6（12）：1211-1216.

6. 龚德恩. 中药人工周期的运用和疗效观察 [J]. 新中医，1974，6：26-28.

7. 俞瑾. 多囊卵巢综合征的中西医治疗 [J]. 中国实用妇科与产科杂志，2002，18（11）：651-653.

8. 侯璟玟，俞瑾，魏美娟. 中药天癸方治疗多囊卵巢综合征中高雄激素高胰岛素血症的研究 [J]. 中国中西医结合杂志，2000，20（8）：589-592.

9. 谈勇，石川睦男. 补肾调周法在体外受精 - 胚移植期前应用的临床观察 [J]. 中国中医药信息杂志，2001，8（12）：45-46.

10. 连方, 张建伟, 张宁等. 中西医结合疗法在试管婴儿技术中的应用 [J]. 山东中医药大学学报, 2002, 26 (3): 182-183.

11. 尤昭玲, 王若光, 谈珍瑜, 等. 体外受精 - 胚胎移植中医辅治方案的构建 [J]. 湖南中医药大学学报, 2009, 29 (5): 3-5.

12. 彭艳, Elisabet Stener-Victorin, 吴效科. 目前对针灸治疗多囊卵巢综合征的认识: 基础和临床研究 (英文) [J]. World Journal of Acupuncture-Moxibustion, 2008, 18 (3): 52-60.

13. 陈秋梅, 张树成, 沈明秀. 调经孕育方药对排卵障碍性不孕者同步测试的卵泡和子宫内膜生长发育、血流特性的影响 [J]. 中国实验方剂学杂志, 2004, 10 (2): 58-61.

14. 刘艳娟, 黄光英, 杨明炜, 等. 补肾益气中药对小鼠围着床期子宫内膜形态结构及 PR 表达的影响 [J]. 浙江中医药大学学报, 2007, 31 (6): 690-692.

15. 赵彦鹏, 葛明晓, 张金玉, 等. 体外受精 - 胚胎移植过程中卵巢过度刺激综合征的中医证型临床分析 [J]. 中国中医急症, 2011, 20 (3): 383-384.

16. 孙伟, 张敏. 中西医结合治疗重度卵巢过度刺激综合征 [J]. 现代中西医结合杂志, 2009, 18 (26): 3211-3211.

17. 崔薇, 李静, 孙伟, 等. 超促排卵过程中加用电针干预对体外受精 - 胚胎移植患者妊娠结局的影响 [J]. 山东医药, 2012, 52 (37): 7-10.

第二章

人类生殖神经内分泌调节系统

第一节　女性生殖神经内分泌调节系统

下丘脑和脑垂体是两个调节女性生殖功能的重要器官，共同构成女性生殖神经内分泌系统的中枢环节。下丘脑将来自大脑的信息综合汇合，以释放和抑制化学产物的形式，通过神经传导以及垂体-门脉系统传递到脑垂体，控制垂体激素的分泌和释放，垂体分泌的激素释放入血液循环，再作用到卵巢，调节靶细胞的生长、分化和功能活性，分泌及释放甾体激素，保证生殖功能的正常维持。反之，甾体激素又以其浓度变化和特异作用对垂体、下丘脑的激素分泌和释放进行反馈调节。因此，下丘脑-垂体-卵巢系统成为女性生殖神经内分泌学研究的主要内容及核心部分。

一、下丘脑

下丘脑是间脑的一部分，位于底丘脑下方，构成第三脑室的下部侧壁，其前界为终板，后界为乳头复合体的后缘，外侧界为前脑内侧束，总重量约10g左右。从解剖学上，下丘脑由内侧向外侧可分为3个部分：室周、内侧、外侧；由前向后分为视前部、下丘脑前部、结节部及乳头体部。从神经核群的分布上下丘脑主要分为前群、结节群和后群。其中前群中的室旁核和结节群中包含了许多分泌下丘脑激素的神经元，主要调节垂体前叶激素的分泌，因此被视为垂体功能调节区。

支配下丘脑的神经分为上升传入支和下降传入支。上升传入神经分布于脑干各水平，从延髓尾端到中脑前端均存在。下降传入神经源于前脑的基底部结构、嗅结节、中隔、梨状皮质、杏仁核和海马。从视网膜到达下丘脑视交叉上核的直接投射，参与光照刺激对神经内分泌的日夜节律调节，主要是对松果体的褪黑素合成与分泌的调节。下丘脑的传出神经连接指从下丘脑神经元投射到神经垂体，包括：正中隆起、漏斗柄、垂体的神经间叶，神经元主要起自下丘脑视上核和室旁核，为大细胞性的神经内分泌系统，可产生催产素和血管加压素；小细胞性的神经内分泌系统主要起自下丘脑内侧基底部，包括促性腺激素（gonadotropin, Gn）神经元和结节垂体多巴胺神经元，主要与生殖功能直接相关。

下丘脑构成自主性神经皮质下中枢，控制交感与副交感神经的活动。交感中枢位于丘脑下部的后外侧部，副交感神经中枢则位于丘脑下部的前内侧部。下丘脑组织由神经元和胶质细胞构成，神经元是高度分化和储存大量信息的细胞，通过其特殊的树突和轴突结构，执行协调的精密接收和迅速传递功能。胶质细胞以往认为只是支持细胞，后来发现它们能分泌多种细胞因子，通过旁分泌的机制，对神经元起着重要的调节作用。

二、垂体

垂体（hypophsis）呈椭圆形小体，重量约为 0.5～0.6g，位于颅中窝蝶骨体的垂体窝内，其上方盖以硬膜形成的鞍隔，中央有一小孔，即漏斗，垂体借垂体柄通过漏斗与下丘脑相连。垂体表面被覆与硬膜相续的致密结缔组织，在与蝶骨体的骨膜之间填充着富有血管的疏松结缔组织，垂体被组织内丰富的血管静脉丛如网篮样包绕。

垂体由神经垂体（neurohypphysus）及腺垂体（adenohypophysus）两大部分组成，整个垂体起源于外胚层，但组织的起源不同。

神经垂体位于后部，包括正中隆起、神经部及连接两者的漏斗部。胚胎期由间脑底部向腹侧的一个突起发展而成，是神经组织的延伸，含有神经末梢、神经胶质细胞和毛细血管，无血脑屏障，无分泌功能。垂体的神经支配一方面来自交感（颈上交感神经节的节后纤维）和副交感神经（面神经的岩神经分支），主要是血管运动神经，另一方面来自下丘脑纤维，统称下丘脑 - 垂体束。由下丘脑的视上核和室旁核神经细胞所分泌的抗利尿激素（antidiuretic hormone，ADH）（包括加压素和催产素两种成分），沿下丘脑垂体束输送至神经垂体，被贮存于此。所有不同来源的神经纤维，主要分布于神经垂体，仅有少数进入中间部，几乎没有分泌神经纤维支配垂体前部。

腺垂体位于前部，分为远侧部、中间部和结节部。由胚胎原始口腔顶部向上凸出的拉特克（Rathke）囊形成，囊的前部发展成为腺垂体远侧部及包绕在漏斗柄周围的结节部。按一般组织学染色方法，腺垂体前叶细胞可分为嗜色性及嫌色性两大类，前者又分为嗜酸性及嗜碱性两类。嗜酸性细胞占腺垂体总数的35%～40%，进一步分为分泌催乳素（prolactin，PRL）和生长激素（growth hormone，GH）的细胞。嗜碱性细胞约占总数的15%，可再分为分泌促甲状腺素（thyroid stimulating hormone，TSH）、GnRH、促肾上腺皮质激素（adrenal cortical hormone，ACTH）的细胞。嫌色细胞数量多，细胞小，不分泌激素，在腺垂体内形成小滤泡，并有许多突起伸向毛细血管壁且包绕在腺细胞周围，这些突起交织成网起到支撑作用，还有吞噬、胞饮作用，并参与大分子的运输及某些代谢过程，还可能逐渐出现颗粒而变为嗜酸性细胞或嗜碱性细胞后即具有分泌激素的功能。结节部的腺细胞较小，含 ACTH、促卵泡激素（follicle stimulating hormone，FSH）、促黄体激素（luteinizing hormone，LH）或 PRL 等，具体生理意义及调节机制尚不清楚。中间部是位于腺垂体前部和神经垂体的神经部之间的薄层组织。

神经垂体的血液供应来自垂体下动脉，垂体下动脉来自颈内动脉，自颈内动脉发出的分支进入神经垂体，再分成毛细血管丛。腺垂体的血液供应来自垂体上动脉，进入垂体后形成一个特殊的门脉，即垂体门脉系统。垂体上动脉来自基底动脉环，在下丘脑正中隆起和漏斗柄处分支吻合成毛细血管网，形成门脉的第一级毛细血管丛，随后毛细血管又汇合形成数条平行的静脉，叫垂体门静脉。门静脉沿垂体柄前面和腹侧面下行到垂体前部后，在腺细胞之间形成丰富的血窦，腺细胞与血液之间仅以窦壁内皮细胞层和窦周围间隙相隔，构成第二级毛细血管丛。因此，垂体门静脉的两端都为毛细血管网。这个系统是下丘脑调节腺垂体的主要神经体液途径。

三、下丘脑 - 垂体系统

下丘脑与垂体在功能上紧密相连,构成一个完整的神经内分泌功能系统。此系统可分两部分:

1. 下丘脑 - 神经垂体系统　下丘脑与神经垂体间有直接神经联系。来自下丘脑的神经主要发自视上核、室旁核、结节区和乳头体等处,统称为下丘脑 - 垂体束。根据解剖学特点,又将下丘脑 - 垂体束分为视上 - 垂体束和结节 - 垂体束两个独立的神经分泌系统。视上 - 垂体束的纤维主要来自视上核和室旁核,止于神经垂体;视上核和室旁核的神经内分泌细胞所分泌的肽类神经激素(加压素和催产素)可以通过轴浆流动的方式,经轴突直接到达神经垂体,并贮存于此;同时还产生一种大分子蛋白质,是神经垂体激素的载体蛋白,称为神经垂体素,神经垂体素与两种神经垂体激素同时经轴突转运至神经垂体储存,当受到生理刺激时才从该处释放进入血液循环,故又称加压素和催产素为垂体后叶激素。结节 - 垂体束的纤维主要来自结节部,止于正中隆起和漏斗柄。

2. 下丘脑 - 腺垂体系统　是神经 - 体液性联系,即指下丘脑具有内分泌功能的肽能神经元所分泌的肽类神经激素(释放激素和释放抑制激素),经神经轴突转运到正中隆起,并由此进入垂体门脉系统转运到腺垂体,调节相应的腺垂体激素的分泌。正中隆起部是下丘脑 - 垂体间功能连接的重要部位,其内表面为第三脑室底的室管膜。此处的室管膜为一层扁平细胞,与脑室其他区域不同,它们彼此之间紧密连接,形成屏障,限制了脑脊液与正中隆起之间的物质交流,使得在正中隆起处释放的各种激素不能倒流入第三脑室。再一个重要的下丘脑 - 垂体间连接是垂体门脉系统。垂体门静脉是连接下丘脑与垂体间的重要通道。腺垂体的血供起源于下丘脑中央隆突部位的毛细血管床,下丘脑分泌的激素首先释放在神经垂体的正中隆起处,通过垂体门脉初级毛细血管丛附近的终末支进入门脉血管,再被运往腺垂体,刺激或抑制腺垂体相应激素的分泌。而腺垂体分泌的激素有时也可沿垂体门脉系统上行流入下丘脑,从而对下丘脑功能进行反馈调节。

四、女性生殖神经内分泌调节

下丘脑的功能与一切内脏活动密切关联,包括整合与调控许多重要生理学过程,如温度、代谢和体重的平衡控制,以及心血管功能、应激的生理适应,生长生殖(包括性行为)、哺乳等方面的调节等。中枢神经递质主要有以下几类:①乙酰胆碱;②生物胺类(biogenic amines):包括儿茶酚胺(多巴胺、肾上腺素、去甲肾上腺素)、5- 羟色胺和组胺;③氨基酸类:包括兴奋性氨基酸(如谷氨酸、天冬氨酸)、抑制性氨基酸(如 γ- 氨基丁酸、甘氨酸)等;④神经肽类:包括内源性阿片肽、脑肠肽等;⑤其他类:如一氧化氮(NO)、一氧化碳(CO)等。中枢神经递质是否平衡受到身体状况的整体影响,继而刺激下丘脑特有的神经细胞,调节其释放、抑制激素的分泌,从而影响整体的生殖功能。因此,应激、抑郁等精神心理活动均可影响月经周期,继而影响生殖功能。

下丘脑所分泌的促垂体激素主要有:促性腺激素释放激素(GnRH)、促甲状腺激素释放激素(TRH)、促皮质激素释放因子(CRF)、促生长激素释放抑制激素(GIH)、生长激素释放激素(GHRH),它们除存在于下丘脑神经元外,还存在于脑干、脊髓、中枢和外周自主神经系统,以及部分外分泌腺和内分泌腺、胃肠道、呼吸道、生殖道以及胎盘等诸多组织和器官,其中 GnRH 与生殖生理关系最为重要。

GnRH 神经元群呈网络状分布,主要位于下丘脑内侧基底部、视前区和视交叉上区,漏斗和前乳头体也有 GnRH 细胞分布。GnRH 神经元上有多种神经递质的受体,如 γ- 氨基丁酸受体、肾上腺素受体、多巴胺受体、谷氨酸受体、鸦片肽受体等,这些神经递质可通过突触联系影响 GnRH 分泌。如 γ- 氨基丁酸(GABA)是抑制性神经递质,能抑制 GnRH 的分泌。谷氨酸则是兴奋性神经递质,它能促进 GnRH 分泌。

下丘脑特定的神经内分泌细胞以一种固有的脉冲分泌方式把 GnRH 释放入门脉循环系统,当 GnRH 释放后,半衰期仅为 2～4 分钟,迅速降解,进入外周循环后被极大地稀释,仅在垂体门脉血管系统内存在有效的生物学浓度。妊娠晚期女胎 GnRH 脉冲发生器被激活,脉冲周期约为 60 分钟,胎儿体内的 GnRH 分泌显著增加。出生后 GnRH 神经元受到抑制,GnRH 分泌急剧减少,6～8 岁前维持在平稳低水平状态,其后 GnRH 脉冲发生器再次被激活,GnRH 分泌再次上升,进而激发青春期的启动。到成人期脉冲周期约为 60～240 分钟。控制 GnRH 释放节律的机制是调控垂体促性腺激素分泌乃至生殖全过程的关键。

GnRH 脉冲式分泌一方面直接受儿茶酚胺系统(去甲肾上腺素促进系统和多巴胺抑制系统)的双重调节,另一方面还依赖于下丘脑各种释放激素、垂体促性腺激素、甾体激素和其他神经激素间复杂而协调的反馈调节。儿茶酚胺系统又受内源性阿片肽活性的调节。甾体激素对 GnRH 的反馈作用也由儿茶酚甾体信使系统介导,或直接受多种神经递质的调节。

GnRH 的每次释放可使垂体产生一次相应的 FSH 和(或)LH 释放。门脉血中 GnRH 的脉冲与外周血中的 LH 脉冲两者间有显著的同步性。一般生理情况下,GnRH 对垂体的作用是促进 FSH 和 LH 的分泌和释放,还具有促进促性腺激素合成的作用,它既可以调节垂体中促性腺激素的合成量,也可调控它们从垂体的释放量,包括可以选择性调节其中一种激素的释放。GnRH 分泌的幅度和频率对垂体的反应大小至关重要。在卵泡早期 GnRH 释放约每 2 小时一次,在排卵期约每小时释放一次,而在黄体期为每 3～4 小时一次。GnRH 脉冲式分泌的幅度也极为重要,幅度过大或过小,均可导致促性腺激素分泌的明显改变。

GnRH 是含有 10 个氨基酸的小分子多肽,结合于促性腺激素细胞偶联于 G 蛋白的特异性膜受体,然后刺激磷脂酰肌醇二磷酸水解,生成肌醇三磷酸及二酰甘油,因此导致细胞内储备的钙动员和蛋白激酶 C 活化,诱发促性腺激素释放和其基因的表达。

天然的 GnRH 的半衰期仅 2～4 分钟。人工合成 GnRH 的类似物,因其不易被肽水解酶降解和与 GnRH 受体有高亲和性,其半衰期可大为延长,临床上 GnRH 激动剂用于排卵障碍,促排卵。GnRH 激动剂连续使用有抑制垂体 - 性腺的作用,可用于治疗性早熟、子宫内膜异位症等疾病。

垂体的促性腺激素(Gn)受下丘脑 GnRH 的直接作用,也以脉冲方式分泌。青春期前 Gn 分泌的脉冲多于夜间发生,青春期后则 24 小时内持续存在,但其频率和幅度随月经周期而变化,在月经中期频率高、幅度大。另外,垂体 Gn 的分泌还受去甲肾上腺素、内啡肽、多巴胺等的影响,以及卵巢甾体激素的反馈调节。

Gn 直接参与调控性腺功能,包括卵泡发育、排卵、黄体形成、卵泡闭锁及甾体激素分泌的全过程。促卵泡激素(FSH)能促进卵泡发育、颗粒细胞增生、激活芳香化酶的活性、增加 E_2 的分泌,并在 E_2 及少量黄体生成素(LH)的协同下共同促进卵泡液生成。LH 在排卵中发挥主要作用,还能促进黄体的形成及维持、促进孕酮的合成。

下丘脑 - 垂体 - 卵巢间的关系除了 GnRH 调节 Gn 的分泌，Gn 调节性激素的分泌这种由上而下的关系外，还包括性激素对 Gn 和 GnRH，以及 Gn 对 GnRH 的反馈调节。包括长反馈、短反馈和超短反馈。长反馈（long feedback loop）指血循环中性激素对 GnRH 和 Gn 的反馈调节；短反馈（short feedback loop）指垂体激素对其自身激素和 GnRH 的反馈调节；超短反馈（ultrashort feedback）指下丘脑释放激素对其自身合成的抑制调节。反馈调节系统十分复杂，包括自分泌、旁分泌等，多种物质和因素参与其中。

性激素对 Gn 的反馈调节主要是负反馈，也有正反馈。外源给予雌激素和雄激素，可抑制 Gn（LH 和 FSH）分泌；低水平的雌激素，如切除性腺或给予抗雌激素或抗雌激素药物时，则可使 Gn 分泌增加。但在排卵前期，成熟卵泡分泌的大量雌激素却作为正反馈信号，刺激 GnRH 的分泌，同时增加垂体对 GnRH 的敏感性，使 LH 的分泌急剧增加形成 LH 峰，诱导排卵。孕激素在雌激素存在的情况下可使排卵前垂体 Gn 的分泌出现一个高峰，此外，孕激素还通过降低垂体前叶细胞上 GnRH 受体对 GnRH 的敏感性、影响垂体前叶雌激素受体的活性而调节促性腺激素的分泌。

低水平的雌激素可直接抑制下丘脑 GnRH 的释放，作用机制主要是通过多巴胺和去甲肾上腺素能、β- 内啡肽能神经元细胞膜上的 E_2 受体，使去甲肾上腺素的转换率降低、多巴胺转换率增加，β- 内啡肽释放，从而使 GnRH 释放降低。雌激素对 GnRH 的负反馈作用在垂体和下丘脑两个水平，主要是使其脉冲频率降低，从而使垂体 LH 的分泌减少，但对 FSH 影响不大。有证据表明孕激素也可能直接调节下丘脑 GnRH 的分泌。雄激素也通过负反馈而调节下丘脑 GnRH 的分泌。

第二节　男性生殖神经内分泌调节系统

精子发生是一个极其复杂的细胞分化过程，是从精原干细胞形成高度分化和种属特异、形态特异性精子的过程，主要包括精原细胞的自我更新和分化、精母细胞的减数分裂和精子形成 3 个部分。精子发生受多种因素的精细调节以确保把正确的基因和表观遗传信息传给子代，其中男性神经生殖内分泌调节系统，即下丘脑 - 垂体 - 睾丸轴是非常重要的调节系统，下丘脑脉冲式分泌促性腺激素释放激素（GnRH），GnRH 刺激腺垂体分泌卵泡刺激素（FSH）和黄体生成素（LH），FSH 作用于 Sertoli 细胞，LH 作用于 Leydig 细胞并刺激其分泌睾酮（T）。T 在芳香化酶作用下变为雌激素（E_2）也参与精子发生调节。

一、下丘脑脉冲式分泌促性腺激素释放激素

（一）GnRH 的作用

GnRH 刺激腺垂体分泌 FSH 和 LH，GnRH 脉冲式释放到门脉血管中，与促性腺激素细胞膜表面的受体结合，启动了第二信使系统肌醇三磷酸，产生了三种反应：数分钟之内促性腺激素细胞内储存的 FSH 和 LH 释放，这一过程持续 30~60 分钟；第二次 GnRH 脉冲到来，分泌反应要强于第一次，这一过程又叫 GnRH 的自预激作用；几天后，GnRH 又与促性腺激素细胞继续结合，维持促性腺激素细胞的分泌状态。GnRH 脉冲式分泌对于维持促性腺激素细胞对 GnRH 的反应是必需的；如果持续 GnRH 刺激则导致促性腺激素对 GnRH 脱敏，此时 GnRH 受体被持续占领，细胞内的 FSH 和 LH 含量和分泌减少，从而引起睾酮分泌

下降,精子发生障碍。此外 GnRH 还促进 FSH 和 LH 的合成,啮齿类动物实验表明,GnRH 拮抗剂可降低垂体促性腺激素 mRNA 的升高。

GnRH 通过脉冲频率和分泌剂量的不同调节 GnRH 受体的表达水平;除 GnRH 外,一些神经肽也参与垂体促性腺激素的分泌,释放神经肽 Y 的神经末梢与 MBH 和正中隆起接触密切,在下丘脑,释放神经肽 Y 能增加正中隆起释放 GnRH 的水平,在垂体,可能通过增强 GnRH 受体对 GnRH 的亲和力从而促进 GnRH 诱导的 LH 释放水平。

(二)GnRH 的调节

1. 下丘脑-垂体-睾丸轴　GnRH 受到下丘脑-垂体-睾丸轴系中性腺类固醇系统和激活素-抑制素-卵泡抑制素系统的负反馈调节,这种负反馈调节总的说来是抑制性的(图 2-1)。

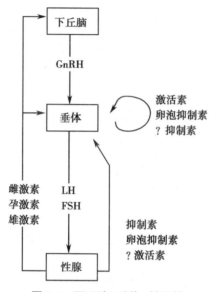

图 2-1　下丘脑-垂体-性腺轴

性腺类固醇系统主要有雌激素、孕激素和雄激素,它们作用于下丘脑和垂体前叶。在 GnRH 神经元中没有发现性类固醇受体,但在下丘脑其他多种细胞类型中,如释放多巴胺和 β-内啡肽的神经元,含有此类受体,这提示性腺类固醇激素通过调节与 GnRH 神经元接触密切的神经元来间接地影响下丘脑 GnRH 的释放;在垂体水平分泌促性腺激素的细胞中发现有性腺类固醇受体。

雌激素主要的抑制作用可能在垂体水平,此外雌激素还可以通过下丘脑位于 MBH 内的脉冲发生器发挥其负反馈作用。雄激素也是作用于下丘脑和垂体,但其对促性腺激素每个亚单位的效应有所不同,在下丘脑,雄激素主要起抑制作用,在垂体,雄激素刺激 FSHβ 亚单位 mRNA 表达水平增加,从而促进 FSH 分泌,而对 FSH a 亚单位和 LHβ 亚单位作用不大。

在大脑所有主要区域都有抑制素和激活素的亚单位,在脑干尾部和下丘脑几个区域都有激活素阳性细胞,激活素-抑制素-卵泡抑制素系统中激活素可能刺激 GnRH 的分泌。

2. 神经因子的调节　这些神经因子中有些起促进作用,如去甲肾上腺素、儿茶酚胺和单胺类物质等;有些起抑制作用,如类鸦片、β-内啡肽、催产素和泌乳素等;多巴胺则在不同生理状态下发挥抑制或刺激作用。

二、腺垂体(垂体前叶)分泌促性腺激素

垂体分为前叶和后叶。垂体后叶也叫神经垂体，主要分泌精氨酸加压素(即抗利尿激素)和催产素(即缩宫素)。下丘脑 - 垂体 - 睾丸轴主要涉及垂体前叶。垂体前叶主要分泌六种激素：FSH、LH、泌乳素(PRL)、促肾上腺皮质激素(adrenocorticotropic hormone，ACTH)、促甲状腺激素(thyroid stimulating hormone，TSH)和生长激素(growth factor，GH)。

(一) FSH和LH

FSH 作用于 Sertoli 细胞，LH 作用于 Leydig 细胞并刺激其分泌睾酮，FSH 和 T 对于正常精子发生是非常重要的。

LH 作用于 Leydig 细胞并刺激其分泌睾酮(T)。T 是精子发生中不可或缺的主要激素，T 主要受 LH 调节，这说明 LH 通过 T 参与精子发生调节。选择性 LH 缺乏综合征患者表现为无睾体型，睾丸容积正常或略大，精液量少，精液里偶见少量精子，睾丸穿刺可见成熟生精上皮，由于缺乏 LH 刺激，Leydig 细胞很少见到。最近研究还提示：HCG(相当于 LH 作用)能够促进粗线期精母细胞向圆形精子细胞的转化，促进减数分裂的完成；黄体生成素受体(LHR)敲除的小鼠精子发生停滞在圆形精子细胞阶段；LHβ 敲除的小鼠精子发生停滞在圆形精子细胞阶段，长形精子细胞和晚期的精子细胞缺乏，提示 FSH 和睾丸内少量的睾酮不能使精子发生越过圆形精子细胞阶段。

FSH 在精子发生过程中的主要作用有：诱导精子发生的启动；引起去垂体大鼠与冬眠动物精子发生的再启动；与 T 一起参与成熟灵长类动物的精子发生，T 是精子发生中不可或缺的主要激素，而 FSH 在精子发生中也发挥着必不可少的作用，特别是对于维持精子发生的数量和质量方面是必需的。FSH 主要调节精子发生的早期阶段，精子发生的晚期阶段主要受 T 调节。在对啮齿类动物和猴的研究中发现，精原细胞的发育以及减数分裂的起始主要受 FSH 的调节，而减数分裂的完成、精子形成主要受睾丸内 T 的调节，放精过程需要 FSH 和睾丸内 T 共同调节而 T 的作用更为重要。

FSH 是通过 Sertoli 细胞来调节精子发生的。Sertoli 细胞是哺乳动物和人类唯一具有 FSH 受体的体细胞，Sertoli 细胞与生精细胞接触最为密切，为生精细胞提供营养和支持的作用，Sertoli 细胞的数目是决定成年期生精能力的主要因素。T 和 FSH 在支持细胞的发育中发挥重要的作用：在胎儿期，雄激素通过作用于管周肌样细胞调节支持细胞的发育，在性腺功能减退小鼠，虽然出生后雄激素产生极少，但是胚胎期雄激素的产生是正常，因此出生时支持细胞的数目是正常的；出生后主要是 FSH 调节支持细胞的发育。近年来，分子生物学研究表明，FSH 通过与支持细胞膜上 G 蛋白相伴的 FSH 受体(G protein-coupled FSH receptors，FSHRs)起调节作用，FSH 与 FSHRs 结合后，至少通过 5 个信号通路进行调节：cAMP 和蛋白激酶通路、MAP 激酶通路、钙通路、phosphatidylinositol 3-kinase 通路和 phospholipase A2 通路等。

一系列实验证明 FSH 对维持精子发生数量正常是必需的：继发性性腺功能减退症的男性患者精子如果只用 HCG(相当于 LH 作用)时能够完成精子发生，但产生的精子数量是不足的；FSH 受体敲除的小鼠能完成精子发生，但其精子数量也是减少的；选择性 FSH 缺乏综合征是一种罕见的先天性疾病，这些患者表现为睾丸容积正常，精液里没有精子或精子浓度极低。

（二）泌乳素（Prolactin，PRL）

其余四种垂体前叶激素对男性生育也有影响，尤其是 PRL。PRL 是一个由 190～200 个氨基酸组成的多肽类激素。PRL 是由垂体泌乳素细胞合成，垂体泌乳素细胞约占垂体前叶细胞的 20%，垂体泌乳素细胞的分布常与分泌 FSH 和 LH 细胞一致，但主要集中于垂体前叶的后侧，垂体泌乳素细胞胞浆内的分泌颗粒直径约 600nm，垂体泌乳素细胞超微结构特点主要有：滑面内质网内的分泌颗粒呈多形性、分泌颗粒呈泡状突起等。PRL 也是脉冲式分泌的，男子每天约有 14 个脉冲，平均脉冲间期为 90 分钟；PRL 分泌是由睡眠促动，分泌高峰发生在睡眠的快速动眼时相，而血清 PRL 高峰发生在凌晨 4 点到 6 点之间，血清 PRL 低谷发生于上午 10 点和中午 12 点（见图 2-2）。

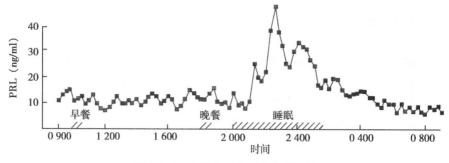

图 2-2 泌乳素分泌的昼夜变化规律

PRL 的分泌主要受下丘脑水平的泌乳素抑制因子和泌乳素释放因子的调节。泌乳素抑制因子主要有儿茶酚胺和多巴胺，此外还有 γ- 氨基丁酸（GABA）和 GAP 等。多巴胺从下丘脑的正中隆起 - 漏斗 - 多巴胺系统进入血液循环后达到泌乳素细胞，与受体结合后进入细胞，接着降解泌乳素脂质，从而减少 PRL 释放。泌乳素释放因子主要有下丘脑促甲状腺激素释放激素（TRH）、血管活性肠肽（VIP）和雌激素等。VIP 是泌乳素高分泌期（如哺乳期）特别重要的泌乳素释放因子。

在男性，PRL 通过抑制下丘脑 GnRH、垂体的促性腺激素和 Leydig 细胞分泌从而抑制男性生育能力。

（三）ACTH

在啮齿类动物观察到 ACTH 能刺激 Leydig 细胞的分泌功能，但 ACTH 在男性生殖系统的具体功能尚未明确。

三、睾丸雄激素和雌激素以及抑制素和激活素等

LH 作用于 Leydig 细胞并刺激其分泌 T，大鼠睾丸内 T 为其血清水平的 10 倍，而人类睾丸内 T 浓度比外周血水平高 50～100 倍，T 对于男性精子发生是必需的，T 启动并维持男性精子发生。Sertoli 细胞还分泌抑制素 B（inhibinB）和激活素等，inhibinB 可抑制腺垂体分泌的 FSH，从而参与下丘脑 - 垂体 - 睾丸轴调控。

（一）Leydig 细胞分泌 T

Leydig 细胞是睾丸间质的主要细胞，20 岁的健康男性睾丸含有大约 70 亿个 Leydig 细胞，约占睾丸容量的 5%～12%。Leydig 细胞分泌的 T 占体内 95%（3～10mg/dl）。Leydig 细

胞分泌 T 主要受腺垂体分泌 LH 的调控。

1. T 的合成与分泌　睾酮合成所需的胆固醇必须转运到 Leydig 细胞的线粒体中，此过程受两种转运蛋白的调控：类固醇急性调节蛋白（steroid acute regulatory protein，StAR）和外周苯二氮䓬类受体（peripheral benzodiazepine receptor，PBR）；主要有四种酶参与睾酮合成，胆固醇侧链裂解酶（cholesterol side-chain cleavage enzyme）、3β- 羟基类固醇脱氢酶（3β-hydroxysteroid dehydrogenase）、细胞色素 P450 17α- 羟化酶 /C17-20 裂解酶（cytochrome P450 17α-hydroxylase/ C17-20-lyase）和 17β- 羟基类固醇脱氢酶（17β-hydroxysteroid dehydrogenase），其中 17α- 羟化酶决定合成何种激素的关键因子，17α- 羟化酶存在则产生糖皮质激素，17α- 羟化酶缺失则仅产生盐皮质激素，17α- 羟化酶和 17-20 裂解酶都存在则产生性激素；快速调节睾酮合成主要因素是 LH，此外抑制素、激活素、表皮生长因子、前列腺素和转移生长因子 -β 等也可影响 Leydig 细胞分泌睾酮（图 2-3）。

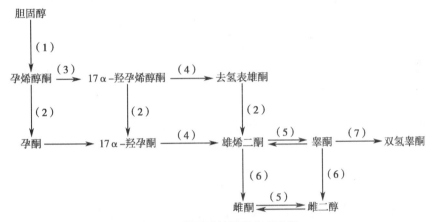

图 2-3　类固醇性激素合成途径

注：（1）胆固醇侧链裂解酶（p450scc）；（2）3β- 羟基类固醇脱氢异构酶（3β-HSD）；（3）17α- 羟化酶（p450c17）；（4）17，20 裂解酶（p450c17）；（5）17β- 羟类固醇氧化还原酶（17β-HSO）；（6）P450 芳香化酶（p450aro）；（7）5α 还原酶

男性青春期前血清睾酮水平低于 0.3nmol/L，进入青春期后，垂体前叶 LH 脉冲分泌刺激睾丸 Leydig 细胞合成和分泌睾酮，睾酮分泌亦呈脉冲性，但其分泌峰滞后于 LH 约 40 分钟，在青春期早期，只在夜间才可测出血清睾酮水平增高，随着青春期继续发育，在白天也可测出血清睾酮水平增高。Leydig 细胞分泌 T 不仅在男性不同年龄段显著不同，并且还有季节性、昼夜波动和脉冲分泌的变化。

睾丸 Leydig 细胞分泌的睾酮主要通过两种途径到达靶器官：一方面通过淋巴系统，并经 Sertoli 细胞分泌 ABP 的浓缩，在曲细精管和附睾维持精子发生和成熟；另一方面，进入外周血循环。外周血循环中 0.5%～3.0% 的 T 是游离 T，30%～45% 的 T 与性激素结合球蛋白（sex hormone-binding globulin，SHBG）结合，50%～70% 的 T 与白蛋白结合，T 与白蛋白的亲和力只有 SHBG 的 1/1000，但由于白蛋白在血浆中的含量较 SHBG 多，因此结合睾酮的量也较多，游离 T 和白蛋白结合 T 由于分子量小能够穿透毛细血管称为生物可利用 T。

2. T 的作用　睾酮可以通过在肌肉、骨骼和睾丸等组织上的雄激素受体起作用，雄激素受体（AR）基因位于人类 X 染色体长臂上，包括四个结构域：N 端的反式活化域、DNA 结合域；铰链区和 C 端配体结合区；睾酮可在通过外生殖器、附属性腺（如前列腺等）皮肤等组织中的 5α 还原酶作用下变成生物学活性更强的双氢睾酮（DHT）发挥作用；在脂肪组织和脑部，睾酮在芳香化酶作用下转变为雌激素（E_2），然后通过 E_2 受体发挥作用。

T 与 FSH 一起参与成熟灵长类动物的精子发生，T 是精子发生中不可或缺的主要激素，T 通过位于支持细胞上的雄激素受体起作用，最近研究提示 T 还可能通过第二信使 cAMP 通路起作用；T 对管周肌样细胞的作用对正常精子的发生也是必需的。只有 FSH 而没有睾丸内少量的睾酮作用时，FSH 能启动减数分裂，增加精原细胞和精母细胞的数量，但不能促进减数分裂的完成，不能形成精子细胞；雄激素受体（AR）完全敲除的小鼠精子发生阻滞在粗线期精母细胞；特异性敲除支持细胞上的 AR 精子发生阻滞在精母细胞阶段或早期精子细胞阶段；选择性 LH 缺乏综合征患者表现为无睾体型，睾丸容积正常或略大，精液量少，精液里偶见少量精子，睾丸穿刺可见成熟生精上皮，由于缺乏 LH 刺激，Leydig 细胞很少见到；黄体生成素受体（LHR）敲除的小鼠精子发生停滞在圆形精子细胞阶段；LHβ 敲除的小鼠精子发生停滞在圆形精子细胞阶段，长形精子细胞和晚期的精子细胞缺乏，提示 FSH 和睾丸内少量的睾酮不能使精子发生越过圆形精子细胞阶段。

（二）雌激素

睾丸网液中有高浓度的 E_2，大鼠附睾中 E_2 水平是血浆中的 25 倍，提示 E_2 在精子发生中发挥着重要的作用。在未成熟期，雌激素主要由 Sertoli 细胞产生；进入成熟期，则主要由 Leydig 细胞产生。T 对促性腺激素的反馈调节主要是通过芳香化后所产生的 E_2 发挥作用。

低浓度的 E_2 对正常的精子发生是必需的。雌激素几乎参与精子发生的所有过程。E_2 能够促进原始生殖细胞、生殖母细胞和精原细胞的增殖，以及精母细胞成熟、精子细胞分化、精子成熟和释放。

雌激素受体（ER）广泛分布于男性生殖道，ER 有 2 个亚型：ERα 和 ERβ，人类睾丸生精细胞、支持细胞、间质细胞中都有 ERα 和 ERβ 表达，但它们在睾丸细胞中的准确定位还需要进一步研究确认。雌激素受体（ER）缺乏时，雄性生殖功能将明显受影响，在 ArKO 的雄性小鼠 1 年后都发生不育，精子发生阻滞在精子细胞阶段，圆形精子细胞和长形精子细胞减少了 50%。ERα 还与睾丸曲细精管内液体的重吸收有关，ERα 敲除的雄性小鼠，输出小管中的液体重吸收障碍，生精小管中的压力升高，精子被稀释，同时生精上皮萎缩，精子发生障碍，这些小鼠是不育的。

（三）抑制素和激活素

抑制素具有调节促性腺激素分泌的作用。抑制素是由一个 α 亚单位和一个 β 亚单位组成，β 亚单位又分为 βA 和 βB。抑制素分为抑制素 A 和抑制素 B，他们都含有一个 α 亚单位，不同在于 β 亚单位，分别为 βA 和 βB。抑制素是 FSH 的有效抑制剂，抑制素 A 可以抑制 Ⅰ 型精原细胞和处于前细线期的初级精母细胞合成 DNA；在 Leydig 细胞，抑制素可以增强雄激素合成；在 Sertoli 细胞，FSH 和 LH 可以刺激抑制素释放。

活化素是由 β 亚单位组成的 β-β 二聚体，分为活化素 A 和活化素 B，分为由 βA-βA 和 βB-βB 组成的二聚体。活化素 A 能刺激垂体分泌 FSH，而不影响 LH 的分泌；活化素抑制 Leydig 细胞雄激素分泌；活化素与 TGF-β 一样，能刺激 Ⅰ 型精原细胞和处于前细线期的初级精母细胞合成 DNA。

（孙 梅 姜 辉）

主要参考文献

1. 陈子江. 人类生殖与辅助生殖 [M]. 北京：科学出版社，2005.

2. Jerome F. Strauss，Robert L. Barbieri. Yen & Jaffe's Reproductive Endocrinology，Physiology，Pathophysiology，and Clinical Management[M]. 6th ed. Saunders，2009.

3. 陈建明. 实用不孕不育诊断与治疗 [M]. 广州：广东科技出版社，2013.

第三章

卵巢的生殖周期与内分泌调节

第一节　卵巢的生殖周期

卵巢是在结构和功能上最具有时间性变化的人体器官之一，由原始生殖嵴及原始生殖细胞在胚胎发育过程中逐渐形成。原始生殖嵴的确切起源尚无定论。一般认为原始生殖细胞起源于原始外胚层，最早约于受精后 3 周末出现于卵黄囊的内胚层，受精后 4 周迁移至后肠，之后穿过背部肠系膜于受精后 6 周到达生殖嵴。生殖细胞到达生殖嵴后称为卵原细胞，生殖细胞的存在对诱导性腺的发育起着重要作用，如果缺乏生殖细胞，就会导致只含基质细胞的条索状性腺，如 Turner 综合征。

卵原细胞的有丝分裂自胚胎第 6 周开始，通过有丝分裂至胚胎 8 周左右时卵原细胞增加至约 60 万个。从胚胎的第 8 周开始，一方面部分卵原细胞先后进入第一次减数分裂，标志着转化为初级卵母细胞；另一方面部分卵原细胞开始退化。有丝分裂、减数分裂及退化闭锁联合影响生殖细胞的数目，以至于妊娠 16～20 周时，生殖细胞数目达高峰，两侧卵巢共有约 600 万～700 万个，其中约 2/3 为初级卵母细胞，1/3 仍为卵原细胞。卵原细胞的有丝分裂与减数分裂至孕 7 个月左右终止，卵原细胞的退化至孕 5 个月左右达到顶峰，不进入减数分裂的卵原细胞均退化，因此出生时卵巢内无卵原细胞。停于减数分裂晚双线期的初级卵母细胞（直径 9～25μm）被单层扁平颗粒细胞围绕，形成始基卵泡（直径 30～60μm）。孕 6 个月起卵泡开始闭锁，因此出生后卵巢内的生殖细胞总数下降至 100 万～200 万个，至青春期开始时只剩下约 30 万个。

卵泡是卵巢中最重要的基本生殖内分泌单位，不但是卵母细胞的唯一所在，也具有分泌甾体激素的功能，其数量和质量决定了女性个体的生殖能力和生育期限。

卵泡主要由卵母细胞及其周围的颗粒细胞组成，随着卵泡的增大和颗粒细胞的增多，卵泡由最初的始基卵泡逐渐发育成为优势卵泡。Gougeon 认为成人卵巢中的卵泡从始基卵泡启动发育至成为优势卵泡约需要 1 年的时间，其中前 300 天左右的生长是非促性腺激素依赖性的，最后 60 天左右的生长是促性腺激素依赖性的。

一、早期卵泡的生长、发育

（一）始基卵泡

始基卵泡（直径 30～60μm）由初级卵母细胞及单层前扁平颗粒细胞组成，被一薄层基底膜包裹。孕 16 周时开始出现，产后 6 个月停止形成新的始基卵泡。尽管妊娠第 7 个月时卵原细胞的有丝分裂及减数分裂停止，但是，初级卵母细胞仍然继续不断地被颗粒细胞包绕形成始基卵泡。颗粒细胞起源于卵巢表面上皮样间皮或者卵巢网，同一卵母细胞周围的颗粒细胞群为寡克隆来源，3～5个母细胞即可分化发育为成熟卵泡所需的全部颗粒细胞。

于妊娠5～6个月开始，部分始基卵泡逐渐脱离静止状态，开始卵泡的生长，始基卵泡转换进入生长期似乎是个随机事件，一直持续至绝经。

卵泡启动生长是以一系列形态变化为特征的：颗粒细胞由扁平变为立方，卵泡的增大，颗粒细胞的增殖，卵母细胞的增大，透明带的形成等。

（二）初级卵泡

当卵泡直径＞60μm，初级卵母细胞周围的颗粒细胞由单层扁平转变为单层立方形时，卵泡达到初级卵泡阶段。从始基卵泡启动至初级卵泡阶段约需要150天以上。

颗粒细胞向立方形的转变与增殖早于卵母细胞的增大，且功能上与某些mRNA的表达有关。颗粒细胞缺乏血供，它们通过广泛的缝隙连接网络彼此连接，这些缝隙连接对细胞间的代谢交换和小分子运输十分重要；另外，颗粒细胞通过胞质突起延伸并穿过透明带，与卵母细胞胞膜间形成缝隙连接。颗粒细胞产生的环磷酸腺苷（cAMP）即通过缝隙连接进入卵母细胞，是使其保持在成熟停滞状态的因子之一。

缝隙连接由连接蛋白构成，通过小鼠实验证实了连接蛋白对卵泡功能的重要性。缺乏某种连接蛋白可导致卵泡生长难以超过初级卵泡阶段或停滞于窦前卵泡期，并使卵母细胞数量减少，且缺乏获得减数分裂的能力。

在始基卵泡向初级卵泡转化时，原始卵泡膜细胞被募集到基底膜周围，早期的卵泡膜内层在初级卵泡末期形成。卵泡内膜细胞出现后，卵泡开始对促性腺激素的刺激有了反应。

当卵泡最大横截面的颗粒细胞数目超过15个时，卵母细胞直径开始实质性增加。之后卵母细胞的增长与卵泡直径的增长呈正相关，直到卵母细胞直径达到80μm，生发泡直径达到26～27μm，颗粒细胞增殖达到600个，卵泡直径达到110～120μm，则进入次级卵泡阶段。从初级卵泡发育至次级卵泡阶段需要120天左右。

（三）次级卵泡

次级卵泡形成后，颗粒细胞上出现FSH、雌激素和雄激素受体。次级卵泡构成窦前卵泡池，依赖于FSH的卵泡募集于此。

卵母细胞的分化和生长是次级卵泡生长阶段的重要内容。形态学变化主要是通过产生、装配和分泌相关成分蛋白，当卵母细胞直径增大为原来的2倍时，周围形成一层原膜即透明带。超微结构的改变包括胞浆内多种细胞器增多，尤其是线粒体，在充分生长的卵母细胞内估计线粒体数量可达50万个；除此以外还有细胞器分布的改变，线粒体聚集成群，内质网、高尔基体围绕在生发泡的周围；另外，卵原细胞时出现的中心粒消失。

随着卵泡的扩展膨大，周围的基质成分受挤压，形成卵泡的外膜层。卵泡膜细胞与颗粒细胞间由基底膜分隔。分化的次级卵泡从无血管的卵巢皮质进入血管丰富的卵巢髓质，卵泡膜的形成与卵泡的血液供应有关，与卵泡膜发育同步的是供应卵泡血液的小动脉末端穿过卵泡膜最后到达基底膜周围形成环状血管网，同时有淋巴管形成。随后，外膜层细胞上出现LH受体，并开始具备合成类固醇激素的能力。当卵泡膜细胞达到一定的数量，就开始分为2层，包绕着整个卵泡：卵泡内膜细胞呈梭形，细胞质增多，细胞多边形，可分泌甾体激素；外周细胞为卵泡外膜细胞，与间质分界不清。自从卵泡内膜细胞形成后，就形成了由卵母细胞-颗粒细胞-膜细胞相互联系的功能性卵泡单位。

二、窦卵泡的生长、发育

（一）窦前卵泡及窦早期卵泡

颗粒细胞继续增长，进入窦前卵泡阶段，即 1 级卵泡（直径 0.12～0.2mm）。通常认为从次级卵泡到窦前卵泡（1 级卵泡）的发育发生在第一周期黄体期的早期。一般是在排卵后的几天，即月经周期第 15～19 天。之后颗粒细胞间产生液体，形成卵泡腔，进入窦早期卵泡阶段，即 2 级卵泡至 4 级卵泡（直径 0.2～2mm）。窦前卵泡及窦早期卵泡属于卵泡的快速生长阶段，约需要 65 天的生长期，即达第三周期的黄体中期。一般是在排卵后一周，即月经周期第 21～25 天。期间颗粒细胞的数目增长了 600 倍，卵泡直径增长了 15 倍。

（二）窦卵泡

当卵泡直径超过 2mm 时，达到窦卵泡阶段（5 级卵泡），处于第三个周期黄体晚期的 5 级卵泡是要被周期募集的卵泡，并进入指数生长阶段（5～8 级卵泡），直到卵泡成熟排卵前，卵泡直径 20mm 左右，约需要 20 天时间。即达第四周期的排卵期，也就是月经周期第 13～17 天。其中前 10 天属于优势卵泡的选择阶段，指卵泡直径达 10mm（6 级卵泡）左右，后 10 天属于卵泡的优势化成熟阶段。

1. 卵泡的周期募集　卵泡的周期募集就是选择一组进入生长周期的窦卵泡的过程。青春期卵泡开始募集，每个周期募集大约 20 个卵泡；随后，就连续不断地有卵泡被募集。当然，进入生长期卵泡的数量与卵巢内残存的卵泡量有关，随着年龄增长，残存卵泡的数目减少，生长期卵泡的数量也会相应减少，直至绝经期卵泡被最终消耗殆尽。卵泡募集一旦开始，则或是直接发育成熟，或是中途发生闭锁，不会再被阻滞在卵泡发育的某个时期。这一现象在卵巢生物学中最重要，但是人们对卵泡募集的机制目前尚不完全清楚。

2. 卵泡的周期选择　卵泡的周期选择是指成熟卵泡群数量减少至每一物种特定的排卵限额（ovulatory quato）。这个过程既有对次要的卵泡的负性调节作用，又有对发育成优势卵泡的卵泡的正性调节作用。此时健康的、能排卵的卵泡数量即排卵限额。与募集一样，选择并不能保证排卵，但是被选择的卵泡排卵几率最大。在早卵泡期，被选择的卵泡与卵泡群中的其他卵泡并没有显著性的形态学差别，但是被选择卵泡具有颗粒细胞有丝分裂指数高，卵泡液中 FSH、E_2 水平高的特点，即使最初不是体积大的，也会后来居上，确保其最终被确立为优势卵泡。

针对卵泡选择的过程，提出了"门通道"理论。月经早期 FSH 水平升高使通道开放，对 FSH 反应敏感的卵泡几乎同时募集，成为初级卵泡群，有可能形成最终的优势卵泡。卵泡早期 FSH 继续上升，此时"通道"仍有短暂开放，只有那些在适当时间获得成熟能力的卵泡可以成为优势卵泡，还有些卵泡在月经周期的其他时间获得成熟能力，此时 FSH 处于低水平，通道关闭，卵泡不能继续生长，逐渐闭锁。此理论已被应用于临床。通过应用抗雌激素或注射外源性 FSH 以延长 FSH 的持续时间从而获得更多的卵泡生长。

3. 卵泡的优势化　优势化是选择排卵卵泡、控制排卵数量的过程。优势卵泡即唯一可排卵的卵泡，在抑制其他卵泡生长的同时自身继续生长发育。在月经周期的 5～7 天双侧卵巢静脉血中的雌激素水平明显不同，被选择的卵泡出现优势化并保持此状态，不仅在形态上，而且在功能上占有支配地位，抑制双侧卵巢中其他竞争卵泡的发育。通过监测卵泡生长发现，每月中哪个卵巢被选择作为优势卵泡的来源是随机的过程，而且一侧卵巢切除后另一侧会不停地排卵,这表明优势卵泡的选择机制存在于卵巢本身,不是由中枢控制。

窦卵泡的增大不仅因于颗粒细胞增生,而且还包括卵泡腔的增大。卵泡腔中充满了卵泡液,卵泡液中含有类固醇激素、蛋白质、蛋白多糖和电解质。卵泡腔的形成需要水的大量涌入,主要是通过跨细胞途径完成的,可能是由颗粒细胞上的水通道蛋白7、8、9组成的水通道介导完成的。由于水通道蛋白介导的水的转运需要一定的渗透梯度,所以推测颗粒细胞还参与主动转运离子,以形成这种渗透梯度。同时卵泡液中葡糖胺聚糖的水解也可以增加其渗透压,防止卵泡液中的水分外渗。

卵泡腔将颗粒细胞分为卵泡腔周围的壁颗粒细胞及围绕卵母细胞的卵丘细胞。卵泡腔不但是卵丘复合体生长发育和成熟的场所,还作为营养物质的交换和代谢废物排出的载体。当卵母细胞由充分发育的透明带和2~3层颗粒细胞包裹,处于卵泡偏心的位置,卵泡腔扩大,形成发育良好的颗粒细胞壁层和膜细胞内层时,即成为 Graafian 卵泡(成熟卵泡)。卵泡腔及腔内液体有利于排卵时卵丘复合体的释放。

随着卵泡的生长发育,卵泡腔增大,颗粒层可分辨。颗粒细胞分泌大量的 E_2 进入血液循环。卵泡晚期血 E_2 水平达到高峰时,卵泡液中 E_2 的浓度也最高。窦卵泡中的高雌、孕激素和低雄激素是排卵前的卵泡特征。随着 E_2 水平的提高引起一系列内分泌的变化,如子宫内膜增生,激发垂体下丘脑为中期促性腺激素高峰做准备。这样优势卵泡就和将来的生殖现象如排卵、受精和着床同步了。

4. 卵母细胞的成熟 目前对卵母细胞停留在双线期晚期的机制尚未完全明确,在卵母细胞早期生长期间,当细胞直径达到某种临界大小,细胞内所含的多种细胞周期蛋白如 CDK1、cyclin B 和 CDC25 也达到阈值水平时,卵母细胞获得减数分裂的能力。卵母细胞周围的颗粒细胞是抑制卵母细胞的减数分裂所必需的,cAMP 在维持减数分裂停滞方面也起着关键作用。成熟卵泡中的卵母细胞对 LH 峰发生反应,重启减数分裂成熟过程。完成了第一次减数分裂中期和形成第一极体之后,初级卵母细胞转变为次级卵母细胞,并停滞于第二次减数分裂中期直至排卵后受精前。LH 峰值后卵泡质也进一步成熟,包括细胞器分布的改变如内质网、线粒体、皮质颗粒向卵母细胞皮质移动,以及募集特定的母源性 mRNAs,并被翻译成蛋白质,同时进行翻译后修饰。胞质蛋白如 tPA、c-mos、IP3-R1 等,对卵母细胞的激活都有重要作用。细胞周期相关蛋白的磷酸化和去磷酸化对胞质的成功成熟也至关重要。

三、排卵

月经中期,成熟卵泡迅速增大,逐渐向卵巢皮质表面突出,最终卵泡破裂、卵-冠-丘复合物排出,即排卵。

在卵泡破裂前,颗粒细胞和卵细胞发生了一系列重要变化,如控制颗粒细胞增殖的转录基因的抑制、维系颗粒细胞和卵细胞电生理合胞体的缝隙连接的消失,透明质酸合成增加导致卵丘的膨大等。

排卵过程是生物界不多的正反馈现象之一。成熟卵泡分泌雌激素增多,正反馈作用于下丘脑和垂体诱发 LH 峰,以及较小的 FSH 峰。同时,孕激素也参与月经中期促性腺激素峰的出现。在 LH 峰期卵泡内发生了三个生理过程:①卵母细胞恢复第一次减数分裂,释放第一极体从 M I 到 M II 期,细胞核与胞浆透明带同步发育成熟,卵母细胞此时能够受精。

②卵泡周围的颗粒细胞停止分泌雌激素，开始合成分泌大量孕激素，标准着黄体化的开始。③排卵。排卵时卵巢表面上皮破坏代表程序化细胞死亡的过程即凋亡，可能是由于前列腺素合成导致的。随着促性腺激素的大量释放，卵泡液和颗粒细胞释放大量纤维蛋白酶原激活物，卵泡酶解体卵泡液和卵冠丘复合物一起排出。

四、黄体的形成和退化

排卵后优势卵泡重新组织形成黄体。卵泡破裂后出血，周围基质中毛细血管和成纤维细胞增生、浸润。黄体内血管的迅速生成受到血管生成因子 VEGF、FGF 的调节。在 LH 峰的作用下腔壁颗粒细胞发生的形态学变化统称为黄素化，颗粒细胞丧失有丝分裂潜能，这些细胞连同周围的卵泡内膜细胞一起，与入侵的血管互相融合产生黄体。丰富的血管侵入可为颗粒细胞提供 LDL 以合成孕酮，孕酮的产量与黄体血供的多少成正比。

黄体中同时存在颗粒黄体细胞和膜黄体细胞。颗粒黄体细胞的功能主要是合成孕酮，膜黄体细胞表达 17α- 羟化酶 /17-20 裂解酶活性，可能产生芳香化的前体雄激素，并可能是 17α- 羟孕酮的主要合成部位。因此雌激素合成的"两种细胞"的模型也存在于黄体中。

如未妊娠，黄体功能可维持 14±2 天，此后黄体自然退化，表现为孕酮产量下降和凋亡及组织退化，形成无血管的瘢痕即白体。对于灵长类动物，LH 的撤退和 LH 受体的降调不能导致黄体退化。凋亡和自体吞噬可能共同参与黄体退化过程。其调节因素有激素如 HCG、前列腺素、免疫细胞及许多促进血管生成的多肽类生长因子。

孕期妊娠滋养细胞分泌的 HCG 可以维持黄体功能，产生孕激素，有利于维持早期妊娠，直至胎盘形成代替黄体功能。孕 6 周前由于血管、结缔组织、黄体化的颗粒细胞及卵泡膜细胞增生，黄体的体积较孕前增加 1 倍。黄体于孕早期增生，孕晚期逐渐退化，足月妊娠时黄体的体积仅为月经中期的一半。

五、卵泡的闭锁

卵泡的闭锁可以发生在卵泡发育的任何阶段，即使在胎儿时期，卵细胞的凋亡即已大量存在。卵泡的闭锁过程是指卵泡中卵母细胞和颗粒细胞发生凋亡的过程，在胎儿卵巢的生殖细胞和成人卵巢的颗粒细胞尤为明显，卵母细胞的凋亡主要主导了早期卵泡的闭锁，颗粒细胞的凋亡则主要主导发育晚期卵泡的闭锁。通过凋亡过程控制着卵泡的发育和闭锁，使卵巢组织维持一定的成熟卵泡数，既保证了生殖的需要，又不至于过多排卵。

第二节　卵巢周期的内分泌调节

一、早期卵泡阶段

（一）卵巢内因子

卵巢内因子在卵泡生长的早期起着关键作用，包括抑制卵泡生长的体细胞来源的蛋白，如激活素 A、FOXO3；刺激卵泡生长的物质，包括碱性成纤维细胞生长因子（bFGF）、kit 配体。颗粒细胞产生的 kit 配体可与卵母细胞、膜细胞表面的受体 -kit 结合，启动卵泡和卵细胞的生长，对卵泡周围的膜层形成也很重要。颗粒细胞产生的苗勒管抑制物质可以限制卵泡进入生长池（growing pool），因此苗勒管抑制物质缺乏可致卵泡消耗加速。同样，卵母细胞来源的蛋白如 GDF-9 和 BMP-15 对于颗粒细胞的增殖和卵泡膜的发育有重要的作用。GDF-9 基因敲除的小鼠和 BMP-15 基因敲除纯合子突变的 Inverdale 绵羊的实验发现，具有种属特异性的颗粒细胞增殖在数量接近 2 倍时停止，卵母细胞本身也在增长后退化。在 GDF-9 因子缺乏的情况下，卵泡膜则不发育。卵泡膜细胞通过产生角质细胞生长因子（KGF）和肝细胞生长因子（HGF），作用于颗粒细胞，促使其产生 kit 配体，kit 配体又作用于膜细胞，促进 KGF 与 HGF 的表达，从而形成正反馈环。

（二）FSH

有证据证明，FSH 在卵泡生长的启动方面并不是必需的，因为在脑垂体切除的动物，卵泡的生长仍可以启动。在 FSHβ 亚单位或 FSH 受体基因失活突变的人或小鼠，卵泡仍可以发育到次级卵泡阶段或窦卵泡早期，但是频率和发育速度较 FSH 活性正常者低。研究表明，窦前卵泡对促性腺激素有反应，人类卵泡发育至 2 层颗粒细胞时需要 FSH。所以，没有 FSH，窦前卵泡可以生长，但 FSH 可以促进这一过程。FSH 诱导连接蛋白在颗粒细胞的表达，还促使其产生 kit 配体。

（三）神经生长因子（NGF）

早期卵泡的发育需要 NGF。小鼠实验表明，缺乏 NGF 使初级卵泡及次级卵泡数量减少，即使 FSH 的水平正常，新增卵母细胞也不能形成卵泡结构，可能与体细胞增殖缺乏有关。

（四）苗勒管抑制激素（MIS）

MIS 是一种糖蛋白激素，属于转化生长因子 β 超家族。MIS 由窦前卵泡和直径 <4mm 的小窦卵泡的颗粒细胞分泌，它抑制募集始基卵泡进入生长池，并抑制生长卵泡对 FSH 的反应。

二、窦卵泡阶段

（一）FSH

卵泡的快速增长及指数增长阶段都是促性腺激素依赖的。卵泡发育的快慢与循环血中 FSH 的水平有关。FSH 水平低，卵泡发育的能力就会受到影响。例如，在 FSH 缺乏的女性很少见到窦卵泡。即使在 LH 缺乏的情况下，FSH 也可以诱导窦卵泡发育到排卵前大小。

FSH 对次级卵泡到窦卵泡的发育以及窦卵泡的继续发育是必需的，缺乏 FSH 将导致颗粒细胞凋亡。

在窦卵泡发育过程中，对 FSH 反应敏感的一群卵泡被募集，成为初级卵泡群，其中颗粒细胞有丝分裂程度最高的卵泡将被选择成为优势卵泡。FSH 一方面促进颗粒细胞分裂，增加颗粒细胞间缝隙连接的数目，以及膜细胞与颗粒细胞的数量；另一方面诱导颗粒细胞内芳香化酶的产生，使雌激素产量上升。

卵泡发育成熟后，FSH 诱导颗粒细胞中 LH 受体的产生，从而 LH 与 FSH 协同促进卵泡的成熟，为对 LH 峰产生反应做排卵前准备。

（二）LH

LH 对于卵泡产生雌激素、排卵和黄体化是必需的。在窦卵泡早期，LH 刺激膜细胞产生雄激素，为颗粒细胞芳香化生成雌激素提供底物。当窦卵泡发育成熟至排卵前阶段时，颗粒细胞表面出现 LH 受体，从而可以对 LH 峰发生反应产生黄体化。LH 还抑制连接蛋白

mRNA 的表达，从而促使颗粒细胞间及颗粒细胞与卵母细胞间的缝隙连接网络解体。

（三）促性腺激素的作用

下丘脑 - 垂体 - 性腺轴在对卵巢周期的调节中起主导作用。在正常月经周期中，随着卵泡的发育、雌激素的分泌逐渐增加，上调垂体促性腺激素分泌细胞膜上的 GnRH 受体数目，使垂体对 GnRH 的敏感性逐步提高，垂体细胞内的 FSH、LH 含量增加并达到高峰。GnRH 的减少或缺乏将影响卵泡的成熟，血液中 E_2 水平的降低会导致暂时性的无排卵和闭经，引起性腺功能减退，可为 GnRH 脉冲式给药所逆转。

（四）抑制素

抑制素是一种异二聚体糖蛋白，主要由卵巢颗粒细胞产生，分为抑制素 A 和抑制素 B，有反馈抑制垂体 FSH 分泌的作用，加强 LH 诱导的卵泡膜细胞雄激素的合成，增强颗粒细胞与卵泡膜细胞间的联系机制，促进排卵前卵泡的迅速增长。抑制素 A 在早卵泡期水平较低，随着卵泡增大水平增高，黄体期达高峰；抑制素 B 主要在早卵泡期分泌，之后逐渐下降，至 LH 峰后则不能测出。

（五）激活素

激活素属于转化生长因子 β 超家族，在卵泡的成熟发育过程中有重要作用。卵母细胞上有激活素受体，激活素可以促进卵母细胞成熟。激活素能促进未成熟颗粒细胞的增殖，并能诱导其 FSH 受体和芳香化酶的表达；对于较成熟的颗粒细胞，激活素的作用则是促进其分化；但是，激活素抑制颗粒细胞中基础的以及由促性腺激素刺激的雌激素和孕酮的产生。激活素还能抑制膜细胞中 LH 刺激的雄激素合成。

三、排卵期

排卵过程是为数不多的正反馈现象之一。卵巢和中枢神经系统的信息在垂体整合，从而引发了 LH 的大量释放。首先重启第一次减数分裂，卵子释放第一极体从 MⅠ到 MⅡ期，细胞核与胞浆透明带同步发育成熟，使卵子具有受精能力；同时颗粒细胞合成分泌大量孕激素，开始黄体化；随后卵泡液和颗粒细胞释放大量纤维蛋白酶原激活物，卵泡酶解体卵泡液和卵冠丘复合物一起排出，发生排卵。来自卵巢 E_2 的作用引发了 LH 峰的形成，但在排卵过程中其他的内分泌途径也起作用。

（一）孕酮的作用

排卵前 LH 峰能诱导颗粒细胞上的孕激素受体的表达。研究表明，孕激素受体缺失的小鼠不发生排卵，孕激素受体拮抗剂和抑制孕酮合成的药物也能抑制实验动物排卵。因此，孕酮对排卵有重要作用，同时还可能有调节黄体功能的作用。

（二）前列腺素的作用

在排卵前颗粒细胞 COX-2 酶的诱导下，LH 刺激卵泡合成前列腺素。全身或者窦腔内给予前列腺素抑制物可以导致实验动物不排卵。敲除 COX-2 基因的小鼠有卵丘不能膨胀的异常表现，COX-2 基因靶向突变造成的排卵异常可以通过给予前列腺素 E_2 纠正；缺乏前列腺素 E_2 及其受体的小鼠表现为排卵前缺陷和排卵后卵丘膨胀异常。因此，前列腺素 E_2 是影响排卵的重要前列腺素。

（三）卵巢肾素 - 血管紧张素系统

卵巢内在的肾素 - 血管紧张素系统在月经周期中有波动，在月经中期达到峰值。排卵前高水平的血管紧张素Ⅱ与卵母细胞的成熟和排卵有关。此外，血管紧张素Ⅱ还可能与黄体形成、黄体细胞甾体激素的分泌有关。

（四）阿片类物质

阿片类物质作用于下丘脑，抑制促性腺激素的分泌，从总体上维持整个卵巢周期的活动，但其究竟在多大程度上参与排卵的生理过程尚不清楚。一般认为，其作用在卵泡早期不明显，卵泡晚期和黄体期最明显，提示阿片肽发挥作用需要相对较高的卵巢甾体性激素水平。研究发现阿片受体拮抗剂纳曲酮可以诱导下丘脑性闭经患者恢复排卵，表明这一系统在无排卵的发病机制中发挥重要作用。

四、黄体期

LH 具有维持黄体功能的作用，刺激黄体孕酮的分泌。没有 LH 支持的黄体总是走向退化，孕酮及其他甾体激素的产量也迅速下降。相反，恢复 LH 的支持可以使孕酮产量增加。除 LH 外，IGF-1 也可以调节黄体功能，促进人类黄体细胞雌激素和孕激素的产生。人类的黄体中也有雌激素和孕激素受体，有人推测雌激素和孕激素也可能调节黄体的功能。

黄体细胞膜上的 LH/HCG 受体于黄体期上升，随后下降。排卵初期给予外源性 HCG 并不能明显增加孕激素产量，但在黄体中、后期给予外源性的 HCG 时，可以显著促进类固醇激素的合成。

五、卵泡的闭锁

目前已经发现了许多抑制或促进卵泡闭锁的因素：促性腺激素、雌激素、转化生长因子（TGF）、表皮生长因子（EGF）、胰岛素样生长因子1（IGF-1）、碱性纤维细胞生长因子（bFGF）、白介素1（IL-1）、抑制素等能抑制卵泡的闭锁，而雄激素、激活素、肿瘤坏死因子（TNF）、白介素6（IL-6）、Fas/FasL、GnRH、酸性鞘磷脂酶等能促进卵泡发生闭锁。

基因突变小鼠表型的研究证明了凋亡在卵泡动力学中的重要性。缺乏凋亡蛋白 Bax 的小鼠，因出生后卵泡凋亡降低、颗粒细胞凋亡缺陷可使卵巢储备增大；缺乏死亡效应酶 Caspase-2、Caspase-9、Caspase-11 的小鼠，由于胎儿期生殖细胞凋亡衰减，卵巢储备较高；酸性鞘磷脂酶缺乏的小鼠可抵制抗肿瘤药物和放射诱导的生殖细胞的死亡；Caspase-3 缺乏的小鼠因颗粒细胞凋亡缺陷可表现为闭锁异常。相反，抗凋亡蛋白 Bcl-2 缺乏的小鼠卵巢储备降低。

研究卵泡的闭锁有重要的意义，如果能够调控颗粒细胞和卵母细胞的凋亡，抑制卵泡的闭锁，则可能增加卵巢储备、保护卵巢的内分泌功能，有望延长妇女的生殖期限。

第三节　基于中医藏象学说谈子宫与卵巢的表里配属关系

藏象学说是传统中医学的基本和核心理论之一。藏象学说认为，脏与腑表里互配，脏属阴为里，腑属阳为表。脏腑之间由经络来联系，彼此经气相通，互相作用。脏与腑在病变上也能够互相影响。中医藏象学说中有五脏六腑和奇恒之腑之说。五脏属实质性器官，其功能为贮藏精、气、血、津液，满而不能实；六腑属空腔性器官，其功能主要是饮食物的受纳、消化、吸收、传导，实而不能满。奇恒之腑的特点是形态属空腔性器官类腑，而其主藏精气功能似脏。必须明确的是,中医学的脏腑主要指"功能"的概念,具有生理病理的意义;西医学中的脏腑属"器官"的概念,侧重于解剖结构的概念。但是,西医学中的子宫与卵巢这对器官,却呈现出功能相关、经脉相联、藏泄相应、气血相成的特点,与中医藏象学说中的脏腑关系极为相类。

子宫,属中医"胞宫"范畴,是产生月经和孕育胎儿的器官;卵巢是女性的性腺,能产生卵细胞和分泌性激素,具有生殖和内分泌功能。卵巢所呈现的生理功能当属中医"肾主生殖"的范畴,中医学"肾"的功能可以包含两个部分,即生殖和泌尿功能,卵巢的生殖内分泌功能与中医学"肾藏精,主生殖"理论高度契合,因此我们认为卵巢即是"生殖之肾"。

卵巢与子宫的所有功能均密切相关。子宫发育至成熟主要赖于卵巢分泌的雌孕激素联合作用;子宫所主持的"月经",实为子宫内膜在卵巢性激素(主要是雌激素、孕激素)调控作用下的周期性剥脱出血。子宫所孕育的胎儿为卵巢产生的卵子与男性精子受精结合形成的新生命。卵泡的募集、发育和排卵过程中,卵巢分泌的性激素也在随之变化,如果一个排卵周期未能妊娠,排卵后所形成的黄体萎缩,雌孕激素撤退,遂导致子宫内膜剥脱出血,即形成月经。从中医理论理解,一个卵巢周期中,在卵泡期,卵巢子宫以阴长为主,子宫蓄积阴血,排卵期则阴长至极,重阴转阳,卵巢泄出生殖之精,黄体期子宫阴充阳旺,冲任气血充盛,以备受孕,如未获妊娠,在经前重阳转阴,月经来潮。通过两者的功能特点来看,子宫与卵巢均有藏有泄,藏泄有时。但子宫主持月经,经期以"泄"为主,卵巢产生卵细胞和分泌性激素,行"肾"藏"生殖之精"的功能,以"藏"为主。子宫通于外界,卵巢藏于盆腔;子宫为空腔性器官,卵巢为实质性器官;卵巢调控、主导子宫的发育和功能发挥。故而,子宫之于卵巢,子宫为腑,属表、属阳,卵巢为脏,属里、属阴。

一、功能相关

《灵枢·本脏》:"肺合大肠,大肠者,皮其应。心合小肠,小肠者,脉其应。肝合胆,胆者,筋其应。脾合胃,胃者,肉其应。肾合三焦、膀胱,三焦膀胱者,腠理毫毛其应。"此即所谓五和,中医学常以这种表里相合来阐述脏腑间协同促进的较为稳定的联系。子宫与卵巢在功能上的协同关系十分明显,尤其是突出的表现在对于月经潮止与胎儿孕育方面。子宫为月经之源,女子二七,气血充盛,天癸成熟,任脉通,太冲脉盛,血海按期满盈,月经应期而潮。然月经的潮与止正是由卵巢功能决定的。在青春期后,卵巢内卵泡开始发育,渐至形成规律性卵泡募集、发育和排卵周期,月经也伴随这个过程,由初潮渐至形成规律月经,月行一度。绝经期卵巢内卵泡渐少至无,生殖内分泌功能停止,随之绝经。在育龄期,规律的月经取决于卵巢周期的规律性。卵泡期卵巢积肾中阴阳,以阴长为主。排卵期则阴长至极,泄出人之元精。黄体期重阴转阳,阴充阳旺,冲任充盛,未获妊娠则重阳转阴,月经来潮。如能形成胞胎而获妊娠,阴充阳旺,冲任充盛可维持胚胎生长。子宫为嗣育之室,子宫气血充实,藏胎于内,血旺而能子嗣。子宫气血借由任脉下行之精血,而任脉正是系于卵巢之中。

在病理上,两者也是密切相关。卵巢藏泄周期紊乱,冲任所聚之精血壅塞,子宫难以按期满盈,则出现月经过多、过少,或后期、闭经。脏以藏精,腑为传化,脏受腑浊,亦可为病。如卵巢子宫内膜异位囊肿,以中医理论理解,此乃为子宫所传之浊气上升所致,即所谓脏受腑浊而为病。

二、经脉相联

子宫在《黄帝内经》等文献中不与其他脏器相连,独与冲、任、督三脉关系密切,督、任、冲脉皆起于胞中,即所谓的"一源三歧"。分布在子宫上的脉络叫做胞脉,又名"胞络",其中就包括冲脉和任脉。如《灵枢·五音五味》:"冲脉、任脉皆起于胞中。"另外,还有《素问·奇病论》"胞络者系于肾",《素问·评热病论》"胞脉者属心而络于胞中"等这样的记载。

卵巢既然是"生殖之肾",子宫、胞脉与卵巢之间就顺理成章的有了经脉的联系。胞脉属心的说法,也与西医学的下丘脑 - 垂体 - 卵巢轴学说十分契合。中医学的心"藏神","为五脏六腑之大主"的部分,现代认为正是西医学脑的功能,而卵巢的功能时刻离不开大脑皮质、下丘脑和垂体的调控。

从解剖学上子宫与卵巢更是关系紧密。卵巢除借助卵巢系膜固定于子宫阔韧带外,还借由卵巢固有韧带与子宫直接相连。卵巢与子宫之间还有血供相通,子宫动脉的卵巢支是卵巢的主要动脉血管之一。在神经方面,子宫神经丛与子宫动脉一同由卵巢门进入髓质、皮质,多分布于卵巢的血管壁及卵泡上。

三、藏泄相应

卵巢与子宫藏泄相应。分而言之,卵巢的藏泄表现在卵细胞的生长、排出及黄体的生长与萎缩;子宫的藏泄主要表现在月经的来潮(即子宫内膜的增殖、分泌及剥脱)、胚胎的孕育与分娩,两者密切相关。月经周期正是由卵巢周期所决定。卵巢藏泄的周期性表现在:卵泡期卵泡发育,此期卵巢积肾中阴阳,但以阴长为主,主要表现为"藏"的状态。排卵期则卵子排出,即阴长至极之时,泄出人之元精,主要表现为"泄"的状态。所谓"氤氲期",即成熟卵子排出的过程。黄体期也表现为"藏"的状态,此期卵泡已排,成熟的卵泡破后形成黄体,基础体温出现了高温相水平,这是重阴转阳,阴充阳旺,冲任充盛,如能形成胚胎并着床,阴阳俱盛可维持胚胎生长,如未形成胚胎,则黄体萎缩,重阳转阴,月经来潮。月经周期性的藏泄,是卵巢中阴阳转化,气血盈亏变化的结果,子宫有主持月经、孕育胎儿的功能。以月经为例,经后期血海空虚,阴渐长,阴中有阳,经间期阴精发展到重阴转阳的转化时期;经前期,是阳渐长,阳中有阴,阳气充盛时期,子宫在此三期均表现为"藏"的状态;行经期"重阳则开",在阳气的转化下推动经血的排出,子宫表现为"泄"的状态。除旧生新,出现新的月经周期。另外在妊娠期间子宫也表现为"藏"的状态,而胎儿的生产过程中,子宫表现为"泄"的状态。由此可见子宫与卵巢的"藏泄"的过程桴鼓相应,密切相关。两者在病理上也是相互影响,卵巢受损影响激素和卵子的排出,从而影响月经的按时来潮。若子宫(尤指子宫内膜)受损不能接受卵巢分泌激素的作用,月经也不能按时来潮。

四、气血相成

《素问·调经论》指出:"人之所有者,血与气耳。"清代唐容川在《血证论》中更是明确地指出,人身气血各具阴阳之性,互为其根。气血本不可分,其在卵巢与子宫,强分言之,则卵巢重气,子宫主血。卵巢与子宫之间功能的协调,正是气血和调的结果。

卵巢为"生殖之肾",肾中藏精,精化为气,气能生血、驭血。子宫为血海主持月经,故其主血。肾精化生卵巢之气,在卵巢之气调节作用下,冲、任二脉广聚脏腑之精血津液,协调作用于子宫而能生子宫之血、行子宫之血，调控血海由盛而满，由满而溢，血溢子宫，月经来潮。卵巢之气作用于子宫，其途径可能有二：一为卵巢调控子宫的生长发育；二为卵巢分泌的性激素调控子宫，子宫内膜受雌孕激素的影响呈现周期性变化，因雌孕激素的撤退发生子宫内膜脱落，月经来潮。

　　中医学要发展，不仅要深入挖掘古籍文献，更要有所创新，要有与现代科学发展相适应的创新。否则，中医学将永远停留于"故纸堆"里。任何一个时代的科学都有其历史的局限性，所谓的真理从来都是基于不断创新，不断发展，不断否定自我、完善自我的结果。中医学是一门朴素的科学，必然要遵循这条发展规律。今天我们提出从中医藏象学的观点看子宫与卵巢的关系，也希望中西医结合、中医界的同仁展开讨论，发表自己的真知灼见，在我们这个时代，为中医学的发展做出贡献。

（孙 梅 连 方）

主要参考文献

1. 陈子江. 人类生殖与辅助生殖 [M]. 北京：科学出版社，2005.

2. Jerome F. Strauss，Robert L. Barbieri. Yen & Jaffe's Reproductive Endocrinology，Physiology，Pathophysiology，and Clinical Management[M]. 6th ed. Saunders，2009.

3. 陈建明. 实用不孕不育诊断与治疗 [M]. 广州：广东科技出版社，2013.

第四章

精子的发生

精子发生是一个极其复杂的细胞分化过程，是从精原干细胞形成高度分化和种属特异、形态特异性精子的过程，这一过程主要包括精原干细胞的有丝分裂增殖、精母细胞的减数分裂和精子形成。精原干细胞的有丝分裂增殖是指在增殖期精原细胞变迁为代替其细胞数量（干细胞更新）或者产生成为精母细胞的子细胞；精母细胞的减数分裂是指在减数分裂期精母细胞进行减数分裂，包括染色体配对和遗传重组，结果产生单倍体精子细胞；精子形成是指球形的精子细胞通过独特的形态学转化变成形态特异和种属特异的精子。

形态学研究表明睾丸内至少存在13种可识别的生殖细胞类型，代表了精子发生的不同阶段，从最初到最高分化的过程中，被分别命名为暗A型精原细胞（Ad）、苍白A型精原细胞（Ap）、B型精原细胞（B）、前细线期初级精母细胞（R）、细线期初级精母细胞（L）、偶线期初级精母细胞（Z）、粗线期初级精母细胞（P）、次级精母细胞（Ⅱ）和Sa、Sb1、Sb2、Sc、Sd1、Sd2型精子。

一、精子发生过程

（一）精原干细胞的有丝分裂增殖

男性胎儿睾丸发育过程是指原始生殖细胞迁徙至性生殖嵴并和相关的Sertoli细胞形成最初的睾丸索，这一过程在干细胞因子（SCF）和c-Kit受体的相互作用下完成，原始生殖细胞在迁徙过程中结合的SCF与c-Kit受体在其细胞表面的相互作用刺激了原始生殖细胞的增殖，此时原始生殖细胞和Sertoli细胞均位于睾丸索中央的睾丸精曲小管内。随后原始生殖细胞迁徙到小管外周分化为精原细胞。妊娠8~22周时，精曲小管中的生殖细胞数量有明显的增加。出生后4个月，此时由于Sertoli细胞增殖活跃，生殖细胞在数量上出现相对轻微减少。7~9岁时，可检测到生殖母细胞的有丝分裂活性，此时精原细胞数量与Sertoli细胞基本相等，在形态上也没有太大的变化。青春期开始后，在卵泡刺激素（follicle-stimulating hormone，FSH）和黄体生成素（luteinising hormone，LH）的作用下，男性生精过程启动，主要包括精原细胞的增殖和干细胞的更新、减数分裂形成精母细胞以及精子细胞变形成为成熟的精子。

青春期启动后，进入周而复始的有丝分裂的精原细胞即为A型精原细胞，A型精原细胞在增殖过程中形成了两种精原细胞：一种精原细胞完全与精原干细胞相同；另一种是正在分化的精原细胞。啮齿类动物精原细胞分化出混合细胞型：A0、A1、A2、A3和A4型精原干细胞，但目前尚不清楚哪种精原干细胞完全与精原干细胞相同（图4-1）。灵长类动物精原干细胞分为暗A型精原细胞（Ad）和苍白A型精原细胞（Ap），Ap型精原细胞是否从Ad型精原细胞分化而来尚未确定，但Ap型精原细胞是为精子发生不断提供干细胞的更新干细胞。

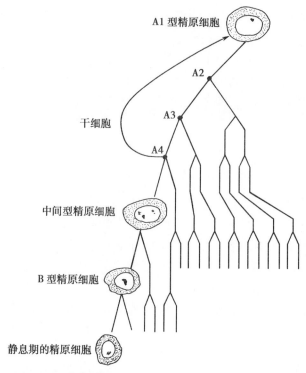

图 4-1 大鼠精子发生谱系中处于有丝分裂相的细胞

注：A 型精原细胞细胞核较大，椭圆形，着色较浅，染色质成均质细粒状。中间型精原细胞的染色质集中分布于核膜下方。B 型精原细胞的细胞核较小，球形，更多染色质集中于核膜下方

（二）精母细胞的减数分裂

雄性哺乳动物的生殖细胞在胚胎期就开始增殖，但直到青春期才启动减数分裂。减数分裂是一个连续过程，一旦启动便会持续下去，直至形成成熟的精子。这一过程包含多个递进步骤，每个步骤都由多个基因参与调控，具体调控过程将在精子发生的调控中讲述。

精子发生包含两个连续的减数分裂过程，即初级精母细胞第一次减数分裂和次级精母细胞第二次减数分裂。

1. 第一次减数分裂的间期 第一次减数分裂的间期包含 G1 期、S 期和 G2 期三个时相。G1 期开始于精原细胞上一个细胞周期的完成。精原细胞进入 G1 期后进行 RNA 和蛋白质的合成，为 S 期的 DNA 合成做准备，2 个中心粒也彼此分离并开始复制；进入 S 期后进行 DNA 分子的复制合成，DNA 复制完成标志生殖细胞正式进入初级精母细胞阶段；初级精母细胞在 G2 期完成 DNA 合成，并完成微管蛋白合成和中心粒的复制。

2. 第一次减数分裂的分裂期 第一次减数分裂的分裂期包括前期、中期、后期和末期。前期根据染色体的形态可分为 5 个阶段，即细线期、偶线期、粗线期、双线期和终变期：①细线期：细胞核内出现细长、线状染色体，细胞核和核仁体积增大，DNA 已经复制完成，每条染色体含有两条姐妹染色单体，但染色体上看不出两条姐妹染色体，染色体丝折叠成珠状染色粒。②偶线期：细胞内的同源染色体两侧面紧密相近进行联会配对，由于配对的一对同源染色体中有 4 条染色单体，又称为四分体（或"二联体"），配对的同源染色体之间有 0.15～

0.32μm 的间隙，之间充满蛋白质分子，虽然配对的同源染色体没有互相融合，但这种配对是高度特异和精确的。联会复合体是生物减数分裂中一个高度保守的结构，不仅有助于稳定同源染色体的配对，而且有助于同源染色体小片段之间交换和重组。但 X 染色体和 Y 染色体的配对仅限于它们的假常染色体区。在细线期和偶线期，初级精母细胞从精曲小管的基底小室通过 Sertoli 细胞的紧密连接进入近腔小室。③粗线期：初级精母细胞的染色体进一步包扎，染色体缩短变粗，在每条染色体可以看出两条染色单体，并且在非姐妹染色单体之间的 DNA 片断的断裂和交换，这就是光镜下所谓的交叉现象，这导致父源和母源基因的交换，产生了基因重组。④双线期：同源染色体之间开始分开，但仍有些交叉，并且交叉的位点一般不止一个，故染色体分开时会呈现 V、X、8、O 等多种形状。⑤终变期：同源染色体之间交叉数目明显减少，同源染色体只有端部在一起，染色体进一步包扎并向细胞核周围靠近，之后核膜、核仁消失，纺锤体开始形成。第一次减数分裂进入中期，同源染色体移向细胞中央的赤道板，着丝点成对排列在赤道板两侧，同时细胞质中纺锤体形成。接着进入第一次减数分裂的后期，各成对的同源染色体在纺锤丝的牵引下发生分离，并移向细胞两极。然后进入末期，到达两极的染色体又聚集起来，重现核膜、核仁，然后细胞分裂为两个子细胞，这两个子细胞即为次级精母细胞，每个次级精母细胞容纳单倍体染色体，每个染色体由两条染色单体组成，这两条染色单体靠着丝粒相连（图 4-2）。

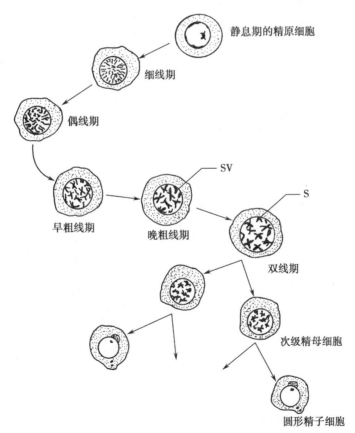

图 4-2　位于曲细精管近腔小室的初级精母细胞减数分裂过程

注：sv：粗线期，性染色体联会形成的性泡；s：联会

3. 第二次减数分裂的间期和分裂期 由于次级精母细胞第二次减数分裂不存在 DNA 复制和同源染色体交换重组等过程，故间期和前期存在时间很短暂，有学者直接将两者归入第一次减数分裂末期。中期，染色体的着丝点排列到细胞中央的赤道板上；后期，同一条染色体的两条姊妹染色单体在着丝点处分开，成为两条染色体。在纺锤丝的牵引下，这两条染色体分别移向细胞的两极；末期，重现核膜、核仁，到达两极的染色体，分别进入两个子细胞，这两个子细胞即精子细胞，至此，整个减数分裂过程结束。

（三）精子形成

精子形成是指圆形精子细胞变态形成成熟精子的过程。精子发生过程中，最明显的形态学变化发生于精子形成过程中，即从球形的精子细胞变成形态特异的精子的过程，其主要形态学变化有（图 4-3）：①精子形成开始后，高尔基复合体便产生前顶体囊泡，前顶体囊泡里含有致密的前顶体颗粒，前顶体囊泡接着融合成顶体囊泡，随着精子细胞核的浓缩拉长变成扁平状，并逐渐转移到精子细胞核的前面，形成顶体；②中心粒迁移到精子细胞核的尾侧，远端中心粒形成精子鞭毛的中轴；③线粒体形态在精子形成开始时也发生变化，线粒体嵴位于线粒体膜的周边，其间为空泡化的基质，整个线粒体也逐渐变为月牙状，虽然精子形成完成后，精子细胞内胞质很少，并且几乎不含核糖体，这意味着胞质内蛋白质合成已经停止，但线粒体蛋白质的合成仍在继续，在精子形成过程中，人类精子大量线粒体将丢弃，从约 1000 个 / 精母细胞或精子细胞，到 75 个 / 成熟精子；④此外，精子细胞核内蛋白质组分发生明显变化，由体细胞型的富含赖氨酸的组蛋白逐步被富含精氨酸和半胱氨酸的鱼精蛋白所替代，鱼精蛋白与 DNA 之间的联系使精子染色质形成折叠结构，并且 DNA 的折叠至少比有丝分裂的体细胞 DNA 多 6 次，这使精子细胞核进一步浓缩，有利于精子进入卵细胞。啮齿类动物睾丸精原细胞表达睾丸特异的 H3 组蛋白，细线前期表达 tH2A 蛋白和 tH2B 蛋白，粗线期表达 H1t 蛋白，到了精子细胞阶段则特异性表达 H2B 蛋白，在精子形成过程中通过蛋白转化，鱼精蛋白逐渐替代了核小体上的组蛋白（图 4-4）。

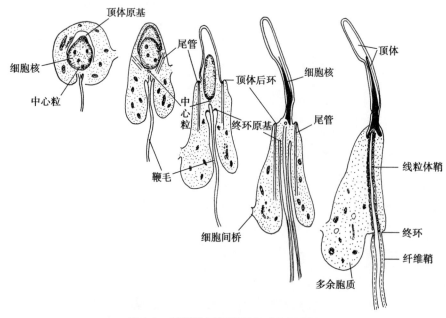

图 4-3 豚鼠精子细胞变态过程示意图

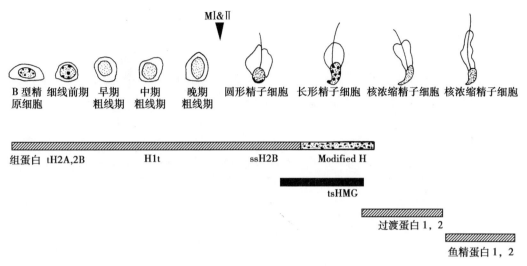

图4-4 小鼠精子形成过程中组蛋白的转化

注：从左到右为生精干细胞分裂分化为精子过程的几个阶段：B型精原细胞、细线前期、粗线期、减数分裂（MⅠ和MⅡ）和精子细胞。横条为细胞染色体结构中特异蛋白的表达。睾丸特异性的组蛋白tH2A、tH2B、H1t和ssH2B出现在精子发育的早期，在之后的精子细胞核拉长期和浓缩期，转化蛋白1和2（TP1和TP2）以及后来的鱼精蛋白1和2逐渐替换组蛋白

整个精子发生过程是在Sertoli细胞围成的微环境下进行的，各级生精细胞和Sertoli细胞形成独特的半连接接触。在细线期和偶线期，初级精母细胞从精曲小管的基底小室通过Sertoli细胞的紧密连接进入近腔小室（图4-5）。精子细胞变性完成后，则被Sertoli细胞释放到曲细精管管腔，浸泡在睾丸液中，然后通过睾丸输出小管进入附睾储存（图4-6）。

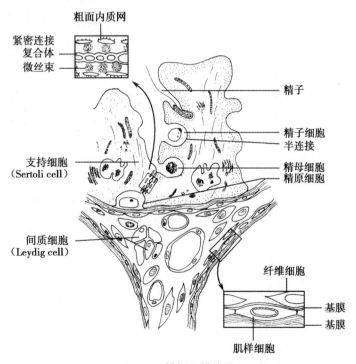

图4-5 横切面模式图

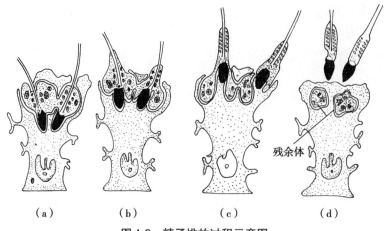

残余体

（a） （b） （c） （d）

图 4-6 精子排放过程示意图

二、精子发生动力学

人类精子发生的效率较低，并且有恒定的时程规律性进行。

（一）精子发生效率

男性精曲小管生殖上皮每日可产生大约 123×10^6（$21 \times 10^6 \sim 374 \times 10^6$）个精子，但人类精子发生的效率较低。哺乳动物睾丸生精上皮由生殖细胞和 Sertoli 细胞组成，不同种属睾丸中生精细胞和 Sertoli 细胞密度不同造成了精子发生效率的不同，大鼠睾丸生精上皮中生精细胞占 20%～60%，Sertoli 细胞占 30%～40%，而非人类灵长类动物 Sertoli 细胞浓度比大鼠多 2～5 倍，人类高于大鼠 2 倍，所以大鼠每日产生精子数为 10×10^6/g～24×10^6/g 睾丸组织，非人类灵长类动物为 4×10^6/g～5×10^6/g 睾丸组织，而人类为 3×10^6/g～7×10^6/g 睾丸组织。

（二）精子发生时程

哺乳动物精子发生需要经过精原细胞增殖分化产生初级精母细胞、初级精母细胞通过减数分裂产生精子细胞和精子细胞变态后形成成熟精子等一系列复杂过程，这成为精子发生时程。不同种属具有不同的精子发生时程；但同一种属精子发生时程恒定，即所有的 A 型精原细胞以相同的速率完成精子发生，激素或外界干扰物质能影响精子是否发生，但不能改变精子发生时程（表 4-1）。

表 4-1 几种动物和人类精子发生时程和周期数

种属	精子发生时程（天）	周期数
小鼠	34.5	4
大鼠	48	4
兔	47～51.8	4.5
牛	54	4
羊	40	4
猪	32	4
人类	64	4

（三）精子发生的规律

A 型精原细胞两次有丝分裂过程有静息周期，同一种属之内这一周期是恒定的，但不同种属则具有各自特异的静息周期。大鼠 A 型精原细胞的静息周期是 12 天，占其精子发生时程的四分之一，因此会有四批精原细胞同时出现在不同的精子发生时程中，最早开始分裂的精原细胞不断向曲细精管管腔迁移，其原来位置被后启动分裂的精原细胞取代，这样就存在四批精原细胞分别处于精子发生过程中的四个周期，每个周期代表一种细胞类型，这就是精子发生周期。不同种属具有不同的精子发生周期（表 4-1）。青春期睾丸 A 型精原细胞时随机启动进入精子发生周期，这就保证了精子发生是连续性，而不是同时启动脉冲式释放。

（四）睾丸生精上皮周期

A 型精原细胞具有恒定的静息周期，而且进入精子发生过程的生殖细胞具有恒定的发育速率，所以在同一精子发生周期中所有生殖细胞处于平行的发育阶段。

在大鼠，A 型精原细胞的静息周期为 12 天，A 型精原细胞需要 12 天完成 6 次有丝分裂成为初级精母细胞并进入减数分裂阶段，随后需要 12 天经过两次减数分裂变为精子细胞进入精子形成阶段，再用 12 天完成精子变形成为成熟精子。雄性啮齿类动物到了青春期，精曲小管纵轴中央区的 A 型精原细胞在激活物的作用下首先启动进入第一个精子发生周期，同时激活物沿精曲小管纵轴向两端缓慢移动，依次不断启动新的 A 型精原细胞精子发生周期，在曲细精管上皮产生精子发生波（图 4-7）。

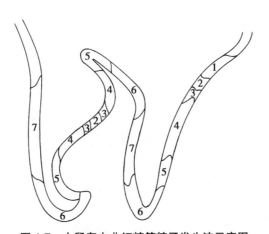

图 4-7　大鼠睾丸曲细精管精子发生波示意图

人类睾丸曲细精管横断面上可以清楚分辨出 6 个期，与啮齿类动物生精细胞很规律的排列不同，人类生精细胞组合只占据精曲小管生精上皮较小的楔形区域，可能与人类单个生殖细胞群所占的空间较小有关。人类不表现精子发生波，目前有专家认为人类睾丸曲细精管各个阶段成呈现为有序斜行排列的螺旋状，但确切的人类精子发生波尚有待进一步研究。

三、精子发生过程中的遗传学问题

精子具有独特的染色体结构，精子染色体有些属性类似于体细胞，有些属性则是精子独有的。

Ward 提出的染色体模式包括四个阶段：①染色体锚定，即精子裸露的 DNA 双链附着于精子细胞核的核环处，鱼精蛋白不参与此锚定过程，每一条染色体只有一个位于核基部的位点结合于核环，核环结构可能会影响精子细胞核的形状，如果染色体较长，则形成的细胞核呈现细长鱼钩状，浓缩成较高的 DNA 位于细胞核后部，浓缩程度不高的 DNA 则位于细胞核的钩状部位；②锚定的染色体每隔 30～50kb 就通过基质连接区（MAR）与核基质中的蛋白质相连接，从而染色体 DNA 链形成一系列环状结构，称之为核圈；③接着 DNA 链与鱼精蛋白结合进一步包扎；④浓缩的染色体进行空间排列。

在精子 DNA 组装过程中，锚定的染色体形成 DNA 环区，核区位于核圈上，组成浓缩的染色质结构单元，精子细胞核中虽然含有少量组蛋白，仍有可能形成类似体细胞一样的核小体，但大多数 DNA 与鱼精蛋白结合，鱼精蛋白在 DNA 双螺旋沟内结合 DNA，使 DNA 两条链通过范得华力结合在一起，折叠形成密集的超环面结构，从而形成环区。环区是唯一一个既存在于精子细胞又存在于体细胞的结构，在体细胞，DNA 环绕在组蛋白构成的八聚体周围卷曲形成核小体，接着进一步卷曲形成 30nm 螺线管纤维状结果，最终也形成环区。由于组蛋白结合 DNA 体积较大，所以生精细胞的细胞核更加浓缩（图 4-8）。

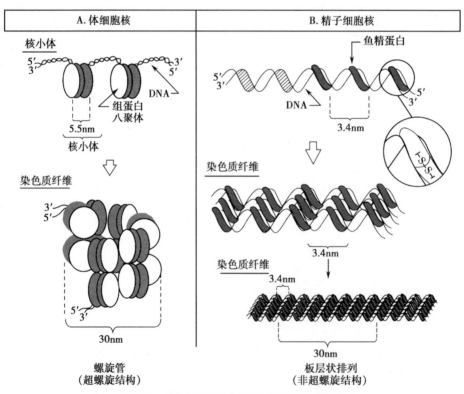

图 4-8　结合于 DNA 上的组蛋白和鱼精蛋白

注：体细胞核中的 DNA 卷曲缠绕于组蛋白上；哺乳动物精子 DNA 结合于鱼精蛋白，形成不同于体细胞的浓缩结构

一个 A 型精原细胞通过多次减数分裂和有丝分裂形成一个大的克隆，但其中没有完全相同的精子，这是因为第一次减数分裂时，初级精母细胞中来自父方和母方的 23 对染色体

之间按照 2^{23} 随机组合分配到次级精母细胞,这就会形成 $2^{23} = 8\,388\,608$ 种不同的染色体组合方式;在粗线期非姐妹染色单体之间的 DNA 片断发生互换,导致了父源和母源基因的交换,产生了基因重组,这些机制确保了每一个精子具有自己独特的遗传信息。

（姜　辉）

第五章

受精、着床与胚胎早期发育

第一节 受 精

受精，指精子和卵子在输卵管壶腹部结合，它不是单独发生的事件，而是一系列连续过程，任何一个环节受到干扰，都将导致受精失败。成功的受精，不仅是精子和卵子能够结合在一起，而且是唯一一个精子和卵子相结合。多个精子进入卵子，绝大部分会不可避免地导致早期胚胎死亡。许多物种的卵子都会采取相应的措施来避免多精入卵。

（一）精子获能

哺乳动物的精子不是在射精后立即受精，精子必须在雌性生殖道停留一段时间，才能获得受精的能力，停留的时间依物种的不同而不同。人和哺乳动物的精子在特定的培养基中孵育一段时间后，同样可以正常受精。精子获能从分子学角度上讲，细胞膜脂质层结构重新排布，引起离子的重新分布，进而引起精子细胞膜潜能的改变，诱导酪氨酸磷酸化增强，引发顶体反应。精子必须经过获能才有高的活性和活力，最重要的是，打破精子细胞膜的稳定性是精子获能引发顶体反应的必要条件。

（二）精子 - 透明带结合

卵子包裹在带状物内，周围围绕一层卵丘细胞，精子必须穿透这些屏障与卵子结合。卵丘细胞是一个选择性屏障，阻止没有获能或没有完全获能的精子，只允许已经获能而且顶体完整的精子穿入，为受精的后续过程作准备。

精子暴露于卵丘细胞或相似的培养基中，可以增强精子运动持续时间，前进速度和鞭毛拍打的动力。精子和透明带结合是一种具有高度种属特异性的受体 - 配体作用模式。透明带糖蛋白上的碳水化合物作为精子受体，关于精子如何与受体结合，尚不完全明确。事实上，可能会有多种蛋白参与这个过程，另外，卵丘细胞会释放一种精子化学引诱物。精子与卵子结合的过程包括精子黏附在透明带外层，顶体反应，进入透明带，穿过透明带。

（三）顶体反应

精子顶体，起源于高尔基体，是具有胞吐作用的细胞器，像帽子一样扣在精子头部。顶体的胞吐作用，也称作顶体反应，只发生在已获能的精子，顶体反应是精卵结合的先决条件。顶体反应，精子释放出的酶组成的一个"钻子"，钻子穿透透明带。同样透明带发挥精子受体的功能，引发下游一系列反应，最终卵子的质膜和顶体胞膜多个部位区域结合。通过细胞膜结合（事实上是胞吐作用）和顶体内物质以囊泡形式排出，这两种方式，精子从头部释放顶体酶。顶体反应的机制目前已经明确，概括来说，钙离子内流激活磷酸酯酶 C（PLC），被激活的 PLC 促进 PIP2 产生 IP3 和 DAG，IP3 促进细胞内钙离子释放，DAG 调节 PKC 活性和底物蛋白磷酸化。这些过程通过瞬时受体电位阳离子通道，促进钙离子内流，最终发生完全顶体反应。PLCD4 受损会影响体外透明带诱导的顶体反应，但是钙离子载体 a23187 诱导的顶体反应却不受影响。

如果精子在遇到卵子之前丢失顶体，它将无法与透明带结合，最终影响正常受精。因此，精液分析中常包括精子顶体完整性评估这一项。

（四）穿过透明带

精子穿过卵丘细胞，便遇到它与卵子会面的最后一道屏障，即透明带。透明带主要由三种糖蛋白组成，分别称作 ZP、ZP2 和 ZP3。ZP3 发挥精子受体的功能并且能够诱导顶体反应。

透明带的功能，一是精子受体，二是物种特异性屏障。一项研究把人的 ZP2 和 ZP3 与鼠的 ZP2 和 ZP3 置换，检测卵子的受精潜能。结果发现，卵的精子可以结合到透明带嵌合体，并且成功受精。由于 Zp3 被公认为是有主要的精子受体，因此有学者认为：精卵结合具有物种特异性的关键原因是贴附在透明带蛋白上的寡聚糖，而不是肽链。五个基因敲除的小鼠（clgn-、ace-、adamla-、adam2- 和 adam3-），它们的精子具有共同特点：无法与透明带正常结合，在输卵管中不能正常移动。这也意味着精子的这两种功能（在输卵管中移动和与透明带结合）可能具有相同的作用机制。

（五）精卵结合

一旦精子穿过透明带，精子就会与卵母细胞结合，并且细胞膜相互融合。结合的部位在精子头部的后端，也就是顶体后端。精卵结合的分子机制还不完全清楚，主流观点认为，在一些物种的精子中，有一种二聚精糖蛋白，也称作致育素，致育素可以与卵母细胞膜上的蛋白结合，可能也诱导细胞间融合。有趣的是，人和猿的致育素亚型的编码基因，存在失活突变位点，这说明人和猿精卵结合的分子方式可能有所不同。Izumel-/- 雄鼠是完全不育的，即使突变精子可以穿过透明带并且与卵子细胞膜接触。胞浆内精子注射技术解决了这一难题，当胞浆内精子注射到未受精的卵子中，Izumel-/- 精子激活了卵子，形成受精卵并且把受精卵移植回雌鼠子宫时后，受精卵能够正常发育。因此，研究者认为 Izumol 蛋白是精卵结合的关键蛋白。在 cd9 敲除的小鼠中证实，cd9 是精卵结合的重要蛋白。如果确实如研所发现的那样，精卵结合过程存在蛋白与蛋白之间的相互作用，那么这些蛋白必然与精子和卵子表面的某种蛋白存在一定联系，但是，确认这些我们假定存在的蛋白因子仍需要进一步的研究。

（六）卵子激活和皮质反应

卵子在受精之前是休眠状态，停滞于第二次减数分裂中期（MⅡ期）。卵子的活化，指 MⅡ期未受精的卵子发成育胚胎的过程。这个过程包括：皮质颗粒的胞吐作用、透明带修饰、质膜阻止多精入卵、卵子完成减数分裂、募集母体 mRNA 进入多核糖体形成核前体。

卵子一旦与精子结合，就会引起自身新陈代谢和生理活动的变化，这些变化包括：细胞内钙离子浓度增高，完成第二次减数分裂，完成皮质反应。皮质反应涉及大量皮质颗粒的胞吐作用，精卵结合后即刻可观察到皮质颗粒以胞吐的方式释放大量的蛋白酶到透明带。这些蛋白酶改变了透明带的结构，包括我们所知道的透明带反应，皮质颗粒复合物可能也会与卵母细胞质膜相互作用。

（七）透明带反应

透明带反应，指在皮质颗粒分泌的蛋白酶的催化作用下，透明带结构发生改变。在大多数哺乳动物中透明带反应的主要作用是形成一个巨大的屏障，阻止多精入卵。阻止多精入卵的原理是：通过加固透明带，使冠军精子后面的精子无法穿透，也就无法继续后面的一系列反应了。

（八）受精完成以后

精子和卵母细胞融合以后，精子的头部插入卵子胞浆中，精子的细胞核膜分散，染色体由紧密固缩状态迅速松解，这个过程称作解聚。在脊椎动物中，精子复合物包括线粒体，将发生降解，而不是精子的全部物质进入卵母细胞胞质。

精子和卵子的染色体共同组装进一个细胞核膜，形成前体生殖核。每个前体生殖核包含一个单倍体基因组。它们互相接近，破膜，两个基因组固缩成染色体，最终重新组成一个二倍体生物体。

第二节 胚胎着床与发育

一、胚胎早期发育

受精卵到发育的第 8 周称为胚胎时期。这一时期分为前胚胎期（1～3 周）和胚胎期（3～8 周）。前胚胎时期包括合子的卵裂，桑椹胚的形成和种植。胚胎期从种植后开始，至第 8 周完成。在胚胎期，3 个胚层出现，大部分器官的发育初见雏形。

（一）合子卵裂（受精 0～3 天）

合子在透明带中重复的有丝分裂称为卵裂。卵裂导致细胞数量的快速增长，卵子的大部分胞质都被分给小的有核细胞。卵裂期的细胞称为胚叶细胞。卵裂发生在受精后 0～3 天，在输卵管中进行。卵裂包括几个阶段：① 2- 细胞阶段：第一次卵裂在受精 30 小时后发生，产生两个大小不等的子细胞；② 3- 细胞阶段：2- 细胞中大的那个细胞继续分裂，形成 3- 细胞；④ 4- 细胞阶段：2- 细胞中较小的细胞分裂一次。通过这种方式，受精后 40～50 小时形成了 2 个体积较大、2 个体积较小的 4- 细胞团。④ 8- 细胞阶段；⑤ 12- 细胞阶段，此阶段在受精后 72 小时完成。

人类受精卵的卵裂有以下五个特征：①哺乳动物受精卵的卵裂在动物中是耗时最久的。人类受精卵的卵裂相对较慢。在人类中，第一次卵裂无法在受精 24 小时内完成，后续卵裂也需要 10～12 小时。②第一次卵裂是正常的纵向分裂，第二次卵裂时在两个子细胞中不是同时发生的，并且一个纵向分裂，一个横向分裂。在许多哺乳动物中，第二次卵裂前，某个子细胞的纺锤体会转动 90°，从而使 4- 细胞期的胚叶细胞交叉十字排列。这种卵裂方式称为旋转卵裂。③早期细胞标志性的不同步分裂也是人类卵裂的一个重要特征。并不是所有的胚叶细胞都是同时分裂的。因此人胚胎常常出现奇数个数的细胞时期，而不是一般的 2- 细胞到 4- 细胞，4- 细胞到 8- 细胞的细胞成倍增加。④与绝大部分其他动物不同，哺乳动物的基因组在早期卵裂时是激活的，并为卵裂的正常发生合成蛋白。⑤人类受精卵卵裂最重要的特征是：胚叶细胞会形成一个紧密的细胞团。小鼠的胚叶细胞在 8- 细胞时期仍是松散排列的性状，细胞与细胞间有大量空隙，液体可在胚胎内聚积。在致密化阶段，人胚叶细胞经历了一个特别的时期，细胞扁平化并形成紧密连接，细胞间接触最大化，最后形成一个紧密的细胞团。在致密的小球中，内部的细胞形成稳定的紧密连接，防止液体在胚胎内外部间自由流动，且使小分子和离子在细胞间的传递成为可能。

（二）桑椹胚形成及其向囊胚的转化

紧密的 8- 细胞胚胎分裂一次形成 16 个细胞组成桑椹胚。桑椹胚由内侧的一小群细胞被靠外的一大群细胞包围共同形成。在此过程中，卵裂球细胞紧密排列成行，形成一个紧密的球，被包在透明带中。在桑椹胚时期，开始形成两种截然不同的细胞类型，内侧的细胞形成内细胞团，与围绕它们的外细胞团截然不同。外细胞团的大部分子细胞构成了囊胚的外墙，称为滋养层，呈现很多上皮细胞的结构和特征。包裹囊胚胚极的 30 个滋养层细胞成为胚极滋养层，其余 60 个构成囊胚壁的细胞为壁滋养层，壁滋养层将来会分化成胚外结构和胎盘的胚胎面。胚胎来源于 16- 细胞期桑椹胚的内细胞团，一部分成簇的卵裂球细胞，也称为成胚细胞，仅由 8 个细胞构成，在胚胎从 16 细胞到 32 细胞转换过程中从滋养层中分开。如此形成的结构称为囊胚，囊胚也是哺乳动物卵裂的特征之一。

有胚胎学家推断，桑椹胚中一个卵裂球的位置决定了将来它会变成滋养层细胞还是内细胞层细胞。根据"内外学说"，位于外侧的细胞为桑椹胚创造了特有的微环境，并使桑椹胚内侧无法与外界接触的细胞发育成内细胞团。反之，在桑椹胚表面的细胞可能因为其在表面的生理学功能需要，成为滋养层上皮。外侧细胞间的紧密连接被认为可维持内外侧细胞所处的环境差异。但另一种假说，"极性学说"或"胞质隔离说"，将这两种细胞分化类型归结于胞浆中决定因子的逐渐累积，认为这导致了桑椹胚的细胞在卵裂分裂过程中被隔离成内侧或外侧卵裂球细胞。

外侧细胞不形成胚胎结构。它们形成绒毛膜组织，这是胎盘的胚胎部分，负责传递来自母体的养分和营养物质。绒毛膜还分泌激素和一些免疫调节因子，用以维持妊娠、防止母体将胚胎当成异体组织产生排斥。滋养层细胞有一个不同寻常的特点，母源 X 染色体基因优先表达，父源性基因是未激活的。

内细胞团的细胞间连接方式是缝隙连接，并且如果需要与其他胚胎细胞分离或混合，它们保留有再次紧密连接起来的能力。内细胞团的细胞既不能像滋养层细胞那样泵出液体，也不能引起蜕膜化反应。内细胞团注定要形成胚胎及附属的卵黄囊、尿囊和羊膜。在 64 细胞阶段，内细胞团（大约为 13 个细胞）和滋养层细胞分离，形成不同的细胞层，两者之间不混合。因此，滋养层和内细胞团细胞之间的区别代表了哺乳动物发育过程中的第一次分化事件。这次分化出于早期哺乳动物胚胎附着于子宫的需要。内细胞团为滋养层细胞提供支持，分泌可引起滋养层细胞分裂的蛋白。

起初，桑椹胚并没有内腔。在"成穴"过程中，滋养层细胞向桑椹胚内分泌液体，形成了分裂腔（或称囊胚腔）。在桑椹胚向囊胚转化过程中，有两个明显的改变，一是内腔的快速增大，二是胚胎内出现了"内侧 - 外侧"细胞团。在这个过程中，囊胚外的透明带避免了胚胎在输卵管壁上的黏附。当胚胎到达子宫时，必须从透明带中"孵出"，以便黏附在子宫壁上。

（三）卵裂和囊胚形成过程中的调节机制

19 世纪 80 年代早期，Weismann 提出了一个发育模型：受精卵的细胞核含有一定数量的特殊因子，或决定因子。这些决定因子通过卵裂不均等地分给子细胞，并且控制了细胞的未来发育方向。这种模型被称为镶嵌模型。因为在卵内，散在、不连续存在的决定因子可以被看做镶嵌分布的。19 世纪 80 年代晚期，生殖胚胎学家 Wilhelm Roux 用一根加热的针把 2- 细胞蛙胚胎的一个细胞戳破，剩下的一个细胞依然可以发育成结构正常的半个幼虫。但被破坏的半边胚胎没有形成任何细胞。这为 Weismann 的假说提供了最初的支持。Hans Driesch 阐释发育过程即调控一个胚胎即使有一小部分被去除或重组，依然可以正常发育。后来 Hans Spemann 和助手 Hilde Mangold 整合出一个著名的学说，即 Spemann-Mangold"组织者"。他们的实验显示，将一小部分新胚胎移植到被挖去一小块不同部位的同时期胚胎上，这一小块新胚胎可以被诱导。这一小块区域被称为组织者，因为它能从根本上决定一整个胚体的组织。事实上，早期发育是由基因型控制的，环境因子可与基因型交互作用，影响基因型。尽管基因型完全相同，双胞胎还是可以在成年后出现大不相同的基因型，并且这一差距会随着年龄增大而增大。

早期胚胎中细胞发育的潜能通常比成年后大，但这种潜能会随着发育进程被限制。相互诱导作用，包括细胞间信号转导，是主导发育的主要方式之一。细胞的不对称分裂指细胞分裂时胞内物质不均等地传给子细胞，这种特性也可以使细胞命运不同。胚胎包含一套生成式而非描述性的程序，其更像是一个用折纸的方法制造出某种结构的指令，而非制造某种结构的设计图。

对杂交胚胎，尤其是对海胆胚胎的早期发育研究显示，如卵裂率等很多特征，都是跟随母源性基因组的指令，而非父源性。哺乳动物早期发育的分子活动模式，与海胆及其他被研究过的脊椎动物不一样。在小鼠中，发育的卵子中有非常多的信息大分子聚积，这些信息分子可引导受精卵发生第一次卵裂，但在 2 细胞阶段，很快就转换成由胚胎基因组中母源性基因进行调控。母源性 RNA 快速降解、新 RNA 爆发式合成、转录抑制因子放线菌素 D 和 α- 毒蕈环肽控制 2 细胞阶段前的发育进程、多肽合成方式的改变和控制早期发育的关键酶，其共同接管了胚胎早期的发育调节。

蛋白质合成方式在哺乳动物早期胚胎中十分复杂。无论是否受精，第一次卵裂过程中都出现了蛋白质合成发生的证据，并且有的蛋白质合成只有在受精成功时才会发生。早期大部分蛋白质翻译自母源性 mRNA。正如所料，卵裂时组蛋白合成十分旺盛。没有证据显示 4 细胞阶段后还有任何母源性 mRNA 引导蛋白质合成。分裂腔形成、细胞压实、囊胚形成都是由胚胎基因组控制的。总之，蛋白质合成率在 8 细胞之前总体较低，但此时核糖体合成明显增加。

二、动态的表观遗传修饰——亲源性印记

在哺乳动物中，卵子和精子对于二倍体胚胎发育的贡献是不平衡的。两套亲源染色体存在功能差异是由"基因印记"造成的。哺乳动物印记是一种特别重要的遗传机制，可能影响从母亲向胎儿和新生儿的营养传递。印记在基因功能上的作用是调控印记基因的表达，让来自母亲源性染色体的基因表达，或者让来自父亲源性染色体的基因表达。哺乳动物的基因印迹参与了整个发育过程，印记异常可能引起多种综合征。有关这一过程为什么发生和印记基因调控相关的准确机制尚未知。然而，若单性繁殖或印记所在的基因或染色体区域缺失，该印记基因会整个翻倍或完全消失。这种异常对哺乳动物胚胎发育有深远影响，并会引起人类疾病。

在男性和女性个体胚胎发育中，亲源性印迹可能是不同 DNA 甲基化模式的功能反映。

受精卵的甲基化模式传递给了有丝分裂后的所有子细胞，甚至包括出生后。当配体进入减数分裂，染色体上的原始印迹被擦除，新的印记形成。精子染色体接受了父源印记，卵子染色体接受了母源印记。印记"建立"于配子发育成精子或卵子的过程，并且是正常胎儿发育必需的。在个体的发育过程中已经建立的印记被保留并经历染色体的复制和分离。完整的印记周期包含：①早期印记的"擦除"；②生殖细胞发育晚期的新印记再建立。但是在体细胞发育过程中，印记被保持，也会被修饰。

印记重新建立是生殖细胞表观遗传重编程的关键部分。对于大部分印记，目前的证据表明这重新建立的过程可能存在两个阶段——"擦除"阶段和此后的"再建立"阶段。现在一些研究证明，这种甲基化印记的擦除至少发生在生殖细胞，并且无论男性、女性均完成于 PGCs 进入生殖嵴后——胚胎的第12～13天。在女性胚胎生殖细胞（混合体细胞），体细胞核的甲基化发生显著改变，导致一些印记和非印记基因去甲基化。这些去甲基化是主动还是被动尚不明确。到目前为止证据表明在胚胎发育中所有印记是不可能保持不变的，不论印记是否遗传自同性的亲源。很明显，印记基因的甲基化和去甲基化并不是静态的保持不变，并且被擦除前它们可能存在功能上的完整性。除甲基化印记之外，胚胎细胞上的DNA 差异复制也被明显消除。在擦除胚胎甲基化印记之后，胚胎细胞基因组化根据胚胎细胞性别出现了母源化或父源化。这种改变必须发生于减少分离启动前。对于女性生殖细胞，印记的重建伴随着卵子的生长。在原始卵泡向窦卵泡的转变过程中，卵子基因印记的擦除和重建是不同步的。印记建立过程中，从头甲基化在两性生殖细胞中都开始于胚胎发育的晚期，并且持续至出生后。生殖细胞中具体哪几种酶负责从头甲基化的问题尚不明了。Dnmt1（DNA methyl transferase 1）和生殖细胞特异性的 Dnmt3a 或者 Dnmt3b 是候选基因，它们为植入后胚胎从头甲基化所必需。哺乳动物的 DNA 甲基化发生于核苷酸 CpG。由于 DMRs 附近重复序列区域的存在，等位特异性甲基化模式被保留。通过从头甲基化酶 Dnmt3a 和 Dnmt3b（或许还有其他）甲基团被引入至未甲基化的 DNA。早期胚胎的印记周期一旦完成，并且在分化中完全成熟，胚胎即从印记重建过渡至基因的差异表达。基因差异表达绝大部分发生于转录水平，尽管转录后机制也可能存在。

三、囊胚植入

当胚胎经过输卵管到达子宫，透明带内囊胚开始扩张。在囊胚进入子宫腔后，暴露于囊胚滋养细胞层的透明带消失，因此囊胚可以黏附于子宫壁。滋养细胞质膜上的钠泵（Na^+-K^+-ATP 酶）系统的作用使得液体在囊胚腔内堆积。这种钠泵对着囊胚腔，泵入钠离子伴水分子，而内层卵裂球通过 H^+-Na^+ 交换把胚胎内的 H^+ 转出胚胎。据此，钠离子在腔内积聚，水顺着渗透压进入囊胚，囊胚开始扩张。早期哺乳类囊胚仍然被透明带封闭，但是因为液体积聚使得胚胎的整体大小增加。因此，囊胚便从透明带中孵化出来。小鼠囊胚的孵化是通过在透明带上融化出一个小洞，囊胚扩张时就从这个洞挤出来。这个小洞是由 strypsin——一种囊胚细胞膜上的胰蛋白酶的消化产生的。

一旦脱出透明带，囊胚即和子宫直接接触。子宫内膜发生蜕膜化，间质细胞空泡化并充满糖原和脂质。子宫上皮层基质包含胶原、层粘连蛋白、纤维连接蛋白、透明质酸和硫酸肝素受体。所以，滋养层细胞含有的整合素将会和子宫胶原、纤维连接蛋白和层粘连蛋白连接。他们在植入前合成硫酸肝素蛋白多糖。一旦与内膜接触，滋养层细胞即分泌其他一系列蛋白酶,包含胶原、间质溶解素和纤溶酶原激活物。这些蛋白消化酶消化了子宫组织的细胞外基质,使得囊胚将自己埋入子宫壁。因此,有黏附性和极性的囊胚黏附于激素准备后的内膜(现在被称为蜕膜)。

上皮上的戊多糖乳糖及其在囊胚上的受体在黏附过程中起了辅助作用。在滋养层细胞分析的蛋白水解酶的帮助下囊胚侵入到蜕膜。最终,它被完全埋入黏膜。囊胚的植入发生于受精后的第 6 天或者第 7 天。植入部位通常位于子宫后壁,底和体的连接处。但是植入也可能发生在子宫腔上部分的任何地方。植入后胚胎的营养来源于蜕膜细胞中的糖原和脂质,一直到胎盘开始工作。

四、三胚层的形成和分化

在第二周胚胎分化成两胚层:上胚层和下胚层。胎儿组织和羊膜的上皮起源于外胚层。下胚层形成脐囊。在胚胎发育的第三周,上胚层经历了数次的复杂变化后分化出了三胚层:内胚层、中胚层、外胚层。上胚层,或者原始的内胚层,只会形成胚胎外组织,例如原始卵黄囊(胚外体腔)。每个胚层会生发出不同的结构和组织。由于器官的生发,胚胎的外观产生了相当大的变化。

三胚层参与了器官和系统的功能建立。每个胚层有各自的特点,但是在特定自然作用或实验条件下(例如移植)各个胚层可以构成额外的结构。因此,目前不再认为这些胚层是完全特异性地针对不同组织的。在这个重要时段,胚胎暴露于特定药物或其替代物可能导致严重的先天畸形,因为,此时主要器官系统的前提细胞正在以相当快的速度生长和发育。

(一)内胚层的形成

细胞沿着原肠向内迁移,组成原肠胚的内层,并最终形成内胚层。胚泡的形成紧跟着来自内细胞团细胞的分化。这些细胞飞速的增加,在原来囊胚的外层细胞下组成完整的第二层细胞层。

在这个阶段胚胎的一部分呈现内管外管相套的形态。内管由内胚层包绕,组成原始肠管。原始肠管分化出两部分,近胚部分组成肠腔,远侧部分组成卵黄囊,其与胚胎的肠管相通。内胚层形成后,内细胞团剩余的细胞由细胞的稳定结构联合形成胚盘。

外胚层生发形成表皮和表皮系统的表皮衍生物,包括毛囊、指甲,以及和皮肤表面直接接触的腺体(如汗腺、乳腺和皮脂腺腺体)。衬于口、唾液腺、鼻通道、肛门内的细胞来源于外胚层,部分的头盖骨、咽腭弓、牙齿和内分泌系统(垂体和部分肾上腺)也是。

(二)中胚层的形成

在原肠胚阶段,一些细胞转变为中胚层,是位于内胚层和外胚层之间的补充胚层。中胚层生发出一包含器官的体腔,它可以自由的活动、生长和发育,独立于体壁,而由于液体的缓冲和保护也使得它免受冲击。中胚层可生发出胸膜腔、心包腔和腹膜腔,肌肉、骨骼、心血管和淋巴系统,肾脏和部分泌尿道,性腺和大部分生殖道,以及支持所有器官系统的连接组织。部分内分泌系统(部分肾上腺和生殖系统的内分泌组织)也源自中胚层。

(三)外胚层的形成

在中胚层的建成后,胚盘的剩余细胞在中胚层外组成了外胚层。外胚层是覆盖体表结构的开始。它生发出绝大多数的消化系统上皮(口腔和肛门除外),外分泌腺(唾液腺除外),

肝，还有胰腺。绝大多数呼吸系统，包括上皮（鼻通道除外）、黏液腺源自内胚层，部分泌尿和生殖系统（管道和产生配子的干细胞）、部分内分泌系统（甲状腺、甲状旁腺、胰腺）也来自内胚层。

（四）神经管形成和器官发生

神经管形成在原肠胚形成之后。在这个阶段，原始的神经系统，也被称为神经板被铺设。神经嵴通常被认为是第四胚层，因为其具有重大的意义。但是它产生自外胚层。在神经管形成之后是器官发生。在这个阶段，胎儿的多个器官开始发育和发挥功能。

（五）羊膜和尿囊

羊膜包围着胚胎，它保护胚胎免受损伤，因为羊膜腔充满羊水。羊膜腔用一条粗粗的脐带悬着胚胎，脐带连接着胚胎的中肠区域，脐带提供胎儿和胎盘之间的主要血管。另一个腔是尿囊，和羊膜腔一起发育，它用于排泄垃圾和为胚胎提供营养。

（六）绒毛膜

围绕着胚胎的最外层是绒毛膜。它由滋养层的外层和中胚层的内层组成。它和尿囊融合形成尿囊 - 绒毛膜。绒毛膜帮助交换气体，发育成胎盘，并在营养、排泄和呼吸方面发挥重要作用。

五、胎儿的宫内发育

胎儿期指胚胎期（发育第 9 周）之后直到出生的一段时期，约是受孕之后的 10 个月（通常为 38 周）。这段时期的发育包括胎儿的生长、成熟以及胚胎期形成的器官系统的功能完善。一小部分的组织分化和器官发育也在该时期发生。在 10～20 周之间，胎儿主要发生体长的增加，而在 21 周～40 周之间，胎儿则主要发生体重增加。

（一）胎儿循环系统

心脏的结构分化在胚胎期即发生。心肌的细胞分裂持续至出生，而出生后的心肌生长主要是细胞的增大。心肌肌原纤维密度的增加主要发生在妊娠早期，而心肌收缩性的增强持续至整个妊娠中期。胎儿的血容量占体重的 10%～20%，而成人血容量占体重的 7%～8%，这一差别主要是由于胎盘中储存了大量的血液，这些血液的体积会随着妊娠的进展而减少。与成人相比，由于胎儿各部分之间的血液扩散速率高，胎儿能够更快地调节和恢复血容量。

胎儿发育和成熟所需的氧气和营养物质由脐静脉从胎盘中输送。脐静脉分为静脉导管和静脉窦。前者是脐静脉的主要分支，它经过肝脏进入下腔静脉，将含氧的血液输送至心脏。静脉窦主要将血液输送至肝脏左侧的肝血管。肝脏中相对缺氧的血液则流向下腔静脉。下腔静脉接收来自下半身的含氧较少的血液。由胎儿下腔静脉流至心脏的血液包括直接流经静脉导管的血液以及从大部分静脉中回流的含氧较少的血液。从下腔静脉进入心脏的血液中氧气浓度低于从胎盘中流出的血液。

（二）胎儿造血

早期胚胎中，造血作用最早发生于卵黄囊，之后变为肝脏，最终则由骨髓来完成。最初进入胎儿循环的红细胞是有核红细胞和巨红细胞。随着胎儿生长，循环系统中越来越多的红细胞变为无核和体积小的红细胞。在胎儿发育过程中，胎儿 - 胎盘循环中的血液体积增加，血红蛋白水平也升高。妊娠足月时胎儿红细胞的寿命较短，约 90 天，因此红细胞的产量将增加。胎儿会合成一些肝脏的酶类和其他血浆蛋白质。胎儿生长过程中血浆蛋白、白蛋白、乳酸脱氢酶、天冬氨酸转氨酶和丙氨酸转移酶的水平均升高。出生时胎儿体内的总血浆蛋白和白蛋白平均水平则接近母体。

（三）胃肠系统

胎儿的吞咽开始于发育的第 10 周，小肠的蠕动和转运葡萄糖的能力也同时发生。吞咽下的大部分液体被吸收，其余未被吸收的物质则被推送至低段的结肠。在妊娠早期，胎儿的吞咽活动对羊水体积的影响很小。足月的胎儿每日吞咽量为 200～760ml。早期胎儿的胃和小肠中存在少量的消化酶和盐酸。第 11 周可检测到内因子，而胃蛋白酶原则上可在第 16 周检测到。胃的排空能力可能主要由胃容量刺激形成。胃肠系统中羊水的运动对消化道的发育可能存在重要作用。

（四）肝脏

胎儿肝脏将游离非结合胆红素转化为结合胆红素的能力随孕周发生变化。胎儿肝脏只转化一小部分胆红素，这部分胆红素分泌进入小肠并氧化成胆绿素。大量非结合胆红素在 12 周后分泌入羊水并经胎盘转运。大部分胎儿胆固醇在肝脏中合成，以满足肾上腺对低密度脂蛋白胆固醇的需求。血清肝酶浓度随着胎儿生长而增加。肝糖原在妊娠中期开始出现，接近足月时水平升高，出生后则降低。

（五）胰腺

胎儿血浆中的胰岛素可在第 12 周被检测到，而含胰岛素的颗粒则在 9～10 周出现。高血糖刺激胰腺分泌胰岛素。胰高血糖素出现在第 8 周胎儿的胰腺。大部分胰腺的酶类在第 16 周即出现。低水平的胰蛋白酶、糜蛋白酶、磷脂酶 A 和脂肪酶在第 14 周出现，并随妊娠逐渐升高。在第 14 周的羊水中可检测到淀粉酶。

（六）泌尿系统

肾脏的器官形成是未分化的后肾原基与输尿管芽相互作用的结果，后者是分支于中肾管的上皮细胞结构。输尿管芽的尖端作用于后肾原基，使局部的间质细胞聚集并进行间质 - 上皮细胞转化，从而形成肾单位。固定数量的肾单位在肾脏发生的终点形成。

前肾与中肾的发育先于后肾。中肾从第 5 周开始形成尿液，而在 11～12 周退化。在 9～12 周之间，输尿管芽与肾胚产生后肾。新的肾单位持续形成直至 36 周。尿道由尿生殖窦发育而来，而膀胱则来自尿生殖窦和尿囊。在第 14 周，肾脏重吸收的能力形成，亨氏环也开始发挥作用。肾脏血管的阻力较高，滤过分数较低。胎儿肾脏在第 12 周开始产生尿液，到 18 周时每日可产生 7～14ml 尿液，妊娠足月时则增加到每天 650ml。胎儿肾脏血流及尿量受到多个系统的影响，例如心房钠尿肽、交感神经系统、前列腺素和舒血管素。

（七）肺

肺的发生有几个重要阶段。第 5～17 周的肺脏在显微镜下呈腺体状，称为假腺管期。微管期为 16～25 周，该阶段每支终末细支气管分出若干呼吸性细支气管，这些呼吸性细支气管再分成若干囊状的管道。最后的囊状期从第 25 周开始，此时肺泡形成最终的囊状。同时来自于肺段的细胞外基质形成，Ⅱ型非细胞开始产生表面活性物。

（八）内分泌腺

1. 脑垂体 腺垂体来源于拉克氏囊，而神经垂体来源于神经外胚层。腺垂体又称垂体前部，分化为五种不同种类的细胞，可以分泌六种重要的蛋白类激素。乳促素细胞产生催乳素、生长激素细胞产生生长激素、促皮质激素细胞产生促肾上腺皮质激素、促甲状腺细胞产生促甲状腺激素、促性腺细胞产生黄体生成素和卵泡雌激素。垂体后部在第 10～12 周发育。缩宫素与抗利尿激素在肺和胎盘中发挥强大的保水作用。

2. 甲状腺　甲状腺在第 10～12 周开始合成激素，从第 11 周起可从胎儿血清中检测到促甲状腺激素、甲状腺素和甲状腺结合球蛋白。胎盘在胎儿面活跃地聚集碘化物。从 12 周至妊娠足月，胎儿的甲状腺大量聚集碘化物。胎儿的游离甲状腺素（T_4）、游离三碘甲状腺原氨酸（T_3）和甲状腺结合球蛋白水平随胎儿生长而升高。妊娠 36 周与成人相比，总游离 T_3 水平较低，TSH 水平较高，T_4 水平则相似。甲状腺激素在胚胎发育中发挥重要作用，特别是在胎儿大脑中。胎盘对母体来源的 T_4 和 T_3 进行迅速的脱碘反应，生成反式 T_3，即一种相对不活跃的甲状腺激素，以此来阻止母体甲状腺激素进入胎儿。

3. 肾上腺　肾上腺本体由肾上腺皮质的胎儿区或内部区组成，并在出生后迅速消退。胎儿肾上腺主要通过合成类固醇在调节宫内稳态和胎儿发育成熟中发挥重要作用。类固醇的合成表现为妊娠早期短暂的皮质醇合成，之后变为有限的合成量直至妊娠晚期。胎盘雌激素的前体脱氢表雄酮在整个孕期都有产生。

六、生殖器官的发育

（一）子宫和输卵管胚胎学

子宫和输卵管起源于苗勒氏管，在妊娠第 5 周出现在尿生殖脊上部。尿生殖脊由中肾、性腺和相关管道组成。苗勒氏管形成的最早标志是第四胸段水平体腔上皮增厚。在第 6 周，两支苗勒氏管生长的末端在中线部位互相接触，在第 7 周到达尿生殖窦。同时，两支苗勒氏管融合在腹股沟嵴水平，形成一条单一的管腔。苗勒氏管的上极形成输卵管，融合的部位则形成子宫。从第 24 周期，阴道腔整个长度发生延伸。

（二）卵巢的胚胎学

妊娠第 4 周时，性腺在第 8 胸段和第 4 腰段之间的胚胎肾脏的腹侧形成。在 4～6 周，原始生殖细胞呈现出较大的体积和特殊的形态及细胞化学特征。这些生殖细胞从卵黄囊迁移进入胚胎。在原始生殖细胞到达生殖区域后，一部分进入生殖上皮，另一部分与间质相混合。从第 6 周开始，所有的细胞开始快速分化形成一个突出的生殖脊伸入体腔内侧到达苗勒氏管。在第 7 周，性腺与中肾分开，胎儿性别在此时可被区分。

在女性胚胎中，生殖上皮细胞的增长持续较长时间，细胞首先出现在脐部。性索作为连接组织出现在生殖上皮中并形成髓索。卵巢本体由皮质组成。成股的细胞从性索上皮延伸至皮质区并出现明显的有丝分裂。快速的有丝分裂使生殖细胞的体积缩小，以区别于周围的细胞。这些细胞称为卵原细胞。

在妊娠第 16 周，髓质区的一些细胞开始增大。这些原始卵细胞处于发育的早期阶段，许多卵细胞在出生前后发生退化。一层单层扁平滤泡状细胞被称为原始卵泡，首先出现在髓质区，而后出现在皮质区。一些卵泡在出生前即开始增长，一些持续存在于皮质区直至绝经。在妊娠 32 周，卵巢变为细长分叶状的结构。生殖上皮细胞被白膜分开。在皮质层之下有两种不同的区域，外部区巢状的生殖细胞处于减数分裂联会状态，其间穿插有 Pfluger 索和一系列连接组织；内部区有大量处于联会状态的生殖细胞，还有原始卵细胞、卵泡细胞和少量原始卵泡。

七、胎儿营养

营养状态是影响胎儿基因组表达并带来终身影响的主要宫内环境因素。这种现象被称为"胎儿编程",从而引发了近年来广为流传的"胚胎源性成人疾病理论"。简单来说,即改变的内分泌状况和胎儿营养可能影响胎儿发育过程,继而对胎儿结构、生理和新陈代谢产生持久影响,进而诱发个体成年后的内分泌、新陈代谢及心血管系统方面的疾病。

(一)葡萄糖与胎儿生长发育

胎儿主要依赖于母体提供营养。与此同时,胎儿自身也参与这个过程。葡萄糖是参与胎儿生长,并为其供能的主要营养物质。在怀孕中期,胎儿葡萄糖水平与母体内葡萄糖水平相互独立。多种机制参与母体为胎儿提供其所需葡萄糖的过程。

(二)瘦素

在怀孕期间,母亲、胎儿和胎盘均可产生瘦素。合胞体滋养层和胎儿血管内皮细胞可以表达瘦素。5%胎盘来源的瘦素进入胎儿血液循环,而其余部分则转运到母体。因此,胎盘可以极大地提高母体瘦素水平,在妊娠34周,胎儿体内瘦素水平开始增高,并且与体重水平相关。

(三)甘油三酯与游离脂肪酸

胎盘中低密度脂蛋白的摄取与利用是为了吸收氨基酸及必需脂肪酸。母体的低密度脂蛋白在胎盘的合胞体滋养层中与低密度脂蛋白受体结合。较大的低密度脂蛋白通过受体介导的内吞作用被吸收。脱辅基蛋白和低密度脂蛋白的胆固醇酯在合胞体中被溶酶体酶水解。花生四烯酸和亚油酸必须通过母体摄入。足月胎儿脂肪含量较多提示胎儿的某些营养物质是由脂肪形成的。除了中性脂肪甘油无法通过胎盘屏障。脂蛋白脂肪酶存在于胎盘的母体面而不是胎儿面。脂肪酸在胎盘内合成,在胎儿肝脏中被转变为甘油三酯。

(四)氨基酸

胎盘可以合成大量的氨基酸。母体血浆中的中性氨基酸被滋养层摄取至少经过了三个过程。氨基酸主要集中在合胞体滋养层,通过扩散转移到胎儿。脐带血浆中氨基酸的浓度大于母体静脉及动脉血浆浓度。妊娠年龄及环境因素诸如营养缺乏、过剩应激、生长激素、糖皮质激素及瘦素等均可影响氨基酸的转运。这表明氨基酸转运与胎儿生长相关。

(五)蛋白质

除了 IgG 外,较大的蛋白质无法通过胎盘屏障,IgG 在胎儿体内的浓度与母体血清及脐血管中浓度几乎等同,但是母亲体内 IgM 和 IgA 无法通过胎盘屏障进入胎儿体内。

(六)离子与微量金属

碘的转运是载体介导下能量依赖的主动转运过程。胎盘富含碘化物。胎儿血浆中锌的水平远高于母体血浆水平。然后由于一些对于胎儿生长发育起着关键作用的酶需要铜的结合导致胎儿血浆中铜的水平低于母体血浆水平。

(七)钙与磷

母体中的矿物质可以被转运至胎儿。胎盘中存在着一种钙结合蛋白。甲状旁腺激素相关蛋白(PTH-rP)可以替代甲状旁腺素发挥作用,包括转运钙离子和激活腺苷酸环化酶。PTH-rP 是由胎盘、甲状旁腺、肾脏和其他胎儿组织合成。此外,胎儿血浆中无法检测到甲状旁腺素,但可以检测到 PTH-rP 的存在。滋养细胞中 PTH-rP 的含量受到细胞外钙离子水平的影响。在胎盘、蜕膜和其他胎儿组织中的 PTH-rP 对于 Ca^{2+} 转运和维持胎儿内稳态起着十分重要的作用。

（八）维生素

胎儿体内的维生素水平远大于母亲。维生素 A 与维生素 A 结合蛋白及前白蛋白结合。维生素 C 从母体到胎儿的转运是载体介导的能量依赖的过程。母体内的维生素 D 主要代谢产物水平高于胎儿血浆水平。25-羟维生素 D_3 的 1-羟基化主要发生在蜕膜和胎盘。

（九）羊水

怀孕初期，羊水主要来自于母体血浆的超滤液。在怀孕中期的前半程，细胞外液通过胎儿皮肤形成羊水，因此羊水可以反映胎儿血浆的组成成分。妊娠 20 周后，羊水很大程度上是由胎儿的尿液形成，胎儿皮肤的角化形成阻止了细胞外液的扩散。妊娠 12 周后，胎儿肾脏开始发挥作用产生尿液，至妊娠第 18 周，每天可生成尿液 7~14ml。相比于血浆，胎儿尿液中的尿素、肌酐、尿酸含量更高。羊水中还含有脱落的胎儿细胞、胎毛、胎儿皮脂和其他分泌物。肺液来源的羊水只占较小一部分。妊娠每周羊水的含量都有较大变化。一般来说，羊水体积从妊娠第 8 周开始，羊水每周可增加 10ml，至妊娠第 21 周每周增加最多可达 60ml，随后缓慢减少，至妊娠第 33 周达到稳定状态。羊水在胎儿发育中起着非常重要的作用。胎儿羊水可以起到有效的缓冲作用，有助于帮助肌肉骨骼发育并使其免受创伤。同时羊水还起到保温的作用，并能够提供最低限度的营养。羊水通过胎儿吞咽动作进入胃肠道，通过吸入进入肺部，这个过程可以促进肺成熟及相关组织的分化。

（黄荷凤）

第六章

中医学关于生殖的基础理论

"生殖"一词，古已有之。《左传·昭公二十五年》记载："为温慈惠和，以效天之生殖长育。"宋代司马光《知永兴军谢上表》："如彼种木，任生殖则自然蕃滋。"殖者，生也，蕃也。在中国自然哲学"慎始"观的影响下，中医学十分重视生殖问题。夏商周时期已有关于生殖与不孕的记载。《易经》指出"男女媾精，万物化生"，要旨在于探索万物之理和天人关系。乾坤两卦除象征天地、父母外，也被认为是男女两性器官的象征符号。《山海经》认识到有食之"使人无子"的药物。《左传》载"男女同姓，其生不蕃"是对遗传与优生的最早论述，古人已注意到近亲婚配不利于生育。《列女传》载"太任……王季娶以为妃……及其有身，目不视恶色，耳不听淫声，口不出傲言，能以胎教子，而生文王。"是目前记载最早的"胎教"之法。自中医学经典著作《黄帝内经》以降，妇科专著中多在"妊娠""胎前"等篇章中涉及有关生殖论述。20 世纪 70 年代以来，现代中医妇科学术界根据《黄帝内经》和历代有关著述，从肾气、天癸、冲任、胞宫之间的关系及其调节进行了大量研究，逐渐形成了中医学的女性生殖轴概念，丰富了"肾主生殖"学说，这是中医妇科理论与实践的重要渊源。

第一节　女性生殖生理

女性生殖脏器主要有阴户、玉门、阴道、胞宫等。生理特点主要包括经、带、胎、产和哺乳。其生理基础不仅与冲、任、督、带密切相关，而且还需要五脏、气血、天癸共同配合，保障女性生殖功能的正常运行。

一、女性生殖脏器

《灵枢·经水》篇已有"解剖"一词，"若夫八尺之士，皮肉在此，外可度量切循而得之其死可解剖而视之"。《素问·五脏别论》则把"女子胞"列为奇恒之腑，是对女子生殖脏器的最早记载。系统描述了女性脏器的名称、位置、形态和功能，建立了中医学女性生殖脏器的理论，对阐述女性生理、病机都有重要的临床指导意义，现归纳为外生殖器和内生殖器予以介绍。

（一）外生殖器

1. 阴器　阴器指女性的外生殖器。《灵枢·经筋》记载有"足厥阴之筋……上循阴股，结于阴器，络诸筋"，《素问·举痛论》记载"厥阴之脉者，络阴器系于肝"。因此，阴器统属足厥阴肝经，肝主筋，阴器为宗筋之汇。

2. 毛际　毛际指阴阜，耻骨联合前面隆起的外阴部，由皮肤和较厚的脂肪层组成，青春期后皮肤上可见阴毛生长。根据《灵枢》和《素问》记载，毛际属足少阳胆经、厥阴肝经之合，又属足少阴肾经、冲脉之会。

3．交骨　交骨指耻骨联合处。《傅青主女科》云："交骨不开难产之症"，指分娩时耻骨联合弓状韧带处不松动，胎先露下降受阻而导致的难产。

4．阴户　阴户又称产户。指女性外阴，包括阴道前后左右四个方向的组织器官，是保护生殖系统，防止病邪入侵的首要门道，有前面的阴道前庭、阴蒂，后面的阴唇系带、会阴，两边的大小阴唇，故又称四边。《校注妇人良方》《医学入门•妇人门》均可见"阴户"之名的记载。《诸病源候论•八瘕候》首次记载了"四边"之称。

5．玉门　玉门指阴道口和处女膜，又称龙门、胞门。《诸病源候论•带下候》云："已产属胞门，未产属龙门，未嫁属玉门。"根据玉门可判断婚产，能更有力地证明玉门的解剖结构。但根据《妇人大全良方》以及《备急千金要方》记载，玉门并非专用于未婚妇女，亦用于已婚、已产妇女。

（二）内生殖器

1．子门　子门又称子户、胞门，指女性子宫颈。《类经》记载子门为子宫之门。《灵枢•水胀》记载寒气客于子门而使子门闭塞，月事不得下。《诸病源候论》则称子门为"主定月水，生子之道"。此类记载均可说明子门的解剖位置。

2．阴道　阴道又称子肠、产道，是娩出胎儿、性交的通道，也是带下、月事、恶露排出的通道。根据《诸病源候论》中"产后阴道开候"和"产后阴道痛候"、《胎产心法》中"产后子肠不收"、《妇人大全良方》中"子肠先出"等病名可说明中医阴道与现代所指无异。

3．胞宫　胞宫又称女子胞、子宫、子脏、子处、血室、胞室、胞脏等，为女性最重要的内生殖器官。胞宫之称始于北宋朱肱《伤寒类证活人书》，此后医书多见使用此名称，现有观点认为胞宫包含子宫、输卵管及卵巢等附件。《素问•五脏别论》最早提出女子胞之称，并称女子胞为奇恒之府之一，为地气所生，藏于阴而象于地，藏而不泻。子宫、子脏之称最早见于《神农本草经》，其中记载紫石英主治风寒客于子宫而无子之症，槐实主治子脏急痛之症。《灵枢•无色》中则有子处之称。《伤寒杂病论》中有"热入血室"一症。但血室除了指胞宫，还有在《女科经纶》中指冲脉、《伤寒来苏集•阴阳脉证上》中指肝这两种解释。

胞宫的位置记载可见于《类经附翼•三焦包络命门辨》中："居直肠之前，膀胱之后。"其形态记载最早见于《格致余论•受胎论》："一系在下，上有两歧，一达于左，一达于右。"后有《景岳全书•妇人规•子嗣类》曰："中分为二，形如合钵。"根据《中医内妇儿科名词》，两歧为类似于双侧输卵管和卵巢位置，"合钵"与子宫为空腔脏器的形态特性相符。因此，对于子宫的形态和位置的理解古今相符。

胞宫为奇恒之府，不与脏腑相表里，兼有脏和腑的功能特性，亦泻亦藏，藏泻分明。胞宫经冲、任二脉及胞脉将脏腑阴血聚集于胞宫，进而发挥其"藏精气而不泻"的功能，为孕育胎儿做准备，如无受孕则发挥"传化物而不藏"的功能，产生月事，为下一周期受孕做准备。胞宫主月事和胎孕，从而产生带下、分娩、恶露等功能。

二、女性生理基础

（一）冲任督带与胞宫

冲、任、督、带四脉属"奇经"，胞宫为"奇恒之府"，冲、任、督三脉下起胞宫，上与带脉交会，且冲、任、督、带又上连十二经脉，正如《儒门事亲》所说："冲任督三脉，同起而异行，一源三歧，皆络带脉。"清·徐灵胎《医学源流论》又曰："凡治妇人，必先明冲任之脉……冲任脉皆起于胞中，上循背里，为经脉之海，此皆血之所生，而胎之所由系，明于冲任之故，则本源洞悉，而候所生之病，则千条万绪，以可知其所从也。"因此胞宫的生理功能主要与冲、任、督、带四脉的功能有关。

胞宫古有"血室"之称，寓意胞宫为血液藏泻之地。冲、任、督、带是奇经八脉中的四脉，它们纵横交错于十二经脉之间，与十二正经别道奇行。若血液比作人体内的水流，那么十二经脉就相当于人体的河流，冲、任、督、带四条奇经相当于湖泊，而胞宫则是湖泊的终端，河流网罗遍布全身，将旺盛的血气输注于湖泊之中，湖泊之水终将汇聚胞宫之端，而胞宫根据时间来决定何时关闸蓄水、何时开闸泄洪。正如《难经》说："其奇经八脉者……比于圣人图设沟渠，沟渠满溢，流于深湖，故圣人不能拘通也。"《奇经八脉考》更明确地说："盖正经犹夫沟渠，奇经犹夫湖泽，正经之脉隆盛，则溢于奇经。"即十二经脉气血旺盛流溢于奇经，使奇经蓄存充盈的气血。可见冲、任、督、带不仅将胞宫与全身十二正经联系起来，并使胞宫与心、肝、脾、肺、肾相联系。

1. 冲脉与胞宫 ①冲脉与胞宫的经络联系：《灵枢·五音五味》曰冲脉"起于胞中"，《灵枢·逆顺肥瘦》又曰"其上者出于颃颡，渗诸阳……其下者，注少阴之大络，出于气街……其下者，并于少阴之经，渗三阴……渗诸络，而温肌肉"。可见冲脉并非单支树干，而是有多条分支。其主支起于小腹内胞宫中，出会阴后，从腹股沟中央的气冲部与足少阴肾经相并，沿着肚脐两侧往上，到胸部后脉气弥漫散行，再汇聚于咽喉部，并与任脉合并，绕口唇，至眼下中央。而旁支有两条，一条与足少阴肾经一起起于肾脏，向下从气冲部浅出体表，沿大腿内侧进入腘窝，经过胫骨内缘，合并于肾经并下行到内踝后面，此时再分出侧支，侧支一，进入足底，对足三阴经起着渗透作用；侧支二，向前斜行足背，进入足大趾趾缝间与足厥阴肝经相通。另一条，向后与督脉相通，潜行于脊柱里面，故称"伏冲之脉"。因此，冲脉起于胞宫，上行通于诸阳经，下行经气冲联于阳明胃经、太阴肾经，且与肾经相并上行，侧枝达太阴脾经、厥阴肝经。②冲脉与胞宫的功能联系：冲脉上"渗诸阳"灌诸经，下"渗三阴"灌诸络，通过上下循行与三阴三阳经、脏腑取得联系，使得脏腑之血源源不断供给冲脉，因此王冰称"冲为血海"，《灵枢·海论》也称"冲脉者，十二经之海"。阳明胃为气血生发之地，而肾为"先天之本"，冲脉联于胃经和肾经，得脾胃长养、肾气煦濡，禀先天肾气之精华，承后天水谷之精微，故《灵枢·逆顺肥瘦》谓"夫冲脉者，五脏六腑之海也"。由此，冲脉阴阳平衡，气血调匀，胞宫才能气血旺盛，从而有节律地发挥其蓄溢功能，完成月经的生理活动，同时为孕育生命创造有利条件。

2. 任脉与胞宫 ①任脉与胞宫的经络联系：《灵枢·五音五味》指出："冲脉、任脉皆起于胞中，上循背里，为经络之海"，"肝足厥阴之脉……循股阴，入毛中，过阴器，抵少腹"，与任脉交于曲骨；"脾足太阴之脉……上膝股内前廉，入腹"，与任脉交于中极；"肾足少阴之脉……上股内后廉，贯脊属肾络膀胱"，与任脉交会于关元。《灵枢·经脉》云："胃足阳明之脉……挟口环唇，下交承浆"，与任脉交于承浆。任脉起于胞中，下出会阴，沿腹正中线上行至中极、关元，行腹里，过石门、气海至阴交，经脐中神阙穴而止，过水分、下脘等，与全身阴脉会于膻中（胸中）。上行经玉堂、廉泉至咽喉，再上颏部，过承浆环绕口唇，分行至眼睑下部中央，交足阳明于承泣穴；其分支出胞中，向后与督脉、足少阴之脉相并入脊里。可见，任脉并非长驱直入面部，而是在中途跟多个经脉接洽，加强任脉与督脉、肝经、脾经、肾经之间的联系。②任脉与胞宫的功能联系：任脉行于人体胸腹部正中，主一身之阴，总司气、血、津、液，与足三阴经在小腹部相交，得三阴经之精血以为养；与足阳明胃经在口唇部相交，得胃经之气血为用，再得督脉相配，使得任脉得经气流通，方可持续供应冲脉气血，冲任相滋，则胞宫行经功能正常。其次，王冰曰："谓之任脉者，女子得之以妊养也。"任脉总司人体气、血、津、液，培养胞宫孕育之基础，但需与冲脉相配合，在脏腑支持下完成功能，所以又曰："冲脉任脉，皆奇经脉也，肾气全盛，冲任流通，经血渐盈，应时而下……然冲为血海，任主胞胎，二者相资，故能有子。"

3. 督脉与胞宫　①督脉与胞宫的经络联系：督脉起于胞中，下出会阴，沿脊柱上行，至百会穴与诸阳经交会，与足厥阴肝经"会于巅"；在面部向下，与任脉交会于龈交穴，"合少阴上股内后廉，贯脊属肾"，"督脉者……其少腹直上者，贯脐中央，上贯心入喉，上系两目之下中央"。且督脉起于"目内眦"，与足太阳相通，行身之背而主一身之阳。可见，督脉行于人体背部中央，与任脉、肝经、肾经、心经皆有联系。督脉与任脉脉气贯通，任脉行于人体腹部正中线，督脉走于背部正中线，腹为阴，背为阳，故李时珍在《奇经八脉考》中说："督乃阳脉之海"。王冰在《黄帝内经》注释里说："督脉亦奇经也。然任脉、冲脉、督脉者，一源而三歧也……亦犹任脉、冲脉起于胞中也。"②督脉与胞宫的功能联系：督脉有"阳脉之海"之说。它与人体的诸阳经都交会或相会，督脉与肾相通，得肾中命火之温养；与肝相通，则得肝中相火以为用；与心相通，则得心中君火之助，众火相聚，助长督脉之气，使它成为人体阳气的总督，脏腑在督脉所统之阳气的鼓动下，与胞宫相系，才不至于堵塞壅滞。同时，督脉行于人体之后，主一身之阳，任脉行人体之前，主一身之阴，二脉交会于龈交穴，一后一前，循环往复，维持着人体阴阳脉气的平衡，使得气血调和，脏腑功能正常，保证了胞宫行月经、主胎孕等功能的正常发挥。因此，《素问•骨空论》曰："督脉者……此生病……其女子不孕。"

4. 带脉与胞宫　①带脉与胞宫的经络联系：《难经》说："带脉者，起于季胁，回身一周"，说明带脉横行于腰部，总束诸经。《素问•痿论》说"冲脉者……皆属于带脉，而络于督脉"，王冰说"任脉自胞上过带脉贯脐而上"，可见横行之带脉与纵行之冲、任、督三脉交会，并通过冲、任、督三脉间接的下系胞宫。《针灸甲乙经》说："维道……足少阳、带脉之会"；《素问•痿论》说："阳明为之长，皆属于带脉"；而足太阳经与之相通，带脉借督脉打通到足太阳经的门路，从而成功辖制足三阳经。《灵枢•经别》说："足少阴之正……当十四椎（肾俞）出属带脉"；又因带脉与任督相通，也足能与肝、脾相通。由此，带脉与足三阴、足三阳诸经相通已属可知。②带脉与胞宫的功能联系：由上述可知，冲、任、督三脉下起胞宫，上与带脉交会，带脉又与足三阳经、足三阴经相通，取诸经之气血为用而约束冲、任、督三脉，使得经脉气血循行正常，从而维持胞宫行月经和主胎孕的生理功能。其次，《血证论》中言："带脉下系胞宫，中束人身，居身之中央，属于脾经。"可见带脉通过脾气的升提固托作用，加强胞宫位置的维系，从而使其居于骨盆中央的正常位置。另外，带脉能够通过约束肾、脾、冲、任、督等脏腑经脉，以调摄带液，使阴液不妄泻，维持正常的带下功能。

综上所述，冲、任、督三脉起于胞中，而络于带脉。冲、任、督、带与十二正经交会，冲为血海，为十二经之海，任为阴海，司人体气血津液，主妊养胞胎；督脉为阳脉之海，督一身之阳气；带脉约束上下行诸经。总之，诸经各司其职，最终使得胞宫能够正常发挥行月经、泌带液、主胎孕的功能。

（二）五脏与胞宫

人体一切生命活动的基础物质来源于脏腑的化生,如气、血、津、液、营、卫、精、神等。十二经是河流,冲、任、督、带是湖泊,胞宫是湖泊的终端。那么,心、肝、脾、肺、肾五脏可以比作是河流的源头。因其化生作用,河流才会有水,水转输于湖泊,湖泊将其注于终端,进而滋养胞宫,使之行月经、有胎孕,然后繁衍后代,生生不息。

1. 心与胞宫 ①心与胞宫的经络联系:《素问•评热病论》曰:"胞脉属心而络于胞中",《素问•骨空论》亦云:督脉"上贯心,入喉",可见心又通过督脉与胞宫相联系。②心与胞宫的功能联系:心为"君主之官",主血脉。女性的生殖生理以血为本,以血为用,而心像君主一样主宰着人体的血脉运行,四肢百骸的营养都依赖心脏所泵出的血液供应。心气推动血液在经脉内运行,心血充足时,则被心气推动下达胞脉,充于胞宫,参与化生月经的功能。血液充盈则胞宫气血畅旺,有助种子育胎。若心气虚、心血少,心气不得下通则会导致胞脉闭阻而发生闭经。故《素问•评热病论》曰:"月事不来者,胞脉闭也,胞脉者属心而络于胞中,今气上迫肺,心气不得下通,故月事不来也。"古人用君臣来类比脏腑关系非常形象,在此处,心为君主,控制着命脉生产和运输血液。因此胞宫的行经、胎孕的功能正常与否,和心的功能有直接关系。

2. 肝与胞宫 ①肝与胞宫的经络联系:《灵枢•经脉》曰:足厥阴肝经"循股阴,入毛中,过阴器,抵少腹",与任脉交于曲骨穴;足厥阴肝经与督脉"会于巅",即交于百会穴;足厥阴肝经与冲脉交于三阴交穴。可见,肝脏与胞宫通过足厥阴肝经与督脉、任脉、冲脉取得间接的联系。②肝与胞宫的功能联系:肝为"将军之官"。肝在五行中属木,对应于春天,象征着一股阳气向上冲破阴气的束缚。但过则伤,肝为刚脏,需阴血调和,方能平衡阴阳。于是阴血藏身于肝,并调节血量,使肝的强势性格变得温婉柔和。肝又主疏导气机,使得肝中有余之血下注冲脉,冲为血海,肝有司血海,调节血海之定期蓄溢,使月经周期、经期和经量保持正常。同时肝藏血,肾藏精,精血互化,同为胞宫化生经血提供物质基础;肝主疏泄,肾主闭藏,一开一合,共同调节胞宫,使藏泻有时,经量如常。叶天士也说:"女子以肝为先天",就是强调肝对于女子生理功能——行经、孕胎、分娩、泌乳等正常与否,有着密切的关系。

3. 脾与胞宫 ①脾与胞宫的经络联系:脾与胞宫是通过任脉、冲脉间接联属的。足太阴脾经,"上膝股内前廉,入腹",与冲脉交会于三阴交,与任脉交会于中极。作为其相表里之脉的足阳明胃经,与冲脉交于气街,与任脉交于承浆穴。②脾与胞宫的功能联系:脾胃作为"仓廪之官",五味出于此。胃主受纳和腐熟水谷,脾主化生精微物质和运化津液,司统血。而脾胃作为后天之本,气血生化之源,内养五脏,外濡肌肤,并将化生、统摄的血液,输注于胞宫,为胞宫提供养分,为其行经、妊娠、育胎提供重要的物质基础。所以《景岳全书•妇人规》曰:"故月经之本,所重在冲脉,所重在胃气,所重在心脾,生化之源耳。"《女科经纶》引程若水之言曰:"妇人经水与乳,俱由脾胃所生。"同时,脾主气,其气主升,具有统摄血液、固托胞宫的作用。因此,胞宫功能的正常,与脾的生化、运行、统摄的生理功能密切相关。

4. 肺与胞宫 ①肺与胞宫的经络联系:《灵枢•营气》说:督脉"上额循巅下项中,循脊入骶……络阴器,上过毛中,入脐中,上循腹里,入缺盆,下注肺中"。可见肺与督、任脉相通,并借督、任二脉与胞宫联系。②肺与胞宫的功能联系:肺为"相傅之官",主一身之气,有

"朝百脉"和"通调水道"的作用,主输布精微。机体内的精、血、津、液皆赖于肺气运行。肺运送着胞宫所需的一切精微物质,对于胞宫至关重要。张景岳在《类经·脏象类》中言:"肺主气,气调则营卫脏腑无所不治"。前人称"肺主治节",可见,肺气清宣,营卫调和,水道通利,百脉调顺,则胞宫经气平和,经带胎产乳功能正常。

5.肾与胞宫 ①肾与胞宫的经络联系:首先,肾与胞宫直接相关,如《素问·奇病论》说:"胞络者,系于肾"。其次,肾经与任脉交于关元,《灵枢·经脉》曰:"肾足少阴之脉,上股内后廉,贯脊属肾络膀胱"。同时,肾经从腹股沟中央的气街部开始与冲脉相并,沿着肚脐的两旁向上而行,并与多个穴位脉气相通。最后,督脉"合少阴上股内后廉,贯脊属肾"。可见,不论是直接还是间接,肾都与胞宫联系密切。②肾与胞宫的功能联系:在功能上,肾为先天之本,元气之根,主生殖和藏精。《素问·六节脏象论》说"肾者主蛰,封藏之本,精之处也。"肾所藏之精,既包括先天生殖之精,又含后天水谷之精。先天之精是构成人体的基本物质,后天之精包括五脏六腑之精,故《素问·上古天真论》说:"肾者主水,受五脏六腑之精而藏之。"肾藏精,精化血,血养精,即肝肾同源,精血互生,为女性繁衍生息提供物质基础。故而《傅青主女科》云:"经水出诸肾",《医学正传》曰:"月经全借肾水施化,肾水既乏,则经血日以干涸"。可见,肾是生精、化气、生血的根本,也是生长、生殖的根本。只有肾气充盛,肾的阴阳平衡,天癸才能泌至,冲任二脉才能通盛,精血才能盈溢胞宫,月经才会如期而至,胞宫才能受孕育胎。因此,肾在女性生理中具有极为重要的作用,正如《傅青主女科》所言:"经本于肾","经水出诸肾"。

(三)气血与胞宫

气血是人体一切生命活动的物质基础,胞宫的经、孕、产、乳,无不以血为本,以气为用。气为血之帅,血为气之母,气无形而动属阳,血有形而静属阴。气主要有温煦、推动作用,血主要有濡养、滋润作用。气与血之间,相互依存,相互协调,相互为用,《女科经纶》说"血乃气之配,其升降、寒热、虚实,一从乎气"。月经为气血所化,妊娠需气血所养,分娩靠血濡气推,产后则气血化为乳汁以营养婴儿。气血由脏腑化生,通过冲、任、督、带、胞络、胞脉运达胞宫,在天癸的作用下,为胞宫的行经、胎孕、产育及上化乳汁提供基本物质,完成胞宫的特殊生理功能。

(四)天癸

1.天癸的生理基础 天癸,最早见于《素问·上古天真论》:"女子七岁,肾气盛,齿更发长;二七而天癸至,任脉通,太冲脉盛,月事以时下,故有子……三七肾气平均,故真牙生而长极……七七任脉虚,太冲脉衰少,天癸竭,地道不通,故形坏而无子也。"可见天癸是一种物质,在人体生长发育、生殖过程中起着重要作用。张志聪《素问集注》言:"天癸者,天一所生之癸水也。"说明天癸这种物质是属阴、属水。《景岳全书·传忠录·阴阳篇》说:"元阴者,即无形之水,以长以立,天癸是也,强弱系之,故亦曰元精。"张介宾在《类经》中指出:"天癸者,言天一之阴气耳,气化为水,因名天癸,此先圣命名之精而诸贤所未察者。其在人身,是为元阴,亦曰元气。人之未生,则此气蕴于父母,是为先天之元气;人之既生,则此气化于吾身,是为后天之元气。第气之初生,真阴甚微,及其既盛,精血乃王(旺),故女必二七、男必二八而后天癸至。天癸既至,在女子则月事以时下,在男子则精气溢泻,盖必阴气足而后精血化耳。"均说明了天癸源于先天之肾所藏之阴精,男女皆有,是待肾气充盛到一定程度时体内出现的具有促进人体生长、发育和生殖的一种精微物质。

此外，《素问·上古天真论》说："丈夫八岁肾气实，齿更发长，二八肾气盛，天癸至，精气溢泻，阴阳和，故能有子。三八肾气平均，筋骨劲强，故真牙生而长极……七八……天癸竭，精少，肾脏衰，形体皆极；八八则齿发去。"说明天癸男女皆有，也是随肾气的盛衰而分泌和枯竭。

2. 天癸的生理作用　天癸虽来源于肾气，但靠后天水谷精气的滋养和充盛而趋于成熟，当人体进入衰老期时，天癸又随肾气的虚衰而枯竭。天癸的"至"与"竭"具体表现在月经的来潮与绝经，以及生殖功能的开始和丧失。天癸在完成行经和生殖功能的时候，必须有任脉和太冲脉的配合——"任脉通"，"太冲脉盛"。而"肾气盛"是前提，肾气盛，天癸才能至，任脉通，太冲脉盛，月经才能正常来潮。若肾气虚，则天癸将竭，任脉虚，太冲脉衰少。对女性而言，"天癸至"，则"月事以时下，故有子"，"天癸竭，则地道不通，故形坏而无子也"。说明天癸是促进月经产生和孕育胎儿的重要物质。天癸初至，月经初潮，标志女子进入青春发育阶段。此后，天癸逐步成熟，形成有规律的泌泻，奠定了女子周期性的月经节律。而后女子的生殖器官逐渐发育成熟，直至具备孕胎的生育能力。一旦受孕，天癸则为妊养胞胎储备物质，并暂停月经来潮，汇通冲任二脉，保证胎孕正常。在女子进入衰老年龄，天癸枯竭，则月经闭止。同时，在天癸的泌至规律中，女性带下分泌呈现与之相应的规律。

综上所述，在女子一生中，天癸在月经初潮、建立月经周期、胞宫发育、孕育胎儿、分泌带液、月经绝止等方面起着重要作用。可见，天癸是一种动力物质，能使任脉所司之精、血、津、液旺盛，让冲脉广纳脏腑之血，让胞宫在脏腑、经络、气血的共同作用下定期藏或泻，实现女性繁衍生息的生理功能，且伴随生殖功能的始终。

三、女性生理特点

（一）月经

月经是指有规律的、周期性的胞宫出血，因其每月来潮一次，如潮水涨落，月月如期，经常不变，故又称"月水""月信""月事""月汛"。"月经"之名首见晋代王叔和的《脉经》。李时珍《本草纲目·妇人月水》曰："女子，阴类也，以血为主，其血上应太阴，下应海潮，月有盈亏，潮有朝夕，月事一月一行，与之相符，故谓之月水、月信、月经。经者，常也，有常轨也。"张景岳《妇人规·经脉类》云："月以三旬而一虚，经以三旬而一至，月月如期，经常不变，故谓之月经，又谓之月信。"

1. 月经的生理　月经是女性最显著的生理特点，除妊娠期、哺乳期的生理性闭经之外，应每月按期来潮。

（1）初潮："初潮"是指第一次月经来潮，标志着青春期的到来，女子已初具生殖功能。一般初潮年龄在 13～14 岁之间，即《素问·上古天真论》中所谓的"二七"之年。但初潮年龄也可受到地域、气候、营养等内外因素的影响而有差异，可以提早至 11～12 岁，或迟至 16 岁。

（2）周期：月经具有明显的周期性，出血的第 1 天为月经周期的开始，两次月经第 1 天的间隔时间称为一个月经周期，一般为 21～35 天，平均 28～30 天，长短因人而异，但一般不应提前或推后 1 周以上。

（3）经期：每次月经的持续时间称为"经期"，正常经期为 3～7 天，多数为 3～5 天。第 1 天经量不多，第 2、3 天经量最多，第 3 日后渐少，持续时间不超过 7 天。

（4）经量、色、质：经量难以准确统计，一般每月月经量约为 30～80ml，因个人体质不同而有一定的差异。经色黯红，初时较浅，量多时经色加深，将净时渐淡。经质不稀不稠，不凝固，无血块，无臭味。

（5）经期表现：月经期间一般无特殊症状。部分女性可在经前或经期出现轻微的小腹胀、腰酸、胸乳略胀，或情绪不稳定，这是由于经前冲任气血充盛，气血变化较剧烈，子宫血流量增加，气机易于郁滞，一般经后自然缓解，不影响其生活、学习和工作，不作病论。

（6）绝经：女性一般到 49 岁左右月经自然闭止，称为"绝经"或"断经"。以停经 1 年以上的最后一次月经为标志。年龄一般在 45～55 岁，受体质、营养等因素，也可早至 40 岁，晚至 57 岁。绝经标志着女性一般不再具备生育能力。

此外，在《脉经》中提出了几种特殊的月经现象：在身体无病的前提下，如月经 2 个月一至者称"并月"；3 个月一至者称"居经"或"季经"；1 年一潮者称"避年"；终生不行经而能受孕者称"暗经"；受孕之初，按月行经而无损于胎儿的，称为"激经""盛胎""垢胎"。

2. 月经的产生与周期节律　月经的产生是女性发育成熟的标志，月经具有周期性、节律性。

（1）月经的产生机制：《素问·上古天真论》曰："女子七岁，肾气盛，齿更发长；二七而天癸至，任脉通，太冲脉盛，月事以时下，故有子"，这是对月经产生机理的基本阐述，可以明确月经的产生是女性发育成熟的标志，是肾、天癸、冲任、胞宫相互调节，并在脏腑、气血、经络的协调作用下，胞宫定期藏泻的结果。

1）肾气盛：肾为先天之本，元气之根，主藏精，主生长、发育与生殖。肾藏先、后天之精，精是构成人体的基本物质，也是生殖的基础。精能生血，血能化精，精血同源而互相滋生，成为月经的物质基础。精又能生气，肾精所化之气为肾气，肾气盛衰，主宰天癸的至与竭。肾气包括肾阴与肾阳，肾之阴阳，既要充盛又要相对平衡协调，才能维持机体的正常。肾阴，是人体阴液的根本，对脏腑起着濡润、滋养的作用；肾阳为人体阳气的根本，对脏腑起着温煦、生化的作用，因此肾是人体生长、发育、生殖的根本。此外，"胞络者，系于肾"，肾藏精，生髓，脑为髓海，肾与脑相通，共主人体生理活动，包括月经的生理活动。

女性到七岁左右，脏腑渐充，肾气乃盛，生长发育较快。后天水谷之精不断充养先天之精，使藏于肾的天癸渐趋充盛，到了"二七"之年，则天癸至，并促使冲任二脉通盛，月经来潮。因此，月经的产生以肾为先导，故《傅青主女科》谓"经水出诸肾"。

2）天癸至：天癸，男女皆有，是促进、影响人体生长、发育、生殖的一种阴精。天癸来源于先天肾气，靠后天水谷精气的滋养、支持逐渐趋于成熟，此后又随着肾气的虚衰而竭止。天癸虽禀受于父母先天之气，但要在肾气旺盛时期，肾中真阴不断充实，在后天水谷之精的滋养下化生并成熟泌至。对女性来说，在"二七"之年，天癸使任脉所司的精、血、津液旺盛、充沛、通达，并使冲脉在其作用下，广聚脏腑之血而充盛，冲任二脉相滋，血海满溢，月经来潮，并有孕育功能。到了"七七"之年，天癸竭，则月经亦随之停止来潮。故天癸主宰月经的潮与止，是月经产生的动力。

3）任通冲盛：冲、任、督三脉同起于胞宫，一源而三岐，约束于带脉，冲、任、督、带上联十二经脉，而与脏腑相通。"冲为血海"，为"十二经脉之海"，广聚脏腑之血，具有调节十二经气的作用。"任主胞胎"，为"阴脉之海"，总司精、血、津、液等一身之阴，任脉之气通，子宫得到阴精之充养，则月经、孕育正常。在天癸的作用下，冲脉广聚脏腑气血，任脉所司之精、血、津、液充沛，二脉相资，血海按时满盈，并下注于胞宫，使月经如期来潮。

4）其他脏腑、经络：脏腑的正常功能活动是人体生命活动的根本，脏腑是气血生化之源，在月经的产生过程中，五脏是相互协调的，肝、心、脾、肺在月经的产生中也起到了重要的作用，如肝血充足，气机条达，则经候如期；脾胃健运，则血海充盈，血循常道。此外督带二脉同样也参与了月经的调节。①肝：肝藏血，主疏泄，喜条达。肝具有藏血和调节血量的功能，脏腑所化生之气血，除营养周身以外，则储藏于肝，其有余部分，在女性则下注血海而为月经。肝的藏血功能与疏泄作用须相互协调，则肝气条达，血脉流畅，经候如常。此外，肝肾同源，肾藏精，肝藏血，肾精充，则肝有所养，血有所充；肝血满盈，则肾精有所化生。精血互生滋养，使经血源源不断。又肾司封藏，肝主疏泄，一藏一泻，经水行止有度，胞宫藏泻有期。②心：心主血，其充在血脉，心有推动血液在经脉内运行的作用。《素问·评热病论》指出"胞脉者属心而络于胞中"，心气下通，血脉流畅，入于胞脉，则胞宫具有行经、胎孕之功能；又心主神明，女性的精神、意识和思维活动对月经及胎孕的生理功能起着协调作用。此外，心肾相交，水火相济，是维持阴阳平衡的重要因素。③脾（胃）：脾主运化，为气血生化之源，为后天之本；脾主中气，其气主升，具有统摄血液，固摄子宫之权。脾气健运，血循常道，血旺而经调。胃主受纳，为水谷之海，乃多气多血之腑。足阳明胃经与冲脉会于气街，故有"冲脉隶于阳明"之说。胃中水谷盛，则冲脉之血盛，月事以时下。此外，肾为先天之本，脾为后天之本，先天与后天相互资生。肾阳温煦脾阳，维持脾胃的运化。④肺：肺主一身之气，居上焦，朝百脉而输布精微，体内精、血、津液皆赖肺气运行，下达胞宫而成为胞宫经、孕、产、育的物质基础。肺主气，心主血，共同调节气血之运行。⑤督脉为阳脉之海，总督一身之阳；又任督相通，调节一身阴阳脉气的平衡协调；督脉又属肾络脑。带脉约束诸经，使经脉气血运行保持常度。肾与督、带二脉相通，肾化生的天癸同样作用于督、带二脉。督、带二脉调节和约束冲任及胞宫的功能，使月经按时来潮。

5）气血是化生月经的基本物质：女性以血为主、为用，月经主要成分是血，血由脏腑所化生。然气为血之帅，血赖气之推动以周流。气行则血行，气滞则血滞。血又为气之母，血和气相互资生，相互依存。在产生月经的机制中，血是月经的物质基础，气是运行血脉的动力，气血充盛，血海按时满盈，则经候如常。

6）胞宫：胞宫主月经与孕育，具有定期藏泻的功能。肾气盛，天癸至，冲任广聚脏腑气血，血海满盈，下注于胞宫，则月经开始来潮。在五脏和经络的共同调节下，形成定期藏泻的规律，使月经依期而至。

综上所述，脏腑、气血、经络是产生月经的生理基础，肾、天癸、冲任、胞宫是月经产生的中心环节，各环节之间相互联系，不可分割，则月经按时来潮（图6-1）。

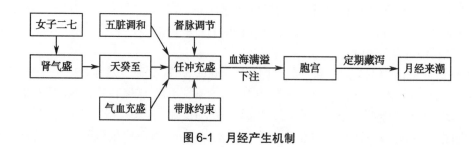

图6-1 月经产生机制

（2）月经的周期节律：月经具有周期性、节律性，是女性生殖生理过程中阴阳气血周期消长、胞宫定期藏泻节律性变化的体现。月经周期可划分为 4 个阶段，即月经期、经后期、经间期和经前期。

1）月经期：胞宫血海由满而溢，泻而不藏排出经血，月经来潮是新周期开始的标志，呈现出"重阳转阴"的特征。

2）经后期：月经干净至经间期前，此期血海空虚渐复，胞宫藏而不泻，呈现阴长的动态变化。

3）经间期：也称"氤氲之时"，或称"的候""真机"期。此期正值两次月经中间，经过经后期的蓄养，阴精渐充，冲任气血旺盛，是重阴转阳、阴盛阳动之际，正是种子之的候。

4）经前期：重阴转阳之后，阳长较快，呈现阴消阳长渐至重阳。由于胞宫、胞脉、冲任等气血盈满，似呈阳气阴血皆充盛，为育胎做好准备，如真机期阴阳交媾，胎元已结，则藏而不泻，育胎生长。如未结胞胎，孕育未成，则胞宫行泻，血室重开，经血下泄，进入下一个月经周期。

如此循环往复，周而复始，阴阳气血周期性消长转化，胞宫定期藏泻，形成了既有整体性，又有阶段性特点的节律变化。

（二）带下

带下一词，首见于《素问·骨空论》。带下有广义、狭义之分。广义带下是泛指女子经、带、胎、产等诸病；狭义带下是指从女性阴道中流出的一种黏腻的液体，又有生理和病理之别。本节论述生理性带下的现象及其产生机制。

1. 带下的生理　生理性带下是健康女性阴道排出的一种阴液，具有润泽和充养阴道和阴户的作用，并能抵御病邪侵入。无色无臭，性黏而不稠，其量不多。有时略呈白色，故称白带。《景岳全书》云："盖白带出于胞中，精之余也。"生理性的带下像月经一样具有周期性的改变，在月经前期冲任血海将满之时，及妊娠期血聚冲任以养胎元之际，如雾露之溉，润泽丰厚，其量明显增多；至经间期氤氲之时，阴生阳长冲任阴血正盛，带下量亦明显增多；绝经后，肾精渐衰，天癸已竭，则带下量减少。

2. 带下的产生机制

（1）脾肾与带下：带下为津液的一种，由肾精所化，是肾精下滑之液。生理性带下与肾气盛，天癸至，任脉充，太冲脉盛有直接关系。肾精充盛后，在肾气和天癸的推动下，由任带司约，达于胞中，润泽阴窍；脾主运化，行津液，布精微，脾气转输运化津液，使津液输布全身而灌溉脏腑、形体和诸窍，其渗于前阴空窍者，与精之余和合而为带下。

（2）任、督、带三脉与带下：带下的产生与任、督、带三脉的功能直接相关。任脉源于胞中，为阴脉之海，主一身之阴精，凡人体精、血、津、液都由任脉主司；督脉为阳脉之海，对任脉总司的精、血、津、液起温化作用，若失去督脉的温化，任脉所司之阴精、津液就变为湿浊；带脉主司约束，通于任督，使任脉所主之阴精不致滑脱而下，带液量分泌有常。故只有任、督、带脉功能正常，相互协调才能带下如常。

综上所述，带下是脏腑、经络、津液协调作用于胞宫、阴道的生理现象。带下的产生是以肾气盛、天癸至、冲任二脉充盛为前提，由津液所化，禀肾气藏泻、经脾气运化，赖肝气疏泄，任带司约，督脉温化，在天癸作用下，布露于胞宫，润泽于阴道（图 6-2）。并受阴阳气血消长的影响，呈周期性变化，具有充养胞宫、濡润阴窍的作用，有助于阴阳交媾，两精相搏。

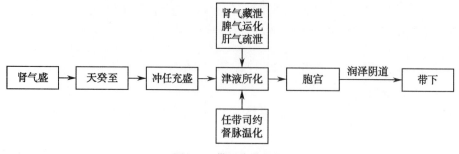

图 6-2　带下产生机制

（三）妊娠

妊娠，指从受精卵形成到胎儿及其附属物娩出的生理过程。"妊娠"一词始于《金匮要略》，亦称"怀孕""重身"或"怀子"。

1. 妊娠的临床表现　妊娠初始，月经停止来潮，脏腑、经络之血下注冲任，以养胎元。因此妊娠期间整个机体出现"血感不足，气易偏盛"的特点。由于血聚于下，冲脉气盛，肝气上逆，胃失和降，妊娠初期多有食欲欠佳、恶心作呕、饮食偏嗜、晨起头晕、肢倦神疲等早孕反应，随着妊娠进展，这些症状多能自行消失。同时，孕妇自觉乳房胀大，或胀痛，或刺痛，乳头乳晕着色加深，尤以妊娠 8 周后增大明显。妊娠 4～5 个月后，出现胎动，胎体逐渐增大，小腹随之膨隆。妊娠 6 个月以后，胎体渐大，阻滞气机，水道不利，常可出现轻度水肿。妊娠末期，胎头入盆以后，压迫膀胱与直肠，部分孕妇可见小便频数、大便秘结等。

2. 妊娠脉象　妊娠后六脉平和而滑利，按之不绝，尺脉尤甚。结合现代观察，妊娠 3～4 个月以后，孕妇全身血流量和心搏出量均比非孕时明显增加，故其脉象较数。但早期妊娠时不一定都出现滑脉，故绝不能单凭脉象来诊断妊娠，必须结合妊娠试验，或血清人绒毛膜促性腺激素（HCG）测定，以及 B 型超声波检查等来明确诊断。

3. 胎儿发育情况　古人对胎儿发育情况也有详细的观察，徐之才《逐月养胎方》记载："妊娠一月名始胚，二月始膏，三月始胞，四月形体成，五月能动，六月筋骨立，七月毛发生，八月脏腑具，九月谷气入胃，十月诸神备，日满即产矣。"

4. 妊娠的机制和条件　《素问·上古天真论》云："女子七岁，肾气盛，齿更发长；二七而天癸至，任脉通，太冲脉盛，月事以时下，故有子……"即女子发育成熟后，月经按期来潮，就有了孕育的可能。若此时男女两精相合，就可以构成胎孕。但其前提是男女双方生殖之精正常，并且得到肾气的推动、天癸的资助，即男子要有正常的性功能，精液质量正常，女子月经周期规律并有排卵，输卵管通畅。

（四）产育

1. 分娩　妊娠末期，即孕 280 天左右，胎儿及胎衣自母体阴道娩出的过程称为"分娩"，又称临产。

（1）分娩的生理现象：分娩前多有征兆，如胎位下移，小腹坠胀，有便意感或见红等。古人还有试胎、弄胎的记载，《医宗金鉴·妇科心法要诀》云："妊娠八九个月时，或腹中痛，痛定仍然如常者，此名试胎……若月数已足，腹痛或作或止，腰不痛者，此名弄胎。"应把这些与真正临产先兆区分。临产时，孕妇腰腹出现阵阵作痛，小腹重坠，逐渐加重至产门开全，阴户窘迫，胎儿、胎衣依次娩出，分娩结束。

（2）分娩的调护：妇人临盆时，古人在《达生篇》中描述："渐痛渐紧，一阵紧一阵，是正产，不必惊慌。"所以应使孕妇了解分娩的过程，消除其紧张和恐惧心理，保持情绪稳定。《达生篇》还提出"睡、忍痛、慢临盆"临产六字要诀，安睡能避免精神压力、保存体力，忍痛则防恐惧和躁动，慢临盆可宽心静待，适时用力，顺应产程，让胎儿顺利娩出。

（3）影响分娩的因素：影响分娩的因素有四点，即产力、产道、胎儿和精神心理因素。产力是将胎儿及其附属物从宫腔内逼出来的力量，包括宫缩、腹压和肛提肌收缩力。产道是胎儿娩出的通道，由骨盆及子宫下段、宫颈、阴道和骨盆底软组织等构成。除却母体因素，胎儿本身的大小、胎位和可能造成分娩困难的胎儿畸形都会影响胎儿从产道通过。此外，产妇的精神心理因素与其生理因素同样重要，现已证实，产妇在生产过程中的恐惧和害怕情绪会使机体产生一系列变化，如心率加快、呼吸急促、肺内气体交换不足，致使宫缩乏力、胎儿窘迫。以上因素正常且互相适应，胎儿方能顺利娩出。

2. 产褥　产褥期是指分娩后产妇身体功能逐渐恢复到未孕前状态的过程，一般需6～8周。产后1周内为"新产后"。

分娩时损耗大量气力和阴血，致使妇人新产后阴血骤虚，阳气易浮，因此会有微热、自汗、恶风等症状，调适得当，多会自行缓解。胎盘娩出后，胞宫底部会逐渐降入骨盆腔内，称为子宫复旧，同时胞宫收缩会引起下腹阵发性剧烈疼痛，哺乳时加重，产后2～3日会自然消失。产后，血液、坏死蜕膜等余血浊液从阴道排出，称为恶露，先是血性恶露持续3～4天，之后浆液恶露持续10日左右，最后变成白色恶露约持续3周干净。

总体来讲，产褥期的生理特点是亡血伤津，瘀血内阻，多虚多瘀。服用"补虚化瘀"的中药，可改善"虚""瘀"状态，提高产后复旧功能。

3. 哺乳　婴儿出生后，母乳是最理想的喂养食品，尤其是新产后7天内所分泌的初乳，含较多的蛋白质，可以增强新生儿的抗病能力。正常分娩后一般半小时可开始哺乳，此时乳房内乳量虽少，可通过新生儿吸吮动作刺激泌乳。哺乳的时间取决于新生儿的需要及乳母感到奶胀的情况。哺乳时，乳母及新生儿均应选择最舒适位置，母亲要用手扶托乳房，防止乳房堵住新生儿鼻孔。每次哺乳后，应将新生儿抱起轻拍背部1～2分钟，排出胃内空气以防吐奶。母乳喂养不仅可以加强母婴情感联系，还可以促进乳母的子宫复旧，减少产后出血。母乳为气血化生。《景岳全书•妇人规•乳病类》曰："妇人乳汁，乃冲任气血所化。故下则为经，上则为乳。"脾胃健旺，冲任和调，则乳汁充盈。哺乳期一般无月经来潮，亦有在此期恢复月经者，故哺乳期应同样注意避孕。

四、卵巢为奇恒之脏学说

《素问•上古天真论》曰："女子七岁，肾气盛，齿更发长；二七而天癸至，任脉通，太冲脉盛，月事以时下，故有子……"月经的产生是女子受孕、孕育胎儿的开始。胞宫定期藏泻、月事因时而下，主持女性正常生殖功能。

现代医学认为，卵巢周期性排卵是女子受孕的基础。卵巢功能受下丘脑、垂体的调控，应具有规律的周期性。卵巢周期包括卵泡期（卵子的募集、发育），排卵期（排出卵细胞），黄体期（排卵后形成黄体生成，使子宫内膜呈分泌相改变以利于孕卵着床）。通俗地讲，卵巢的功能就是周期性的"长"卵与"排"卵。"长"为藏，"排"为泻，故可将卵巢的功能概括为藏与泻两大方面。中医藏象理论中论述的奇恒之腑，多为中空的管腔或囊性器官，其形态似腑而非腑;具有类似于五脏贮藏精气的作用,功能似脏而非脏。《素问·五藏别论》曰"脑,髓,骨,脉,胆,女子胞,此六者,地气之所生也,皆藏于阴而象于地,故藏而不泄,名曰奇恒之腑"。除胆属六腑外,都没有和五脏的表里配属关系,但有的与八脉相联系。女子胞,又名胞宫,其范畴包含了现在医学的子宫,根据现在医学的知识,卵巢与子宫各自互为对方最重要的脏腑。卵巢形态实质似五脏,功能上周期性的生成与排出卵子,藏泄有时。胞宫为奇恒之腑,卵巢与之相对应,可称为"奇恒之脏"。

(一)从隶属关系看卵巢为奇恒之脏

1. 胞脉的隶属关系 古代医家将附于子宫的脉络称为胞脉,《素问·评热病论》曰:"胞脉者,属心而络于脉中。"又云:"月事不来者,胞脉闭也。"胞脉主行月经、养胞胎。胞脉气血冲盛,阴血下注于胞宫,胞宫出纳精气,孕育胞胎以维持正常功能。结合西医学卵巢的功能认识,卵巢属于胞脉范畴,可调控子宫并促使其周期规律性的完成生理功能。

2. 解剖的隶属关系 西医学研究表明,子宫为一肌性器官,共有4对韧带,分别为圆韧带、阔韧带、主韧带和宫骶韧带。借以维持子宫的正常位置。卵巢为一对扁椭圆形的性腺,位于输卵管的后下方,内由卵巢固有韧带与子宫相连,借卵巢系膜连接于阔韧带后叶。《素问·五藏别论》"脑,髓,骨,脉,胆,女子胞,此六者,地气之所生也,皆藏于阴而象于地,故藏而不泻,名曰奇恒之府",子宫属"胞宫"范畴,结合卵巢与子宫功能上的相关性,兼以两者在解剖上的紧密相连,卵巢可称之为"奇恒之脏"。

3. 功能的隶属关系 卵巢亦有藏泄功能。《素问·五藏别论》曰:"所谓五脏者,藏精气而不泻也,故满而不能实;六腑者,传化物而不藏,故实而不能满也。"奇恒之腑在形态上中空有腔与六腑相类,功能上储藏精气与五脏相同。卵巢在卵泡期随着卵泡的生长发育,分泌卵泡液,而在卵子成熟后将其排出。由此可见,卵巢具有藏泄双重功能,亦印证卵巢属于奇恒之脏。

子宫与卵巢的功能,皆非生而显现,两者都是与肾气的盛衰密切相关。以肾气为基础,在天癸的激发推动作用下,逐渐显现出功能,并随着天癸的竭止而终止。子宫与卵巢,可以被认为是一对相互关联的"脏腑",子宫属胞宫为奇恒之府,卵巢当属"奇恒之脏"。

(二)从藏泄功能看卵巢为奇恒之脏

1. 卵巢藏泄亦有时 正常月经周期的维持与卵巢功能的周期性息息相关。卵巢自身也存在周期性的变化规律,在月经周期的各个阶段表现不同的藏泄功能。

经后期(卵泡期)卵泡发育,主要表现为"藏"。经水适净,血海空虚,血室已闭,胞宫藏而不泻,通过肾之封藏蓄养阴精。此期卵巢积肾中阴阳,但以阴长为主。

经间期(排卵期)卵子排出,则表现为"泻"。阴精渐充,重阴必阳,阴阳转化之时,加上心肾阳气的鼓动,人之元精泻出,所谓"氤氲期"也,即成熟卵泡排出卵子的过程。

经前期(黄体期)卵泡已排,成熟卵泡破裂后形成黄体,亦表现为"藏"。重阴转阳后,阴充阳旺,冲任充盛,为孕育胎儿做好准备。如胎元已结,则藏而不泻,维持胞胎生长。

行经期(月经期)如未结胞胎,则重阴转阳,血室重开,月经来潮,其表现以泻为主。

2. 卵巢藏泄的调节 卵巢藏泄功能的调节主要来自于肾、脾、肝。

《素问·六节藏象论》"肾主藏精,为封藏之本,精之处也。"肾作为藏精之脏,寓元阴元阳;为天癸之源,冲任之本,是生长、发育、生殖的根本。"胞脉系于肾",卵巢属胞脉范畴,其功能亦受到肾的调节。只有肾气充盛,肾阴阳平衡,天癸才能泌至,冲任两脉才能通盛,使血海满盈,胞脉精气充盛,卵巢得以蓄积人之元精,适时而泻。

脾为气血生化之源,运化水谷,输布精微。卵巢所藏虽为人之元精,但原始之精的生长成熟与排出都离不开后天水谷的营养支持。

肝藏血,主疏泄,且与肾同处下焦,乙癸同源,相互化生。若肝失疏泄,则藏泻非时,应藏不藏,当泻不泻,从而导致排卵障碍。通过肝的藏血与疏泄功能调节卵巢周期性藏泻功能并使血海蓄溢有常,月经如期而至。

此外肝肾同源,脾肾相资,三脏之间相互关系密切,共同完成对卵巢藏泻功能的调节。

3. 卵巢藏泄有时的调节 《格致余论·阳有余阴不足论》云:"主闭藏者肾也,司疏泄者肝也。"卵巢藏泄有时主要依靠肾之封藏及肝之疏泄功能的调控。《鬼谷子·捭阖第一》曰:"阳动而行,阴止而藏;阳动而出,阴隐而入。"肾主入、主乎静、主乎藏;肝主乎出、主乎动、主乎泄,两者对立统一、相反相成,调节和维持卵巢正常生理功能,月经依时来潮。

(三)卵巢藏泄失司与排卵功能障碍

卵巢具有生殖与内分泌两个方面的功能。这两个功能归结到底,还是以生殖功能为根。卵巢的生殖功能主要体现在卵巢的正常排卵功能。排卵功能异常,其内分泌会随之而紊乱。卵巢的排卵障碍,即中医学所指的卵巢的"藏泄"失司。藏泄失司可表现为封藏异常和疏泄异常。

1. 封藏异常 包括收藏不足、藏而不泻。

(1)收藏不足:卵巢蓄积人之元精缓慢,发生在卵泡期则表现为卵泡期延长,多伴有黄体功能不足。

临床主要有以下原因:

1)肾阴虚,阴精不足,生化乏源,以致卵泡期延长。治以滋补元阴,益肾填精,方用二至丸加减。

2)脾虚运化不足,阴精无以化生,阴长不足,卵泡发育缓慢,卵泡期延长。治以健脾补气,养血生精。方用归脾汤,酌加黄精、山茱萸等生精之品。

3)肝疏泄失司,影响卵巢功能,当藏不藏,卵子成熟障碍,卵泡期延长。治以滋阴疏肝,方用一贯煎加减或逍遥散加味。

此外,卵泡期肾、脾、肝阴虚,阴长不足,势必会导致黄体期阳无以充,影响黄体功能。可分别用六味地黄丸、归脾汤、左归丸酌加四物汤对症治疗。

(2)藏而不泄:卵巢过度蓄积人之元精,"藏"之功能过盛,致当泄不泄,卵子成熟后不能够顺利排出,最终形成黄素化未破裂卵泡综合征(LUFS)。

临床主要见于以下几方面:

1)平素抑郁、情志不遂,肝气郁结,疏泄不及,致卵子不能如期自卵巢排出。治以疏肝解郁,方用逍遥散,酌加行气之品,如玫瑰花、佛手、制香附等。

2)经期或产后余血未净之际,涉水感寒,或不禁房事,致邪与血结,瘀阻胞脉,血运迟滞,排泻延迟。治以活血化瘀,方用桃红四物汤。

3)素体肥胖,或嗜食肥甘厚味,或脾虚失运,痰湿内盛,滞于冲任,胞脉瘀阻,水湿内停,致卵泡难以排出。治以利湿化痰,方用桂枝茯苓丸加减。

2. 疏泄异常 包括泄之过早、泄之过迟。

(1)泄之过早:主要与肝脏有关。卵巢处于收藏阶段,若肝气疏泄太过,可导致小卵泡排卵。治以平肝抑郁,方用丹栀逍遥散。

(2)泄之过迟:主要与脾脏有关。脾虚痰湿滞于冲任,胞脉不通,致排卵延迟,表现为优势卵泡形成后卵泡继续增大而不排出,最终可导致卵泡黄素化。治以利湿化痰通脉,方用苍附导痰丸。

第二节　男性生殖生理

《素问·上古天真论》云:"丈夫八岁肾气实,发长齿更;二八,肾气盛,天癸至,精气溢泻,阴阳和,故能有子;三八,肾气平均,筋骨劲强,故真牙生而长极;四八,筋骨隆盛,肌肉满壮;五八,肾气衰,发堕齿槁;六八,阳气衰,竭于上,面焦,发鬓斑白;七八,肝气衰,筋不能动,天癸竭,精少,肾藏衰,形体皆极;八八,则齿发去。"说明"肾气盛,天癸至,精气溢泻,阴阳和"乃生殖之根本。下面从性器官的生殖生理、五脏对生殖功能调控、气血对生殖功能的调控及冲、任、督脉对生殖功能的调控四方面探讨男性生殖生理。

一、性器官的生殖生理

(一)睾丸

中医称睾丸为"卵",又简称"睾",是男子特有的器官之一。其状若卵丸,左右各一,为男性外生殖器之一,归属奇恒之腑。其形态异于六腑,功能贮精汁而不泻于外。睾丸虽属奇恒之腑,但在生理功能上与肝肾密切相关。肾主藏精,睾丸储藏生殖之精,所藏之精需肾之资化。

(二)阴茎

阴茎,为人体外生殖器之一,兼为尿窍。阴茎在生理上与肝、肾、脾、阳明关系密切。阴茎为肾之外窍。肾司二阴,人体生长发育需要肾气、肾精、肾阴、肾阳之滋养,才能发挥正常的生理功能。阳明为五脏六腑之海,主润宗筋,五脏六腑禀气于胃,胃为五脏六腑之大源,胃气盛则气血充,五脏能藏精,阴茎得濡润。所以,阴茎由筋、经脉相聚成体,气血津液精微濡养以行使正常生理功能。

(三)阴囊

"阴囊"形似囊袋,内盛睾丸,悬垂于人体会阴,其外壁皮肤皱褶多,伸缩性大,可据体内、外温度变化而伸缩,以调节阴囊内温度,有利于精子的生成和贮存。在《黄帝内经》中称为"囊"或"垂","囊"是形容其状似囊袋而能盛物,"垂"则言其位置悬垂于人体下部。阴囊,也称"肾囊"或"睾囊"。肝、肾二脏与阴囊的生理病理有密切关系,阴囊由肌肉组成,脾主肌肉,故阴囊与脾有密切关系。

(四)精室

精室,又名精房或精宫,为男性藏精之处所。相当于现代解剖学上的附睾、精囊腺、前列腺等副性腺器官。对于精室的位置,历代医家有不同的看法,明代《类经附翼》认为居于腹内:"居直肠之前,膀胱之后,当关元气海之间。"《医学衷中参西录》则认为精室通于肾,位大肠膀胱之间,与任督相通。《医经精义》明确指出精室通于精窍:"前阴有精窍,与溺窍相对,而各有不同。溺窍内通膀胱,精窍内通精室。"精窍当指射精管口。这也证明精室相当于现代解剖学上的附睾、精囊腺等器官。精室的生理功能主要是促进生殖之精的成熟及藏精和生育的功能。把精室视为奇恒之腑，不仅解决了冲、任、督三脉在男子的起源问题，同时也了结了自《黄帝内经》以来几千年在中医理论中男子奇恒之腑缺一的悬案，也为精室疾病的治疗提供了理论根据，腑病多实宜通，脏病多虚宜补，精室兼具脏腑特性，精室与肾、肝、心、脾、肺五脏均有联系。

（五）子系

子系，是指维系睾丸的组织，故又叫"睾系"或"阴筋"。相当于现代解剖学上的精索。《灵枢·四时气》说："小腹控睾，引腰背，上冲心，邪在小肠者，连睾系。"《证治准绳》说："肾与膀胱，一脏一腑，其气通于外肾，小肠系于睾丸故也。"古人认为睾系是由"筋"组成的柔软的束状组织，故以"系"或"筋"命名。子系的生理功能主要是：一是维系悬挂睾丸；二是以此为通道供给睾丸营养；三是生殖之精以此为通道排入女性体内而生育。

二、五脏对生殖功能调控

（一）肾对男性生殖的影响

肾为五脏之一，左右各一，位于腰部，与膀胱互为表里。在体合骨主髓，上开窍于耳，下开窍于二阴。明末清初医学家李中梓云："肾为脏腑之本，十二脉之根，呼吸三焦之源，而人之资以为始者也。"因此，中医学中的肾脏有主藏精、主生殖、主纳气之功能。故称肾为"先天之本"，与生殖功能密切相关。

1. 肾藏精　《素问·金匮真言论》云："夫精者，身之本也。"说明是构成人体和维持生命的基本物质。即包括"先天之精"和"后天之精"两部分。"先天之精，受之于父母"，与生俱有，先天而存，来源于父母。正如《灵枢·决气》云："两神相搏，合而成形，常先身生，是谓精。"它是构成生命之基础，父母之精相互结合孕育成胎。当出生后，这种"先天之精"藏于肾，成为肾精的一部分。如此，代代相传，不断繁衍、化生。所谓"后天之精"即脏腑之精，它是人体出生之后，饮食水谷所化生的各种精微物质。它是维持人体生命活动的营养物质，主要分布于五脏六腑、皮毛筋骨之中，以发挥其滋养、濡润作用，构成肾精的另一部分。"先天之精"是"后天之精"的根本，而"先天之精"又赖"后天之精"的不断滋生。肾精，寓元阴元阳，即真阴真阳。肾阴是人体的物质基础，对人体脏腑起着濡养滋润作用；肾阳，是人体阳气之根本，对肾精起温熙作用，是各脏腑生理功能之动力，是生命活动之源泉。肾阴和肾阳两者相互制约，相互依存，维持人体阴阳平衡，控制人体精气之收藏和泄泻，促进人体生殖功能。

肾藏精，精化气，精气即肾气，肾为天癸之源。天癸产生于先天，并受肾气盛衰之支配。肾气初盛，天癸亦微。肾气既盛，天癸蓄积而泌。肾气渐衰，天癸亦渐竭，因此，肾气主宰着人体的生殖、生长、发育和衰老。

2. 肾主生殖　人体的生殖功能包括两个方面，即性功能和生育功能。它是繁衍后代的根本保证。一方面肾精是人体诞生的基础，是人体发育、生长、成熟的保证。另一方面肾精又是父母两精相搏的动力，只有肾气盛，肾阳振奋才能交而孕，孕而育。

3. 肾为天癸之源　天癸一词早在《黄帝内经》中就有论述。天癸的成熟、充沛以至衰退。丈夫二八天癸至，精气溢泻，七八天癸竭，精少。天癸的词义，隋代杨上善在《黄帝内经·太素》中认为："天癸，精气也。"明代张介宾在《类经·脏象类》中详细作了解释："天癸者，为天之阴气耳，气化为水，因名天癸……其在人身为元阴，亦曰元气，人之未生，则此气蕴于父母，是为先天之元气……第气之初生，真阴甚微，及其既甚，精血乃旺，故女必二七，男必二八而后天癸至。"他认为"皆天癸在先，而后精血继之"所以他得出"肾气，即天癸也"的结论。

由此可见，天癸是藏受于肾的一类真精，是调控人体生殖功能的一种物质，在人体一生中，由不足到充盛而后衰竭之演变过程，调控着人体生殖功能的成熟、充盛、衰退，以至丧失。

4.肾与命门　命门具有生命之门的含义。历代医学文献中有关命门的论述颇不一致，有以下几种学说：①右肾命门学说：《难经•三十六难》云："肾两者，非皆肾也，其左为肾，右者为命门。"往后晋代王叔和、宋代陈无择都宗此说。②两肾之间学说：明代赵献可在《医贯》中云："两肾俱属水，一边属阴，一边属阳……命门即在两肾各一寸五分之间，当一身之中……为真君真主。"往后清代陈修园、张璐等医家也同意此种观点。③两肾总号命门学说：元代滑寿云："命门，其气与肾通，是肾之两者，其实则一尔。"明代虞抟在《医学正传》中记载："愚意当以两肾总号命门。"明代张介宾也称"是命门总乎两肾，则两肾皆属命门。"④肾间动气学说：明代孙一奎在《医旨绪余•命门图说》中记载："命门乃两肾中间之动气，非水、非火，乃造化之枢纽，阴阳之根蒂。"

历代医家虽对"命门"的形态、部位争议较多，但对其生理功能的认识基本是一致的。《难经•三十六难》中云："命门者，诸神精之所舍，原气之所系也；男子以藏精，女子以系胞。"说明了命门是精气和神气寄存之所，是元气的根本所在。张介宾在《景岳全书》中亦云："命门为元气之根，为水火之宅。五脏之阴气，非此不能滋；五脏之阳气，非此不能发。"所以命门对各脏腑具有温煦生化作用，能促进其功能活动。隋代杨上善在《黄帝内经太素》中云："肾与命门，主于入房。"可见命门与性和种子也密切相关。

5.肾与其他脏器在男性生殖中的协调作用　肾在男性生殖中发挥的重要作用赖于其他脏器的协同。

肾藏精，精生髓，"脑为髓之海"，肾与脑共同主宰人的生理活动。肾气强则精髓满，脑力充沛，生机旺盛，发育健全。

肾藏精，肝藏血，精血同源，相互滋生。肝血需依赖肾精的滋养，才能完成正常的功能；肾精又需肝血的不断补充，血化为精，肾精才能充满。肝与男性生殖器官的联系甚为密切。如《灵枢•经脉》云："肝足厥阴之脉……循股阴，入毛中，过阴器。"如足厥阴之筋有病，阴器不用。因此，肝主筋，为"罢极之本"。因此，只有当肝气条达，肾精充盛，才能维持正常的性功能和生殖功能。

肾藏精，为先天之根；脾化血，为后天之本。先天滋后天，后天养先天，脾肾相资，精盛血充，促进人体生命活动的正常进行，包括生殖功能的维持。

肾属水主津液，心属火主血脉。心血畅旺，肾精充沛，心肾相交，水火互济，阴阳平衡，精气溢泻，故能有子。

肺为水之上源，肾为水之下源。肺主气，肾主水，气水同源。肺为气之主，肾为气之根。肺主出气，肾主纳气。凡一身之气，皆二脏为主。肺气足，肺阴盛，宣降正常，就能输精于肾，使肾精旺盛。肾气足，肾精盛，则肾精上润于肺，使肺气充沛。金水相生，维持人体正常功能。

综上所述，肾是生精、化气、生血之根本，也是生长、发育、生殖的根本。肾是藏精之处，施精之所，天癸之源，冲任之本。肾又系胞、济心、养肝、煦脾、生精、通脑。因此，男性生殖生理无不与肾相关。只有肾气盛，天癸才能泌至，冲任两脉才能通盛，精气才能溢泻，生育才能有望。

（二）肝对男性生殖的影响

生殖由肾所主，然而与肝的关系也尤为紧密。《素问·上古天真论》所说："肾者主水，受五脏六腑之精而藏之。"而男精女血，需要定时施泄，其施泄则依赖于肝的疏泄功能。在生理上，肝藏血，肾藏精，精血充盈，汇于冲任，下达于精宫，由肝疏泄。可见，男子的排精，亦是肾藏与肝泄的相反相成的作用。肝藏血，血养精；肾藏精，精化血。肝肾精血之间可以互生互化，相互协调，故称为精血同源。肝肾精血充足，则精宫得养，生殖力旺；若肝肾精血亏虚，则精宫失养，并见男子腰酸耳鸣、精少不育。

1. 肝主藏血　肝是人体血液藏泄的调节中心，能濡润全身筋膜。肝藏血，是指肝具有调节血液流通、血量以及血液的贮藏等功能。肝主宗筋，既包括全身之筋膜，也包括外肾。阴茎的勃起和松弛与肝密切相关，肝一方面能充分地供给阴茎足够的血液，使阴茎勃起和持续坚硬以完成性事；一方面又及时迅速地调节阴茎过多的血量而使其松弛恢复常态。

2. 肝主疏泄，调摄天癸　男子泄精作用，依赖于肝主疏泄与肾主闭藏的相反相成的作用。《素问·上古天真论》曰：男子"二八，天癸至，精气溢泻，阴阳和故能有子"。男精属于人体的精微物质，天癸是先天之精，具有生化精血的功能，从而使男性具有生殖能力。

3. 肝主疏泄，调节气血　冲任同起于小腹内（女子胞宫，男子精室），下出于会阴，冲为血海，任主担任，冲任二脉同源相资，太冲脉盛，男子精气溢泻，故能有子。肝的疏泄功能能调畅气机、运行血液和输布津液。

4. 肝主疏泄，调节情志　肝喜条达而恶抑郁，临床上不孕不育患者，多与精神情志不畅，疏泄失常，气血失和，冲任不能相资有关。

5. 肝肾同源，精血互生　由于肝肾同源、精血互生，肝肾阴阳，息息相通，相互制约，协调平衡，肝血既能滋养肾精，肾精又利于肝血化生。

（三）脾对男性生殖的影响

脾主运化，与胃相表里，主纳运水谷，为后天之本，气血生化之源。脾胃与男性生理的关系主要是营润外肾与充养天癸和肾精。

1. 主运化　脾胃消化吸收的水谷精微通过经络而达外阴，对外肾起着营养和滋润作用，如《素问·痿论》说："阳明者，五脏六腑之海，主润宗筋。宗筋主束骨而利机关也。""机关"一般指阴茎排泄精液和尿液之功能。宗筋在男科中一般指阴器。脾胃运化功能正常，外肾营养充足，发育正常，是维持性事活动的基础。

2. 化气血　脾胃为后天之本，生殖之精亦有赖于后天水谷精微所化生气血的不断滋养。如《景岳全书》说："人之始生，本乎精血之源；人之既生，由乎水谷之养……非精血，无以立形体之基；非水谷，无以成形体之壮。精血之司在命门，水谷之司在脾胃，故命门得先天之气，脾胃得后天之气也。是以水谷之海本赖先天为之主，而精血之海又必赖后天为之资。"精确描述了脾胃水谷与命门精血的关系。在生理情况下，脾胃健运，气血充足，则精之化生有源，精血旺盛，保证生殖生理功能的完成。

（四）心对男性生殖的影响

心藏神，主血脉，为人身脏腑之大主。人之精神、生理活动都必须在心神的支配下才能完成。心在男性生理活动中，主要表现为主血脉以养外肾和主神明以司性欲。

1. **主血脉** 心气具有推动血液在脉中运行、流注全身、发挥营养和滋润的作用。全身脏腑的活动均有赖心脏推动血液为基础。男子外肾悬于身体下部，亦需心血之营养，才能正常发育并维持其功能。

2. **主神明** 心藏神而主神明，主宰着人体五脏六腑、形体官窍的一切生理活动和人体精神意识思维活动。《灵枢·本神》上说："所以任物者谓之心，心有所忆谓之意，意之所有谓之志。"任物，即指心神，人体自身行为的支配作用。性欲的产生，必须是心神有所触动才会引起。心神在性欲及性活动过程中的作用，古代医家已有深刻认识。《格致余论》曰："主闭藏者，肾也，司疏泄者肝也，二脏皆有相火，而其系上属于心。心，君火也，为物所感则易动，心动则相火亦动，动则精自走，相火翕然而起，虽不交会，亦暗流而疏泄矣。所以，圣人只是教人收心养心，其旨深矣。"《杂病源流犀烛·遗泄源流》说："心为君，肝肾为相。未有君火动而相火不随之者。故寐时神游于外，欲为云雨，则魂化为形，从而行焉，精亦不容不泄矣。"《临证指南医案》说："精之藏制在肾，而精之主宰在心。"

（五）肺对男性生殖的影响

肺为相傅之官，具有主气、司呼吸、主治节、朝百脉，宣发气血精津以养全身的功能。通过临床实践的观察及研究结果表明，肺与男性生理亦有密不可分的关系。

1. **主治节，朝百脉** 肺对全身脏腑的治理和调节作用。《医学实在易》说："气通于肺，凡脏腑经络之气，皆肺气之所宣。"肺主气，气血津液的运行需赖肺气之疏布散发；肺朝百脉，气血运行都要经肺脏进行物质交换。在生理条件下，肺主治节的功能正常，气血津液运行全身，肺金生水则外肾亦得以濡润。

2. **肺肾相生，金水互化** "肺为气之主，肾为气之根"，肺肾共司人身之气机升降，肺属金，肾属水，肺肾之阴相互滋生，金水互化。肺肾相生，在男性生理中主要体现为肺对生殖之精的影响。

三、气血对生殖功能的调控

气是维持人体生命活动的物质基础，人体的各种功能活动都要靠气的推动才能完成。男性生理功能同样以气为原动力。五脏之气中以肾气为主，其既能充实天癸以促进性功能的成熟，又能维持性功能的完整性；此外肝气、脾气、肺气、心气等脏腑之气与男性生理也有联系，如其中一脏之气不足或被病邪扰乱，都会影响男性生理功能。

气在男性生理活动中的功能主要如下：一是推动血液等精微物质以营养外肾的推动作用；二是对外肾及精室的温煦作用；三是对精血的固摄作用；四是使精血互化的气化作用。

血与男性生理功能的关系，主要表现为血养外肾和精血互化两个方面。"血主濡之"，男子外肾必须得到血液的滋养，才能正常发育并维持其功能。男子以精为本，精赖血液化生。精乃血之粹，血为精之源。血液化生无穷，则精之生化有源，精子发育正常，可繁衍后代。

四、冲、任、督脉对生殖功能的调控

由于冲、任、督三脉均起于男子精室，并隶属肾，故肾气与天癸对它们均发生较大的影响，使冲、任、督脉在男性的生理、病理中发挥重要作用。

（一）对阴器及第二性征的作用

冲、任二脉下络阴器，上行于躯体之前，贯穿上下，旁通博达，在先天肾气及天癸的驱动下,不仅对阴器及宗筋的发育有重要影响,而且对后天第二性征的发育有重要作用。其中冲脉与胃经交会,共同制约宗筋的发育,并刺激乳房的发育。任脉则与肾经并行,居中而上,影响声音、喉结、胡须的两性分化。青春期后身体各部出现的性敏感区,也多是冲、任二脉经气较盛的部位。

(二)与生精作用的关系

前已述及,生殖之精是在肾气与天癸的作用下,由肾中精气所化生。在这一过程中,冲、任、督三脉起着重要作用。《素问•上古天真论》所说:女子"二七而天癸至,任脉通,太冲脉盛,月事以时下,故有子……七七,任脉虚,太冲脉衰少,天癸竭,地道不通,故形坏而无子也。"丈夫"二八,肾气盛,天癸至,精气溢泻,阴阳和,故能有子",说明男女在青春期后,冲、任二脉气血充盈,脉道畅通,一方面充养胞宫,滋养胎儿;另一方面对生殖之精的化生,起到激发及支持的作用。冲、任二脉类似于西医学性腺及其所产生的生殖细胞和性激素的功能。任、督二脉一主一身之阴,一主一身之阳,循环往复,维持着阴阳脉气的相对平衡,类似于性腺(睾丸)激素对下丘脑和垂体的负反馈作用,能调节男性的正常生殖功能。

(三)对性事活动的影响

督脉与阴器的联系较为密切,且与心脑相通,主要是传递心神对宗筋的支配信息。故对男子阴茎的勃起,以及性交、射精等性事活动有重要作用,同时在性事活动中,需要大量的气血供应,这与冲任二脉的传导作用是分不开的。如果冲、任、督三脉受损或虚衰,均会导致性事活动发生障碍。综上所述,肾为天癸之源,冲、任(督)之本,主生殖之精;肾又养肝、煦脾、济心、润肺。因此,肾也是男性生殖的根本。只有肾气旺盛,脏腑安和,天癸才能泌至,冲任(督)脉才能通畅,精气才能溢泻,生育才能有望。

第三节 中医学受孕机理

《医宗金鉴•妇科心法要诀》云:"男妇两科同一治,所异调经崩带癥。嗣育胎前并产后,前阴乳疾不相同。"是对中医妇科学研究范围的高度概括。其中"嗣"指子孙后代,"育"指生育。中医学将受孕、妊娠的有关内容统以"嗣育"概言之。受孕即为妊娠的起点,以"两精相搏,合而成形"为标志。

一、象思维指导下的孕育观

"象思维"指运用带有直观、形象、感性的图像、符号等象工具来揭示认知世界的本质规律,从而构建宇宙统一模式的思维方式。所谓"一花一菩提,一叶一世界","有诸内必形诸外",中国古代的认知方法是从外在表现来推测内部变化,从宏观现象来认识微观世界。《易经》曰:"大哉乾元,万物资始;至哉坤元,万物资生。"《素问•阴阳离合论》谓:"天覆地载,万物方生。"万物化生,必依赖阴阳二气的作用,"阴阳应象"即是将阴阳作为事物的共性或模型推演人体生命及自然现象的过程,以及天地之阴阳、万物之阴阳,合于人身之阴阳,其象相应。阳气主发生,阴气主成形,阴阳相因,始能为万物提供生存的条件。《素问•宝命全形论》指出:"人生于地,悬命于天,天地合气,命之曰人。"《素灵微蕴•胎化解》曰:"知天道则知人道矣。男子应坎,外阴而内阳,女子象离,外阳而内阴……阳奇而施,阴偶而承,于壬妙合,凝塞而成……气以煦之,血以濡之,日迁月化,潜滋默长,形完气足,十月而生,乃成为人。"《产孕集•辨孕》亦称："二气相感，合则生神。两精相搏，聚而成形。阳奇而施，阴偶而承。阳施而静，阴静而动。静则阳凝，动则阴摄。动静互根，形神交倚，而孕以成……男女构精，万物化生……阳生静则气化而神生，阴生动则精融而形成。神裕其始，而形要其终，故孕者始于神而终于形，生于阳而成于阴也。"在天人合一整体观以及元气学说等中国传统文化思想的影响下，中医学认为人类是天、地、人"三才"之一，生息繁衍既遵循大自然的一般规律，同时受到自然界的影响，逐渐形成了女性生殖受孕的理论体系。其中许多认识至今仍有重要的借鉴意义。

二、受孕机制

《灵枢•本神》云"两精相搏，谓之神。"两精，指男女双方的生殖之精；神，指具有生机之物体，不断发展变化。《易经》谓："阴阳不测，谓之神。"两精结合而成胎元，继之演化成形神具备之胎儿，故《灵枢•决气》中说："两神相搏，合而成形，常先身生，是谓精。"女性受孕的机理是肾气充盛，天癸成熟，冲任二脉功能协调，男女之精适时相合，便可构成胎孕。受孕的首要条件是肾气盛。如《傅青主女科•妊娠》云："夫妇人受妊，本于肾气之旺也。"《医学衷中参西录•治女科方》也说："男女生育皆赖肾气作强……肾旺自能荫胎也。"另外，男女双方生殖之精正常，阴阳完实，发育健全，亦是受孕的必备条件。包括两方面含义：其一，"男精壮而女经调，有子之道也"(《女科正宗•广嗣总论》)。"男精壮"指男性须有正常的生殖功能，从而使"精气溢泻"；"女经调"指女性月经周期、经期、经量、经色、经质正常。诚如《万氏妇人科•种子》所言："种子者，男则清心寡欲以养其精，女则平心定气以养其血。"男女媾精，阴阳相承，血濡气养，胎孕可成；其二，阴阳完实。男女双方必当成熟年龄，发育健全，方可育子强寿。《褚氏遗书•问子》指出："合男女必当其年，男虽十六而精通，必三十而娶；女虽十四而天癸至，必二十而嫁。皆欲阴阳气完实而交合，则交而孕，孕而育，育而为子，坚壮强寿。"张景岳赞同《褚氏遗书》之论："今未笄之女，天癸始至，已近男色，阴气早泄，未完而伤，未实而动……"(《妇人规•子嗣类•述古》)晚婚晚育则子坚壮强寿，自身无害；早婚早育不仅子脆不寿，自身也会孕而不育。

三、受孕时机

受孕需要有合适的时机。《证治准绳•女科准绳•胎前门》引袁了凡语："天地生物，必有氤氲之时，万物化生，必有乐育之时……凡妇人一月经行一度，必有一日氤氲之候，于一时辰间，气蒸而热，昏而闷，有欲交接而不可忍之状，此的候也……顺而施之则成胎矣。"这里所谓之"氤氲之时""的候"相当于西医所言排卵期，是最佳受孕时机。另外，在整体观的影响下，认为男女媾精，万物化生，此造化自然之理，男女受胎者，应选择时机，否则难以成孕。张景岳在《景岳全书•妇人规•宜麟策》中将天时列为求嗣五法之首，强调了交合时机的重要性。"凡交会下种之时，古云宜择吉日良辰，天德、月德及干、支旺相，当避丙丁之说……似属迂远，不足凭也。然惟天日晴明，光风霁月，时和气爽，及情思安宁，精神闲裕之况，则随行随止，不待择而人人可辨。于斯得子，非惟少疾，而必且聪慧贤明。"《女科要旨•种子》中指出交合要选择月经佳期及两情交感之时，则可"百发百中"，其曰："一曰择地，二曰养种，三曰乘时，四曰投虚。地则母之血也，种则父之精也，时则精血交感之会也，虚则去旧生新之初也……诚精血盛矣，又必待时而动，乘虚而入。"具有一定科学道理。

四、子嗣优生研究

子嗣优生是中医学研究的重要内容之一，体现在以下几个方面：其一，反对早婚，提倡晚婚晚育以保优生。《周礼》曰"男三十而娶，女二十而嫁"。张景岳提出少年不宜房事，"年将未冠，壬水方生，保养萌芽正在此时，而无知孺子，遂摇女精"，"苞萼未成而蜉蝣"（《景岳全书·虚损》）。《妇人规·子嗣类·十机》云："方苞方萼，生气未裕；甫童甫笄，天癸未裕。"此时房事，喻作"未实之粒"下种，"未足之蚕"作茧，易损精血，虚损早衰，"孕而不育，育而子脆不寿。"其二，婚配当适龄，年龄相去悬殊，不但会因为阴阳失和而后代赢弱多病，也会致夫妻间性生活及心理、生理等诸多方面不协调，《洞玄子》谓"男年倍女，损女；女年倍男，损男"，《寿世保元》称"年老，房有少艾，致头痛发热，眩晕喘急，痰涎壅塞，小便频数，口干引饮"等病证，就是针对有碍健康的婚配关系而言的。其三，欲子端正，须重胎教。对孕后男子别寝，孕妇逐月养胎都提出了明确的要求。《妇人规·胎孕类·胎候》引《诸病源候论》曰："欲子端正庄严，常口谈正言，身行正事；欲子美好，宜佩白玉；欲子贤能，宜看诗书。"孕妇之体多阴血偏虚，日益增大之胎体易阻塞气机，使气血失调。景岳认为"郁怒从阴，故多阴者多怒……多阴者多杀气。生杀之气，即孕育贤愚之机也。"说明了欲生优质后代，精神调养很重要。因此，孕妇当慎视、听、言、动、喜、怒、哀、乐。其四，提倡"疏字"。如汉代王充《论衡·气寿》论及"妇人疏字者子活，数乳者子死。"即生育间隔要稀疏，既对父母身体健康有益，同时也是优生优育保证子代健康的重要条件。

（张建伟　马红霞　雷　磊）

主要参考文献

1. 陈利生. 男女不育症中西医现代诊断与治疗 [M]. 北京：世界图书出版公司，2006.

2. 程泾. 实用中西医结合不孕不育诊疗学 [M]. 北京：中国中医药出版社，2000.

3. 廖小明. 男科常见疾病临床诊断治疗图解 [M]. 长春：吉林音像出版社，2003.

4. 吴熙. 现代中医不育症治疗学 [M]. 香港：香港医药出版社，1999.

5. 高兆旺. 实用中医男科学 [M]. 济南：山东科学技术出版社，2004.

第七章

中医学生殖轴学说概述

月经、带下、妊娠和哺乳都是女性特有的生理现象，其发生与调节均与肾、天癸、冲任、胞宫以及其他脏腑有密切的关系。20 世纪 80 年代妇科名家罗元恺教授根据《素问·上古天真论》"女子七岁，肾气盛，齿更发长……七七任脉虚，太冲脉衰少，天癸竭，地道不通，故形坏而无子也。"对女子生理的论述，深入研究肾、天癸、冲任经络、胞宫之间的关系，认为"肾 - 天癸 - 冲任 - 胞宫"构成了生殖轴，为妇女生殖功能与调节的核心"，并首次提出了"肾气 - 天癸 - 冲任 - 子宫"一条轴学说，形成中医学女性生殖轴模式，填补了中医生殖学理论的空白。后来许多医家在此基础上，不断深入研究并丰富该学说，以此指导女性调经、助孕、安胎、产娩及哺乳等系列研究。

一、生殖轴的生理基础及作用

肾藏精，主生殖。《素问》曰"精者，身之本也。"精藏于肾，依赖于肾气的贮藏和施泄作用，发挥其生理功能。肾为天癸之源，冲任之本，与胞宫相系，故肾为生殖轴之首。肾气盛，天癸至，肾中阴阳呈现消长盈亏的月节律，经调子嗣；肾气衰，天癸竭，经断无子。故天癸在肾气的影响下，亦主宰生殖功能的盛衰。冲脉为血海，广聚脏腑之血，使子宫充盈；任脉为阴脉之海，使精、血、津液充沛。任通冲盛，则气血调和，月事以时下，若任虚冲衰则经断无子。胞宫为女子特有生殖器官的概称，受肾、天癸主宰，汇通冲、任、督、带，使子宫具有行经和种子育胎的正常功能。

（一）肾

肾主封藏，为藏精之脏。《素问·六节藏象论》曰："肾者主蛰，封藏之本，精之处也。"精是构成人体的基本物质，也是生殖的基础。肾精为先天生殖之精，男女皆有，为元阴、元精。而其他脏腑所化生的精气也藏之于肾，以不断充养先天生殖之精。《素问·上古天真论》说："肾者主水，受五脏六腑之精而藏之，故五脏盛，乃能泻。"此为后天水谷之精。先天生殖之精与后天水谷之精皆藏于肾，故肾为先天之本，元气之根，是元阴、元阳之宅。肾主骨生髓，髓通于脑，脑为髓海，故肾与脑相通，脑、髓、骨均属肾所主。

（二）天癸

天癸源于先天，藏之于肾，受后天水谷精微的滋养。人体发育到一定时期，肾气旺盛，肾中真阴不断得到充实，天癸逐渐成熟。在天癸"至与竭"的过程中，人体经历了生、长、壮、老的过程。因此，天癸是一种能促进人体生长、发育和生殖的物质。《黄帝内经》"肾者主水，受五脏六腑之精而藏之"，所以肾中之天癸也受后天水谷之精的滋养，是物质与功能的统一体。对女性来说,天癸是促成月经产生和孕育胎儿的重要物质,并通达于冲、任经脉,不仅促使胞宫生理功能出现,而且是维持胞宫行经、胎孕正常的物质。

(三)经络

冲、任、督脉皆同起自胞宫,均属奇经八脉。

1. 冲脉　既受到先天之本的肾中真阴真阳的滋养,又得到脾胃后天之本的气血的补充,为十二经气血汇聚之所,具有调节十二经气血的作用。《灵枢•逆顺肥瘦》记载:"夫冲脉者,五脏六腑之海也",有"十二经之海""冲为血海"之称。

2. 任脉　主一身之阴,为"阴脉之海"。王冰说:"谓之任脉者,女子得之以妊养也。"故有"任主胞胎"之说。

3. 督脉　主一身之阳,为"阳脉之海"。与任脉共同维系一身阴阳脉气之平衡。

4. 带脉　络胞而过,对子宫有约束的作用。

(四)胞宫

胞宫为女子特有生殖器官的概称,受肾、天癸主宰,汇通冲、任、督、带,使子宫具有行经和种子育胎的正常功能。胞宫主月经与孕育,具有定期藏泻的功能。

二、生殖轴与女子生理的关系

(一)生殖轴与月经的关系

月经的产生,是肾、天癸、脏腑、气血、经络协调作用于子宫的生理现象。《素问•上古天真论》云:"女子七岁,肾气盛,齿更发长;二七而天癸至,任脉通,太冲脉盛,月事以时下,故有子……七七任脉虚,太冲脉衰少,天癸竭,地道不通,故形坏而无子也"。肾气旺盛,天癸的产生,任通冲盛对月经的来潮有着极为直接和重要的作用。在肾气盛的基础上,天癸依期而至,冲任广聚精血,血海满盈,下注子宫,则月经开始来潮。由于肝肾的调节,形成定期藏泻的规律,使月经按月而至。因此,月经的产生和调节与生殖轴密不可分。

1. 肾气盛　女子发育至 14 岁左右,肾气盛,则先天之精化生的天癸在后天水谷之精的充养下最后成熟,并在天癸的作用下促使月经来潮。故肾气盛在月经的产生中起主导和决定作用。

2. 天癸至　"天癸至,则月事以时下","天癸竭,则地道不通",说明天癸是促成月经产生的重要物质。"天癸至"实际上是天癸自肾下达于冲任,并对其发挥重要生理作用——血溢胞宫,月经来潮的基础,因此天癸是月经产生的动力。

3. 任通冲盛　"任脉通,太冲脉盛",是月经产生的又一重要环节即核心环节。"任脉通"是天癸达于任脉,且任脉在天癸的作用下,所司精、血、津、液旺盛充沛。"太冲脉盛",即天癸通于冲脉,冲脉广聚脏腑之血,使血海盛满。故天癸至,冲任二脉相资,血海按时满盈,则月事以时下。

4. 血溢胞宫,月经来潮　月经的主要成分是血。薛立斋在《女科撮要》中说:"夫经水,阴血也,属冲任二脉主,上为乳汁,下为月水。"故血液流注血海并充盈到一定程度而满溢,月经方可来潮。

在此过程中,亦离不开督脉的调节和带脉的约束作用。督脉主一身之阳经有温煦胞宫之职,与任脉共同维系一身阴阳脉气之平衡。带脉络胞而过,对胞宫有约束的作用,两者均参与月经的调节。同时肝、脾、心、肺等脏腑在月经产生的过程中也起着重要的作用。

（二）生殖轴与妊娠的关系

女子受孕是一个复杂的过程。《妇科玉尺·求嗣》引万全曰："男子以精为主，女子以血为主，阳精溢泻而不竭，阴血时下而不愆，阴阳交畅，精血合凝，胚胎结而生育滋矣。"受孕的前提在于女子身体发育成熟后月经的按时来潮及男精女血的交融，故生殖的根本仍在于生殖轴的调控。女子到一定的年龄阶段，肾气旺盛，天癸成熟，任通冲盛，经调精壮，男女相合，胞宫、胞络通畅，种子于胞宫即成胎孕。

1. 肾 肾精是妊娠的基础。精是构成人体的基本物质，《素问·金匮真言论》中说："北方黑色，入通于肾，开窍于二阴，藏精于肾。"

2. 天癸 天癸的至与竭决定月经的潮与止，从而进一步影响女子的孕育功能。女子14岁左右，月经来潮，并有孕育功能。到49岁左右，天癸竭，则孕育功能随月经停闭而丧失。故天癸在肾气的影响下，主宰生殖功能的盛衰。

3. 经络 冲脉与血室，男女皆有。在女子则冲与血室实为受胎之处，在男子则冲与血室为化精之所；任脉下出会阴，与肾经交会于关元，任脉之气通，子宫得到阴精之充养，则月经、孕育正常，唐代王冰说："谓之任脉者，女子得之以妊养也。"

4. 胞宫 《类经·藏象类》指出："女子之胞，子宫是也。亦以出纳精气而成胎孕者为奇。"朱震亨在《格致余论·受胎论》中描述："阴阳交媾，孕胎乃凝。所藏之处，名曰子宫"。指出子宫的藏泻是受孕的基础，又是受孕凝胎的场所。

女子受孕后，腹中胎儿的生长发育依靠母体中的气血维持，精血同源，胞络者系于肾，肾以系胎，故肾在胎孕中占首要地位，冲任督带等使气血广聚并温养支持胞宫、胞络，可有效地防止胎儿的陨堕。故妊娠的产生和调节与生殖轴不可分割。

（三）生殖轴与带下的关系

带下是脏腑、经络、津液协调作用于胞宫的生理现象。带下的产生以肾气盛、天癸至、冲任二脉充盛为前提。肾气充盛，津液在肾气和天癸的作用下，由任脉所司，达于胞中，经脾气的运化，督脉的温化，带脉的约束，布露于子宫，适量溢于阴道和阴户，以润泽前阴后窍，并受阴阳气血消长的影响，而有周期性变化。带下能够及时反映女子体内阴液的盛亏，作为氤氲的候到来的信号，如《血证论·崩带》指出："胞中之水清和……乃种子之的候，无病之月信也。"从而有助于阴阳交媾，两精相搏。

1. 肾 带下由肾精所化，《素问·逆调论》云："肾者水脏，主津液。"肾为先天之本，脾为后天之本，先后天相互资生，脾通过其运化功能将肾所化之津液灌布女子阴器而为带下。

2. 天癸 天癸的至与竭与带下同步，天癸的盛衰从根本上影响了带下的多寡，带下还伴随女性生理周期出现周期性量和质的变化。

3. 经络 任脉主一身阴液司带下，《素问·骨空论》说："谓任脉为病，女子带下瘕聚。"带脉约束阴液，使带下量得以控制。督脉温煦全身脏腑、经络防带下化湿为邪。

4. 胞宫 张景岳指出："白带出自胞宫。"说明带下是由胞宫而出向下濡润阴器，同时能够抵御外邪自阴处侵入体内。

（四）生殖轴与产后的关系

由于女子分娩时耗伤大量气血，故产后多虚多瘀。而产后胞宫的复旧则有赖于肾气健旺，以资后天脾胃化生气血，修复因产娩受累的胞宫脉络。

产妇新产后即有乳汁泌出，乳汁来源于脏腑气血，为气血所化生，如《景岳全书·妇人规·乳病类》所说:"妇人乳汁,乃冲任气血所化。故下则为经,上则为乳。"肾气充盛,脾胃健旺,化生气血,冲任和调,则乳汁充盈。《胎产心法》曰:"产妇冲任血旺,气壮则乳足。"妇女以血为用,薛立斋提到:"血者,水谷之精气也,和调五脏,洒陈六腑,在男子则化为精,在妇人上为乳汁,下为血海。"故产后乳汁是否充足,与生殖轴各环节有直接的关系。

三、生殖轴的临床意义

妇科疾病的病机是错综复杂的,既有脏腑功能失常和气血失调间接损伤冲任督带、胞宫、胞脉、胞络或生殖轴为病;又有冲任督带、胞宫、胞络直接损伤,或生殖轴失调发为妇科病证,这正是妇科病区别于其他科病的病机特点。同时又要认识病因与病机之间、各病机之间不是孤立的,而是相互联系、相互影响的。临证时,必须"辨证求因","审因论治","谨守病机,各司其属",把握该病病因病机的关键所在,才能作出正确的诊断,为论治提供可靠的依据。

肾 - 天癸 - 冲任 - 胞宫轴,以肾为主导,由天癸调节,通过冲任的通盛、相资,督带的调约,在胞宫主司下由子宫表现女子经、带、孕、产、乳的生理活动特点。其中任何一个环节障碍,尤其是"五脏之伤,穷必及肾"时,都会引起生殖轴功能失调。所以生殖轴失调是妇科疾病的主要发病机制。目前临床上涉及与月经、妊娠有关的疑难病如崩漏、闭经、早绝经、卵巢早衰、不孕等,常通过调补脏腑、调理气血、调治冲任督带、调养胞宫,直接或间接的调控生殖轴的功能,从而取得较好的治疗效果。

生殖轴学说能够指导女性调经、助孕安胎、产后调理等方面的治法、遣方、用药,如月经周期分阶段论治法、中药促排卵法、补肾治法等也都是依据生殖轴学说为理论指导的中医特色疗法,是中医妇科学的基础理论学说。

(刘金星)

第八章

中医关于女性月经周期分期学说

一、女性月经周期的分期

人体内部存在着经络循环、脏腑间联系制约等协调的运动现象。女性的月经周期的演变，就体现了阴阳运动变化的节律现象。

月经周期，即行经期到下次行经期的时期，在整个月经周期中，主要分为行经期、经后期、经间期、经前期四个分期，经后期、经前期由于时间较长属阴阳的消长期，经间期和行经期时间比较短是阴阳的转化期，经后期又因生理变化分为经后早期、经后中期和经后晚期；经前期分为经前初期、经前中期及经前末期，连同行经期和经间期，整个月经周期共分八期，此即为月经八期理论。

二、月经周期分期学说的中医理论基础

（一）月经周期与阴阳学说

月经周期的建立是健康女性性成熟的标志。两次月经间隔时期为一个周期，一般为 28 天，其提前或延后不超过 7 天者，属正常范畴，所以正常周期的界定在 21～35 天之间，将经历行经期、经后、经间及经前的顺序变化，完成一个周期演变进程，自 14 岁左右开始行经，至 49 岁左右绝经，女性一生中月经周期的规律是先天决定的，但是其经历了年轮的演变，每一次的循环，排出经血，周而复始，向前发展，形成月节律性，从而也反映出月经的周期循环呈一定节律。

（二）月经周期与奇经八脉

任、督、冲、带脉等奇经八脉，在妇科学上占有重要地位。以往历代医家较为重视冲、任两脉，以冲为血海，任主胞胎，血海盈满，任脉通达，月经应期来潮。考任、督、冲三脉均内起于子宫，外始于会阴，一源而三歧，督脉行身后，任脉行身前，冲脉循腹里。任脉自下向上行，在小腹部曲骨、关元穴与诸阴经脉相会合，故主一身之阴，为阴脉之海，带脉所约束，任脉再向上行至咽喉部与冲脉相合，上行绕唇口，终于下口唇龈交穴；督脉行背后，上行至背项，在大椎穴与诸阳经相汇合，为阳脉之海，主一身之阳，再上行至巅顶，复向前下行循头额，至鼻部，下绕口唇，终于上口唇内的龈交穴。奇经八脉与心、肾、子宫一样，在女性生殖生理活动中占有重要地位。

三、月经八期的生理与病理特点

（一）行经期

1. 生理特点　行经期的生理特点为排出经血，一般 5 天。是气血显著的活动。心、肝、

子宫、冲任及胞脉、胞络皆动,子宫行泻,冲任行通,从而排出经血。

2. 病理特点　行经期的病理特点,首先是物质基础不足,子宫、冲任排经功能失常所引起排经不畅,或转化失常等;引起月经失常。

冲任子宫功能失调,排经失常:行经期冲任通盛,子宫排出月经,行泻的作用。排出应泄之宿血,若泻之不力,则排经不畅,血瘀为患,包括一般血瘀、膜样血瘀和湿浊样血瘀等,如不排出体外,潴留盆腔或体内任何部分,形成子宫内膜异位症的病患,积久必成癥瘕。

（二）经后期

1. 生理特点　经后期,是指行经期结束至经间排卵期的一段时间,又称为经后卵泡期,是血海修复时期。经后期的生理特点主要是阴精的增长,以奠定物质基础,为下一阶段的排卵做准备。

"精"乃受孕的主要物质,女子之精,实即卵泡卵子,需要依靠阴分的不断提高充实而发育成熟。阴精源于先天之肾,得后天水谷之滋养,同时在演变滋长的运动过程中,为经后期奠定物质基础。

经后期阴长为主,所谓静能生水,动则耗阴,即阴长需要静以养阴,为其能够滋养填补为主要的条件,早期阴长比较缓慢。当进入经后中末期时,其有所加快,使阴精迅速成熟达到或接近排卵的状态。此时除了成熟的精,还有较多的津液水湿等多种物质,配合体内阴阳气血的变化,使之达到蓄而待发的转化活动状态。具体分述,经后早期是在经后期中稍长,一般5～7天,无带下,阴长运动处于静止状态,实际是排经后的恢复期。经后中期介于经后早期与经后晚期之间,历时3～5天,为经后卵泡发育的重要时期,与经后晚期紧密相连,主要标志是带下,色白质稀。一般来说,这一时期较经后早期稍短,较经后晚期稍长。经后晚期与经后中期紧密相连,且为时甚短,一般1～3天,与经间期也有紧密关联,其主要的标志是带下的分泌量增加,质量上亦显得黏稠,甚则有少量锦丝状带下,此时阴长水平已达到高或中高度。

2. 病理特点　经后期的病理特点,首先是阴血、阴精的不足以及与之相关联的失调状态。

（1）阴血、阴精的不足:阴血、阴精是经后期赖之以用的物质基础,经后期子宫血海空虚,阴血不足有待于恢复。滋阴养血是主要目的,滋养精卵,使精卵发育成熟,顺利地进入经间排卵期,故三者之间存在着协同性。血藏于肝,泄聚于血海,流注周身。阴与精虽来源于肾,但阴亦与肝有关,与天癸更为密切,经后期阴血、阴精的不足,血海难以盈满、子宫内膜则不能够增长而呈分泌样改变。故常可见到肝肾不足、心肾失济、脾胃失和为主的证候表现。

（2）阴虚阳亢的病变:阴阳是一对矛盾,阴血、阴精不足则易导致阳亢。从病理要素来看,也就是阴分水平不得以恢复,补之也无济于事者需要考虑这一方面的问题。若素体气不足,或调摄不慎,气阳不能转化水谷之精微,影响阴血的恢复,阴精的生长必然影响下一个阶段即经间排卵期后的阴转阳及阳长活动;若素体阴虚、加之嗜食辛辣,或情志过激心肝火旺,以致对抗阴血,使阴长不利,经后期延长;一是火旺迫血,或迫血妄行,导致出血,或迫阴血假性上升,出现经后期缩短、月经先期等病变。

（三）经间期

1. 生理特点　包括氤氲状的充实和氤氲状的气血运行两大特点。

（1）氤氲状的充实:经间期以排卵为主要的生理特点时期,需要有氤氲状活动排出卵子,体内阴分水平必须达到一个较高的程度，才能发挥其生理作用；包括成熟之卵子，丰厚的子宫内膜，脏腑之津液充盈，周身阴阳气血活动协调，若偶尔达到，那是无根之阴，难以持久，对排卵的支持作用不力；氤氲状的充实就是在前一阶段基础之上能够实现阴阳转化，气血协调，排出卵子，准备受孕。如果阴血不足，阴精不充，血海不实，谈不上转化，排不出优质的卵子，不能够成功地完成受孕的活动。所以这一时期，癸水阴血、阴精的充实非常重要。

（2）氤氲状的气血运行：经间排卵期气血的活动，形成了这一时期的显著特色。

1）以动升为主的排卵活动：经间期的氤氲状活动是要促发排卵，达到受孕的目的。以动、升为主，所谓动者，这时需要气血的活动，促进卵子的排出，其次当卵子排出以后需要使其受精，才能受孕，中医所言之肾居于下焦，其中包含了卵巢，卵子排出需要回收故宜升不宜降，气阳的活动助其升。

2）以泻藏的协作配合，帮助着床：中医将子宫作为奇恒之府，在经间期完成排卵活动主要动升的运动形式，归纳起来是完成"泻"的作用，此时除了排卵以外，还表现为宫颈黏液的大量排出，子宫内膜的准备等，所以为了能够同时固纳受精卵种植于子宫内，促进孕育，还要具备"藏"的作用，这样泻与藏之间必须协作配合，才能很好地受孕。

2. 病理特点 排卵失常是经间期最主要的病理特点，包括排卵困难和排卵不协调两个方面。

（1）排卵困难：排卵困难主要与阴血不足，血气活动欠佳，氤氲状活动不良以及其他因素干扰有关。

1）阴血不足，癸水失调：重阴失常又分为3种情况：①阴虚癸水不足：精卵的发育，全在乎肾阴癸水的滋养。肾阴癸水不足，必然影响精卵发育成熟。重阴不足，势必给阴阳转化活动带来困难，或转化乏力，或转化延长，或转化后阳长不力等。②重阴偏盛：可见锦丝状带下过多过长，水湿状带下亦多，反影响阴阳转化及排卵。重阴有余，还常易刺激乳房组织增生，子宫痰浊蕴结，形成癥瘕等器质性病变。③阳弱阴虚：阳在经间排卵期时有三大作用：一是阴阳互根互用，阳生阴长；二是阳主动，经间排卵期的氤氲状显著活动，需要大量阳的支持；三是重阴转阳，必然需要阳长。在阳弱的情况下，不仅阴长不足，氤氲状的显著活动必然受到影响，导致排卵转化困难。

2）氤氲状失常：氤氲状失常主要反映在两个方面，一是氤氲状不足，二是氤氲状过强。氤氲状不足存在虚实两种情况：①虚者，气血不足，活动欠佳，常与重阴稍差有关；实者，有肝郁气滞等因素有关。②干扰因素的存在，必须加强血气活动，才能使转化排卵顺利。

（2）排卵不协调：排卵不协调是指排卵的或早或晚，没有一定的规律。首先表现为排卵或先或后，月经周期紊乱，如月经先期，排卵提前，一般与阳热有关；月经后期，排卵落后，一般与阴血虚或血寒有关；月经前后不一，排卵或前或后，一般与肝郁化火有关。其次是卵泡发育成熟程度失常，未成熟的卵泡被迫排出，或卵泡发育过大而不易排出等。

（四）经前期

1. 生理特点 经间排卵后至行经期前的一段时间内，称为经前期。阳气充实是这一时期主要的生理特点，阴血、阴精使卵子发育成熟，排出以后接下来需要阳长是在阴血、阴精充实的前提下完成的，在排卵后，阳长也须赖气之支持，阳长的形式与阴血、阴精的成熟有所不同，此与阳主动、性刚躁有关。因此阳气生长远较阴长为快，经前期阳长的运动形式，初中期呈现斜直线式上升，末期呈现高水平波动状态。具体分述，经前初期的生理特点在于阳长阴消,一般 3～4 天,阳长的形式特点与阴长的形式完全不同,阳长至重,达到重阳很快,充分反映出阳长的运动特点;经前中期紧接经前初期,一般 6～7 天,这一时期的特点是重阳延续,阴充阳旺,冲任气血充盛,升降运动趋缓,以利于孕卵着床;经前末期为未孕周期的临近月经来潮时期,一般指经前 2～3 天左右。此时阳旺至极,远较阴长为快,阴阳俱盛的暂时平衡趋向重阳转化,此期冲任气血旺盛,同时心肝气火稍旺,子宫内膜较厚,松软容易脱落。

2．病理特点　经前期的病理特点在于气阳的失常,还涉及心、肝、脾、胃,及其致病后产生的痰湿、脂浊、血瘀等病理物质,其根本原因在于肾虚肝脾失调。

(1) 阴虚及阳,气阳不足:阳长赖阴,阳越长,越需要阴的物质基础来支持,阴有所不足,则阳长亦受影响。阴虚日久,必及其阳,导致阳的不足。先天不足,发育欠佳,以及房劳多产,流产过多;长期工作紧张,睡眠过少等,均易导致肾阴的亏损,渐致阳虚,转化期阳长不及,经前期重阳不足,发为痛经、不孕等病,甚则阴不转阳,发为闭经崩漏等疾病。

(2) 脾肾不足,气虚而阳弱者,常与脾肾不足有关:一者是由脾及肾,即素体脾弱,或则饮食不慎,或则食饮无节,或则劳累过度,或则饮冷感寒,日久伤脾,脾胃薄弱,久必及肾,导致肾阳不足;两者先天肾阳不足,或后天房劳多产,损伤肾阳,肾阳虚则火不暖土,影响脾胃运化,轻则导致阳长不及,重阳不能延续,影响子宫的温煦及藏固,重则有阴无阳,子宫内瘀浊不化,占据血室,发为崩漏癥瘕等疾。

四、月经八期的调治方法

(一) 行经期

调治月经疾病,前贤有云:"经期以调经为要",调经的含义,就是运用调达气血的方药排出陈旧的经血,祛瘀生新,调经方法主要有以下。

1．调经常用方法　一般调经方法是应用一般的调经药物组成方剂,来排出陈旧应泄之经血。前人认为"气行则血行,气滞则血滞",理气行滞,实际上在于活血化瘀,既在于排出陈旧的经血,亦在于有利新生。以五味调经汤合越鞠丸加减为主方(制苍术 10g,制香附 10g,丹皮 10g,丹参 10g,赤芍 10g,五灵脂 10g,泽兰叶 10g,川断 10g,紫石英 20g,山楂 10g,益母草 10g,茯苓 10g)。

2．配合的调经方法　临床病症会出现各种兼夹证,对于各种复杂证型的疾病,需要配合以下几种方法:包括逐瘀破膜法、温经止痛法、清肝调经法、清降逐瘀法、补气调经法、化痰利湿法等。

(1) 逐瘀破膜法:指运用逐瘀祛旧力量较强的药物,以及助阳利浊的药物组成方剂,治疗行经期经血量多、掉下腐肉样血块,伴小腹胀痛,属于膜样痛经等病证。采用逐瘀脱膜汤(肉桂 10g,五灵脂 10g,三棱 10g,莪术 10g,炒当归 10g,赤芍 10g,白芍 10g,广木香 10g,元胡 10g,川断 10g,益母草 10g,茯苓 10g 等),一般在行经期的早期服用,经行末期停服。

(2) 温经止痛法:指运用温经化瘀、和络止痛的药物组成方剂,治疗月经后期,或经期失调,经量偏少,或有偏多者,色紫黯有血块,小腹胀痛有冷感的痛经,月经后期等病证。采用痛经汤(钩藤 10g,丹皮 10g,丹参 10g,赤芍 10g,广木香 10g,元胡 10g,桂枝 10g,肉桂 10g,茯苓 10g,益母草 10g 等),一般于行经早期服用,如行经末期仍有腹痛者,可续服之。本方通过温经活血,排出血瘀,达到"通则不痛"的目的。

（3）清肝调经法：指运用清热调肝、化瘀止血的药物组成方剂，治疗月经先期、量多、色红、有血块，或周期失调，出血量多的功能性子宫出血病证。常用丹栀逍遥散，或固经丸合加味失笑散（黑山栀 10g，丹皮炭 10g，黑当归 10g，白芍 10g，荆芥 10g，炒黄芩 10g，炒五灵脂 10g，炒蒲黄 10g，茯苓 10g，大小蓟各 10g 等），一般用于行经中期，如初期量即多者亦可服。凡是行经期火热过旺，以致月经过多者，必须清热固经，还须在清热固经的方药中，予以轻量化瘀的药物，不仅有助于排尽余瘀，而且亦有助于防止清热固经易留瘀之弊。

（4）补气调经法：指运用补气健脾、养血调经的药物组成补气调经方剂，治疗月经量多，色淡红，一般无血块，伴有腹胀便溏，神疲乏力等，属于功能性子宫出血病证。常用归脾丸或香砂六君汤，必须合失笑散加味（党参 10g，炒白术 10g，黄芪 10g，煨木香 10g，砂仁 10g，荆芥炭 10g，炒五灵脂 10g，蒲黄 10g 等），行经早中期服用为主，末期亦能服。气虚性出血病证，绝大部分与子宫收缩无力，冲任固摄无权有关，故以补气摄血为主，加入五灵脂、蒲黄等能止血又无留瘀之弊。

（5）化痰利湿法：指运用化痰利湿活血的药物组成的方剂，治疗月经量少，色淡，质黏腻，或夹痰样血块，小腹作胀，经行不畅，形体肥胖，属于肥胖型月经失调病证。采用越鞠二陈汤合泽兰叶汤（制苍术 10g，制香附 10g，丹皮 10g，山楂 10g，陈皮 10g，制半夏 10g，制南星 10g，泽兰叶 10g，赤芍 10g，茯苓 10g，益母草 10g 等），行经期服用，肥胖型月经量少，属于痰湿证型，服用上方后，短期内未必取得显效，必然于月经干净后调整月经周期节律，用药时间稍长才能取得效果。痰湿偏盛者，需用防风通圣丸、礞石滚痰丸泻之，同时结合血府逐瘀汤，加大化痰通经的药物力度，以消除病理产物。

（6）清降逐瘀法：指运用清心降火、行血逐瘀的药物所组成的方剂，治疗经行不畅、量甚少、点滴不下，经期延长，基础体温下降不显著，或降而复升，属于西医学黄体功能不全者，采用益肾通经汤（柏子仁 10g，丹参 10g，钩藤 10g，黄连 10g，泽兰叶 10g，牛膝 10g，茺蔚子 10g，生茜草 10g，川断 10g，赤芍 10g，桃仁 10g 等），行经期服用。如服本方效欠佳者，可用清泻的方法，取张子和的三和饮、玉烛散，按热涸闭经治疗，药用薄荷、山栀、连翘、荆芥、大黄、芒硝、丹参、赤芍、石膏、生地、泽兰叶等，需将过盛的阳气、心肝郁火降泻下来，随经血而排出，始能推动月经周期节律的阴阳消长转化向前发展。

（二）经后期（经后早期、经后中期、经后晚期）

经后期以养血而养阴，养阴而养精（卵）作为经后期治疗的主要目的。血中养阴，阴中育精，是贯穿整个经后期的治疗方法。按周期用药的规律，经后早期是阴血的恢复时期，这一时期尚无白带出现，其治疗当滋阴养血扶阴，重在恢复。经后中期其间可见少量或一定量的带下，表示阴长阳消运动已逐渐明显起来，此时应滋阴助阳，促进阴长。经后晚期与经间期相连，此期一般时间很短，这一时期虽然短暂，但生理病理特点非常明显，阴长已近高水平，卵泡发育接近成熟，此时当滋阴助阳，阴阳并重。养阴之法又可以具体有以下多种治法：

1. 养血滋阴法　运用养血与滋阴的药物所组成的方剂。目的在于滋阴，通过滋阴达到育精。采用归芍地黄汤（炒当归 10g，白芍 10g，山药 10g，山萸肉 10g，熟地 10g，丹皮 10g，茯苓 10g，泽泻 10g 等）。若阴虚程度较重，必须选用力量较强的补阴方药，可取二甲地黄汤加减（炙龟板 15g，炙鳖甲 15g，山药 10g，熟地 10g，山萸肉 10g，女贞子 10g，淮牛膝 10g，丹皮 10g，茯苓 10g 等）。因为初期仅是阴长的开始阶段，阴长的水平很低，所以通过血中养阴的方法，达到养精，故选用四物汤合六味地黄丸合剂；但如阴虚明显，肝肾亏损的程度较重，就有必要选用二甲地黄汤，龟板滋阴补肾、鳖甲滋阴养肝，两味均为血肉有情之品，合熟地、山药、山萸肉、牛膝等大补肝肾，较为合拍；如脾胃薄弱者，先调脾胃，或兼调脾胃，视具体情况而定。

2. 养血滋阴佐以助阳法　在滋阴方药中，加入少量的助阳药物。常选用归芍地黄汤合菟蓉合剂（炒当归 10g，赤芍 10g，白芍 10g，山药 10g，山萸肉 10g，熟地 10g，丹皮 10g，茯苓 10g，川断 10g，菟丝子 10g，肉苁蓉 10g 等），适用于阴虚兼阳虚证之经后初期，主要是阴阳互根生化之需要。

3. 滋阴助阳阴阳并补法　滋阴与助阳并重，其目的仍在补阴，所以在助阳药物选取时，必须选其平和之品，常用归芍地黄汤合五子补肾丸加减（炒当归 10g，赤芍 10g，白芍 10g，熟地 10g，丹皮 10g，茯苓 10g，山药 10g，山萸肉 10g，栀子 10g，川断 10g，菟丝子 10g，覆盆子 10g，肉苁蓉 10g 等）。本法适用阴虚兼阳虚证的经后中期，阴长至重时也需要有较高水平的阳的协同，即在上方中加入巴戟天、黄芪、红花量宜小以促之，目的是通过阳的升动使阴长重阴。

4. 兼夹证的滋阴法　经后期，由于疾病和体质的不一样，经常会出现兼夹情况，如果处理不好，影响到阴血、阴精的恢复，所以以下兼夹病症宜采用包括活血生精法、健脾养精法、宁心敛精法、清肝保精法等。

（1）活血生精法：治疗由血滞或血瘀所引起的精卵发育欠佳或排卵功能不良的不孕症，由活血化瘀与滋阴养血的药物所组成的方剂，采用活血生精汤（炒当归 10g，赤芍 10g，白芍 10g，山药 10g，山萸肉 10g，炙鳖甲 15g，五灵脂 10g，红花 10g，益母草 10g，山楂 10g，甘草 3g 等），常规用量，行经末期即应开始服，直服至经后中期。

（2）健脾养精法：治疗由脾胃失和所致阴血不足不能养精的不孕病证。由健脾养阴的药物所组成的方剂，常用参苓白术散加减（太子参 10g，白术 10g，山药 10g，山萸肉 10g，广木香 10g，茯苓 10g，薏苡仁 10g，桔梗 10g，陈皮 10g，炒谷芽 10g，建莲肉 10g 等）。凡感觉腹胀，矢气频频，或服滋阴药后，午后入晚腹胀明显，或腹鸣便溏者，需用此法。若腹泻有冷感者，加入六神曲、炮姜等止泻之品，使脾运健旺，不补阴而阴自复耳。

（3）宁心敛精法：治疗由于心神妄动所致阴精耗损的失眠、不孕症，经前期紧张综合征等。采用宁心敛精汤（龟板 15g，牡蛎 10g，山药 10g，山萸肉 10g，炒枣仁 10g，莲子心 10g，五味子 10g，干地黄 10g，茯苓 10g，夜交藤 10g 等），此法乃心肾交合之法，不仅能调理阴阳、维持阴阳的动态平衡，还有藏精敛阴、保护精卵健康发育功效。

（4）清肝保精法：治疗肝郁化火所致的月经先期、量多，以及焦虑症、不孕症。丹栀逍遥散（炒当归 10g，白芍 10g，炒柴胡 10g，广郁金 10g，钩藤 10g，丹皮 10g，炒山栀 10g，山药 10g，山萸肉 10g 等），此类患者除服药外，尚须进行心理疏导，放下思想包袱，解除紧张恐惧心理，减轻压力，才能获取良效。

（三）经间期

经间期是排卵阶段，具体治疗方法首先在于活血通络，以促进局部的冲任厥少等血气活动，排出卵子。经常运用补肾促排卵的方法，重在补肾促进气血的流通，才有可能推动正常的排卵活动。

1. 活血通络，调畅心气，以促排卵　该法适用于排卵有所困难者，或重阴稍有不足、锦丝状带下稍有减少者，或卵泡尚未发育成熟，但排卵势在必行者。拟"夏氏促排卵汤"（当归10g，丹参10g，赤芍10g，泽兰叶10g，红花10g，茺蔚子10g，香附10g），重点还在于心即脑的功能活动。如果心气不畅，或者精神紧张等均可以根据程度进行心理疏导，

2. 补肾活血，以促排卵　该法适用于重阴有所不足、锦丝状带下有所减少，或伴有明显的肾虚症状，或基础体温（basal body temperature，BBT）示高温相上升缓慢，或迟上升者。拟补肾促排卵汤[丹参10g，赤芍10g，白芍10g，怀山药10g，山萸肉10g，熟地10g，炒丹皮10g，茯苓10g，川断10g，菟丝子10g，鹿角片（先煎）10g，五灵脂10g，红花10g或加川芎10g，荆芥10g]。

（四）经前期（经前初期、经前中期、经前末期）

经前期助阳为主，兼以理气，标本兼治，是经前期的主要治法。扶助阳长，维持气阳达到至重水平，是这一时期的主要治疗方面。经前初期是阴消阳长缓冲期，治疗补肾助阳，激发阳气。经前中期阳长旺盛阶段，故当补肾助阳，扶助阳长。经前末期在未孕期当助阳健脾，疏肝理气。经前期本虚标实，常夹痰、夹脂、夹瘀等。故在助阳为主的治法下，除兼用理气外，有时尚需兼用清热解郁、燥湿化痰、化脂泄浊、活血化瘀等。常用的助阳法有：

1. 阴中求阳法　选用右归丸（饮）加减（熟地10g，当归10g，赤芍10g，白芍10g，山药10g，山萸肉10g，干地黄10g，丹皮10g，茯苓10g，续断10g，菟丝子10g，鹿角片10g，巴戟天10g等），常规用量，服药按BBT高温相时限。

2. 血中补阳法　常用毓麟珠加减（炒当归10g，赤芍10g，白芍10g，山药10g，丹皮10g，茯苓10g，白术10g，太子参10g，续断10g，菟丝子10g，鹿角片10g、枸杞子10g等）。以四物汤为基础，加入温润助阳之品，治疗肾阳偏虚的不孕症甚合。如果患者心肝郁火明显，此时调经种玉丸（当归10g，川芎10g，白芍10g，熟地10g，杜仲10g，续断10g，白术10g，茯苓10g，丹参10g，制香附10g，紫石英20g，钩藤10g等）更为合适。

3. 气中补阳法　此实乃脾肾双补法。选用《傅青主女科》的温土毓麟汤加减（党参10g，炒白术10g，怀山药10g，神曲10g，茯苓10g，巴戟天10g，覆盆子10g，菟丝子10g，鹿角片（先煎）10g等），凡出现腹胀矢气、大便偏溏、小腹有冷感、行经期腰酸、大便先硬后溏等，均属于脾肾不足，必须温补脾肾。肾虚明显者，加入杜仲、补骨脂等品；脾虚明显者，加入煨木香、炙黄芪、砂仁、蔻仁等品。

在扶助阳长的同时，必须针对不同类型的兼证型，配合运用疏肝理气、化痰利湿、活血调经、清肝宁心等法，才能更好地处理复杂病症。

（谈　勇）

第九章

脏腑调控生殖生理的理论基础及其内涵研究

女性特有的生理功能包括经、带、孕、产、乳五大类。胞宫有主月经、泌带液和孕育胎儿的功能，其蓄经、行经、育胎、分娩，藏泻分明，各依其时，充分体现了胞宫功能的特殊性，故《素问·五脏别论》称之为"奇恒之府"。胞宫所表现出来的功能，是人体生命活动的一部分，是天癸、脏腑、气血、经络综合协调作用的结果。男子精室的生殖生理功能亦受天癸、脏腑、气血、经络的调控。人体的气、血、津、液、精都是脏腑所化生，胞宫行经、胎孕的生理功能和男子精室生精、藏精、施精、种子的功能均依赖脏腑的滋养而实现。因此，脏腑与男女生殖功能密切相关。脏腑包括五脏六腑，脏与腑相表里。本章主要讨论五脏调控生殖生理的理论基础及其内涵研究。

第一节 肾 主 生 殖

一、肾调控女性生殖生理的理论

肾气盛是天癸至、任通冲盛而有子的前提。《素问·上古天真论》说："女子七岁，肾气盛，齿更发长；二七而天癸至，任脉通，太冲脉盛，月事以时下，故有子；三七肾气平均，故真牙生而长极……七七任脉虚，太冲脉衰少，天癸竭，地道不通，故形坏而无子也。丈夫八岁肾气实，发长齿更。二八肾气盛，天癸至，精气溢泻，阴阳和，故能有子……七八肝气衰，筋不能动，天癸竭，精少，肾脏衰，形体皆极。八八则齿发去。肾者主水，受五脏六腑之精而藏之，故五脏盛，乃能泻。今五脏皆衰，筋骨解堕，天癸尽矣，故发鬓白，身体重，行步不正，而无子耳。"李梴说："男精女血，皆兼气血阴阳，总属肾与命门。精血充盛，别无杂病，宜交会得时，乃成胎孕。"（《医学入门》）傅青主又提出："经水出诸肾。"（《傅青主女科》）故有"肾主生殖"之说。由于肾藏先天之精，为脏腑阴阳之本，生命之源，故李中梓称"先天之本在肾"（《医宗必读》）。以下从五个方面探讨"肾主生殖"理论及其内涵。

（一）肾通过胞络、胞宫调控女性生殖

1. **肾藏精** 《素问·奇病论》曰："胞络者，系于肾。"肾通过胞络与胞宫直接联系。《素问·六节藏象论》曰："肾者主蛰，封藏之本，精之处也。"肾精是机体生命活动之根，生殖繁衍之本。肾精所生之血，可以通过胞络直接运达胞宫，成为月经的基础物质。带下为肾精之余，由肾精通过胞络施泄于胞宫而成。肾精化血，精血充足则胞宫易于摄精成孕。傅青主说："精满则子宫易于摄精，血足则子宫易于容物，皆有子之道也。"（《傅青主女科》）肾精化生肾气，肾气寓含肾阴肾阳。胞宫得肾阳之温化而不寒，得肾阴之濡养而不燥，则藏泻有

节:月经适时而下,带下适时下润,胞胎得养,适时娩出。

2. 肾主水 月经的主要成分是血,津液与营气注于脉中,"变化而赤是为血"。肾具有调节体内津液的输布与排泄,维持代谢平衡之功。肾的蒸腾气化功能正常,津液代谢正常,既无津液亏损,又无津液停滞,则血液化生充足,月经正常;渗于前阴空窍者,与精之余合和而为带下;下注滋润胞宫,胞宫则藏泄有节。

3. 肾通过相火影响子嗣 肾寄相火,开窍于前阴。《素问·灵兰秘典论》曰:"肾者,作强之官,伎巧出焉。"可见,肾中相火是肾主作强的原动力,是性欲产生、性器兴奋、种子顺利的重要条件。

(二)肾通过其他四脏调控女性生殖

《灵枢·经脉》云:"肾足少阴之脉,起于小指之下,斜走足心,出于然谷之下,循内踝之后,别入跟中,以上踹内,出腘内廉,上股内后廉,贯脊,属肾,络膀胱;其直者,从肾上贯肝膈,入肺中,循喉咙,挟舌本;其支者,从肺出络心,注胸中。"可见,肾通过其经脉与心、肝、肺相连。

1. 肾通过肝影响胞宫 肾水生肝木,肾精充足,则肝木得滋,与肾协同调控女性生殖功能。肾藏精,精生血,肾精所化之血可通过经脉输送至肝而藏于肝,肝所藏之血除营养全身外,其有余者下注冲任、胞宫而成月经。朱丹溪说:"主闭藏者肾也,司疏泄者肝也。"(《格致余论》)肾虽主闭藏,但亦可施泄;肝虽主疏泄,但亦能藏血。可见,肾与肝均能藏泄。肾藏精有利于肝藏血,肝藏血有利于肾藏精;肾施泄有利于肝疏泄,肝疏泄亦有利于肾施泄。胞络系于肾,血海主于肝,两者协同作用调节血海的蓄溢、胞宫的藏泄。因此,肾与肝均为女子之先天。肾肝均寄相火,均与性欲密切相关。

2. 肾通过脾胃影响胞宫 肾与脾胃虽然没有直接的经脉联系,但两脏生理上关系密切。肾为先天之本,是脾胃运化水谷的原动力;脾胃为后天之本,化生气血以养先天。另外,肾主骨生髓,脾主肌肉,肌肉附着于骨,肾与脾可通过骨肉相连而密切联系。如《灵枢·经脉》云:"足少阴气绝,则骨枯,少阴者冬脉也,伏行而濡骨髓者也,故骨不濡则肉不能着骨也。骨肉不相亲则肉软却,肉软却故齿长而垢。"

脾阳脾阴需要在肾阳肾阴的温煦与滋养下发挥重要作用。肾阳肾阴充足,则脾运化水谷,气血生化有源,统摄血液,冲任得固则月经正常;运化水湿,津液代谢正常则带下有时;气血充足,胞宫得养,则易摄精成孕;中气充足,则胞胎稳固。如傅青主云:"夫气宜升腾,不宜消降。升腾于上焦则脾胃易于分运……然则脾胃之气虽充于脾胃之中,实生于两肾之内。无肾中之水气,则胃之气不能腾;无肾中之火气,则脾之气不能化。惟有肾之水火二气,而脾胃之气始能升腾而不降。"(《傅青主女科》)

3. 肾通过心影响胞宫 肾与心通过肾经之支脉相连。肾心水火既济,肾水充足,心火不亢,则月经带下正常。肾阴肾阳为心阴心阳之本,肾中寄相火,心中寄君火,性欲由心君之火生,肾中相火为原动力。

4. 肾通过肺影响胞宫 《灵枢·本输》曰:"少阴属肾,肾上连肺,故将两脏。"《灵枢·经脉》亦称肾与肺通过其直行之脉相连,可见肾与肺经脉相连。肾藏精化血,通过经脉上输于肺则肺脏得养。肺肾金水相生,肾气充足则肺气充足,朝百脉而输精微,治节有常,则月经、带下如常;胞宫得养则藏泄有时。

(三)肾通过气血影响胞宫

李中梓云:"夫人之虚非气即血,五脏六腑莫能外焉。然血之源头在乎肾,盖水为天一之元，而人资之以为始者也，故曰先天。"（《病机沙篆》）冯兆张说："气之根，肾中之真阳也，血之根，肾中之真阴也。于此根上补起，未有不发虚气血。"（《冯氏锦囊秘录》）可见肾为气血之根。而胞宫的各项生理活动都离不开气血的推动与濡养。肾精充足，肾气旺盛，则气血有根，经候如常，带下规律。

（四）肾通过经络影响胞宫

《灵枢·五音五味》说：冲脉"起于胞中"，《灵枢·逆顺肥瘦》曰："夫冲脉者，五脏六腑之海也……其下者，注少阴之大络，出于气街……其下者，并于少阴之经。"可见，肾通过冲脉与胞宫联系。冲脉下行支与肾脉相并而行，得肾中真阴之滋养，使精血充盛，维持胞宫行经、胎孕之功能。

任脉亦"起于胞中"，肾脉与任脉交会于"关元"，可见肾通过任脉与胞宫联系。任脉主一身之阴，凡精、血、津、液等均由任脉总司，得肾中真阴之滋养而使胞宫有行经、带下、胎孕之功能。

督脉亦起于胞中，如李时珍说："督乃阳脉之海，其脉起于肾下胞中。"（《奇经八脉考》）《素问·骨空论》记载督脉"合少阴上股内后廉，贯脊属肾"。可见，肾通过督脉与胞宫联系。由于督脉"贯脊属肾"，与肾相通，可得肾中命火温养，与任脉协同维持人体阴阳脉气的平衡，使胞宫的功能正常。

《难经·二十八难》说："带脉者，起于季胁，回身一周。"说明带脉横行于腰部，总束诸经。《灵枢·经别》说："足少阴之正……当十四椎，出属带脉。"带脉通过约束冲、任、督三脉维持胞宫的生理活动。可见肾可通过带脉间接与胞宫相联系。

（五）肾通过天癸影响胞宫

天癸源于肾精，通达于冲任、胞宫，是促进人体生长、发育和生殖的重要物质，是肾精充盛的产物。肾气主宰着天癸的泌至与竭止。肾气盛则天癸至，肾气衰则天癸竭。天癸至，具备生殖能力之后，须房事有节，否则肾精大亏，天癸早竭。曾宝珠等通过 Meta 分析得出结论，补肾法在治疗卵巢早衰方面优于单纯西药激素替代治疗，对卵巢功能早衰患者血清激素水平和临床症状均有改善作用，反证了肾通过天癸对生殖功能的作用。

二、肾调控女性生殖生理的机制

（一）补肾与调经

药理研究表明，归肾丸可通过提高机体雌激素水平或类雌激素样作用治疗月经过少。刘智慧等研究发现，补肾固冲调经系列方可能具有以下作用：①可作用于卵巢，调节 P 的分泌，纠正月经周期紊乱，促进卵泡成熟、排卵。②可以增强 VEGF、bFGF 及其受体 Flk1、$TNFR_1$ 在子宫内膜的表达，提高子宫内膜 MVD，同时减弱子宫内膜 TNF-α 及其受体 $TNFR_1$ 的表达强度，促进子宫内膜血管生成，加快子宫内膜修复，恢复子宫内膜正常形态结构，达到局部调节止血目的。以上两方面共同作用使无排卵性功血（异常子宫出血）患者最终达到止血、调经的目的。杜惠兰等研究发现，补肾调经系列方可通过调节功能失调性子宫出血患者 E_2 水平及 FSH/LH 比例，下调子宫内膜 ER 表达，提高细胞免疫功能（升高外周血 CD3、CD4/CD8，降低 CD8）、改善血液瘀滞状态（增加血浆黏度及纤维蛋白原，降低全血黏度高切变率），从而发挥调经作用。英艳君研究发现，加味寿胎丸通过提高血清中孕酮水平,达到调整月经周期、改善基础体温的目的,还可以提高黄体生成素水平,以达到治疗肾气虚型黄体功能不全功血(异常子宫出血)的目的。

(二)补肾与种子

补肾法有助于刺激子宫内膜的增生,使子宫血流丰富,促进内膜厚度增长及卵泡发育成熟并排卵,且能改善黄体功能提高患者妊娠率。

1. 促进卵泡发育 现代研究发现,补肾可直接促进卵泡发育和颗粒细胞增生,增加卵巢重量。使卵巢和子宫 ER、PR 表达增强,使甾体激素更充分发挥生理效应。反映了肾藏精的生理功能,其机制可能是:

(1)改善卵巢血液供应:杨秀芳等研究发现,补肾调经方可使无排卵模型大鼠血管舒张因子 nNOS、eNOS 表达增强,血管收缩因子 ET-1、ATⅡ、iNOS 表达降低,从而改善卵巢局部血液供应,使卵巢重量增加,并对 E_2、T 产生间接影响。陆君等研究发现,补肾调经方可使血管舒张因子 NO、cGMP 活性增强,血管收缩因子 ET-1、Ang-Ⅱ活性降低,使血管舒缩恢复正常,从而改善卵巢局部血液供应,增强卵巢功能,促进卵泡的发育及排卵。补肾调经方亦可使卵巢组织 VEGF 表达增强,MVD 升高,促进血管生成,改善卵巢局部血液供应,调节卵巢的功能。

(2)影响卵巢细胞因子:路帅等研究发现,补肾调经方能显著降低排卵障碍模型大鼠卵巢组织中 IL-1β、TNF-α、TGF-β$_1$ 及 TGF-βR$_1$ 蛋白和基因的水平,保持卵巢内环境稳定,使颗粒细胞增殖,卵母细胞成熟;并且促进黄体的形成以及黄体功能,进而促进了卵泡的发育、成熟。

(3)抗卵巢氧化与颗粒细胞凋亡:马惠荣等研究发现,补肾调经方可上调雄激素致不孕大鼠的卵巢 HO-1 活性,增强血红素加氧酶(HO)基因和蛋白表达,调节 HO/胆红素系统功能,提高卵巢抗氧化损伤能力,减轻氧化损伤,降低卵巢颗粒细胞凋亡及其相关酶 Caspase-3 表达水平,达到促进卵泡发育,改善卵巢功能的效果。周楠等研究发现,补肾调经方能改善雄激素致无排卵模型、雷公藤致排卵障碍大鼠模型卵巢的氧化损伤和颗粒细胞凋亡,从而改善卵巢功能。

(4)调节下丘脑-垂体-卵巢轴功能:刘曼芳等研究发现,补肾调经方能够降低雷公藤致排卵障碍模型大鼠和雄激素致排卵障碍模型大鼠动情前期、后期下丘脑 β-EP、5-HT,升高动情前、后期下丘脑 DA、NE 表达水平,从而调节神经递质,发挥调节性腺轴的功能。杜惠兰等补肾调经方可以改善垂体的结构,调节其内分泌功能,促进促卵泡素(FSH)和黄体生成素(LH)分泌,降低垂体生乳素(PRL)水平,解除高浓度的 PRL 对性腺轴的抑制作用;从而促进卵泡发育、颗粒细胞增生;使卵巢雌激素受体(ER)、孕激素受体(PR)表达增强,使甾体激素更充分发挥生理效应;调整卵巢 TGF-β$_1$、TGF-βR$_1$ 的表达;增强卵巢的内分泌功能,促进卵泡的发育和排卵;促进子宫内膜发育,使子宫 ER、PR 表达增强,使甾体激素更充分发挥生理效应;通过上调子宫一氧化氮(NO)含量,促进子宫内膜血管扩张、血管通透性以及平滑肌舒张,促使内膜肌层水肿,有利于胚泡植入和蜕膜的形成;通过上调子宫内膜、肌层 TGF-β$_1$,肌层 TGF-βR$_1$ 表达,促进子宫内膜生长,形成分泌期子宫内膜,有助于蜕膜化的形成,以适应孕卵着床和胚胎发育的需要。杨宏敏、宋翠淼等研究发现,补肾调经方可以改善人卵巢黄素化颗粒细胞分泌功能,其作用可能是通过调节卵巢颗粒细胞 FSH/cAMP-PKA 通路的主要效应分子 FSHR、cAMP、P450arom、E_2 而实现。

（5）改善卵母细胞质量：谈勇等对大龄不孕或多次 IVF 失败者采用补肾调周法治疗后再次 IVF 治疗，结果卵泡数、取卵数、受精卵数、胚胎移植数均高于西药对照组。连方等对中药提高卵母细胞质量进行了深入系统的研究，证实补肾调冲法（二至天癸颗粒）可明显提高卵细胞、胚胎质量和 IVF-ET 临床妊娠率，并从卵泡液代谢组学和 Ca^{2+} 浓度、细胞因子（LIF、TNF-α、TNF-αmRNA、IL-6、IL-6mRNA、IL-1β、IGF-1R mRNA 等）及卵巢血流等方面深入探讨了补肾调冲法提高卵子质量的作用机制。常秀峰、梁莹等研究发现，补肾调经方可改善体外受精 - 胚胎移植控制性卵巢刺激周期妊娠结局，降低促性腺激素用量，提高获卵数、成熟卵率、受精率、卵裂率和优质胚胎率。同时可上调颗粒细胞和卵泡液中 GDF-9、BMP-15 的表达，从而提高卵母细胞质量。杨丽芸、白静等研究发现，补肾调经方可上调小鼠卵母细胞 GDF-9、BMP-6、BMP-15 蛋白及基因表达，促进卵母细胞的发育，提高卵母细胞质量。其作用机制可能是通过激活Ⅱ型受体，进而成功募集Ⅰ型受体，并活化下游 Smad1/5/8 蛋白，与 Smad4 结合，启动信号转导，并与 FSH、LH、E_2 协调作用，调控下丘脑 - 垂体 - 卵巢轴的功能，诱导卵泡发育并促进排卵，改善卵母细胞质量。

2. 促进卵子排出　中医学认为，肾阳升动有利于卵子的排出，因此补肾法可以促进卵巢排卵。段彦苍等研究发现，补肾调经方可作用于垂体，促进 FSH、LH 的分泌；补肾调经系列方主要下调卵巢 COX-2 的表达，上调排卵前卵丘细胞外基质重要蛋白 TSG-6、PTX3 的表达，促进了卵丘细胞外基质形成、卵丘膨胀影响排卵，其上调 TSG-6 蛋白的表达可能是影响排卵数目的原因之一。通过上调小鼠卵巢排卵关键蛋白酶 ADAMTS-1、CatL 的表达促使卵泡破裂而诱发排卵。

3. 促进黄体生成　补肾法可以通过促进黄体生成而起到助孕功能。连方等研究发现，二至天癸颗粒可提高黄体功能不健患者黄体中期血清 P 水平及子宫内膜 LIF 表达，从而提高子宫内膜容受性。唐晓丽研究发现，补肾法联合 HCG 能有效提高黄体功能，明显改善子宫内膜厚度、卵泡最大直径、基础体温以及黄体中期孕酮水平，进而整体改善下丘脑 - 垂体 - 卵巢轴的功能。

4. 提高子宫内膜容受性　补肾法可以影响子宫内膜容受性而提高妊娠率。高星等研究发现，补肾法可改善控制性卵巢刺激大鼠子宫内膜组织形态，促进胞饮突的形成，影响子宫内膜血管生成，继而改善子宫内膜容受性。张晓庆等研究发现，补肾助孕方能改善子宫内膜容受性障碍模型小鼠子宫 LPAR-3 蛋白、Galectin-3 蛋白和 LPAR-3mRNA、Galectin-3mRNA 的表达，进而提高子宫内膜容受性。柏亚萍研究发现，二至天癸颗粒可增加胚胎着床期子宫内膜 H19 单等位基因的表达，改善子宫内膜容受性，进而提高妊娠率。

第二节　肝　与　生　殖

一、肝调控女性生殖生理的理论

肝与女性生殖的关系，早在《素问·腹中论》就有记载："岐伯曰：病名血枯，此得之年少时，有所大脱血，若醉入房中，气竭肝伤，故月事衰少不来也。"大脱血伤及肝血，加之房事不节复伤肾精，损及肝血，最终导致月经过少，乃至闭经，故称之为血枯。后世医家亦非常重视肝对女性生殖的重要性，如刘完素提出："论曰：妇人童幼天癸未行之间，皆属少阴；天癸既行,皆从厥阴论之;天癸已绝,乃属太阴经也。治胎产之病,从厥阴经者,是祖生化之源也。"(《素问病机气宜保命集》)叶天士则提出了"女子以肝为先天"(《临证指南医案》)的论点。

(一)肝调控女性生殖

1. **肝主藏血** 脏腑所化生之血,除营养周身外,其有余部分均贮藏于肝,肝将有余之血下注冲脉、胞宫。肝藏血的功能可保证在非经期阴血内守蓄存,为孕育奠定基础,或为排出月经提供物质基础;已孕则为胞胎提供营养;产后则使有余之血向上变白化为乳汁。

2. **肝主疏泄** 肝司疏泄,调畅气机,气行则血行,使有余之血顺利下注冲任、胞宫,或顺利由胞宫排出而成月经,肝主疏泄与肝主藏血的功能相辅相成,则"由肝下注冲脉,冲脉满则月事以时下矣"(《医医病书》);气行则津行,渗于前阴空窍,与精之余合和而为带下,润泽阴窍,利于求子;情志舒畅,冲任相资,利于求嗣。

3. **肝通过相火影响子嗣** 肝藏血寄相火,肝中相火为性欲产生的重要条件。如武之望说:"此专主肝经而言,以相火寄于肝也,男女之欲,皆从此出。观天地之气,始于春,则知欲之义,必由于肝也。鸟兽孳尾亦然。故治此者,当以柴胡汤为法。"(《济阴纲目》)

(二)肝通过其他四脏影响胞宫

1. **肝通过肾影响胞宫** 肝藏血,肾藏精,精血互生,肝血可通过肾之经脉输送至肾,化精而藏于肾,通过胞络注入胞宫。肝藏血有利于肾藏精,肝疏泄有利于肾施泄,两者协调配合,则月经、带下适时而下,胞宫能够摄精成孕。故傅青主曰:"精满则子宫易于摄精,血足则子宫易于容物,皆有子之道也。""夫经水出诸肾,而肝为肾之子,肝郁则肾亦郁矣。肾郁而气必不宣,前后之或断或续,正肾之或通或闭耳。"(《傅青主女科》)此外,肝司疏泄,气机调畅,肾蒸腾气化津液之功正常,则带下如常。

2. **肝通过脾影响胞宫** 肝之疏泄可促进脾胃运化之功,运化水谷正常,气血化生充足,则月经如常;津液正常输布,则带下规律;运化水湿正常,痰湿水饮不生,气机调畅,则经调、带和,利于子嗣。另外,肝疏泄正常,脾气健运,中气充足,胞宫维持其位,血液得以统摄,则月经正常。

3. **肝通过心影响胞宫** 肝居下焦,心居上焦。肝藏血,心主血。肝主疏泄,心主神志。人的精神、意识、思维活动,虽由心所主,但与肝的疏泄功能密切相关。肝疏泄正常,气机条达,情志舒畅,则心主血脉功能正常,胞宫行经、胎孕之功亦如常。

4. **肝通过肺影响胞宫** 《灵枢·经脉》曰:"肝足厥阴之脉……其支者,复从肝别贯膈,上注肺。"可见肝通过支脉与肺相连。肝疏泄正常,气机调畅,有利于肺气行血行津,则月经、带下正常。

(三)肝通过气血影响胞宫

肝主疏泄,调畅气机;主藏血,调节血量。可见肝主要通过调节气血影响冲任胞宫。具体参见"肝调控女性生殖"部分。

(四)肝通过经络影响胞宫

《灵枢·五音五味》云:"冲脉、任脉皆起于胞中,上循背里,为经络之海。"肝经与冲脉交会于"三阴交",可见肝经通过冲脉与胞宫联系。肝藏血而主疏泄,司血海,而冲脉为血海,所以肝与冲脉密切相关。肝经与任脉交会于"曲骨",可见肝经通过任脉与胞宫联系。任脉司一身之阴。张志聪说:"冲任之血,肝所主也,故始于肝脏主养。"(《侣山堂类辨医学真传》）督脉亦起于胞中，肝经与督脉交会于"百会"，即肝经可通过督脉与胞宫联系。督脉为阳脉之海，得肝阳之助，与任脉协同维持人体阴阳脉气的平衡，使胞宫的功能正常。

《难经·二十八难》说："带脉者，起于季胁，回身一周。"季胁部位乃肝经所布，因此带脉与肝经关系密切。另外，带脉通过约束冲、任、督三脉维持胞宫生理活动。可见肝可通过带脉间接与胞宫相联系。

（五）肝通过天癸影响胞宫

肾气盛则天癸至，肝藏血，肾藏精，精血互生。肝血充足，则化生肾精充足，天癸则依时或至、或竭。

二、肝调控女性生殖的机制

（一）疏肝与调经

金凤丽等从肝对月经产生、女性生殖的影响及多囊卵巢综合征现代研究进行分析，发现肝失疏泄是 PCOS 排卵障碍的重要因素。解月波通过系统观察发现肝郁型患者血清中 PRL 水平明显升高，E_2、P 水平均降低，以 P 降低更为显著，E_2/P 比值显著升高，疏肝中药可以通过调节其水平治疗月经失调。郝兰枝等通过观察与情感变化密切相关的中枢去甲肾上腺素（NE）代谢产物 3- 甲氧 -4 羟基苯乙二醇硫酸酯盐（MHPG-SO_4），发现中枢 NE 代谢增强，尿 MHPG-SO_4 水平增高，是肝郁证月经病病理特点之一。柴胡疏肝散加减可治疗经前期紧张综合征、月经后期、更年期综合征等。

（二）疏肝与种子

肝郁与不孕关系密切。李灿东等选择原发性不孕症患者 70 例，观察肝郁病理积分、性激素检测，认为肝郁是不孕症的重要病理环节，肝郁 - 丘脑 - 垂体 - 性腺系统功能紊乱与排卵障碍之间可能存在轴性相关。黄保民等以夹尾激怒法建立心理应激肝郁证大鼠模型，发现模型大鼠下丘脑垂体去甲肾上腺素（NE）减少，多巴胺（DA）、5- 羟色胺（5-HT）及 5- 羟基吲哚乙酸（5-HIAA）含量增加，血清 FSH、LH、E_2、P 降低，NE、DA、5-HT、5-HIAA 及 T 水平升高。即心理应激状态下肝郁证雌性大鼠的神经生殖内分泌功能紊乱。疏肝法调控生殖功能的作用机制如下：

1. 促进卵泡发育　疏肝法可促进卵泡发育，其可能的机制如下。

（1）改善卵巢血液供应：陆君等研究发现，逍遥丸可使雄激素致无排卵模型、雷公藤致排卵障碍大鼠模型卵巢组织的血管舒张因子 NO、cGMP 活性增强，血管收缩因子 ET-1、Ang-Ⅱ活性降低，使血管舒缩恢复正常，从而改善卵巢局部血液供应，增强卵巢功能，促进卵泡的发育及排卵。同时，能上调两种模型大鼠卵巢组织 VEGF 表达增强，MVD 升高，促进血管生成，改善卵巢局部血液供应，调节卵巢的功能。疏肝法在调节血管舒缩平衡、促进血管生成、改善卵巢血液供应方面优于补肾法。

（2）抗卵巢氧化与颗粒细胞凋亡：周楠等研究发现，逍遥丸能改善雄激素致无排卵模型、雷公藤致排卵障碍大鼠模型卵巢的氧化损伤，降低卵巢组织中丙二醛含量，提高总抗氧化能力，降低卵巢颗粒细胞凋亡率及其相关酶 Caspase-3 表达，改善卵巢功能。

（3）影响卵巢细胞因子：路帅等研究发现，逍遥丸能显著降低雄激素致无排卵模型、雷公藤致排卵障碍模型大鼠卵巢组织中 IL-1β、TNF-α、TGF-$β_1$ 及 TGF-$βR_1$ 蛋白和基因的水平，保持卵巢内环境稳定，促进卵泡的发育、成熟。

（4）调节下丘脑 - 垂体 - 卵巢轴功能：刘曼芳等研究发现，疏肝法可降低雷公藤致排卵障碍模型大鼠和雄激素致排卵障碍模型大鼠下丘脑 β-EP 和 5-HT，升高 DA 和 NE 水平。在雷公藤排卵障碍模型中，逍遥丸善于调节动情后期 DA 水平。在雄激素致排卵障碍大鼠模型中，逍遥丸在调节 NE 方面具有优势。杨宏敏等研究发现，疏肝法通过改善垂体、卵巢、子宫形态，调节生殖内分泌激素水平，增加卵巢、子宫重量指数，发挥促进卵泡发育和成熟，治疗排卵障碍性疾病的作用。疏肝法还可以改善人卵巢黄素化颗粒细胞分泌功能，调节卵巢的自分泌系统，改善卵巢功能。其作用可能通过增加卵巢颗粒细胞 FSHR 蛋白及其 mRNA 的表达，使 FSH 更好发挥促进卵泡发育、排卵的作用，并通过调节 FSHR、cAMP、P450 芳香化酶、E_2 水平改善卵巢颗粒细胞的内分泌功能。

2. 诱发排卵　疏肝通过调畅气血有利于卵子的排出，其作用可能通过影响排卵的关键因子而实现。段彦苍等研究发现，疏肝法（逍遥丸）主要上调卵巢 COX-2 的表达，上调排卵前卵巢卵丘细胞外基质重要蛋白 TSG-6、PTX3 的表达，促进了卵丘细胞外基质形成、卵丘膨胀影响排卵，其上调 TSG-6 蛋白的表达可能是影响排卵数目的原因之一。疏肝法可上调小鼠卵巢排卵关键蛋白酶 ADAMTS-1、CatL 的表达促使卵泡破裂而诱发排卵。

3. 改善卵母细胞质量　高星、梁莹等研究发现，补肾调经方可改善体外受精 - 胚胎移植控制性卵巢刺激周期妊娠结局，降低促性腺激素用量，提高获卵数、成熟卵率、受精率、卵裂率和优质胚胎率。上调颗粒细胞和卵泡液中 GDF-9、BMP-15 的表达，调节 Smads 通路，从而提高卵母细胞质量。杨丽芸等研究发现，逍遥丸可上调小鼠卵母细胞 GDF-9、BMP-6 蛋白及基因表达，并与 FSH、LH、E_2 协调作用，调控下丘脑 - 垂体 - 卵巢轴的功能，诱导卵泡发育并促进排卵，改善卵母细胞质量。后者之机制为诱导 BMP-6 募集其 II 型受体 BMPRII 形成受体复合物，然后募集 I 型受体 ALK-2 和 ALK-6，并可能使其发生磷酸化而活化，活化的 I 型受体进一步磷酸化细胞内信号 Smad1/5/8，然后与 Smad4 结合，从而启动信号转导。白静等研究发现，逍遥丸可通过上调小鼠卵母细胞中 BMP-15 mRNA 及其蛋白的表达，进而提高卵母细胞质量。其机制可能为诱导 BMP-15 与其 II 型受体 BMPRII 形成复合物，然后募集 I 型受体 ALK6，并可能使其磷酸化而发生活化，活化的 I 型受体进一步磷酸化细胞内信号因子 Smad1/5/8，从而启动信号转导。

4. 提高子宫内膜容受性　疏肝法通过调理气血可以影响子宫内膜容受性而提高妊娠率。高星等研究发现，逍遥丸可改善控制性卵巢刺激大鼠子宫内膜组织形态，促进胞饮突的形成，改善子宫内膜容受性。张晓庆等研究发现，逍遥丸能改善子宫内膜容受性障碍模型小鼠子宫 LPAR-3 蛋白、Galectin-3 蛋白和 LPAR-3mRNA、Galectin-3mRNA 的表达，推测本方能通过此途径提高子宫内膜容受性。

第三节　脾 与 生 殖

《素问·灵兰秘典论》曰："脾胃者，仓廪之官，五味出焉。"《素问·六节藏象论》云："五味入口，藏于肠胃，味有所藏，以养五气，气和而生，津液相成，神乃自生。"《灵枢·决气》曰："上焦开发，宣五谷味，熏肤充身泽毛，若雾露之溉，是谓气……中焦受气取汁，变化而赤，是谓血。"可见脾胃为气血生化之源，故李东垣说："脾胃为血气阴阳之根蒂也。"（《兰室秘藏》）胞宫的经、孕、产、育功能均需气血的推动与濡养，可见，脾与女性生殖关系非常密切。

一、脾调控女性生殖生理的理论

(一) 脾调控女性生殖

1. 脾主运化　脾主运化水谷与运化水液。脾运化水谷正常,则气血生化有源。月经的主要成分是血,脾运化水谷化生气血为月经提供物质基础。李东垣说:"妇人脾胃久虚,或形羸气血俱衰,而致经水断绝不行。"(《兰室秘藏》)吴鞠通说:"女子不月者,中焦受气,饮食入胃,取汁变化而赤是谓血……阳明虚则饮食少,血无以生,月事从何而来? 故调经先以胃气为要。"(《医医病书》)可见脾胃运化正常对月经如期而至非常重要。脾运化水液正常,津液能够下润,水湿不生,则带下、月经规律,胞宫清净,易于受孕。

2. 脾升胃降　脾主升清实际仍属于脾的运化功能。脾气充足,升提有力,则胞宫维持其常位,利于求嗣。胃主降亦利于月经下行,不致上逆。如张锡纯说:"冲为血海,居少腹之两旁。其脉上隶阳明,下连少阴……阳明胃虚,其气化不能下行以镇安冲气,则冲气亦易于上干。冲中之气既上干,冲中之血自随之上逆,此倒经所由来也。"(《医学衷中参西录》)

3. 脾主统血　脾统血实为脾气的固摄作用,脾主统血影响胞宫主要表现在与月经的关系方面,且脾不统血常常与脾气下陷同时出现。脾统血正常,则月经依时而下、血量适中。

(二) 脾通过其他四脏影响胞宫

1. 脾通过肾影响胞宫　脾为后天之本,肾为先天之本,后天养先天,脾胃健运,气血充足,肾精得充;水液得化,痰湿不生,肾脏清净,则月经、带下如常,易于孕育。

2. 脾通过肝影响胞宫　月经之血主要来自肝所藏之血,脾所化生之血是肝藏之血的主要来源。脾胃健运,气血充盛,肝藏血充足,疏泄有力;水液得化,痰饮不生,肝气舒畅,则月经如常。

3. 脾通过心影响胞宫　脾通过其支脉与心相连,脾胃健运,气血充盛,心气得以下通则月经、胎孕正常,利于孕育。

4. 脾通过肺影响胞宫　《灵枢·经脉》曰:"肺手太阴之脉,起于中焦,下络大肠,还循胃口。"可见脾土生肺金。脾胃健运,肺气充足,气行血行,气行津行,则月经、带下正常。

(三) 脾通过气血影响胞宫

脾通过运化水谷化生气血,通过升清输送气血,通过脾气固摄的作用以统血,通过主思影响气机。可见脾调控女性生殖主要通过气血起作用。

(四) 脾胃通过经络影响胞宫

1. 脾通过经络影响胞宫　足太阴脾经与任脉交会于"中极",与冲脉交会于"三阴交",冲任二脉均起于胞宫,可见脾通过冲、任二脉与胞宫相联系。

《灵枢·逆顺肥瘦》说:"夫冲脉者……其下者,并于少阴之经,渗三阴",三阴包括肾、肝、脾经。可见,冲脉与脾之经脉相通,取脾之血以为用。

《灵枢·经脉》云:脾足太阴之脉,"上膝股内前廉,入腹",与任脉交会于"中极"。可见,任脉取脾经之血以为养。任脉主一身之阴,凡精、血、津、液等都由任脉总司,带下属阴液,与任脉密切相关。

带脉与脾无直接经络联系,但其通过任脉、督脉间接与脾经相连,故取脾经之气血以为用,约束冲、任、督三脉维持胞宫生理活动。

2. 胃通过经络影响胞宫　《灵枢·经脉》云:胃经"从缺盆下乳内廉,下挟脐,入气街中。"

《素问•骨空论》说："冲脉者,起于气街。"《灵枢•逆顺肥瘦》说："其下者,注少阴之大络,出于气街。"可见冲脉与足阳明经会于"气街"。《灵枢•五味》曰："胃者,五脏六腑之海也。水谷皆入于胃,五脏六腑皆禀气于胃。"《灵枢•逆顺肥瘦》说："夫冲脉者,五脏六腑之海也,五脏六腑皆禀焉。"胃与冲脉虽均为五脏六腑之海,但胃为五脏六腑提供气血,故胃为水谷之海,五脏六腑之血充盛而溢入冲脉,故冲脉为血海,"阳明为之长"(《灵枢》)。

《素问•五脏别论》曰："胃者,水谷之海,六腑之大源也",为多气多血之腑,冲脉可得到胃气的濡养,故有"冲脉隶于阳明"之说。

(五)脾通过天癸影响胞宫

肾藏先天之精,脾化后天之精。先天之精需要后天之精的滋养才能充盛。天癸源于先天,藏之于肾,受后天水谷精微的滋养才能日臻成熟,同时只有后天不断滋养先天,才能保证天癸充足,生殖功能正常,可见脾对天癸的泌至与竭止有重要影响。

二、脾调控女性月经的机制

(一)脾不运化与月经不调

有研究发现,雌激素受体(ER)与配体结合后,通过神经递质的释放调节影响促性腺激素释放激素(GnRH)的分泌,低水平 E_2 导致 GnRH 分泌减少,从而使整个下丘脑-垂体-性腺轴产生抑制。子宫 ER 与相应配体结合后能增进子宫的血液运行,促进其平滑肌细胞增生肥大。陈家旭等研究发现,脾气虚模型大鼠子宫、卵巢重量明显下降,E_2 水平下降,子宫、下丘脑 ER 阳性细胞颗粒数、面积、积分光密度均大幅度下降,与正常组比较有高度统计意义。因此,脾气虚时,E_2、ER 水平的下降不但会影响下丘脑神经递质分泌,从而对下丘脑-垂体-性腺轴产生抑制,而且会导致子宫的萎缩,进而出现月经后期、量少,甚至闭经。而益气药(黄芪)可以升高 E_2 与子宫、下丘脑 ER 水平,使大鼠子宫、卵巢的重量接近正常,且对下丘脑 ER 水平的影响更为明显。可见,健脾益气中药可以通过下丘脑提高 E_2 与 ER 水平以治疗月经后期、月经过少与闭经。

(二)脾不统血与月经不调

陈家旭等研究发现,脾气虚模型大鼠下丘脑孕激素受体(PR)显著下降,子宫 PR 变化不明显。益气止血方(黄芪、三七等)可以升高其子宫 PR 水平,使大鼠 P 分泌维持正常水平。可见,益气止血中药可以通过影响子宫 PR 恢复 P 水平治疗月经先期。有研究发现,雌激素能通过刺激环氧化酶使前列腺素(PG)合成增加,孕激素则经阻断磷脂酶 A_2 使花生四烯酸代谢受阻或经 PG-15 羟化酶使 PG 分解而抑制其分泌。陈家旭等论及与生殖功能有较密切关系的 PG 有 PGE_2、$PGF_{2\alpha}$、PGI_2 和血栓素 A_2(TXA_2)。$PGF_{2\alpha}$、TXA_2 可使内膜血管收缩、血小板凝聚,促使月经来潮及停止,其分泌异常可使月经减少或痛经;PGE_2、PGI_2 可使内膜血管扩张、抗血小板凝聚、使子宫松弛,其分泌异常可使月经过多。在正常情况下,PGI_2 与 TXA_2 受卵巢激素调控而保持动态平衡。PGI_2 与 TXA_2 比例失衡,其比值升高,可造成出血。6-酮-$PGF_{1\alpha}$ 和 TXB_2 分别为 PGI_2 和 TXA_2 的稳定代谢产物,因此,陈氏通过测定 6-酮-$PGF_{1\alpha}$ 和 TXB_2 估计 PGI_2 和 TXA_2 含量,发现益气止血药(黄芪、三七等)大剂量组(等效量的 10 倍)治疗脾不统血模型大鼠,可以通过调节 E_2、ER、P、PR 的水平使 6-酮-$PGF_{1\alpha}$/TXB_2 比值降低而达到止血的目的。可见,健脾益气止血中药可以通过调节性激素水平降低 6-酮-$PGF_{1\alpha}$/TXB_2 比值达到治疗月经过多、崩漏等疾病的目的。

第四节 心 与 生 殖

心可以分为血肉之心（实质脏器）与神明之心，如李梴曰：心"有血肉之心，形如未开莲花，居肺下肝上是也。有神明之心，神者，气血所化，生之本也，万物由之盛长，不着色象，谓有何有？谓无复存，主宰万事万物，虚灵不昧者是也，然形神亦恒相同。"（《医学入门》）血肉之心主血脉，靠心气推动血液在脉中运行；神明之心主藏神，靠心火主宰人类的生命活动。

一、心调控女性生殖生理理论

（一）心通过胞脉调控女性生殖

《素问·评热病论》曰："月事不来者，胞脉闭也，胞脉者属心而络于胞中，今气上迫肺，心气不得下通，故月事不来也。"月经产生于胞宫，胞脉即胞宫之脉，心气上逆，不得下通，胞脉闭则经闭。可见，心可通过胞脉影响胞宫以调节月经的行止。

1. 心主血　《素问·五脏生成》说："诸血者皆属于心。"心主血包括心生血与心行血两方面，心行血与心主脉密切相关。《素问·五运行大论》说："心生血。"《灵枢·邪客》说："五谷入于胃也，其糟粕、津液、宗气分为三隧……营气者，泌其津液，注之于脉，化以为血。"《素问·经脉别论》说："食气入胃，浊气归心，淫精于脉。"《灵枢·决气》说："中焦受气取汁，变化而赤，是谓血。"可见心生血的功能主要体现在"化赤"方面，而"化赤"主要依赖心阳的气化作用，故心气充沛则经血色正。故李梴说："以色言之，心主血，阴从阳，故以色红为正，虽不对期，而色正者易调。"（《医学入门》）

2. 心主脉　《灵枢·决气》曰："壅遏营气，令无所避，是谓脉。"《素问·宣明五气论》曰："心主脉。"心主脉是指心气推动血液运行于脉中，"以荣四末，内注五脏六腑"（《灵枢》）。心通过胞脉与胞宫直接联系，因此，月经的排出与心气推动血液运行密切相关。如杨仁斋说："血之所以流畅于经络者，气实使之。"（《仁斋直指方论》）

3. 心主神志　包括影响月经、求嗣。

（1）影响月经：心主神志即心主神明，或称心藏神。《素问·灵兰秘典论》说："心者，君主之官也，神明出焉。"《灵枢·大惑论》曰："心者，神之舍也。"《灵枢·九针论》曰："心藏神。"《素问·痹论》曰："阴气者，静则神藏，躁则消亡。"《素问·生气通天论》曰："阳气者，精则养神。"可见，心之阴血是心神的物质基础，心之阳气是心神的功能基础。夏桂成教授认为："心宁神安，心气方能下降，才能保证胞脉顺畅，子宫开放，使排经正常。"桂玉然等认为，子宫之泻，实乃心气之动，故行经期、经间排卵期阴阳转化活动亦与心神、心气有关。可见，心神对月经的影响很大。

（2）影响求嗣：心藏神与求嗣关系密切，人的精神意识思维活动对求嗣的各个阶段均有重要影响。

1）心寄君火，欲由心生：心主血藏神，内寄君火，人的各种欲望均由心生，包括性欲。因此，心君之火正常，心神正常，则性欲正常。

2）准备求嗣，首重寡欲：女性准备怀孕，心静神藏、严戒七情是重要前提。如果邪思不已，情绪不宁，则易生心火，导致心火盛于上，相火动于下，扰及胞中则不易成孕。故李梴说：求嗣之道，"寡欲清心为上策"，并指出"凡心有所动，即是欲。"（《医学入门》）七情生于心，易动心神，故李中梓提出：要"调神以养气，养气以生精，勤事玄功，绵绵罔间，静心绝欲，严戒七情，功到药生，勃然峻作，譬如天地之闭藏，一遇阳春，靡不发育。"（《删补颐生微论》）可见，寡欲清心对于求嗣非常重要。

3）交合用心，容易成孕：欲由心生，交合亦由心君行令。如王燕昌说："夫妻各具元气，未交媾时，元气散布周身脉络中，曰无始；将媾则元气各禀心君之令，而初动生之机也，曰有始；及媾而元气各分注于脉络中，浑沦汤穆，曰无极；既泄而一施一受，氤氲含摄，阴阳未判，曰太极。由此团结完成，外生衣而内生形，胞络脉联，因母呼吸，而成动静，一阴一阳，渐具百骸，应月而产矣。"（《王氏医存》）如果交合之时心思驰远，则难以成孕。如张景岳说："盖私构之顷，锐宜男子，受宜女人，其锐、其受，皆由乎气，当此时也，专则气聚而直前，怯则气馁而不摄。此受与不受之机也。然勇怯之由，其权在心，盖心之所至，气必至焉；心有疑惧，气不至矣；心有不至，气亦不至矣。倘临期惊有所闻，则气在耳而不及器矣；疑有所见，则气在目而不及器矣；或忿或畏，则气结在心而不至器矣。气有不至，则如石投水而水则无知也。"（《妇人规》）

4）精神放松，容易受孕：虽然心思驰远，难以成孕，但精神过度集中，甚至精神紧张，亦难以受孕。此种情况多见于几番求子而不得者，所以要劝诫患者务必放松心情。李中梓说："有意种子，竞竞业业，必难结胎，偶意为之，不识不知，成胎甚易。"（《删补颐生微论》）王孟英评注《女科辑要》时亦提出："子不可以强求也，求子之心愈切，而得之愈难。天地无心而成化，乃不期然而然之事，非可以智力为者。"

5）百脉齐到，容易受孕：在男女交合之时，务求百脉齐到，如此虽羸弱者亦可成孕。如沈时誉说："交感而百脉齐到，虽老、虽弱、虽病患、虽易泄，亦可以成胎。交感而百脉参差，虽少、虽强、虽康宁、虽难泄，亦难以成胎矣。"并说："然所谓百脉齐到一语，乃言出于自然耳，非真有百脉齐到法也。"（《医衡》）"百脉齐到"乃指性高潮而言。

（二）心通过其他四脏影响胞宫

心主一身之血脉，内荣五脏六腑，外荣肌肤毛窍；心藏神，统领魂魄意志；心内寄君火，君火以明。

1. 心通过肾影响胞宫　心与肾通过肾经之支脉相连。心肾水火既济，心火下行，肾水不寒，则月经带下正常。心中寄君火，肾中寄相火，君火动，相火随之，性欲正常，易于子嗣。

2. 心通过肝影响胞宫　心主血脉，心气充沛，血行顺畅，有利于血液输布而藏于肝，下注冲任、胞宫则月经正常。心藏神内寄君火，肝舍魂内寄相火。《灵枢·本神》云："随神往来者谓之魂。"李梴说："凡心有所动，即是欲。"（《医学入门》）心动则火动，肝中相火亦随之而动，性欲正常，利于子嗣。

3. 心通过脾胃影响胞宫　《灵枢·经脉》云："脾足太阴之脉……其支者，复从胃别上膈，注心中。"心与脾通过脾之支脉相连。《素问·阴阳应象大论》曰："心生血，血生脾。"心主一身之血脉，心气充沛，血行畅达，脾得血养，运化正常则经血充足、带下正常，统摄有力则经不妄行。

4. 心通过肺影响胞宫　《灵枢·经脉》云："心手少阴之脉，起于心中，出属心系……其直者，复从心系却上肺。"心通过其支脉与肺相连。心主一身之血脉，心气充沛，血行畅达，肺得血养，朝百脉，助心行血而月经正常。

（三）心通过气血影响胞宫

见"心通过胞脉调控女性生殖"部分。

（四）心通过经络影响胞宫

《素问·骨空论》说督脉"上贯心，入喉……此生病……其女子不孕"，可见督脉与心相通，得君火之助，与女性生殖密切相关。督脉在月经的产生过程中起调节作用，在带下的产生过程中起温煦作用。

（五）心通过天癸影响胞宫

心主血脉，血通过脉下达于肾，化精而藏于其中。心气血充足，则肾精充盛，天癸按时至竭，胞宫功能正常。

二、心调控女性生殖的机制

仅有相关临床报道，有关机制的研究未见报道。

第五节　肺　与　生　殖

《素问·五脏生成》曰："诸气者皆属于肺。"女性以血为本，而气为血之帅，气行则血行。可见，从肺的功能特点看，肺与女性生殖应有一定关系。

一、肺调控女性生殖生理的理论

（一）肺调控女性生殖

1. 肺朝百脉　《素问·经脉别论》曰："肺朝百脉。"是指全身的血液，都通过经脉而汇聚于肺，通过肺的呼吸，进行气体的交换，然后再输布至全身。胞脉亦属百脉之一，故肺可以通过胞脉与胞宫直接相关。

2. 肺主气　《灵枢·营卫生会》云："人受气于谷，谷入于胃，以传与肺，五脏六腑，皆以受气，其清者为营，浊者为卫。"《素问·平人气象论》云："脏真高于肺，以行营卫阴阳也。"可见，肺在气血化生的过程中起着非常重要的输布作用。《灵枢·营卫生会》云：营气"泌糟粕，蒸津液，化其精微，上注于肺脉，乃化而为血。"可见，营气化血需要肺气的参与并在肺脉中完成。张景岳云："经血为水谷之精气，和调于五脏，洒陈于六腑，乃能入于脉也。凡其源源而来，生化于脾，总统于心，藏受于肝，宣布于肺，施泄于肾，以灌溉一身。在男子则化而为精，妇人则上为乳汁，下归血海而为经脉。"（《妇人规》）可见，肺主气功能正常，则卫气通利，营气充足，月经正常。

3. 肺主治节、宣发肃降　《素问·灵兰秘典论》曰："肺者，相傅之官，治节出焉。"肺通过宣发肃降推动气血的运行，是肺主治节的突出表现。《灵枢·动输》曰："胃为五脏六腑之海，其清气上注于肺，肺气从太阴而行之，其行也，以息往来，故人一呼脉再动，一吸脉亦再动，呼吸不已，故动而不止。"可见，气为血之帅，肺气行则血行。张景岳云："女人以血为主，血旺则经调而子嗣。身体之盛衰，无不肇端于此。故治妇人之病，当以经血为先……是固心、脾、肝、肾四脏之病，而独于肺脏多不言及，不知血之行与不行，无不由气。"又云："……故血脱者当益气，血滞者当调气。气主于肺，其义可知。""崩漏不止，经乱之甚者也。盖乱则或前或后，漏则不时妄行。由漏而淋，由淋而崩，总因血病，而但以其微甚耳……气伤则血无所从,病在肺也……"(《妇人规》)可见,肺主治节正常,宣发肃降司职,则月经如期而至、经量正常。

4. 肺主通调水道　肺主气,有通调水道之功。《素问·经脉别论》云:"饮入于胃,游溢精气,上输于脾。脾气散精,上归于肺,通调水道,下输膀胱。水精四布,五经并行,合于四时五脏阴阳,揆度以为常也。"可见,肺通调水道之功,对人体津液运行的调节作用尤为重要。《灵枢·五癃津液别》曰:"五谷之津液,和合而为膏者,内渗于骨空,补益脑髓,而下流于阴股。"《灵枢·口问》曰:"液者,所以灌精濡空窍者也。"可见生理性带下属于津液范畴,与肺密切相关。肺通调水道正常,则水湿不生,气机调畅而月经顺畅。

(二)肺通过其他四脏影响胞宫

《素问·经脉别论》曰:"肺朝百脉。"《灵枢·营卫生会》曰:"人受气于谷,谷入于胃,以传于肺,五脏六腑皆以受气,其清者为营,浊者为卫。"可见,肺通过朝百脉将营卫之气输送至五脏六腑。

1. 肺通过肾影响胞宫　肺与肾金水相生,《素问·阴阳应象大论》曰:"肺生皮毛,皮毛生肾。"肺之气阴充足,则肾精充盛,月经带下正常。《灵枢·本藏》曰:"肾合三焦膀胱,三焦膀胱者,腠理毫毛其应。"可见,肺可通过皮毛影响及肾,进而调节胞宫的生殖功能。肺主气为水之上源,肾主水为水之根本,上源治则根本调,带下正常;水湿不生,气机调畅,则月经正常。

2. 肺通过肝影响胞宫　肝受五脏六腑之血而藏之,肺的宣发肃降作用能够促进血液输布而藏之于肝;肺主肃降,肝主升发,肺的肃降之功可制约肝之升发太过,肺的宣发之功有利于肝的升发,两者协同作用则月经正常。

3. 肺通过脾影响胞宫　肺的宣肃功能正常,促进脾所化生的气血津液宣布于全身,则月经、带下正常。

4. 肺通过心影响胞宫　《素问·五脏生成》曰:"诸血者皆属于心,诸气者皆属于肺。"气为血之帅,气行则血行,肺气能够助心行血。《素问·评热病论》曰:"月事不来者,胞脉闭也,胞脉者属心而络于胞中,今气上迫肺,心气不得下通,故月事不来也。"可见,肺能助心行血下达于胞宫,则胞宫功能正常。

(三)肺通过气血影响胞宫

见"肺调控女性生殖"部分。

(四)肺通过经络影响胞宫

《灵枢·营气》说:"上额,循巅,下项中,循脊,入骶,是督脉也,络阴器,上过毛中,入脐中,上循腹里,入缺盆,下注肺中。"可见肺与督脉、任脉相通,并藉督、任二脉与胞宫相联系。任脉起于胞中,主一身之阴,胞宫所需的一切精微物质均由肺气转输和调节。督脉亦起于胞中,主一身之阳,可通过经脉得肺中阳气的温养而调控胞宫生理功能。

(五)肺通过天癸影响胞宫

肺之气阴充足,则肾精充盛,天癸适时而至,胞宫功能正常。

二、肺调控女性生殖的机制

(一)肺通过胞脉与胞宫直接联系

西医学认为,肺结核患者大约10%伴有生殖器结核,血行传播是最主要的传播途径。

青春期时正值生殖器发育，血供丰富，结核菌易借血行传播。结核杆菌感染肺部后，大约1年内可感染内生殖器，由于输卵管黏膜有利于结核菌的潜伏感染，结核杆菌首先侵犯输卵管，然后依次扩散到子宫内膜、卵巢。由于输卵管黏膜破坏与粘连，常使管腔阻塞；或因输卵管周围粘连，有时管腔尚保持部分通畅，但黏膜纤毛被破坏，输卵管僵硬、蠕动受限，丧失运输功能；子宫内膜结核妨碍受精卵的着床与发育，也可致不孕。早期因子宫内膜充血及溃疡，可有经量过多；晚期因子宫内膜遭不同程度破坏而表现为月经稀少或闭经。中医学认为，肺结核属于肺痨范畴。如果治疗不及时，痨虫流注下焦，损伤冲任，侵蚀胞宫、胞脉，则可见月经过多，经期延长，胞脉结块；患病日久冲任乏源，经水干涸，而致月经过少或闭经、不孕。可见，痨虫可以通过胞脉侵犯胞宫（子宫、输卵管、卵巢）而致月经病，甚至不孕。证实了肺通过胞脉与胞宫直接相关。

（二）肺肾相关与不孕

王琪教授认为，不孕症早期以肾虚为主。肾阳不足，温煦下焦之力大减，导致卵泡生长受限和排卵障碍。再者，肾虚日久，子盗母气，导致肺气不足，出现畏风寒、易感冒、汗多动则尤甚之症，肺卫外功能失调导致机体腠理开泄、阳气外溢，进一步加重肾阳虚，从而加重卵泡生长受限和排卵障碍的症状，从而导致不孕症。因此治疗本病以温肾兴阳为本，固肺气为先，且益卫固表之剂贯穿疾病的始终，兴阳而阳不外泄，固卫则阳气自生，肺肾同治可达事半功倍之效。

第六节　脏腑调控男性生殖的机制

五脏调控男性生殖，主要表现在性功能与精液两方面。五脏中肾对男性生殖的影响最为重要，其次是肝、脾，目前对脏腑调控男性生殖机制的研究亦是如此。

一、肾调控男性生殖的内涵

（一）肾调控男性生殖的内涵

1. 肾与性功能　肾主生殖，开窍于二阴，肾气盛，肾阳振奋，相火以位，才能交而孕、孕而育。补肾法可以通过以下两种途径提高性功能：

（1）影响激素水平：于思明研究发现，参茸起痿方（西洋参、鹿茸、羊肾、狗肾、锁阳、蛇床子、淫羊藿、巴戟天、蜈蚣）可以提高肾虚大鼠 T 含量，改善雄性激素缺乏所造成的下丘脑 - 垂体 - 性腺轴功能异常和阴茎勃起反射减退，具有类雄性激素样作用，从而提高性欲与交配能力。林文建研究发现，天灸（督脉穴位及肾俞穴）可通过提升腺嘌呤所致肾阳虚小鼠 T、T_3、T_4、ACTH，降低 E_2 的效用以提高交配率。

（2）影响性器官：于思明研究发现，参茸起痿方可以减轻去势雄性大鼠附性器官萎缩程度，并可能通过提高阴茎组织中 NO 含量，调节 NOS 活性，上调生殖器官中 cGMP 水平而在阴茎勃起中发挥重要作用。陈小铭等研究发现，八仙胶囊（肉苁蓉、补骨脂、当归、白芍、菟丝子、覆盆子、胡芦巴、石楠叶）可明显抑制去势大鼠阴茎勃起潜伏期的延长，增加大鼠的扑捉次数和射精次数，缩短扑捉潜伏期和射精潜伏期，提高交配能力，具有较强的生精壮阳功效，其机制可能是通过药物对机体功能的整体调节以及下丘脑 - 垂体 - 性腺和肾上腺皮质系统功能的调控而实现。

2. 肾与精子 肾藏精,精化气,肾精与肾气能够促进肾中生殖之精的成熟、满溢与施泄。补肾法可以通过以下两个途径影响精子质量:

(1)直接作用于精子:罗少波等研究发现,益精方(当归、赤芍、红花、五味子、菟丝子、桑椹、桑螵蛸、炒苍术、淫羊藿、金樱子、黄精、玉竹、熟地等)可降低注射环磷酰胺小鼠精子凋亡率,增加小鼠精子密度、活力和活率,从而达到治疗少弱精症的目的。陈立华研究发现,五子衍宗丸汤剂能够明显改善精子质量,提高精子活力,其原因与促进精子内钙离子水平增加有关。王桐生等研究发现,补肾益精胶囊(淫羊藿、菟丝子、枸杞子、鹿角胶、紫河车、人参、黄芪、当归、附子、车前子、茯苓等)能通过增加精子胞浆 Ca^{2+} 含量,改善精子尾部特异性 Ca^{2+} 通道蛋白功能,恢复和维持 HPG 轴正常调节,使大鼠精子质量明显改善,这也可能是中医"补肾法"治疗男性不育症的部分科学内涵。倪良玉研究发现,聚精汤(山药、黄精、熟地、枸杞子、续断、淫羊藿、菟丝子等)可能通过提高精浆中纤溶酶原激活因子(uPA)的含量以提高精子活力,降低精子畸形率。研究发现,生精冲剂(枸杞子、菟丝子、覆盆子、桑椹子、五味子、丹参、桃仁、红花、当归、熟地、黄芪、党参、牛膝)可能通过降低精浆中 IL-1、TNF 含量对精子起保护作用,可能通过提高不育症患者精浆中 HSP70 表达而保护和改善了睾丸生精功能。王亚男研究发现,生精散(枸杞子、覆盆子、五味子、菟丝子、车前子、熟地、鹿茸、沉香、巴戟天、淫羊藿)可能是通过激活精子细胞内的 Ca^{2+} 信号通路 CatSper 来提高前向运动精子比例与运动能力,从而达到治疗弱精子症的作用。

(2)影响性激素水平:腰向颖研究发现,补肾生精汤(制首乌、枸杞子、菟丝子、熟地、补骨脂、肉苁蓉、山药、紫河车、当归、茯苓、杜仲、黄芪、牛膝)可以抑制雄鼠生精细胞的凋亡,其机制与升高雄鼠 T 水平有关。沈坚华等研究发现,补肾方(枸杞子、菟丝子、女贞子、覆盆子、车前子、淫羊藿、山萸肉、熟地)能提高特发性少精症患者的精子密度,可能同降低患者血清 FSH 含量相关。王学美等研究发现,五子衍宗丸可通过促进兴奋性中枢递质去甲肾上腺素、多巴胺的释放,减少抑制神经递质 5-HT 的释放诱发 FSH、LH 及睾酮的合成及分泌,以提高生育力。王瑞等研究发现,生精冲剂(紫河车、黄芪、枸杞子、菟丝子、淫羊藿、龟甲、砂仁、丹参)可通过直接提高血清 T 水平,促进睾丸间质细胞再生,使升高的 FSH、LH 恢复正常,维持协调的比例关系而促进受损的睾丸生精小管和支持细胞的再生,精子生成,从而恢复生育能力。张太君研究发现,增精颗粒(人参、当归、枸杞、菟丝子、鹿角胶、淫羊藿、益母草、车前子等)通过改善血清性激素 FSH、LH、T 水平及血清微量元素 Zn、Cu、Zn/Cu 值,而达到防治睾丸生精障碍的作用。攸毅等研究发现,针灸治疗(关元、中极、肾俞、命门、足三里、三阴交)可增加特发性少弱精症患者的精浆抗苗勒管激素(AMH)水平,以提高精子质量。

(3)影响性器官:王旭昀等研究发现,右归胶囊治疗男子不育症的机制有二:①明显提高大鼠睾丸、附睾、精囊腺、前列腺重量(对附睾的影响最为明显),为精子的发生、成熟提供了较好的环境。②直接作用于睾丸曲细精管、保护生精细胞,促进精子的发生和发育。陈磊等研究发现,育精阴(黄芪、山萸肉、枸杞子、当归、熟地、仙茅、菟丝子、女贞子、五味子)治疗免疫性不育的机制可能为直接作用于睾丸生精细胞,减轻抗体对局部生精细胞的损伤,改善局部组织的缺血、缺氧,从而使受损的睾丸生精细胞得以修复,生精功能得以恢复。杜位良研究发现,增精颗粒(人参、当归、枸杞、菟丝子、鹿角胶、淫羊藿、益母草、车前子等)能降低精子膜甘油 -3- 磷酸胆碱(GPC)含量,增加附睾液唾液酸(SA)含量,提高精子密度和精子活率,降低精子畸形率,提高附睾系数,增加附睾腺管壁厚度,从而改善附睾功能。闵泽研究发现,益精方(当归、赤芍、红花、五味子、菟丝子、桑椹、桑螵蛸、炒苍术、淫羊藿、金樱子、黄精、玉竹、熟地等)通过对腺嘌呤法不育症大鼠少弱精症模型的 Bcl-2、Bax 蛋白在睾丸生精细胞表达的调控(促进 Bcl-2 蛋白表达,抑制 Bax 蛋白表达)达到对睾丸生精细胞凋亡的抑制作用。卞延松研究发现,聚精丸(生地、熟地、首乌、枸杞子、川断、紫河车、沙苑子、菟丝子、淫羊藿、党参、茯苓、牡蛎)可以明显提高精子数量与质量,主要原因之一是促进生精细胞增殖能力的增加及减少生精细胞凋亡,从而恢复增殖与凋亡平衡失调状态,达到促进精子发育、成熟的目的。其主要作用环节应当是对初级、次级精母细胞的凋亡起抑制效应。庞晓静等研究发现,天年饮(何首乌、肉苁蓉、怀牛膝等)可提高亚急性衰老大鼠血清睾酮含量及降低衰老大鼠睾丸生精细胞的凋亡指数,具有一定延缓性腺衰老的作用。宾彬等研究发现,强精煎(菟丝子、枸杞子、益母草、当归、党参、牡蛎)可以下调 Fas 和 Fasl 蛋白在受损伤小鼠睾丸实质组织中的表达,这可能是其抑制生精细胞凋亡的分子机制之一。

(4)通过多种途径发挥作用:孙振高等研究发现,生精片(鹿茸、枸杞子、人参、冬虫夏草、菟丝子、沙苑子、淫羊藿、黄精、何首乌、桑椹、补骨脂、骨碎补、仙茅、金樱子、覆盆子、杜仲、大血藤、马鞭草、银杏叶)可通过降低血清 FSH 水平,升高 T 水平,降低 DNA 碎片指数,升高低渗肿胀精子百分率,降低弹性蛋白酶明显,升高 α- 葡糖苷酶、精子顶体酶、果糖、精浆锌等水平而显著改善精子浓度、活力和形态。连方等研究发现,生精子方(菟丝子、枸杞子、五味子、覆盆子、车前子、桑椹子、韭子、金樱子、制首乌、黄精、连翘)改善男性生育力的一个可能靶点是通过改善附睾的酶类、微量元素以及糖和蛋白质的分泌,为精子的最后成熟提供了必要的营养和支持条件。

(5)其他:崔英霞等研究发现,抑抗灵(桃仁、蛇床子、当归、女贞子、肉苁蓉、益智仁、淫羊藿、山萸肉、五味子、枸杞子、甘草)可使血清和精浆抗精子抗体(AsAb)转阴,从而提高精子活率及精子运动速度,改变精子运动状态,改善精子质量。连方等研究发现,生精方(枸杞子、菟丝子、桑椹、车前子、覆盆子、熟地、山药、山萸肉、茯苓、泽泻、牡丹皮、杜仲、续断)可直接改善肾虚患者印记基因 H19 的表达,相应的精子密度和活力也有了明显的改善。

3. 肾与精液　精液为精子生存、运动提供了必需的环境,精液亦属肾精的范畴。肾精充足,肾气充盛,则精液正常。如果肾主水功能失常,水湿内停,日久化热,则湿热内生,扰及精液,可降低精液质量,导致精液液化异常。孔涛等研究发现,热淋清颗粒(头花蓼等)可以通过提高精浆中前列腺特异性抗原(PSA)水平加速精液液化以治疗湿热下注型精液不液化。解脲脲原体(UU)感染可导致精液质量下降而不育。研究发现,知柏地黄丸可通过抗生殖细胞凋亡提高精液质量,其机制为:①调节细胞凋亡效应因子 BAX、BAK 表达。②降低 Caspase 依赖途径的核心凋亡因子 Cyt-c 表达水平,下调 Caspase 非依赖途径关键效应因 AIF 表达水平。

(二)肾与其他脏腑协同调控男性生殖的内涵

1. 肾与肝协同调控男性生殖　肾藏精,肝藏血,精血同源。肾主闭藏,肝主疏泄,协同调节精液的藏泄。只有当肝气条达,肾精充盛,才能维持正常的性功能和生殖功能。补肾疏肝法可以通过如下途径影响男性生殖:

(1)增强性功能:可通过影响激素和性器官发挥作用。

1)通过影响激素水平:解品启研究发现,补肾疏肝丸(生地、山药、山茱萸、泽泻、茯苓、丹皮、肉桂、附子、柴胡、当归、白芍、白术、炙甘草、薄荷、人参、山甲、蜈蚣、海马）能通过增加男子血清中 T 含量，明显降低血清中 E$_2$、PRL、促黄体生成素（LH）的含量起到提高性功能的作用，而对 FSH 的含量无明显影响。

2）影响性器官：倪瑾等研究发现，"龙欢"合剂（蒺藜、巴戟天等）的补肾调肝法，能增强阴茎勃起及性交功能，其机制与促使未成熟小白鼠前列腺、精囊、睾丸和提肛肌的成熟与发育有关。

（2）提高精子数量与质量：可通过直接作用于精子、影响性激素水平、影响性器官发挥作用。

1）直接作用于精子：杨洪伟等研究发现，补肾调肝方（枸杞子、菟丝子、女贞子、覆盆子、车前子、淫羊藿、山萸肉、熟地、鹿茸、柴胡、枳壳、白芍、甘草）可能通过改善精液中微量元素锌的含量提高特发性少弱精症患者的精子密度和活力。

2）影响性激素水平：沈坚华等研究发现，补肾调肝方（枸杞子、菟丝子、女贞子、覆盆子、车前子、淫羊藿、山萸肉、熟地、鹿茸、柴胡、枳壳、白芍）能提高特发性少精症患者的精子密度，可能同降低患者血清 FSH 含量相关。

3）影响性器官：沈坚华等研究发现，补肾调肝方可直接促进生精细胞生成精子，而不引起大脑反馈性分泌 T，以维持机体性激素水平的平衡。

2. 肾与脾协同调控男性生殖　肾为先天之本，脾为后天之本，先天滋后天，后天养先天，脾肾相资，维持男性生殖功能。因此，在补肾中药中多加入参、芪类健脾中药以提高补肾功效。临床亦多见脾肾两虚者。如袁瑞等研究发现，温肾生精饮（鹿茸、人参、锁阳、肉苁蓉、黄芪、潼蒺藜、山药、白术、白芍、川芎、肉桂、木香、小茴香、淫羊藿、当归）可提高间质细胞的分泌功能，维持着睾丸生精小管内高水平睾酮，以增加生精上皮层数，促进精子发生，提高正常精子的比率。

二、肝调控男性生殖的内涵

肝主藏血，主润宗筋；肝主疏泄，主司泄精。因此，肝气郁结最易导致男子阳痿与阳强不泄。研究发现，益坎胶囊（蜈蚣、当归、白芍、川芎、柴胡、牛膝等）可明显改善重复应激所致肝郁阳痿模型小鼠的性活动能力，其作用机制可能与降低全血黏度、抑制阴茎海绵体组织中胶原的增生、激活 NO-cGMP 通路介导和调节阴茎海绵体平滑肌舒张有关。

（杜惠兰　班国光）

主要参考文献

1. Britt JH. Roles of estrodiol and gonadotropin-releasing hormone in controlling negative and positive feedback associated with the luteinizing hormone suge in variec tomized pigs[J]. Biol Reprod, 1991, 45（3）：478.

2. Xiao C W, Liu JM, Sirois J, et al. Regulation of cyclooxygenase-2 andprostaglandin F synthesis gene expression by steroid hormones and interferon-γ in bovine endometrial cells[J]. Endocrinology, 1998, 139（5）：2293-2299.

3. Xing Gao, Xiufeng Chang, Huilan Du, Min Zhang, Jianping Zhang, Aiping Zhu. Effect of soothing liver therapy on oocyte quality and growth differentiation factor-9 in patients undergoing in vitro fertilization and embryo transfer[J]. Journal of Traditional Chinese Medicine, 2013, 33（5）：597-602.

4. 宾彬,王杰,陈定雄,等. 强精煎抑制实验小鼠睾丸生精细胞凋亡的机制研究 [J]. 时珍国医国药,2010,21(4):907-908.

5. 常秀峰,杜惠兰,高星,等. 中药补肾调经方对体外受精 - 胚胎移植超排卵周期妊娠结局及骨形成蛋白(BMP)-15 的影响 [J]. 生殖与避孕,.2011,31(3):170-173.

6. 常秀峰,高星,张敏,等. 补肾调经方在体外受精 - 胚胎移植助孕中的应用 [J]. 中华中医药杂志,2011,26(5):1123-1125.

7. 陈家旭,陈易新,季绍良,等. 健脾益气止血方对脾气虚大鼠血清 E_2,P 及下丘脑、子宫 ER,PR 的影响 [J]. 北京中医药大学学报,2002,25(4):17-20.

8. 杜惠兰,闫华,白凤楼,等. 补肾调经系列方周期给药治疗功能失调性子宫出血 174 例临床研究 [J]. 中医杂志.2004,45(7):517-519.

9. 段彦苍,杜惠兰,贺明,等. 补肾调经方、逍遥丸对促性腺激素预处理小鼠组织蛋白酶 -Lm RNA 的影响 [J]. 中国中西医结合杂志.2011.31(1):80-84.

10. 高星,杜惠兰,田茜华,等. 补肾法、疏肝法对超促排卵大鼠子宫内膜组织形态及血管生成的影响 [J]. 中医杂志,2015,56(9):782-787.

11. 桂玉然,孙蓉. 心 - 肾 - 子宫生殖轴的理论研究与探讨 [J]. 湖北中医杂志,2006,28(2):23-24.

12. 郝兰枝,王希浩. 疏肝法治疗肝郁型月经病 43 例 [J]. 中医杂志,2003,44(9):685.

13. 解月波,胥京生. 加减龙胆泻肝汤治疗带下病湿热下注的临床研究 [J]. 辽宁中医杂志,2014,41(10):2140-2142.

14. 连方,贺瑞燕,李婷婷. 二至天癸颗粒对黄体功能不健性不孕症患者子宫内膜容受性的影响 [J]. 中医杂志,2009,50(11):988-990.

15. 连方,孙金龙,孙振高. 补肾法改善精子质量提高体外受精 - 胚胎移植技术受精率的初步研究 [J]. 中华男科学杂志,2011,17(4):377-380.

16. 连方,孙振高,穆琳,等. 二至天癸颗粒提高卵细胞质量与小鼠卵巢内 IGF-1R mRNA 表达量关系的研究 [J]. 中国中西医结合杂志,2006,26(5):431-434.

17. 连方,赵斌,吕雪梅,等. 二至天癸方对体外受精 - 胚胎移植患者卵泡液代谢组学及 Ca^{2+} 浓度的影响 [J]. 中国中西医结合杂志,2010,30(1):22-25.

18. 梁莹,杜惠兰,赵胜男,等. 体外受精 - 胚胎移植术联合补肾、疏肝对不孕症患者活化素受体样激酶 5 的影响 [J]. 中医杂志,2014,55(1):34-37.

19. 罗少波,胡海翔,贾金铭. 益精方对环磷酰胺小鼠少弱精症模型精子凋亡的干预作用 [J]. 北京中医药大学学报,2011,34(2):119-122.

20. 马惠荣,杜惠兰,宋翠淼,等. 补肾调经方对雄激素诱导无排卵大鼠氧化损伤、抗氧化能力及卵巢雌激素水平的影响 [J]. 中药药理与临床,2004,20(5):34-36.

21. 马惠荣,杜惠兰,杨秀芳,等. 补肾调经方对雄激素致不孕大鼠卵巢组织抗氧化的实验研究 [J]. 中华中医药杂志,2005,20(4):252-253.

22. 糜澜. 柴胡疏肝散化裁治疗月经后期 36 例 [J]. 云南中医中药杂志,2001,22(5):26.

23. 倪瑾,倪平,孙明杰,等. 补肾调肝法抗阳痿的实验研究 [J]. 中国中医基础医学杂志,1998,4(5):29-30.

24. 邵淑霞,康连芳. 柴胡疏肝散加味治疗经前期紧张综合征 60 例 [J]. 吉林中医药,2007,27(7):33.

25. 帅振虹,胡小荣. 归肾丸加味治疗子宫内膜偏薄不孕症 30 例 [J]. 江西中医药,2011,42(11):27-28.

26. 宋翠淼,杨宏敏,陆君,等. 补肾调经方含药血清对体外培养的人卵巢颗粒细胞 FSH/Camp-PKA 通路的

影响 [J]. 中国中西医结合杂志, 2014, 34(3): 317-323.

27. 孙振高, 连方, 姜鲲鹏, 等. 生精片对男性少弱精子症患者精液参数的影响及作用机制研究 [J]. 中华男科学杂志, 2012, 18(8): 764-767.

28. 谈勇, 石川睦男. 补肾调周法在体外受精 - 胚胎移植前应用的临床观察 [J]. 中国中医药信息杂志, 2001, 8(12): 56-57.

29. 王瑞, 徐磊, 张卫星, 等. 中药生精冲剂对生精障碍小鼠治疗作用的实验研究 [J]. 中华男科学杂志, 2008, 14(11): 1046-1049.

30. 王学美, 谢竹藩, 彭先忠, 等. 五子衍宗丸对雄性大鼠下丘脑单胺类递质、性激素和生育力的影响 [J]. 中国中西医结合杂志, 1993, 12(1): 23-25.

31. 杨宏敏, 宋翠淼, 周楠, 等. 逍遥丸含药血清对人卵巢颗粒细胞内分泌功能的影响 [J]. 中医杂志, 2013, 54(21): 1850-1853.

32. 杨丽芸, 杜惠兰, 白静, 等. 补肾法、疏肝法对超促排卵小鼠卵母细胞数量及 GDF-9 表达的影响 [J]. 中医杂志, 2013, 54(7): 597-600.

33. 张建伟, 连方, 孙振高. 中药二至天癸颗粒对控制性超排卵周期卵泡液 IL-1β、IL-6 以及对胚胎质量的影响 [J]. 生殖与避孕, 2007, 27(11): 714-716.

第二篇

女性生殖疾病的辨病
与辨证治疗

女性不孕症概述

有正常性生活，未经避孕 1 年未妊娠者，称为不孕症。未避孕而从未妊娠者称为原发性不孕；曾有过妊娠而后未避孕连续 1 年不孕者称为继发性不孕症。不孕症发病率因国家、民族和地区不同存在差别。我国不孕症发病率为 7%～10%。反复流产和异位妊娠而未获得活婴，目前也属于不孕不育的范围。女性不孕症依其发病因素，大体可以分为以下几类：①输卵管性不孕；②排卵障碍性不孕；③子宫内膜异位症、子宫腺肌病造成的不孕；④感染性疾病造成的不孕；⑤内分泌失调性不孕；⑥生殖器官畸形等器质性疾病造成的不孕；⑦免疫性不孕；⑧遗传性不孕；⑨原因不明性不孕。

一、输卵管性不孕

输卵管阻塞或通而不畅，致使输卵管不能将排出的卵细胞吸入输卵管内，与精子相遇，是女性不孕症的常见原因，约占 1/3，多为慢性输卵管炎导致。慢性输卵管炎成因可归于急性输卵管炎治疗不彻底或不及时，从而导致输卵管黏膜粘连或盆腔炎。也可以是外阴阴道上皮和（或）子宫内膜炎症上行感染，形成慢性输卵管炎。输卵管炎症还可由于输卵管周围器官或组织炎症而继发，尤其是在输卵管伞部或卵巢周围形成炎症粘连，如化脓性阑尾炎、急性肠憩室炎及结核性腹膜炎。盆、腹腔手术及先天发育异常也可造成输卵管性不孕症。

二、排卵障碍性不孕

排卵是卵细胞及其附属物从卵泡逸出的过程，是整个生殖过程的关键环节。排卵障碍是女性不孕症的主要原因之一，占 25%～30%，且常在不孕的同时伴发一系列临床症状，如月经失调、闭经、多毛症及肥胖等，为子宫内膜及乳腺肿瘤的高危因素。其病因复杂，临床表现不一。除与下丘脑、垂体、卵巢等有关外，还与甲状腺、肾上腺等密切相关。常见的下丘脑性排卵障碍性疾病包括低促性腺激素性腺功能减退症以及由于剧烈运动或神经性厌食等导致的下丘脑功能性病变。常见的垂体性排卵障碍性疾病包括垂体梗死、垂体肿瘤及空蝶鞍综合征等。常见的卵巢性排卵障碍性疾病包括原发性卵巢功能不全、多囊卵巢综合征以及卵巢功能性肿瘤等。另外，甲状腺与肾上腺疾病也是引起排卵障碍的重要原因。

三、子宫内膜异位症、子宫腺肌病造成的不孕

子宫内膜异位症与子宫腺肌病是一种以盆腔疼痛和不孕为特点的持续性病变，其发

病率为 10%～15%，关于其真正的病理生理学机制尚未完全清楚，其不孕率可高达 25%～67%，其造成不孕的原因可能有腹腔内微环境的改变、卵巢功能的异常、免疫功能的异常、月经失调、性交痛以及慢性盆腔痛等。

四、感染性疾病与不孕

感染性疾病包括生殖器疱疹、细菌性阴道炎、滴虫病、尿道炎等，是造成盆腔炎性不孕的主要原因，其发病率日渐增高，与不孕的关系也越来越受到重视。其引发不孕的机制主要是造成盆腔炎症，影响输卵管的正常功能及改变生殖道局部微环境，干扰配子的输送及胚胎的正常着床。

五、生殖器官畸形等器质性疾病造成的不孕

正常女性外阴部由胚胎期泌尿生殖窦、生殖隆突和生殖褶分化而来。泌尿生殖窦内陷与副中肾管远端的阴道板融合和管腔化形成阴道，生殖隆突形成阴蒂，生殖褶形成大小阴唇和处女膜。女性外阴阴道发育受性染色体核型、性腺分化和性激素影响，所有影响正常女性分化的内外环境因素均可引起女性外阴阴道畸形和不孕。外阴阴道畸形引起的不孕占女性不孕症的 1%～5%。外阴阴道畸形包括无孔处女膜、性分化异常、泌尿生殖窦异常、阴道隔以及阴道瘢痕和生殖道瘘管等。

器质性疾病中，子宫性不孕占女性不孕的 30%～40%，子宫发育和功能受遗传因素与生殖激素的调节，呈现与年龄相关的形态、组织结构、生理和内分泌功能变化，并与月经和生殖功能密切相关。导致子宫性不孕的原因包括子宫发育畸形、宫腔粘连、子宫内膜炎、子宫内膜异位症、子宫肌瘤和子宫内膜息肉等。

六、内分泌失调性不孕

女性生殖系统最显著的生理特征之一就是其周期性变化。下丘脑 - 垂体 - 卵巢之间的相互调节、相互制约是生殖内分泌的核心，其中任何一个环节出问题都有可能造成不孕。常见的内分泌失调性不孕主要有高催乳素血症、原发性卵巢功能不全、多囊卵巢综合征、黄体功能不全、甲状腺功能异常等。

七、免疫性不孕

近年来，免疫与不孕的关系已引起人们的高度重视。宫颈黏膜是女性生殖道中免疫活性最活跃的部位，黏液中含有免疫球蛋白，可对精子抗原产生应答，从而制动精子。宫颈黏液还可对精子产生免疫保护作用，使之免遭排斥和吞噬，并可为精子提供能量，有利于精子获能。此外，宫颈黏液有防御性过滤功能，宫颈黏液与精子间的相互作用失调，可能导致不孕，其发病率占全部不孕症的 5%～10%。

八、遗传性不孕

遗传性不孕主要涉及性分化过程中性染色体组成、性腺分化、性激素及功能三种因素。有报道称遗传因素引起的不孕占不孕症咨询患者的比例高达 30%。

九、不明原因性不孕

实际上原因不明性不孕中绝大多数是有原因的,只是由于目前对人类生殖过程尚未完全认识,随着生殖医学科学的不断发展,新技术、新设备的临床应用,目前未知的病因将会逐渐被查明。

第十章

输卵管性不孕症

输卵管性不孕为女性不孕的首要原因,约占 67%。输卵管的正常功能对受孕有着极重要的作用,关系到精子的运输、储存、获能,卵子的捡拾、运送、受精以及受精卵的发育以及胚胎的营养供应、输送等。输卵管可以"捡拾"从卵巢排出的成熟卵子,并提供精子上行的通道,使精子在输卵管壶腹部内与卵子相遇受精,并为受精卵的分裂、分化提供最佳的内环境。输卵管有节律的蠕动能将受精后的胚胎送到子宫腔着床。输卵管如果发生器质性或功能性病变,则会造成上述功能障碍而导致不孕。

一、发病机制

1. 炎症 各种致病菌包括细菌、病毒、原虫、支原体等导致输卵管自身炎症,包括结核性输卵管炎、衣原体及支原体输卵管炎、化脓性输卵管炎等,炎症可引起输卵管伞端闭锁或黏膜破坏,最终导致输卵管阻塞而致不孕。邻近器官的炎症蔓延,譬如盆腔结缔组织炎,盆腔的感染可造成输卵管周围的粘连,将输卵管粘连在盆腔壁上,最终导致输卵管变形、活动受限甚至粘连,导致不孕。

2. 子宫内膜异位症 盆腔子宫内膜异位症、卵巢子宫内膜异位症可形成腹膜粘连带,使输卵管伞端外部粘连,或与卵巢包裹粘连,阻碍输卵管活动及通畅,影响受孕。

3. 手术 任何涉及盆腹腔的手术,例如常见的阑尾手术,均可能导致输卵管周围粘连。宫腔手术,例如人工流产术,取、放环术等,若术中消毒或操作不当可引起宫腔、盆腔炎症,从而引起输卵管及周围炎症,进而导致不孕。输卵管手术如输卵管结扎或结扎复通术、输卵管异位妊娠及输卵管异位妊娠保守性手术均可造成输卵管自身组织的损伤,导致不能受孕。出于各种原因需要的输卵管切除术,则直接造成该侧输卵管缺如。

4. 药物流产 不完全药物流产可导致宫腔内存在异物残留,引起宫腔、输卵管及盆腔炎症,造成输卵管扭曲及运动不良甚至输卵管阻塞,进而导致不孕。

5. 输卵管发育畸形 输卵管先天发育畸形不能发挥其正常"拾卵"功能,精卵不易结合,导致不孕。

6. 其他 年龄、地域、职业、精神心理状态等亦可影响输卵管正常功能,从而导致不孕。

二、辨证与辨病

输卵管性不孕的诊断方法有腹腔镜检查、子宫输卵管造影、子宫输卵管超声造影、经阴道注水腹腔镜检查(THL)、输卵管镜检查、生育镜诊疗系统等多种技术手段。其中腹腔镜检查是判定输卵管是否通畅的金标准,但同上述所有技术一样,它仍无法对输卵管内腔黏膜的情况作出准确判断。

1. 子宫输卵管造影术（HSG） 输卵管造影是通过导管向子宫腔和输卵管注入造影剂，通过 X 线来透视和摄片，然后再根据造影剂在输卵管和盆腔内的显影情况分析输卵管的通畅程度、阻塞的部位和宫腔的形态。具有不需麻醉、耗时短，有一定治疗作用等优点。造影剂分为碘水和碘油两种。由于碘油造影需要 24 小时复查射片，碘油在体内吸收慢，易形成肉芽肿等原因，现临床上多应用水性造影剂。

X 线下子宫输卵管造影可明确输卵管是否通畅及其阻塞部位，正常子宫输卵管显影为：双侧输卵管如细虫般弯曲于子宫两侧，自上向外下走行，造影剂先充盈子宫，经峡部至稍宽的壶腹部，最后进入盆腔形成云雾状扩散，如图 10-1 所示：

根据子宫输卵管造影结果可将输卵管阻塞分为以下五型：

Ⅰ度阻塞：造影剂仅充盈子宫腔，输卵管近端（间质部）完全阻塞而无造影剂进入。如图 10-2 所示：

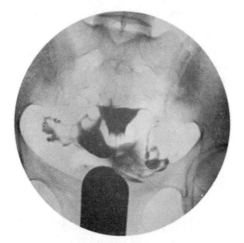
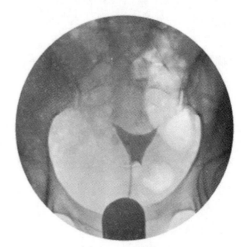

图 10-1 子宫腔输卵管显影，造影剂弥散均匀　　　　　图 10-2 Ⅰ度阻塞

Ⅱ度阻塞：造影剂充盈子宫腔后，输卵管仅显影一部分至峡部。如图 10-3 所示：

Ⅲ度阻塞：造影剂进入输卵管后显影至远端壶腹部，如图 10-4 所示：

Ⅳ度阻塞：造影剂充盈宫腔后可清楚呈现输卵管腔形态及走行，但盆腔内无造影剂影。如图 10-5 所示：

Ⅴ度阻塞：造影剂充盈子宫腔及输卵管，少量进入盆腔，弥散局限或欠佳。如图 10-6 所示：

根据以上五种分型制定不同诊疗方案。

输卵管Ⅳ度阻塞中有一种特殊情况——输卵管积水，应根据 1978 年，Rock 等提出的分度诊断：①轻度：输卵管积水的直径 <15mm；②中度：输卵管积水的直径 15～30mm；③重度：输卵管积水的直径 >30mm。

2. 子宫输卵管超声造影 经阴道三维子宫输卵管超声造影（TVS 3D HyCoSy）可获得清晰的输卵管全程空间立体走行图像，重建的输卵管造影图像直观、逼真，可任意角度旋转、删除伪影、便于多视角观察和分析，提高输卵管显示率，尤其是明显扭曲、盘曲或成角反折的输卵管；降低了操作者的依赖性，减少了检测时间。实时三维 HyCoSy 还可动态显示造

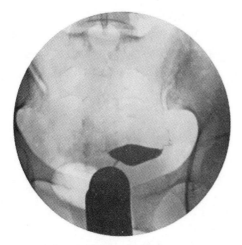

图 10-3　Ⅱ度阻塞

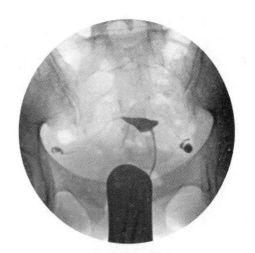

图 10-4　Ⅲ度阻塞

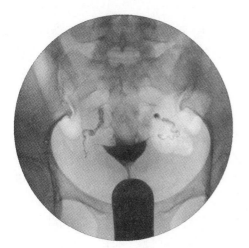

图 10-5　Ⅳ度阻塞

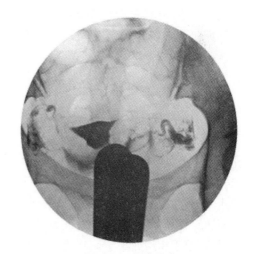

图 10-6　Ⅴ度阻塞

影剂在子宫、输卵管内流动，继而从伞端溢出、在盆腔内弥散的信息，更容易判断输卵管的通畅程度和盆腔弥散程度，进一步降低了操作者依赖性和评估输卵管通畅度的准确性。由于设备昂贵，部分医院已在临床开展，但尚未获得全面推广。

3. 腹腔镜检查　腹腔镜可用于盆腔脏器病变的检查，镜下可同时进行治疗性手术操作。腹腔镜下输卵管病变可表现为增粗水肿、充血、僵硬、弯曲，与周围组织如卵巢、盆壁、子宫壁、直肠和直肠窝粘连，伞端盲端、积水等。盆腔结核病例则可见黄白色粟粒样病灶、钙化灶、干酪样坏死灶等。子宫内膜异位症则可见异位的病灶等。

4. 经阴道注水腹腔镜检查（THL）　经阴道注水腹腔镜技术（transvaginal hydrolaparoscopy，THL），是用穿刺套管经阴道后穹隆穿刺进入盆腔，注入温生理盐水作为盆腔膨胀介质，借助微型内镜与器械，进行诊断和治疗的妇科内镜新技术。目前国内外主要用作盆腔病变的诊断。THL 开辟了不孕症腹腔镜检查的新途径，适用于临床或超声均无明显盆腔疾病证据的不孕患者的诊断与治疗，患者不必在腹部打孔便可实现诊断目的。

5. 输卵管镜 输卵管镜是一种可以直接进入输卵管的内窥镜,通过端口镜头将病变部位的状况直接呈现在医生眼前,并可将图像记录下来,对输卵管内膜病变及病变程度进行直接评价的方法。它可在宫腔镜、腹腔镜引导下(或独自)进入输卵管腔,观察输卵管内各段内膜形态,了解输卵管腔内正常解剖生理及病理学改变,提高对输卵管病变诊断的准确性。输卵管镜可以诊断及治疗输卵管积水、粘连、堵塞等多种输卵管疾病。它是一种新型、具有广阔发展潜力的诊疗技术设备。

6. 生育镜诊疗系统 生育镜诊疗系统是将经阴道注水腹腔镜、宫腔镜、输卵管镜整合成新的微创诊疗技术,与单一内镜相比,解决了诊治病变范围和指征的局限性。

另外,输卵管通液术操作简便易行,容易普及,大多基层医院均可开展。但该方法存在不足,不能区分是一侧还是双侧输卵管通畅,也不能判断病变的部位,对于输卵管积水、淋巴管逆流、盆腔弥散等情况均容易出现假阳性诊断。

而宫腹腔镜联合手术可以通过宫腔镜检查了解输卵管子宫腔开口情况,检查有无息肉粘连并处理,同时准确置管于输卵管口。插管过程即为疏通过程,加压通液可使输卵管痉挛所致的炎症渗出物、脱落细胞形成的栓子以及轻微粘连得以治疗。通过腹腔镜直视可以观察输卵管的通畅度、梗阻部位、周围粘连的情况,同时予以手术治疗恢复解剖形态及功能,并观察其再通情况,同时克服了两者单独使用的局限性和并发症,已在临床广泛开展。

三、辨病与辨证结合治疗

(一)中医辨证治疗

适用于输卵管造影证实输卵管不通畅、轻度积水或腹腔镜检查下做输卵管通液,证实输卵管不通畅,并且盆腔内粘连者,即属上述阻塞分度为Ⅴ度者。本方案3个月为一个疗程,可连续治疗2个疗程。经期停药,可监测排卵指导同房,以妊娠与否为判断指标,未妊娠者建议进行腹腔镜或辅助生殖技术治疗。

输卵管性不孕症的中医病机为正虚邪侵,湿热、寒湿、气血瘀阻互结,胞脉阻滞不通(畅),精卵艰于相遇而不孕。其特点是"瘀阻不通(畅)",病位在胞宫脉络。

1. 中草药治疗

(1)胞脉瘀阻证(主要指盆腔炎性疾病后遗症、盆腔粘连等,中医学辨证属血瘀者)

主要证候:婚久不孕,月经愆期,量中,色黯,有血块,双侧下腹部刺痛或隐痛,痛处固定,拒按,血块下而痛减,舌质黯,或有瘀点、瘀斑,脉弦涩。

治疗法则:活血化瘀,通经助孕。

方药举例:少腹逐瘀汤(《医林改错》)加减。

(2)痰湿阻滞证(主要指体型肥胖,中医学辨证属痰湿证者)

主要证候:婚久不孕,形体肥胖,月经后期、稀发,甚或闭经,量中或偏少,色红,质黏稠,或夹少量血块,神疲乏力,少气懒言,头晕胸闷,舌体胖大,边有齿痕,苔白腻,脉弦滑。

治疗法则:燥湿化痰,通经助孕。

(3)血瘀蕴毒证(主要指子宫内膜异位症,中医学辨证属血瘀者)

主要证候:婚久不孕,经行不畅,腹痛,逐渐加重,量多,色黯,有血块,伴腰骶酸痛,平素腹痛,或经期低热,性交痛,舌紫黯,舌体瘀斑、瘀点,苔薄白,脉涩、结或代。

治疗法则:祛瘀解毒,通络止痛。

方药举例：祛瘀解毒方（经验方）加减。

对症加减：腰酸痛者，加牛膝 12g、川断 15g、杜仲 9g；输卵管积水者，加防己 9g、泽兰 12g、益母草 15g、木通 6g 等；经前或经行乳房胀痛明显者，加柴胡 12g、郁金 9g、玫瑰花 15g 等；月经量多者，加棕榈炭 9g、茜草炭 9g、三七粉 3g 等；月经量少者，加山萸肉 12g、炒枣仁 15g、泽兰 9g、艾叶 9g、益母草 15g、红花 12g 等；衣原体、支原体感染者，加白花蛇舌草 15g、黄柏 12g、生蒲黄 9g 等；感染严重者及时配合抗生素对症治疗。对于输卵管性不孕有明确病因诊断的患者，还应参照相关章节内容，进行针对性的治疗。

2．中成药治疗

（1）血府逐瘀胶囊：每次 2.4g，每日 2 次。适用于胞脉瘀阻证（轻症）。

（2）少腹逐瘀胶囊：每次 1.35g，每日 3 次。适用于胞脉瘀阻证（中度）。

（3）大黄䗪虫丸：每次 3～6g，每日 1～2 次。适用于胞脉瘀阻证（重症）。

（4）丹黄祛瘀胶囊：每次 0.8～1.6g，每日 2～3 次。适用于气虚血瘀证及痰湿阻滞证。

（5）丹莪妇康煎膏：每次 10～15g，每日 2 次。适用于血瘀蕴毒证（以痛经为主症，无囊肿可见）。

（6）散结镇痛胶囊：每次 1.6g，每日 3 次。适用于血瘀蕴毒证（伴内异囊肿者）。

3．外治法

（1）直肠用药：康妇消炎栓每次 1 枚，每日 1～2 次，直肠给药。用于湿热瘀阻证。配合中药口服，经期或发现妊娠停用。

（2）中药外敷：肉桂 12g、川芎 12g、吴茱萸 12g、元胡 15g、乌药 12g、没药 12g 研细末，凡士林调膏，纱布固定，敷贴关元穴，每日 1 次，每次 60 分钟。配合中药口服，经期或发现妊娠停用。

（3）中药灌肠：三棱 12g、莪术 9g、丹参 30g、红藤 30g、皂角刺 12g、白花蛇舌草 15g、败酱草 15g、紫草 12g、水蛭 6g、赤芍 15g、乳香 12g、没药 12g，浓煎至 100～150ml，临睡前排便后，保留灌肠。配合中药口服，经期或发现妊娠停用。

4．针灸疗法

（1）体针：辨证选穴，气滞血瘀证取气海、血海、中极、内关、三阴交穴；气虚血瘀证取合谷、足三里、八髎、神阙穴；痰湿阻滞证取曲池、合谷、足三里、阴陵泉、三阴交、丰隆、脾俞、公孙；血瘀蕴毒证取神阙、膈俞、肝俞、委中、太冲、曲泉、期门、日月、五枢、维道、血海、三阴交、内关、合谷、曲池。均取平补平泻法，即将针不快不慢地刺入腧穴，然后再来回均匀地提插捻转或者采用其他基本手法，借以激发经气，使患者得气后，将针退出体外。

（2）耳针：取子宫、卵巢、内分泌、皮质下、肝、脾、肾、神门等，每次 2～4 个穴位，将皮内针刺入穴位并固定，贴压王不留行籽，每日按压 2～3 次，左右交替。

（3）电针：取足三里、三阴交、天枢等穴，平补平泻法行针后，在针尾通以微量电流波电流，采用连续波，20～30 分钟起针。

（二）辨证联合 X 线下输卵管介入治疗

适用于输卵管间质部、峡部近端阻塞所致不孕症患者，即属上述阻塞分度为Ⅰ度、Ⅱ度（部分）者。

输卵管介入治疗对输卵管近端阻塞具有很好的扩通疗效，同时联合辨证治疗，文献报道有效率 94%（操作方法详见第三十五章"子宫输卵管造影与 X 线下输卵管介入治疗"）。

但对于输卵管远端，特别是伞端、盆腔的粘连，非本手术最佳适应证。经此治疗无效或仍未妊娠患者，建议采取辅助生殖技术治疗。

（三）辨证联合腹腔镜手术

适用于输卵管远端，特别是伞端、盆腔的粘连患者，即属上述阻塞分度为Ⅲ度、Ⅳ度（部分）者。该检查能实现四个目的：①明确诊断；②进行输卵管伞端外翻缝合手术（或称"开窗""再造""整形"）；③盆腔粘连松解；④盆腔子宫内膜异位病灶的治疗。

腹腔镜手术后，辨证治疗或联合药物诱发排卵，监测排卵指导同房3～12个周期，仍未妊娠患者，视其夫妇受孕条件，建议采取中西医结合的辅助生殖技术治疗。

（四）中西医结合的辅助生殖技术治疗

对属上述阻塞分度为Ⅱ度及经前治疗方案未孕的患者实施中西医结合的辅助生殖技术治疗。详见第二十五章"辅助生殖技术周期中辨病与辨证治疗方案"。

在临床上具体治疗过程中，应根据女方年龄、卵巢功能、男方精子质量及合并的其他不孕因素，采取最佳的治疗方案。详见图10-7～图10-11。

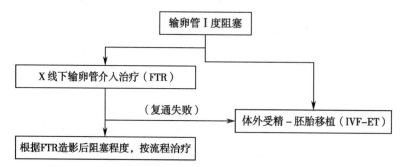

图10-7 输卵管Ⅰ度阻塞治疗流程图

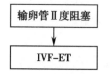

图10-8 输卵管Ⅱ度阻塞治疗流程图

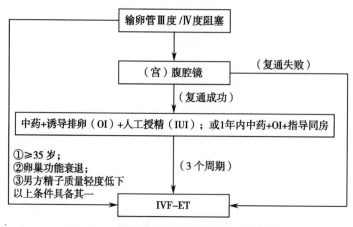

图10-9 输卵管Ⅲ度/Ⅳ度阻塞治疗流程图

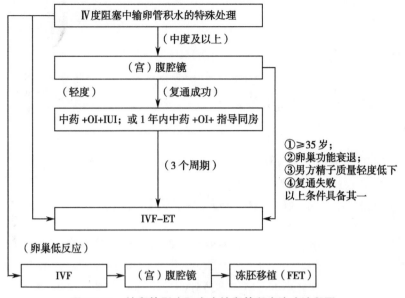

图 10-10　输卵管Ⅳ度阻塞中输卵管积水治疗流程图

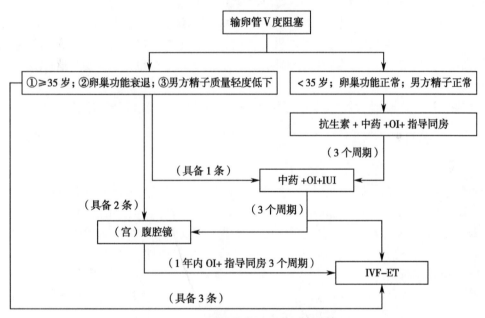

图 10-11　输卵管Ⅴ度阻塞治疗流程图

（连　方）

主要参考文献

1. 谢幸,苟文丽. 妇产科学 [M]. 第 8 版. 北京：人民卫生出版社,2013.

2. 张玉珍. 中医妇科学 [M]. 第 2 版. 北京：中国中医药出版社,2007.

3. 连方,齐聪. 中西医结合妇产科学 [M]. 北京：人民卫生出版社,2012.

4. 陈子江,刘嘉茵. 不孕不育专家推荐诊疗方案 [M]. 北京：人民军医出版社,2013.

第十一章

排卵障碍类疾病

第一节　多囊卵巢综合征

多囊卵巢综合征（polycystic ovary syndrome，PCOS）是一种发病多因性、临床表现多态性的内分泌综合征。以月经紊乱、不孕、多毛、肥胖、双侧卵巢体积持续增大，以及雄激素过多、持续无排卵为临床特征。PCOS 内分泌特征主要是高雄激素血症、高胰岛素血症以及代谢综合征等。从青春期开始发病，在 20～30 岁为高峰，约占总数的 85.3%，占妇科内分泌疾病的 8%，不孕症的 0.6%～4.3%。PCOS 的病因迄今不明，因此尚无根治的方法。

作为现代疑难疾病的多囊卵巢综合征，中医学无此病名，根据其临床表现与"月经失调""闭经""不孕症"等有相似之处。其病机与肾虚、脾虚、肝郁、痰湿、血瘀、郁热等因素有关，治疗根据其发生的不同年龄阶段，青春期以调经为主，育龄期以助孕为要，其他则标本虚实兼顾。

多囊卵巢综合征这一疾病，在中医学中类似"月经后期""闭经""不孕症"等病症。

一、发病机制

（一）中医病因病机

本病病因在于肾阴虚，天癸不足，稍久则阴虚及阳，阳虚则致痰湿壅阻，但阴虚心肝气郁，又易化火，火旺则阳亢，皮肤粗糙，面部痤疮，月经后期，甚至闭止。其次尚有肝郁凝痰化火及痰瘀成癥者。从卵巢藏泄失司与排卵功能障碍的角度，多囊卵巢综合征属卵巢收藏不足，卵巢蓄积人之元精缓慢，故表现为卵泡期延长，甚至长期无排卵。

（二）西医发病机制

发生的内分泌特征主要有：雄激素过多，雌酮过多，黄体生成激素 / 卵泡刺激素（LH/FSH）比值过高，胰岛素抵抗。其机制所涉有以下方面。

1. 发病相关因素　目前研究发现的机制较多，尚未完全明确，主要有以下几个方面。

（1）下丘脑 - 垂体 - 卵巢轴调节功能异常：由于垂体对促性腺激素释放激素敏感性增加，分泌过量的 LH，刺激卵巢间质卵泡膜细胞产生过量雄激素。卵巢内高雄激素抑制卵泡成熟，不能形成优势卵泡，但卵巢中的小卵泡仍能分泌相当于早卵泡期水平的雌二醇（E_2），加之雄烯二酮在外周组织芳香化酶作用下转化为雌酮（E_1），形成高雌酮血症。持续分泌的雌酮和一定水平的雌二醇作用于下丘脑及垂体，对 LH 分泌呈正反馈，使 LH 分泌幅度及频率增加，呈持续高水平，无周期性，不形成月经中期 LH 峰，故无排卵出现。对 FSH 分泌呈负反馈，使 FSH 水平相对降低，LH/FSH 比值增高。LH 水平增加又促使卵巢分泌雄激素，形成高雌激素和持续无排卵的恶性循环。低水平 FSH 持续刺激，使卵巢内小卵泡发育至一定时期，无优势卵泡产生，导致卵巢形成多囊样改变、多数小卵泡形成而无排卵。

（2）胰岛素抵抗和高胰岛素血症：PCOS 病因可能与和胰岛素抵抗有关。约 50% PCOS 患者不同程度存在胰岛素抵抗及代偿性高胰岛素血症，过量胰岛素作用于垂体的胰岛素受体，可增强 LH 释放并促进卵巢和肾上腺分泌雄激素；抑制肝脏性激素结合球蛋白合成，使游离睾酮增加。

（3）肾上腺分泌功能异常：50% PCOS 患者存在脱氢表雄酮及脱氢表雄酮硫酸盐升高，可能与肾上腺皮质网状带 $P_{450C}17\alpha$ 酶活性增加，肾上腺细胞对促肾上腺皮质（ACTH）敏感性增加和功能亢进有关。促肾上腺皮质激素的靶细胞敏感性增加和功能亢进可能与此有关。脱氢表雄酮硫酸盐升高也提示增多的雄激素来源于肾上腺。

（4）其他：还有卵巢卵泡膜细胞的 $P_{450C}17\alpha$ 等酶的调节机制也可能存在异常，导致雄激素增多。生长激素、类胰岛素样生长因子及其受体与结合蛋白、瘦素、内啡肽等的分泌或调节失常也与 PCOS 的发生或病理生理的形成有关。

2. 病理改变　①卵巢的变化：大体检查可见双侧卵巢体积增大，为正常妇女的 2～5 倍，表面光滑，色灰发亮，白膜均匀性增厚，较正常厚 2～4 倍，白膜下可见大小不等≥10 个，直径多为 <1cm 的囊性卵泡，呈珍珠串样。光镜下见白膜增厚、硬化，皮质表层纤维化，细胞少，血管显著存在。白膜下见多个不成熟阶段呈囊性扩张的卵泡及闭锁卵泡，无成熟卵泡生成及排卵迹象。②子宫内膜变化：主要表现为无排卵性子宫内膜。子宫内膜的组织学变化因卵巢分泌的雌激素水平不同而异，卵泡发育不良时，子宫内膜呈增殖期；当卵泡持续分泌少量或较大量雌激素时，可刺激内膜使其增生过长；更重要的是由于长期持续无排卵，仅有单一无对抗的雌激素作用，可以增加导致子宫内膜癌的几率。

二、辨病与辨证

（一）病史

病发于青春期，月经初潮如期，渐现月经稀发，闭经史，或月经频发，淋漓不尽。

（二）症状

1. 月经失调　主要表现是闭经，绝大多数为继发性闭经，闭经前常有月经稀发或过少，偶见闭经与月经过多、淋漓不尽交互出现。

2. 不孕　多在月经初潮后发病，婚后伴有不孕，主要由于月经失调和无排卵所致。

3. 多毛　可出现不同程度的多毛，尤以性毛为主，如阴毛浓密延及肛周腹股沟、腹中线，乳晕周围的毛发浓密，唇口细须明显。

4. 痤疮　油脂性皮肤，痤疮，以颜面额部、背部较明显。

5. 肥胖　以腹部肥胖型（腰／臀≥0.80），体重指数（BMI）≥25。

6. 黑棘皮症　常在阴唇、颈背部、腋下、乳房下和腹股沟等处皮肤出现灰褐色色素沉着，呈对称性，皮肤增厚，有如天鹅绒纹状。

（三）检查

1. 基础体温测定　BBT 表现为单相，月经周期后半期体温无升高。

2. 妇科检查　外阴阴毛较密，阴道通畅，子宫大小正常或略小，质中，无压痛，双附件(-)。

3. 实验室检查　包括 B 超、内分泌测定、诊断性刮宫、腹腔镜检查等。

（1）B超检查：声像图显示双侧卵巢体积均匀性增大，包膜回声增强，轮廓较光滑，间质增生内部回声增强，一侧或两侧卵巢各有10个以上直径为2～9mm的无回声区，围绕卵巢边缘，呈车轮状排列，称为"项链征"。连续检测未见主导卵泡发育和排卵迹象。

（2）内分泌测定：血清睾酮、脱氢表雄酮、硫酸脱氢表雄酮升高，睾酮水平通常不超过正常范围上限2倍；血清FSH值偏低而LH值升高，LH/FSH>2；血清雌激素测定，雌酮（E_1）升高，雌二醇（E_2）为正常或稍增高，恒定于早卵泡期其水平，无周期性变化，$E_1/E_2>1$，高于正常周期；尿17-酮皮质类固醇正常或轻度升高，正常时提示雄激素来源于卵巢，升高时提示肾上腺功能亢进；部分患者血清催乳素（PRL）偏高。腹部肥胖型测定空腹血糖及口服葡萄糖耐量试验（OGTT），测定空腹胰岛素水平（正常<20mU/L）及葡萄糖负荷后血清胰岛素（正常<150mU/L），肥胖型患者可有甘油三酯增高。

（3）诊断性刮宫：对于月经淋漓不断或闭经日久子宫内膜增生患者可在月经前数日或月经来潮6小时内行诊断性刮宫，子宫内膜呈增殖期或增生过长，无分泌期变化。年龄>35岁的患者应常规行诊断性刮宫，以早期发现子宫内膜病变。

（4）腹腔镜检查：通过腹腔镜直接窥视，可见卵巢增大，包膜增厚，表面光滑，呈灰白色，有新生血管。包膜下显露多个卵泡，但无排卵征象（排卵孔、血体或黄体）。腹腔镜下取卵巢组织送病理检查，诊断即可确定。在诊断的同时可进行腹腔镜治疗。

（四）诊断标准

1. 月经稀发或闭经或不规则子宫出血是诊断必需条件。

2. 符合以下一点

（1）雄激素过多的临床症状和（或）生化指标。

（2）超声发现卵巢呈PCO表现［单个卵巢见2～9mm卵泡数≥12枚和（或）卵巢体积≥10ml］。

3. 排除其他引起雄激素过度分泌或相似临床表现的疾病。

（五）鉴别诊断

1. **卵泡膜细胞增殖症** 临床和内分泌征象与PCOS相仿但更严重，本症患者比PCOS更肥胖，男性化更明显，睾酮水平也高于PCOS，可高达5.2～6.9nmol/L，而血清硫酸脱氢表雄酮正常，LH/FSH比值可正常。镜下见卵巢皮质黄素化的卵泡膜细胞群，皮质下无类似PCOS的多个小卵泡。

2. **卵巢雄激素肿瘤** 卵巢睾丸母细胞瘤、卵巢门细胞瘤等均可产生大量雄激素。多为单侧、实性肿瘤，可做B超、CT或MRI协助定位。

3. **肾上腺皮质增生或肿瘤** 当血清硫酸脱氢表雄酮值超过正常范围上限2倍时，或>18.2μmol/L时，应与肾上腺皮质增生或肿瘤鉴别。肾上腺皮质增生患者血17α羟孕酮明显增高，ACTH兴奋试验反应亢进，地塞米松抑制试验时抑制率≤0.70；肾上腺皮质肿瘤患者则对这两项试验反应均无明显反应。

三、辨病与辨证结合治疗

（一）辨证论治

本病的辨证应当分青春期和育龄期两阶段论治，青春期重在调经，以调畅月经为先，恢复周期为根本，按照月经病的辨证要点，抓住月经的期、量、色、质和全身症状加以辨证，区分虚实，闭经者，虚则补而通之，实则泄而通之；月经频发来潮或淋漓不尽者，又当寻找病因，肾虚者补肾固摄冲任，瘀热者清化而固冲，痰湿者又需涤痰化浊，总之青春期月经的恢复是治疗的目的。对于育龄期患者来说，生育是重要的环节，调经意在种子，肾主生殖，不孕多责之于肾，故临证多从肾辨治，肾主封藏，藏之盛乃能泄。从卵巢藏泄失司的角度，卵巢收藏不足可因肾阴虚，阴精不足，生化乏源；亦可因脾虚运化不足，阴精无以化生，阴长不足；还可因肝疏泄失司，影响卵巢功能，当藏不藏。故多囊卵巢综合征还与肝郁、脾虚、痰湿、气滞血瘀等因素有关。

综合考虑这些因素，区分寒热虚实，本病的特点是热证多寒证少，实证多虚证少，常有多种兼夹证，病情复杂、容易反复，药物治疗疗程一般需要在3～6个周期。现在研究认为，首要的需要注意生活方式，运动疗法对于体重的控制和对病理的改善具有积极的作用，对于高雄激素血症患者注意避免食用雄激素制剂或食品，对于高胰岛素血症患者更应合理膳食，控制血糖；脂代谢异常者也应积极注意饮食调摄。

1．中草药治疗

（1）肾虚痰湿证

主要证候：月经后期，量少，甚或闭经，婚久不孕，或带下量多，或带下甚少。形体肥胖，多毛，腰膝酸软，小腹或有冷感，子宫偏小，或胸闷烦躁，口腻多痰。舌苔白腻，舌质淡黯，脉象细濡而滑。

治疗法则：补肾化痰，活血调经。

方药举例：补肾化痰汤（《中医临床妇科学》）。

（2）肝郁血瘀证

主要证候：月经后期，量少，色紫红，有血块，月经不畅或闭经，经行时而腹痛，婚后不孕。精神抑郁，烦躁易怒，胸胁胀痛，乳房胀痛，毛发浓密。舌质紫黯，夹有瘀点，脉沉弦或沉涩。

治疗法则：补肾活血，疏肝解郁。

方药举例：逍遥散（《和剂局方》）合膈下逐瘀汤（《医林改错》）。

（3）肝经湿热证

主要证候：月经稀发，量少，甚则经闭不行，或月经紊乱，崩中漏下。毛发浓密，面部痤疮，经前胸胁乳房胀痛，肢体肿胀，大便秘结，小便黄，带下量多，阴痒。舌红苔黄厚，脉沉弦或弦数。

治疗法则：清热利湿，疏肝调经。

方药举例：丹栀逍遥散（《女科撮要》）合龙胆泻肝汤（《医宗金鉴》）去生地。

（4）脾虚痰湿证

主要证候：月经后期、量少，甚则停闭。带下量多，婚久不孕。形体丰满肥胖，多毛，头晕胸闷，喉间多痰，四肢倦怠，疲乏无力，大便溏薄。舌体胖大，色淡，苔厚腻，脉沉滑。

治疗法则：化痰除湿，通络调经。

方药举例：苍附导痰丸（《万氏妇人科》）加减。

对症加减：若胸闷泛恶，口腻痰多，加入制半夏、制胆星、炒枳壳化痰湿；如兼便秘者，可加服防风通圣丸、枳实导滞丸消导之；若月经来潮量甚少者，加入泽兰叶、丹参、川牛膝活血通络；若子宫发育不良者，可加入紫河车、肉苁蓉、茺蔚子等养血活血；若水肿纳差，大便溏泄者，加入炒白术12g、砂仁（后下）5g、炮姜温中健脾。若血瘀结成癥瘕上方加入炮山甲片9g，三棱、莪术各10g通络化痰瘀；口腻痰多，形体肥胖明显者，加入炙桂枝12g，茯苓15g，制半夏9g，陈皮12g以健脾通络；腰酸腿软，皮肤粗糙，痤疮者，加入夏枯草6～10g、肉苁蓉9g温清并用。若大便秘结加大黄；溢乳加炒麦芽；胸胁满痛加郁金、王不留行；月经不行加山楂、路路通行气；若肝气郁结，肝火内伤，月经不行，无明显湿邪，可选用清肝达郁汤（《重订通俗伤寒论》），全方疏肝郁，清肝火，通调月经。若顽痰闭塞，月经不行加浙贝母、海藻、石菖蒲软坚散结，化痰开窍。痰湿已化，血滞不行加川芎、当归、白僵蚕活血通络。脾虚痰湿不化加白术、党参、陈皮健脾化痰。胸膈满闷加广郁金、瓜蒌皮宽胸散结。

2. 中成药治疗

（1）归芍调经片：每次0.88g，每日3次。适用于肝郁脾虚证。

（2）丹栀逍遥散：每次6g，每日3次。适用于肝经湿热证。

（3）苍附导痰丸：每次8g，每日3次。适用于脾虚痰湿证。

（4）麒麟丸：每次6g，每日3次。适用于肾虚证。

3. 针灸疗法 ①针刺促排卵取穴：关元、中极、子宫、三阴交。操作：一般在月经中期开始，每日1次，连续3天，每次留针20分钟，之后观察7～10天，若BBT仍未升，可重复2个疗程。若肥胖者，可加丰隆、脾俞；若腰酸者，加肾俞、气海。适应范围：适用于排卵障碍者。注意事项：针刺尽量不要多次反复使用，以免耗损阴分。②艾灸关元、中极、足三里、三阴交。每次选3～4个穴位，每天1次。③耳针肾、肾上腺、内分泌、卵巢、神门。每次选4～5个穴位，每周2～3次

4. 中药加针刺调周法 在中药调整月经周期疗法基础上，结合针刺治疗。穴位选择：①中极、三阴交；②大赫、气海。月经周期第12～15天，以上两组穴位交替针刺，每日1次，平补平泻，留针30分钟，5分钟捻转1次，也可用复方当归注射液按上穴注射。

（二）辨证联合口服西药

1. 口服避孕药 如达英-35（炔雌醇环丙孕酮片）、优思明（炔雌醇屈螺酮片）等通过促进LH分泌负反馈，减少卵巢、肾上腺雄激素合成，并增加SHBG合成降低循环中游离雄激素活性，并抑制睾酮转化为活性更强的双氢睾酮，减少多毛、痤疮。

2. 其他抗雄激素药物 如螺内酯，为醛固酮拮抗剂，可竞争性结合雄激素受体，减少雄激素产生，并抑制5α还原酶活性。

3. 联合胰岛素增敏剂 二甲双胍可改善多囊卵巢综合征胰岛素抵抗。

（三）辨证联合腹腔镜手术

腹腔镜卵巢打孔技术广泛应用于难治性PCOS治疗。微型腹腔镜下卵巢打孔术及卵巢楔形切除术，手术创伤小，费用低，具有良好应用前景。腹腔镜卵巢电疗法也用于治疗PCOS促排卵无效者，单极电刀双侧卵巢腹腔镜手术（复式控制卵巢打孔）或激光是可以替代的物理疗法。

（四）辨证联合促排卵及辅助生殖

1. 促排卵治疗 一线促排卵药物，如枸橼酸氯米芬，为雌激素受体拮抗剂之一，抑制雌二醇对垂体的负反馈作用，促进FSH分泌，诱导卵泡发育。但对体重指数＞30kg/m²、基础FSH升高、高龄患者具有一定的局限性。对枸橼酸氯米芬抵抗的患者可更换芳香化酶抑制剂来曲唑，其抑制雄激素向雌激素转化，降低雌激素对性腺轴的负反馈，促使下丘脑-垂

体激素的释放增加，并且不影响雌激素对子宫内膜的刺激作用。研究表明来曲唑和枸橼酸氯米芬妊娠率相似，致畸率无明显增加。二线促排卵药物为外源性促性腺激素制剂如重组、高度纯化或尿源性促卵泡生成素、促黄体生成素等。临床通过外源性添加不同剂量促性腺激素，以刺激多个卵泡发育。其较一线促排卵药物有卵巢过度刺激综合征、多胎妊娠的风险增加。

2．药物治疗疗效不显者　可联合人工授精、体外受精 - 胚胎移植、卵胞浆内单精子显微注射、未成熟卵母细胞体外成熟等现代技术，以增加妊娠率，治疗 PCOS 不孕。超声引导下未成熟卵泡穿刺术作为新型有效的微创治疗技术已经开始应用于临床实践。

（五）调整生活方式

1．运动　通过运动使身体脂肪的减少有助于恢复排卵，逆转 PCOS 患者的代谢异常。

2．控制体重　体重降低 5%～10% 可使 55%～90% 的 PCOS 患者在减重计划 6 个月内恢复排卵。

3．生活起居要有规律　早睡早起，避免熬夜。保持心情舒畅，摒弃忧郁焦虑。劳逸适度，防止过劳。

4．调整饮食　应进食血糖指数低的碳水化合物，减少脂肪和单糖的摄入。忌用含雄激素的动物及器官。

在临床上具体治疗过程中，应根据女方年龄、卵巢功能、男方精子质量及合并的其他不孕因素，采取最佳的治疗方案（图 11-1）。

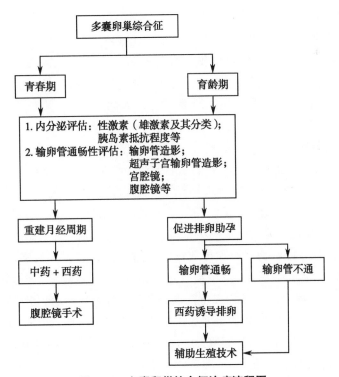

图 11-1　多囊卵巢综合征治疗流程图

第二节 卵巢储备功能减退

卵巢储备功能是指卵巢皮质区卵泡生长、发育形成健康卵子的能力,反映了卵巢内留存卵泡的数量和质量,决定了女性的生育潜能。女性卵巢储备是一个动态变化过程,女性一生中,卵巢储备呈现这样的趋势:在胎儿发育中期,卵子数量峰值为 600 万,随即大批量闭锁,在初生时,下降为大约 100 万~200 万,至青春期启动时,仅为 30 万~50 万,在 51 岁绝经后,仅为 1000 左右。中医古籍《素问•上古天真论》早已对此生理变化做出了论述:"女子七岁,肾气盛,齿更发长;二七而天癸至,任脉通,太冲脉盛,月事以时下,故有子……七七任脉虚,太冲脉衰少,天癸竭,地道不通,故形坏而无子也。"

卵巢储备功能减退(diminished ovarian reserve,DOR),又称卵巢功能减退,是指卵巢产生卵子能力减弱,卵母细胞质量下降,从而导致女性生育力下降及卵巢产生性激素的缺乏,常指早卵泡期的血清卵泡刺激素(FSH)水平在 10IU/L 以上或两侧窦卵泡数(antral follicle count,AFC)<5 个。若不及早及时治疗,病情将进一步发展,形成卵巢早衰(premature ovarian failure,POF),即如《素问•阴阳应象大论》所云:"能知七损八益,则两者可调,不知用此,则早衰之节也",严重影响女性的生育能力。本节将着重探讨在辅助生殖技术领域中,中西医结合治疗对改善卵巢储备功能的重要作用。

一、发病机制

(一)西医病因学

卵巢储备功能的下降除了卵巢功能的生理性衰退外,还与以下多种因素相关:遗传因素(包括 X 染色体异常、常染色体异常及基因突变等)、医源性因素(如放化疗、卵巢及盆腔手术史、控制性卵巢刺激等)、自身免疫性疾病(如桥本甲状腺炎、系统性红斑狼疮、类风湿关节炎等)、心理社会因素以及不良生活习惯(熬夜、吸烟、多次流产史)等,具体发病机制尚不明确,有待进一步深入研究。

(二)中医病因病机

中医学中虽没有卵巢储备功能下降的病名记载,但结合其临床表现,可将本病归于"月经过少""月经后期""血枯""闭经""经水早断""绝经前后诸证""不孕症"等病症范畴。中医认为肾藏精,主生殖,为先天之本,肾中精气的盛衰,天癸的至竭,影响月经的盈亏,决定子嗣的有无。可见,肾虚是本病的根本病机。后天将息失养、房劳多产,或因卵巢手术、放疗化疗、盆腔感染、接触环境毒物等原因导致肾虚,或他病及肾,肾气未盛,天癸乏源,冲任血虚,胞宫失于濡养,以致月经后期、量少甚至闭经、不孕。肾阳虚衰,难以化气生血,胞宫失于温煦,导致闭经、不孕。阴虚日久必将演变,或为阴虚火旺,最终导致天癸竭;或阴虚及阳,久而阳衰,两者病情发展终至卵巢储备功能下降的终末阶段,即卵巢早衰。此外,肾衰阴阳平衡失调,会影响到心、肝、脾三脏,心、肝、脾脏失和又可形成临床各种复杂和顽固的病理状态,如气郁、血瘀、痰凝等。

综上所述,本病病因病机复杂,动态演变,病位在肾,病机为肾虚阴阳失调,心、肝、脾三脏亦受影响,病性属虚实夹杂,虚多实少,临床经常兼夹为患,故临证需多加询问、思考。

二、辨证与辨病

（一）临床表现

卵巢储备功能下降患者常见于 18～40 岁之间，其年龄跨度较大，临床表现多种多样，但主要表现为以下几方面：

1. 月经不调　月经不调为卵巢储备功能下降患者的主要临床症状之一，但可有不同的表现，主要为月经量的减少，月经周期的延长，甚或闭经，但也有患者表现为月经周期提前，或月经经期延长、淋漓不尽，或月经经期缩短，或月经周期长短不一，同时或伴有腰骶酸痛、经期或经前乳房胀痛、头晕、疲倦乏力、失眠等症状。

2. 不孕或流产　此类患者常无明显不适症状，可为原发性不孕或继发性不孕，患者孕前检查常无异常表现。但在辅助生殖周期中可表现为卵巢对促性腺激素的反应降低、用药量增加、周期时间延长、取卵数目减少、卵子质量下降、内膜容受性降低等。患者辅助生殖技术妊娠成功率低，流产率高。

3. 围绝经期症状　此类症状以卵巢早衰患者为主，因雌激素的波动和下降出现失眠多梦、抑郁健忘、水肿便溏、皮肤感觉异常、腰膝酸软、潮热盗汗、烦躁易怒、性欲下降、性交痛等绝经前后诸证表现。

4. 远期并发症　主要由卵巢功能衰竭导致雌激素下降所带来的骨质疏松、心血管、脂代谢、内分泌、肿瘤方面的疾病风险。

（二）诊断标准及预测指标

DOR 的临床诊断目前尚无统一标准，在临床中患者常表现为正常的月经及生育史，然后出现月经量少，月经稀发，甚至闭经、不孕，伴有不同程度的围绝经期症状，如面部潮热，烦躁易怒，心悸失眠，胸闷头痛、性欲减退，阴道干涩，记忆力减退、血压波动、腰腿酸痛等。目前在临床上应用的评估卵巢储备的主要指标有年龄、基础卵泡刺激素（FSH）、黄体生成素（LH）、基础抑制素 B（INHB）、基础抗苗勒管激素（AMH）、基础雌二醇（E_2）、基础窦卵泡数、卵巢体积和卵巢间质动脉血流等。

三、辨病与辨证结合治疗

（一）西医治疗

1. 生活干预　生活饮食对于卵巢功能具有重要作用。建议避免恣食油腻之品，规范饮食结构，日常多食用新鲜蔬菜、水果、鱼类、猪瘦肉、鸡蛋等，尤其是富含维生素、多不饱和脂肪酸的食物。保持愉悦的心情，减少生活和工作压力，避免熬夜，增强体质，减少某些对卵巢功能有损害作用的药物或治疗方式，进行适当的体力和脑力活动，建立科学健康的生活方式等对改善卵巢功能低下症状均有极大帮助。

2. 人工周期（激素补充治疗）　激素补充治疗（HRT）主要模拟人体正常生理周期，通过外源性的激素直接作用于靶器官，调整月经周期，进而又通过反馈作用调节 HPO 轴功能，调理生殖内分泌，提高 DOR 患者生活质量。临床上常用的激素补充治疗的方案有戊酸雌二醇加孕激素周期序贯法，也可选用短效口服避孕药如妈富隆等来建立人工周期。该法使用方便且见效快，但长期应用时存在一定副作用，主要是增加了乳腺癌、子宫内膜增生甚至癌变等疾病的发病危险。故临床运用时需严格把握适应证，制订个体化方案，对有子宫肌瘤、子宫内膜增生、子宫内膜癌、乳腺癌、血栓性疾病等患者应慎用或禁用。

3. 脱氢表雄酮 脱氢表雄酮（dehydroepiandrosterone，DHEA）是由肾上腺、中枢神经系统、卵巢卵泡膜细胞共同分泌的一种具有雄激素活性的激素，广泛分布于人体的组织器官和循环系统中，并在外围组织中转化为更具活性的雄激素和雌激素。随着年龄的增长，DHEA 分泌减少，因此一般认为脱氢表雄酮与人体衰老有关。近年的研究表明，DHEA 与卵巢功能有着更为密切的关系。研究已经证实 DHEA 可降低流产率，减少胚胎非整倍体性，改善卵巢功能，提高妊娠率。

4. 生长激素（GH） 该法主要针对长期治疗 DOR 乏效的患者，认为 GH 通过刺激 IGF-1 分泌，促进细胞增殖，调节机体代谢，可间接影响生殖内分泌系统，近年的研究显示，GH 亦可直接作用于下丘脑 - 垂体 - 卵巢轴，发挥生物学效应。下丘脑存在 GH-R，可直接接受 GH 的调节。垂体分泌的 Gn 和 GH 是相互影响的。已知 kisspeptin（神经激肽 B，一种 GnRH 释放因子），可以同时刺激 LH 和 GH 的释放。有研究表明，促性腺激素细胞生长是 GH 依赖性的，在 GH 缺乏 / 抵抗的大鼠，LH/FSH 分泌降低。

5. 辅助生殖技术 体外受精 - 胚胎移植已成为治疗 DOR 不孕症患者的常规方法。在 IVF 周期，DOR 患者面临卵巢低反应的风险，并且获卵率、优胚率均低于正常女性，即使成功妊娠，也面临流产率高的风险。因此，在 IVF 之前使用药物干预，改善卵巢储备功能具有重要的临床意义。一些学者研究认为，控制性卵巢刺激前口服避孕药预处理、黄体期口服戊酸雌二醇或控制性卵巢刺激期间加用重组人黄体生成素（r-LH）可改善 DOR 患者的卵巢反应性，提高其妊娠率和活产率，但具体效益还有待进一步研究。因此，如何探索一种合适的卵巢刺激方案以获得足够数量且高质量的卵子对于 DOR 患者而言十分重要，临床上常用方案有微刺激、拮抗剂、自然周期、短方案等，具体选取时需结合患者实际，评估患者卵巢功能后制定个体化方案。

6. 其他治疗 ①基因治疗：对可疑基因异常的患者可行基因检测，如发现相关基因缺陷尚未发病者，采取尽快妊娠，或者采集卵子并低温保存，保护其生育功能；②免疫治疗：对有自身免疫系统疾病或卵巢自身抗体阳性患者，可应用糖皮质激素如泼尼松或地塞米松，抗心磷脂抗体阳性者可口服阿司匹林，但激素治疗长期应用，不良反应大，疗效尚不明确。

（二）辨证论治

1. 中草药治疗

（1）肾虚证

主要证候：月经后期而至，经来量少色淡或闭绝不行，婚久不孕，腰膝酸软，头晕耳鸣，带下稀少，性欲冷淡，舌淡苔少，脉沉细。

治疗法则：补肾填精，调补冲任。

方药举例：归芍地黄汤（《临床中医妇科学》）加减。

（2）血瘀证

主要证候：月经后期而至，经来涩少，色紫黑，有血块或闭绝不行，婚久不孕，或少腹作胀疼痛拒按、口渴不欲饮，舌紫黯边有瘀斑，脉沉涩。

治疗法则：理气活血，调理冲任。

方药举例：血府逐瘀汤（《医林改错》）去桔梗、牛膝、甘草，加丹皮、丹参、生山楂、川续断、白芍。

（3）兼夹证型

1）肝郁气滞

主要证候：经闭或经量较少，有小血块，精神抑郁，烦躁易怒，胸胁胀满，少腹胀痛或拒按，或情怀不畅，默默不欲饮食，或烦渴，喜饮凉水，状如消渴，大便秘结，舌边紫，苔黄白腻，脉细弦或沉涩。

治疗法则：理气疏肝，化瘀通经。

方药举例：逍遥散（《太平惠民和剂局方》）去白术、炙甘草、煨姜、薄荷，加赤芍、制苍术、陈皮、广郁金、丹参、泽兰、制香附。

2）气血虚弱

主要证候：月经后期量少，婚久不孕，心悸怔忡，神疲肢软，面色苍白或萎黄，头晕目眩或纳少便溏，带下量少，舌质淡红，脉细弦或细弱。

治疗法则：益气养血调经。

方药举例：人参养荣汤（《太平惠民和剂局方》）加丹参。

3）肝阳上亢

主要证候：月经后期而至，经来量少，闭绝不行或年未老经水断，腰酸腿软，头晕目眩，烦躁易怒，舌红苔白，脉细。

治疗法则：平肝潜阳。

方药举例：天麻钩藤饮（《中医内科杂病证治新义》）。

4）心肾失济

主要证候：月经后期而至，经来量少，闭绝不行或年未老经水断，心悸少寐，口苦咽干，舌红苔白，脉细或细数。

治疗法则：清心宁神。

方药举例：清心滋肾汤（《中医临床妇科学》）加减。

5）脾肾阳虚

主要证候：月经后期而至，经来量少，闭绝不行或年未老经水断，腰膝酸软，畏寒肢冷，纳呆便溏，舌淡苔白，脉沉细。

治疗法则：健脾温肾。

方药举例：健固汤（《傅青主女科》）加山药、菟丝子、补骨脂、肉桂、制附子。

6）寒湿痰凝

主要证候：闭经不行，胸胁满闷，小腹胀满，胃纳欠佳，口腻多痰，神疲倦怠，四肢不温，或带下量多，质稀薄或黏腻，舌淡白，苔白腻，脉细滑。

治疗法则：温经散寒，燥湿化痰。

方药举例：温经汤（《妇人大全良方》）合苍附导痰汤（《叶天士女科诊治秘方》）去丹皮、白芍、甘草、法半夏、甘草、香附、生姜、神曲，加赤芍、吴茱萸、杜仲、薏苡仁、山药。

2. 中成药

（1）乌鳖返春口服液：每次2支，每日3次。适用于阴虚证。

（2）复方阿胶浆：每次20ml，每日3次。适用于阴虚证。

（3）乌鸡白凤丸：每次9g，每日2次。适用于气血不足证。

（4）归脾丸：每次6g，每日3次。适用于心脾两虚证。

（5）坤泰胶囊：每次 2g，每日 3 次。适用于心肾不交证。

（6）知柏地黄丸：每次 9g，每日 3 次。适用于阴虚火旺证。

（7）逍遥丸：每次 3g，每日 3 次。适用于肝郁气滞证。

3. 其他治疗

（1）针刺：针刺足三里、三阴交、关元、气海、肾俞、肝俞、脾俞、子宫。根据其伴随症状随证加减，气滞血瘀者加合谷、血海、太冲；痰湿阻滞者加阴陵泉、丰隆；寒凝者加命门、腰阳关。每日 1 次，每次留针 20 分钟。

（2）艾灸：艾灸肾俞、脾俞、气海、足三里。隔日一次，每灸 10 次可休息 2～3 天。

（3）中药埋线：根据临床表现、舌脉，辨证加减用药，同时配合埋线取穴：脾俞、肾俞、肝俞、卵巢穴、三阴交均取双侧、关元穴。10 天一次，3 次为一个疗程。

（4）耳穴贴：耳穴贴（肾、子宫、卵巢、内分泌、皮质下）双耳交替，每 5～7 日一换，并嘱患者每日按压所贴之处，以痛为度（排卵后终止）。3 个月经周期为一个疗程。

（5）穴位电刺激：取穴：关元、中极、三阴交、子宫、天枢、肾俞、腰阳关、命门，频率为 2Hz，强度为 20～25mA，以患者感觉舒适为度。每日 1 次，30 分钟。3 个疗程后，行 IVF-ET 的患者在控制性卵巢刺激周期经净后继续治疗，频率为 2Hz，强度 20～25mA，每次 30 分钟，每日 1 次，直至取卵日。

（三）中西医结合的辅助生殖技术治疗

1. 进周前调理，补肾调周，改善卵巢储备 中医药在辅助生殖技术中的运用首先体现在因时制宜，周期论治。以补肾调周为主，结合行气活血，平衡阴阳，调整月经周期的节律，在 IVF-ET 前期根据女性周期各个阶段的特点加以应用。卵泡期益肾养阴，以增长雌激素为主，促进卵泡发育，药如当归、白芍、山药、生地、紫河车等；排卵期活血通络促进排卵，药如赤芍、丹参、红花、泽兰等；黄体期温补肾阳，促进孕激素分泌，增强黄体功能，药如巴戟天、淫羊藿、杜仲、续断、桑寄生等；月经期促使经血排出，促使卵巢功能得以改善和恢复，为始基卵泡发育成窦前卵泡做好准备，也为募集与促排卵打下良好基础，药如川芎、香附、丹参、当归、益母草、红花等。有关补肾中药的研究表明：补肾中药具有明显的调经和促排卵作用，其强度可增加 50%～100%，提高排卵细胞质量和卵裂能力，是以增加正常卵细胞和卵裂细胞为主，对卵细胞质量和卵裂过程不产生异常影响。

2. 针刺辅助，调畅气血，改善卵巢储备 现代医学研究发现，针灸在妇科上的应用可辅助治疗不孕症。针刺可有效调节下丘脑 - 垂体 - 卵巢轴进而影响各种激素的分泌，从而影响女性生殖器官的功能。可采用序贯针灸治疗，经前期取穴：气海、关元、阳陵泉、太冲；行经期取穴：十七椎、命门；经后期取穴：三阴交、太溪、肾俞、膈俞；排卵期取穴：气海、关元、子宫、足三里、复溜。经前期前半段针刺后加用温针灸，后半段留针期间则加用电针治疗，采用疏密波，频率 2/30Hz，电流强度 1～2mA，以患者局部有酸胀而无疼痛感为度；行经期上穴加用刺络拔罐；经后期针刺以平补平泻法，留针 30 分钟；排卵期针刺后，腹部置艾灸箱以 2 段 2cm 长艾灸点燃灸腹部。每周治疗 2 次，针至第 2 个月经周期取卵前。穴位电刺激方法取穴：关元、中极、三阴交、子宫、天枢、肾俞、腰阳关、命门，频率为 2Hz，强度为 20～25mA，以患者感觉舒适为度。每日 1 次，30 分钟。3 个疗程后，行 IVF-ET 的患者在控制性卵巢刺激周期经净后继续治疗，频率为 2Hz，强度 20～25mA，每次 30 分钟，每日 1 次，直至取卵日。从而改善卵巢的储备能力，改善年龄因素导致的卵巢功能衰退，创造有利的生殖内环境。此时再接受 IVF-ET，既可能采取到良好的卵子，又为胚胎移植营造了一个较理想的内分泌环境。

3．进周配合，滋肾填精，改善卵巢储备　辅助生殖技术中的重要环节是降调节。中医理论认为，降调节过程中大量外源性促性腺激素（Gn）的使用，使得肾中癸水大量消耗，产生了药物性肾虚，其本质是肾阴、肾阳平衡失调及在此基础上出现的气血虚弱、血瘀、痰湿等兼症，治疗时多由补肾阴、益肾气入手，对兼症以补肾活血、补肾化痰、疏肝、健脾等立法。故进入人工助孕周期后脾、肾双补，兼以疏肝，此期围绕阴长为主，兼顾护阳，从肾论治，健脾益气，滋养卵泡正常生长，同时疏肝理气，调节患者紧张焦虑情绪。健脾益气药物为党参、黄芪、茯苓、黄精、芡实等，填补肾精的药物为菟丝子、枸杞子、桑椹子、覆盆子等，滋补肾阴的药物以石斛、玉竹、百合、女贞子等为主，善补阴者必于阳中求阴，加紫河车、巴戟天、淫羊藿等温补肾阳的药物，如此脾、肾双补，补肾填精，健脾益气，后天助先天，合力共助卵泡发育长养，提高促排卵的成功率。腹胀者去滋腻之熟地，小便短赤者加车前子清热利湿，大便干结者加生白术。大量临床研究亦证实，在降调节之前运用补肾活血中药进行预先调治或中药配合 COS 方案可明显提高卵巢反应性，减少 Gn 用量，增加获卵数，改善卵子质量，提高妊娠率。补肾活血法能对卵巢储备低下患者进行干预的效应机制为调节生殖激素、抑制卵巢颗粒细胞凋亡、促进卵巢血管生成等。

卵巢储备功能减退不孕症治疗流程见图 11-2。

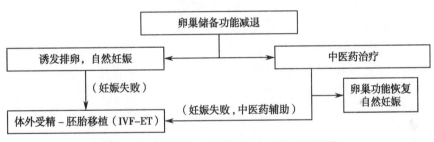

图 11-2　卵巢储备功能减退不孕症治疗流程图

第三节　卵巢早衰

卵巢早衰（premature ovarian failure，POF）是指女性在 40 岁以前系由多种病因导致卵巢功能衰竭而出现闭经和性器官萎缩，并以卵泡刺激素（FSH）和黄体生成素（LH）升高，而雌激素（estrogen，E_2）降低为特征的一种疾病。卵巢早衰在一般人群中患病率为 1%～3%，在继发性闭经患者中患病率达 4%～18%。

近些年，卵巢早衰的发病率有逐渐上升的趋势。卵巢早衰危害妇女健康，导致一系列生殖内分泌及健康问题，患者生殖器萎缩，丧失生殖能力，长期低雌激素增加骨质丢失、增加心血管疾病等风险。未老先衰给患者带来了巨大的痛苦，严重影响了患者的身心健康。

一、发病机制

卵巢早衰病因复杂，目前尚不明确，可由遗传因素、免疫因素、医源性因素、心理因素、环境因素和感染因素等引起。

1. 遗传及先天性因素 约 10% 的卵巢早衰患者有家族史。若 X 染色体数量或结构异常，如染色体重组、易位或单体性变化，均可引起先天性卵巢发育不全或卵巢早衰。基因工程和临床研究已经证实，决定卵巢功能的基因点为 Xq21-27 或 Xq26.1-27 和 Xq13.3-21.1，这些区域的缺失或发生基因突变可引起血 LH 及 FSH 水平升高，卵泡生成终止于特定的阶段，最终导致卵巢早衰。已经发现，X- 脆性染色体前突变携带者卵巢早衰的发生率比正常人群高 3 倍。另外比较常见的还有 Turner 综合征。线粒体 DNA 缺失也可加速卵泡细胞凋亡，引起卵巢功能减退。

2. 免疫学因素 约 20% 的卵巢早衰患者伴有自身免疫性疾病，如自身免疫性甲状腺炎、甲状旁腺功能减低、系统性红斑狼疮、类风湿性关节炎、1 型糖尿病、突发性血小板减少性紫癜等。卵巢早衰常被认为是全身多腺体缺陷综合征的一部分。

有研究报道，浸润到卵巢的淋巴细胞能产生一种蛋白质，使外周血淋巴细胞释放白细胞移动因子，从而使更多的淋巴细胞浸润到卵巢周围，加重卵巢的损伤。有研究发现，卵巢早衰患者血清中白介素（IL）-1β 水平低于对照组，提示卵巢早衰患者可能存在自身免疫功能紊乱。卵巢早衰患者外周血中可检测出高滴度的抗卵巢抗体，包括抗卵泡内膜细胞抗体、抗颗粒细胞抗体、抗卵泡内膜细胞抗体、抗透明带抗体、抗黄体细胞抗体等。

3. 促性腺激素功能障碍性因素 部分卵巢早衰患者卵巢内卵泡未完全耗竭，但其对内源性高促性腺激素缺乏反应。有学者发现卵巢早衰患者和卵巢切除或自然绝经者外周血中 FSH 生物活性存在差异。此外，促性腺激素作用障碍尚与 FSH 受体异常也有关。

4. 代谢因素 研究证实，17α 羟化酶或 17, 20 碳链裂解酶等甾体激素的合成关键酶缺乏，以及调节半乳糖代谢的基因突变，可导致性激素水平低下，促性腺激素反馈性增高。黏多糖病患者也易发生卵巢早衰，可能与代谢产物对卵巢细胞的毒性作用有关。

5. 医源性因素 卵巢周围组织的任何手术均可损伤卵巢的血液供应，或在该区域引起炎症，导致卵巢早衰的发生。如子宫切除、输卵管结扎或切除、子宫内膜异位症的保守或半根治术、卵巢楔形切除或打孔术、卵巢囊肿剥除术或术中损伤较大血管等，均可能破坏卵巢的皮质结构或血液供应，造成卵巢功能的不可逆性损伤，导致卵巢早衰的发生。

放疗及化疗对卵巢功能有严重的损害，可导致急性卵巢功能衰竭。因工作、疾病或意外事故接受大剂量或长时期的放射线，可使卵巢卵泡丧失、间质纤维化和玻璃样变、血管硬化等。研究发现，当卵巢受到直接照射剂量超过 8.0Gy 时，几乎所有年龄阶段妇女的卵巢功能皆发生不可逆损害。化疗药物尤其是烷化剂可引起卵巢早衰，化疗药物可使卵巢包膜增厚，间质纤维化。

子宫动脉栓塞治疗容易发生非目标性的卵巢动脉栓塞，影响卵巢的血液供应，从而造成卵巢功能的不可逆性损伤，导致卵巢早衰。

6. 环境及感染因素 如使用大剂量的杀虫剂以及镉、汞等均可损伤卵巢组织，破坏卵泡，引起卵巢早衰。装修后有毒物质亦对女性生殖系统有一定损害。吸烟可以减少颗粒细胞芳香化酶及影响雌激素合成关键酶的生成，降低雌激素的生物活性，还具有特异性抗雌激素活性的作用，对下丘脑 - 垂体功能有影响。大量流行病学调查显示，不同人群中吸烟均影响自然绝经年龄，吸烟女性绝经年龄较非吸烟人群提前 1～2 年。

腮腺炎、风疹等病毒感染可导致卵巢炎，使卵巢功能部分或全部丧失，造成卵巢早衰。严重的盆腔结核、淋菌性或化脓性盆腔炎等疾病也可引起卵巢功能损害，最终发展为卵巢早衰。

7. 心理因素　临床研究证明，经常有抑郁或郁闷感，与家人相处不融洽，可对下丘脑 - 垂体 - 卵巢轴造成刺激，形成不良的负性条件反射，进一步引起下丘脑的 FSH、LH 及卵巢 E_2 分泌异常。强烈精神刺激、巨大精神创伤可引发卵巢早衰。

8. 生活因素　长期睡眠不足、睡眠质量不佳会影响生殖内分泌功能。节食减肥也是引起卵巢早衰的原因之一，长期节食和药物减肥致使营养不良，缺乏蛋白质，体内 β- 内啡肽水平改变，致使下丘脑促性腺激素分泌异常，引起卵巢早衰

二、辨证与辨病

（一）临床表现

1. 月经改变　患者表现为 40 岁前月经稀发或频发、经期缩短、经量减少而逐渐闭经。约有 20% 左右的患者可表现为月经周期缩短，少数患者月经周期及经期完全紊乱。月经紊乱是发现卵巢早衰的第一线索。

2. 不孕或不育　患者常可因不孕或不育就诊而发现卵巢早衰。若卵巢早衰发生在有性生活之前或计划生育之前，可表现为原发性不孕，卵巢早衰发病较晚者，可表现为继发性不孕。患者可因卵泡或者黄体发育不良而出现反复自然流产，少数患者在一次或数次人工流产后闭经就诊而发现卵巢早衰。

3. 围绝经期症候群　患者可出现潮热、自汗、失眠、抑郁、紧张、心悸、头痛、乏力、体液潴留、背痛、易激动、注意力不集中、发作性头晕、皮肤感觉异常等症状。若闭经时间较长，患者表现为性欲降低，性交困难或性交痛，尿急、尿频、排尿困难、夜尿或压力性尿失禁等萎缩性阴道炎和萎缩性尿道炎症状。

4. 伴发的自身免疫性疾病表现　常见的有桥本甲状腺炎、Addison 病、Crohn 病、胰岛素依赖性糖尿病、慢性活动性肝炎、肾小球肾炎、系统性红斑狼疮、类风湿关节炎等疾病的表现。

（二）病史询问、体格检查及实验室检查

1. 询问病史　对患者进行详细的病史采集，包括初潮年龄、闭经前月经情况、闭经期限，有无闭经诱因（精神刺激、环境毒物等因素），有无使用药物史，有无癌症化疗史、放疗史，盆腔感染史，结核病史等，既往和目前有无流行性腮腺炎和人类获得性免疫缺陷病毒感染，了解患者及其家人中既往和目前是否患有自身免疫性疾病，如原发性慢性肾上腺皮质功能减退症、甲状腺疾病、糖尿病、系统性红斑狼疮、类风湿关节炎、白斑、克罗恩病和干燥综合征等。询问其家族史包括母亲、姐妹及女性二级亲属的月经、生育情况和男性亲属的生育情况。

2. 体格检查　进行全身检查时，注意全身发育、智力及营养状况，包括对乳腺和阴毛发育情况进行检查，并根据 Tanner 分级标准分级。自身免疫性淋巴细胞性卵巢炎患者有时可通过盆腔检查发现增大的卵巢，应重点检查有无自身免疫性疾病的相关体征。妇科检查注意有无雌激素缺乏引起的外阴萎缩、阴道皱襞消失、黏膜变薄、点状充血出血等老年萎缩性阴道炎改变。

3. 实验室检查　血清中 FSH 增高，雌激素水平下降，是目前诊断 POF 最重要的客观指标。一般有 2 次或以上血清 FSH > 40IU/L（2 次检查间隔 1 个月以上），E_2 < 25pg/ml，即可诊断卵巢早衰。

除血清性激素水平测定外，有临床指征时还应该注意酌情进行相关疾病的检查。如免

疫学指标体测、卵巢抗体、血沉、免疫球蛋白、类风湿因子、甲状腺功能、肾上腺功能、甲状旁腺及血糖等。对 25 岁以下闭经及性征发育不良者,可行染色体核型分析,以确定是否遗传因素所致。

4. 盆腔超声检查　可发现子宫缩小、内膜变薄,卵巢体积测定值缩小,约 40% 的患者卵巢内可有卵泡存在,但直径在 10mm 以下。卵巢组织呈实性回声。

5. 腹腔镜检查　卵巢体积缩小,很难见到发育中卵泡和排卵孔,无黄体形成,子宫体积缩小。

三、辨病与辨证结合治疗

卵巢早衰的发生取决于卵泡数量和卵泡消耗的开始时间和速度,如何恢复卵巢早衰患者的内分泌功能,提高生活质量,是目前女性生殖内分泌临床研究的重要方向。卵巢早衰应该根据病程、病史,结合患者不同的需要,进行科学的、专业的、合理的治疗,基本原则是早发现、早治疗。

目前西医学治疗主要采取激素替代疗法,但停药后复发率高,长期使用会增加乳腺癌、子宫内膜癌的危险性。对有生育要求的年轻妇女,采用较大剂量雌激素以维持子宫发育及在短时间内抑制 FSH 至正常水平,定期停药以期排卵的恢复。对卵巢早衰的患者一般不宜直接采用促性腺素或氯米芬诱发排卵。

卵巢早衰在中医古籍中并无明确记载,根据其临床表现,可归属于"月水先闭""经水早断""血枯""闭经""不孕"等范畴。本病的中医病机为肾虚、冲任不充,或冲任瘀阻,胎孕不受。

(一)中草药治疗

1. 肝肾阴虚证

主要证候:月经周期延后、经量减少渐至月经停闭,不孕,五心烦热,烘热汗出,头晕目眩,腰膝酸软,耳鸣,多梦,视物昏花,两目干涩,舌红少苔,脉弦细数。

治疗法则:滋补肝肾,养血调经。

方药举例:育阴汤(《百灵妇科》)加减。

2. 阴虚血燥证

主要证候:月经周期延后、经量少、色红质稠,渐至月经停闭,阴道干涩,带下少,五心烦热,颧红唇干,盗汗甚至骨蒸劳热,干咳或咳嗽唾血,舌红苔少,脉细数。

治疗法则:养阴清热,调经。

方药举例:加减一阴煎(《景岳全书》)。

3. 心肾不交证

主要证候:月经停闭日久伴有不孕,心烦不宁,失眠多梦,烘热汗出,心悸怔忡,头晕耳鸣,腰膝酸软,口燥咽干,舌尖红,苔薄白,脉细数。

治疗法则:滋阴宁心,交通心肾。

方药举例:天王补心丹(《摄生秘剖》)加减。

4. 肾虚血瘀证

主要证候:月经停闭不行,伴有不孕,头晕神疲,腰酸膝软,胸胁、乳房胀痛,烦躁易怒,舌紫黯,边有瘀点,脉沉弦而涩。

治疗法则：补肾活血，祛瘀通经。

方药举例：肾气丸(《金匮要略》)合失笑散(《太平惠民和剂局方》)加减。

5. 脾肾阳虚证

主要证候：月经周期延后、经量减少渐至月经停闭，不孕，畏寒肢冷，性欲淡漠，腹中冷痛，面浮肢肿，五更泄泻，舌淡胖有齿痕，苔白滑，脉沉细迟弱。

治疗法则：温肾健脾，暖宫调经。

方药举例：温土毓麟汤(《傅青主女科》)加减。

（二）中成药治疗

1. 坤灵丸　每次15g，每日2次。适用于肝肾不足证。

2. 女宝胶囊　每次4粒，每日3次。适用于肝肾不足证。

3. 定坤丹　每次10g，每日2次。适用于气血两虚、气滞血瘀证。

4. 鹿胎膏　每次10～12g，每日2次。适用于肾亏血虚证。

5. 八珍益母丸　每次6g，每日2次。适用于气血两亏型。

6. 女金丹　每次5g，每日2次。适用于气血两亏或寒凝胞宫证。

7. 乌鸡白凤丸　每次9g，每日2次。适用于气血亏虚证。

8. 通经甘露丸　每次6g，每日2次。适用于血瘀证。

9. 逍遥丸　每次3g，每日3次。适用于肝郁气滞，血行不畅证。

10. 坤泰胶囊　每次2g，每日3次。适用于心肾不交及阴虚证。

（三）针灸治疗

1. 体针　辨证选穴，肝肾阴虚者加三阴交、阴陵泉、肝俞、阴郄、复溜等。脾肾阳虚者取脾俞、命门、次髎、地机；肾虚血瘀证取气海、血海、中极、内关、三阴交穴。均取平补平泻法。

2. 耳针　主穴取子宫、卵巢、下丘脑、脑垂体、肾、内分泌、交感、皮质下、肝、脾、肾、神门等，每次2～4个穴位，将皮内针刺入穴位并固定，贴压王不留行籽，每日按压2～3次，左右交替。

3. 电针　取足三里、三阴交、天枢、阴陵泉等穴，平补平泻法行针后，在针尾通以微量电流波电流，采用连续波，20～30分钟起针。

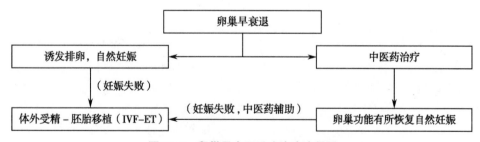

图 11-3　卵巢早衰不孕症治疗流程图

第四节　异常子宫出血

异常子宫出血(abnormal uterine bleeding，AUB)是指与正常月经的周期频率、规律性、经期长度、经期出血量任意一项不符的、源自子宫腔的异常出血。AUB 是最常见的妇科疾病，在绝经前女性中的发病率约为 11%～13%，AUB 的发病率随年龄增加而增加，36～40 岁女性，AUB 的发病率可达 24%。2011 年 FIGO 指南将育龄期非妊娠妇女 AUB 病因分为两大类 9 个类型，按英语首字母缩写为"PALM-COEIN"，"PALM"指存在结构性改变、可采用影像学技术和（或）组织病理学方法明确诊断的 AUB，而"COEIN"指无子宫结构性改变的 AUB。具体为：子宫内膜息肉（polyp）所致 AUB（简称：AUB-P）、子宫腺肌病（adenomyosis）所致 AUB（简称：AUB-A）、子宫平滑肌瘤（leiomyoma）所致 AUB（简称：AUB-L）[AUB-L 的肌瘤包括黏膜下（SM）和其他部位（O）]、子宫内膜恶变和不典型增生（malignancy and hyperplasia）所致 AUB（简称：AUB-M）；全身凝血相关疾病（coagulopathy）所致 AUB（简称：AUB-C）、排卵障碍（ovulatory dysfunction）相关的 AUB（简称：AUB-O）、子宫内膜局部异常（endometrial）所致 AUB（简称：AUB-E）、医源性（iatrogenic）AUB（简称：AUB-I）、未分类（not yet classified）的 AUB（简称：AUB-N）。本节主要介绍排卵障碍性异常子宫出血（AUB-O）。

AUB-O 当属中医学"崩漏"范畴，是中医妇科常见病、疑难病之一。有关崩漏的记载，始见于《素问·阴阳别论》和《金匮要略·妇人妊娠病脉证并治》。"崩漏"系指妇女在非行经期间阴道大量流血或持续淋漓不断者，前者称"崩中"或"经崩"，后者称"漏下"或"经漏"。两者既有区别又有联系，但两者发病机制相同，在疾病的发展过程中可相互转化：血崩日久，伤气耗血，可由"崩"转"漏"；久漏不止，病势渐重，又可由"漏"转"崩"。故临床将两者常统称为"崩漏"。

一、发病机制

（一）西医病因病理

1. 病因　正常月经的发生是下丘脑-垂体-卵巢轴生理调节控制下的周期性的子宫内膜剥脱性出血。正常月经的周期、持续时间、月经量呈现明显的规律性和自限性。当机体受内部和外界各种因素，如精神紧张、环境及气候骤变、营养不良、代谢紊乱、慢性疾病、饮食紊乱、过度运动及其他药物等影响时，均可通过大脑皮质和中枢神经系统，引起下丘脑-垂体-卵巢轴功能调节或靶细胞效应异常而导致异常子宫出血。

2. 病理生理　可归结为两个方面。

（1）下丘脑-垂体-卵巢轴功能调节异常：在青春期，下丘脑-垂体-卵巢轴激素间的反馈调节尚未成熟，未能建立稳定的周期性调控机制。大脑中枢对雌激素的正反馈调节作用存在缺陷，FSH 呈持续低水平，无 LH 陡直高峰形成而不能排卵；在绝经过渡期，卵巢功能不断衰退，卵巢对垂体促性腺激素反应性低下，卵泡发育受阻而不能排卵；生育年龄妇女有时因应激等因素干扰，也可发生无排卵。各种原因导致的无排卵均可导致子宫内膜受单一雌激素刺激而无孕酮对抗，引起雌激素突破性出血或者撤退性出血。

雌激素突破性出血可分为两种，低水平雌激素维持在阈值水平，可发生间断少量出血，内膜修复慢，出血时间延长，临床上表现为出血淋漓不尽；高水平雌激素超过阈值水平并持续较长时期，无孕激素参与，子宫内膜过度增殖以至于不同程度的增生，此时内膜间质、腺体、血管发育不同步，溶酶体发育过度而不稳定，释放水解酶，而引起出血，血量汹涌。

雌激素撤退性出血，子宫内膜在单一雌激素的作用下持续增生，当多数生长卵泡退化闭锁，导致雌激素水平突然急剧下降不足以支持内膜，则子宫内膜脱落出血。

（2）子宫内膜出血自限机制缺陷：主要表现为：①组织脆性增加：子宫内膜在单一雌激

素持续作用下,腺体、血管和间质不断增生,增生不同步,组织易破碎。增生的细胞因缺乏孕激素,其中的溶酶体不稳定,当雌激素波动时,溶酶体易破碎,而释放出多量的水解酶导致子宫内膜破裂、出血,容易自发破溃出血。②子宫内膜脱落不完全致修复困难:无排卵性出血由于雌激素波动,子宫内膜脱落不规则和不完整。子宫内膜某一区域在雌激素作用下修复,而另一区域发生脱落和出血,这种持续性增生子宫内膜的局灶性脱落缺乏足够的组织丢失量,使内膜的再生和修复困难。③血管结构与功能异常:仅有雌激素作用,导致螺旋小动脉持续增生,血管壁薄,缺乏节律性收缩而止血效果差,收缩不力造成流血时间延长、流血量增多,子宫内膜表面的微血管增加,脆弱易碎,且子宫内膜中有静脉窦形成,破裂后流血难止。④凝血与纤溶异常:多次组织破损活化纤维蛋白溶酶,引起更多的纤维蛋白裂解,子宫内膜纤溶亢进,凝血功能缺陷。⑤血管舒张因子异常:增殖期子宫内膜含血管舒张因子前列腺素 E_2（PGE_2），无排卵性子宫内膜中 PGE_2 含量高,且对 PGE_2 敏感性高,血管易于扩张,出血增加。

3. **子宫内膜病理改变** AUB-O 患者的子宫内膜受雌激素持续作用而无孕激素拮抗,可发生不同程度的增生性改变,少数可呈萎缩性改变。

(1) 子宫内膜增生症:根据国际妇科病理协会(ISGP,1998 年)的分型为:

1) 单纯型增生:最常见。增生涉及腺体和间质,呈弥漫性,腺体和间质细胞增生程度超过正常周期的增殖晚期。局部腺体密集,腺腔囊性扩大,大小不一。腺上皮细胞为高柱状,呈单层或假复层,无异型性。间质细胞丰富。表面毛细血管和小静脉增多,常呈充血扩张。发展为子宫内膜腺癌的几率约为 1%。

2) 复杂型增生:只涉及腺体,通常为局灶性。腺体增生明显、拥挤,结构复杂,由于腺体增生明显,使间质减少,出现腺体与腺体相邻,呈"背靠背"现象。由于腺上皮增生,可向腺腔内呈乳头状或向间质呈芽样生长。腺上皮细胞呈柱状,可见复层排列,但无细胞异型性。约 3% 可发展为子宫内膜腺癌。

3) 不典型增生:只涉及腺体。虽然可能呈多灶性或弥漫性,但通常为局灶性。腺体增生、拥挤,结构复杂,间质细胞显著减少。腺上皮细胞增生,并出现异型性,细胞极性紊乱,体积增大,核质比例增加,核深染,见核分裂象。发展为子宫内膜腺癌的几率为 23%。只要腺上皮细胞出现异型性,应该归类于不典型增生。不典型增生不属于 AUB 范畴,应该归属子宫内膜癌前病变。

(2) 增生期子宫内膜:子宫内膜所见与正常月经周期中的子宫内膜无区别,只是在月经周期后半期甚至月经期,仍表现为增生期形态。

(3) 萎缩型子宫内膜:子宫内膜菲薄萎缩,腺体少而小,腺管狭而直,腺上皮为单层立方形或低柱状细胞,间质少而致密,胶原纤维相对增多。

(二)中医病因病机

病机主要为脏腑、气血功能失调,冲任损伤,不能制约经血,胞宫蓄溢失常,经血非时而下。病因主要有血热、肾虚、脾虚、血瘀等。

1. **血热** 热伤冲任,迫血妄行。《傅青主女科·血崩》中有:"冲脉太热而血即沸,血崩之为病,正冲脉之太热也",指出了血热致崩漏的缘由。其中又有虚热、实热之分。

(1) 虚热:素体阴虚,或久病、失血以致阴伤,阴虚水亏,虚火内炽,扰动血海,故经血非时妄行。血崩则阴愈亏,冲任更伤,以致崩漏病反复难愈。

（2）实热：素体阳盛，肝火易动；或素性抑郁，郁久化火；或感受热邪；或过服辛辣助阳之品，酿成实热。热扰冲任，扰动血海，迫经血妄行。

2. 肾虚　先天不足，天癸初至，肾气不足；或因绝经前后肾气渐衰；或房劳多产，损伤肾气，以致封藏失职，冲任失摄，经血妄行。若偏肾阴虚者，为元阴不足，虚火妄动，血不守舍；偏肾阳虚者，为命门火衰，不能固摄冲任。

3. 脾虚　素体脾虚，或忧思不解，或饮食劳倦，损伤脾气，气虚下陷，统摄无权，冲任不固，经血溢于脉外。《妇科玉尺·崩漏》云："思虑伤脾，不能摄血，致令妄行。"

4. 血瘀　经期产后，余血未尽，又感寒、热、湿邪，瘀血内阻，恶血不去，新血不得归经，发为崩漏。

综上所述，崩漏病因虽有血热、肾虚、脾虚、血瘀等，但由于损血耗气，日久均可以转化为气血诸虚或气阴两虚，或阴阳俱虚。无论病起何脏，"四脏相移，必归脾肾"，"五脏之伤，穷必及肾"，以致肾脏受病。可见崩漏发病机理复杂，常是因果相干，气血同病，多脏受累。

二、辨证与辨病

AUB 的诊断应采用排除法。需排除的情况或疾病包括：妊娠相关出血、生殖器官肿瘤、感染、血液系统及肝肾重要脏器疾病、甲状腺疾病、生殖系统发育畸形、外源性激素及异物引起的不规则出血等。主要依据病史、体格检查及辅助检查做出诊断。

1. 病史　详细了解 AUB 的类型、发病时间、病程经过、出血前有无停经史以及既往治疗经过。注意患者的年龄、月经史、婚育史和避孕措施，近期有无服用干扰排卵的药物或抗凝药物等，是否存在引起月经失调的全身或生殖系统相关疾病，如肝病、血液病、糖尿病、甲状腺功能亢进症或减退症等。

2. 体格检查　分为全身和妇科检查。

（1）全身检查：应进行系统的全身检查，包括检查有无贫血貌、全身发育、营养、青春期发育状态、体重指数；有无多毛、痤疮或其他高雄激素体征，有无溢乳等。

（2）妇科检查：妇科检查应排除阴道、宫颈及子宫器质性病变，注意出血来自宫颈表面还是宫颈管内。检查时应先用窥器暴露宫颈（除未婚女性外），通过视诊可见息肉、感染征象或炎症。双合诊可检查子宫大小，附件有无肿块及压痛。既往 1 年内未进行宫颈脱落细胞学检查的妇女均应进行该检查，以尽早发现宫颈病变。

3. 辅助检查　根据病史及临床表现常可做出 AUB-O 的初步诊断。辅助检查的目的是鉴别诊断和确定病情严重程度及是否有合并症。

（1）全血细胞计数：确定有无贫血及血小板减少。

（2）凝血功能检查：凝血酶原时间、活化部分凝血活酶时间、血小板计数、出凝血时间等，排除凝血和出血功能障碍疾病。

（3）尿妊娠试验或血 HCG 检测：有性生活史者，应首先排除妊娠及妊娠相关疾病。

（4）血清性激素测定：适时测定孕酮水平可确定有无排卵及黄体功能，但常因出血频繁，难以选择测定孕激素的时间。测定血睾酮、催乳素水平及甲状腺功能可排除其他内分泌疾病。

（5）基础体温测定（BBT）：不仅有助于判断有无排卵，还可提示黄体功能不足（体温升高日数≤11 日）、子宫内膜不规则脱落（高相期体温下降缓慢伴经前出血）。当基础体温双相，经间期出现不规则出血时，可了解出血发生在卵泡期、排卵期或黄体期。基础体温呈单相型，则提示无排卵。

（6）子宫内膜病理检查：①诊断性刮宫（dilation & curettage，D&C）：简称诊刮，其目的是止血和明确子宫内膜病理诊断。年龄＞35 岁、药物治疗无效或存在子宫内膜癌高危因素的 AUB-O 患者，应行诊刮明确子宫内膜病变。为确定卵巢排卵和黄体功能，应在经前期或月经来潮 6 小时内刮宫。不规则阴道流血或大量出血时，可随时刮宫。诊刮时必须刮取整个宫腔，尤其是两宫角，并注意宫腔大小、形态，宫壁是否平滑，刮出物性质和数量。疑有子宫内膜癌时，应行分段诊刮。无性生活史患者，若激素治疗失败或疑有器质性病变，应经患者或其家属知情同意后行诊刮术。②子宫内膜活组织检查：目前国外推荐使用 Karman 套管或小刮匙等的内膜活检，其优点是创伤小，能获得足够组织标本用于诊断。

（7）影像和宫腔镜检查：①盆腔 B 型超声检查：了解子宫内膜厚度及回声，以明确有无宫腔占位性病变及其他生殖道器质性病变等。②子宫输卵管造影（HSG）：通常在月经干净后 3～7 天进行，可发现子宫腔充盈缺损，但小于 1cm 的缺损不易发现。③宫腔镜检查：宫腔镜检查术是清晰显示宫腔的一个极好的方法，单纯诊断性刮宫往往不能获得全部的子宫内膜组织，漏诊率达 10%，而宫腔镜可以直视整个宫腔，可同时行子宫内膜活检，降低漏诊率。④ MRI：不作为 AUB-O 病因诊断的一线选择，若超声显示较大的子宫多发肌瘤，为确定肌瘤位置，或怀疑子宫腺肌病，为确定最佳治疗方案，可选择 MRI。怀疑子宫内膜癌，为了解有无肌层浸润及盆腔转移，亦可选择 MRI。

三、辨病与辨证结合治疗

（一）西医治疗

治疗原则：青春期及生育期 AUB-O 以止血，调整周期，促排卵治疗为主；绝经过渡期患者以止血，调整周期，减少经量，防止子宫内膜病变为原则。

AUB-O 的一线治疗是药物治疗，常采用性激素止血和调整月经周期，必要时可辅用止血药物。

1. 止血　根据出血量选择合适的制剂和使用方法。对少量出血者，使用最低有效量激素，减少药物副作用。对大量出血患者，应在 8 小时内显效，24～48 小时内出血基本停止，若 96 小时以上仍不止血，应考虑修正 AUB-O 诊断。

常用性激素止血方法：

（1）雌孕激素联合用药：性激素联合用药的止血效果优于单一药物。口服避孕药在治疗青春期和育龄期 AUB-O 患者时常常有效，在月经第 1 日口服复方低剂量避孕药，共 21 天，停药 7 天，28 天为 1 周期。急性大出血，病情稳定，可用复方单相口服避孕药。目前使用的是第三代短效口服避孕药，如去氧孕烯炔雌醇片、炔雌醇环丙孕酮片，每 8～12 小时 1 片，血止后每 3 日递减 1/3 量直至维持量（每日 1 片），共 21 日停药。

（2）雌激素：应用大剂量雌激素可迅速促使子宫内膜生长，短期内修复创面而止血，适用于急性大量出血时血红蛋白低于 80g/L 者，但禁用于血液高凝或有血栓性疾病史的患者。①戊酸雌二醇：2mg/ 次，口服，每 4～6 小时 1 次，血止 3 日后按每 3 日递减量 1/3。②苯甲酸雌二醇：初剂量 3～4mg/d，分 2～3 次肌内注射。若出血明显减少，则维持；若出血量不减，则加量至每日 8～12mg。也可从 6～8mg/d 开始。出血停止 3 日后开始减量，通常每 3 日以

1/3 递减。每日最大量一般不超过 12mg。所有雌激素疗法在血红蛋白计数增加至 90g/L 以上后均必须加用孕激素撤退。若贫血重者需同时积极纠正贫血,输血及加用一般止血药。对间断性少量长期出血者,其雌激素水平常较低,应用雌激素治疗也是好办法。多采用生理替代剂量,如戊酸雌二醇 1mg/ 次,1 次 / 日,连用 21 日,最后 7～10 天加用黄体酮 100mg 或地屈孕酮 10mg,2 次 / 日,停药后出血量会较多,一般 7 日内止血。

(3) 孕激素:可使持续增生的子宫内膜转变为分泌期,停药后短期即有撤退性出血,内膜脱落较完全,也称"子宫内膜脱落法"或"药物刮宫",适用于体内有一定雌激素水平、血红蛋白 >80g/L、生命体征稳定的患者。常用孕激素包括合成孕激素和天然孕激素。合成孕激素分两类,常用 17α- 羟孕酮衍生物(甲羟孕酮、甲地孕酮)和 19- 去甲基睾酮衍生物(炔诺酮等)。以炔诺酮为例,首剂量 5mg,每 8 小时一次,2～3 血止后每隔 3 日递减 1/3 量,直至维持量每日 2.5～5.0mg,持续用药至血止后 21 日停药,停药 3～7 日发生撤退性出血。也可用左炔诺孕酮 1.5～2.25mg/d,血止后按同样原则减量。天然孕激素,如地屈孕酮 10～20mg,每日 1 次;或微粒化孕酮 200～300mg,每日 1 次,或肌内注射黄体酮 20mg,每日 1 次,连用 10～14 日。

(4) 雄激素:肌内注射 25～50mg,1～2 次 / 日,有对抗雌激素作用,抑制子宫内膜生长,增加子宫平滑肌及子宫血管张力,改善盆腔充血,减少出血量。多与孕激素联合应用,大出血时单独运用雄激素效果不佳。适用于绝经过渡期出血不多者,不宜用于青春期患者。

其他药物止血法:

(1) 一般止血药:氨甲环酸 1g,2～3 次 / 日,或酚磺乙胺、维生素 K 等。

(2) 改善凝血功能:出血严重时可补充凝血因子,如纤维蛋白原、血小板、新鲜冻干血浆或新鲜血。

(3) 纠正贫血:对中重度贫血患者在上述治疗的同时给予铁剂和叶酸治疗,必要时输血。

(4) 抗感染治疗:出血时间长,贫血严重,抵抗力差,或有合并感染的临床征象时应及时应用抗生素。

2. 调整月经周期　应用性激素止血后,必须调整月经周期。青春期及生育期患者,需恢复正常的内分泌功能,以建立正常月经周期;绝经过渡期患者需控制出血及预防子宫内膜增生症的发生,防止 AUB-O 再次发生。

(1) 雌、孕激素序贯法:即人工周期。模拟自然月经周期中卵巢的内分泌变化,序贯应用雌、孕激素,使子宫内膜发生相应变化,引起周期性脱落。适用于青春期及生育期 AUB-O 异常子宫出血内源性雌激素水平较低者。从撤药性出血第 5 日开始,戊酸雌二醇 2mg,每晚 1 次,连服 21 日,服雌激素 11 日起加用黄体酮 100mg 或地屈孕酮 10mg,2 次 / 日,连用 10 日。连续 3 周期为一个疗程。若正常月经仍未建立,应重复上述序贯疗法。若患者体内有一定量雌激素水平,雌激素可采用半量或 1/4 量。

(2) 雌、孕激素联合法:开始即用孕激素,抑制雌激素的促内膜生长作用,使撤退性出血逐步减少,其中雌激素可预防治疗过程中孕激素突破性出血,同时对 HPO 轴具有抑制作用,有利于调整 HPO 轴功能。适应于生育期 AUB-O 患者内源性雌激素水平较高或绝经过渡期患者。一般自血止周期撤退性出血第 5 日起应用口服避孕药,每晚 1 片,连服 21 日,1 周为撤退性出血间隔,连续 3 个周期为一个疗程。停药后若仍未建立正常月经周期者,可酌情延至 6 个周期。应用口服避孕药的潜在风险应予注意,有血栓性疾病、心脑血管疾病高危因素及 40 岁以上吸烟的女性不宜应用。

（3）孕激素法：适用于体内有一定雌激素，无需诱发排卵，使子宫内膜定期脱落。于月经周期后半期（撤退性出血的第 16～25 日）服用地屈孕酮 10～20mg，每日 1 次；或微粒化孕酮 200～300mg，每日 1 次，或肌内注射黄体酮 20mg，每日 1 次，连用 10～14 日，酌情应用 3～6 周期。

3. 促排卵 AUB-O 患者经上述调整周期药物治疗几个疗程后，通过雌、孕激素对中枢的反馈调节作用，部分患者可恢复自发排卵。青春期一般不提倡使用促排卵药物，有生育要求的无排卵不孕患者，可针对病因采取促排卵治疗。

（1）氯米芬：(clomiphene citrate，CC)适用于有一定内源性雌激素水平者。月经第 3～5 日（或撤退性出血第 3～5 日）开始，每晚 50～100mg，连用 5 天。

（2）促性腺激素：适用于低促性腺激素及氯米芬促排卵失败者。促卵泡发育的药物有：①尿促性素(human menopausal gonadotropin，HMG)；②卵泡刺激素(follicle-stimulating hormone，FSH)，包括尿提取的 FSH、纯化 FSH、基因重组 FSH；促成熟卵泡排卵的制剂为人绒毛膜促性腺激素(human chorionic gonadotropin，HCG)。常用 HMG/FSH 和 HCG 联合用药促排卵。于撤退性出血 3～5 日开始，HMG 或 FSH 每日肌注 75～150U，连续 7～12 日，待优势卵泡成熟时再肌注 HCG 5000～10 000U 促排卵，并发症为多胎妊娠和卵巢过度刺激综合征(ovarian hyperstimulation syndrome，OHSS)。

（3）促性腺激素释放激素(gonadotropin-releasing hormone，GnRH)：适用于下丘脑性无排卵，用脉冲皮下注射或静脉给药。

4. 宫内孕激素释放系统 可有效治疗 AUB-O。原理为宫腔内局部释放孕激素，抑制内膜生长。常用于治疗严重月经过多。在宫腔内放置含孕酮或左炔诺孕酮宫内节育器(levonorgestrel-releasing，IUD)，能减少经量 80%～90%，有时甚至出现闭经。适用于已完成生育或近 1 年无生育计划者。

5. 手术治疗 对于药物治疗疗效不佳或不宜用药，无生育要求的患者，尤其是不易随访的年龄较大患者，应考虑手术治疗。

（1）刮宫术：刮宫术是目前最有效的止血方法，并能够明确子宫内膜病理情况。对于绝经过渡期及病程长的生育年龄患者应首先考虑使用刮宫术。对未婚、无性生活史青少年，仅适用于大量出血且药物治疗无效需立即止血或疑有子宫腔及子宫内膜病变时，经患者或其家属知情同意后行刮宫术。

（2）子宫内膜切除术(endometrial ablation)：利用宫腔镜下电切割或激光切除子宫内膜，或采用滚动球电凝或热疗等方法，直接破坏大部分或全部子宫内膜和浅肌层，使子宫内膜组织凝固或坏死，致使月经减少甚至闭经。适用于药物治疗无效、不愿或不适合子宫切除术的患者。术前 1 个月口服达那唑 600mg，每日 1 次；或孕三烯酮 2.5mg，2 次/周，4～12 周；或用 GnRH-a 3.75mg，每 28 日 1 次，1～3 次，可使子宫内膜萎缩，子宫体积缩小，减少血管再生，使手术时间缩短，出血减少，易于施术，增加手术安全性，且可在月经周期任何时期进行。治疗优点是微创、有效，可减少月经量 80%～90%，部分患者可达到闭经。但术前必须有明确的病理学诊断，以免误切子宫内膜。

（3）子宫切除术：患者经各种治疗效果不佳，并了解所有治疗 AUB-O 的可行办法后，由患者和家属知情选择后接受子宫切除术。

（二）辨证论治

崩漏是中医妇科临床的疑难重症。历代医家对该病的治疗进行了精深的论述，为后世医家对崩漏的治疗提供了重要的参考依据。如明代方约之《丹溪心法附余》就明确提出了塞流、澄源、复旧治崩大法，至今仍为临床治崩要法。

崩漏的主要临床表现是经血非时而下，故辨证当根据出血的时间、量、色、质及全身兼证、参考舌脉、病发久暂，辨其虚实寒热。一般而言，崩漏虚多实少，热多寒少；久崩多虚，久漏多瘀；血势骤急多属气虚，淋漓不断多属血滞等。此外，患者的不同年龄阶段亦是崩漏的重要参考，如青春期患者多属先天肾气不足，育龄期患者多见肝郁血热，绝经过渡期患者多因肝肾亏损或脾气虚弱。由于崩漏发病有缓急不同，出血有新旧之异，故治疗亦当本着"急则治其标、缓则治其本"的原则，灵活掌握"塞流""澄源""复旧"三法分步治疗。

塞流，即止血以固本。暴崩之际，急当止血防脱，常用固气摄血，收敛固涩止血，最根本的原则应视证型的寒热虚实决定。虚者补而止之，实者泄而止之，寒者温而补之，热毒者清而止之，并非专事止涩所能获效。

澄源，是辨证求因，澄清本源之意，乃治疗崩漏的重要阶段。血止或病缓时仍需根据不同情况辨证论治，切忌一味温补，致犯虚虚实实之戒。

复旧，乃为调理善后之治。视其气血之盛衰，脏腑之虚实，调理肝脾，益肾固本，本固血充则经水自调。

治崩三法，临床并不能截然分开，往往是塞流需澄源，复旧当固本。治崩宜升提固涩，不宜辛温；寒凉凝血之品亦当慎用；治漏宜养血理气，不可偏于固涩。青春期患者，重在补肾气、益冲任；育龄期患者重在疏肝养肝，调冲任；绝经过渡期患者重在滋肾调肝，扶脾固冲任。

1. 中草药治疗

（1）虚热证

主要证候：经血非时突然而下，量多势急，或淋漓少许，血色鲜红而质稠，心烦潮热，或小便黄少，或大便干结；苔薄黄，脉细数。

治疗法则：滋阴清热，止血调经。

方药举例：保阴煎（《景岳全书》）合生脉散（《内外伤辨惑论》）加味。

对症加减：若下血如崩者，加血余炭12g、棕榈炭12g；淋漓不断者加蒲黄6g、三七3g；心烦少寐者，加酸枣仁12g、夜交藤12g。

（2）实热证

主要证候：经血非时大下或忽然暴下，或淋漓日久不断，色深红，质稠；口渴心烦，小便黄，大便干结；舌红，苔黄，脉洪数。

治疗法则：清热凉血，止血调经。

方药举例：清热固经汤（《简明中医妇科学》）加减。

对症加减：若心烦易怒，脉弦者，加柴胡9g、夏枯草9g清肝泄热，亦可选用清经散（《傅青主女科》）：熟地9g、地骨皮15g、丹皮9g、青蒿6g、黄柏1.5g、白芍9g、茯苓3g。

（3）肾阳虚证

主要证候：经来无期，经量或多或少，色淡质稀，畏寒肢冷，面色晦暗，腰腿酸软，小便清长；舌质淡，苔薄白，脉沉细。

治疗法则：温肾固冲，止血调经。

方药举例：右归丸（《景岳全书》）加味。

对症加减：若见水肿、纳差、四肢欠温，则加茯苓 9g、砂仁 6g、炮姜 6g，以健脾温肾；若出血量多，色黯红有血块，小腹疼痛者，可酌加乳香 9g、没药 9g、五灵脂 6g，用以温经活血、止血。

（4）肾阴虚证

主要证候：经乱无期，出血量少，或淋漓不净，色鲜红，质黏稠，伴头晕耳鸣，腰膝酸软或心烦；舌质红，苔少，脉细数。

治疗法则：滋肾养阴，调经止血。

方药举例：左归丸（《景岳全书》）合二至丸（《医方集解》）加减。

对症加减：若症见咽干、眩晕者，加夏枯草 9g、牡蛎 12g；若心阴不足，症见心烦、失眠者，加五味子 9g、夜交藤 12g 养心安神。

（5）脾虚证

主要证候：经血非时暴下，继而淋漓不止，色淡，质稀，倦怠懒言，面色㿠白或肢体面目水肿；舌淡，苔白，脉缓无力。

治疗法则：补气摄血，固冲调经。

方药举例：固本止崩汤（《傅青主女科》）合举元煎（《景岳全书》）加味。

对症加减：若头晕，面色苍白，加首乌 9g、白芍 9g；心悸怔忡者，加炙远志 12g、枣仁 9g 养心安神，久漏不止，加荆芥炭 9g、益母草 9g。

（6）血瘀证

主要证候：经血骤然而下或淋漓不断，或经闭数日又忽然暴下，色黯质稠，夹有血块，小腹胀痛，块下痛减；舌紫黯，苔薄白，脉涩。

治疗法则：活血化瘀，止血调经。

方药举例：四物汤（《和剂局方》）合失笑散（《和剂局方》）。

对症加减：若见口干苦，经血色红而量多者，加仙鹤草 6g、地榆 9g、夏枯草 9g 化瘀清热止血；若胁腹胀甚者，加香附 12g、炒川楝子 9g 理气行滞；久漏不净者加益母草 12g、蒲黄炭 9g、三七粉 3g 化瘀止血。

2. 中成药治疗

（1）出血期用药

1）云南白药胶囊：每次 1～2 粒，每日 4 次。适用于血瘀之证。

2）宫血宁胶囊：每次 2 粒，每日 3 次。适用于血热妄行者。

3）断血流片：每次 3～6 片，每日 3 次。适用于血热妄行者。

4）荷叶丸：每次 9g，每日 3 次。适用于血热妄行者。

5）葆宫止血颗粒：每次 15g，每日 2 次。适用于阴虚血热证。

6）龙血竭胶囊：每次 1.2～1.8g，每日 3 次。适用于血瘀证。

7）二至丸：每次 9g，每日 2 次。适用于虚热型肾阴虚证。

（2）非出血期用药

1）复方阿胶浆：每次 20ml，每日 3 次。适用于气血虚弱型。

2）乌鸡白凤丸：每次 9g，每日 2 次。适用于虚证止血后的调经。

3）归脾丸：每次 9g，每日 3 次。适用于心脾两虚之证。

4）定坤丹：每次 10g，每日 2 次。适用于气血两虚兼有郁滞者。

5）桂枝茯苓胶囊：每次 3 粒，每日 3 次。适用于阳虚血瘀型。

3. 针灸疗法

（1）体针疗法：实证取关元、三阴交、公孙、隐白。血热加中极、血海；湿热加中极、阴陵泉；气郁加膻中、太冲；血瘀加膈俞、血海。关元用平补平泻法，其余穴位用泻法。虚证取气海、足三里、地机、三阴交。脾气虚加脾俞、胃俞；肾阳虚加肾俞、命门；肾阴虚加肾俞、太溪；盗汗加阴郄；失眠加神门。以上诸穴施以补法，亦可用灸法。急性出血期，在患者手背第二、三指掌关节间向前一寸处的"断红"穴先针后灸，留针 20 分钟，或灸百会穴、神阙、隐白穴。昏厥者，急刺人中、合谷、足三里、百会。

（2）耳针法：选内生殖器、皮质下、内分泌、肾、肝、脾。毫针刺用中等刺激，或用埋针法，两耳交替使用。

（3）穴位注射法：选气海、关元、中极、肾俞、关元俞。用维生素 B_{12} 或黄芪、当归等注射液，每穴可注药液 2ml，每日 1 次；气海、血海、膈俞、三阴交、足三里。每次选 2～3 个穴位用维生素 B_{12} 或黄芪、当归等注射液，每穴注射 2ml。

（4）挑刺法：在腰骶部督脉或膀胱经上寻找反应点，用三棱针挑破 0.2～0.3cm 长，0.1cm 深，将白色纤维挑断，每次选 2～4 个点，每月 1 次，连续挑治 3 次。

（5）皮肤针法：腰骶部督脉、足太阳经、下腹部任脉、足少阴经、足阳明经、足太阴经、下肢足三阴经。由上向下反复叩刺 3 遍，每日 1～2 次。

（6）头针法：额旁 3 线，头针常规刺法。

第五节 高催乳素血症

高催乳素血症是指各种因素引起血清催乳素（prolactin，PRL）水平持续高于正常值的状态。是年轻女性最常见的垂体 - 下丘脑轴内分泌紊乱。

催乳素由垂体前叶的催乳素细胞合成和分泌，受下丘脑多巴胺能途径的调节，多巴胺作用于催乳素细胞表面的多巴胺 D2 受体，抑制催乳素的生成与分泌。任何减少多巴胺对催乳素细胞表面多巴胺 D2 受体作用的生理及病理过程，都会导致血清催乳素水平升高。

催乳素的生理作用极为广泛和复杂。在人类，主要是促进乳腺分泌组织的发育和生长，启动和维持泌乳，使乳腺细胞合成蛋白增多。催乳素还可影响性腺功能，高催乳素血症（HPRL）不仅对下丘脑促性腺激素释放激素（GnRH）及垂体卵泡刺激素（FSH）、黄体生成素（LH）的脉冲式分泌有抑制作用，而且可直接抑制卵巢合成孕酮及雌激素，导致卵泡发育及排卵障碍，临床上表现为月经紊乱或闭经，导致不孕。

一、发病机制

1. 生理性因素　体力运动、精神创伤、低血糖、夜间、睡眠、进食、性生活及各种生理现象如卵泡晚期和黄体期、妊娠、哺乳、产褥期、应激状态（手术、心肌梗死、晕厥、外伤）等均可引起催乳素暂时性升高，但升高幅度不大，持续时间短，不会引起相关的病理症状。

2. 药物性因素　此类药物通过拮抗下丘脑 PRL 释放抑制因子（PIF）或增强兴奋 PRL 释放因子（PRF），从而降低多巴胺的作用，少数药物还可能对催乳素细胞有直接影响，导致催乳素分泌增多。常见的药物有多巴胺受体拮抗剂，如精神类药物吩噻嗪类和止吐药物多潘立酮，可以结合多巴胺受体，拮抗多巴胺功能。多巴胺耗竭剂，如甲基多巴、利血平可以耗竭多巴胺。激素类药物，如雌激素、口服避孕药、抗雄性激素、促甲状腺激素可以作用于垂体催乳素细胞，促进催乳素的合成和释放。氯丙嗪可使下丘脑儿茶酚胺含量减低，从而减弱泌乳素释放抑制激素（PIH）的活性，导致催乳素增加。鸦片类药物抑制多巴胺的转换，促进催乳素的释放。中药（尤其是具有安神、止惊作用的中草药）如六味地黄丸、安宫牛黄丸亦可促进催乳素的释放。此外，异烟肼、依那普利、达那唑等也会引起高泌乳素血症。药物引起的 HPRL，血清催乳素水平多 <4.55nmol/L，但也有文献报道，长期服用一些药物，可使血清催乳素水平高达 22.75nmol/L，引起大量泌乳和闭经。

3. 病理性因素　下丘脑或垂体柄病变（如颅底脑膜炎、结核、梅毒、放线菌病、颅咽管瘤、类肉瘤样病、神经胶质细胞瘤、空蝶鞍综合征、动 - 静脉畸形、帕金森综合征等）、甲状腺功能减退、腺瘤、各类胸壁炎症、慢性肾衰竭、未分化支气管肺癌、肾上腺样瘤、胚胎癌、子宫内膜异位症等，都会引起催乳素分泌增多。另外，多囊卵巢综合征（PCOS）患者中 6%～20% 会出现催乳素水平升高，可能是由于雌激素作用于垂体催乳素细胞，促进催乳素合成和释放导致催乳素分泌增多。最常见的病理因素是垂体催乳素瘤。

4. 特发性因素　血清中催乳素水平增高，但未发现确定的垂体或中枢神经系统疾病，也无导致高催乳素的其他原因。此类患者的催乳素升高与妊娠、服药或器质性疾病无关，多因下丘脑 - 垂体功能紊乱引起。临床上当无病因可循时，可诊断为特发性高催乳素血症。但这其中有可能是未被放射线检查出来的垂体微腺瘤或垂体催乳素腺瘤早期阶段。

二、辨证与辨病

临床上对于存在提示高催乳素血症的临床表现，或在检查其他疾病过程中发现血催乳素水平异常的患者均应怀疑高催乳素血症。高催乳素血症的诊断包括两步：

1. 确诊高催乳素血症　综合分析临床表现和血 PRL 水平而确诊高催乳素血症。

（1）临床表现：①月经改变和不孕：HPRL 可引起女性月经失调和生殖功能障碍。当血清催乳素水平轻度升高（4.55～6.82nmol/L）时，可引起黄体功能不足而发生复发性流产；而随着血清催乳素水平的进一步升高，可出现排卵障碍，临床表现为功能失调性子宫出血、月经稀发、闭经及不孕症。②溢乳：HPRL 时，在非妊娠期及非哺乳期出现溢乳者占 27.9%，同时出现闭经和溢乳者占 75.4%。这些患者血清催乳素水平一般都显著升高。③头痛：垂体前叶瘤的压迫症状。④性功能减退。⑤其他：HPRL 者通常存在体重增加。长期 HPRL 可因雌激素水平过低导致进行性的骨痛、骨密度降低、骨质疏松。少数患者可出现多毛、脂溢及痤疮，这些患者可能伴有多囊卵巢综合征等其他异常。

（2）血液学检查：血清催乳激素 >4.55nmol/L，可确诊为高催乳素血症。检测应在安静的清醒状态，时间最好在上午 10～11 时。

需注意一些临床表现和血清催乳素水平变化不一致的情况，需考虑存在巨分子催乳素血症，或因催乳素水平太高造成"钩子（HOOK）"现象。后者需要用倍比稀释的方法重复测定患者的血清催乳素水平。

2. 确定高催乳素血症的病因　HPRL 的病因诊断需要通过详细询问病史、相应的实验室检查、影像学检查等排除生理性或者药物性因素导致的血清催乳素水平升高，明确是否存在病理性原因。其中最常见的病因为垂体催乳素腺瘤。

（1）病史：应询问患者的月经史、分娩史、手术史和既往病史，有无服用相关药物史，采血时有无应激状态（如运动、性交、情绪波动或盆腔检查）等。有无月经稀少或闭经、不孕、性欲减低、生殖器萎缩、习惯性流产、骨质减少、多毛等临床症状。

（2）实验室检查：血清催乳素、妊娠试验、垂体及其靶腺功能、肾功能和肝功能等，排除妊娠、甲状腺功能减退、胰岛素抵抗及肝肾功能异常等。

（3）影像学检查：当血清催乳素水平轻度升高而未发现其他明确病因，或血清催乳素水平＞4.55nmol/L 时，均应行鞍区影像学检查（MRI 或 CT），以排除或确定是否存在压迫垂体柄或分泌催乳素的颅内肿瘤及空蝶鞍综合征等。MRI 检查软组织分辨率高，可以多方位成像，在垂体微小肿瘤的检出，对鞍区病变的定性、定位诊断等各个方面都明显优于 CT，以矢状位和冠状位薄层 T1 加权像尤为敏感，表现为垂体腺内局灶性异常信号；垂体柄移位；垂体局灶性上凸；鞍底向下膨隆，同时可观察下丘脑有无病变。并非所有的催乳素瘤在磁共振上都有阳性表现，肿瘤小于 3mm 或位于中线的，垂体柄不偏和肿瘤成扁平状、紧贴鞍底，即使增强扫描也很难发现。因此，血清 PRL 高，而磁共振检查阴性的也不能完全排除催乳素瘤可能。垂体中间部囊肿或 Rathke' 囊肿平扫类似微腺瘤，增强扫描可见无强化。

（4）眼底检查：由于垂体腺瘤可侵犯和（或）压迫视交叉，引起视乳头水肿；也可因肿瘤压迫视交叉致使视野缺损，因而眼底、视野检查有助于确定垂体腺瘤的大小及部位，尤其适用于孕妇。

三、辨病与辨证结合治疗

（一）中医辨证治疗

中医学无高催乳素血症疾病名称，根据其临床症状，归属于中医学"月经不调""闭经""头晕""乳泣""不孕"等范畴。肾虚、肝郁、脾虚是高催乳素血症的基本病机，其病理因素主要是湿、痰、郁、虚四个方面。

1. 中草药治疗

（1）肝郁气滞证（主要指体型肥胖，中医学辨证属痰湿证者）

主要证候：月经错后，量少，或月经闭止不行，可伴乳汁自出或挤压而出，烦躁易怒或情绪抑郁，自觉胸胁乳房胀痛，或少腹胀痛不舒。舌淡红，苔薄白，脉弦。

治疗法则：疏肝理气，活血调经。

方药举例：逍遥散（《太平惠民和剂局方》）加减。

对症加减：乳房胀痛有块者，加桔核 10g、荔核 10g、夏枯草 10g 等；郁久化热，热象较显者，加黄芩 10g、栀子 10g、丹皮 10g。

（2）肝肾不足证

主要证候：月经初潮推迟，月经稀发，量少，色淡黯，质稀，甚至闭经，兼见头晕耳鸣，腰膝酸软，形体瘦弱，舌淡，苔少，脉弦细。

治疗法则：补肾柔肝，养血调经。

方药举例：养精种玉汤（《傅青主女科》）加减。

对症加减：阴虚内热症状明显者，加生地、地骨皮、鳖甲等；肝郁症状明显者，加郁金、香附。

（3）脾虚痰凝证

主要证候：月经后期，经量少，渐至闭经，溢乳，可有下肢水肿，平素带下量多，婚久不孕，胸闷痰多，舌淡胖边有齿痕，苔薄白，脉沉滑。

治疗法则：健脾益气，化痰调经。

方药举例：苍附导痰丸（《叶天士女科全书》）加减。

对症加减：兼见瘀滞者，可加丹参10g。

2．中成药治疗

（1）复方玄驹胶囊：每次1.26g，每日3次。适用于肝肾不足证。

（2）逍遥丸：每次3g，每日3次。适用于肝郁气滞证。

3．针灸治疗　主穴：气海、关元、足三里（双）、三阴交（双）、太冲（双）、太溪（双）、蠡沟（双）。方法：气海、关元向上斜刺1寸，补法；足三里直刺1.5寸，补法；太冲直刺0.5寸、蠡沟平刺0.5寸，泻法；太溪直刺0.5寸，补法。留针30分钟，每日1次，10天为一个疗程。每个月经周期内针刺一个疗程。配穴：肝郁气滞者配以肝俞、阳陵泉；肾阳虚者配以肾俞、命门；脾虚痰湿者配以脾俞、丰隆、公孙等。

（二）西药联合中药治疗

溴隐亭（bromocriptine，CB154）是目前国内外治疗高催乳素血症的首选药物，它是一种半合成的生物碱溴化物，具有持久刺激多巴胺受体的功能，可透过血脑屏障作用于垂体催乳细胞膜内的多巴胺受体，并与之结合产生类多巴胺效应，抑制PRL合成与释放，并促进其降解，从而降低血清PRL水平，恢复月经和生育能力，已普遍地用于治疗高催乳素血症，效果显著，由于溴隐亭的安全性已确立，有妊娠要求或妊娠妇女需要服用药物时，基本上选用溴隐亭。中药联合溴隐亭治疗可起到协同作用，减少用药量和缩短用药时间。

（三）手术治疗

当垂体肿瘤产生明显压迫及神经系统症状，或药物治疗无效时，应考虑手术治疗。

1．微侵袭手术　微侵袭外科技术是新世纪神经外科的发展方向，神经内镜技术是微侵袭神经外科最重要的组成部分之一，它为微创神经外科的实现奠定了基础。对于垂体肿瘤的患者，应用内镜单独手术或内镜辅助显微外科手术经鼻-蝶窦行垂体瘤切除术，几乎不损伤鼻腔的正常结构，在内镜直视下切除肿瘤，增加直视下切除肿瘤的范围，提高手术的安全性和疗效。

2．γ刀立体定向手术　γ射线立体定向放射治疗系统，是一种融立体定向技术和放射外科技术于一体，以治疗颅脑疾病为主的立体定向放射外科治疗设备。它采用γ射线几何聚焦方式，通过精确的立体定向，将经过规划的一定剂量的γ射线集中射于体内的预选靶点，一次性、致死性地摧毁点内的组织，以达到外科手术切除或损毁的效果。病灶周围正常组织在焦点以外，仅受单束γ射线照射，能量很低，而免于损伤。

（四）放射治疗

放射治疗适用于对常规手术后PRL下降不满意、有残余肿瘤组织，或其他原因不愿意或不能进行手术治疗的患者。主要有以下几种方法：质子和粒子产生的"Bragg峰"效应照射；钇-90或金-198组织间内照射；钴-60或直线加速器进行常规外照射治疗。

（五）中西医结合促排卵治疗

1．中药调周疗法联合枸橼酸氯米芬促排卵　采用多巴胺受体激动剂治疗后的HPRL

妇女,90% 以上血清催乳素水平可降至正常并恢复排卵。若血清催乳素水平下降而排卵仍未恢复者,可中药调周疗法联合枸橼酸氯米芬(clomiphene,CC)促排卵治疗。CC 用于促排卵只适用于下丘脑和垂体有一定功能的患者,而对垂体大腺瘤患者或手术破坏垂体组织较严重、垂体功能受损时,CC 促排卵无效。

2. 中药调周疗法联合 Gn 促排卵 对 CC 促排卵无效或垂体瘤术后垂体组织遭破坏、功能受损而导致低 Gn 性闭经的患者,可用中药调周疗法联合外源性 Gn 促排卵。人绝经后尿促性腺激素(HMG,每支含 75U 的 FSH 及 75U 的 LH),促进卵泡发育、成熟,并用 HCG 诱发排卵。由于卵巢对 Gn 的敏感性存在个体差异,故应以低剂量 HMG 开始,一般可从 HMG 75U,每日 1 次开始,连续使用 5～7 天,然后行超声监测卵泡发育,如果无明显卵泡发育,每隔 5～7 天增加 HMG 用量 75U。切忌过快增加 Gn 用量,以防严重的卵巢过度刺激综合征(ovarian hyperstimulation syndrome,OHSS)发生,当最大卵泡直径达 18mm 时,注射 HCG。

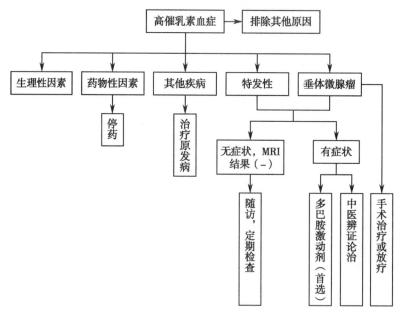

图 11-4 高催乳素血症治疗流程图

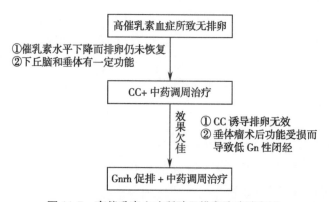

图 11-5 高催乳素血症所致无排卵治疗流程图

第六节　低促性腺激素性闭经

女性生殖功能的内分泌调节主要通过下丘脑 - 垂体 - 卵巢轴（H-P-O 轴）来调节。垂体分泌的生殖调节激素称为促性腺激素（Gn），包括 FSH 和 LH。下丘脑则通过分泌促性腺激素释放激素（GnRH），包括 FSHRH 及 LHRH，来调节促性腺激素的分泌。当垂体病变，Gn 分泌不足，或下丘脑病变，GnRH 分泌异常，间接导致 Gn 分泌不足，则出现低促性腺激素性闭经，主要表现为无卵泡发育、雌激素低落、乳房与生殖器萎缩及闭经等。

一、发病机制

1. 垂体病变　常见以下几种情况：

（1）垂体组织遭受严重损害：常见于产后大出血，尤其伴有较长时间休克或产褥期严重感染患者。因垂体组织缺血坏死或血栓形成可致垂体前叶功能不全，出现以泌乳不足、乏力、闭经等为主要表现的希恩综合征。

（2）原发性或单纯性 Gn 缺乏症：垂体其他功能正常，仅促性腺激素分泌功能低下。

（3）垂体肿瘤：致泌乳素升高或 Gn 降低而导致闭经。

（4）空蝶鞍综合征：因先天性蝶鞍缺陷或后天性损伤等因素出现蝶鞍空泡样变形，导致部分性或全垂体性脑垂体前叶功能不全，Gn 分泌减少，导致闭经。

2. 中枢神经系统 - 下丘脑病变　常见以下几种情况：

（1）精神神经因素：因精神心理创伤，或精神紧张、忧郁、恐惧等应激因素经下丘脑 - 垂体 - 卵巢轴干扰正常月经生理功能而导致闭经。

（2）运动性因素：长期剧烈运动，导致 GnRH（促性腺激素释放激素）释放受抑制，使 LH 释放受抑制，导致闭经。

（3）药物性因素：由于某些药物如性激素、麻醉剂等引起下丘脑 - 垂体轴过度抑制综合征，抑制 GnRH 分泌，导致闭经。

（4）颅咽管瘤：巨大囊性肿瘤向上顶压第三脑室底部，向下压迫下丘脑和垂体，而致下丘脑 - 垂体轴神经内分泌功能失调，导致闭经。

（5）消耗性疾病与营养不良：一些消耗性疾病，如重度贫血、胃肠功能紊乱等引起营养不良，影响下丘脑及垂体激素的合成与分泌，导致低 Gn 闭经。

（6）下丘脑 - 垂体 - 卵巢轴不成熟：因下丘脑 - 垂体 - 卵巢轴发育不成熟，卵巢未能得到 Gn 的充分刺激，从而发生月经稀少甚或闭经。

二、辨证与辨病

按照生殖轴病变和功能失调的部位，闭经可分为下生殖道、子宫性闭经；卵巢性闭经；垂体性闭经；下丘脑性闭经四类，而低促性腺激素性闭经即包括了垂体性闭经和下丘脑性闭经，可根据患者的病史、体格检查及辅助检查来寻找闭经的原因，确定病变部位，对低促性腺激素性闭经做出准确诊断。

1. 功能试验　下丘脑促性腺激素释放激素测定（GnRH 刺激试验）：上午 8 时静脉注射 GnRH-a100μg，于注射前和注射后 15 分钟、30 分钟、60 分钟和 90 分钟分别取静脉血 2ml，测定 LH 值。若垂体功能减退，出现无反应或低弱反应，若下丘脑功能减退，则出现延迟反应或正常反应。

【结果分析】

正常反应：静脉注射 GnRH-a 后，LH 值比基值升高 2～3 倍，高峰出现在 15～30 分钟。

活跃反应：高峰值比基值升高 5 倍。

延迟反应：高峰出现时间迟于正常反应出现的时间。

无反应或低弱反应：注入 GnRH-a 后 LH 值无变化，一直处于低水平或稍有上升但不足基值的 2 倍。

2. 激素测定　垂体促性腺激素测定（FSH 及 LH）：FSH 及 LH 的水平低于正常值，提示病变原因在腺垂体或下丘脑。血 FSH 和 LH 的正常参考范围见表 11-1、表 11-2。

表 11-1　血 FSH 正常参考范围

测定时期	正常范围（U/L）
卵泡期、黄体期	1～9
排卵期	6～26
绝经期	30～118

表 11-2　血 LH 正常参考范围

测定时期	正常范围（U/L）
卵泡期、黄体期	1～12
排卵期	16～104
绝经期	16～66

3. 影像学检查　X 线、CT、MRI 等，用于头部蝶鞍区检查，了解中枢神经系统病变性质，诊断垂体肿瘤、咽颅管瘤、空蝶鞍等。

三、辨病与辨证结合治疗

（一）辨证论治

低促性腺激素性闭经的中医病机以虚证多见，主要责之于肝肾亏虚。肝肾亏虚、气血虚弱均能导致天癸乏源而出现闭经。情志不遂致气滞血瘀，湿热、寒湿、气血瘀阻互结，胞脉阻滞不畅，导致闭经。病位在肝、肾、脾。

1. 中草药治疗

（1）肝肾亏虚证（主要指下丘脑、垂体发育不良等，中医学辨证属肝肾亏虚者）

主要证候：年逾 16 周岁尚未行经，或由月经后期、量少逐渐至经闭；素体虚弱，腰酸腿软，头晕耳鸣；舌淡红，苔少，脉沉弱或细涩。

治疗法则：补肾益精，养血调经。

方药举例：加减苁蓉菟丝子丸（《中医妇科治疗学》）加减。

若肝肾阴虚生热者，症见潮热、五心烦热，甚则盗汗，骨蒸劳热，可予加减一阴煎（《景岳全书》）。

（2）痰湿阻滞证（主要指体型肥胖，中医学辨证属痰湿证者）

主要证候：婚久不孕，形体肥胖，月经后期、稀发，甚或闭经，量中或偏少，色红，质黏稠，或夹少量血块，神疲乏力，少气懒言，头晕胸闷，舌体胖大，边有齿痕，苔白腻，脉弦滑。

治疗法则：燥湿化痰，通经助孕。

方药举例：苍附导痰丸（《广嗣纪要》）加减。

（3）气血亏虚证（辨证属气血亏虚者）

主要证候：月经逐渐后延，量少，经色淡而质薄，继而停闭不行；头晕眼花，或心悸气短，神疲肢倦，食欲不振，毛发不泽或易脱落，身体羸瘦，面色萎黄；舌淡，苔少或薄白，脉沉缓或虚数。

治疗法则：补气健脾，养血调经。

方药举例：人参养荣汤（《太平惠民和剂局方》）加减。

兼见毛发脱落、精神淡漠、阴道干涩、性欲减退、生殖器萎缩等症，是精血亏败，冲任虚衰之证，可加鹿角霜、紫河车等血肉有情之品填精补髓。

（4）气滞血瘀证（精神性因素所致低 Gn 性闭经，辨证属气滞血瘀者）

主要证候：月经数月不行，精神抑郁，烦躁易怒，胸胁胀满，少腹胀痛或拒按；舌边紫黯，或有瘀点，脉沉弦或沉涩。

治疗法则：理气活血，祛瘀通经。

方药举例：血府逐瘀汤（《医林改错》）加减。

若偏于气滞，证见胸胁及少腹胀甚者，加青皮、木香以行气止痛；偏于血瘀，证见少腹疼痛拒按者，加姜黄、三棱以活血通经；若因实热滞涩而瘀者，证见小腹疼痛灼热、带下色黄、脉数、苔黄，加黄柏、败酱草、丹皮以清热化瘀。

2. 中成药治疗

（1）六味地黄丸：每次 9g，每日 2 次。适合肾阴虚证。

（2）乌鸡白凤丸：每次 9g，每日 2 次。适合肝肾亏虚证。

（3）八珍益母胶囊：每次 3 粒，每日 3 次。适合气血亏虚证。

（4）丹栀逍遥丸：每次 6～9g，每日 2 次。适合肝郁气滞有热证者。

3. 针灸疗法

（1）体针：当辨证选穴。

1）血枯经闭：调补冲任，养血通经。取任脉及足阳明经穴为主。主穴：关元、足三里、脾俞、归来。配穴：气血虚弱配气海、膈俞；肾气亏虚配太溪、肝俞。操作：毫针补法，可灸。

2）血滞经闭：健脾行气，活血通经。取任脉及足太阴、足阳明经穴为主。主穴：中极、三阴交、血海。配穴：气滞血瘀配合谷、太冲；痰湿阻滞配阴陵泉、丰隆。操作：毫针泻法。

（2）耳针：取内分泌、内生殖器、肾、子宫、卵巢等，每次 2～4 个穴位，将皮内针刺入穴位并固定，贴压王不留行籽，每日按压 2～3 次，左右交替。

（3）皮肤针法：取腰骶部相应背俞穴和夹脊穴以及下腹部任脉、肾经、脾经、带脉等，从上而下，循经扣刺，隔日 1 次。

（二）辨证联合西医治疗

西医治疗：

1. 病因治疗　病因有精神刺激、减肥节食、改变社会环境等因素，病情较轻者，针对具体情况进行心理疏导，耐心安慰，补充营养与维生素及钙质。对神经性厌食症，除心理治疗，补充营养外，必须使之建立治疗信心，严重者可采用肠道外高营养物质补充，逐步增加体重，纠正贫血，必要时可住院治疗。如因垂体、下丘肿瘤引起，则应酌情施行手术。

2. 内分泌治疗

（1）雌、孕激素补充治疗：原发性低促性腺激素性闭经者，先单纯服用小剂量雌激素，如倍美力 0.3mg/d，或补佳乐 0.5mg/d 半年，以促进第二性征的发育和生殖器官的生长。之后模拟自然周期序贯，选用倍美力 0.625～1.25mg，或补佳乐 1mg，每晚 1 次，连服 21～28天，后 10～14 天加用安宫黄体酮 6～10mg，每天 2 次，停药后撤退性出血，并于撤退出血第5 天开始重复下一周期。

（2）促排卵治疗：在采用雌激素治疗促进生殖器发育，子宫内膜已获得对雌激素的反应后，可采用尿促性素联合绒促性素促进卵泡发育及诱发排卵。

1）尿促性素（HMG）：内含 FSH 和 LH 各 75U。在用雌、孕激素撤退性出血后，从月经的第 3～5 天开始每日肌内注射 150U，若雌激素水平不十分低，可从每天 75U 开始。用药期间必须监测卵泡及血 E_2 情况，随时调整剂量。

2）卵泡刺激素：包括尿提取 FSH 制剂等。促成熟卵泡排卵的制剂为绒促性素（HCG）。常用 HMG 或 FSH 和 HCG 联合用药。HMG 或 FSH 一般每日剂量 75～150U，于撤药性出血第 3～5 日开始，若卵巢无反应，每隔 7～14 日增加 37.5U，直到 B 型超声下见优势卵泡，最大每日 225U，待优势卵泡达成熟标准时使用 HCG 5000～10 000U 促排卵。

3）促性腺激素释放激素：利用其天然制品促排卵，用脉冲皮下注射或静脉给药，使垂体正常分泌促性腺激素，一般在撤退性出血后 1～3 天，每日经静脉或皮下给戈那瑞林 5～20μg/次，每隔 90～120 分钟一次。适用于下丘脑性的低 Gn 性闭经。此方法临床应用较少。

（三）辨证联合手术

垂体肿瘤患者，应当根据肿瘤的部位、大小及性质确定治疗方案。

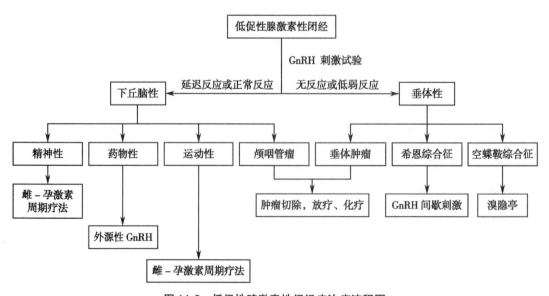

图 11-6　低促性腺激素性闭经症治疗流程图

第七节　黄体功能不全

黄体功能不全(LPD)是指排卵后卵泡形成的黄体发育不全,分泌孕酮不足,或黄体过早退化,以致子宫内膜分泌反应性降低引起的月经失调和生育缺陷综合征。排卵后塌陷的颗粒细胞和卵泡内膜细胞在黄体生成素(LH)的刺激下增生,增生的颗粒细胞和卵泡内膜细胞因含有大量脂质而外观呈黄色,称为黄体。黄体的颗粒细胞分泌孕激素,卵泡内膜细胞与颗粒细胞联合分泌雌激素,从而促使增殖期子宫内膜向分泌期转化,为受精卵着床和发育做准备。黄体功能不全,分泌孕酮不足或黄体期过短,使分泌期子宫内膜发育迟缓或停滞,或基质和腺体发育不同步,或内膜发育与孕卵发育不同步,从而不利于妊娠维持,临床可出现不孕或流产。LPD 所导致的月经失调有月经周期缩短、月经期延长、月经过多、经间期出血等。在自然月经周期,育龄期女性黄体功能不全发病率为 3%~10%。

一、发病机制

黄体的生成及其功能的健全主要依赖于下丘脑 - 垂体 - 卵巢 - 子宫轴(HPOU)的协调稳定,其中任何一个部位出现异常,都可能影响黄体的发育或其功能的发挥。

1. 下丘脑促性腺激素释放激素 - 垂体促性腺激素(GnRH-Gn)分泌异常　各种原因导致的下丘脑 GnRH 释放节律异常或垂体 GnRH 受体(GnRH-R)减少,或垂体功能失调,均可能导致卵泡期促卵泡素(FSH)或排卵期 LH 高峰降低,黄体期 LH 分泌不足,从而影响卵泡的发育、黄体的生成或孕酮的分泌。

2. 高催乳素(PRL)血症　垂体释放的 PRL 在生理量可与 LH 共同维持黄体的发育和孕酮的分泌,而高水平的 PRL 可通过旁分泌方式抑制下丘脑 GnRH 脉冲式释放,减少 FSH、LH 分泌,并抑制 FSH、LH 的功能。

3. 高雄激素血症　在一些常见的可导致雄激素升高的疾病中,如多囊卵巢综合征(PCOS)、多毛症,过高的雄激素可抑制 GnRH-Gn 的分泌,从而导致 LPD 发生。

4. 卵巢自身病变　如卵巢功能衰退、卵巢纤维化、卵巢及周围组织炎症等,可导致卵巢对垂体 Gn 的反应降低,影响正常卵泡发育或排卵;而炎症所产生的一些细胞因子,如白细胞介素 1β(IL-1β)、肿瘤坏死因子 α(TNF-α)等,可能参与调节卵泡发育、排卵、颗粒细胞黄素化、性激素的合成等,从而间接影响黄体发育导致 LPD。

5. 医源性因素　一些常见的药物如氯米芬、促性腺激素、合成孕激素、前列腺素、雄激素等,可通过影响垂体或卵巢功能,或促进黄体溶解而形成 LPD。辅助生殖技术抽吸取卵时,可能同时吸出颗粒细胞而导致颗粒细胞不足。在控制性卵巢刺激周期,由于多个黄体同时发育,合成并分泌超生理量的雌、孕激素,负反馈抑制下丘脑 - 垂体轴,抑制 LH 分泌,从而引起黄体功能不全,其发生率几乎 100%。

6. 其他因素　子宫内膜异位症,甲状腺功能异常,前列腺素分泌异常,血液中低密度脂蛋白(LDL)不足,微量元素锌、铜等缺乏,均可直接或间接导致 LPD。

二、辨证与辨病

1. 基础体温(BBT)测定　由于孕酮对下丘脑的作用,黄体期的 BBT 可升高 0.3℃以上。若排卵后体温升高迟缓＞2天，高温相≤10天，或高低温相差＜0.3℃，高温相不稳定，波动＞0.1℃，满足以上任何一点，即可疑诊为黄体功能不全。基础体温为较简便的诊断方法，但因其易受身体、环境及患者操作方法等影响，故误差较大，一般需要连续测量3个月经周期以上，且需配合其他诊断方法。

2. 内分泌激素测定 ①黄体中期孕酮水平的测定：正常黄体中期血浆孕酮浓度≥15ng/ml，排卵后的第5日、第7日、第9日统一时间测定孕酮水平，其平均值＜15ng/ml提示黄体功能不全。②对黄体功能不全的诊断：还应积极寻找可能导致黄体功能不全的疾病原因，如多囊卵巢综合征等；PRL测定诊断是否存在高泌乳素血症；甲状腺功能测定、肾上腺功能测定等有助于对全身性细胞代谢问题的诊断。

3. 子宫内膜活检 尽管操作不简便，且不被患者广泛接受，但子宫内膜活检仍是诊断黄体功能不全的金标准，在月经来潮前3天内进行子宫内膜取材，内膜腺体或间质发育时间晚于正常月经周期中子宫内膜发育时间3天以上者，为黄体功能不全。两次以上的子宫内膜活检均提示异常者，可诊断为黄体功能不全。

三、辨病与辨证结合治疗

（一）中医辨证治疗

黄体功能不全中医病机以肾虚为本，涉及肝、脾，有气、血、阴、阳亏虚之不同或并见，病理因素可为气滞、血瘀。

治疗方面，对于黄体功能不全且无生育要求的患者，主要以恢复正常月经为目的；而对于有生育要求的患者，则以调经助孕，预防妊娠早期流产为主。根据月经周期气血阴阳消长变化，应用中药调周疗法，以达到调经种子的目的。

1. 中草药治疗

（1）脾肾两虚证

主要证候：经行先期，月经过多或过少，经色黯淡，月经期延长，婚久不孕，或孕后胎元不固，腰膝酸软，神疲倦怠，纳呆，食后腹胀，便溏，夜尿多，舌淡黯，苔白，脉沉细。

治疗法则：补肾助阳，健脾养血。

方药举例：毓麟珠（《景岳全书》）。

（2）肾虚肝郁证

主要证候：月经先后不定期，月经量多或少、有血块，经前乳房胀痛，经行腹痛，婚久不孕，或孕后胎元不固，平素腰腿酸软，头晕耳鸣，烦躁易怒，失眠多梦。舌黯红，苔薄白，脉弦细。

治疗法则：补肾疏肝，养血益精。

方药举例：左归丸（《景岳全书》）合开郁种玉汤（《傅青主女科》）。

（3）肾虚血瘀

主要证候：经期延长，经行不畅，月经量多或少，经色黯淡或有血块，经行腹痛，或经间期出血，婚久不孕，或孕后胎元不固，平素腰骶酸痛。舌黯淡，或有瘀点，脉弦细。

治疗法则：益肾化瘀，养血调经。

方药举例：右归丸（《景岳全书》）合桃红四物汤（《医宗金鉴》）。

根据月经周期变化加减治疗：

经后期：加女贞子 15g，墨旱莲 15g，巴戟天 15g，肉苁蓉 15g；经间期：加丹参 20g，赤芍 15g，香附 15g；经前期：加续断 20g，艾叶 15g，补骨脂 15g；月经期：加路路通 15g，王不留行 15g，枳壳 10g。对于有流产或复发性流产且有生育要求患者，经前期也可予寿胎丸加减补肾固冲，以未病先防。

2. 中成药治疗

（1）麒麟丸：每次 6g，每日 2～3 次。适用于脾肾两虚证。

（2）六味地黄丸合逍遥丸：六味地黄丸每次 9g，每日 2 次。逍遥丸每次 3 丸，每日 3 次。适用于肾虚肝郁证。

（3）血府逐瘀丸：每次 2.4g，每日 2 次。适用于血瘀证。

3. 针灸疗法　常用穴位有关元、子宫、中极、三阴交、至阴、足三里、肾俞、血海、膈俞等。月经周期第 12 天起，隔日 1 次。

（二）辨证联合西药治疗

1. 孕酮的补充　孕激素类药物分为天然孕激素和合成孕激素。合成孕激素多为孕酮或睾酮衍生物，具有雄激素样作用，可能增加子代出生缺陷风险。无生育要求者于排卵后口服醋酸甲羟孕酮（安宫黄体酮）6～10mg/d，共 10～14 天。对于有生育要求者，可于排卵后予黄体酮 20mg 肌注，每日 1 次，或予天然黄体酮胶丸口服，100mg/ 次，每日 2 次，或口服地屈孕酮 10mg/ 次，每日 2 次，14 天后查尿 HCG，若提示妊娠，可继续用药至孕 12 周，若未受孕，则停药等待月经来潮。

在 ART 黄体支持中，黄体酮经阴道途径给药是目前唯一可替代肌内注射黄体酮的制剂。主要有黄体酮缓释凝胶和微粒化黄体酮胶囊，推荐剂量：黄体酮缓释凝胶 90mg/d，每日 1 次；微粒化黄体酮胶囊 300～800mg/d，分 3 或 4 次纳入阴道。经阴道途径给予黄体酮，由于靶向作用于子宫，子宫局部孕酮浓度高，使用方便，可减少全身的不良反应，在一些国家已成为 ART 黄体支持的首选治疗方式。

2. HCG 疗法　超声检测卵泡成熟（直径≥18mm）后，一次性注射 HCG 5000～10 000U，以加强月经中期 LH 排卵峰；或于排卵后每 2 日注射 HCG 2000U，共注射 5 次，可以刺激黄体持续分泌孕酮，并刺激黄体分泌雌激素，延长黄体寿命。若妊娠，则应继续应用黄体酮，至孕 12 周。

在 ART 黄体支持中，应用 HCG 有导致或加重卵巢过度刺激的风险，而且可能对判断早孕有所影响，需至少停药 5～7 天后进行妊娠试验。因此，HCG 不再推荐作为 ART 控制性卵巢刺激周期中黄体支持的常规用药。

3. 促排卵药物应用　对于卵泡发育欠佳者适用，目前常用的药物有氯米芬、促性腺激素如 FSH 或 HMG 等。于月经来潮第 5 天起口服氯米芬，从小剂量 50mg 开始，最大剂量可至 150mg，每日 1 次，共 5 日，停药第一天开始口服戊酸雌二醇（补佳乐）1mg/ 次，每日 1 次，5 天后停药。或于月经第 5 天开始，应用 FSH 或 HMG 75～150U 肌注，用药期间检测卵泡，卵泡直径≥18mm 停药。应用促排卵药物应注意检测卵泡，避免卵巢过度刺激，由于多卵泡生长或排卵，体内高固醇激素状态，也会影响黄体功能，故排卵后可辅助应用黄体酮维持黄体。

雌激素的黄体支持作用存在争议，对于高龄患者有血栓形成风险，大剂量使用有肝功能异常的报道。

4.其他 对于黄体功能不全合并高催乳素血症,使用溴隐亭每日 2.5～5mg,可使泌乳素水平下降,并促进垂体分泌促性腺激素及增加卵巢雌、孕激素分泌,从而改善黄体功能。临床上对于甲状腺、肾上腺功能异常等患者,需对症治疗,祛除病因。

第八节 黄素化未破裂卵泡综合征

黄素化未破裂卵泡(luteinized unruptured follicle,LUF)是指正常月经周期或促排卵周期,卵巢有卵泡发育,但到排卵期 LH 峰后卵泡不破裂、卵细胞未排出,而颗粒细胞已发生黄素化,形成黄体,分泌孕激素,卵泡维持存在数天的一种现象,而当此现象反复多次出现,引起不孕,则称为黄素化未破裂卵泡综合征(luteinized unruptured follicle syndrome,LUFS)。是女性排卵障碍性不孕原因之一,是无排卵性月经的一种特殊类型。LUFS 在正常生育年龄妇女中的发病率为 5%～10%,在不孕症妇女中发生率为 25%～43%。由 Jewelewicz 第一次报道并命名。

黄素化未破裂卵泡综合征的临床特点主要为月经周期、经期规则,有正常的周期性变化的宫颈黏液,基础体温(BBT)双相和排卵后的孕酮水平升高,子宫内膜活检呈分泌期改变等一系列酷似正常排卵周期的征象,但卵泡未破裂,卵细胞未排出,在临床易被漏诊。

一、发病机制

中医学认为 LUFS 病因病机以肾虚为本,血瘀为标。

"肾为先天之本","经水出诸肾",肾是贮藏五脏六腑精华之所舍,为"水火之宅","生命之根",它贮藏着生命的基本热能和动力,温煦化生着生殖功能,肾上通于脑,下连冲任二脉,系胞宫,是人体生长发育盛衰和繁衍生殖演变的根源。肾阴肾阳都以肾的精气为基础。所以肾精充盛,精可化气,振奋肾阳,肾阴依靠肾阳温煦生化,阳化气,阴成形。肾精是排卵的物质基础,冲任、经脉、气血和畅是形成规律排卵的条件。肾中阴精转化为阳气,阳气内动则能排卵。故肾虚是此病发生的根本。

排卵是经间氤氲气血活动的特征性表现,若肾气亏损,血瘀气滞,冲任胞脉失和,即使经水按期而至亦不能"摄精"成孕。肾在排卵前只合不开,发挥主蛰、闭藏功能,藏精而不泄,肾精充盛,卵子发育渐至成熟,则肾阳之气作为内在动力鼓动成熟卵子排出。从卵巢藏泄的角度,该病缘于卵巢过度蓄积人之元精,"藏"之功能过盛,致当泄不泄,卵子成熟后不能够顺利排出,最终形成黄素化未破裂卵泡综合征(LUFS)。

若肾阴不足,卵子因缺乏物质基础而不能成熟;若肾阳不足,精血虚寒,气机阻滞不畅,则无力鼓动卵子排出,加之瘀血阻滞胞脉胞络,更增加卵子排出困难;肾虚则冲任不充,血虚则冲任不畅,气血无以顺利下行,故肾虚可以致血虚,因虚又可致瘀,而瘀阻脉络,又有碍肾气的生化、肾阳的鼓动、肾阴的滋养,而加重肾虚。因虚致瘀,因瘀加重虚,互为因果而形成恶性循环。因此,排卵障碍性不孕症的病机肾虚为本,血瘀为标。此外,脾虚痰湿滞于冲任,胞脉不通,致排卵延迟,表现为优势卵泡形成后卵泡继续增大而不排出,最终亦可导致卵泡黄素化。

西医学对 LUFS 的病因及发生机制尚未完全清楚,目前认为生殖轴功能失调和卵巢局部因素是其主要发病机制。

正常的排卵机制：排卵前，成熟卵泡分泌的雌激素高峰对下丘脑产生正反馈，下丘脑释放大量促性腺激素释放激素（GnRH），刺激垂体释放促性腺激素（LH 和 FSH）并出现峰值，LH 峰作用于卵泡，排卵前卵泡黄素化，产生少量孕酮。LH 和 FSH 排卵峰与孕酮协同作用，激活卵泡液内蛋白溶酶活性，溶解卵泡壁隆起的尖端部分，形成排卵孔。排卵前卵泡液中前列腺素显著增多，排卵时到达高峰。前列腺素能促进卵泡壁释放蛋白溶酶，同时促进卵巢内平滑肌收缩，均有助于排卵。如上述任一环节出现异常，均可导致 LUF。2008 年比利时布鲁塞尔一所大学的妇科医生多奈兹在腹腔镜下拍摄到一名妇女体内的排卵过程的照片，并指出整个排卵过程约 15 分钟。

（一）中枢神经内分泌调节紊乱

1. 促性腺激素释放激素（GnRH）无正常的脉冲式释放频率和振幅，导致 LH 峰无法形成或过早形成 LH 峰影响正常排卵；LH 分泌不足，可影响卵巢内环磷酸腺苷的增加，使孕酮分泌减少，局部纤维蛋白溶酶原激活剂活性降低，降低纤维蛋白的溶解和卵泡壁自身的消化作用，使卵泡的破裂及卵子的排出受到阻碍。

2. 高泌乳素血症　高 PRL 引起无排卵的病因可能是经短反馈机制促进中枢神经系统和下丘脑 - 垂体轴（HP 轴）多巴胺（dopamine，DA）和阿片肽（opioid peptides，OP）活性，抑制促性腺激素释放激素 - 促性腺激素（GnRH-Gn）的合成和释放。另外，高泌乳素血症使卵巢颗粒细胞对促性腺激素的反应直接受到抑制，导致血清中雌、孕激素水平低下，卵泡液中泌乳素水平升高，从而使卵泡发育不良，导致黄素化。

3. 医源性因素　因枸橼酸氯米芬（CC）引起颗粒细胞过早黄素化或尿促性腺激素（HMG）中 LH 含量较高，导致卵泡提前黄素化，孕酮过早上升反馈性引起轴调节失衡，而不能排卵。促排卵药物过早或过晚使用，均可能发生 LUFS，辅助生育技术中诱导排卵（ovulation induction，OI）和控制性卵巢刺激（controlled ovarian stimulation，COS）药物的应用导致 LUFS 的发生率增加。

（二）卵巢局部因素

1. 卵巢膜增厚　因盆腔子宫内膜异位症或盆腔炎症、卵巢手术后，组织发生粘连、增厚等形态学变化，如发生于卵巢（特别是排卵位置），就会阻碍卵泡破裂及卵子排出，这类患者 LUFS 持续时间长，重复出现频率高。

2. 卵巢局部调控因子异常　卵巢局部有许多调控因子如抑制素、激活素、甾体激素、血管内皮生长因子（VEGF）、肿瘤坏死因子（TNF）及白细胞介素（IL）等，如果这些生长因子出现异常，就可能导致颗粒细胞，膜细胞分裂能力下降，发生 LUFS。

3. 酶或激酶不足、缺陷或前列腺素缺乏　卵泡的破裂需在酶的作用下完成，如果酶或激酶不足、缺陷或前列腺素缺乏导致卵泡液凝集或卵泡壁不破裂。

4. 相关基因的表达改变和突变　在神经激肽 -1（neurokinin–1）受体基因突变的小鼠，卵巢黄体期的延迟释放提示卵泡排卵时的肌缩特征对卵子排出和卵泡壁收缩机制非常重要，这可能与人类 LUFS 的发生机制有关。敲除该受体相互作用蛋白 1 基因（nrip1 基因）的雌性小鼠不能生育，因为该蛋白完全阻断了小鼠排卵期成熟卵子的排出。这种现象非常接近人类内异症患者和特发不孕高发的 LUFS。

5. 卵巢血流动力改变　排卵期卵泡及其血管收缩期最大峰值速度均显著高于卵泡期；排卵侧卵巢的阻力指数明显高于未排卵侧；排卵前卵泡的阻力指数高，排卵后明显降低，若排卵期卵泡及其血管收缩期最大峰值速度没有显著变化，或排卵侧卵巢的阻力指数与未排卵侧相同，或排卵前后卵泡的阻力指数基本相同，则可能会发生黄素化未破裂卵泡周期。

二、辨病与辨证

（一）B超检查

B超可以重复观察患者卵泡发育的情况且无侵入，是临床最常用的方法。在B超监测卵泡过程中，预计排卵日，B超未见卵泡消失或皱缩，卵泡持续存在或长大，卵泡内出现点状或网格样、囊实样中强回声，子宫内膜逐渐向分泌期改变，黄体中期抽血监测血清孕酮水平，血清孕酮（P）水平＞5ng/ml，宫颈黏液显示黄体期改变，且BBT出现高温相，以上情况反复发生3个周期及以上即确诊为LUFS。根据B超下卵泡发育的影像共分为三型。

1．小卵泡型 卵泡虽有生长，最大直径≤17mm，预计排卵日无排卵征象，卵泡持续存在，出现原位黄素化，边界模糊，透亮度较差。

2．滞留型 优势卵泡最大直径在18~24mm，36~48小时卵泡不破裂，卵泡体积不变，囊泡壁渐渐增厚，2~4天内卵泡内充满大量强光点，然后逐渐吸收至消失。

3．大卵泡型 优势卵泡最大直径在18~24mm，36~48小时卵泡不破裂明显长大，直径≥31mm，整个月经后半周期中持续存在，内部回声由无回声逐渐变成少许细弱光点或网格状或囊实性回声（图11-7）。

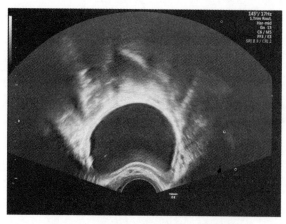

图11-7 黄素化未破裂卵泡（大卵泡型）

B超诊断LUFS也可有假阳性，其准确性不及腹腔镜检查。

（二）腹腔镜检查

经腹腔镜看到排卵口是排卵的直接证据。腹腔镜下检查，正常排卵后4天内在卵巢表面或稍突出于表面可见血体，血体的表面可见开口，直径1~2mm，即排卵口。如检查卵巢表面突起，为青灰色，可透出红色、均质的透亮囊泡状结构，平滑光亮，无排卵口，子宫直肠陷窝无血性液体，偶能在卵泡内抽吸到滞留的卵子，则表明未破裂的卵泡已经黄素化了，即可诊断为LUF。腹腔镜检查的准确性受腹腔结构和排卵后时间等原因而影响。而且因其花费较大，操作复杂，一般不作为单独LUFS的诊断或治疗手段。

黄素化未破裂卵泡综合征的鉴别诊断：

（一）与正常黄体或黄体血肿、黄体囊肿鉴别

正常排卵过程中，卵泡膜血管破裂，引起出血，形成血体，血体进一步发展为黄体，正常黄体直径 10～20mm，如果出血较多，血液潴留在卵泡或黄体腔内则形成黄体血肿，黄体血肿多为单侧，一般直径为 40mm，偶可达 100mm，黄体血肿被吸收后可导致黄体囊肿。超声下黄体血肿和血肿包膜较厚，内壁粗糙，囊内多呈杂乱不均质低回声或呈细网状、粗网状结构，与未破裂卵泡黄素化非常相似，鉴别的首要特征是前者不能见到排卵征象，后两者可见正常排卵征象，即正常黄体或黄体血肿是在排卵后几天形成的，成熟卵泡直径明显缩小或消失后又增大，而未破裂卵泡黄素化的卵泡直径迅速增大是一个持续增大无缩小的过程，在临近排卵期时每日做 B 超有助于区别 LUFS 和黄体血肿、黄体囊肿，在 LH 峰后偶尔做一次 B 超是不能区别 LUFS 与黄体囊肿的。

（二）与卵泡囊肿或卵泡血肿的鉴别

并不是所有不破裂的卵泡都发生黄素化，若在生长发育过程中，卵泡发生闭锁或不破裂，致卵泡液积聚，形成卵泡扩张，大于 25mm 则称卵泡囊肿也称滤泡囊肿，多由卵泡上皮变性、卵泡壁结缔组织增生变厚、卵细胞死亡、卵泡液未被吸收或者增多而形成，常为单发，亦可为多发，囊壁平滑有光泽，壁薄而透明，囊腔内充满清澈或草黄色水样液体，一般直径为 25～30mm 大小，偶亦可达 50～60mm。其超声表现为：一侧卵巢内探及圆形或类圆形囊性暗区，壁薄光滑，内透声好。结合基础体温（BBT）单相、宫颈黏液无月经周期性改变、血清雌激素低、无 LH 峰等有利于鉴别，部分患者伴有至少这一周期的月经紊乱。

（三）与卵巢子宫内膜异位囊肿鉴别

子宫内膜组织异位到卵巢上，随卵巢激素变化而发生周期性出血，导致周围纤维组织增生和囊肿形成，其与未破裂卵泡黄素化的超声鉴别诊断首先在于密切随访，前者图像回声偏低，囊内为密集细点状回声，不随月经周期改变；后者图像内回声多为絮状、点状、团状高回声，短期内可有明显变化，1～3 个月后可自行消失，可在月经干净后复查 B 超确诊。

三、辨病与辨证结合治疗

（一）辨证论治

1. 中草药治疗

（1）肝肾阴亏型

主要证候：婚久不孕，月经先期，经量偏少，色黯红，质稠，腰酸膝软，头晕目眩，五心烦热，舌质红、苔少，脉细数。亦可无特殊临床表现，但阴道 B 超提示卵泡发育为持续早熟型小卵泡型，或患者病发于西药诱发排卵后。

治疗法则：补肝益肾，滋阴填精。

方药举例：归肾丸（《景岳全书》）加红花、泽兰、益母草。

（2）肾阳虚弱型

主要证候：婚久不孕，月经后错，稀发，甚至闭经，经血量少，性欲淡漠，腰酸，舌淡、苔薄，脉细弱。亦可无特殊临床表现，但 B 超提示有卵泡发育为持续早熟型小卵泡型，经妇科内分泌检验，雌激素水平低下或黄体功能不健者，可舍证从病。

治疗法则：温肾养血，填精助孕。

方药举例：右归丸（《景岳全书》）去肉桂，加补骨脂、淫羊藿、鸡血藤、怀牛膝、刘寄奴、

苏木、生蒲黄。

（3）肝郁气滞

婚久不孕，经前或经期小腹胀痛，拒按或坠胀痛（刺痛感），烦躁易怒，胸胁胀满，两乳胀痛，舌质紫黯或有瘀斑或有紫芒刺，少苔，脉象沉弦或沉涩。B超监测预计排卵期卵泡持续增大或滞留型。

治疗法则：疏肝解郁，活血通络。

方药举例：开郁种玉汤（《傅青主女科》）加红花、益母草、山楂、泽兰、柴胡。

（4）痰湿阻滞

婚久不孕，形体肥胖，肢困乏力，月经稀发或闭经，带下量多，质黏稠，性欲淡漠，头晕心悸，胸闷泛恶。舌胖淡，苔白腻，脉滑。B超监测预计排卵期卵泡持续增大或滞留型。

治疗法则：燥湿化痰，理气通络。

方药举例：苍附导痰丸（《叶天士女科全书》）加土鳖、地龙、水蛭、鸡血藤。

2. 中成药治疗

（1）坤泰胶囊：每次 2g，每日 3 次。月经第 3～13 天服用，适用于肝肾阴亏型，卵泡发育不成熟，卵巢储备功能下降患者。

（2）血府逐瘀胶囊：每次 2.4g，每日 2 次。适用于排卵期（血瘀轻症）。

（3）红花逍遥颗粒（红花逍遥片）：每次 1.5g，每日 3 次。适用于排卵期（肝郁气滞型）。

（4）少腹逐瘀胶囊：每次 1.35g，每日 3 次。适用于排卵期（血瘀中度）。

（5）脉血康胶囊：每次 0.5～1g，每日 3 次。适用于排卵期（血瘀中度）。

（6）大黄䗪虫丸：每次 3～6g，每日 1～2 次。适用于排卵期（血瘀重度）。

（7）丹黄祛瘀胶囊：每次 0.8～1.6g，每日 2～3 次。适用于气虚血瘀证及痰湿阻滞证盆腔炎。

（8）散结镇痛胶囊：每次 1.6g，每日 3 次。适用于血瘀蕴毒证（子宫内膜异位症）。

（9）丹莪妇康煎膏：每次 10～15g，每日 2 次。适用于血瘀蕴毒证（子宫内膜异位症）。

3. 针灸治疗　在周期第 8 天开始以电针治疗，嘱患者排空膀胱后取平卧位，取穴关元、中极、三阴交（双）、肾俞、次髎、合谷（双侧）、足三里（双侧）、主卵泡侧子宫、卵巢穴。患者先取俯卧位，次髎和肾俞行快针治疗，后取仰卧位，针刺关元、中极时针尖朝向会阴部，使会阴部有酸、麻、胀感觉。子宫、卵巢穴强刺激，使下腹部有坠胀感。针刺得气后，所有穴位接通电极线（中极、关元为一对正负极，子宫、卵巢穴为一对正负极，双三阴交为一对正负极），以疏密波刺激，电流强度以患者能耐受为度，电针 30 分钟，每日 1 次。足三里、三阴交、合谷均采用平补平泻法，不用电针刺激。穴位加减：血瘀甚者加内关，痰湿明显者加丰隆，气虚者配双足三里、血虚者配双血海、气郁者配双太冲、肾虚者配双太溪、脾虚者配阳陵泉，其他随证取穴，用平补平泻手法，配穴不接电针。痰湿明显者可采用腰骶部及次髎拔罐、点刺放血治疗；肾阳虚弱者同时用艾灸治疗，每次艾灸关元穴 30 分钟。同时 B 超监测排卵情况至 B 超监测卵泡排出日则停，如无排卵征象，则持续电针治疗至卵泡成熟后 5 天止。

（二）期待疗法

对首次发生 LUF 的患者，可先不予特殊治疗，下周期继续监测卵泡发育情况。

（三）原发病治疗

积极治疗可能导致 LUFS 发生的原发病，如子宫内膜异位症、慢性盆腔炎、盆腔粘连等。

（四）中西医结合治疗

在中医辨证治疗的同时配合西医常用的促排药物有枸橼酸氯米芬（CC）、尿促性腺激素（HMG），绒毛膜促性腺激素（HCG）等。

1. 枸橼酸氯米芬（CC）　自月经周期第 2～6 日开始，推荐起始剂量为 50mg/d，连用 5 天；如卵巢无反应，第二周期逐渐增加剂量（递增剂量 50mg/d），最大剂量为 150mg/d，在卵泡发育成熟至 18～24mm，HCG 5000～10 000IU 或艾泽 250μg 注射，模拟内源性 LH 峰值，促进卵泡排出。

2. 芳香化酶抑制剂　来曲唑自月经周期第 2～6 日开始，推荐起始剂量为 2.5mg/d，连用 5 天；如卵巢无反应，第二周期逐渐增加剂量（递增剂量 2.5mg/d），最大剂量为 7.5mg/d，在卵泡发育成熟至 18～24mm，HCG 5000～10 000IU 或艾泽 250μg 注射，模拟内源性 LH 峰值，促进卵泡排出。

3. 促性腺激素（Gn）　包括 HMG、FSH 等自月经周期第 2～6 日开始，推荐 HMG 或 FSH 起始剂量不超过 75IU/d，隔日或每日肌内注射；应用 7～14 天卵巢无反应，逐渐增加剂量（递增剂量为原剂量 50% 或 100%），如有优势卵泡发育，保持该剂量不变，如应用 7 天仍无优势卵泡，继续递增剂量，最大应用剂量为 225IU/d，卵泡发育成熟至 18～24mm，HCG 5000～10 000IU 或艾泽 250μg 注射，模拟内源性 LH 峰值，促进卵泡排出。

（五）穿刺治疗

在 B 超引导下经阴道刺破卵泡，行人工授精或指导同房受孕。

（六）手术治疗

通过腹腔镜手术改善盆腔环境，恢复正常解剖结构。

（七）体外受精 - 胚胎移植（IVF-ET）

对于难治性的 LUFS 患者，以上治疗均无效，可考虑 IVF-ET 治疗。

（八）盆底穴位刺激

以电动机作为振动源，通过符合人体工学的按摩垫对人体盆底部位进行按摩，调节设定特定振动频率和强度，刺激八髎、次髎及会阴穴，使被按摩部位起到疏通经络、肌肉收缩、加速血液循环的效果，促进卵泡发育及排出。

方法：采用 SSA-600Y 型盆底治疗仪，自月经第 7 天起连续治疗至卵泡排出，如无排卵征象，则持续治疗至卵泡成熟后 5 天止。患者端坐，重心垂直向下。会阴肛门对准后两个小突起，按摩调节遵循频率由慢到快，强度由弱到强原则，像做操放音乐一样，嘱咐患者跟随节奏作自主提肛运动。

（九）心理疗法

本病的发生与精神心理紧张密切相关，因此治疗时多给予患者心理疏导，嘱注意精神调摄，减轻患者的心理负担和紧张情绪，以利于本病的治愈。

（谈　勇　刘雁峰　夏　天　李伟莉　姜丽娟　许丽绵　何军琴）

主要参考文献

1. Dal J, Vural B, Caliskan E, et al. Power Doppler ultrasound studies of ovarian, uterine, and endometrial blood flow in regularly, menstruating women with respect to luteal phase defects[J]. Fertil Steril, 2005, 84（1）: 224-227.

2. 乐杰. 妇产科学 [M]. 北京：人民卫生出版社，2009.

3. TamuraH，TakasakiA，TaniguchiK，et al Changes in blood-flow impedance of the human corpus luteum throughout the luteal phase and during early pregnancy[J]. Fertilsteril，2008，90（6）：2334-2339.

4. 李美芝. 妇科内分泌 [M]. 北京：人民军医出版社，2001.

5. 黄荷凤. 现代辅助生育技术 [M]. 北京：人民军医出版社，2003.

6. Ginther OJ，Gastal EL，Gestal MO，et a1.Critical role of insulin-like growth factor system infollicle selection and dominance in mares[J]. Biol Reprod，2004，70（5）：1374-1377.

7. 石一复，郝敏. 卵巢疾病 [M]. 北京：人民军医出版社，2014.

8. Piltonen T，Koivunen R，Rerheentu Pa A，et al. The enhanced and rogen secretion in polyeystic ovary syndrome persist the whole reproductive life[J]. Spain: Abstracts of the 19 Annual Meeting of ESHRE，Madrid，2006：43.

9. 崔丹丹，马雯雯，文露. 归肾丸对卵巢储备功能低下小鼠卵巢 Oct-4、MVH 及 Egr-1 表达的影响 [J]. 中国中西医结合杂志，2015，35（1）：76-79.

10. 许小凤，谈勇. 卵巢储备功能低下中医证治路径探析 [J]. 环球中医药，2010，3（5）：325-327.

11. 林守清. 激素补充治疗临床应用指南 [J]. 实用妇产科杂志，2004，20（3）：136-137

12. 中华医学会. 临床诊疗指南（妇产科学分册）[M]. 北京：人民卫生出版社，2007：1185.

13. 林仙华，叶碧绿，赵军招. 基础 FSH/LH 比值对预测年轻不孕患者 IVF-ET 周期卵巢反应性的影响 [J]. 现代妇产科进展，2006，15（12）：930-933.

14. 石一复，郝敏. 卵巢疾病 [M]. 北京：人民军医出版社，2014.

15. 张玉珍. 中医妇科学 [M]. 北京：中国中医药出版社，2007.

16. 叶娜，董晓英，李冬华，等. 卵巢早衰的颗粒细胞凋亡机制研究进展 [J]. 首都医科大学学报，2014，3：379-383.

17. 唐文龙，胡雨华，何晓华，等. 卵巢储备功能下降的中西医研究进展 [J]. 山西医药杂志，2014，15：1797-1799.

18. 李丽，赵玉红. 卵巢早衰的相关危险因素分析 [J]. 中国基层医药，2012，19（19）：2937-2938.

19. 马丽灵，阮祥燕，100 例卵巢早衰相关因素的调查分析 [J]. 实用妇产科杂志，2009，25（4）：212-215.

20. 徐碧红，李茂清. 补肾调经方配合激素替代疗法治疗卵巢早衰患者的临床观察 [J]. 中国实验方剂学杂志，2014，20（21）：221-224.

21. 良坤，林守清. 卵巢早衰不敏感综合征 [J]. 实用妇产科杂志，2003，19（4）：198-200.

22. 肖承悰. 中医妇科临床研究 [M]. 北京：人民卫生出版社，2009.

23. 中华医学会妇产科学分会内分泌学组. 异常子宫出血诊断与治疗指南 [J]. 中华妇产科杂志，2014，49（11）：801-806.

24. 杜惠兰. 中西医结合妇产科学 [M]. 第 9 版. 北京：中国中医药出版社，2012.

25. 李蓉，乔杰. 生殖内分泌疾病诊断与治疗 [M]. 北京：北京大学医学出版社，2012.

26. 谢幸，苟文丽. 妇产科学 [M]. 第 8 版. 北京：人民卫生出版社，2013.

27. 马宝璋，齐聪. 中医妇科学 [M]. 第 9 版. 北京：中国中医药出版社，2012.

28. 中华中医药学会. 中医妇科常见病诊疗指南 [M]. 北京：中国中医药出版社，2012.

29. 司徒仪，杨家林. 妇科专病临床中医诊治 [M]. 北京：人民卫生出版社，2005.

30. 石学敏. 针灸学 [M]. 第 2 版. 北京：中国中医药出版社，2007.

31. 于传鑫，李诵弦. 实用妇科内分泌学 [M]. 第 2 版. 上海：复旦大学出版社，2004.

32. 张玉珍. 中医妇科学 [M]. 北京：中国中医药出版社, 2011.

33. 梁繁荣, 赵吉平. 针灸学 [M]. 第 2 版. 北京：人民卫生出版社, 2012.

34. 曹泽义. 中华妇产科学 [M]. 第 3 版. 北京：人民卫生出版社, 2014.

第十二章

子宫内膜异位症与子宫腺肌病

第一节　子宫内膜异位症

子宫内膜异位症（endometriosis，EMT），简称内异症，是指子宫内膜组织（腺体和间质）在子宫腔被覆内膜及子宫以外的部位出现、生长、浸润、反复出血，可形成结节及包块，盆腔痛及不孕是其主要临床表现。内异症患者合并不孕症风险明显高于一般育龄女性，约 80% 的不孕症患者存在内异症，而内异症患者不孕率可高达 40%。Semm 教授于 1991 年报道万例因各种指征的腹腔镜术中，内异症见于 24% 的患者，而因不孕行腹腔镜术的 861 例患者中，51% 患者存在子宫内膜异位症。目前的观察资料显示因内异症导致不孕的发生率有所增加。

一、发病机制

内异症对女性生育能力的影响机制是非常复杂，包括社会心理和病理生理等多种机制相互作用。内异症引起不孕的可能原因如下：

1. 盆腔解剖结构和功能改变　严重的盆腔粘连可明显破坏盆腔的解剖结构及功能，影响卵子从卵巢的排出，还可对输卵管上皮纤毛的摆动及输卵管自身蠕动及受精卵的运输产生影响。1986 年 Suginami 等在内异症患者腹腔液中发现了拾卵抑制剂（ovum capture imhibitor，OCI），OCI 通过阻止伞端纤毛与卵丘的接触而阻碍输卵管功能。腹腔液中高浓度 IL-6 对输卵管纤毛的摆动是有抑制作用的，前列腺素（PG）增加不仅使输卵管自身蠕动增强，且造成收缩节律异常，内异症患者腹腔液中高水平的 IL-6 和 PGF2α 干扰卵子和胚胎在输卵管内正常运行，从而影响受精和胚胎着床。

2. 卵巢功能和卵子质量受累　内异症可导致内分泌及排卵异常，包括黄素化未破裂卵泡综合征（LUFS）、黄体功能不全、卵泡发育异常等。内异症患者排卵障碍的发生率为 17%～27%，其中黄素化未破裂卵泡综合征发生率高达 18%～19%。内异症患者腹腔液中高水平 IL-6 抑制雌激素的分泌进而引起卵泡发育不良。基质金属蛋白酶（matrix metalloproteinasc，MMP）的 MMP2 通过参与降解基膜的骨架成分而参与排卵和卵泡的黄体的转化，内异症患者腹腔液中 MMP2 高水平表达，可能与其排卵障碍有关。内异症患者芳香化酶活性下降，使黄体细胞分泌孕激素能力减弱，可导致黄体功能不足。

3. 对精子的影响　内异症患者盆腔液中前列腺素、蛋白酶、细胞因子包括炎症因子等浓度增加，致精子直线前向运动和总运动量明显降低，还可对卵子、胚胎和输卵管功能造成不利的影响。内异症患者卵泡液对精子与透明带结合有较强的抑制作用。

4．影响胚胎种植　内异症患者相关的生殖微环境中，包括在位子宫内膜中的各种细胞因子、各种抗体等体液免疫和细胞免疫均存在不同程度的紊乱，这可能导致患者子宫内膜容受性以及胚胎种植的异常。其中，有研究证实了内异症腹腔液具有胚胎毒性作用，腹腔液中的细胞因子、自由基等可能发挥了重要作用。

5．表观遗传学的异常　内异症不孕的遗传组学和表观遗传学也日益受到重视。近年来，随着对基因表达及其调控的深入研究，大量文献已证实内异症与许多肿瘤一样是一种表观遗传学疾病。甲基化有关蛋白的下降与内异症生育能力下降有关，提示表观遗传学修饰可能参与了内异症不孕的发生。

二、辨证与辨病

1．子宫内膜异位症性不孕的诊断　一般依据临床症状、体征、影像学检查、腹腔镜检查以及血清 CA125 水平检测等。盆腔内异症的确诊有赖于腹腔镜下诊断或病理诊断。

（1）腹腔镜检查：由于内异症有其独特的形态学改变，因此采用腹腔镜观察病灶形态和色泽改变，对诊断内异症具有重要意义。盆腔腹膜异位症病灶分为色素沉着型和无色素沉着型两种。前者为典型病灶，呈紫色、蓝色或黑色结节（书后彩图 1）；后者为早期病灶，较色素沉着型更具活性，并有多种外观：红色火焰样、息肉样、白色透明病变，卵巢周围粘连、黄棕腹膜斑等。环形腹膜缺损或称腹膜袋也是异位内膜的一种病理形态。不典型的病变在术中可进行热色试验（heat color test，HCT），病变部位被加热时，其内所含铁血黄素成褐色。

对于没有明显临床表现，仅仅是原因不明患者，推荐施行腹腔镜检查，明确盆腔病变。

确诊内异症需要病理检查，组织病理学结果是内异症确诊的基本证据（但临床上有一些病例的确诊未能找到组织学证据），病理诊断标准：病灶中可见子宫内膜腺体和间质，伴有炎症反应及纤维化。

（2）影像学检查：彩超检查对卵巢子宫内膜异位囊肿的诊断有价值，典型的卵巢子宫内膜异位囊肿的超声影像特点是无回声区内有密集光点（图 12-1）；经阴道或直肠超声、CT 及 MRI 检查对浸润直肠或阴道直肠隔的深部病变的诊断和评估有一定的意义。

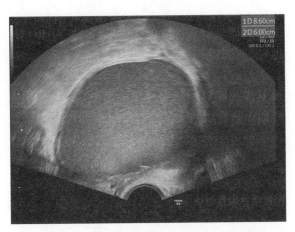

图 12-1　卵巢子宫内膜异位囊肿超声影像图

（3）血清 CA125 水平检测：CA125 水平检测对早期内异症的诊断意义不大。CA125 水平升高，更多见于重度内异症、盆腔有明显炎症反应、合并子宫内膜异位症囊肿破裂或子宫腺肌病者。

2. 临床分期及内异症生育指数

（1）ASRM 分期：目前，常用的内异症分期方法是美国生殖医学学会（American Society for Reproductive Medicine，ASRM）分期，即 1996 年第 3 次修订的美国生育学会修订的内异症分期（r-AFS）。ASRM 分期主要根据腹膜、卵巢病变的大小及深浅，卵巢、输卵管粘连的范围及程度，以及直肠子宫陷凹封闭的程度进行评分；共分为 4 期：Ⅰ期（微小病变）：1～5 分；Ⅱ期（轻度）：6～15 分；Ⅲ期（中度）：16～40 分；Ⅳ期（重度）：>40 分。评分方法见表 12-1。ASRM 分期是目前国际上最普遍使用的内异症临床分期，其主要缺陷是对患者的妊娠结局、疼痛症状、复发无很好的预测性。

表 12-1 内异症 ASRM 分期评分表（分）

类别		异位病灶				粘连				直肠子宫陷凹封闭的程度	
	位置	大小（cm）			程度	范围					
		<1	1～3	>3		<1/3 包裹	1/3～2/3 包裹	>2/3 包裹		部分	完全
腹膜	表浅	1	2	3	—	—	—	—		—	—
	深层	2	4	6	—	—	—	—		—	—
卵巢	右侧、表浅	1	2	4	右侧、轻	1	2	4		—	—
	右侧、深层	4	16	20	右侧、重	4	8	16		—	—
	左侧、表浅	1	2	4	左侧、轻	1	2	4		—	—
	左侧、深层	4	16	20	左侧、重	4	8	16		—	—
输卵管	—	—	—	—	右侧、轻	1	2	4		—	—
	—	—	—	—	右侧、重	4	8	16		—	—
	—	—	—	—	左侧、轻	1	2	4		—	—
	—	—	—	—	左侧、重	4	8	16		—	—
直肠子宫陷凹封闭	—	—	—	—	—	—	—	—		4	40

注：如果输卵管伞端完全粘连，评 16 分；如果患者只残留 1 侧附件，其卵巢及输卵管的评分乘以 2。

（2）内异症生育指数：内异症生育指数（endometriosis fertility index，EFI）主要用于预测内异症合并不孕患者腹腔镜手术分期后的自然妊娠情况，评分越高，妊娠概率越高。预测妊娠结局的前提是男方精液正常，女方卵巢储备功能良好且不合并子宫腺肌病（表 12-2）。

表 12-2 内异症生育指数（EFI）的评分标准（分）

类别	评分
病史因素	
年龄≤35 岁	2
年龄 36～39 岁	1
年龄≥40 岁	0

类别	评分
不孕年限≤3年	2
不孕年限＞3年	0
原发性不孕	0
继发性不孕	1
手术因素	
LF评分7～8分	3
LF评分4～6分	2
LF评分0～3分	0
ASRM评分（异位病灶评分之和）＜16分	1
ASRM评分（异位病灶评分之和）≥16分	0
ASRM总分＜71分	1
ASRM总分≥71分	0

注：LF：最低功能评分（least function），指单侧（左侧或右侧）输卵管、输卵管伞端、卵巢3个部位各自进行评分，两侧均取单侧评分最低者，两者相加即为LF评分，以此纳入最后的统计。根据3个部位的情况，将评分分成0～4分。4分：功能正常；3分：轻度功能障碍；2分：中度功能障碍；1分：重度功能障碍；0分：无功能或缺失。LF评分标准：①输卵管：轻度功能障碍：输卵管浆膜层轻微受损；中度功能障碍：输卵管浆膜层或肌层中度受损，活动度中度受限；重度功能障碍：输卵管纤维化或轻中度峡部结节性输卵管炎，活动度重度受限；无功能：输卵管完全阻塞，广泛纤维化或峡部结节性输卵管炎。②输卵管伞端：轻度功能障碍：伞端轻微损伤伴有轻微的瘢痕；中度功能障碍：伞端中度损伤伴有中度的瘢痕，伞端正常结构中度缺失伴轻度伞内纤维化；重度功能障碍：伞端重度损伤伴有重度的瘢痕，伞端正常结构大量缺失伴中度伞内纤维化；无功能：伞端中度损伤伴有广泛的瘢痕，伞端正常结构完全缺失伴输卵管完全性梗阻或积水。③卵巢：轻度功能障碍：卵巢体积正常或大致正常，卵巢浆膜层极小或轻度受损；中度功能障碍：卵巢体积减小在1/3～2/3之间，卵巢表面中度受损；重度功能障碍：卵巢体积减小2/3或更多，卵巢表面重度受损；无功能：卵巢缺失或完全被粘连所包裹。

三、辨病与辨证结合治疗

（一）辨证治疗

子宫内膜异位症的中医病机为"血瘀"。

子宫内膜异位症"血瘀"之成因，或为寒凝，或为气滞，或为痰湿，或为气虚。同时，肾主生殖，肾虚也是重要成因。国医大师夏桂成认为本病是"肾虚为本，痰瘀为标"。因此，本病的主要病机是肾虚气弱，于经期感寒，或产后养息失调，余血浊液流注于胞脉胞络，泛溢于胞宫，并随阴阳气血的消长转化而发病。

肾为冲任之根本，肾藏精。肾虚冲气逆乱，瘀血阻络，精血难以相资相续；瘀血日久，蕴而化毒，即"血瘀蕴毒"，导致下焦胞宫瘀毒弥散，艰于孕育。故而子宫内膜异位症性不孕的中医病机为肾虚为本，瘀血阻滞胞宫、胞脉、胞络。其病机特点是"肾虚血瘀"，病位在肾、冲脉、胞宫、胞脉、胞络。

1. 中草药治疗

（1）肾虚血瘀证（主要指腹膜型内异症）

主要证候：婚后不孕，经期或经后小腹疼痛，伴腰骶酸痛，经色黯淡，量或多或少，质稀薄，头晕耳鸣，面色晦暗，小腹冷感，带下清稀，舌淡黯，苔薄，脉细。

治疗法则：补肾温阳，化瘀通络。

方药举例：毓麟珠（《景岳全书》）加减。

兼气虚者，加党参 10g，黄芪 20g；兼肾阳不足者，加巴戟天 10g，紫石英 15g（先煎），淫羊藿 6g；兼气滞者，加柴胡 6g，郁金 10g。

（2）痰瘀互结证（主要指卵巢型内异症）

主要证候：婚久不孕，见有癥瘕，行经量或少或多，色黯红，或有少许血块，或有行经腹痛，大便易溏，腰膝酸痛，舌质黯淡，苔白腻，脉细濡。

治疗法则：温肾活血，化痰通络。

方药举例：温胞饮（《傅青主女科》）合桂枝茯苓丸（《金匮要略》）加减。

（3）血瘀蕴毒证（主要指内异症中血瘀日久成毒者）

主要证候：婚后不孕，经行不畅，经行腹痛难忍，经血量多色黯，兼夹包块，平素经期低热，口干不能饮。舌紫黯，或见瘀斑、瘀点，苔薄白，脉濡或涩或结代。

治疗法则：祛瘀解毒，通络助孕。

方药举例：祛瘀解毒方（连方经验方）加减。

2. 中成药治疗

（1）散结镇痛胶囊：每次 1.6g，每日 3 次。适用于痰瘀互结兼气滞证。

（2）桂枝茯苓胶囊：每次 3 粒，每日 3 次。适用于痰瘀互结证偏瘀者。

（3）丹莪妇康膏：每次 10～15g，每日 2 次。适用于气滞血瘀证。

（4）定坤丹：每次 10g，每日 3 次。适用于气虚血瘀证。

（5）少腹逐瘀颗粒：每次 1.35g，每日 3 次。适用于寒凝血瘀证。

3. 外治法

（1）中药保留灌肠：三棱、莪术、当归、元胡、赤芍、桃仁、红藤、牛膝，根据病情适当加减。水煎取液，适宜温度灌肠，经期停用。

（2）中药外敷：可选用活血化瘀止痛中药研末，随症加减，进行穴位贴敷、脐疗等方法。

4. 针灸疗法

（1）体针：取关元、气海、气穴（双）、大赫（双）等穴位，平补平泻法。

（2）艾灸：取关元、中极等穴。

（二）辨证联合宫 - 腹腔镜手术

适用于内异症合并不孕排除其他不孕因素者，可行宫 - 腹腔镜手术，手术目的：全面探查盆腔情况，评估内异症的病变类型、分期及 EFI 评分，并做相应处理。对于卵巢巧克力囊肿的手术，应注意保护卵巢储备功能。术中应尽量减少正常卵巢组织的丢失；尽量保护卵巢组织的血供，手术切口应尽量远离卵巢门；尽量避免电凝对卵巢的损伤；必要时术前预处理治疗，如术前评估认为手术可能会造成较重的卵巢功能损伤，术前可予 3 个月 GnRH-a 治疗，如此有利于病灶剔除，减少损伤正常卵巢组织。腹腔镜手术后采用非 IVF 助孕措施者，术后是否应用 GnRH-a 尚有争议。一般不建议为不孕患者再行手术治疗，因为此法未能提高患者的生育力。

腹腔镜手术后应同时积极给予辨证治疗。

（三）中西医结合的辅助生殖技术治疗

对于复发性内异症或卵巢储备功能下降者、EFI 评分低，有高危因素者（年龄 35 岁以上、不孕年限超过 3 年，尤其是原发性不孕者，重度内异症、盆腔粘连、病灶切除不彻底者、输卵管不通者)等均应积极行中西医结合辅助生殖技术助孕。助孕前应使用 GnRH-a 预处理 3~6 个月。详见"第二十五章辅助生殖技术周期中辨病与辨证治疗方案"一章。

临床上治疗内异症合并不孕在选择治疗方案时要考虑的主要因素为：女方年龄、内异症的期别和 EFI、其他不孕因素、患者的意愿等。选取最符合患者实际的治疗方案(图 12-2)。

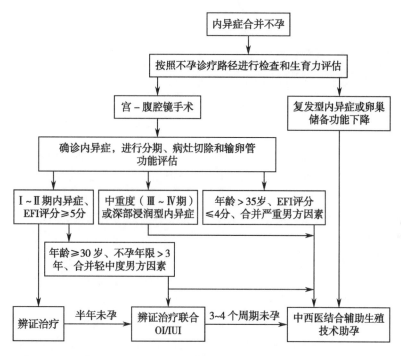

注：OI：诱导排卵；IUI：宫腔内人工授精

图 12-2　内异症不孕治疗流程图

第二节　子宫腺肌病

子宫腺肌病是指子宫内膜异位于子宫肌层，并形成弥漫性或局限性病变，常伴随有周围肌细胞肥大及结缔组织增生，也可形成子宫腺肌瘤。病灶内部可出现含咖啡色液体的囊腔，如果囊腔直径大于 5mm 称为囊性子宫腺肌病。该病多发生于 30~50 岁的妇女，发病率为 8.8%~31.0%。近年来，子宫腺肌病发病率逐渐增高，且发病年龄呈日益降低趋势，已成为妇科常见的疑难病。

一、发病机制

目前子宫腺肌病的病因及发病机制不清。当子宫内膜受到损伤时，基底层内膜可直接侵入子宫肌层内生长。故一般认为可能与子宫内膜基底层损伤有关。妊娠、刮宫术、人工流产手术及分娩可能是损伤子宫内膜基底层的主要原因。当子宫内膜受到损伤时，子宫内膜 - 肌层结合带被破坏，导致子宫内膜基底层防御功能减退，由此引发了该病。另外，多种体内激素如雌激素、孕激素和催乳素的作用可能也与该病有关。有关子宫腺肌病发病机制还包括血管淋巴管播散、上皮化生学说等。

到目前为止,子宫腺肌病与不孕症之间的关系尚不明确。子宫腺肌病影响女性生育功能的机制可能有以下几个方面:①改变子宫蠕动功能;②影响子宫内膜的结构及功能;③影响胚胎植入;④影响子宫内膜蜕膜化;⑤宫内自由基水平异常。

子宫腺肌病的中医病机以瘀为主,结合患者的体质、感受邪气的不同而有气滞血瘀、寒凝血瘀、瘀热互结、气虚血瘀、肾虚血瘀等证。子宫肌层中的异位内膜组织在雌、孕激素的作用下出现周期性出血,形成"离经之血",即"瘀血",瘀血留聚,经脉不通,发为痛经;瘀滞日久,积而成癥;影响胞宫脉络,冲任失调,导致月经失调、不孕等。

二、辨证与辨病

1. 临床表现

(1)痛经:50% 以上患者有继发性痛经,并呈渐进性加重。部分患者还伴有恶心、呕吐、腹泻、肛门坠胀、胃痛、腰痛、性交痛和慢性盆腔痛等。子宫腺肌病的痛经一般较严重,严重影响工作和生活质量,往往是导致患者就诊和接受治疗的最主要原因。

(2)月经异常:临床上以月经过多、经期延长或不规则出血为主,因月经异常可导致患者有不同程度的贫血。

(3)不孕:子宫腺肌病患者常常因为不孕就诊而发现并确诊该病。部分女性不孕症患者的直接发病原因即子宫腺肌病。中、重度子宫腺肌病还可导致流产、早产等。

(4)子宫增大:子宫多为均匀性增大,呈球形,质地硬,有压痛,有时也表现为子宫表面突起不平,与子宫肌瘤相似。有很多子宫腺肌病患者就诊时,也可同时发现有子宫内膜异位症、子宫肌瘤。如合并有子宫内膜异位症则可扪及附件包块、子宫直肠窝痛性结节、子宫活动度受限等。

2. 临床辅助诊断方法

(1)超声检查:超声测量子宫各径线增宽,体积增大,肌层增厚,回声不均。因病变多累及后壁,故常见子宫内膜线前移。病变部位与周围无明显界限,声像图表现为等回声或回声增强,内可见点状或条索状低回声。

(2)核磁共振:当 T1 加权可见子宫肌层内界限不清、信号强度低的病灶,而 T2 加权像为高信号强度的病灶。因为病变信号的强度与结合带很接近,子宫内膜 - 肌层结合带变宽,厚度 >12mm 时,高度疑诊子宫腺肌病;厚度 <12mm 时,如果存在其他表现,如高信号斑点或子宫内膜 - 肌层结合带边界不规则,也可诊断子宫腺肌病。

(3)血清学检测:肿瘤标志物糖类抗原 CA125 水平多数可升高。临床上也可见 CA125 水平正常的子宫腺肌病患者。这种 CA125 水平的非特异性改变,仅为临床诊断提供参考。

(4)病理检查:组织病理学诊断是诊断该病的"金标准",是诊断的主要依据。特征为子宫切面病灶呈明显的漩涡状结构,与肌层无清楚界限。镜下表现为子宫内膜腺体和间质位于肌层内,周围的平滑肌纤维呈增生肥大改变。

(5)宫腔镜检查:近年来内镜诊疗技术越来越广泛应用于临床,宫腔镜检查也可作为辅助诊断子宫腺肌病的方法之一。在子宫腺肌病患者的子宫接受宫腔镜检查时,若子宫黏膜菲薄,往往可以看见异位于肌层的腺体在宫腔内的开口,表现为点状憩室,腔较小,因积血呈现为紫蓝色斑点样,伴有增粗的薄壁血管和粘连、瘢痕等改变。有专家认为宫腔镜下单一后壁取材不仅能诊断腺肌病，而且能同时判断腺肌病的侵及深度。近来有研究者提出宫腔镜检查可以比超声、核磁共振更早发现子宫腺肌病的征象，便于确定女性不孕的原因，指导不孕症的治疗。宫腔镜检查的另一好处是同时可发现并处理子宫内膜异位病灶，有利于术后妊娠。该方法有可能成为代替子宫切除、缓解轻症腺肌病症状的一种方法。

三、辨病与辨证结合治疗

（一）西医治疗

子宫腺肌病的治疗原则需要根据患病程度的轻重、患者所处年龄段及有无生育要求而定。

（1）期待治疗：用于无症状、无生育要求患者。

（2）药物治疗：不同的药物有不同的治疗疗效，不良反应也不同。药物治疗应根据患者的病情、病变范围、主要症状而制订个体化方案，并结合患者本人意愿和经济条件进行全面考虑，进行综合、个体化的治疗。

原则上不主张长期实验治疗，即经验用药。长期实验治疗指的是没有明确诊断，只是根据临床的检查来进行诊断、治疗。这种情况下选择的药物往往不宜长期使用，只能是短时间尝试，且如果无效则需尽快更换治疗方法。

子宫腺肌病的治疗药物和子宫内膜异位症类似，包括非甾体类抗炎药（NSAID）抑制疼痛的对症治疗、促性腺激素释放激素激动剂（GnRH-a）、口服避孕药（COC）、雄激素类衍生物、高效孕激素、左炔诺孕酮宫内节育器（LNG-IUS）、孕激素受体拮抗剂等。

1）非甾体类抗炎药（NSAID）：临床上常用布洛芬缓释胶囊、双氯芬酸钾片、洛索洛芬钠片等止痛药物。根据需要应用，间隔不少于 6 小时。如果一种非甾体类消炎药物无效，可以尝试换另外一种非甾体类抗炎药。此类药物的副作用主要为胃肠道反应，偶有肝肾功能异常。长期应用要警惕胃溃疡的可能。

2）促性腺激素释放激素激动剂（GnRH-a）：又称为"药物性卵巢切除"。GnRH-a 通过耗竭垂体 GnRH 受体，GnRH 不能发挥正常功能，垂体黄体生成激素（LH）和卵泡激素（FSH）的分泌减少，导致卵巢性激素分泌减少，造成体内雌激素水平下降。因雌激素水平较低，子宫内膜萎缩，出现闭经。子宫肌层的病灶也同时变小，病变减轻，临床症状如痛经可改善甚至消失。停药后 2～3 个月，月经及排卵功能可恢复。目前常用的药物有戈舍瑞林（goserelin）、亮丙瑞林（leuprorelin）、曲普瑞林（tryptorelin）。GnRH-a 每 28 天皮下注射一次，戈舍瑞林每次用量 3.6mg，曲普瑞林、亮丙瑞林每次用量 3.75mg，初次给药应从月经周期的 1～5 日开始，此后根据子宫的大小治疗 3～6 个月，B 超监测子宫大小决定药物用量及疗程。

GnRH-a 是一种缓释长效制剂，突破出血少。用药期间子宫缩小，痛经消失，但停药后病情容易复发。对于有生育要求的患者，一般当子宫缩小 30% 或者接近正常大小开始使用助孕技术。GnRH-a 类药物长期应用效果明显，无男性化、水肿、体重增加及肝功能损害等副作用，但长期使用可表现出潮热、多汗、阴道干涩、骨密度降低等低雌激素症状，故一般用药不超过 6 个月。反向添加雌激素可将体内雌激素的水平维持在不刺激异位内膜生长而又不引起围绝经期症状及骨质丢失的范围。雌二醇水平在 146～183pmol/L（即 40～50pg/ml）之间，则既不影响治疗效果，又可减轻副作用，可以延长 GnRH-a 使用时间。另外，该药价格较为昂贵，也令其使用受到一定限制。

3）口服避孕药（COC）：COC 通过反馈调节垂体分泌功能，使 FSH、LH 的分泌减少，卵巢卵泡的生长和排卵受到抑制，从而降低体内雌激素水平，故能抑制异位子宫内膜的生长，甚至使异位的子宫内膜萎缩。该类药物还可以抑制前列腺素的合成，使轻、中度痛经症状得以缓解。临床常用的口服避孕药有去氧孕烯炔雌醇片、屈螺酮炔雌醇片、复方孕二烯酮片、炔雌醇环丙孕酮片、左炔诺孕酮炔雌醇三相片、去氧孕烯炔雌醇片等。

COC 可连续或周期用药，持续 6 个月及以上。较长时间用药不影响生育能力，停药后生育力即可恢复。停药后立即妊娠或者早孕期间误服 COC，均不增加发生新生儿缺陷的风险。COC 副作用较少，偶有消化道症状或肝功能异常。40 岁以上或有高危因素（如糖尿病、高血压、血栓史及吸烟）的患者，要警惕血栓的风险。

4）雄激素类衍生物：雄激素类衍生物能抑制 FSH、LH 的分泌，并直接抑制卵巢雌激素的合成，以及与子宫内膜性激素受体相结合，从而使子宫内膜萎缩导致患者短暂闭经。常用药物有达那唑、孕三烯酮。

达那唑服用方法为：400～600mg/d，分 2～3 次服用，从月经第一天开始，持续服药 6 个月。若用药后症状不缓解或不出现闭经可加大药物用量至 800mg/d。一般在停药后 4～6 周月经恢复。由于达那唑大部分在肝内代谢，已有肝功能损伤患者不宜服用。

孕三烯酮是合成的 19- 去甲睾酮衍生物，有雄激素、抗孕激素和抗雌激素作用。孕三烯酮疗效优于达那唑，且对肝功能影响较小。服用方法：月经第一天开始服用，每次 2.5mg，每周 2 次，疗程 3～6 个月。孕三烯酮副作用主要为多毛发、声音变粗和阴蒂肥大等雄激素样作用。此外，还可能有体重增加等副作用。

5）高效孕激素疗法：高效孕激素能抑制垂体促性腺激素释放，并可直接作用于子宫内膜及异位内膜，导致内膜萎缩。连续用药 3～6 个月造成假孕状态，抑制异位的子宫内膜生长。临床上最常用的是醋酸甲羟孕酮（安宫黄体酮）20～30mg/d，连续口服 6 个月。若出现突破性出血，可临时加服戊酸雌二醇 1mg。

由于不同患者对高效孕激素治疗的反应不一，用药剂量应因个体差异而有所增减，应用剂量从小逐渐变大，直到症状改善或缓解。然后维持剂量服用 3～6 个月造成假孕状态和闭经状态为佳。

不良反应主要是阴道出血、乳房胀痛、水肿、体重增加、恶心、呕吐等消化道症状以及肝功能异常。凡有肝、肾功能异常，高血压及有血栓形成趋向及子宫肌瘤患者不宜采用。

6）左炔诺孕酮宫内节育器（LNG-IUS）：如果月经量多、痛经明显，可以使用 LNG-IUS。它是一种带有高效孕激素的 T 型避孕环，也称为曼月乐环，纵臂带有尾丝，内含总量为 52mg 左炔诺孕酮的储库（占重量的 50%），以 20μg/d 的剂量释放，推荐使用时限为 5 年。上环后，内膜在孕激素作用下逐渐萎缩，痛经症状减轻，月经量减少至闭经，属于假孕疗法。使用 LNG-IUS 全身副反应轻微，不造成循环低雌激素状态，最主要的副反应是上环初期的点滴阴道出血或不规则出血。阴道点滴出血或不规则出血通常要持续 3～6 个月不等，往往是影响续用率的主要问题。因此事前充分的咨询和沟通对于提高续用率和患者满意度是非常必要的。再者，因子宫腺肌病患者子宫增大，上环后有出现环位下移甚至环脱落的情况，需要注意随访。若子宫增大明显，建议使用 GnRH-a 治疗后，待子宫大小恢复至基本正常后再使用 LNG-IUS。

7）孕激素受体拮抗剂：米非司酮作为孕激素受体调节剂，具有抗孕激素和糖皮质激素的作用，并可直接作用于下丘脑 - 垂体 - 卵巢轴，抑制排卵。由于其阻断子宫内膜对孕激素的反应性，从而抑制子宫内膜细胞的生长，使子宫内膜萎缩且无周期性出血而使临床症状缓解或消失。国内多主张服用米非司酮每次 10～25mg，每天 1 次，连续服药 3～6 个月。值得注意的是，米非司酮至今仍未被 FDA 批准为治疗药物，在使用剂量、疗程方面还没有统一的规定。

（3）手术治疗：药物治疗无效者可行手术治疗。目前子宫腺肌病的根治手段仍然是经腹或经腹腔镜切除子宫。但对于年轻、有保留子宫意愿或者有生育要求的患者，显然根治手术是不适宜的。越来越多的保留子宫手术（uterus sparing operation，USO）应用于临床。USO 主要分为完全切除、部分切除、不切除病灶几大类。因手术不能完全切净病灶，术后有病情复发风险。手术可导致子宫形态和肌层结构破坏、术后粘连等，可能对术后妊娠产生不利影响。子宫腺肌病的子宫肌层增厚、质地硬，给手术缝合造成一定困难。另子宫腺肌病术后患者还存在妊娠期间子宫破裂的风险。因此，术前要仔细评估，做到患者充分知情，谨慎把握手术指征。

完全切除病灶手术是在开腹或腹腔镜下以完全切除子宫腺肌病病灶为目的，主要适用于局灶性子宫腺肌病（腺肌瘤）。手术步骤与子宫肌瘤剥出术相似。术前需要通过 MRI 或者超声检查明确子宫腺肌病病灶部位及范围，仔细评估病灶完全切除的可能性或可能切除的范围，根据术中组织外观、质地等，通过钝性分离用剪刀、电切等尽可能多地切除病变组织和保留残存浆膜层或浆肌层。术前可以根据子宫大小给予 GnRH-a 治疗，使子宫缩小后进行手术。

部分切除病灶手术可用于弥漫性子宫腺肌病。手术方式包括开腹或腹腔镜下部分病灶切除术、子宫楔形切除、子宫不对称切除等。由于病灶切除不完全，术后疗效欠佳。

不切除病灶的方法主要有子宫肌层电凝固术、子宫动脉结扎、子宫内膜切除术、宫腔镜下囊内病灶切除术、子宫内膜消融术。其中子宫内膜切除 / 消融术包括钇铝石榴石（yttrium aluminum garnet，YAG）激光、滚球切除和球囊消融术（冷冻治疗、热球囊消融治疗微波消融、循环热流体的消融、和双极射频消融）。宫腔镜下子宫内膜手术可改善子宫腺肌病患者月经过多、痛经症状，但其远期疗效需进一步观察，并且这种方法不适宜有生育要求的患者。

另外还可进行子宫动脉栓塞术（uterine artery embolism，UAE），腹腔镜下子宫动脉阻断术（laparoscopic uterine artery occlusion，LUAO）等。

（4）高强度聚焦超声（high intensity focused ultrasound，HIFU）治疗：HIFU 治疗方法的机制是将超声波能量通过腹壁软组织后聚集于治疗的腺肌病灶靶区，主要利用其热效应，使超声能量在组织内转化为分子热运动能量并被其吸收，导致靶区组织蛋白质变性并出现凝固性坏死即细胞死亡，而声通道内的组织及靶区周围组织不损伤或损伤很小。术中实时监控靶区及靶区周围组织的温度，及时调整治疗参数，根据超声显示病灶的灰度变化判断治疗的实时效果。它是一种新型的无创介入技术，有保留子宫的优点，但不足之处在于治疗后缺少组织病理观察。同时，其空化效应产生的瞬间高温不易控制从而可能引起相关并发症、部分患者 HIFU 治疗后病情复发等均是该方法在安全性、有效性方面有待进一步研究的课题。

（5）合并不孕症的治疗：目前对于子宫腺肌病合并不孕症的治疗方案还没有统一共识。但一般用于治疗子宫腺肌病合并不孕症的方案与子宫腺肌病的治疗方法类似。对于明确诊断子宫腺肌病的患者可以先尝试 3～6 个月的 GnRH-a 治疗，在停药 6 个月内积极助孕；单用 GnRH-a 治疗后半年内不能成功妊娠的患者,特别是巨大腺肌瘤患者可以考虑手术治疗,术后再辅以 6 个月以上的 GnRH-a 治疗。GnRH-a 治疗后自然妊娠一般都发生在停止治疗或月经复潮后 6 个月内,对于停药后仍不能自然妊娠者,应建议行辅助生殖技术治疗。

因中医中药在该病的治疗中有助孕、不影响月经、无低雌激素副作用等优点,中西医结合治疗往往可提高患者的妊娠率,延长用药时间,降低复发率。目前,子宫腺肌病合并不孕症的治疗仅限于病例报道或小样本量的队列研究,其治疗方案仍需前瞻性、大样本、多中心的随机对照研究求证。

(二)辨证治疗

1. 中草药治疗

(1)气滞血瘀证

主要证候:经前、经期下腹胀痛、拒按,逐年加重,经行不畅,色黯,有血块,块下痛减,胞中结块,固定不移,乳房胀痛,肛门坠胀,烦躁,舌质黯,或有瘀点、瘀斑,脉弦涩。

治疗法则:理气行滞,化瘀止痛。

方药举例:膈下逐瘀汤(《医林改错》)加减。

(2)寒凝血瘀证

主要证候:经前、经期下腹冷痛,喜温畏冷,月经或见推后,量少,色黯,有血块,块下则痛减,形寒肢冷,面色苍白,痛则呕恶,舌质黯,苔白,脉弦紧。

治疗法则:温阳化瘀,散寒调经。

方药举例:少腹逐瘀汤(《医林改错》)加减。

(3)瘀热互结证

主要证候:经前或经期后发热,腹痛拒按,痛抵腰骶,口苦咽干,烦躁不宁,大便干结,舌质红,有瘀点、瘀斑,苔薄黄,脉弦数。

治疗法则:清热凉血,化瘀调经。

方药举例:血府逐瘀汤(《医林改错》)加减。

(4)痰瘀互结证

主要证候:经行腹痛进行性加重,坠痛或刺痛,痛处固定,月经量多或伴经期延长、经血黏稠,舌质黯红,舌体胖大,边有齿印,见瘀点或瘀斑,苔黄腻,脉弦滑。

治疗法则:活血化瘀,消痰散结。

方药举例:二陈汤(《太平惠民和剂局方》)合活络效灵丹(《医学衷中参西录》)加减。

(5)气虚血瘀证

主要证候:经前或经后腹痛,喜按喜温,月经色淡红,质稀薄,量多或经期长,面色少华,神疲气短,小腹下坠,带下量多,色黄,舌淡胖,边有齿痕,脉细弦或涩。

治疗法则:补气活血,化瘀调经。

方药举例:理冲汤(《医学衷中参西录》)加减。

(6)肾虚血瘀证

主要证候:经行或经后小腹坠痛,月经先后无定期,量多或量少,或有血块,不孕或屡堕,腰膝酸楚,痛引下肢或阴户,头晕目眩,舌质黯滞,边尖见瘀点,苔薄白,脉沉细或涩。

治疗法则:补肾益气,化瘀调经。

方药举例:归肾丸(《景岳全书》)合桂枝茯苓丸(《金匮要略》)加减。

对症加减：痛经明显，遇寒加重、得温则减者，加吴茱萸 9g、乌药 10g、肉桂 6g 等；刺痛难忍，加苏木 6g、乳香 10g、没药 10g 等；腰痛甚加川断 15g、杜仲 10g 等；月经量多者加茜草 10g、海螵蛸 15g、三七粉 3g 等；经前或经行乳房胀痛明显者，加柴胡 12g、郁金 9g、玫瑰花 10g 等；子宫增大明显者，加鳖甲 10g、皂角刺 10g、土鳖虫 10g 等。

2．中成药治疗

（1）血府逐瘀胶囊：每次 2.4g，每日 2 次。适用于瘀热互结证。

（2）少腹逐瘀胶囊：每次 1.35g，每日 3 次。适用于寒凝血瘀证。

（3）桂枝茯苓胶囊：每次 3 粒，每日 3 次。适用于血瘀证。

（4）大黄䗪虫丸：每次 6g，每日 3 次。适用于血瘀证（重症）。

（5）散结镇痛胶囊：每次 1.6g，每日 3 次。适用于痰瘀互结兼气滞证。

（6）八珍益母丸：每次 6g，每日 2 次。适用于气虚血瘀证。

3．外治法

（1）中药外敷：肉桂 12g、川芎 12g、吴茱萸 12g、元胡 15g、乌药 12g、没药 12g 各等份研细末，凡士林调膏，敷贴关元，纱布固定，经前 5～7 天开始应用，每次 60 分钟。配合中药口服，经期或发现妊娠停用。

（2）中药灌肠：三棱 12g、莪术 9g、丹参 30g、红藤 30g、皂角刺 12g、白花蛇舌草 15g、败酱草 15g、紫草 12g、水蛭 6g、赤芍 15g、乳香 12g、没药 12g 等浓煎至 100～150ml，临睡前排便后，保留灌肠。配合中药口服，经期或发现妊娠停用。

4．针灸疗法

（1）体针：辨证选穴，气滞血瘀证取太冲、气海、血海、中极、地机、三阴交；寒凝血瘀证取气海、三阴交、合谷、子宫、天枢、归来、地机、次髎等；瘀热互结证取血海、三阴交、归来、曲池、支沟、行间等；痰瘀互结证取合谷、足三里、丰隆、脾俞、血海、关元、三阴交等；气虚血瘀证取关元、气海、合谷、足三里、脾俞、血海、三阴交、归来；肾虚血瘀证取太溪、肾俞、关元、三阴交、血海、中极、地机等。根据辨证，气虚、体寒、血瘀者采用温针灸。均取平补平泻法，即将针不快不慢地刺入腧穴，然后再来回均匀地提插捻转或者采用其他基本手法，借以激发经气，使患者得气后，将针退出体外。

（2）耳针：取子宫、卵巢、内分泌、肝、脾、肾、神门、交感为主穴，每次 2～4 个穴位，将皮内针刺入穴位并固定，贴压王不留行籽，每日按压 2～3 次，左右交替。

（3）电针：取中极、子宫、足三里、三阴交等穴，平补平泻法行针后，在针尾通以微量电流波电流，采用连续波，20～30 分钟起针。

（梁瑞宁　俞超芹）

主要参考文献

1．中华医学会妇产科学分会子宫内膜异位症协作组．子宫内膜异位症的诊治指南 [J]．中华妇产科杂志，2015，50（3）：161-168．

2．邓姗．左炔诺孕酮宫内缓释系统的临床功用及相关基础研究 [J]．国外医学妇产科学分册，2004，31（5）：285-288．

3．Backman T，Huhtala S，Luoto R，et al. Advance information improves user satisfaction with the levonrgetrel intrauterine system[J]. Obstet Gynecol，2002，99（4）：608-613.

4. 肖喜荣, 李斌. 有生育要求子宫内膜异位症和子宫腺肌病患者的保守治疗 [J]. 中国实用妇科与产科杂志, 2013, 29 (7): 529-531.

5. 冷金花, 郎景和. 子宫腺肌病的手术治疗 [J]. 实用妇产科杂志, 2006, 22 (1): 10-12.

6. Wood C. Surgical and medical treatment of adenomyosis[J]. HumReprod Update, 1998, 4 (4): 323-336.

7. 夏恩兰. 子宫腺肌病的宫腔镜诊治 [J]. 山东医药, 2012, 52 (12): 7-8.

8. 崔杰, 许永华. 高强度聚焦超声治疗子宫腺肌病临床研究进展 [J]. 介入放射学杂志, 2015, 24 (3): 268-272.

9. 陈丽, 程忠平. 保留子宫手术治疗子宫腺肌病的现状与进展 [J]. 国际妇产科学杂志, 2015, 42 (4): 413-416.

10. 罗金, 杨菁. 子宫腺肌病合并不孕症的发病机制及治疗方案研究进展 [J]. 中华妇产科杂志, 2015, 50 (2): 147-150.

11. 李冬菊, 冒韵东. 辅助生殖前子宫腺肌病合并不孕的治疗策略 [J]. 国际生殖健康 / 计划生育杂志, 2015, 34 (4): 344-348.

12. 赵瑞荣, 庞保珍, 庞清洋, 等. 子宫腺肌病辨治心得. [J] 中国中医药信息杂志. 2014, 21 (9): 113-115.

13. 邱群, 高月平. 子宫腺肌病的中医专方及辅助治疗 [J]. 长春中医药大学学报, 2012, 28 (1): 181-182.

14. 田小英, 王洪振, 曲晨. 子宫腺肌病的中医外治法 [J]. 中国民间疗法, 2015, 23 (5): 96-97.

15. 赵荣. 针灸为主治疗子宫腺肌症 20 例 [J]. 上海针灸杂志, 2012, 31 (2): 116-117.

第十三章

女性不孕相关感染类疾病

第一节　盆腔炎性疾病后遗症

一、发病机制

盆腔炎性疾病若未能得到及时正确的治疗,可能会导致一系列后遗症,即盆腔炎性疾病后遗症,通常在盆腔炎性疾病治疗后 6 周左右发作。盆腔炎性疾病后遗症的主要病理表现是组织的破坏、广泛的粘连、增生以及瘢痕的形成,从而导致了临床上常见的:①输卵管阻塞、增粗;②输卵管卵巢粘连形成肿块;③输卵管积水或输卵管卵巢囊肿;④主、骶韧带增粗、变厚,可使子宫固定。

二、辨证与辨病

(一)盆腔炎性疾病后遗症的辨病方法

盆腔炎性疾病病史加之盆腔炎性疾病后遗症的症状、体征即可初步诊断,并可通过盆腔 B 超、子宫输卵管造影、腹腔镜检查等协助诊断。

1. 盆腔炎性疾病后遗症的症状

(1)慢性盆腔痛:约 20% 盆腔炎性疾病发作后遗留有慢性盆腔痛,常在盆腔炎性疾病发作后的 4~8 周发生,主要表现为下腹部坠胀、疼痛及腰骶部酸痛,常在劳累、性交后及月经前后加剧。

(2)不孕:输卵管腔阻塞、伞端闭锁或输卵管周围粘连,导致输卵管变形、活动受限甚至粘连,导致不孕。

(3)异位妊娠:盆腔炎性疾病病史的女性异位妊娠发生率是正常女性的 8~10 倍。

(4)盆腔炎性疾病反复发作:盆腔炎性疾病造成输卵管组织结构破坏,局部防御功能减退,容易再次感染导致反复发作。约 25% 有盆腔炎性疾病病史者会再次发作。

2. 盆腔炎性疾病后遗症的体征　妇科检查时见子宫常为后位,活动受限甚至粘连固定;宫体一侧或两侧组织片状增厚、压痛,或可触及条索状增粗输卵管伴轻度压痛,或囊性肿物、活动受限;宫骶韧带增粗、变硬、有触痛等。

3. 盆腔超声波检查　盆腔超声波检查包括 B 型或彩色多普勒超声扫描,对输卵管、卵巢及肠管粘连一起形成的包块或囊肿等具有 85% 的准确性,并可对盆腔静脉曲张导致的慢性盆腔痛进行鉴别诊断。经阴道超声检查不需充盈膀胱,不受肥胖、肠管气体、下腹壁瘢痕等影响,较经腹部超声更为准确,尤其适用于后位子宫。

盆腔炎性疾病后遗症在超声波下可表现为附件区增厚、输卵管积水、输卵管卵巢囊肿、包裹性积液、盆腔积液等，但轻度或中度患者一般在超声检查中无异常表现。输卵管积水的特征性表现为附件区大小不等的无回声区，边界清晰，呈腊肠形或串珠状，囊壁明显，内可见不完全性分隔，同侧可见卵巢回声。

4．子宫输卵管造影术（HSG） 子宫输卵管造影通过导管向子宫腔和输卵管注入造影剂、并在X线下观察造影剂在输卵管和盆腔内的显影情况并摄片，可以分析输卵管的形态、通畅程度和盆腔弥散程度，协助盆腔炎性疾病后遗症的诊断，并有一定治疗作用。根据病理变化的不同，盆腔炎性疾病后遗症在HSG中的表现多样化：输卵管部分不显影，输卵管形态扭曲、盘曲或成角反折，输卵管伞端闭锁形成输卵管积水，或造影剂进入盆腔后弥散局限或欠佳。

5．腹腔镜检查 腹腔镜可用于盆腔病变的检查并同时进行治疗。盆腔炎性疾病后遗症在腹腔镜下可表现为输卵管增粗、迂曲，伞端闭锁形成管腔积水，或者形成输卵管卵巢囊肿；子宫表面可见水泡样渗出或膜样粘连带；输卵管与盆壁、子宫、直肠和大网膜之间程度不一的粘连，可有包裹性积液，严重者子宫直肠陷凹封闭；肝周围竖琴样粘连带等。

（二）盆腔炎性疾病后遗症的鉴别诊断

1．子宫内膜异位症 盆腔炎性疾病后遗症与子宫内膜异位症有时不易鉴别。子宫内膜异位症没有盆腔炎性疾病的病史，主要症状为继发性痛经进行性加重，后穹窿触痛结节有助于诊断，必要时可行腹腔镜检查。

2．卵巢肿瘤 盆腔炎性疾病后遗症盆腔包块应与卵巢良、恶性肿瘤区别。卵巢囊肿一般呈圆形或椭圆形，周围无粘连，活动好，超声提示囊肿位于卵巢内。卵巢恶性肿瘤多无感染史，表现为不规则的固定实性肿块，常伴腹水，肿瘤标记物升高等，超声检查及CT检查发现实质性包块、腹水和转移病灶有助诊断，必要时可行腹腔镜检查和活检。

3．盆腔静脉曲张 盆腔静脉曲张表现为慢性盆腔痛，性交不适感或性交后疼痛，低位腰痛，痛经，极度疲劳感，以及自主神经功能障碍等，妇科检查可触及附件增厚、压痛等，与盆腔炎性疾病后遗症类似。但其外阴、阴道呈紫蓝色，部分伴有静脉曲张，宫颈肥大、质软，紫蓝色。在彩色超声检查中表现为子宫两侧及附件区串珠状或蜂窝状无回声区，最宽的内径约0.5～0.8cm，呈蓝、红相间的彩色血流信号，有时可见增粗的蛇行彩色血流束，相互连接呈粗大的湖泊状彩色斑点，甚至子宫前后肌层内扩张的血窦相互连通呈"彩球"状。体位试验、盆腔静脉造影术、腹腔镜检查等亦可协助诊断。

三、辨病与辨证结合治疗

（一）辨证论治

中医古籍无"盆腔炎性疾病后遗症"病名，根据其临床表现，可归属于"妇人腹痛""癥瘕""不孕"等病证中。

本病的中医病机为湿热、湿毒之邪入侵，与气血互结，蕴积于胞宫胞络，气血瘀滞；或情志不舒，肝气郁结，气滞血瘀；或正气内伤、久病不愈，气虚血瘀；不通则痛，久而成癥。

辨证要点依据腹痛的部位及性质而辨。若痛在少腹多属肝郁，痛在小腹多属宫寒，痛连腰骶多属肾虚；若隐痛喜按多属虚，腹痛拒按多属实；腹胀痛属气滞，刺痛、冷痛多属瘀、属寒，腹痛灼热则属热。

临床多见寒热错杂、虚实夹杂之证，以湿热瘀结、气滞血瘀、寒凝血瘀、气虚血瘀证多见。

1. 中草药治疗

(1) 湿热瘀结证

主要证候：小腹疼痛拒按，痛处固定，灼热感或低热起伏，痛连腰骶，经行或劳累时加重，带下量多、色黄、质稠，小便黄，大便不爽，舌质红，苔薄黄，脉弦滑或细滑。

治疗法则：清热利湿，祛瘀止痛。

方药举例：清热调血汤（《古今医鉴》）加败酱草、生薏苡仁、土茯苓。

(2) 气滞血瘀证

主要证候：下腹胀痛或刺痛，平素情志抑郁或烦躁易怒，可伴有胸胁乳房胀痛、脘腹胀满，带下量多，或月经先后不定期，经量多，有块，经行腹痛加重，瘀块排出痛减，舌黯或有瘀点，脉弦。

治疗法则：疏肝理气，活血止痛。

方药举例：柴胡疏肝散（《景岳全书》）。

(3) 寒凝血瘀证

主要证候：小腹冷痛或刺痛，拒按，经行腹痛加重，喜温恶寒，得温痛减，带下量多、色白，经行量少，色黯，形寒肢冷，舌紫黯，苔白，脉沉紧或沉弦。

治疗法则：温经散寒，化瘀止痛。

方药举例：少腹逐瘀汤（《医林改错》）。

(4) 气虚血瘀证

主要证候：下腹隐痛，痛连腰骶，日久缠绵，经行加重，经量多，有块，带下量多，疲乏无力，舌黯，有瘀点，苔白，脉沉涩。

治疗法则：益气健脾，化瘀散结。

方药举例：理冲汤（《医学衷中参西录》）。

2. 中成药治疗

(1) 妇乐颗粒：每次 12g，每日 2 次。适用于湿热瘀结证。

(2) 金刚藤胶囊：每次 2g，每日 3 次。适用于湿热瘀结证兼癥瘕者。

(3) 宫炎康颗粒：每次 9g，每日 2 次。适用于湿热瘀结证。

(4) 妇科千金片：每次 6 片，每日 3 次。适用于体虚、湿热瘀结证。

(5) 少腹逐瘀胶囊：每次 1.35g，每日 3 次。适用于寒凝血瘀证。

(6) 丹黄祛瘀胶囊：每次 0.8～1.6g，每日 2～3 次。适用于气虚血瘀证及痰湿阻滞证。

3. 外治法

(1) 中药保留灌肠：以败酱草 30g，三棱 15g，莪术 15g，赤芍 15g，丹皮 15g，红藤 15g，木香 10g，槟榔 15g，昆布 15g 水煎浓缩至 100ml 左右，冷却至 38℃，用中号导尿管插入直肠内约 14cm 处，10 分钟内灌完，每晚睡前进行。月经干净后 3～5 天开始治疗，每 10 日为 1 个疗程，一般持续 2～3 个疗程。较适用于湿瘀互结证。寒湿瘀滞证加附子 10g。配合中药口服，经期或发现妊娠停用。

(2) 直肠用药：康妇消炎栓每次 1 枚，每日 1～2 次，直肠给药。用于湿热瘀阻证。配合中药口服，经期或发现妊娠停用。

(3) 中药外敷：以丹参 15g，赤芍 15g，乳香 15g，元胡 15g，羌活 10g，独活 15g，千年健 15g，透骨草 30g 研细末，温水加酒，调成糊状敷下腹部，每日 1 次，每次 20 分钟，10 次为 1 个疗程,一般持续2~3个疗程。较适用于气滞血瘀证。配合中药口服,经期或发现妊娠停用。

4. 针灸

(1)体针:取穴中极、关元、气海、八髎、三阴交、阴陵泉。气滞血瘀证加血海、内关;湿热瘀结证取合谷、足三里、神阙穴;寒凝血瘀证加曲池、合谷、足三里、阴陵泉、丰隆、脾俞、公孙;肾虚失荣证取神阙、膈俞、肝俞、委中、太冲、曲泉、期门、日月、五枢、维道、血海、内关、合谷、曲池。均取平补平泻法,即将针不快不慢地刺入腧穴,然后再来回均匀的提插捻转或者采用其他基本手法,借以激发经气,使患者得气后,将针退出体外。

(2)耳针:取子宫、卵巢、内分泌、皮质下、肝、脾、肾、神门等,每次2~4个穴位,将皮内针刺入穴位并固定,贴压王不留行籽,每日按压2~3次,左右交替。

5. 物理疗法 可采用微波、超短波、激光等照射下腹部,促进局部血液循环,利于炎症吸收消散。

(二)辨证联合腹腔镜手术

适用于输卵管积水、输卵管卵巢囊肿、盆腔粘连较重、盆腔包裹性积液等,经药物治疗无效,或有生育要求的患者。该手术可以:①明确诊断;②盆腔粘连松解;③进行输卵管伞端外翻缝合手术。

腹腔镜手术后,辨证治疗,对于有生育要求的可以监测排卵并指导同房3~12个周期。

第二节 阴道炎、宫颈炎

阴道是性交和精液的容受器官,阴道后穹窿池储存精液和精子以便精子上游进入宫颈和子宫。阴道内环境受卵巢激素的影响,在排卵期呈弱碱性有利于精子的成活。而阴道炎症时阴道内环境不利于精子的成活,影响精子的活动力和穿透力,减少了进入宫颈和子宫腔内精子的数量,从而降低了受孕率。

一、发病机制

(一)阴道炎性不孕的病因

1. 滴虫 滴虫呈梨形,大小约为白细胞的2~3倍。在酸性环境中最易繁殖,在月经后期由于阴道内酸碱度减弱而易复发。滴虫性阴道炎影响受孕的主要原因有两点:一是阴道毛滴虫能吞噬精子,使得进入输卵管内的精子数量不足而降低受孕率;二是由于发生滴虫性阴道炎时,阻碍乳酸的生成,使得阴道环境趋于中性或偏于碱性,由此降低精子在阴道内的存活率和数量,也使妇女受孕率降低。

2. 细菌 细菌性阴道病是一种由于阴道内微生态平衡失调引起的混合感染,但临床及病理特征无炎症改变,患细菌性阴道病时,阴道内能产生过氧化氢的乳酸杆菌减少,导致其他细菌大量繁殖,使阴道的 pH>4.5,阴道内环境酸碱度的改变会使精子的活动力受到抑制;同时,致病菌会吞噬精子;且患细菌性阴道病时,阴道内分泌物大量增多,分泌物中含有大量的白细胞,妨碍精子存活,使精子数量减少,可引起不孕。

3. 阴道假丝酵母菌 又称外阴阴道假丝酵母菌病,是一种常见的外阴阴道炎症性疾病。假丝酵母菌容易导致女性阴道内的正常弱酸性环境被破坏,炎性细胞可吞噬精子,使精子的活动力减弱,假丝酵母菌还有凝集精子的作用,因此会对受孕产生一定的影响。

（二）宫颈炎性不孕的病因

宫颈位于阴道和子宫之间，既是内生殖器重要的防护屏障又是生殖生理和生殖内分泌功能的重要环节，是精子上游的必经通道。宫颈因其解剖位置极易受损伤而致感染，宫颈炎本身并非一定造成不孕，然其炎症造成的局部内环境改变则是引起不孕的原因之一。

1. 机械性刺激或损伤　半数以上已婚患者宫颈炎和性生活有关；另外，分娩、流产、手术、不洁性交等致宫颈损伤亦是导致宫颈炎的主要原因。

2. 病原体感染　主要为葡萄球菌、链球菌、大肠埃希菌、淋病奈瑟菌、沙眼衣原体和厌氧菌等，还可继发于滴虫性阴道炎、阴道假丝酵母菌病、细菌性阴道病等。

3. 化学物质刺激　如使用高浓度酸性或碱性溶液冲洗阴道，或放置腐蚀性较强的栓剂，导致宫颈损伤继发感染，亦可造成炎症。

二、辨证与辨病

（一）阴道炎性不孕的辨病方法

1. 病史　经期、产后余血未净，摄生不洁，或不禁房事，或有妇科手术后感受邪毒或素体虚弱病史。

2. 临床表现　带下增多，伴有带下的色、质、气味的异常，或伴有阴部瘙痒、灼热、疼痛，或兼有尿频尿痛等局部及全身症状。

3. 检查

（1）妇科检查：如为各类阴道炎，则可见表 13-1 中所列相应体征。

表 13-1　常见阴道炎的鉴别诊断

病名	症状	体征	辅助检查
滴虫性阴道炎	外阴瘙痒，白带呈灰黄色或黄绿色稀薄的液体，呈泡沫状，有臭味	阴道黏膜充血，严重者有散在的出血点	分泌物检出滴虫
外阴阴道假丝酵母菌病	外阴瘙痒灼痛，白带呈凝乳状或呈豆腐渣样	外阴红斑、水肿，阴道黏膜上附着白色膜状物，擦除后露出红肿黏膜面。基底部或可见表浅溃疡	分泌物检出白色假丝酵母菌的芽生孢子或假菌丝
细菌性阴道病	部分患者无症状，有症状者白带呈白色、稀薄、匀质，有腥臭味，或伴有外阴瘙痒或灼热感	阴道黏膜无充血，无明显体征	取白带镜检可找到线索细胞，阴道 pH > 4.5，氨试验阳性

（2）辅助检查：阴道炎患者阴道分泌物涂片检查阴道清洁度Ⅲ度以上，或可查到相应病原体。

（二）宫颈炎性不孕的辨病方法

1. 临床类型　宫颈炎分为急性宫颈炎和慢性宫颈炎，以后者多见。慢性宫颈炎根据临床表现可分为：

（1）慢性宫颈管黏膜炎：包括宫颈管内柱状上皮的慢性炎症以及外移至宫颈阴道部的柱状上皮的慢性炎症，由于宫颈管黏膜皱襞较多，柱状上皮抗感染能力差，感染后容易形成持续性宫颈黏膜炎症,表现为宫颈黏液及脓性分泌物,反复发作。

(2)宫颈肥大:为慢性炎症刺激导致局部纤维结缔组织增生的结果。

(3)宫颈息肉:慢性炎症刺激导致结缔组织和新生血管增生形成的蒂形赘生物。

2.临床表现

(1)白带增多:有时为宫颈炎的唯一症状。通常为黏稠的黏液或脓性黏液。有时分泌物中可带有血丝或少量血液,也可有接触性出血。由于白带的刺激可引起外阴瘙痒。

(2)疼痛:下腹部或腰骶部经常出现疼痛,有时疼痛可出现在上腹部、大腿部及髋关节部位,每于月经期、排便或性生活时加重,尤其当炎症向后沿子宫骶韧带扩展或沿阔韧带底部蔓延,形成慢性子宫旁结缔组织炎,子宫颈主韧带增粗时疼痛更甚。每触及子宫颈时,立即引起髂窝、腰骶部疼痛,有的患者甚至可引起恶心,从而对性生活产生恐惧和厌恶心理,影响性生活及受孕。

(3)膀胱及肠道症状:慢性子宫颈炎可通过淋巴道播散或直接蔓延波及膀胱三角区或膀胱周围的结缔组织,出现尿频或排尿困难症状,但尿液清澈,尿常规检查无明显异常。

(4)其他症状:如月经不调、痛经、盆腔沉重感、下腹部下坠、不孕等。

3.检查

(1)妇科检查:女性在进行妇科检查时,应重点检查宫颈的大小、外形、质地以及宫颈管粗细,检查是否有接触性出血以及宫颈柱状上皮外移形成的"糜烂面",同时还应检查外阴、阴道、子宫及宫旁组织等方面的情况。

(2)阴道镜检查:采用阴道镜检查,可迅速发现某些无法用肉眼看见的病变。在阴道镜检查中取可疑部位活检,可显著提高活检的准确率。

(3)宫颈细胞学检查:宫颈细胞学检查是妇科宫颈炎的一项常规检查,简便易行,是最重要的辅助检查及宫颈防癌筛查。

(4)诊断宫颈炎后,应做病原学检测淋病奈瑟菌、沙眼衣原体、厌氧菌、滴虫、需氧细菌,有条件可查病毒、支原体等。

三、辨病与辨证结合治疗

(一)中医辨证治疗

阴道炎、宫颈炎属中医妇科学中"带下病"的范畴。主要发病机理是因湿邪为患,影响任、带二脉,以致带脉失约,任脉不固。湿邪的产生或因脾虚失运,水湿不化;或因肾虚失固,封藏失司;或因摄生不慎,感受外来湿邪。故本病根据其临床表现,可分为脾气虚、肾阳虚、阴虚夹湿、湿热下注、热毒蕴结五型。

1.中草药治疗

(1)脾气虚证

主要证候:带下量多,色白或淡黄,质稀薄,无臭气,绵绵不断;神疲倦怠,四肢不温,纳少便溏,面色㿠白,舌质淡,苔白腻,脉缓弱。

治法治则:健脾益气,升阳除湿。

方药举例:完带汤(《傅青主女科》)。

(2)肾阳虚证

主要证候:带下量多,色白清冷,稀薄如水,淋漓不断;头晕耳鸣,腰痛如折,畏寒肢冷,小便频数,夜间尤甚,大便溏薄,面色晦暗;舌质淡润,苔薄白,脉沉迟。

治法治则:温肾助阳,涩精止带。

方药举例:内补丸(《女科切要》)。

(3)阴虚夹湿证

主要证候:带下量略多,色黄或赤白相兼,质稠或有臭气;阴部干涩不适,或灼热感,腰膝酸软,头晕耳鸣,颧赤唇红,五心烦热,舌红,苔少或黄腻,脉细数。

治法治则:滋阴益肾,清热祛湿。

方药举例:知柏地黄丸(《医宗金鉴》)加芡实、金樱子。

(4)湿热下注证

主要证候:带下量多,色黄,黏稠,有臭气;阴部瘙痒,胸闷心烦,口苦咽干,纳食较差,小腹或少腹作痛,小便短赤;舌红,苔黄腻,脉滑数。

治法治则:清热利湿止带

方药举例:止带方(《世补斋•不谢方》)。

(5)热毒蕴结证

主要证候:带下量多,黄绿如脓,或赤白相兼,或五色杂下,状如米泔,臭秽难闻;小腹疼痛,腰骶酸痛,烦热头晕,口苦咽干,小便短赤;舌红,苔黄腻,脉滑数。

治法治则:清热解毒,除湿止带。

方药举例:五味消毒饮(《医宗金鉴》)加土茯苓、薏苡仁。

2.中成药治疗

(1)知柏地黄丸:每次9g,每日3次。适用于阴虚夹湿证。

(2)二妙丸:每次3～6g,每日2次。适用于湿热下注证。

(3)金刚藤胶囊:每次2g,每日3次;或金刚藤口服液,每次20ml,每日3次。适用于热毒蕴结证。

3.外治法

(1)保妇康栓:每次2粒,每日1次,纳入阴道,适用于湿毒瘀结证。

(2)苦参凝胶:每晚1支,注入阴道深处。适用于湿热下注证。

(3)塌痒汤:鹤虱30g,苦参、威灵仙、归尾、蛇床子、狼毒各15g

(4)蛇床子散:蛇床子、花椒、明矾、苦参、百部各15g。

塌痒汤、蛇床子散水煎500～1000ml熏洗,每日1～2次,7～10日为1个疗程,适用于湿热下注,有带下兼阴痒症状者。

(二)辨证联合西药治疗

1.滴虫 ①甲硝唑,初次治疗2g,顿服,或0.4g,每日3次,共7日。阴道内置入甲硝唑泡腾片200mg,连用7天。②曲古霉素10万～20万单位,每日2次,共7日,口服并阴道内置入。③他咪唑:2g,一次口服。性伴侣需要同时给予治疗。

2.阴道假丝酵母菌 ①酮康唑,150mg/d,连用2～3天。②斯皮仁诺0.2g,每日1次,连用3天,或400mg,顿服1次。③咪康唑,初次1200mg栓剂,而后400mg栓剂,每晚1次,置入阴道后穹窿,连用3天或6天。④克霉唑栓500mg,置入阴道后穹窿,每3～5天一次,连用3次,此药为唯一可以用于妊娠期的药物。⑤制霉菌素10万单位,每日1次,置入阴道,连用7～14天。

3．细菌感染 ①首选甲硝唑，初次治疗 2g，顿服，或 0.4g，每日 3 次，共 7 日。或阴道内置入甲硝唑泡腾片 200mg，连用 7 天。②对甲硝唑不能耐受者可选克林霉素 300mg，每日 2 次，口服，连用 7 天。③克林霉素 300mg，口服，每日 2 次，共 7 天。或 2% 克林霉素膏 6g，阴道上药，每晚 1 次，共 7 天。

4．淋病奈瑟菌 常大剂量、单次给药。①头孢曲松钠 250mg，单次肌注；或头孢克肟 400mg，单次口服。②大观霉素 4g，单次肌注。

5．沙眼衣原体 ①多西环素 100mg，每日 2 次，连服 7 日。②阿奇霉素 1g 单次顿服；或红霉素 500mg，每日 4 次，连服 7 日。③氧氟沙星 300mg，每日 2 次，连服 7 日；或左氧氟沙星 500mg，每日 1 次，连服 7 日；或莫西沙星 400mg，每日 1 次，连服 7 日。

（三）辨证联合物理治疗

1．宫颈感染合并宫颈柱状上皮外移 对于表现为宫颈糜烂样改变，若伴有接触性出血或分泌物明显增多或表面呈颗粒状或乳头状突起，而未检测到性传播疾病病原体，并排除宫颈鳞状上皮病变及宫颈癌者，可给予物理治疗，包括电凝、冷冻、激光等方法。若为宫颈糜烂样改变并无炎症表现，而仅为生理性柱状上皮异位者则无需治疗。

（1）电凝法：电熨深度约 0.2cm，过深可致出血，愈合较慢；过浅影响疗效。电熨后创面喷撒呋喃西林粉或涂以金霉素甘油。

（2）冷冻疗法：系一种超低温治疗，制冷源为液氮，温度为 −196℃。治疗时可采用冻 - 溶 - 冻法，即冷冻 1 分钟，复温 3 分钟、再冷冻 1 分钟。其优点是操作简单，术后很少发生出血及颈管狭窄。缺点是术后阴道排液多。

（3）激光治疗：是一种高温治疗，温度可达 700℃以上。其优点除热效应外，还有压力、光化学及电磁场效应，因而在治疗上有消炎、止痛及促进组织修复，故治疗时间短，治愈率高。

物理疗法的治疗时间应在月经干净后 3～7 天内进行，有急性生殖器炎症时禁用。物理疗法术后阴道分泌物增多，应保持外阴清洁，在创面尚未愈合前（术后 4～8 周）应避免盆浴、性交及阴道冲洗。物理治疗有引起术后出血、子宫颈狭窄、不孕、感染的可能，治疗后应定期复查。如行冷冻治疗，术前应询问患者有无心脏病病史，必要时做心电图检查。有心脏病者禁用。

2．宫颈息肉 行宫颈息肉摘除术，术后将切除息肉送病理组织学检查。

3．宫颈肥大 宫颈肥大一般无需特殊治疗。

第三节 TORCH 感染

TORCH 感染又称 TORCH 综合征，是一类可导致孕期感染并且引起围产儿畸形的特殊病原体，T 指弓形虫（toxoplasma），O 是其他微生物（others），主要指梅毒螺旋体。R 是风疹病毒（rubella virus），C 是巨细胞病毒（cytomegalo viruS），H 指单纯疱疹病毒（herpes simplex virus），这五种病原体感染的范围广、危害大，孕妇由于内分泌系统的改变导致机体免疫力下降，容易发生原发性感染，以前感染过的孕妇体内潜伏的病毒也容易被激活而发生复发感染。妊娠期感染不仅危害母体，往往还对胎儿和新生儿产生严重不良后果，可以导致流产、早产、死胎或胎儿生长迟缓和（或）发育畸形，通过产道和母乳可以引起新生儿感染，如果累及神经系统,可造成不同程度的智力障碍以及瘫痪、失聪、失明等严重后遗症,从而影响生殖健康。

一、发病机制

1. 弓形虫　弓形虫病的病原体是刚地弓形虫,是人畜共患的一种传染病,如猫、犬、羊、鸡均可成为传染源,其中猫、犬等动物唾液中弓形虫可通过人的伤口进入体内,而食用未煮熟的肉类或被污染的食品、饮用被污染的水或吸入病畜排泄物飞沫亦可被感染。滋养体对温度和一般消毒剂敏感;但包囊的抵抗力较强。患弓形虫病的孕妇,有30%～46%能将弓形虫传给胎儿。胎儿的受感染率与母体初次感染时的孕周有关。在妊娠早、中、晚期胎儿受感染率分别为17%、25%和65%。胎儿损伤程度与胎龄有很大关系,即感染发生越早,胎儿受损越严重。当感染发生在妊娠头3个月,多引起流产,也可发生死胎或产下无生活能力儿和发育缺陷儿,幸存者智力发育也大多受严重影响。

2. 风疹病毒　风疹病毒呈不规则球形,在体外生活力较弱,不耐热、寒和干燥,易被紫外线、脂溶剂灭活。风疹患者是唯一传染源,主要通过呼吸道飞沫传播。一般6～9年流行1次,人类对风疹病毒普遍易感,但感染风疹痊愈后将终身免疫。孕妇在孕期6个月内感染风疹病毒,可通过胎盘侵犯胎儿(垂直传播),除引起流产、死产外,活产者大约29%表现为"先天性风疹综合征"(CRS),即出生时体重低于2.5公斤,发育迟缓;出生后全身性器官受损,先天性心脏病、畸形、耳聋、失明等。孕妇感染风疹病毒后能直接通过胎盘屏障,传播给胎儿的感染率随孕期的进展而降低。在孕8周内感染,先天性风疹综合征的发病率为85%,9～12周为52%,而20周以后就很罕见。因此妊娠期确定风疹感染时间对妊娠结局的评估非常重要。

3. 人巨细胞病毒　人巨细胞病毒属疱疹病毒属,是目前公认的宫内感染最常见的病毒。人类对巨细胞病毒普遍易感,多数人一生中都感染过巨细胞病毒,但多为潜伏感染,可因妊娠而被激活。传染源主要为人巨细胞病毒患者及无症状隐性感染者或携带者,其传播方式为接触感染与性传播。孕妇发生原发性或复发性巨细胞病毒感染时,病毒可通过胎盘侵袭胎儿,引起子宫内感染。发生率为0.5%～2.5%,其中5%～10%引起临床症状。孕妇原发感染造成胎儿感染的危险性要比复发感染高,病情也更严重。新生儿可出现全身感染综合征,即巨细胞包涵体病(CID),体征为黄疸、肝脾肿大、血小板减少性紫癜、溶血性贫血和不同程度的神经系统损害,包括小脑畸形、脉络膜视网膜炎、神经萎缩等。严重者可导致流产、死胎或死产。

4. 单纯疱疹病毒　单纯疱疹病毒有Ⅰ、Ⅱ型两种血清型。Ⅰ型称口型或上半身型,主要为口腔黏膜、上身皮肤或器官疱疹、淋巴结肿大,占10%～30%;Ⅱ型称生殖器型,占70%～90%,绝大多数由性接触直接传播,孕妇单纯疱疹病毒Ⅱ型感染率为7%～8%,妊娠期妇女因单纯疱疹病毒原发感染或潜伏的病毒被激活,病毒可经过胎盘感染胎儿,诱发流产、早产、低体重儿、死胎或先天性畸形。母婴传播在20周以前<1%,主要发生于分娩期生殖道有原发HSV感染及病灶者,其传播率为30%～50%。孕早、中期感染对胎儿的损害大于孕晚期。

5. 梅毒　梅毒的病原体为梅毒螺旋体,在人体可以长期生存,在体外则很脆弱,不易存活,主要通过性生活传播,亦可通过接吻、输血器械传染,孕妇可通过胎盘传染给胎儿,梅毒螺旋体在妊娠任何时期均能穿过胎盘,发生子宫内膜炎,引起梗死,导致胎盘组织坏死,胎儿不能获得营养,而出现流产、早产、死胎,或幸存者为先天梅毒,仅有 1/6 的机会分娩健康婴儿。梅毒的母婴传播率取决于孕妇感染的孕周,平均为 50%。早孕期母婴传播率虽低(16%),但对胎儿损害较严重,而中晚孕期传播率虽高(46% 以上),但对胎儿损害相对较轻。

二、辨证与辨病

1. 病史及体征 孕妇被 TORCH 中任何一种病原体感染之后,多数自身症状轻微,甚至无明显症状和体征。病史回顾,才发现患者或曾有 TORCH 感染史、反复流产、死胎、死产史及无法解释的新生儿畸形史。孕期有接触猫、犬,食用未熟肉、蛋和不干净蔬菜、水果史。或孕期有淋巴结肿大(弓形虫);出现耳后或枕部淋巴结肿大(风疹病毒)。孕妇曾患单核细胞增多症,曾行器官移植或多次输血史(巨细胞病毒)。孕期出现生殖器、肛门及腰部以下皮肤疱疹(单纯疱疹)。新生儿出生后 3 周出现皮疹、鼻炎、肝脾肿大等(梅毒)。

2. 实验室检查

(1) T(toxoplasma)

病原学检查:直接镜检、动物接种及组织培养等找到弓形虫。

血清学检查:染色试验、间接血凝试验、间接荧光抗体试验、酶联免疫吸附试验检测特异 IgM。

(2) O(others,主要指梅毒螺旋体)

检测梅毒螺旋体:暗视野下镜检螺旋体。

血清学检查:非特异的抗心脂质抗体和抗梅毒螺旋体特异抗体。

(3) R(rubella virus)

血清学检查:血清特异性抗体检查风疹血凝抑制试验、酶联免疫试验、放射免疫法及检测血清风疹特异 IgG、IgM 抗体。

快速检测风疹病毒抗原:检测孕妇咽拭子涂片中脱落细胞内的风疹病毒抗原。

(4) C(cytomegalo viruS)

细胞学检查:查出巨细胞病毒包涵体是最常用的方法之一。

血清学检查:酶联免疫吸附试验检测特异 IgG、IgM 抗体或间接免疫荧光法检测。采用聚合酶链式反应(poly-merase chain reaction,PCR)和核酸杂交技术检测病毒。

(5) H(herpes simplex virus)

病毒培养:从破损皮肤处取标本,进行培养、分离、鉴定及分型是诊断单纯疱疹病毒的金标准。

病毒抗原检测:从破损皮肤处取标本,用单克隆抗体直接免疫荧光法或酶联免疫吸附试验检测特异单纯疱疹病毒抗原是临床常用的快速诊断方法。

血清特异抗体 IgG、IgM 检测的临床意义见表 13-2。

表 13-2 血清特异抗体 IgG、IgM 检测的临床意义

检查结果	意义	危险性	处理	措施
IgM(+) IgG(+)	早期感染过体内有抗体;近期复发感染或体内潜伏的病毒被激活	高	同时采取其他检测方法进一步确诊,若近期感染指标仍旧为阳性或胎儿情况不佳,应终止妊娠	IgG 亲合力检测

续表

检查结果	意义	危险性	处理	措施
IgM(+) IgG(−)	急性期初次感染	极高	临床上少见；建议3周后复查	同上
IgM(−) IgG(+)	早期感染过，体内有抗体，有一定免疫力；无近期感染	低	无需进一步处理	
IgM(−) IgG(−)	无感染史，体内无抗体，无免疫力。视为易感人群	无	进行孕前卫生知识教育；定期监控，有条件应进行人工免疫	

三、辨病与辨证结合治疗

（一）中医辨证治疗

目前中医对于本病的治疗尚未达成共识，临床多见个人经验总结和个案报道。多数认为，湿热内蕴，脾虚体弱是发生本病的病机所在。脾主运化，脾气虚弱，湿热内生，病毒乘虚而入，与湿热结合，极易生长繁殖，耗气伤阴，使正虚邪伏，湿毒内生。张掖市人民医院刘玉兰等人针对这一病因，采用清热、解毒、益气健脾，利湿养阴的治则，组成芪蛇解毒汤，方中黄芪、甘草、当归益气健脾利湿，使中气得正，湿热自除，增强人体免疫力；板蓝根、贯众、丹皮、白芨、益母草清热、解毒，养阴抗病毒。根据临床观察表明，本方具有祛邪扶正，增强机体免疫功能，同时抵抗多种病毒感染的功效，收到了较满意的疗效。另有华中科技大学研发的中药金叶败毒颗粒，经过多年试验与临床研究证实，该药通过有效抑制晚期蛋白表达，阻止CMV的复制，使孕妇HCMV IgM和CMV晚期mRNA转阴率从自然状态下的42%提高到71%，宫内传播率从47.5%下降到20%，使流产、先天畸形和死胎等子代生长发育异常大大减少。

（二）辨证联合西医治疗

1. 弓形虫　胎儿弓形虫病的严重程度可通过孕期对母亲的抗弓形虫治疗得到改善。一旦孕妇弓形虫病被确诊，应及时治疗，药物治疗可以极大地减少弓形虫造成的出生缺陷，但是不能完全排除。临床上常用的药物有螺旋霉素、乙胺嘧啶等。

（1）乙酰螺旋霉素：乙酰螺旋霉素是大环内酯类抗生素，作用于细胞外的弓形虫。毒性小，副作用少而轻，服用后在胎盘等组织中浓度较高，无致畸作用，故为孕妇弓形虫治疗的首选药物，对乙胺嘧啶过敏的患者亦可选用。方法：每次1g，4次/日×14天，间隔2周后可重复治疗，直至分娩为止。

（2）乙胺嘧啶：乙胺嘧啶为二氢叶酸还原酶抑制剂。方法：乙胺嘧啶每次50mg，2次/日×2天，以后改为每次25mg，1次/日×30天。由于认为该药可能有潜在的致畸性，并对骨髓有抑制作用，故在孕早期（12周内）不宜服用；且使用过程中应注意每周复查血常规，当白细胞总数$<3.0×10^9/L$，血小板计数$100×10^9/L$时，应及时停药。

2. 梅毒　妊娠期梅毒治疗与非妊娠期基本相同，以青霉素为主，应早期、足量、正规使用。四环素和多西环素对胎儿发育有影响，不适于孕妇。

（1）早期梅毒：①首选青霉素，普鲁卡因青霉素G，80万U/d，每日1次，肌内注射，10～15天为一个疗程。②苄星青霉素240万U/d，每周1次，肌内注射，连用3次。

妊娠初3个月及妊娠末3个月各用1个疗程。

青霉素过敏者,可用红霉素。

(2)晚期梅毒:①首选青霉素,普鲁卡因青霉素 G,80 万 U/d,每日 1 次,肌内注射,20 天为一个疗程,2 周后重复一个疗程。②苄星青霉素 240 万 U/d,每周 1 次,肌内注射,连用 3 次。

妊娠初 3 个月及妊娠末 3 个月各用 1 个疗程。

青霉素过敏者,可用红霉素。

3.风疹病毒 对于风疹病毒感染的治疗,目前无特效治疗,在妊娠早期,孕妇首次感染病毒者,应告知孕妇有畸胎风险,使其在知情基础上决定继续妊娠观察或终止妊娠。

患者在感染急性期需卧床休息、多饮水,出现发热、咳嗽、头痛等症状对症给予解热镇痛、镇咳祛痰等治疗。

预防先天性风疹综合征的最好方法是实施全民风疹疫苗预防接种。使用减毒活疫苗进行接种,接种后产生的抗体可以维持 7 年以上,接种后抗风疹抗体转阳率可以达到 95% 以上。由于减毒活疫苗可以经过胎盘感染胎儿并导致胎儿畸形,故孕期不宜进行接种。

4.巨细胞病毒 巨细胞病毒感染的治疗尚无特异性治疗措施:目前临床使用广泛的抗病毒药物更昔洛韦,因为有毒副反应,不适合孕妇使用。

常用药物为丙氧鸟苷,用法:5～15mg/(kg•d),分 2～3 天静脉滴注,10～14 天为一个疗程。阿糖腺苷,8～10mg/(kg•d),静脉滴注。

5.生殖器疱疹 ①局部治疗可用 5% 阿昔洛韦软膏涂于患处。②全身常用阿昔洛韦,每次 200mg,每日 5 次,口服,7～10 日为一个疗程。③复发性疱疹可用阿昔洛韦,每次 200mg,每日 3 次,口服,5～7 日为一个疗程。④严重感染可用阿昔洛韦,5～10mg/kg,静脉滴注,每 8 小时一次,5～7 天为一个疗程。

孕妇疱疹病毒感染时,应给予阿昔洛韦或其同类药物抗病毒外用。在孕中、晚期应用这类药物是安全的。所以不必因为胎儿因素延迟或不敢用药,但在孕早期使用的安全性还有待研究。

宫内感染对胎儿的损害在宫内已开始,孕妇做好预防及治疗尤为重要,以预防为主,重视育龄妇女的婚前卫生指导及其孕期卫生保健:①孕前感染应待血清病毒特异性抗体 IgM 转阴后再怀孕。②育龄妇女在孕前和妊娠期特别是妊娠早期 3 个月内尽量避免与猫、犬接触。③育龄妇女在孕前 3 个月注射风疹疫苗。④妊娠早期尽量避免到人群聚集地方,以防病毒交叉感染。⑤原有不良孕产史,特别是死胎史应做孕前检查,早发现早治疗。

(薛晓鸥 张文红)

主要参考文献

1. 罗丽兰. 不孕与不育 [M]. 北京:人民卫生出版社,2011.

2. 刘玉兰,刘秀梅. 芪蛇解毒汤治疗 TORCH 感染致不良妊娠妇女预后的观察分析 [J]. 中国临床研究,2011,24(4):333-334.

3. 乐杰. 妇产科学 [M]. 北京:人民卫生出版社,2008.

4. 张玉珍. 中医妇科学 [M]. 北京:中国中医药出版社,2007.

5. 李淑玲,庞保珍. 中西医临床生殖医学 [M]. 北京:中医古籍出版社,2013.

第十四章

女性不孕相关器质性疾病

第一节 子宫肌瘤

子宫肌瘤又称子宫平滑肌瘤,是女性生殖系统中最常见的良性肿瘤,因统计方法、不同种族、纳入人群、检测手段、数据来源等差异,报道发病率为5.4%~77%。子宫肌瘤多见于育龄期女性,资料显示≥30岁女性20%~50%患有子宫肌瘤,作为一种激素依赖性肿瘤,绝经后肌瘤会逐渐缩小。

子宫肌瘤对女性生育力损害的特点是不易受孕、容易流产。子宫肌瘤引起的不孕占女性不孕症的1%~2.4%,子宫肌瘤合并不孕的几率高达27%;子宫肌瘤患者自然妊娠丢失率可高达14%~69%,几乎是正常女性的2倍。

临床上常按子宫肌瘤与子宫肌壁的关系进行分类(图14-1):肌壁间肌瘤(占60%~70%)、浆膜下肌瘤、黏膜下肌瘤,其中,黏膜下肌瘤和较大的肌壁间肌瘤改变了子宫的正常解剖结构,对于女性生育力影响较大。

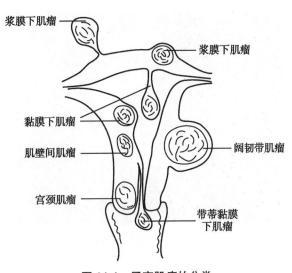

图14-1 子宫肌瘤的分类

一、发病机制

子宫肌瘤相关性不孕的原因:

1. 子宫解剖结构改变 子宫肌瘤生长部位、大小,与子宫解剖结构正常与否关系密切,可能导致宫颈、宫腔和输卵管开口形态改变。异常宫腔形态和输卵管堵塞,会直接影响精子和受精卵的输送及胚胎着床。

2. 子宫收缩与蠕动功能障碍 子宫肌瘤可以使子宫收缩和蠕动的方向、频率等发生异常,影响精子正常运动、受精卵和胚胎的着床。

3. 内膜容受性变化 子宫肌瘤伴随的高雌激素环境、慢性炎症反应、异常血管生成等均可能与此有关。其中,子宫肌瘤细胞的旁分泌效应使肌瘤旁边的子宫内膜出现过度生长,并对局部环境中细胞黏附分子、各种生长因子和细胞因子产生影响,影响胚胎种植窗,导致子宫内膜的生长发育与囊胚种植不同步。

4. 异常血管生成 子宫肌瘤内血管生成因子调控紊乱,组织差异性表达多种生长因子,造成异常血管生成、肌瘤生长、异常的低氧环境、营养物质供给不良等,影响胚胎黏附、着床及生长。

5. 慢性炎症和免疫失调 肌瘤患者子宫局部组织慢性炎性反应、全身和局部的免疫调节异常,会直接或间接(子宫内膜容受性、血管生成)影响受精卵的黏附、侵入、着床及种植。

二、辨证与辨病

子宫肌瘤的诊断,可通过 B 超检查、CT 检查、MRI 检查、妇科检查。

1. B 超检查 B 超可用于大部分妇科疾病的检查,具有"简、便、廉"的特点,对于子宫肌瘤可以较好的了解其肌瘤数量、大小、血供情况等。但对于较小的肌瘤容易漏诊,特殊部位的子宫肌瘤如浆膜下带蒂样肌瘤,因完全位于子宫外,可被误认为卵巢肿瘤。目前,绝大多数的子宫肌瘤都是通过 B 超检查发现的(图 14-2)。

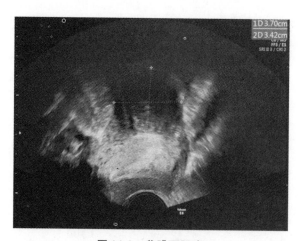

图 14-2 浆膜下肌瘤

2. CT 检查 下腹部 - 盆腔 CT 平扫可发现子宫增大,肌瘤病灶处和正常肌层相比局灶性密度均匀减低,界限清晰,呈现良性肿瘤的表现。若子宫肌瘤变性或坏死则 CT 上可见密度不均匀减低,CT 增强检查则能对变性区域的不规则低密度显示更加清楚。

3. MRI 检查 由于 MRI 具有较高的组织分辨力,在 T1WI 上,肌瘤信号强度基本等同正常肌层,在 T2WI 上肌瘤则呈明显低信号,若有坏死、液化、出血等改变,可表现为高信号。易于分辨黏膜下、浆膜下、肌壁间肌瘤，对肌壁间肌瘤是否穿透内膜、肌瘤周围是否有较大血管的走行及子宫肌瘤肉瘤样变具有一定的参考价值，故可认为是发现和诊断子宫肌瘤最为敏感的检查方法。

4. 妇科检查　妇科二合诊、三合诊能有助于了解子宫肌瘤的位置、大小、活动度及与周围脏器的粘连情况等，在患者手术前选择手术方案、评估手术等方面有着重要的参考价值。

三、辨病与辨证结合治疗

（一）辨证论治

子宫肌瘤的中医病机为正气虚弱，邪毒内侵，或七情不遂、房事不节、饮食不调，脏腑功能失司，气机阻滞，加之血瘀、痰饮、湿浊等有形之邪阻滞冲任胞宫而成。因此，正虚标实为本病之病机特点。治疗时首先要辨虚实、善恶、气血，选择攻补兼施、或先攻后补、或先补后攻之治则，随证施治；其次，谨记正虚之本，治疗当"衰其大半而止"。

1. 中草药治疗

（1）气滞血瘀证（主要指子宫肌瘤病久，月经不调、不孕，中医学辨证属气滞血瘀者）

主要证候：下腹部可触及包块，质偏硬，小腹胀满；可伴月经量多，有血块，色黯；情志不舒，胸闷胁胀，口渴不欲饮，肌肤不润，甚则肌肤甲错，面色晦暗。舌紫黯，舌尖、边有瘀点或瘀斑，脉沉涩或沉弦。

治疗法则：行气活血，化瘀消癥。

方药举例：香棱丸（《济生方》）加减。

（2）痰湿瘀结证（主要指体型肥胖，中医学辨证属痰湿瘀结者）

主要证候：小腹可扪及包块，按之不坚，带下量多，色白质黏稠，胸闷脘胀，口吐痰涎，月经后期或闭经，经色淡。舌淡胖，苔白腻，脉弦滑。

治疗法则：化痰除湿，活血消癥。

方药举例：苍附导痰丸（《叶氏女科》）合桂枝茯苓丸（《金匮要略》）加减。

（3）湿热瘀阻证（主要指子宫肌瘤变性；或黏膜下肌瘤，合并赤白带下，中医学辨证属湿热瘀阻者）

主要证候：小腹包块疼痛拒按，重者可痛连腰骶，带下量多色黄或赤白相杂，可伴子宫异常出血，发热口渴，大便干结，尿少色黄。舌黯红，有瘀斑，苔黄腻，脉弦滑数。

治疗法则：清热利湿，化瘀消癥。

方药举例：大黄牡丹汤（《金匮要略》）加减。

（4）肾虚血瘀证（主要指子宫肌瘤病久，合并不孕或滑胎，中医学辨证属肾虚血瘀者）

主要证候：小腹包块，腹痛隐隐，经行腹痛较剧，经色紫黯有块，婚久不孕或曾反复堕胎，腰酸膝软，头晕耳鸣，小便清长。舌黯，脉弦细。

治疗法则：补肾活血，消癥散结。

方药举例：补肾祛瘀方（李祥云经验方）加减。

对症加减：月经量多、淋漓不净，辨证瘀阻胞宫者可加蒲黄炭15g、五灵脂9g、三七粉9g以化瘀止血；阴道出血量多，血热妄行者可加贯众炭12g、山栀炭12g、仙鹤草12g凉血止血；湿热重者可加蒲公英15g、大血藤15g清热解毒；癥瘕日久可加鳖甲12g、仙鹤草15g软坚散结；脾胃虚弱，不能耐受药力者可加党参12g、黄芪12g、白术12g扶正健脾。阴道出血量多者当及时配合西药止血,黏膜下肌瘤可行宫腔镜下电切术,怀疑肌瘤肉瘤样变则当及时手术治疗。

2. 中成药治疗

(1) 血府逐瘀胶囊:每次 2.4g,每日 2 次。适用于气滞血瘀证(轻症)。

(2) 宫瘤宁胶囊:每次 1.8g,每日 3 次。适用于气滞血瘀证(重症)。

(3) 大黄䗪虫丸:每次 3～6g,每日 2 次。适用于气滞血瘀证(重症)。

(4) 少腹逐瘀胶囊:每次 1.35g,每日 3 次。适用于痰湿瘀结证(中度)。

(5) 小金丸:每次 1.2～3g,每日 2 次。适用于痰湿瘀结证(重症)。

(6) 经带宁胶囊:每次 0.9～0.2g,每日 3 次。适用于湿热瘀阻证(轻症)。

3. 针灸疗法

(1) 体针:辨证选穴,气滞血瘀证取气海、血海、中极、三阴交、合谷等穴;痰湿阻滞证取曲池、足三里、三阴交、丰隆、气海等穴;湿热者加阴陵泉;肾虚者加取肾俞、命门、然谷、太溪等穴;均取平补平泻法,使患者得气后,留针 20 分钟,将针退出体外。

(2) 耳针:取内生殖器、子宫、卵巢、内分泌、肝、脾、肾等,每次 2～4 个穴位,留针自检行针 2～3 次,以加强刺激量,每天 1 次,15 次为一个疗程。

(二)辨证联合子宫肌瘤剔除术治疗

目前子宫肌瘤剔除术可以选择腹式、腹腔镜下、宫腔镜下。肌壁间和浆膜下肌瘤可选择腹式、腹腔镜下手术,黏膜下肌瘤选择宫腔镜手术。但对于不孕症患者的手术治疗选择时机,目前仍有争议,一般而言,对于 >4cm 的肌瘤宜选择适当处理。子宫肌瘤剔除术可能残留小肌瘤,腹腔镜处理无法触摸,即使开腹手术也难以摸清,容易出现术后"复发"现象。因此,应当根据患者的年龄、肌瘤的生长特点(大小、多少、部位)、手术器械适应证等选择处理方式。

对于保留子宫手术治疗后的患者,适宜根据辨证施治,一方面改善术后身体功能的恢复,一方面降低子宫肌瘤术后"复发"现象,为 6 个月以后的不孕症治疗创造良好的受孕条件。

(三)辨证联合西医药物治疗

对于有生育要求;子宫体积小于 2 个月妊娠大小,症状不严重;肌瘤合并贫血,需要纠正贫血以便于择期手术;有手术禁忌证的不孕症患者,可以选择中医辨证联合西医药物治疗。

西药的选择包括促性腺激素释放激素激动剂(GnRH-a)、选择性雌激素受体调节剂(selective estrogen receptor modulators,SERMs)、芳香化酶抑制剂(aromatase inhibitors,AIs)、米非司酮、孕三烯酮、甲睾酮或丙酸睾酮等。这些药物均有各自的适应证和副作用,在使用时还需考虑患者的耐受程度,调整用药。

辨证论治需要重视子宫肌瘤正虚与邪实的关系,处理好扶正和攻邪的关系,以免犯"虚虚""实实"之戒。另外,西药作用机制大都从雌、孕激素调节入手,或致假绝经;或拮抗雌、孕激素;或影响雌、孕激素受体,会对机体产生一系列反应,当根据辨证,随证施治。

在子宫肌瘤的药物诊治过程中,不仅要关注女性的生育要求,还需注意未病先防,已病防变,不能因其恶变率较低而掉以轻心。小的肌瘤当定期随访,若出现肌瘤短期内明显增大、腹痛、阴道出血、发热等变证则当积极检查,必要时手术治疗。

(四)中西医结合的辅助生殖技术治疗

目前关于子宫肌瘤性不孕采用辅助生育技术的适应证和结局尚有争议。比较公认的结果：体外授精 - 胚胎移植技术结局好坏与子宫腔解剖结构正常与否相关，浆膜下子宫肌瘤对妊娠结局没有不良影响，黏膜下子宫肌瘤肯定有不良影响，而肌壁间肌瘤则与肌瘤大小、部位、个数等有关，一般当肌瘤不累及子宫腔变形时，对孕、产率没有明显不良影响。另外，还要考虑妊娠后肌瘤增大、变性等问题。因此，子宫肌瘤性不孕选择辅助生殖技术时，应当慎重。

中西医结合的辅助生殖技术治疗策略详见第二十五章"辅助生殖技术周期中辨病与辨证治疗方案"。

在临床上具体治疗过程中，应根据患者的年龄、肌瘤的位置、大小和多少等，采取最佳的治疗方案。详见治疗流程图（图 14-3）。

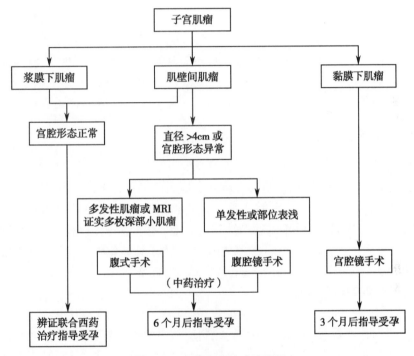

图 14-3 子宫肌瘤治疗流程图

第二节 宫腔粘连

宫腔粘连是因宫腔和或宫颈管内膜基底层受损，导致内膜纤维化和局部创面发生粘连，而出现经量减少、闭经、继发性不孕、周期性下腹痛、反复流产及产科并发症等临床表现的一种疾病，又被称为 Asherman 综合征。

一、发病机制

（一）宫腔粘连对生殖的影响

可能与以下原因有关：①干涉精子的迁移、卵子的运输和胚胎的移植（Richards etal，1998）；②由于改变的宫腔轮廓导致宫腔压力以及子宫收缩性的改变；③宫腔粘连引起减少的宫腔容积，间质纤维化以及炎症反应导致复发性流产；④怀孕后的高危因素包括：胎盘植入、胎儿宫内生长受限。

（二）宫腔粘连的病因

1. **妊娠期子宫损伤** 有关的宫腔手术如早孕负压吸宫术、中孕钳刮术、中孕引产刮宫术、产后出血刮宫术和自然流产刮宫术等。主要原因为手术后雌激水平下降影响内膜再生，另外妊娠期子宫变得脆弱，内膜基底层更易受损。手术损伤子宫内膜基底层而使子宫肌层暴露，阻碍子宫内膜修复，导致子宫壁互相粘着，形成永久性的粘连。

2. **非妊娠期子宫损伤** 子宫肌瘤剔除术（进入宫腔）、子宫黏膜下肌瘤经宫腔摘除术、宫颈息肉摘除术、宫颈活检、诊断性刮宫等破坏了内膜的基底层，使子宫肌层暴露于宫腔内，导致宫壁的前后粘连。

3. **炎症因素** 宫内感染子宫内膜结核、绝经后老年性子宫内膜炎、宫腔操作术后继发感染、产褥期感染、放置宫内节育器术后引起继发感染等。

4. **子宫发育异常** 副中肾管畸形可致月经碎片及陈旧性血液积存于宫腔内而致炎症和继发性粘连的形成，在副中肾管畸形的宫腔镜探查中可见到不同程度的宫腔粘连（IUA）。

5. 遗传易感性。

二、辨证与辨病

（一）分类

目前国内常依据 1998 年欧洲妇科内镜协会提出的分类标准：I 度：宫腔处有纤维膜样粘连带，两侧宫角及输卵管开口正常；Ⅱ度：子宫前后壁之间有致密的纤维状粘连两侧、宫角及输卵管开口可见；Ⅲ度：纤维索状粘连致部分及一侧宫角闭锁；Ⅳ度：纤维索状粘连致部分及两侧宫角闭锁；Ⅴ度：粘连带瘢痕化致宫腔极度变形及狭窄，粘连带致宫腔完全消失。其中 I 度为轻度，Ⅱ度、Ⅲ度为中度，Ⅳ度、Ⅴ度为重度。

（二）宫腔粘连的辨病方法

宫腔粘连的诊断，临床上根据患者临床表现、症状、体征，既往妇产科等病史，并可通过宫腔镜检查、子宫输卵管造影（HSG）检查、经阴道超声检查、经阴道宫腔盐水灌注超声造影（SIS）检查、MRI 检查等辅助检查来诊断。其中，宫腔镜检查是目前诊断是否宫腔粘连的金标准。

1. **临床表现** 由于粘连部位和程度不一，临床表现也略有不同。

（1）病史：既往有人工流产、剖宫产、子宫肌瘤剔除等宫腔操作史，宫腔感染史，以及宫腔化疗、放疗等病史。

（2）症状：按粘连部位不同，症状不完全相同，但主要症状为闭经，月经过少，周期性下腹痛及继发不孕、习惯性流产、早产、异位妊娠等。

1）闭经、月经过少：宫腔完全粘连者，可出现闭经，闭经时间可很长，且用雌激素、孕激素治疗不引起撤退性出血；宫腔部分粘连或内膜部分破坏者，则表现为月经过少，但月经周期正常。

2）周期性腹痛：一般在人工流产或刮宫术后 1 个月左右，出现突发性下腹痉挛性疼痛，其中有一半以上伴有肛门坠胀感；有些患者腹痛剧烈，坐卧不安，行动困难，甚至连排气、排便都很痛苦，有时有里急后重感。疼痛一般持续 3～7 天后逐渐减轻、消失，间隔 1 个月左右,再次发生周期性腹痛,且渐进性加重。

3)不孕、反复流产及早产:子宫腔粘连后易发生继发性不孕,即使怀孕也容易发生反复流产及早产。由于子宫腔粘连,内膜损坏,子宫容积减小,影响胚胎正常着床,并影响胎儿在宫腔内存活至足月。

(3)体征:下腹部有压痛,严重时出现反跳痛,甚至拒按。妇科检查发现子宫体大小正常或稍大、较软,有明显压痛,有时有宫颈举痛;双侧附件检查,轻者正常,重者可有压痛或增厚,或扪及肿块:后穹窿可有触痛,甚至行后穹窿穿刺可抽出不凝固的暗红色血液,故有异位妊娠样综合征之称。

2.辅助检查

(1)宫腔镜检查:宫腔镜检查是应用膨宫介质扩张宫腔,通过光导玻璃纤维束和柱状透镜将冷光源经宫腔镜导入宫腔内,直接观察或由连接的摄像系统和监视屏幕将宫腔和宫颈管内图像放大显示。它可以直接检视宫内情况,确定粘连部位、范围、组织类型和程度,诊断准确率高,手术操作创伤小,麻醉要求低,可以在门诊完成,已经成为宫腔和宫颈管疾病诊断的金标准。宫腔镜下表现三种类型:

中央粘连:两端增宽的前后壁粘连(书后彩图2)。

边缘粘连:新月体形或半掩窗帘状粘连可遮挡宫角或造成宫腔形态不对称(书后彩图3)。

混合粘连:可形成闭塞小囊腔,宫腔镜检查难以发现。其局限性在于可能漏诊那些膨宫不全或子宫内膜增生过厚者,对轻微粘连者亦可能造成诊断过度且不同,术者对同一粘连的描述亦可能有较大的主观差异。

(2)子宫输卵管造影(HSG)检查:HSG通过观察造影剂的显影情况可以了解输卵管的通畅情况以及可显示宫腔粘连的宫腔形态呈单发或多发的充盈缺损,能判断宫腔封闭的程度,但不能提示粘连的坚韧度和粘连类型,且子宫输卵管造影对少部分粘连易漏诊或误诊,但由于患者痛苦较少,方便、安全、简单,仍是目前诊断宫腔粘连的首选和重要方法。根据HSG-X线特征,宫腔粘连可分为4类:

完全性粘连:宫腔缩小且变形为豆状或不显影,宫腔两侧呈盲腔。

中央型粘连:宫腔内见一个或多个轮廓清晰且形态不规则的充盈缺损阴影。

周围型粘连:宫腔边缘可见一处或多处呈锯齿状或鼠咬状等形态多样且不规则的充盈缺损阴影。

混合型粘连:宫腔中间及边缘同时出现充盈缺损阴影。

(3)经阴道超声(TVS)检查:经阴道超声检查是一种简便、经济、无创的检查手段,在宫腔粘连的诊断中发挥重要作用,作为诊断宫腔粘连的初筛手段越来越得到临床认可。TVS根据宫腔内膜线及异常回声信号可以判断宫腔粘连情况,尤其当宫腔粘连闭塞严重,HSG检查难以观察宫腔情况时,TVS可以根据宫腔内内膜线中断、内膜相对偏薄、粘连及内膜回声与肌层的回声分界不清及分散的液性暗区等发现宫腔粘连。但阴道超声无法显示子宫冠状面的图像,因此在判断宫腔病变的具体位置方面和分辨凸向宫腔的微小病变方面存在着不足,对于轻度粘连的漏诊和误诊率较高,对于特殊角度的异常情况诊断率较低,在一定程度上降低了其对宫腔粘连的诊断价值。B超将宫腔粘连分为3类:①单纯性子宫颈管内口粘连;②子宫腔内粘连;③子宫腔内广泛粘连伴宫颈管内口粘连。经阴道超声检查中常见的宫腔粘连特征性改变:①子宫内膜回声不均,或者连续性中断,中断处可见不规则的高回声或者片状高回声区域，其间可有形态不规则的低回声区；②粘连致宫腔线显示不清。非绝经期子宫内膜线样；③宫腔分离；④子宫体形态、大小及肌层回声可无明显改变，回声均匀。

（4）宫腔声学造影（SHG）：经阴道宫腔盐水灌注超声检查是通过向宫腔注射生理盐水、亚甲蓝液或者含有治疗药物的溶液充盈宫腔作为阴性对照剂，方便子宫内膜及肌层在超声下的显影，兼有超声和造影检查的双重效果，可以观察宫腔的形态及内膜异常，也可以了解输卵管的通畅情况并对轻度宫腔粘连以及输卵管粘连有一定的疏通作用。与 HSG 图像只能观察瞬时子宫腔情况不同，SHG 可以对可疑的宫腔病变反复观察，能更清晰地显示宫内病变的部位、大小、形态、数目、回声性质，基底部情况，无辐射且患者耐受性好。

（5）经阴道三维超声检查：经阴道三维超声不仅具有二维超声的优势，同时也克服了二维超声的不足，可清晰显示二维超声无法显示的子宫冠状面的回声，从宫颈内口至两侧宫角所有信息直观地显示出来，并可对图像任意方向旋转，可以从不同的角度和方位对子宫内膜进行详细观察，三维超声并且具有任意切面成像的功能，可以准确、快速地获得子宫内膜丰富的信息，并可准确判断粘连的部位和范围，有利于准确判断病情，可作为诊断宫腔粘连重要的诊断方法。宫腔粘连三维超声表现为子宫失去正常表现，内膜变薄、回声不均，内膜线不连续，可见不规则低回声区，并且内膜和肌层回声分界欠清，内膜厚度随粘连程度的加重而变薄。

（6）MRI 检查：核磁共振成像检查在诊断颈管粘连引起的宫腔闭塞时优势明显，能够显示粘连以上部位的宫腔内膜情况，有助于做出诊断、评估预后。其缺点是费用昂贵且诊断并不是很可信。尚缺乏能够提示其敏感性的足够的临床资料。

三、辨病与辨证结合治疗

（一）中医辨证治疗

适用于轻度宫腔粘连有生育要求，暂不愿行手术探针或治疗者，中医药辨证论治可改善病灶，减轻临床症状。

宫腔粘连的中医病机为因金刃损伤胞宫，耗伤肾精，无以化生气血，血海不盈，冲任血虚，以致胞宫血少或无血以下而致月经过少或闭经；此外金刃损伤胞宫，瘀血内停；或产后调护不慎，邪气乘虚侵袭冲任、胞宫导致寒凝血瘀；或内伤生冷，血为寒凝，血行不畅，滞涩冲任等均可出现月经异常、不孕等。另外，术后精血不足之时情志不遂，肝郁不舒、冲任失调可导致虚实夹杂之月经过少。因此，宫腔粘连的中医病机为肾阴不足、冲任亏耗、精血失调，以致胞宫瘀阻，无以荣养，日久瘀血、湿热、寒湿互结，胞脉阻滞不通，影响受精卵着床、胚胎种植而不孕，孕后易流产等。

1. 中草药治疗

（1）肾虚精亏证

主要证候：经行量少，经色淡黯；伴面容憔悴，头晕耳鸣，腰骶酸软，小腹凉，夜尿多；舌淡黯，苔薄白，脉沉细。

治疗法则：补肾益精，养血调经。

方药举例：归肾丸（《景岳全书》）加肉苁蓉、巴戟天、乌药。

（2）气血两虚证

主要证候：月经逐渐后延，量少，经色淡而质薄，继而停闭不行；头晕眼花，或心悸气短，神疲肢倦，食欲不振，毛发不泽或易脱落，身体羸瘦，面色萎黄；舌淡，苔少或薄白，脉沉缓或虚数。

治疗法则：补气健脾，养血调经。

方药举例：人参养荣汤（《太平惠民和剂局方》）加减。

（3）肾虚血瘀证

主要证候：下腹疼痛或有结块，经期疼痛加重，月经量少或多，经色紫黯有块，带下量多质稀；腰酸膝软，头晕耳鸣，口干不欲饮；舌黯或有瘀点，脉弦细。

治疗法则：补肾益精，活血止痛。

方药举例：归肾丸合少腹逐瘀汤（《医林改错》）加减。

（4）肾虚湿热证

主要证候：下腹隐痛或痛连腰骶，疼痛拒按，经行或劳累时疼痛加剧，低热起伏，带下量多，色黄，质黏稠；月经量少，经色鲜红；胸闷纳呆，口干不欲饮，大便溏或秘结，小便黄；舌淡红或红，苔薄腻，脉滑数或弦数。

治疗法则：补肾益精，清利湿热。

方药举例：归肾丸合四妙散加减。

（5）血虚夹瘀证

主要证候：经血量少，经色淡黯，质稀薄或夹有小血块；小腹隐痛或胀痛不适，经行后痛减；伴面色萎黄，心悸气短；舌淡黯，有瘀点或瘀斑，脉沉涩细。

治疗法则：补气养血，化瘀调经。

方药举例：滋血汤（《证治准绳》）合桃红四物汤（《医宗金鉴》）加减。

（6）肝郁血瘀证

主要证候：婚久不孕，月经先后不定期，或数月不行，量或多或少，色黯，有血块；经前胸胁、乳房胀痛，或经行腹痛；平素精神抑郁，或烦躁易怒；舌边紫黯，或有瘀点，脉沉弦或沉涩。

治疗法则：疏肝解郁，活血通经。

方药举例：逍遥散（《太平惠民和剂局方》）合少腹逐瘀汤加减。

对症加减：腰酸痛者，加牛膝 12g、川断 15g、杜仲 12g、桑寄生 15g；盆腔积液者，加防己 10g、泽兰 15g、益母草 15g、木通 10g 等；失眠者，加酸枣仁 15g、柏子仁 15g、夜交藤 15g、琥珀 10g 等；衣原体、支原体感染者，加白花蛇舌草 15g、蒲公英 15g、黄柏 15g、益母草 15g、生蒲黄 10g、野菊花 15g、红藤 15g、败酱草 15g 等；感染严重者及时配合抗生素对症治疗。

2. 中成药治疗

（1）血府逐瘀胶囊：每次 2.4g，每日 2 次。适用于肾虚血瘀证（轻度）。

（2）少腹逐瘀胶囊：每次 1.35g，每日 3 次。适用于肾虚血瘀证（中度）。

（3）散结镇痛胶囊：每次 1.6g，每日 3 次。适用于肾虚血瘀证（重度）。

（4）丹莪妇康煎膏：每次 10～15g，每日 2 次。适用于血虚夹瘀证。

（5）芪胶生白胶囊：每次 1.5g，每日 2 次。适用于气血两虚证。

（6）麒麟丸：每次 6g，每日 2～3 次。适用于肾虚精亏证。

3. 外治法

（1）中药保留灌肠：大血藤、菝葜、赤芍、玄胡、垂盆草、香附、仙鹤草、薏苡仁、紫草、枳壳，浓煎成100ml药汁，温度保持在37～39℃，晚上临睡前保留灌肠，每日1次，10次为一个疗程，经期停用。

（2）中药外敷：艾叶、制乳香、制没药、细辛、肉桂、透骨草、鸡血藤、忍冬藤、地龙、路路通，蒸热用毛巾包裹外敷，每日1～2次，每次20～30分钟。

（3）穴位注射：取主穴关元、气海、子宫、次髎等穴治疗月经过少。根据临床辨证配穴，选用丹参、黄芪注射液交替进行；取腰背部和肢体穴位，前后进行交替治疗。每穴注入药物0.5～1ml，隔日1次，经期停治疗，1个月经周期为1个疗程。

（4）穴位埋线：治疗月经过少采取关元、肾俞、足三里、中极、三阴交等穴，将羊肠线埋入穴位，每次选2～3个穴位，2～4个星期埋线1次，3～5次为1个疗程。

4. 针灸治疗

（1）体针：辨证选穴，气血亏虚证取脾俞、肾俞、足三里、三阴交穴；气虚血瘀证取合谷、足三里、八髎、神阙穴；肾虚湿热证取肾俞、血海、曲池、阴陵泉、合谷、关元等穴；血虚夹瘀取神阙、膈俞、肝俞、委中、太冲、曲泉、期门、三阴交、内关、地机、次髎等穴；肾精亏虚取肾俞、太溪、足三里、三阴交等穴；以上穴位平补平泻，每日1次，1次30分钟，10次为一个疗程。

（2）耳针：选子宫、内生殖器、内分泌、交感、皮质下、肾、肝、脾。每次选2～4次，毫针刺，中等强度捻转法，每日1次，每次留针15～20分钟。

（3）电针：取足三里、三阴交、天枢、地机、次髎、归来、中极等穴，用疏密波，强度以患者能够忍受为度，每日1次或隔日1次，每次治疗15～20分钟。

（二）宫腔镜联合中药治疗

适用于欧洲妇科内镜协会提出的分类标准中Ⅰ度、Ⅱ度经中医药辨证治疗症状无缓解或无效者；经宫腔镜检查所见的中、重度宫腔粘连，同时患者具有强烈的生育要求者都可实施宫腔镜手术治疗。宫腔镜下宫腔粘连分解术（TCRA）是目前宫腔粘连最理想的手术方法，其直视下放大的作用保证了治疗的精确性及安全性。其能够实现的目的有：①明确诊断。②宫腔粘连分解。③恢复宫腔正常解剖结构。④改善月经异常等临床症状，改善和提高妊娠率。TCRA虽然能恢复宫腔的正常形态，但无法修复损伤的子宫内膜，手术本身形成的创面容易形成纤维瘢痕。因此，宫腔镜手术后如何防止术后宫腔再粘连是治疗成功的关键。目前有以下几种防止术后再粘连的方法：放置宫内节育器；放置球囊导尿管；雌孕激素周期疗法。⑤羊膜移植。⑥骨髓干细胞移植。⑦中药治疗。中药在宫腔镜术后联合使用，可预防感染、促进子宫内膜的修复，预防宫腔粘连的复发，改善临床症状，促进生殖功能的恢复。其方法可根据病情需要，采用辨证论治或周期治疗。

宫腔粘连治疗流程见图14-4。

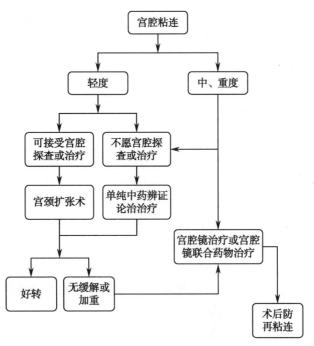

图 14-4　宫腔粘连治疗流程图

第三节　子宫内膜病变

子宫内膜病变目前尚无规范而明确的定义。主要指子宫内膜结构改变、功能紊乱和生发异常。包括子宫内膜增生、子宫内膜癌、子宫内膜息肉、子宫黏膜下肌瘤、子宫内膜炎、子宫内膜结核、医源性子宫内膜损伤及子宫内膜局部异常(endometrial)等病。临床以"异常子宫出血(abnormal uterine bleeding,AUB)"、不孕等为主要表现。多见于国际妇产科联合会(FIGO)的 AUB 病因新分类"PALM-COEIN 系统"中的"子宫内膜恶变和不典型增生(malignancy and hyperplasia)所致 AUB(简称:AUB.M)"及"子宫内膜局部异常(endometrial)所致 AUB(简称:AUB.E)"、"子宫内膜息肉(polyp)所致 AUB(简称:AUB.P)"、"子宫平滑肌瘤(leiomyoma)所致 AUB[简称:AUB.L,包括黏膜下(SM)和其他部位(O)]"、"医源性(iatrogenic)AUB(简称:AUB.I)"、排卵障碍(ovulatory dysfunction)相关的 AUB(简称:AUB.O)等。中医学无相应病名,认为主要属"崩漏""月经过多""经期延长""月经先期""月经过少""闭经"等月经病及"不孕""癥瘕""带下"等范畴。

正常子宫内膜细胞学组成包含上皮及间质成分。组织学分为基底层和功能层。基底层紧贴肌层,对卵巢激素不敏感,无周期性变化。功能层包括致密层与海绵层,对性激素敏感,在卵巢激素影响下发生周期性变化,呈周期性增殖、分泌、脱落,此层月经期坏死脱落形成月经。随周期变化子宫内膜厚度和形态受激素的影响而在排卵前、围排卵期、黄体期呈现不同的变化。子宫内膜功能层是胚胎植入的部位,子宫内膜的厚度以及对胚胎的容受性,是胚胎植入并健康发育的关键条件,内膜厚度、形态、血供均影响受精卵植入和发育。一般适宜受精卵着床的子宫内膜厚度是 0.7～1.5cm,内膜厚度在 0.8～1.2cm 受精卵着床成功率高。

一、发病机制

1. 子宫内膜恶变和不典型增生（AUB.M）

（1）子宫内膜癌：包括腺癌及肉瘤。腺癌最为常见，又可分为腺癌、腺棘癌、腺鳞癌、乳头状腺癌及透明细胞癌。未经治疗的子宫内膜腺瘤样增生病或不典型增生会演变为子宫内膜癌。雌激素水平高（内源性/外源性），孕激素水平低或缺如，导致腺囊性增生、腺瘤性增生、不典型增生/原位癌发展为侵袭性子宫内膜癌。子宫内膜肉瘤包括子宫肉瘤、子宫内膜混合间叶瘤及平滑肌肉瘤。

（2）子宫内膜不典型增生：WHO（2014）女性生殖道肿瘤分类将本病分类简化为子宫内膜增生不伴非典型性、子宫内膜不典型性增生/EIN两类。为方便临床中西医结合辨病辨证治疗我们仍采用ISGP分类：子宫内膜不典型增生，单纯或复合型均伴有细胞的异型性。子宫内膜增生症主要是：①过高的雌激素水平连续刺激，使子宫内膜产生囊性增生过长；②雌激素水平长期刺激无孕激素对抗，形成腺瘤样增生过长；③非典型增生过长，特征为增生过长的腺体同时出现细胞大小不等、排列紊乱、核分裂现象增多等细胞学异型改变。腺瘤样增生过长和非典型增生过长被认为是癌前病变。

2. 子宫内膜息肉（AUB.P） 包括局限性和增生性子宫内膜突入宫腔两种类型。多为单发性，也可见多发性息肉，多发性息肉又称息肉病，起自炎症或胎盘背景的非增生性息肉及局灶性无茎的子宫内膜增生或增殖。子宫内膜息肉分为四个亚型：①腺体型子宫内膜息肉，非功能型；②腺体型子宫内膜息肉，功能型；③腺瘤样息肉；④息肉恶性变。息肉形成的原因可能与炎症、内分泌紊乱，特别是雌激素水平过高有关。多数学者认为，息肉来自未成熟的子宫内膜，尤其是基底部内膜。

3. 子宫黏膜下肌瘤 迄今为止病因与发病机制尚不十分清楚。其发生发展是多因素、多环节的。可能是染色体突变的细胞引起，也可能是子宫肌组织在各种性激素、生长因子、各种微环境介导下促发而成。肌瘤向宫腔方向生长，突出于宫腔，表面仅为黏膜层覆盖，易形成蒂，在宫腔内生长犹如异物，常引起子宫收缩，肌瘤可被挤出宫颈外口而突入阴道。黏膜下肌瘤最新分为四型：①0型带蒂的黏膜下肌瘤完全位于宫腔内；②1型黏膜下肌瘤>50%位于宫腔内；③2型黏膜下肌瘤≥50%位于肌壁间；④3型肌壁间肌瘤完全位于肌壁间，但仍和内膜层相关。

4. 子宫内膜炎 可分为急性、慢性、特异性及萎缩性。以细菌感染为主、还可见病毒、真菌、支原体、衣原体等感染。

5. 子宫内膜结核 子宫内膜结核通常继发于身体其他部位的结核，如肺结核、肠结核、腹膜结核、肠系膜淋巴结核、骨结核等。血行传播为主要传播途径，结核先侵犯双侧输卵管，约半数累及子宫内膜。为结核杆菌感染所致。

6. 子宫内膜菲薄及萎缩性子宫内膜 子宫内膜菲薄因素已成为低种植率、低妊娠率、胚盘浅着床、高流产率的直接原因。子宫内膜厚度是受精卵种植基本条件，子宫内膜生长环境适宜与否是胚胎着床成败关键。西医学对子宫内膜菲薄的病因病理机制尚不完全清楚。其形成原因为卵巢功能因素与物理因素两个方面。通常分为三种类型：①卵巢低反应型；②内膜损伤型；③不明原因型。萎缩性子宫内膜见于人工绝经、围绝经期、闭经及子宫平滑肌瘤压迫子宫内膜，表现为单纯萎缩性改变、囊性萎缩性改变、增生性改变和分泌性改变。

7. 排卵障碍相关性异常子宫出血（AUB.O） 雌激素水平过高或过低引起不排卵、无后续黄体形成，可自然发展为内膜增生，在增殖的基础上可进一步发展为腺癌。

8. 激素功能异常引起子宫内膜器质性病变 未经治疗的激素功能异常所致子宫内膜器质性病变实质上仍属功能病变，特定激素刺激出现不同的子宫内膜病变。

（1）混合型子宫内膜：子宫内膜既有分泌期又有增殖期改变。因为持续存在的黄体引起孕激素持续分泌，影响分泌期改变，加上内膜不脱落，导致不均质增生，则出现混合型子宫内膜。常见于黄体囊性变、慢性子宫内膜炎或口服避孕药。

（2）分泌期子宫内膜病变：黄体功能下降或黄体持续存在所致。雌孕激素相互关系不协调也可以导致子宫内膜功能异常。在月经后半期可以发生三种主要病变：①分泌过低的子宫内膜：是孕激素水平过低所致。可由黄体衰竭、黄体功能不全或黄体退化过快、孕激素产生不足、FSH 及 LH 过低、PRL 过高抑制孕激素分泌、黄体持续存在、孕激素受体缺如，孕激素不能作用于子宫内膜。②分泌过高的子宫内膜：孕激素作用于子宫内膜导致的分泌期改变，子宫内膜腺体增多、肥厚，大而高度卷曲的腺体呈蜂窝状。外源性或内源性因素均可导致长期孕激素水平过高。③蜕膜反应：孕激素持续增高可使子宫内膜功能层细胞呈蜕膜样反应。黄体持续存在、黄体囊肿、口服避孕药或由于宫内节育器机械刺激所致。

（3）增生期子宫内膜病变：持续雌激素反应所致，在月经周期中或不孕不育时，子宫内膜改变有多种原因可引起增生期子宫内膜功能异常。儿童期及绝经后妇女均有可能发生产生雌激素的卵巢肿瘤。鞘膜及颗粒细胞瘤产生雌激素，使雌激素水平增高。子宫内膜由增殖发展为增生或腺癌，取决于内源性雌激素增高的水平及时间。

9. 子宫内膜局部异常（AUB.E） 表现为异常子宫出血，发生在有规律且有排卵的周期，特别是经排查未发现其他原因可解释时，可能是调节子宫内膜局部凝血纤溶功能的机制异常；还可仅表现为经间期出血或经期延长，可能是子宫内膜修复的分子机制异常，包括子宫内膜非细菌性炎症、感染、炎性反应异常和子宫内膜血管生成异常等。

10. 医源性子宫内膜病变（AUB.I） 可因持续的雌激素作用而无孕激素拮抗，导致子宫内膜增生过长甚至出现子宫内膜癌；人工流产过程中负压过高、吸宫时间较长、手术粗暴等，可导致子宫内膜无法修复、再生，或者手术后宫腔出现粘连影响内膜修复以致子宫内膜菲薄、子宫内膜粘连、子宫内膜不均质以及宫内放置节育器对子宫内膜的影响等；使用外源性孕激素抑制 FSH 分泌，导致子宫内膜萎缩，长期使用会引起不可逆性子宫内膜萎缩，间质透明变性。

除上述原因外，子宫内膜自身抗体及炎症改变，白细胞介素 -2（IL-2），可以促进淋巴细胞增生影响有效封闭抗体形成，使母体对胚胎产生免疫攻击，抑制胚胎的发育；抗子宫内膜抗体（EM-Ab）阳性，影响胚胎植入，也可引起早期流产。体内合成雌激素需要的芳香化酶局部过高水平导致 E_2 水平升高，可增加子宫肌收缩性和引起子宫内膜的微环境变化而影响胚胎的种植导致不孕；子宫内膜种植窗口期局部基质金属蛋白酶（MMP9）及整合素（avβ3）表达减少、子宫内膜功能成熟滞后、子宫内膜容受性下降、种植窗口期内膜发育异常是不明原因不孕的病因之一。子宫内膜容受性是指母体子宫内膜对胚胎的接受能力，胞饮突是子宫内膜容受性形态学的标志物，胞饮突的出现与种植床的开放有十分密切的关系，可直接影响妊娠；有学者研究表明，从正常的子宫内膜到简单型增生过长到复杂型增生过长再到子宫内膜腺癌，环氧酶（COX-2）的表达是逐渐增加。COX-2 通过启动炎症反应，促进细胞增殖,抑制细胞凋亡,促进肿瘤新生血管形成等参与多种肿瘤的发生和发展;抑癌基因PTEN、β-连环素(β-CAT)基因突变在不典型增生阶段已经发生,且增殖活性的改变与癌变过程相关;胰岛素样生长因子ⅡmRNA 结合蛋白Ⅲ(IMP-3)在不同病变子宫内膜组织中的表达是在不同分级的癌组织中,分化程度越低,IMP-3 表达水平越高,说明 IMP-3 可能与肿瘤的转移和游走有关。

二、辨证与辨病

临床子宫内膜病变主要表现在结构改变、功能紊乱、生发异常等方面,但三者不可截然分开,相互影响,相互转化。

子宫内膜病变的辨病主要根据临床症状、体征、病史、实验室检查和其他辅助检查综合判断。临床以异常子宫出血为主要症状,出血多者可见贫血貌,大多数患者无特殊体征。无排卵出血常伴有不孕。可有服用激素、避孕药或宫内置节育器、刮宫等病史。通过经阴道超声检查(TVS)、盐水灌注的超声宫腔造影术(SIS)、宫腔镜检查(HYS)+ 定向活检、诊断性刮宫、Pipelle 子宫内膜取样器、性激素测定、病理检查等来确定内膜病变的类型、性质。宫腔镜检查(HYS)+ 定向活检,是评估子宫内膜病变性质的"金标准"。

1. 妇科检查　出血期应严格消毒后妇检,观察阴道流血来自宫腔还是宫颈,排除宫颈病变出血。窥视或触摸宫颈口处有无赘生物,应详细检查区别宫颈管息肉、肌瘤。双合诊了解宫体及盆腔有无包块,排除肿瘤转移及内膜以外病变的影响,以协助诊断。

2. 超声检查　经阴道超声检查(TVS)已成为评价子宫内膜厚度、形态、血供的首要检查方式,是评估育龄妇女子宫内膜的一线诊断工具。超声检查了解子宫大小及内膜厚度(绝经前 >1.5cm,绝经后 >0.8cm 为异常)、光整度、血供等,如内膜增生过长、内膜息肉、黏膜下肌瘤、内膜癌等;子宫内膜增生症内膜与子宫体分界清晰,内膜均匀性增厚,平均厚度在 1.5cm 以上(图 14-5),总体呈偏强回声,部分可见细小散在无回声区,为内膜囊腺性增生表现,少数病例可见少量点状血流信号;子宫内膜息肉超声表现为宫腔内回声分布尚均匀但高回声,边界尚清,突入宫腔,部分引起宫腔分离,少数病例可在息肉蒂部显示点状或短条状彩色血流信号;子宫黏膜下肌瘤为均质或不均质的低回声,有时可见典型的旋涡状回声;子宫内膜炎超声表现为内膜增厚,回声增强不均匀,伴有不规则的液性暗区;正常绝经

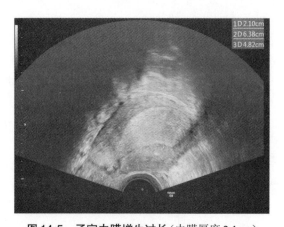

图 14-5　子宫内膜增生过长(内膜厚度 2.1cm)

后萎缩的子宫内膜厚度为 0.3~0.5cm,回声明显均匀,且其与子宫肌层分界清晰呈线状回声;子宫内膜癌声像图表现为子宫内膜局限性或弥漫性增厚,回声明显不均匀,内膜与子宫肌层分界不清晰,彩色多普勒显示病变的内膜内部或周围散在斑点状、条带状或团块状的彩色血流信号,呈显著的低阻血流。子宫内膜在形态上可分为三型,A 型就是三线型,主要是内膜区外部和中部强回声、内层低回声,宫腔中线回声比较明显(图 14-6);B 型是内膜区中部孤立强回声,其宫腔中线的回声不明显,内膜区略浑浊(图 14-7);C 型是内膜区均质强回声,无宫腔中线的回声(图 14-8)。

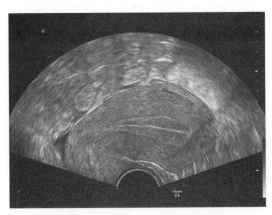

图 14-6 子宫内膜超声形态 A 型

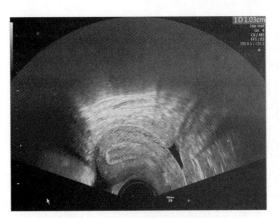

图 14-7 子宫内膜超声形态 B 型

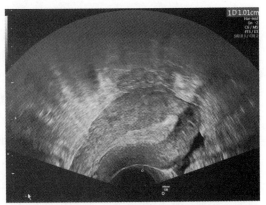

图 14-8 子宫内膜超声形态 C 型

超声检查可观察有无卵泡发育、卵泡发育成熟度及是否排卵,以区别是器质性子宫内膜病变还是功能性子宫内膜病变。无性生活史或大出血患者可以经腹部、肛门、会阴部进行超声检查。

3. 盐水灌注超声宫腔造影术(SIS) 经阴道超声检查了解子宫内膜、子宫肌壁间情况后,向宫腔注入生理盐水 20ml 左右,使宫腔内充满液体,再次观察内膜及病灶情况。多数内膜息肉造影前仅显示内膜增厚,回声不均,造影后,子宫内膜息肉、子宫黏膜下肌瘤等病变清晰可见,诊断特异性明显提高。宫腔内注射无菌生理盐水后短暂积聚,使得子宫内膜或病变边界和轮廓显示更加清晰,有利于评估宫腔内膜的局部病变,提高图像的质量和分辨率。

4. 宫腔镜检查(HYS)+定向活检 HYS直观、定位准确、特异性及敏感度高,是诊断子宫内膜病变,尤其是诊断早期子宫内膜癌的首选诊断方法,是评估子宫内膜的"金标准",可以准确地判断子宫内膜增生、子宫内膜息肉和子宫内膜癌。临床上对于超声提示宫腔内占位病变,考虑为黏膜下肌瘤或子宫内膜息肉可能者宜选择宫腔镜检查及治疗。宫腔镜下可见子宫内膜增厚、突起、不均质等,可选择病变区域进行活检,尤其是对子宫内膜息肉、子宫黏膜下肌瘤、子宫内膜癌等明确诊断。同时根据腔镜下子宫内膜的厚度、色泽、布局等来帮助中医辨证治疗。

5. 诊断性刮宫 可明确诊断并止血。诊刮可以分为一般诊刮和分段诊刮。内分泌异常需了解子宫内膜变化及对性激素的反应、有无排卵、有无结核以及子宫大出血需立即止血等情况可予一般诊刮。需区别子宫颈癌、子宫内膜癌及其他子宫恶性肿瘤,并需了解癌灶范围应予分段诊刮。分段诊刮指操作时先刮颈管再刮宫腔,将刮出物分别送病理检查。基层医疗机构主要以诊断性刮宫的方式来获取子宫内膜标本组织。对育龄期和绝经过渡期患者可在出血前数天或出血6小时之内诊刮;若疑有子宫内膜脱落不全可在月经来潮第5日刮宫,黄体不健者分泌期子宫内膜与正常内膜相差2天以上,黄体萎缩不全者月经来潮第5天子宫内膜仍有分泌相;对大出血或淋漓不净或不规则出血者,可随时诊刮内膜送病检,以明确有无排卵及排除子宫内膜恶性病变。对未婚患者,仅在药物治疗失败或疑有器质性病变,并征得本人或家长知情同意后可诊刮。

6. Pipelle 子宫内膜取样器 Pipelle 是无需麻醉的子宫内膜真空取样器,适用于子宫内膜厚度≥5mm 患者的内膜病变筛查,但对于内膜厚度3~5mm 之间的患者存在取样不足的可能,是目前最微创的方法。Pipelle 子宫内膜取样器对于不孕症患者月经周期的子宫内膜评估、无症状的绝经后子宫内膜癌筛查、子宫内膜癌高危患者的筛查与常规诊刮术有相近的病理诊断准确性和标本质量,对于高度怀疑子宫内膜癌者,取样器可作为初筛工具,但必须慎重对待阴性结果,仍无法排除子宫内膜癌诊断时,可行宫腔镜检查。对于有宫腔实质性占位的患者取样器效果较差,不推荐使用。对正常子宫内膜、子宫内膜增生症、子宫内膜癌等的诊断准确率与诊断性刮宫基本一致,具有较高的特异度。这种检查手段还可进行细胞学检查。

7. 病理组织学检查 子宫内膜的病理组织学检查结果是明确诊断的依据。无排卵非周期性出血、不孕,出血期子宫内膜病检见增生早期-中期或增殖腺体,孕激素水平明显升高,患者子宫内膜病检示分泌期改变,腺体增多、肥厚,大而高度卷曲的腺体呈蜂窝状。子宫内膜病检见 A-S 反应,一般见于正常妊娠期,也可见于异位妊娠,还可见未妊娠有口服避孕药或宫内置节育器而孕激素水平持续增高患者。子宫内膜病检同时见分泌期、增生期内膜改变,内膜不均质增生为混合型子宫内膜。增生期子宫内膜、子宫内膜增生过长、子宫内膜腺囊型增生过长、子宫内膜腺瘤型增生过长为子宫内膜增生症,不典型增生、萎缩型子宫内膜不排除癌的可能。子宫内膜上皮化生,主要指内膜腺体细胞的形态变化。包括鳞状化生、子宫内膜纤毛与输卵管化生、黏液性化生、子宫内膜表面乳头状合体细胞化生、鞋钉细胞化生、嗜酸性化生、透明细胞或分泌性化生、子宫内膜间叶化生。内膜化生见退行性改变/修复、激素刺激、肿瘤。子宫内膜上皮化生,可以是局灶性的,也可以是覆盖整个子宫内膜。子宫内膜上皮化生可见于正常内膜和内膜炎症及子宫内膜癌。子宫内膜息肉恶变的病理诊断是必须看到整个息肉的形态，恶变限于息肉内且息肉周围的内膜无癌变。也可宫腔刷取子宫内膜有形成分行组织细胞学检查，用于子宫内膜癌筛查。子宫内膜组织细胞学检查结果是诊断子宫内膜癌的"金标准"。

8. 磁共振（MRI）或磁共振成像扩散加权成像（DWI）检查　儿童期及绝经后血雌激素水平增高可予 MRI 检查排除卵巢肿瘤以及绝经后妇女子宫内膜癌的诊断。DWI 是一种可以在分子水平对组织进行研究的功能成像方法，不同病变的 DWI 图像有其特征性，可为其鉴别诊断提供较准确诊断信息。通过观察 DWI 图像信号及表观扩散系数（ADC）值测量检测病灶的扩散状态差别来鉴别子宫内膜不同病变。子宫内膜癌 DWI 呈明显高信号，ADC图低信号；子宫内膜增生表现为宫腔内弥漫病变，DWI 略高信号，ADC 图等信号；子宫内膜息肉表现为宫腔内结节或团块，DWI 略高信号，ADC 图等信号；黏膜下肌瘤表现为宫腔内团块，DWI 等信号，ADC 图高信号。在无 MRI、DWI 检查条件时也可用 CT、子宫造影等检查来辅助诊断。

9. 激素测定　血清雌激素、孕激素、垂体激素、促黄体生成素、促卵泡激素、胰岛素、甲状腺激素测定等协助诊断。升高的黄体生成激素、高雄激素血症、高胰岛素血症，能通过不同的途径单独或协同影响卵泡的发育。长期不排卵或卵泡发育不佳引起的黄体功能缺陷使子宫内膜不能发生正常的周期性改变，患者会出现子宫内膜增生过长，继而可能导致子宫内膜不典型增生和子宫内膜癌。血性激素检测 E_2 过低或过高为雌激素功能异常导致增生期子宫内膜病变。孕激素水平过低，FSH 及 LH 过低、PRL 过高为分泌过低的子宫内膜，血孕激素水平明显升高为分泌过高的子宫内膜，均为分泌期子宫内膜病变。有性生活史者，还应做妊娠试验或 HCG 检查，排除妊娠及异位妊娠。

10. 相关血液检查　如血常规、血小板计数、出血时间和凝血功能、空腹血糖、胆固醇、空腹胰岛素等。血常规、血小板计数、出血时间和凝血功能检查可以了解子宫内膜局部异常的原因及贫血程度并排除血液病；代谢综合征患者尤其是中心性肥胖妇女可出现空腹血糖、血脂、空腹胰岛素异常，此类患者雄激素过多伴胰岛素抵抗、高瘦素水平等代谢紊乱，间接或直接地损害卵巢功能，导致卵泡不能发育成熟和排卵，容易出现子宫内膜息肉、子宫内膜增生等。

11. 基础体温（BBT）测量　BBT 呈单相型为无排卵，少数有排卵体温单相。有排卵BBT 呈双相型或不典型双相，不典型双相为黄体功能不足。子宫内膜分泌期病变可表现为BBT 高相期阴道出血。子宫内膜癌、子宫内膜炎、子宫内膜结核、子宫内膜息肉合并感染、子宫黏膜下肌瘤合并感染及子宫内膜异位症等经期 BBT 下降缓慢或下降不明显。

12. 子宫颈黏液结晶检查　月经周期中排卵期宫颈黏液图片可见羊齿植物叶状结晶，于典型羊齿植物叶状结晶之后出现椭圆体说明有排卵。出血前仅有羊齿植物叶状结晶，无椭圆形结晶为无排卵出血。闭经而出现较典型或典型的结晶，可以除外妊娠，考虑内膜损伤（过度刮宫等造成）。

三、辨病与辨证结合治疗

（一）中医辨证治疗
子宫内膜病变临床以异常子宫出血、不孕、闭经等为主要表现。结构改变往往需配合手术治疗；功能紊乱可配合激素调理；发生异常根据相关影响因子配合适当治疗。医源性子宫内膜病变，临床除可见异常子宫出血外还可见继发性闭经、不孕等，可根据医源性损害结果和程度终止或去除医源因素，结合中医辨证治疗。

子宫内膜病变根据临床症状散见于中医学月经过多、经期延长、月经先后无定期、崩漏、经断复来、闭经以及癥瘕、不孕等病证中。病机以瘀、热、虚三者致脏腑功能失调、血气不和、冲任不固为主，气虚、血热易致异常子宫出血；瘀血内结可成癥瘕；肾虚冲任瘀阻而致不孕、闭经。出血为主症者以塞流、澄源、复旧三法两步治疗，即出血期澄源塞流，针对病因止血为先，血止后澄源复旧固本，调周善后。而子宫内膜增生、息肉、肿瘤等治疗宜化瘀止血为要，《备急千金要方》云"瘀结占据血室，而致血不归经"，瘀结占据血室，子宫内膜病检可见子宫内膜增生过长、腺囊性增生、腺瘤性增生、不典型增生及癌变。子宫内膜的脉络瘀结，是在脏腑功能失调，阴阳失衡的影响下形成的，而后又在脏腑功能失调，阴阳失衡的影响下不断发展。子宫内膜息肉为基底内膜局限性增生的结果，即使是医源性损伤造成子宫内膜菲薄、粘连也是因为损伤所致气虚、血虚、肾虚等血行无力导致血瘀。子宫内膜病变中医辨证规律是：寒证少热证多，子宫内膜良性病变以虚寒证为主，恶性病变以虚热证为主。病变进展寒转热多，热证实转虚多，可参照这些规律对子宫内膜病变进行辨证治疗。同时将西医理化检查纳入中医四诊诊查方法之列作为辨证依据。如将宫腔镜检查所见结果视为中医望诊的延伸，见子宫内膜色泽鲜红、绛红，血管网密集为热；色泽苍白，内膜薄，絮状漂浮物多为寒、为虚；宫腔宽大变形，内膜肥厚，蓝斑为瘀。根据子宫内膜厚度、形态、血供等病变不同，结合临床表现辨证多属瘀、属热、属虚或相兼为病。本病病机特点是瘀、热、虚，病位在胞宫。

1. 中草药治疗

（1）血室瘀结证（主要指子宫内膜增生过长、腺囊性增生、腺瘤性增生、子宫内膜息肉、子宫黏膜下肌瘤、子宫内膜粘连、子宫内膜癌早期等，中医学辨证属血瘀者）

主要证候：阴道下血，量多或少，色紫红，下血不畅，有大血块，或阴道下血日久淋漓不净，或小腹疼痛拒按，胸闷烦躁，口渴不欲饮，彩超可见子宫内膜增厚或有占位，宫腔镜下见宫腔宽大变形，内膜肥厚或见蓝斑。舌质紫黯或有瘀斑，脉弦涩。

治疗法则：活血化瘀止血。

方药举例：加味失笑散（《实用妇科方剂学》）。

（2）血室热结证

1）血室热毒证（主要指子宫内膜癌早中期、急性子宫内膜炎、子宫内膜息肉合并感染、子宫黏膜下肌瘤合并感染、子宫内膜腺囊性及腺瘤性增生、宫内置节育器合并感染等，中医学辨证属实热者）

主要证候：阴道流血量多势急或者淋漓不断，血色红，质黏稠，或有小血块，伴有赤白带下量多、有臭味，面红，心烦，口干喜凉饮，腹痛拒按，大便干结，小便黄赤。超声可见宫内膜回声粗糙不均质，或见子宫内膜增厚 >1.5cm，或有突起或有占位；宫腔镜下见宫内膜色红、血管网密集或红白相间或黑色发亮。舌红，苔黄，脉数。

治疗法则：清热解毒，凉血止血。

方药举例：清经散（《傅青主女科》）加减。

2）血室热涸证（主要指子宫内膜结核、子宫内膜局部病变、子宫内膜癌晚期、萎缩型子宫内膜、子宫内膜菲薄、子宫内膜缺失、医源性子宫内膜损伤等，中医学辨证属虚热者）

主要证候：阴道流血或多或少、或淋漓不断、或闭经、或婚后久不受孕，色鲜红，质稠，时有异味，颧红，潮热盗汗，手足心热，口干，头晕，耳鸣。超声见子宫内膜厚薄不一，或呈线性或不均质或有占位；宫腔镜下见子宫内膜色绛红或见血管网密集、或石灰渣样不规则突起、伴有血管网包围等。舌红，苔少，脉细数。

治疗法则：滋阴清热，养血调经。

方药举例：两地汤（《傅青主女科》）加减。

3）血室郁热证（主要指子宫内膜增生症、激素异常导致的子宫内膜器质性病变、子宫内膜局部病变等，中医学辨证属肝郁化火者）

主要证候：阴道下血，量偏多或时多时少，色紫红，有血块，乳房作胀，心烦易怒，善太息，夜寐多梦，口苦咽干，舌质红，苔薄黄，脉弦数。

治疗法则：清肝解郁止血。

方药举例：丹栀逍遥散（《校注妇人良方》）合四草汤（《实用妇科方剂学》）加减。

4）血室瘀热证（主要指子宫内膜单纯增生过长、子宫内膜混合型增生、不典型增生、子宫内膜癌晚期、子宫黏膜下肌瘤、子宫内膜息肉、子宫内膜炎等，中医学辨证属瘀热者）

主要证候：阴道下血，淋漓不净，量或多或少，色黯红，质黏稠，有血块，小腹胀痛或不适，胸闷烦躁，口渴咽干，夜寐不安，尿黄便艰，宫腔镜下见宫腔不光整或有占位，血管网紫黯扩张或有紫褐色斑块。舌质紫黯有瘀点，苔黄或腻，脉数或弦涩。

治疗法则：凉血化瘀止血。

方药举例：四草汤合加味失笑散（《实用妇科方剂学》）化裁。

5）血室湿热证（主要指子宫内膜炎、子宫内膜息肉合并感染、子宫黏膜下肌瘤合并感染、子宫内膜增生合并感染等，中医学辨证属湿热者）

主要证候：阴道下血，量少，淋漓不净，色粉红或红白相兼，质黏稠，或夹小血块，或赤白带下量多质黏、有腥臭味，小腹胀坠，或伴有腹痛，肢体倦怠困重，纳谷不香，舌质红，苔黄腻，脉细濡。

治疗法则：清化湿热，化瘀止血。

方药举例：四妙丸（《成方便读》）合加味失笑散。

（3）血室虚证

1）脾虚血崩证（主要指子宫内膜单纯增生过长、子宫内膜腺囊性增生，医源性子宫内膜损伤等，中医学辨证属脾虚证）

主要证候：阴道下血，量多如崩，血色淡红，质清稀，无血块，头昏神疲，气短懒言，纳差，大便稀溏，小腹空坠，舌质淡，苔薄而润，脉虚大无力。

治疗法则：健脾益气，固冲止血。

方药举例：归脾汤（《济生方》）合固冲汤《医学衷中参西录》加减。

2）肾虚漏血证（主要指单纯子宫内膜增生、激素功能异常导致的子宫内膜病变、子宫内膜局部病变、医源性子宫内膜损伤等，中医学辨证属肾虚证）

主要证候：阴道下血，量少淋漓不净，色淡红，质稀无血块，腰酸头昏，神疲乏力，或有畏寒，小便频，夜寐不佳，舌质淡红，苔薄白，脉沉细。

治疗法则：固肾止血。

方药举例：补肾固冲汤（《中国医药学报》）合失笑散（《太平惠民和剂局方》）加减。

对症加减：以上各型根据临床症状适当加减治疗。小腹胀痛较甚者加乌药 6g，元胡 10g；小腹冷痛者加肉桂 3g，小茴香、艾叶各 6g；带下量多秽浊，形寒肢冷，神疲纳呆，苔白腻者加党参 30g，白术、炒续断、陈棕炭各 10g，黑姜 5g；出血量多者，加炙龟板（先煎）15g，墨旱莲 10g，乌贼骨 12g，仙鹤草 30g，地榆炭 10g，侧柏炭 10g，三七粉（冲服）3g；大便秘结者，加大黄 5g，当归 10g，玄参 10g；出血或带下有臭味者加蒲公英、蛇舌草、鱼腥草各 15g；伴头晕头昏者（高血压者），加钩藤（后下）20g，白蒺藜 10g 以平肝潜阳；宫腔见占位者，加山慈菇 10g，蛇舌草 15g，玄参 10g；经血瘀阻不畅者，加丹参、泽兰、山楂、五灵脂（包煎）各 10g；气血两虚，贫血严重者，重用黄芪 30～50g，加炒当归 10g；腰膝酸软者，加寄生 15g，狗脊 10g；尿频、夜间多尿者，加益智仁 12g，金樱子 15g。

以上各种证型以出血为主者血止后应澄源复旧以固本，子宫内膜良性病变以补肾调周为主要治法。良恶难辨者应进一步检查，子宫内膜不典型增生等癌前病变应中西医结合治疗控制病情转变，癌变患者尽早手术治疗。

2. 中成药治疗

（1）龙血竭片：每次 1.2g，每日 3 次，连服 5～7 日。适用于血室瘀结证，见出血不止者。

（2）大黄蛰虫胶囊：每次 1.2g，每日 3 次，连服 5～7 日。适用于血室瘀结证，见血行不畅。

（3）芪胶升白胶囊：每次 1.5g，每日 3 次，连服 7～15 日。适用于脾虚血崩证。

（4）金凤丸：每次 1.8g，每日 2 次，连服 12 日。适用于肾虚血瘀证。

（5）胚宝胶囊：每次 0.9g，每日 3 次，连服 12 日。适用于肾虚偏阳虚证。

（6）还少胶囊：每次 1.26g，每日 3 次，连服 12 日。适用于脾虚血崩证及肾虚漏血证血止后调理。

（7）加味逍遥丸：每次 6g，每日 2 次，连服 7～10 日。适用于血室郁热证。（8）坤泰胶囊：每次 2g，每日 3 次，连服 7～10 日。适用于血室热涸证。

3. 针灸治疗

（1）体针：辨证选穴，血室瘀证取气海、冲门、隐白穴，血热配血海、水泉，气郁配太冲、支沟、大敦，针刺用泻法；血室热证取气海、关元、石门，实热配太冲、曲池，虚热配三阴交、然谷，郁热配太冲、支沟、间使，瘀热配气冲、地机，湿热配中极、阴陵泉，针刺用泻法；血室虚证取关元、三阴交、肾俞、交信穴，气虚配气海、脾俞、膏肓、足三里，阳虚配气海、命门、复溜，阴虚配然谷、阴谷，针刺用补法，可用艾灸。

（2）耳针：取子宫、卵巢、内分泌、肝、肾、神门穴，手法中等刺激，留针 30 分针，也可耳穴埋针。

（3）电针：取中极、子宫、气海、中髎、关元、长强、大肠俞穴，每次选 1～2 对，快速进针，有针感后通电 20～30 分钟，每日 1 次，7～10 天为一个疗程。

（4）耳穴贴压（磁珠、王不留行籽，菜籽粒均可）：取子宫、内分泌、神门、卵巢、交感、皮质下、肾上腺穴。将磁珠用胶布贴压至选中穴位，每日按压 3～5 次，每次按压 3～5 分钟，3 日换药一次。出血重者隔日换药一次。双耳交替，连续 1～4 周。

（二）辨证联合激素治疗

子宫内膜病变有生育需求者应中西药联合治疗。中药根据辨证分型论治，同时配合西药治疗。无排卵患者围绕心 - 肾 - 子宫生殖轴调周治疗，同时予西药促排卵治疗（见"第十一章排卵障碍类疾病"章节）。

1. 子宫内膜增生症配合西药激素治疗 ①单纯增生：一般选择使用小剂量孕激素后半周期疗法，如醋酸甲羟孕酮（安宫黄体酮），每日 8～10mg，或地屈孕酮（达芙通），每日 20mg，或炔诺酮（妇康片），每日 5mg，以上药物均分 2 次口服，用于月经周期第 11～25 天。连续 3 个月为 1 个疗程。对于反复发生的病例，可采用全周期疗法，或连续治疗 2 个疗程。②复杂性增生：一般全周期用药，或持续性用药，3 个月为 1 个疗程，必要时可连续用 2 个疗程。醋酸甲羟孕酮，每日 20～30mg，分 3 次口服；也有人主张 160mg/d 或 250mg/d 口服，3 个月为 1 个疗程。地屈孕酮每日 30mg，分 3 次口服，或炔诺酮每日 5～10mg，分 2 次口服，用于月经周期第 5～25 天。以上药物也可以从月经周期的第 5 天开始服用，不间断连续口服 3 个月。绝经过渡期常见无排卵异常子宫出血，可予周期性孕酮治疗，3 个周期后随诊观察；绝经后期用单纯雌激素替代疗法者应加用孕激素治疗。达那唑是一种乙炔基睾酮（ethinyl-testosterone）的衍生物，对子宫内膜有较强的抗增殖作用，以 200mg/d 的剂量治疗 3 个月，对子宫内膜增生有明显效果。醋酸棉酚片是治疗子宫内膜增生性异常子宫出血的有效药物。其作用机制是抑制卵巢，而且对子宫内膜也有特异的抑制作用。治疗后内膜病理形态呈高度萎缩，超微结构有明显退性变。以上诸药治疗每完成一个疗程即刮宫或宫腔镜下获取子宫内膜作组织学检查，可根据定期内膜活检的结果指导药物的剂量及用药的期限。药物治疗过程中重视对内膜增生的监测以指导用药方案、协助鉴别诊断内膜不典型增生与高分化腺癌，并可以及早发现顽固性病例癌变可能。③子宫内膜不典型增生：如果患者年轻、有生育要求者，可选择药物治疗，治疗以孕激素为主。轻度不典型增生可选择半周期小剂量孕激素，中、重度不典型增生一般选用大剂量孕激素持续性治疗。己酸孕酮 500mg，每周 2～3 次肌注，亦可辅以 250～500mg 宫腔局部注射，每周 2 次；醋酸甲地孕酮 40～160mg/d，口服；甲羟孕酮 10～30mg/d，口服；18- 甲基炔诺酮 3～4mg/d，口服。药物治疗以 3 个月为一个疗程，每疗程结束后需获取子宫内膜进行组织学检查，了解子宫内膜反应，如子宫内膜腺体出现分泌反应或萎缩，无增生现象，说明子宫内膜转化好，可停药观察；如子宫内膜增生未完全恢复正常，则继续用药；如病变无好转、反而加重及停药后复发者，需警惕癌变可能，改行手术治疗。子宫内膜不典型增生还可以选择促性腺激素释放激素治疗。左炔诺孕酮宫内缓释系统（曼月乐）治疗子宫内膜增生性病变及早期子宫内膜癌的近期疗效好。需生育者孕激素治疗后应及时考虑促排卵或其他医疗技术助孕，防止内膜增生或高分化癌再度复发。内膜增生的严重程度对受孕率有一定的影响。复合增生者受孕成功率高，轻度不典型增生次之，中度不典型增生及重度不典型增生受孕率较低。

2. 子宫内膜菲薄配合西药治疗 ①增加雌激素用量：补佳乐常规用量每日 1mg，连用 22 天，如内膜菲薄常规剂量无明显改善者可加大剂量，最多可加至每日 10mg 左右。②延长使用时间以及阴道用药以增加子宫局部药物浓度。③调节和增加子宫血运、减低循环阻力，如小剂量阿司匹林、西地那非、电刺激等。④刺激子宫内膜增生，如给予骨髓干细胞或白细胞如集落细胞刺激因子宫腔内注射。

3. 子宫内膜息肉 息肉刚发生且小于 1.0cm 可予激素配合中药治疗并定期随访。若息肉较大影响妊娠或临床出血症状严重者宜行息肉摘除术，术后可予中药调理，必要时配合孕激素后半周期疗法，或者避孕药调理，也可口服米非司酮减少复发。

4. 子宫内膜炎、子宫内膜结核 宜针对感染病原体配合抗感染、抗结核治疗。

5. 子宫黏膜下肌瘤 详见"第十四章第一节子宫肌瘤"。

(三) 辨证联合手术治疗

1. 刮宫术 临床异常子宫出血不止或量多可刮宫治疗并送病检,刮宫一次即可控制出血。子宫内膜弥漫型小息肉搔刮整个宫腔刮除息肉并送病检。如刮宫后仍有出血,应行宫腔镜检查及 B 超以除外黏膜下肌瘤或其他器质性病变。根据刮宫内膜病检结果另行处理。

2. 息肉摘除术 颈管内膜息肉扩张宫颈,直接摘除息肉。术后应定期随诊,注意复发及恶变。

3. 宫腔镜下手术治疗 子宫内膜去除术(EA),子宫内膜息肉切除术、子宫黏膜下肌瘤切除术(见第三十六章宫腔镜)。

4. 子宫切除 对 40 岁以上无生育需求的患者,若出血症状明显,上述治疗不能根除或经常复发者,可行全子宫切除术。围绝经或已绝经妇女,要警惕子宫内膜不典型增生有合并恶性病变同时存在的可能性,多考虑子宫切除。注意不要过分保守,在没有排除恶性病变存在的可能时,不要仅做内膜切除术而造成不良后果。因内膜不典型增生而切除子宫时,应在术中将切下的子宫组织快速病检确定是否同时存在癌变,并注意有无恶性病变肌层浸润的情况而选择恰当的手术范围。

子宫内膜病变治疗流程见图 14-9。

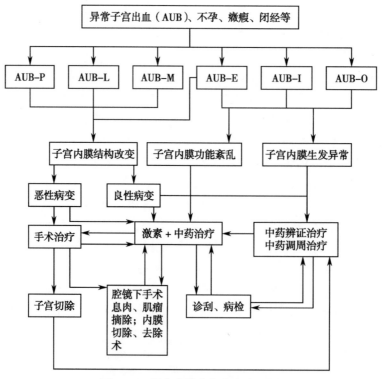

图 14-9 子宫内膜病变治疗流程图

第四节　生殖器官发育异常

正常女性生殖器官由外阴、阴道、子宫、两条输卵管、一对卵巢构成,是女性性器官,主要功能是维持女性性功能、产生并藏泄月经和孕育胎儿。女性生殖器官在胚胎期发育形成过程中,若受到某些内在或外来因素干扰,均可导致发育异常,且常合并泌尿系统畸形。女性生殖器官发育异常很少在青春期前发现,患者在青春期因原发性闭经、周期性腹痛或婚后因性生活困难、不孕、流产或早产等情况就医而被确诊。女性生殖器官发育异常分类较多、形成原因各异,本节选择其中对女性生殖健康和生活质量影响较大的、临床辨病和辨证结合治疗优势明显的几种作简单介绍。

一、发病机制

女性生殖器官发育异常的分类方法较多,原因复杂,目前还不是十分明确,大致可分为性发育异常与生殖道畸形。由于女性生殖器官在形成、分化过程中,生殖细胞染色体不分离,嵌合体、核型异常等,或使用性激素药物等以致原始性腺的分化、发育,内生殖器始基的融合、管道腔化和发育,以及外生殖器的衍变发生变异,导致生殖器官发育异常从而发生闭经、痛经(周期性腹痛)、不孕、流产、早产及性生活困难等。

二、辨证与辨病

女性生殖器官发育异常的分类方法较多,目前被广泛接受且应用最广的是美国生育协会(AFS)采纳并推广的经典的 AFS 分类。2013 年 6 月欧洲人类生殖与胚胎学会(ESHRE)和欧洲妇科内镜协会(ESGE)先天性子宫异常(CONUTA)工作组发布了新的女性生殖道先天畸形的分类共识,此分类以解剖学为基础,将最常见也是最重要的子宫畸形分为七个主型,各主型根据临床意义分不同亚型,并按严重程度从轻到重进行排序(表 14-1)。子宫颈及阴道的畸形单独根据临床意义分为不同亚型(表 14-2)。ESHRE/ESGE 分类是目前阶段该领域对于生殖器官发育异常的一个重要的专家共识。

国内北京协和医院《妇产科诊疗常规》把生殖器官发育异常分为性发育异常与生殖道畸形两部分,此分类便于临床中西医结合辨病辨证治疗。性发育异常可分为性染色体异常、性腺发育异常、性激素量与功能异常,临床常见先天性卵巢发育不全 /Turner 综合征、XO/XY 性腺发育不全、超雌 / 多 X 综合征、真假两性畸形、Klinefelter 综合征及 17α 羟化酶缺乏等。生殖道畸形指外阴、阴道、宫颈、子宫、输卵管、卵巢发育异常。外阴发育异常常见阴蒂肥大、处女膜闭锁等;阴道发育异常常见阴道闭锁、先天性无阴道、阴道横隔、纵隔、斜隔等;宫颈发育异常常见宫颈缺失、宫颈发育不良等;子宫发育异常常见苗勒氏管未发育(先天性无子宫、始基子宫或称痕迹子宫)、子宫发育不良(幼稚子宫)、单角子宫、双角子宫、双子宫、纵隔子宫等;输卵管发育异常较少见,临床有双侧输卵管缺如、单侧输卵管缺如、输卵管发育不全(中段缺失、狭窄、盲端无伞部)、副输卵管等;卵巢发育异常有卵巢未发育或发育不良、异位卵巢、副卵巢及单侧卵巢等。处女膜闭锁、阴道横隔、阴道纵隔、阴道闭锁和宫颈闭锁等多为正常管道形成受阻所致;无子宫,无阴道,始基子宫、幼稚子宫,单角子宫和输卵

表 14-1　ESHRE/ ESGE 分类——子宫异常

子宫异常	主型	亚型
U0	正常子宫	
U1	畸形子宫	a. T 型子宫
		b. 幼稚子宫
		c. 其他
U2	纵隔子宫	a. 不全性
		b. 完全性
U3	双角子宫	a. 不全性
		b. 完全性
		c. 双角子宫
U4	单角子宫	a. 伴残角子宫腔（交通 / 不交通）
		b. 无残角子宫腔（残角无宫腔 / 无残角）
U5	发育不良	a. 伴残角子宫腔（单侧 / 双侧）
		b. 无残角子宫腔（单侧 / 双侧始基子宫或发育不良）
U6	未分类型	

表 14-2　ESHRE/ ESGE 分类——子宫颈 / 阴道异常

子宫颈异常	并存分型	阴道异常	并存分型
C0	正常子宫颈	V0	正常阴道
C1	纵隔子宫颈	V1	非阻塞性阴道纵隔
C2	双（正常）子宫颈	V2	阻塞性阴道纵隔
C3	单子宫颈发育不良	V3	阴道横隔和（或）处女膜闭锁
C4	子宫颈发育不良	V4	阴道发育不良

管发育异常等多为副中肾管衍生物发育不全所致；双子宫、双角子宫、弓形（或称鞍状）子宫和纵隔子宫等多为副中肾管衍生物融合障碍所致。

　　女性生殖器官发育异常对女性生育能力、性生活影响很大，适时诊断和处理非常重要。因其发生具有多样性、复杂性及隐秘性的特点，临床上对其诊断和治疗有一定困难。女性生殖器官发育异常的发病年龄及发病特点往往集中于青春期及生育期的女性，对于就诊患者应常规进行生殖系统相关检查，注意第二性征的发育、外生殖器发育情况及特殊的躯体特征，注重病史采集及常规妇科检查。阴道斜隔、先天无阴道、无子宫、双子宫、纵隔子宫等有 10% 的患者同时合并泌尿系统发育异常，尤其是阴道斜隔综合征其近乎 100% 合并泌尿系统发育异常，因此，临床对泌尿系统异常患者应重点进行排查。对于无性生活的女性可常规进行超声检查，必要时行盆腔的 MRI 检查进一步明确病情，有性生活女性应常规行阴道检查，对于阴道发育异常可明确诊断，并注意多重生殖系统发育异常的可能。根据个体化病情，选择个体化诊断方案，临床常用的检查方法有超声、MRI、子宫输卵管造影、宫腔镜、腹腔镜等。

1. 超声检查 生殖器官发育异常可常规使用超声检查。有经腹超声、经阴道超声、经会阴超声及经直肠超声检查几种方式。经阴道超声检查有助于生殖道畸形的诊断和分类，准确率较高。儿童及无性生活者、阴道阻塞可选用经腹或经直肠、会阴等超声检查。疑有子宫畸形的可选择三维彩超检查，其准确性、可重复性及灵敏度、特异性高，可对子宫畸形明确诊断且可区别双角子宫、弓形子宫、纵隔子宫，还可以对子宫外形和内膜进行适时重建，对宫腔大小、宫底情况、子宫纵隔的长度和厚度作出较准确的评估。对阴道发育异常者需结合妇科检查。

2. 磁共振成像（MRI） 在阴道发育异常的诊断中，MRI 可协助鉴别处女膜闭锁及阴道闭锁，尤其适用可疑阴道发育异常而又无性生活患者的诊断，可以代替妇科检查来测量阴道的长度。在无条件进行 MRI 检查时可考虑使用 CT。

3. 子宫输卵管超声造影 子宫输卵管超声造影通过向宫腔注入造影剂后，使原本闭合的宫腔和输卵管扩张，再进行超声显像检查，可对生殖系统做全面的评估和分析。可以鉴别各类子宫畸形，如双子宫和纵隔子宫等。

4. 宫、腹腔镜检查 宫腔镜检查主要适用于子宫腔内病变的诊断，可作为纵隔子宫诊断的金标准。对真两性畸形及卵巢、输卵管发育异常经上述检查不能确诊的可行腹腔镜检查，从外观上辨认。真两性畸形腹腔镜从外观辨认出卵巢与睾丸两种组织，并对性腺进行活检，病理检查明确两种性腺组织存在才能确诊。双侧或单侧输卵管缺如及输卵管中段缺失、输卵管盲端无伞部等经腹腔镜可以探查。

5. 子宫输卵管造影（HSG） 将造影剂经宫颈注入，在 X 线下动态观察和记录子宫颈、子宫腔大小形态及输卵管形态、通畅度，以及盆腔造影剂弥散情况。对部分子宫畸形及输卵管畸形诊断有帮助。如对双角子宫、弓形子宫、纵隔子宫等的诊断造影 X 线片很明确.

6. 染色体检查 体格检查发现外生殖器有阴茎、阴囊或阴蒂肥大合并会阴体融合患者难以确定性别时，应予染色体核型、染色体荧光原位杂交检查。Turner 综合征典型病例核型为 45,XO，另有嵌合体，如 45,X/46,XX；45,X/47,XXX 或 45,X/46,XX/47,XXX 等。性染色体结构异常，包括 X 染色体长臂等 Xi(Xq)，长臂或短臂缺失 XXq-、XXp-，成环 XXr 或异位等。真两性畸形染色体多数为 46,XX，也可为 46,XY（约占 20%）或其他各种嵌合如 46,XX/46,XY，真两性畸形应与 45,X/46,XY；46,XX/47,XXY；46,XX/47,XXY/49,XXYYY 性腺发育不全和先天性肾上腺皮质增生相鉴别，他们均有类似的外生殖器官发育异常。睾丸的发育需要有 Y 染色体，但真两性畸形常常没有 Y 染色体而有睾丸。

7. 性激素检查 先天性卵巢发育不全 / 特纳综合征（Turner syndrome）血 LH、FSH、E_2 水平相当于绝经后妇女；单纯性性腺发育不全（pure gonadal dysgenesis）血 LH、FSH 水平相当于绝经后妇女，E_2、睾酮水平低于正常；真两性畸形（true hermaphroditism）血 LH、FSH、E_2 水平在正常妇女水平，睾酮可高于正常女性水平；先天性肾上腺皮质增生血 LH、FSH、E_2 水平在正常女性水平，P、T 显著升高，17 羟孕酮、ACTH 显著升高；17α 羟化酶缺乏症血 LH、FSH 水平显著升高，E_2、T、17 羟孕酮浓度显著降低，ACTH、P 水平增高。第二性征的表现取决于体内优势性激素。

伴有泌尿系统异常的可配合静脉肾盂造影（IVP）等检查明确诊断。

真两性畸形（true hermaphroditism），外生殖器的形态很不一致，生殖器的发育与同侧性腺有关。睾酮与人抗苗勒氏管激素（AMH）对生殖道的作用都是局部单侧的。若性腺为卵睾(性腺可以是单独的卵巢或睾丸,也可以是单独的卵巢和睾丸在同一侧性腺内),副中肾管多数不被抑制。有时不易分辨男女,有男性、女性及混合型表型,有 2/3 作为男性生活,绝大多数患者阴蒂肥大或小阴茎,阴茎与阴囊不明显常作为女性生活。首先是根据性腺、染色体、生殖道、外生殖器,同时结合社会性别、心理需求、性功能等选择性别。

三、辨病与辨证结合治疗

(一) 辨证论治

适用于性发育异常和生殖器官发育不良者或生殖器官畸形手术矫治后。本方案 3 个月为一个疗程,一般治疗 2 个疗程以上。生殖器官畸形大多需要配合手术矫治。

生殖器官发育异常属古医籍中的"五不女""石女"等范畴。"五不女",即"螺""纹""鼓""角""脉"指的是女性先天性生理缺陷。"石女"即指先天性无子宫,有时合并先天性无阴道,亦称"实女"。万全《广嗣纪要·择配篇》:"五种不宜:一曰螺,阴户外纹如螺蛳样,旋入内;二曰文,阴户小如箸头大,只可通,难交合,名曰石女;三曰鼓花头,绷急似无孔;四曰角花头,尖削似角;五曰脉,或经脉未及十四而先来,或十五六岁始至,或不调,或全无"。"螺""纹""鼓""角"是女性外生殖器官发育异常,"脉"是指女性内生殖器官异常,螺、纹、角难治,鼓、脉可治,但难于孕育。散见于中医学"闭经""腹痛""月经过少""月经后期""痛经""不孕症""堕胎""小产""滑胎"等病。临床多见于原发性闭经,性生活障碍,人体表型异常,月经异常、习惯性流产、不孕等。生殖器官发育异常中医病机乃缘受孕之时父精不充或母血不足,先天之本亏虚,或父母近亲婚配,以致胚胎生长发育异常,即肾气不盛,天癸匮乏所致。肾阳、肾气、肾阴不足,胞宫、胞脉、胞络失于滋养和温煦以致生殖器官发育异常。先天肾藏精气不足,胞宫、胞脉、胞络失于滋养、温煦而见闭经、不孕、月经过少、滑胎等。肾气虚动力不足致血行无力,停滞而瘀留于胞宫、胞脉、胞络,进而导致腹痛周期性发作、闭经、不孕等。先天肾气、天癸均需后天脾胃水谷之精气充养,若后天脾胃虚弱或营养不良或久病不已亦可致肾虚,阴阳不足,精血亏虚,冲任气血衰少而致生殖器官发育异常。本病病位在胞宫、胞脉、胞络,病本为肾虚。

1. 中草药治疗

(1) 肾虚阳气不足证(主要指性发育异常或子宫、卵巢、输卵管发育不良,中医学辨证属肾阳虚者)

主要证候:月经初潮较迟,婚久不孕或经行腹痛,月经量少、色淡红或紫红或晦暗,质稀或有血块,经期延后甚或闭经,腰膝酸软或形寒怕冷,性欲淡漠,大便时有不实。或见躯体表型异常,舌淡苔薄,脉细弱。

治疗法则:补肾助阳,兼调冲任。

方药举例:右归丸(《景岳全书》)加减。

(2) 肾虚阴精匮乏证(主要指性发育异常或子宫、卵巢发育不良,生殖道畸形手术矫治后,中医学辨证属肾阴虚者)

主要证候:月经大多后期,婚久不孕、月经量少甚者点滴即止、色黯红,无血块,甚或闭经,腰酸或形体清瘦,头昏头晕,两目干涩,寐差耳鸣,或见躯体表型异常。舌红少苔,脉细数。

治疗法则:滋肾养阴,调理冲任。

方药举例：左归丸（《景岳全书》）加减。

（3）瘀血闭阻证（主要指阴道、子宫、输卵管发育异常而见的原发性闭经、周期性腹痛、不孕或流产等。中医学辨证属血瘀者）

主要证候：年逾16周岁尚未行经，周期性小腹疼痛或有酸痛感，小腹、肛门坠胀不适，或尿闭，或便秘，或便意频频，烦躁口渴不欲饮，舌紫黯或有瘀点，脉细涩。

治疗法则：活血化瘀，通调冲任。

方药举例：血府逐瘀汤（《医林改错》）加减。

（4）痰湿内阻证（主要指阴道、子宫、输卵管发育异常而见的原发性闭经、不孕等。中医学辨证属痰湿者）

主要证候：月经停闭，或婚久不孕、月经量少甚者点滴即止，色淡，无血块，形体肥胖，神疲嗜睡，头晕目眩，胸闷口腻，苔白腻，脉濡或滑。

治疗法则：燥湿健脾，理气化痰。

方药举例：苍附导痰汤（《叶天士女科全书》）加减。

（5）肝郁脾虚证（主要指生殖器官发育异常而见的月经后期、月经过少、不孕、流产等。中医学辨证属肝脾不调者）

主要证候：月经迟迟不至，或者量少，甚至停闭、不孕，精神抑郁，默默不欲饮食，或烦躁易怒，胸胁胀满不适，少腹胀痛或拒按，大便先干后稀，神疲乏力，或面色萎黄，舌淡边紫，苔白，脉沉弦。

治疗法则：疏肝健脾，调理冲任。

方药举例：逍遥散（《太平惠民和剂局方》）加减。

（6）气血亏虚证（主要指生殖器官发育异常见月经后期、量少，不孕，流产等及生殖器官发育异常手术矫治后的调治。中医学辨证属气血两虚者）

主要证候：月经后期量少，色淡，质稀，渐至闭经、不孕，神疲乏力，心悸气短，面色萎黄或苍白，头晕目眩，纳差便溏，舌淡红，苔薄白，脉细弱。

治疗法则：益气养血，调理冲任。

方药举例：人参养荣汤（《太平惠民和剂局方》）加减。

对症加减：小腹冷感伴子宫发育不良者加紫石英（先煎）15g，蛇床子15g；腰酸腰痛或伴有卵巢发育不良者加牛膝、续断、巴戟天、女贞子各10g；手足心热，夜寐不安，便秘者加地骨皮10g，夜交藤、酸枣仁、合欢皮、肉苁蓉各15g；胸闷烦躁，乳房胀痛，月经先后无定期者加柴胡6g，白芍10g，白术10g，荆芥6g，郁金10g，合欢皮15g；经量多，色紫，有血块，腹痛较甚者加五灵脂10g，红花6g，制香附6g，泽兰10g，丹参10g。

2. 中成药治疗

（1）右归丸，每次6g，每日3次；复方玄驹胶囊，每次1.26g，每日3次。适用于肾阳虚为主证。

（2）左归丸：每次6g，每日3次。适用于肾阴虚为主证。

（3）金凤丸：每次1.8g，每日2次。适用于肾虚血瘀证。

（4）还少胶囊：每次1.26g，每日3次。适用于脾肾阳虚证。

（5）芪胶升白胶囊，每次1.5g，每日3次；八珍颗粒，每次3.5g，每日3次。适用于气血不足证。

（6）血府逐瘀口服液：每次 10ml，每日 3 次。适用于瘀血闭阻证。

（7）红花逍遥片：每次 1.17g，每日 3 次。适用于肝郁脾虚证。

3. 外治法　子宫发育不良，已婚患者可用纯中药阴道栓剂"救坤丹"纳阴，隔日一次，经期停用。

4. 针灸治疗

（1）体针：辨证选穴，肾虚阳气不足者取肾俞、腰眼、百会、太溪、命门、关元等穴；肾虚阴精不足者取肾俞、气穴、然谷、三阴交穴；气血亏虚者取关元、心俞、脾俞、肾俞、三阴交、足三里穴；肝郁脾虚者取太冲、太白、行间、大都穴；痰湿内阻者取太冲、丰隆、合谷、足三里、膻中穴；瘀血阻滞者取中极、地机、合谷、三阴交、太冲、血海穴。虚证采取补法，进针天部，急按针孔，针下得气后，先浅后深，重插轻提，幅度小，频率慢，慢慢出针；实证以泻法为主，进针地部，针下得气后，先深后浅，轻插重提，幅度大，频率快，急速出针。

（2）耳针疗法：取子宫、内分泌、皮质下、卵巢、肝、肾、三焦、脾、胃等穴。中等刺激，每次 3～4 个穴位，隔日 1 次，10 次为一个疗程。

（3）电针疗法：取关元、中极、双子宫、双三阴交等穴。每次可选用 1 对或 2 对穴，以毫针刺入穴位，接通电针仪，以疏密波或断续波中度刺激，每次施治 15～20 分钟，每日 1 次，10 次为一个疗程，疗程间隔 5～7 天。

（4）耳穴贴压：取子宫、内分泌、神门、卵巢、肾、胃、脾、肝、交感、皮质下、肾上腺等穴。将磁珠或王不留行籽或菜籽粒均可，用医用肤色胶布贴压至选中穴位，每日按压 3～5 次，每次按压 1 分钟，3 日换药一次。双耳交替，连续 1～4 周。

（5）艾灸（适用于肾阳亏损、脾虚痰湿、气血不足等证）：取关元、气海、中脘、三阴交、涌泉、至阴、足三里、神阙等穴。月经干净 2 天始，每穴灸 3～5 壮，隔日一次，10 次为一个疗程。

（二）辨证联合手术治疗

生殖器官发育异常仅用药物治疗大多数是无法改变结局的，必须联合手术矫治。手术矫治方案及治疗时机的选择应按照个体化病情及发育异常类型来决定。处女膜闭锁、阴道闭锁、阴道横隔等因既影响性生活也影响妊娠，确诊后应行手术治疗，出现经血潴留（或伴有尿潴留）症状应尽快手术治疗，引流潴留的经血（尿潴留应先导尿），解除腹痛等临床症状，减少经血反流腹盆腔等情况发生；阴道斜隔若造成经血潴留或影响妊娠，也应采取手术，若无症状可不处理，但分娩时有发生斜隔破裂出血可能；无症状的子宫发育异常可暂不治疗，虽然部分纵隔子宫并无临床症状，避免因子宫异常引起不良妊娠事件的发生，如有因其造成流产史者，建议再次怀孕前即采取手术矫治。残角子宫因一旦妊娠，发生破裂风险极大，一经确诊可考虑尽早手术切除。国外有文献报道残角子宫妊娠至 32 周未发生破裂的个案报道，但是孕期也有发生残角子宫扭转的案例报道。双角子宫如对妊娠未造成影响可不予处理。弓形（鞍状）子宫不影响生育不予处理，如有因其造成不良孕产史者，再次妊娠前手术矫治。双子宫通常无症状，可不处理。幼稚子宫、始基子宫多合并先天阴道发育异常，行阴道成形术时可根据情况及患者的需求予以保留或切除。各类生殖器官发育异常的诊断及治疗，均应遵循个体化诊治方案，权衡手术治疗利弊，以损伤最小化的原则达到改善生殖功能的目的。本节主要介绍必须予以手术矫治的严重影响女性性生活、妊娠及妊娠结局的几个类型。

1．处女膜闭锁　行处女膜切开术。操作方法：阴道有积血时首先穿刺抽出陈旧性血液，然后"X"形或十字形切开处女膜，排净阴道内积血，以生理盐水冲洗，剪除多余处女膜瓣，引流通畅，防止创缘粘连。宫腔内积血若2～3周后不能完全排出或有宫腔内感染，可扩张宫颈彻底引流。

2．先天性无阴道　模具顶压法或阴道成形术。操作方法：先天性无阴道但前庭有阴道凹陷且组织松软者可用硅胶等材质的阴道模具压迫阴道凹陷，使其扩张并延伸到接近正常阴道的长度。

先天性无子宫无阴道者可于婚前行阴道成形术，但不能生育。阴道成形术方法多种，各有利弊。手术方法是在膀胱直肠间造穴。采用不同材料铺垫人造洞穴，有羊膜法、腹膜法、乙状结肠、皮瓣阴道成形术以及近年发展的生物补片法（先制定人工阴道造穴，然后将阴道前庭黏膜组织剪取小块组织，并将组织剪碎，将作为种子细胞撒在制备好的生物补片上，最后将生物补片固定于人工阴道）。

3．阴道横隔　行阴道横隔切除术。操作方法：取膀胱截石位，粗针穿刺横隔定位，切除横隔，切缘缝合止血。术后定期扩张或放置阴道模型，直到上皮愈合。

4．宫颈发育不良（宫颈机能不全）　行宫颈环扎术。高位宫颈环扎术即经阴道宫颈峡部放置安太环，能有效阻止宫颈管扩张；传统宫颈环扎术主要是在妊娠4个月左右将宫口用丝线环扎。

5．阴蒂肥大　阴蒂整形术。对于阴蒂增大，愿意或要求按女性生活者可选阴蒂整形术。操作方法：皮针缝合阴蒂包皮前缘正中，留做标记，用消毒的牙签沾亚甲蓝画出预切除的背部包皮，沿画线切开皮肤和表皮，暴露阴蒂海绵体，切开海绵体，结扎缝合，如阴蒂头仍大，可行底部对称的三角形切除，缩小阴蒂头，最后缝合阴蒂周围皮肤。

6．真两性畸形　行生殖器整形术。真两性畸形根据患者性腺、染色体、生殖道、外生殖器，同时结合社会性别、心理需求、性功能等选择女性性别的，手术切除与女性性别不符的性腺及内生殖道，进行内、外生殖器整形术。手术方法主要是切除全部睾丸组织，保留正常的卵巢组织并按女性外生殖器特征整形。发育不正常的子宫应考虑修补，不能矫正或无阴道相通的子宫应予以切除。

（三）辨证联合腔镜治疗

适用于纵隔子宫、双角子宫、输卵管发育异常或卵巢发育异常者。

纵隔子宫、双角子宫等宜宫腔镜手术（见宫腔镜章节）。

输卵管盲端无伞部者可在腹腔镜下行输卵管造口术或伞端成形术（见第十章输卵管性不孕症），副输卵管可在腹腔镜下行副输卵管切除术，腔镜下手术矫治后，中药辨证治疗或联合激素治疗，诱发排卵，助孕。仍未妊娠者建议采取中西医结合的辅助生殖技术治疗，详见第二十五章辅助生殖技术周期中辨病与辨证治疗方案。

（四）中西医结合的辅助生殖治疗

对于双侧输卵管缺如，先天性卵巢发育异常、特纳（Turner）综合征等采取中西医结合的辅助生殖技术治疗，其中Turner综合征需借卵辅助生殖技术治疗（第二十四章中西医结合的辅助生殖技术）。

生殖器官发育异常的诊疗流程见图14-10。

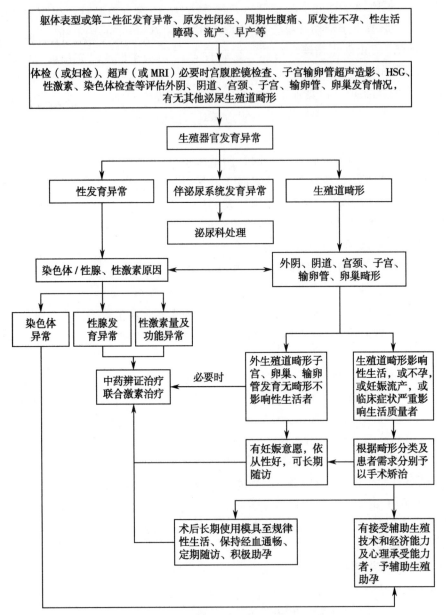

图 14-10　生殖器官发育异常的诊疗流程图

（徐莲薇　李伟莉　蒋　莉）

主要参考文献

1. 郎景和. 妇产科学新进展 [M]. 北京：中华医学电子音像出版社，2015.

2. 罗颂平. 中医妇科学 [M]. 北京：高等教育出版社，2008.

3. 薛勤梅. 子宫内膜病变辨证论治思路 [J]. 世界中西医结合杂志，2010，5（1）：81-82.

第十五章

免疫性不孕

　　免疫性不孕是由于生殖系统抗原的自身免疫或同种免疫而引起的不孕症,占不孕症的 10%～20%。自 1954 年抗精子抗体被发现以来,随着生殖免疫学的发展,免疫因素造成的不孕越来越受到重视。人类性腺产生的生殖细胞及其分泌的激素,都具有抗原性。目前已知与不孕相关的免疫因子主要有抗精子抗体(AsAb)、抗子宫内膜抗体(EMAb)、抗心磷脂抗体(AcAb)、抗卵巢抗体(AoAb)、抗绒毛膜促性腺激素抗体(AhcGAb)、抗透明带抗体(AZPAb)等。各种免疫因子可通过干扰精子在生殖道正常运行、精子获能或顶体反应、精子穿透透明带、精卵融合或胚胎着床生长发育过程而导致女性不孕。

一、发病机制

　　1. 女性生殖道损伤或感染　是女性产生 AsAb 的最主要原因。因物理、化学、感染或创伤因素造成女性生殖道黏膜损伤,外来精子抗原可通过损伤处进入女性循环系统,对女性来说,精子是一种异己蛋白,可诱发机体免疫应答。衣原体、支原体等病原体与精子具有相同的抗原表位,可刺激机体发生交叉免疫应答,且两者可通过性传播造成生殖道感染,并与不孕不育密切相关。

　　2. 子宫内膜异位症　异位子宫内膜产生的内膜碎屑流入盆腹腔,被盆腹腔巨噬细胞吞噬后,内膜中的某些抗原成分被机体识别,激活机体的免疫系统,产生自身免疫应答,导致免疫功能异常。子宫内膜异位症也是导致 EMAb 最常见原因之一。

　　3. 自身免疫功能异常　如患桥本甲状腺炎、Addison's 病、Grave's 病和系统性红斑狼疮等自身免疫性疾病,使体内固有的免疫屏障结构遭到破坏,产生过度免疫应答,影响正常的排卵、受精及着床过程。有研究表明,辅助生殖过程中,人工授精反复刺激、穿刺取卵,可造成大量卵巢抗原释放,诱发 AoAb 形成。

二、辨证与辨病

　　1. 除外其他原因的不孕。

　　2. 血清检测证实 AsAb、EMAb、AcAb、AoAb 任何一项为阳性者。

　　3. 性交后精子穿透力试验　了解宫颈黏液对精子的反应和精子穿透黏液的能力。应选择在排卵期进行,试验前 3 天禁止性交,避免阴道用药或冲洗。在性交后 2～8 小时吸取宫颈管黏液涂于玻片上,若每高倍视野有 20 个活动精子为正常。若精子在宫颈黏液中原地抖动或颤抖,则疑为免疫异常。

　　4. 宫颈黏液、精液相合试验　选择在排卵期进行。取一滴宫颈黏液和一滴液化的精液放在玻片上,两都相距 2～3mm,轻晃玻片使两滴液体相互接近,在光镜下观察精子的穿透力。若精子穿过黏液并继续向前运行,表示精子活动力及宫颈黏液的性状都正常,黏液中无抗精子抗体。

三、辨病与辨证结合治疗

(一)中医辨证治疗

本病的病因病机多以肾虚为本,瘀血、湿热(毒)为标,治疗上则以补肾活血、清热解毒为大法。

1. 中草药治疗

(1)肾虚血瘀证

主要证候:婚久不孕或曾有多次人工流产史,免疫抗体阳性,月经后期或先后不定期,经量少,经色黯,头晕耳鸣,面色晦暗,腰膝酸软,或小腹隐痛。舌黯苔薄白,脉弦细。

治疗法则:补肾活血,调经助孕。

方药举例:五子衍宗丸(《摄生众妙方》)合四物汤(《太平惠民合剂局方》)加味。

(2)阴虚血热

主要证候:婚久不孕,免疫抗体阳性,月经先期,经期延长,经量或多或少,色鲜红或深红,质黏稠,伴咽干口渴,五心烦热,大便干结,小便黄赤。舌红,少苔,脉细数。

治疗法则:滋阴清热,调经助孕。

方药举例:知柏地黄汤(《症因脉治》)合二至丸(《医方集解》)加赤芍、丹参。

(3)湿热瘀结证

主要证候:婚久不孕,免疫抗体阳性,月经期延长,经色黯红,质黏稠,下腹灼痛或有包块,带下量多,色黄,质黏稠。舌黯红苔黄,脉弦滑数。

治疗法则:清热利湿,活血调经。

方药举例:四妙散(《丹溪心法》)合血府逐瘀汤(《医林改错》)加绵茵陈、川楝子、元胡。

(4)瘀血阻滞证

主要证候:婚久不孕,免疫抗体阳性,月经后期,量少,色紫黑,有血块,或平素少腹作痛。舌紫黯或有瘀点,苔白,脉弦细。

治疗法则:温经散寒,活血化瘀。

方药举例:少腹逐瘀汤(《医林改错》)。

对症加减:腰酸痛者,加川断 15g、杜仲 10g;腹痛者,加川楝子 10g、元胡 15g、乌药 10g;带下量多色黄者,加车前草 15g、土茯苓 20g、黄柏 10g;月经量多者,加地榆 15g、茜草根 15g 等。对于有生殖道炎症、微生物感染者,配合局部治疗或抗生素对症治疗,应积极祛除病因。

2. 中成药治疗

(1)坤宝丸:每次 50 粒(10g),每日 2 次。适用于肾虚血瘀证。

(2)经带宁胶囊:每次 3～4 粒,每日 3 次。适用于瘀血阻滞证。

(3)知柏地黄丸:每次 9g,每日 3 次。适用于阴虚血热证。

(4)坤复康胶囊:每次 3～4 粒,每日 3 次。适用于湿热瘀结证。

（二）辨证联合隔离疗法

禁欲或性生活时使用避孕套，避免精子或者精浆中的抗原再次刺激女方，以减少女方免疫活性细胞与抗原接触的机会，而不产生新的抗体。使原有抗体滴度逐渐下降直至消失。

（三）辨证联合西药治疗

目前应用较多的是类固醇激素疗法。

1. 大剂量疗法　泼尼松：月经周期第 1～10 天，每日服 60mg，若无妊娠，可同法服 3～6 个周期。

2. 中剂量疗法　每日口服泼尼松 40～60mg，每 3～4 天减少 10mg，减至 5mg/ 天后，再坚持 3～5 天停药。

3. 小剂量疗法　每日口服地塞米松 1.5～3mg，连服 9～13 周，以后经 7 周减量停药。

4. 局部用药　宫颈黏液中存在 AsAb 患者可采用局部用药疗法，用氢化可的松栓剂置阴道内；或者用泼尼松 5mg，每天一次纳入阴道，连续 4 周为 1 个疗程。

此外，小剂量的阿司匹林或肝素可用于治疗抗磷脂抗体综合征患者。

（四）辨证联合宫腔内人工授精（IUI）

经过洗精处理，将 0.3～0.5ml 精液通过导管插入宫腔，将精液注入宫腔内。避开宫颈黏液中抗精子抗体对精子通过的限制作用，但患者的子宫分泌液和输卵管分泌液中也可能有抗体存在，所以效果也不是很理想。

（五）辨证联合试管婴儿

体外受精 - 胚胎移植（IVF-ET）或卵胞浆内单精子显微注射（ICSI）等。

（许丽绵）

第十六章

原因不明性不孕症

原因不明性不孕症是指夫妇有正常性生活,女方有排卵,经妇科检查及全面检查未发现异常,男方精液及其他检查亦均正常,但2年以上未怀孕者。也就是说双方均未查出与不孕有关的原因。原因不明性不孕症是一混合的诊断,包括了"正常"和生育功能轻微异常而未能被诊断明确的夫妇。其发病率随着诊断技术的改进而下降。20世纪50年代的发生率>20%,70年代中期<20%,目前为15%~20%。建立一个标准检查程序,包括常规体格检查、基础体温测定、精液分析、排卵监测、子宫输卵管造影、妇科超声检查、腹腔镜检查、染色体核型检测、白带常规、内分泌(包括LH、FSH、E_2、P、T、PRL)、甲状腺功能、抗精子抗体、抗子宫内膜抗体、支原体、衣原体等项目以明确病因。通过此标准程序检查而未发现异常者可诊断为原因不明性不孕症。

原因不明性不孕症的病因,可能与延迟受孕或未发现的生育缺陷有关,年龄≥35岁的妇女可能由于卵泡发育、受精和着床等能力降低而导致原因不明性不孕症。当诊断是原因不明性不孕症时,部分患者不需特殊处理亦可获得妊娠,但往往需患者与医生共同努力。对原因不明性不孕症的治疗原则是通过增加周期中能够受精的卵子数、增加胚胎的着床率来提高妊娠机会。

一、发病机制

原因不明性不孕症的病因至今不明,根据经过不孕检查而未发现异常的夫妇在不孕人群中的比例高于其他不孕和亚型不孕的夫妇,且这类不孕夫妇的预后较好;因此,从理论上来说,原因不明性不孕症中生育力低于正常者应占大多数,其不孕的时间应较短,分析可能在原因不明性不孕症中包括了一部分亚型不孕,对其导致不孕的潜在原因未能查出,而归入原因不明性不孕症中。近10年来,生育技术迅速发展,对不孕的诊断更加深入,如精子顶体反应的检查、透明带穿透试验、输卵管镜的应用和"试管婴儿"等,均为深入了解生殖功能的重要手段,但也不是绝对可靠。对男性方面,迄今尚无一种试验可以全面了解精子的受精能力。正常数目与活动力的精子,不一定能受精,透明带穿透试验只能了解部分精子膜与卵细胞膜间的作用。在女性方面也存在同样的问题,血孕激素测定和B超监测卵泡不能代表排卵的全过程,而且也不是绝对准确,有关子宫内膜血管变化、免疫功能及复杂的生化改变与着床之间的关系,都是目前生殖医学家们正在积极研究的课题。根据近年的研究,就目前医学科学水平而言,原因不明性不孕症的可能原因有以下几种:

1. 延迟受孕 部分不明原因性不孕症检查结果正常,但有受孕延迟。延迟受孕指经过9个半月无任何避孕措施的性行为后才受孕,排除混杂因素(年龄、月经持续时间及周期、使用口服避孕药、性行为频率、卵巢囊肿、子宫内膜异位症）后，只有体重指数（BMI）与吸烟的相互作用与延迟受孕有相关性。故肥胖、吸烟女性发生不明原因性不孕症的指数升高。

2. 未发现的生育缺陷有关　　主要分三种情况：检查结果正常，但生育延迟；年龄较大而有生育缺陷；存在未发现的生育缺陷，即作为亚临床不孕。年龄是决定卵子质量的重要因素之一。女性一般从 32 岁开始，卵巢功能开始下降。年纪大的部分患者即使血液化验指标显示卵巢功能正常，但卵子数量和质量已下降。年龄较大的妇女可能面临卵泡发育不良、受精和着床能力降低等状况，进而发生原因不明性不孕症。

3. 黄体功能不全　　是引起不孕的常见原因，有关其准确诊断至今未能解决，一般采用连续两个周期子宫内膜组织学定期（Royes 法）来诊断原因不明性不孕症，黄体中期孕酮水平测定，可受其脉冲式分泌的影响而出现假阳性，多次取样动态观察可避免，但患者不易配合。有研究证明黄体功能不全可能是原因不明性不孕症的病因之一。

4. 免疫因素　　人类生殖免疫为一复杂问题，与不孕有关的免疫问题主要为抗精子抗体，男性和女性产生抗精子抗体属于对精子抗原的一种正常免疫应答，男性手术、创伤及感染时可以产生抗精子抗体，其对精子的生成、活力等均有影响。

（1）同种免疫：精子、精浆或受精后的受精卵作为抗原，被受损时的阴道、子宫上皮或肛门直肠黏膜吸收后，通过免疫反应产生抗精子抗体，精子凝集而影响精子的活力，使精卵不能结合，或受精卵不能种植而致不孕。

（2）局部免疫：子宫颈黏膜及子宫内膜含有产生免疫球蛋白 IgG 和 IgA 的淋巴细胞，宫颈黏液含有抗精子抗体，阴道及子宫颈对精子具有局部免疫作用，与精子发生凝集、制动或消溶反应而致不孕。

（3）自身免疫：卵子、生殖道分泌物、激素、子宫内膜等溢出进入自身的周围组织，造成自己身体的免疫反应，在血中产生抗子宫内膜抗体、抗卵巢抗体等抗体物质，影响精子活力或卵泡成熟和排卵等而致不孕。

（4）ABO 血型不合：原因不明性不孕症夫妇中 ABO 血型不合的发病率明显高于正常生育力和有原因的不孕夫妇，也有人认为在原因不明性不孕症与有原因的不孕夫妇中，两者 ABO 血型不合的发病率并无差别。事实上，A 型供精者的精子在抗 A 抗体中的存活比在自身精液中要好，精子在抗 A 和抗 B 的抗血清中的活力并不受干扰，虽然精子表面可能吸收这类抗体，但其活力不受影响，说明这种凝集为非细胞毒性反应，且与不孕无关。

（5）透明带免疫：透明带（ZP）是围绕在哺乳动物卵细胞外的一层细胞外结构，精子与卵子接触前首先必须与透明带结合并穿透之，精子首先与 ZP 的特异受体位点结合，此结合位点在种族特异性的精卵相互作用中起重要作用。由于 ZP 抗原含量甚少，故多用卵巢组织作为制备抗原的免疫原，卵巢组织的异种或同种异体抗体可通过抑制精子与 ZP 的结合，而明显地降低 IVF-ET 程序中的生育能力，它主要是干扰受精。

5. 内分泌功能不足　　卵巢病变、下丘脑 - 垂体 - 卵巢功能紊乱、全身性疾病等都会影响女性排卵，如重度营养不良或饮食中缺乏某些关键营养要素，都可影响卵巢功能而引起不排卵。慢性疾病、代谢病，如甲状腺功能低下或亢进、糖尿病、肾上腺功能紊乱等也能影响卵巢排卵而导致不孕。

6. 黄素化未破裂卵泡综合征　　从基础体温曲线看似有排卵，但实际卵细胞未排出而原位黄素化，形成黄体并分泌孕激素，体效应器官发生一系列类似排卵周期的改变。临床以月经周期正常,有类似排卵表现但持续不孕为主要特征。是无排卵性月经的一种特殊类型,也是引起不明原因性不孕的重要原因之一。目前较多的设想是中枢内分泌紊乱、局部障碍、高 PRL 血症、酶或激酶不足或缺陷导致卵泡液凝集,其他如药物因素及心因性因素等。

7. 子宫后倾　精液易积聚在阴道穹隆,便于向后向下的子宫颈开口浸泡在精液中,使精子易于穿过子宫颈口进入宫腔与卵子相遇而受孕。当子宫是后位时,子宫颈呈向前向上状态,子宫颈开口不易浸泡在精液里,受孕机会明显降低。因此子宫后位是影响到怀孕的,也属于子宫性不孕中的一种。

8. 隐性流产　目前,导致隐性流产的因素有很多,除了受精卵本身染色体异常因素外,还可能与免疫因素有关。同时,内分泌失调、孕激素不足以及女性在受精卵着床期间的异常活动都是很重要的影响因素。精子和卵子结合成受精卵之后,在着床期内会四处游走,力图找到一个有利的生存环境扎根成长。但女性体内的雌孕激素不足时,子宫内膜很薄,以种子和土地的关系为喻,受精卵就像一颗被撒到盐碱地的种子一样,要么扎不了根,要么扎下去的根很浅,吸收不到养分,很快就停止了发育;即使受精卵扎根,在其着床期几天内,女性活动量太大、活动时间太长以及活动强度过大,甚至在不知情的情况下,一次过激的性生活或一次便秘引起的用力加大了腹压,都有可能使受精卵悄悄流掉。

9. 其他　如思想负担过重、焦虑,隐匿性全身性疾病,男性有轻微性功能障碍,性交次数减少等均可导致不孕。

有其病必有其因,将人体看作是一个由神经、内分泌、代谢、免疫等系统组成的生命网络,而女性以卵巢为中心,从卵巢轴到各内分泌轴都具有环环相扣的关系,因此具体到不孕症的治疗上,只要我们在临床诊断和治疗上注重找出影响不孕的各层次网络间的关联点和病发点,许多不孕症的"不明原因"都会"水落石出",并能在治疗中取得满意的效果。

二、辨证与辨病

至于不明原因不孕症的界定,存在不同观点,主要取决于不孕的检查。排卵监测、精液分析、输卵管通畅实验三项检查是意见比较一致的标准检查程序。通过以上检查,而未发现异常的,诊断为不明原因性不孕症。

患者检查后并符合以下条件:月经周期规则,基础体温呈双相,采用阴道 B 超连续监测有正常排卵,子宫输卵管造影显示双侧输卵管通畅而且子宫形态正常,生殖内分泌六项基础值正常,男方精液检查未见异常,夫妇抗精子抗体等免疫检查呈阴性。

1. 基础体温 BBT 双相　测定基础体温可以了解有无排卵并能估计排卵日期,了解黄体功能,对不孕妇女的诊断治疗及疗效观察都很重要。确定排卵日能够帮助夫妻选择性进行性生活以达到怀孕的目的。对于不孕者,基础体温可以作为治疗时的观测指标,在治疗后也可通过基础体温的情况观察治疗效果。排卵后产生的孕激素作用于体温中枢能使体温升高。测定基础体温的方法:每日清晨醒后,立即用口表所测之体温为基础体温。将此体温记录于表格内并绘成基础体温曲线,供了解卵巢的功能。一般需连续测量 3 个月以上。有排卵的基础体温呈双相型,即在排卵前体温略低,排卵后体温上升 0.3～0.5℃。如未妊娠,则于月经前体温下降。如为早孕,则体温不下降,持续在 37℃左右。无排卵周期中的基础体温始终处于较低水平,呈单相型。

2. 月经周期规则,黄体期≥12 天　月经是女性在整个生殖生命中周期性的阴道排血或子宫出血。每隔一个月左右，子宫内膜发生一次增厚，血管增生、腺体生长分泌以及子宫内膜崩解脱落并伴随出血的周期性变化，这种生理上的循环周期就叫做月经周期。月经是由下丘脑、垂体和卵巢三者生殖激素之间的相互作用来调节的，在月经周期中的月经期和增殖期，血中 E_2 和 P 水平很低，从而对腺垂体和下丘脑的负反馈作用减弱或消除，导致下丘脑 GnRH 的分泌增加，继而导致腺垂体分泌的 FSH 和 LH 增多，因而使卵泡发育，E_2 分泌逐渐增多。此时，E_2 又刺激子宫内膜进入增殖期。随着卵泡的发育、优势卵泡成熟，分泌的 E_2 达到高峰，在少量 P 的协同下，形成对下丘脑和垂体的正反馈，垂体释放 FSH、LH 高峰，尤其是 LH 导致卵泡最后成熟和排卵。排卵后卵巢转入黄体期，此期中 E_2 与 P 水平均升高。这对下丘脑和腺垂体产生负反馈抑制加强的作用，因而使 FSH 和 LH 水平下降，导致黄体退化，进而 E_2 和 P 水平降低。子宫内膜失去这两种激素的支持而剥落、出血，即发生月经。此时，E_2 和 P 的减少，又开始了下一个月经周期（图 16-1）。说明月经周期规则是妊娠的必备条件。

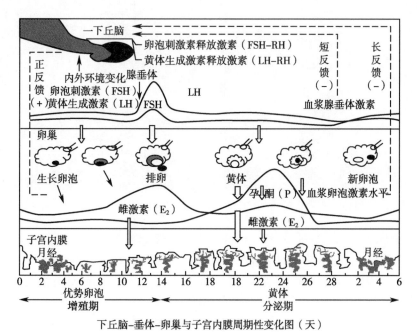

下丘脑-垂体-卵巢与子宫内膜周期性变化图（天）

图 16-1　下丘脑 - 垂体 - 卵巢及子宫内膜周期性变化图

3. 阴道 B 超连续监测有正常排卵　卵子是女性的生殖细胞，每个月由一侧的卵巢产生一个卵子。卵子必须成熟以后才能从卵巢中排出。每次月经周期中成熟卵泡逐渐靠近表面并破裂，内含的成熟卵细胞与其周围的放射冠等一起被排入腹腔，这一过程称为排卵。一个妇女一生约排出 400 个卵子，最多也不过 500 个卵子。卵子一般的存活时间为 12～24 小时，也有报道称卵子可以存活 36 小时。在对不孕患者进行阴道 B 超监测卵泡发育情况中发现，部分不明原因不孕患者表现为小卵泡排卵，即卵泡在平均径线未达 18mm 时就出现 LH 峰，并排卵（图 16-2）。卵泡发育不全是不明原因性不孕可能的原因之一：垂体促性腺激素分泌不足或提前出现 LH 峰时，使得卵泡不能继续发育，E_2 水平低。卵泡发育不良导致受孕能力下降，从而引起不孕。

成熟卵子受精是妊娠的开始，因此，能够连续监测到正常排卵是妊娠的关键。女性不孕症中排卵障碍的发生率为 29.78%。排卵障碍原因较复杂，可分为：①下丘脑 - 垂体 - 卵巢轴功能紊乱：包括下丘脑、垂体器质性病变或功能障碍。②卵巢病变：如先天性卵巢发育不良、多囊卵巢综合征、卵巢早衰、卵巢功能性肿瘤、卵巢不敏感综合征等。③肾上腺及甲状腺功能异常也能影响卵巢功能。监测方法：采用彩色多普勒超声诊断仪，包括腹部超声、阴道超声两种，在卵泡监测上阴道超声价值最大。这是因为经阴道超声监测卵泡情况时不需要充盈膀胱，探头更接近卵巢。因此，在观察卵泡的边界、形态上阴道超声明显优于腹部超声，测量更加准确。月经来潮第 9 天左右开始测卵泡发育，开始 3 日一次 B 超监测，当卵泡平均径线达 15mm 时可隔日 B 超监测，在排卵前卵泡成熟，直径 17～25mm，排卵后卵泡消失，连续监测可见在排卵前卵泡不断长大，当最大的卵泡消失时，提示发生排卵（图 16-3）。此方法可靠，但需连续监测。

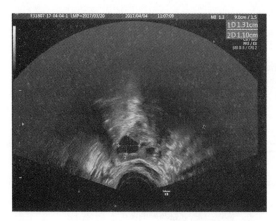 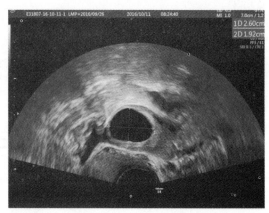

图 16-2　小卵泡，尿 LH(＋)日卵泡径线＜18mm　　　图 16-3　大卵泡，尿 LH(＋)日卵泡径线≥18mm

4. 子宫输卵管造影（HSG）示双侧输卵管通畅　输卵管阻塞或者输卵管通而不畅约占女性不孕因素的 1/2。慢性输卵管炎（淋病奈瑟菌、结核分枝杆菌、沙眼衣原体等）引起伞端闭锁或输卵管黏膜破坏，可使输卵管完全阻塞，导致不孕。另外，输卵管发育不全、盆腔炎性疾病后遗症、子宫内膜异位症也可导致输卵管性不孕。

子宫输卵管造影术：是通过导管向宫腔及输卵管注入造影剂，行 X 线透视及摄片，根据造影剂在输卵管及盆腔内的显影情况了解输卵管是否通畅、阻塞部位及宫腔形态，且具有一定的治疗作用。

5. 生殖内分泌六项基础值正常　通过测定性激素水平可以了解女性内分泌功能和诊治与内分泌失调相关的疾病。常用的性激素六项包括卵泡刺激素（FSH）、黄体生成激素（LH）、雌二醇（E_2）、孕酮（P）、睾酮（T）、催乳激素（PRL）。监测方法：激素水平的测定一般抽取外周血进行，检查最好在月经来潮后的第 2～3 天，空腹采血，这一段时间属于卵泡早期，可以反映卵巢的功能状态。但对于月经长期不来潮而且又急于了解检查结果者，则随时可以检查。

6. 男方精液检查正常　在不孕因素中，男方因素占 30%～40%。性功能正常，先天或后天原因所致精液异常表现为无精、弱精、少精、精子发育停滞、畸精症或精液液化不全等。采集精液前必须停止性生活 2～7 天，还应禁烟酒，忌服对生精功能有影响的药物等。采精时间以晨起为佳。

7. **夫妇双方免疫检查阴性**　免疫性不孕症占不孕症患者中的10%～30%,其中包含有抗精子抗体、抗子宫内膜抗体、抗卵巢抗体、抗心磷脂抗体、抗透明带抗体。而临床上最多见的则为抗精子抗体产生所导致的免疫性不孕。1954年医生们发现在不育男性血中存在一种“精子凝集素”,后来被人证实这就是抗精子抗体。经过大量临床测定,发现在5%～10%的不育男性的血液和精浆中确实存在精子凝集抗体和精子制动抗体。当把具有抗精子抗体的血清和精浆与正常精子混合,精子会发生凝集现象,或者在补体存在情况下,这种血清和精浆可以使游动的精子活动停止。抗精子抗体的滴度越高,精子发生凝集和停止运动的现象越明显。我们可以想象,当精子凝集成团或者停止了向前运动,如何能与卵子相会呢?另外,有些人抗精子抗体的滴度并不高,表面上看精子凝集现象并不严重,精子活动率也不低,可实际上在精子表面已包裹上一层抗精子抗体,妨碍了精卵的结合。有人认为不明原因性不孕症的主要因素是免疫学因素,免疫性不孕属于功能性不孕,其中的抗精子抗体是最主要因素。人类精子具有抗原性,可作为自身或同种抗原刺激机体产生免疫应答,正常的精浆中存在免疫抑制因子,并且女性生殖道内酶系统,具有降解精子抗原的能力,能保护精子进行受精而不产生抗精子抗体。正常机体的血清中不应检出抗精子抗体,如果出现则为异常。如果精浆中缺乏免疫抑制因子,或女性生殖道内的酶系统缺陷,或月经期、生殖道损伤时接触精子,该精子就作为抗原进入血液循环引起免疫反应,产生抗精子抗体,造成不孕。

检查方法:采用血、精液、宫颈黏液可检测抗精子抗体、抗透明带抗体以及抗子宫内膜抗体、抗卵巢抗体等所致的免疫性不孕症。对抗精子抗体免疫还可做精子凝集试验、精子制动试验和性交试验作出诊断。

此外,男性配偶精液检查3次均正常,性交频率适当。同时,还应做一些近年开展的不孕症检查项目,如精子-卵细胞穿透试验,排除夫妇双方生殖道支原体及解脲脲原体亚临床感染;B超系统检查排除卵泡未破裂黄素化综合征以及白细胞抗原HLA(组织相容性抗原)试验等。

8. **腹腔镜检查**　目前,腹腔镜检查是WHO推荐的最常用的女性不孕检查方法之一。腹腔镜下输卵管通液术更是判断输卵管损伤和闭锁的金标准。腹腔镜可直视子宫、双侧附件的形态及盆腔的整体情况,除可以确诊输卵管性病变外,还可以发现临床漏诊的其他盆腔病变,更直观的寻找到不孕的病因,这是其他检查方法所不能比拟的(书后彩图4)。许多资料显示,近年来,随着盆腔感染率的不断上升,特别是性传播疾病的增多,输卵管性不孕症患者不断增多。如淋球菌、沙眼衣原体、支原体等性传播疾病的感染造成输卵管黏膜炎性充血、纤毛细胞损伤,输卵管管腔粘连,输卵管伞端闭锁或形成积水,引起输卵管阻塞,影响受孕。也可对轻度盆腔子宫内膜异位症做出诊断,由此可见,及时准确的诊断病因,找到积极正确的治疗方法显得尤为重要。

随着现代高科技的发展,仪器和器械不断改进,腹腔镜技术正在不断地完善与进步。腹腔镜技术主要适用于输卵管远端阻塞,如输卵管伞端积水、狭窄、积脓、伞端与周围组织的粘连等以及辅助生殖技术前的辅助治疗。其优越性在于放大手术视野,使手术部位更加清晰可辨,能全面、准确地观察到整个盆腔的情况。可以对患者的病情进行全方位的评估,从而制订出合理、个体化的治疗方案。

9. **宫腔镜检查**　宫腔镜的优势在于对输卵管近端病变的患者治疗作用明显,其可直视子宫腔的形态、及时发现宫腔内的病理改变及输卵管开口的情况。但对输卵管远端的病变的诊断及治疗作用不明显。

10. 宫颈黏液性状的检查 一般在排卵期可观察到宫颈黏液的改变，并可取宫颈黏液做镜检，看羊齿状结晶，了解黏液是否利于精子穿透，进入宫颈。

11. 妇科检查和 B 超检查 超声检查是目前妇科临床上常用的一种无痛、安全、便捷的检查方法，可发现被忽视的子宫发育不良。在输卵管性不孕症的诊断中，仅患者出现明显积液时才有提示，对其他原因引起的输卵管阻塞无明确诊断意义，且容易与盆腔的其他包裹性积液相混淆。

12. 全面采集病史 可发现精神、心理因素对内分泌功能、生殖细胞的影响，通过必要的进一步检测，可找到多数"不明原因不孕症"的相关病因，然后根据病因做治疗，才能提高妊娠率。

三、辨病与辨证结合治疗

（一）中医辨证论治

适用于排卵、输卵管功能以及精液等各项指标正常，而不孕原因又无法解释者。本治法 1 个月为一个疗程，可连续治疗 3 个疗程。

不明原因的不孕症患者中医病机为肾气亏虚和冲任二脉失调，肾阳不足、脾气虚弱、肝肾阴亏虚、肝气郁结、瘀血内阻、痰湿壅滞等因素致精血受扰，胞宫纳精无力，气血不畅，精子行进受抑，甚至凝集难动，精卵难以结合而导致不孕。

1. 中草药治疗

（1）肾阳亏虚型

主要证候：婚久不孕，畏寒肢冷，腰酸，神疲乏力，带下清冷，性欲淡漠，舌淡，苔白润，脉沉弱。

治疗法则：补肾助阳，化湿固经。

方药举例：温胞饮加减（《傅青主女科》）。

（2）脾肾阳虚型

主要证候：婚久不孕，原因不明，精神疲倦，面色苍白或黧黑，头晕耳鸣，腰膝酸软，性欲冷淡，口淡不渴，腹胀纳少，小腹冷痛，小便清长，夜尿频多，畏寒肢冷，舌淡胖或边有齿痕，苔白滑，脉沉无力。

治疗法则：温肾助阳，健脾化湿。

方药举例：毓麟珠（《景岳全书·妇人规》）

（3）肝肾阴虚型

主要证候：婚久不孕，原因不明，五心烦热，两颧潮红，烦躁易怒，阴部干涩灼痛，白带量少，舌红，苔少，脉细数。

治疗法则：滋补肝肾，调理冲任。

方药举例：养精种玉汤（《傅青主女科》）。

（4）肝郁气滞型

主要证候：婚久不孕，原因不明，胸胁胀痛，烦躁易怒，腰酸，尿频，性欲淡漠，舌红，苔黄，脉弦数。

治疗法则：疏肝解郁，理血调经。

方药举例：开郁种玉汤（《傅青主女科》）。

（5）痰湿蕴阻型

主要证候：婚久不孕，原因不明，形体肥胖，经期延后，甚或闭经，带下量多，质黏稠，面色苍白，头晕心悸，胸闷泛恶，苔白脉滑。

治疗法则：燥湿化痰，理气调经。

方药举例：苍附导痰汤加减（《叶天士女科全书》）。

（6）瘀血内阻型

主要证候：婚久不孕，原因不明，少腹两侧或一侧作痛，经期加剧，月经后期量少，血色紫黯有块，舌质紫黯或边有瘀点，脉细弦。

治疗法则：活血化瘀，调理冲任。

方药举例：少腹逐瘀汤加减（《医林改错》）。

2．中成药治疗

（1）金匮肾气丸：每次 4～5g，每日 2 次；暖宫孕子丸每次 3g，每日 3 次；坤灵丸每次 15 丸，每日 2 次；龟鹿补肾丸每次 6～12g，每日 2 次。适用于肾阳亏虚证。

（2）逍遥丸：每次 3g，每日 3 次。适用于肝郁气滞证。

（3）附子理中丸：每次 3～4.5g，每日 3 次。适用于脾肾阳虚证。

（4）杞菊地黄丸：每次 3g，每日 3 次。适用于肝肾阴虚证。

（5）桂枝茯苓丸：每次 6g，每日 1～2 次。适用于痰湿蕴阻证。

（6）当归片每次 1.8～2.4g，每日 3 次。适用于瘀血内阻证。

3．外治法

（1）中药外敷：治疗以活血化瘀，温经通络为主。可用于伴痛经、胞宫虚寒者。药物组成：丹参、当归、川芎、蒲黄、五灵脂、香附、穿山甲、路路通、肉桂、通草，水煎 2 次，取 500ml 分 2 次口服，药渣趁热布包敷下腹部，药渣变凉后再蒸热续敷，共敷 30～60 分钟，于月经第 5 天开始用药，每天 1 剂，连用 10～15 天为 1 个疗程，治疗 3～6 个疗程。

（2）中药保留灌肠：治疗以理气活血，温经通络为主，可用于伴少腹疼痛、盆腔积液者。香附、丹参、赤芍、桃仁、红花、川芎、当归、连翘、小茴香、路路通、皂角刺、炮山甲、甘草。1 天 1 剂，水煎取药液 100ml，保留灌肠，每晚 1 次，连用 10 天。药渣装入布袋，加适量白酒，蒸 15 分钟，热敷少腹部 30 分钟，1 天 2 次，2 天更换 1 袋，连用 20 天，经期停用。

4．针灸治疗

（1）体针：辨证取穴，肾阳亏虚证取神阙、关元、气海、命门、肾俞、足三里；脾肾阳虚型：关元、脾俞、肾俞、足三里；肝郁气滞证取肝俞、太冲、阳陵泉、胞门、子户、气穴；肝肾阴虚取肝俞、肾俞、胞门、子户、三阴交；痰湿蕴阻证取中脘、脾俞、丰隆、子户、子宫。平补平泻。

（2）耳针：选耳穴肺、口、皮质下、内分泌、卵巢，以王不留行籽贴压耳穴，均 5 天更换 1 次。以达补肾调理冲任、调节内分泌之作用。

（3）电针：取气海、关元、水道、三阴交、中极等为主穴，提插手法至得气后使用电针，留针 20 分钟起针。疏通经脉，调节冲任气血，补肾疏肝健脾，提高生育功能的目的。

（4）艾灸：处方：神阙、中脘、气海、关元、脾俞、肾俞、足三里、三阴交、血海、地机，月经来潮前 1 周内开始治疗，经至时停止治疗，共治疗 5 个月经周期，每日 1 次，一次 2～4 穴。

肾阳亏虚型：神阙、关元、肾俞、足三里；脾肾阳虚型：关元、脾俞、肾俞；肝肾阴虚型：肾俞、足三里、三阴交；痰湿蕴阻型：脾俞、肾俞、足三里；瘀血内阻型：三阴交、血海、地机。

根据药效学研究，中医药、针灸治疗可改善卵泡质量与内膜容受性；改善黄体功能；调整免疫应答，提高封闭抗体效应；改善血栓前状态；控制子宫肌瘤，舒缓子宫平滑肌而预防子宫腺肌病、子宫内膜异位症等的发生，以此来提高受孕几率。

（二）辨证联合西医治疗

对原因不明性不孕症的治疗原则是通过增加每个周期中能够受精的卵子数，增加胚胎的着床率，提高妊娠机会。主要通过两个途径，即刺激卵泡发育，增加排卵数，以及将精子送到离成熟卵泡最近的地方。

1. 诱发排卵　常用的药物有：氯米芬、来曲唑、HMG、GnRH-a 和 HCG。

（1）氯米芬（克罗米芬）：通过在下丘脑垂体水平竞争性结合雌激素受体，使 FSH 和 LH 分泌增加，卵泡募集增多。对有排卵者，则可促进卵泡的发育，刺激 LH 峰和排卵。一般为 50～100mg 从周期第 3 或第 5 天开始，连服 5 天，卵泡达直径 17mm 后 24～36 小时，注射 HCG 5000～10 000IU 以促发排卵。

（2）来曲唑：用于促排卵的最佳剂量尚不确定。单一应用时，可连续用药，也可单剂量用药；也可与 Gn 联合用药。单一连续用药，一般于月经周期第 3 天开始，连用至月经周期第 7 天，与氯米芬的 5d 方案相似，使用剂量为 2.5～7.5mg/d。单剂量用药，一般在月经周期第 3 天单次口服 20mg，其优点是可使芳香化酶抑制剂的浓度在早卵泡期更高，作用更强，由于来曲唑半衰期短，在排卵期已基本代谢完全，所以更安全，同时也更简单方便。来曲唑也可与 Gn 联合使用，常用方案有序贯方案和叠加方案。续贯方案为月经周期第 3～7 天用来曲唑，周期第 7 天加用 FSH/HMG 至使用 HCG 日。与氯米芬比较，除无抗雌激素作用、使宫颈黏液质量差、子宫内膜薄、卵泡未破裂黄素化、致高排卵率低妊娠率外，妊娠丢失的发生率也低。与 Gn 联合用药是在月经周期第 3 天即加用 FSH/HMG 至 HCG 日。来曲唑与 Gn 合用可以减少 Gn 用量，增加卵泡数。

来曲唑促排卵作用的机制主要有两个方面：①在中枢：来曲唑通过抑制芳香化酶的活性，阻碍雄激素向雌激素的转化，降低机体内雌激素水平，从而解除了雌激素对下丘脑和垂体的负反馈作用，使内源性促性腺激素分泌增加，促进卵泡的发育和排卵。②在外周：卵泡内雄激素浓度的增加可以使卵巢呈暂时性可逆地多囊卵巢状态，增加了卵泡对 FSH/HMG 的敏感性。同时卵巢内的雄激素可促进早期卵泡发育，在对灵长类动物研究中发现，雄激素可以促进膜细胞和颗粒细胞增生并抑制其凋亡，从而使窦前卵泡和窦状卵泡数目增加，该作用主要通过雄激素受体的调节实现。因为在早卵泡期颗粒细胞中的雄激素受体比成熟卵泡高数倍，其基因表达水平也更高。雄激素水平上升，卵泡内胰岛素样生长因子 I（IGF-1）增加，协同其他内分泌和旁分泌因子增加 FSH 促进卵泡募集发育的作用。

（3）HMG：内含 FSH 和 LH 各 75IU，可促进更多的卵泡发育成熟，常与氯米芬联合应用，可增加卵泡的募集，HMG 促进卵泡的成熟，两者联合应用可减少 HMG 的用量。常用的方法为：从月经第 3 天开始，每日肌注 1～2 支。用药期间应通过 E_2 测定和 B 超严密监测卵泡发育，当卵泡直径达 17mm 或以上，即可停用 HMG。HMG 应用可易致 OHSS 和多胎妊娠等并发症。轻度 OHSS 的发生率为 31%～60%，重度占 0.25%～18%。在治疗原因不明性不孕症中的 OHSS 一般为轻度，且发病率较低，约 7%。在用药过程中，要严密随访以免发生 OHSS。多胎妊娠率 20%～30%，其中绝大多数为双胞胎。

（4）GnRH-a：其初始作用与天然 GnRH 相似，可以促发 LH 峰式分泌，随后垂体内储存的 GnRH 受体减少，GnRH 受体降调节。停药后 7～14 天可恢复 LH 峰。GnRH-a 的初始作用有利于卵泡的募集，以后可被 HMG 促进发育，在无 LH 峰的影响下，可按计划用外源性 HCG 控制排卵。GnRH-a 可经皮下或喷鼻给药，其在血清中的半衰期为 80 分钟，64% 由尿中排泄，12% 由胆汁、24% 未经代谢由尿中排出。

（5）溴隐亭：有利于促进排卵，特别对高催乳素血症效果好，在治疗原因不明性不孕症中，经与安慰剂比较，两组的效果相近。

2. 人工授精

（1）单纯人工授精：人工授精在原因不明性不孕症中的作用系造成精子与卵子更加接近的机会，可克服潜在性精子活动障碍。一次人工授精治疗原因不明性不孕症的成功率与择期性交相近。据 Brooks 报道，通过超声介导或宫腔镜，直接将精子放入输卵管，比较自然周期与诱发排卵周期人工授精的妊娠率，发现单纯人工授精对自然周期并无提高妊娠的效果。目前普遍采用的是精子优化、诱发排卵和经宫颈行宫腔内受精（IUI）。

（2）HMG＋IUI：Serhal 报道单用 HMG 与 HMG＋IUI 的妊娠率无差别，但按 Odds 比计算，则 HMG＋IUI 的妊娠率增高。欧洲报道比较了大样本各种人工授精方法在治疗原因不明性不孕症中的效果，认为 HMG、IUI＋HMG、GIFT、IVI-ET 及直接经腹腔内人工授精（DIPI）等的妊娠率相近，但目前普遍认为 HMG＋IUI 是一种有希望的治疗方法，对其确切的疗效尚需进一步验证。

（3）体外受精 - 胚胎移植（IVF-ET）：IVF-ET 用于治疗不明原因性不孕症已有十多年的历史，有报道 IVF-ET 与配子输卵管内移植（GIFT），共治疗女性不明原因性不孕症 1042 个周期，临床妊娠 184 例，妊娠率为 17.7%，其中 GIFT 妊娠 126 例，IVF＋ET 妊娠 58 例，149例分娩，分娩率为 14.3%。妊娠率与随访时间相关，治疗后第一个月 IVF-ET、GIFT 和 HMG 的妊娠率无显著性差异，随访第二周期出现差别，三者的妊娠率分别为 GIFT 28.0%，IVF-ET 25.0%，HMG 15.2%，IVF-ET 与 GIFT 的妊娠率明显高于 HMG。

原因不明性不孕症，经其他辅助生育方法及时治疗无效者，特别是控制性卵巢刺激治疗＋宫腔内人工授精后仍未能获得妊娠的患者，可行 IVF-ET 治疗。此外，IVF 在作为治疗手段的同时，对某些患者而言也可有诊断的意义，IVF 过程中可以发现患者可能存在配子内在的缺陷或受精障碍，表现为不受精或反复的低受精率、胚胎分裂减慢和碎片过多，对不明原因不孕症患者治疗主张先从简单、价廉的治疗开始，如无效则行复杂、昂贵的辅助生育技术。

（4）控制性卵巢刺激治疗＋宫腔内人工授精：控制性卵巢刺激治疗与宫腔内人工授精联合应用可使原因不明不孕症的周期妊娠率达 8%～33%，此值接近正常夫妇的周期自然妊娠率（22%～27%），是目前最常用的方法。

3. 免疫异常的处理

（1）避孕套：减少精子暴露在女性体内与精子抗体接触，而避免精子凝集与制动，一般采用避孕套，6 个月后滴定度下降，每 3 个月复查一次滴定度，至正常为止，妊娠率为 57%。

（2）免疫抑制：甲泼尼龙（甲基强的松）60～100mg/d，自月经周期最后一周开始至下一周期的第 2 周为止，也可用泼尼松（强的松）15mg/d，90 天，副反应较重。

（3）精子洗涤 + 宫腔内受精：理论上通过洗涤可将抗原及抗体洗去，但洗涤后并不能提高妊娠率。对精子穿透宫颈黏液有障碍者，洗涤后做 IUI 可有助于妊娠。

（4）IVF-ET、GIFT 等助孕技术：妊娠率与其他指征相同。GIFT 通过宫颈移植较好，因多移植在输卵管近侧端，不致受精子制动的影响。

原因不明性不孕症治疗流程见图 16-4。

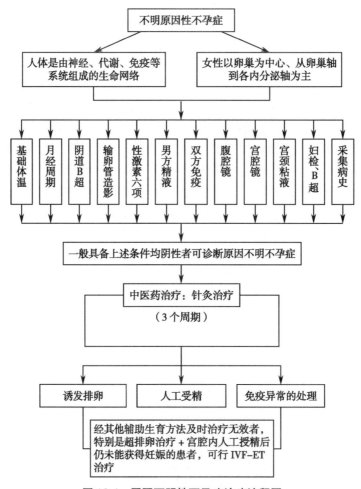

图 16-4　原因不明性不孕症治疗流程图

（武权生）

第十七章

监测排卵与指导同房

随着监测排卵的方法不断发展完善,其准确性大大提高。临床医生能够根据监测结果帮助患者选择更恰当的同房时机,增加受孕几率,因此监测排卵和指导同房是治疗不孕症的重要手段。依据患者当月是否应用促排卵药物,可将监测排卵分为自然周期监测排卵和药物促排卵周期监测排卵两类。

一、监测排卵与指导同房

(一)监测排卵的方法

对月经周期规律且有自发排卵的女性,可在自然月经周期中根据月经周期天数、宫颈黏液评分、基础体温测定、血或尿 LH 水平及阴道 B 超监测卵泡发育等判定其排卵情况。药物促排卵周期监测排卵的患者则根据其用药情况,采用阴道超声结合血 E_2、LH 水平或尿 LH 测定预测排卵时间。

1. 月经周期 育龄女性的正常月经周期为 21～35 天,平均月经周期为 28 天。当月经周期为 28 天时,排卵发生于月经的第 13～15 天。有些女性在月经周期中期可能出现与排卵有关的下腹痛。

2. 基础体温测定 在月经周期的卵泡期,基础体温相对较低,在排卵期由于孕酮的产生,体温升高 0.3～0.5℃,并维持高温至少 11 天,呈双相型。一般认为体温双相的转换日或之前 1 天是排卵日。

3. 宫颈黏液评分 通常采用 Billings 评分法,根据黏液量、拉丝度、结晶及宫口开闭情况客观地评价宫颈黏液。卵泡早期黏液是浓稠浑浊的,接近排卵期时黏液变得丰富,光滑透明而有弹性,持续 2～3 天,利于精子通过;排卵后,宫颈黏液再次变得黏稠。

4. LH 水平的测定 当卵泡直径达 18mm 或以上时,可检测血中 LH 水平以判断是否出现 LH 峰,自然周期血 LH 峰出现后 24～36 小时排卵。临床中也常应用尿排卵试纸测定尿 LH 峰来预测排卵,从月经周期的第 11 天开始检测直到排卵,一般尿 LH 峰后 12～24 小时排卵。此方法简单、价格低廉、可自行监测。

5. 超声监测 近年来随着 B 型超声技术的发展,B 超不仅应用于观察卵巢、子宫或盆腔中的病变,还应用于月经周期中动态观察卵泡的发育及子宫内膜的变化。妇产科超声检查中常用腹部探头和阴道探头。由于腹部探头监测排卵时需充盈膀胱,使患者感觉不适,且腹壁脂肪及以往手术遗留下的瘢痕中的胶原组织均可减弱声波造成假象,特别是盆腔粘连时,深在盆腔内的卵巢不易发现。而阴道 B 超探头接近盆腔器官,不需充盈膀胱,可以较准确地观察卵泡发育、子宫内膜厚度及特点,因此目前常用的为阴道超声。卵泡在发育过程中,体积逐渐增大,排卵前卵泡壁变薄,卵泡内充满液体,通常在卵泡直径达 18～25mm 时排卵。排卵的超声表现为:①卵泡完全消失。②卵泡明显缩小,壁塌陷,一般持续时间少于 1 分钟,但部分情况下最长可持续 1 小时。缩小的卵泡中出现中等水平回声时,似血体形成。③子宫直肠陷凹有少量液体。超声下子宫内膜类型:① A 型,呈三线型,即在子宫中心纵切面有三条线形强回声;② B 型,内膜与周围肌层等回声,中线回声可见但不强;③ C 型,内膜与周围肌层相比为均匀的强回声。A、B 型内膜达到 8mm 以上时妊娠率较高。

(二)指导同房的时机

一般来说,排卵后卵子可存活 24 小时,精子排出后在体内可存活 48 小时。当优势卵泡直径达 18mm 以上且出现尿 LH 峰时,则 LH 峰后 12～24 小时同房一次;当优势卵泡直径达 18～20mm,仍无 LH 峰出现时,可注射 HCG 5000U～10 000U,嘱患者在注射后 36 小时左右同房一次。

二、诱导排卵

对于有排卵障碍、不明原因不孕的患者,可采用药物诱导排卵。诱导排卵一般以单卵泡或少数卵泡发育为目的。对诱导排卵的适应证、禁忌证的掌握和不同方案的选择及对并发症的防治,是诱导排卵最重要的内容。

(一)诱导排卵适应证和禁忌证

1. 适应证 ①有生育要求但持续性无排卵或稀发排卵的不孕患者,常见为多囊卵巢综合征(PCOS)及下丘脑性排卵障碍;②黄体功能不足;③因排卵障碍(卵泡发育不良)导致的不孕和复发性流产;④其他:如配合宫腔内人工授精(IUI)治疗、不明原因不孕症、轻型子宫内膜异位症(EMs)等。

2. 慎用于以下情况 ①卵巢早衰(POF)或卵巢促性腺激素抵抗综合征;②急性盆腔炎症或者严重全身性疾病不适合妊娠者;③盆腔炎性疾病后遗症造成双侧输卵管阻塞;④先天性生殖道畸形或发育异常,如先天性无阴道、无子宫或始基子宫等;⑤对诱导排卵药物过敏或不能耐受者;⑥男方无精子症,暂无供精标本可提供者;⑦其他:如男方重度少弱精子症或女方性质不明的卵巢囊肿、肿瘤和其他雌激素依赖性恶性肿瘤患者(如乳腺癌、子宫内膜癌、宫颈癌等)等。

(二)诱导排卵常用药物及方案

1. 枸橼酸氯米芬(clomiphene,CC,克罗米芬) CC 可通过竞争性占据下丘脑雌激素受体,干扰内源性雌激素的负反馈,促进黄体生成激素(LH)与促卵泡生成激素(FSH)的分泌增加,刺激卵泡生长,卵泡成熟后,雌激素的释放量增加,通过正反馈激发排卵前促性腺激素(Gn)的释放达峰值而排卵。CC 还可直接作用于卵巢,增强颗粒细胞对垂体促性腺激素的敏感性和芳香化酶的活性。

自月经周期第 3～5 天开始,推荐起始剂量为 50mg/d,连用 5 天;如卵巢无反应,第二周期逐渐增加剂量(递增剂量 50mg/d),最大剂量不超过 150mg/d。其他用法:单用 CC 诱发排卵失败者,建议根据患者情况联合应用 CC 及外源性 Gn、或合并应用二甲双胍、低剂量糖皮质激素等来诱导排卵。主要用于:① PCOS:推荐 CC 作为 PCOS 一线促排卵治疗药物。CC 促排卵妊娠多发生于治疗最初的 3～6 个月,超过 6 个月连续应用治疗失败则不再推荐使用 CC;CC 成功促排卵 3～4 个周期仍未妊娠,建议进一步检查或治疗;合并轻微男方因素时,建议诱导排卵配合宫腔内人工授精治疗。②黄体功能不足：对于卵泡发育不良的黄体功能不足患者可试行 CC 诱导排卵。③因排卵不良导致的不孕：建议先纠正引起排卵不良相关内分泌及代谢因素后再配合使用 CC，可有效改善排卵不良状况，有助于促进怀孕。④其他：不明原因不孕症、EMsⅠ期或Ⅱ期等，研究显示 CC 有益于患者获得临床妊娠。

2. 芳香化酶抑制剂　芳香化酶抑制剂可阻断雌激素的产生，降低机体雌激素水平，解除雌激素对下丘脑 - 垂体 - 卵巢轴的负反馈抑制作用，导致 Gn 的分泌增加而促进卵泡发育；另外，芳香化酶抑制剂可在卵巢水平阻断雄激素转化为雌激素，导致雄激素在卵泡内积聚，从而增强 FSH 受体的表达并促使卵泡发育。卵泡内雄激素的蓄积可刺激胰岛素样生长因子 1（IGF-1）及其他自分泌和旁分泌因子的表达增多，在外周水平通过 IGF-1 系统提高卵巢对激素的反应性。

来曲唑（LE）为常用的芳香化酶抑制剂，自月经周期的第 2～6 天开始使用，推荐起始剂量为 2.5mg/d，连用 5 天；如卵巢无反应，第二周期逐渐增加剂量（递增剂量 2.5mg/d），最大剂量不超过 7.5mg/d；其他用法：LE 与 Gn 合并应用，增加卵巢对 Gn 敏感性，降低 Gn 使用量。主要用于：① PCOS：现有的 Meta 分析和 RCT 研究结果显示，LE 促排卵，患者活产率、排卵率、单卵泡发育率均优于 CC，多胎妊娠率低于 CC，出生缺陷无统计学差异，因此 LE 可能成为 PCOS 一线促排卵药物；②其他：对不明原因不孕症、EMsⅠ期或Ⅱ期，LE 的疗效尚不明确。

3. 促性腺激素（Gn）　包括尿源性人尿促性素（uHMG）、重组卵泡刺激素（rFSH）、重组促黄体生成素（rLH）、人绒促性素（HCG）等。自月经周期第 2～6 天开始，推荐 HMG 或 FSH 起始剂量不超过 75IU/d，隔日或每日肌内注射；应用 7～14 天卵巢无反应，逐渐增加剂量（递增剂量为原剂量 50% 或 100%），如有优势卵泡发育，保持该剂量不变，如应用 7 天仍无优势卵泡，继续递增剂量，最大应用剂量为 225IU/d。其他用法：Gn 可合并 LE 或 CC 使用，增加卵巢对 Gn 的敏感性，降低 Gn 用量。rLH 可以应用于低 Gn、卵巢反应不良、年龄较大的患者，配合其他 Gn 促排卵。HCG 一般用于对成熟卵泡的触发排卵，5000～10 000IU 肌内注射，模拟内源性 LH 峰值，可预测排卵时间。主要用于：①下丘脑 - 垂体中枢排卵障碍患者：建议 FSH 与 LH 同时参与促排卵。推荐 HMG 作为下丘脑 - 垂体中枢排卵障碍的首选用药，经济、有效、患者耐受性好；建议在促排卵前给予雌、孕激素序贯治疗预处理。② PCOS：Gn 作为 PCOS 二线促排卵方案用药，应用于 CC 抵抗患者；建议选择小剂量 FSH 递增方案；FSH 起始剂量 50～75IU/d；注射 FSH14 天卵巢无反应，逐渐增加 FSH 用量，7 天为一观察期；递增剂量约为前次剂量的 50%，可有效减少卵巢过度刺激，FSH 最大应用剂量不超过 225IU/d；FSH 促排卵治疗不建议超过 6 个排卵周期。③黄体功能不足：临床经验性应用 Gn 治疗黄体功能不足。④因排卵不良导致的不孕：建议先纠正引起排卵不良相关内分泌及代谢因素；应用 Gn 可有效改善排卵不良，但需充分评估患者的风险与获益后选择适宜的促排卵药物剂量。⑤其他：不明原因不孕症、EMsⅠ期或Ⅱ期，配合 IUI 治疗而有益于妊娠结局。

4. 应用促排卵药物的注意事项　包括多胎妊娠、OHSS、流产及卵巢肿瘤等。

5. 促排卵取消标准　诱导排卵时有 ≥3 枚优势卵泡（卵泡直径 ≥14mm），建议取消周期治疗。

（郝桂敏）

主要参考文献

1. 乔杰. 生殖医学临床诊疗常规 [M]. 北京：人民军医出版社, 2013.

2. 曹泽毅. 中华妇产科 [M]. 第2版. 北京：人民卫生出版社, 2004.

3. 张丽珠. 临床生殖内分泌与不育症 [M]. 第2版. 北京：科学出版社, 2006.

4. 邓晓慧. 生殖医学技术及其彩色图谱 [M]. 第2版. 济南：山东科学技术出版社, 2004.

5. 乔杰, 马彩虹, 刘嘉茵, 等. 辅助生殖促排卵药物治疗专家共识 [J]. 生殖与避孕, 2015, 35（4）: 211-223.

6. The Practice Committee of the American Society for Reproductive Medicine. Use of clomiphene citrate in infertile women: a committee opinion[J]. Fertil Steril, 2013, 100（2）: 341-348.

7. Liu Y C, Yang Y, Wei L I, et al. The Thessaloniki ESHRE/ASRM-Sponsored PCOS Consensus Workshop Group. Consensus on infertility treatment related to polycystic ovary syndrome[J]. Hum Reprod, 2008, 23（3）: 462-477.

8. Ray A, Shah A, Gudi A, et al. Unexplained infertility: an update and review of practice[J]. Reprod Biomed Online, 2012, 24（6）: 591-602.

9. Dunselman GA, Vermeulen N, Becker C, et al. ESHRE guideline: management of women with endometriosis[J]. Hum Reprod, 2014, 29（3）: 400-412.

10. Kamat A, Hinshelwood MM, Murry BA, et al. Mechanisms in tissue-specific regulation of estrogen biosynthesis in humans[J]. Trends Endocrinol Metab, 2002, 13（3）: 122-128.

11. Vendola KA, Zhou J, Adesanya OO, et al. Androgens stimulate early stages of follicular growth in primate ovary[J]. J Clin Invest, 1998, 101（12）: 2622-2629.

12. Giudice LC. Insulin-like growth factors and ovarian follicular development[J]. Endocr Rev, 1992, 13（4）: 641-669.

13. Arduc A, Gokay F, Isik S, et al. Retrospective comparison of cabergoline and bromocriptine effects in hyper-prolactinemia: a single center experience[J]. J Endocrinol Invest, 2015, 38（4）: 447-453.

14. Legro RS, Brzyski RG, Diamond MP, et al. Letrozole versus clomiphene for infertility in the polycystic ovary syndrome[J]. N Engl J Med, 2014, 371（2）: 119-129.

15. Yasmin E, Davies M, Conway G, et al. British FertilitySociety. 'Ovulation induction in WHO Type 1 anovulation: Guidelines for practice'.Produced on behalf of the BFS Policy and Practice Committee[J]. Hum Fertil（Camb）, 2013, 16（4）: 228-234.

第十八章

病理妊娠

第一节 先兆流产

先兆流产指妊娠 28 周前出现少量阴道流血,或阵发性下腹痛、腰背痛,而无妊娠物排出。妇科检查宫颈口未开,胎膜未破,子宫大小与停经月份相符。经休息或治疗后症状消失,可继续妊娠;若阴道流血量增多或下腹疼痛加剧,可发展为难免流产。

一、发病机制

1. 胚胎因素　胚胎或胎儿染色体异常是早期流产最常见的原因,占 50%～60%,而在中期妊娠流产中约占 1/3,在晚期妊娠流产中仅占 5%。染色体异常包括数目异常和结构异常。其中数目异常以三体居首,常见的有 13、16、18、21、和 22- 三体,其次为 X 单体。三倍体及四倍体少见。染色体结构异常主要有平衡易位、倒置、缺失、重叠及嵌合体等。除遗传因素外,感染、药物、放射线、高温、重金属、噪音等因素也可引起胚胎染色体异常。若发生流产,多为空孕囊或已退化的胚胎。少数至妊娠足月可能娩出畸形胎儿,或有代谢及功能缺陷。

2. 母体因素

(1) 全身性疾病:孕妇患全身性疾病,如严重感染、高热疾病引起子宫收缩,严重贫血、心力衰竭、血栓性疾病、慢性消耗性疾病、慢性肝肾疾病或高血压等,有可能导致流产。TORCH 感染虽对孕妇影响不大,但可感染胎儿导致流产。

(2) 生殖器官异常:子宫畸形(如子宫发育不良、双角子宫、双子宫、单角子宫、子宫纵隔等)、子宫肌瘤(如黏膜下肌瘤及某些肌壁间肌瘤)、子宫腺肌瘤、宫腔粘连等,均可影响胚胎着床发育而导致流产。宫颈重度裂伤、宫颈部分或全部切除术后、宫颈内口松弛等所致的宫颈机能不全,可引发胎膜早破而发生晚期自然流产。

(3) 内分泌异常:女性生殖内分泌功能异常(如黄体功能不全、高催乳素血症、多囊卵巢综合征等),甲状腺功能减退、糖尿病血糖控制不良等,均可导致流产。

(4) 强烈应激与不良习惯:妊娠期手术、直接撞击腹部、性交等不良刺激可致子宫收缩而导致流产,心理过度紧张、焦虑、恐惧、忧伤等精神心理创伤可导致流产,孕妇过量吸烟、酗酒,过量饮用咖啡、海洛因等毒品,以及长期大量应用镇静剂、免疫抑制剂均可导致流产。

(5) 免疫功能异常:包括自身免疫功能异常和同种免疫功能异常。前者主要发生在抗磷脂抗体、狼疮抗凝血因子阳性的患者,临床上表现为自然流产,甚至反复性流产,也可同时存在有风湿免疫性疾病（如系统性红斑狼疮等）；少数发生在抗核抗体阳性、抗甲状腺抗体阳性的孕妇。后者是基于孕妇属于同种异体移植的理论，母胎的免疫耐受是胎儿在母体内得以生存的基础。母胎免疫耐受有赖于孕妇在妊娠期间能够产生足够的针对父系人白细胞抗原（human leukocyte，HLA）的封闭性因子（blocking factors）。如夫妇的 HLA 相容性过大，可以造成封闭性因子缺乏，或自然杀伤细胞（NK cell）的数量或活性异常，均有可能是不明原因反复性流产原因。

3．父亲因素　有研究证实精子的染色体异常可以导致自然流产。但临床上精子畸形率异常增高是否与自然流产有关，尚无明确的依据。

4．环境因素　过多接触放射线和砷、铅、甲醛、苯、氯丁二烯、氧化乙烯等化学物质，均可能引起流产。

二、辨证与辨病

1．病史　应询问患者有无停经史与反复流产史，有无早孕发应，有无阴道流血及阴道流血量、持续时间，有无阴道流液及妊娠物排出，有无腹痛及腹痛的部位、性质、程度。了解有无发热、阴道分泌物性状及有无臭味等以协助诊断。

2．临床表现　先兆流产可发生在孕 28 周前的不同妊娠时期，主要临床表现为妊娠后出现阴道少量流血，或时下时止，或淋漓不断，根据流血量和积聚在阴道内的时间的不同，颜色可为鲜红色、深褐色或血性白带，有时伴有轻微下腹痛、腰背痛；检查发现子宫大小与停经周数相符，胚胎或胎儿存活，宫口未开，胎膜未破，无妊娠物排出。

3．体格检查　测量体温、脉搏、呼吸、血压。消毒外阴后行妇科检查，注意宫颈口是否扩张，羊膜囊是否膨出，有无妊娠物堵塞于宫颈内口。

4．辅助检查

（1）B 型超声检查：子宫大小与停经月份相符，妊娠囊正常，可见卵黄囊、胎芽或原始心管搏动，胚胎或胎儿存活。若妊娠囊形态异常或位置下移，预后不良。

（2）妊娠试验：临床多采用尿早早孕试纸条法，对诊断妊娠有价值。但此检查为定性检查，临床可出现假阴性的结果。为明确妊娠诊断及了解流产的预后，多采用血 HCG 的水平检测。正常妊娠 6～8 周时，血 HCG 值每日应以 66% 的速度增长，若 48 小时增长速度 <66%，提示妊娠预后不良。

（3）孕激素测定：测定血孕酮水平，判断妊娠黄体功能，能协助判断先兆流产的预后。

5．宫颈机能不全的诊断　对于不明原因的晚期流产，且分娩前或破膜前无明显宫缩，胎儿存活，应怀疑宫颈机能不全。非孕期妇科检查发现宫颈外口松弛明显，宫颈扩张器探查宫颈管时，宫颈内口可顺利通过 8 号扩张器；妊娠期，无明显腹痛而宫颈内口开大 2cm 以上，宫颈管缩短并软化，或者 B 型超声测量宫颈内口宽度 >15mm 均有助于诊断。

三、辨病与辨证结合治疗

（一）中医辨证治疗

先兆流产诊断为中医的胎漏、胎动不安，其辨证要点主要是抓住阴道出血、腰酸、腹痛、下坠四大症状的性质、轻重程度及全身脉证，以辨其虚、热、瘀及转归。四大症较轻而妊娠滑脉明显，检查尿妊娠试验阳性或 B 超胚胎存活者，治疗以补肾安胎为大法。根据不同的证型施以补肾健脾、清热凉血、益气养血或化瘀固冲。当病情发展,四大症加重而滑脉不明显,早孕反应消失,尿妊娠试验转阴,出现胎堕难留或胚胎停止发育时,当下胎益母。

胎漏、胎动不安的中医病机为冲任损伤、胎元不固,常见病因有肾虚、血热、气血虚弱和血瘀。既有单一的病机,又常有脏腑、气血、经络同病,虚实错杂的复合病机,如脾肾虚弱或肾虚血瘀,临证中必须动态观察病机的兼夹及其变化。

(1)肾虚证

主要证候:妊娠期阴道少量出血,色淡黯,腰酸、腹痛、下坠,或曾屡孕屡堕,头晕耳鸣,夜尿多,眼眶黯黑或有面部黯斑,舌淡黯,苔白,脉沉细滑尺脉弱。

治疗法则:补肾健脾,益气安胎。

方药举例:寿胎丸(《医学衷中参西录》)加减或滋肾育胎丸(《罗元恺女科述要》)。

(2)血热证

主要证候:妊娠期阴道少量出血,色鲜红或深红,质稠,或腰酸,口苦咽干,心烦不安,便结溺黄,舌质红,苔黄,脉滑数。

治疗法则:清热凉血,养血安胎。

方药举例:保阴煎(《景岳全书》)或当归散(《金匮要略·妊娠病脉证并治》)。

(3)气血虚弱证

主要证候:妊娠期少量阴道出血,色鲜红,质清稀。或小腹空坠而痛、腰酸,面色㿠白,心悸气短,神疲肢倦,舌质淡,苔薄白,脉细弱略滑。

治疗法则:补气养血,固肾安胎。

方药举例:胎元饮(《景岳全书·妇人规》)。

(4)血瘀证

主要证候:宿有癥积,孕后常有腰酸腹痛下坠,阴道不时出血,色黯红,或妊娠期跌仆闪挫,继之腹痛或少量阴道出血,舌黯红,或有瘀斑,脉弦滑或沉弦。

治疗法则:活血化瘀,补肾安胎。

方药举例:桂枝茯苓丸(《金匮要略》)合寿胎丸(《医学衷中参西录》)加减。

对症加减:腰痛明显,小便频数或夜尿多,加杜仲 20g、覆盆子 15g、益智仁 15g 加强补肾安胎、固肾缩泉之功;若小腹下坠明显,加黄芪 30g、升麻 12g 等益气升提安胎或高丽参另炖服;若阴道出血不止,加山萸肉 15g、地榆 15g、苎麻根 15g 固冲止血;若大便秘结,选加肉苁蓉 20g、熟地 24g、桑椹子 15g 滋肾增液润肠。

(二)中西医结合治疗

1. 卧床休息,禁性生活。

2. 对情绪高度紧张的患者,必要时给予对胎儿危害小的镇静剂,如苯巴比妥 0.03g,口服,3 次/日;或地西泮 5mg,2~3 次/日。

3. 黄体功能不全者,可肌内注射黄体酮注射液 10~20mg,每日或隔日 1 次,同时口服维生素 E。

4. 甲状腺功能减退者,可口服小剂量甲状腺片 0.03g/d。

5. 抗磷脂抗体阳性患者可在确定妊娠以后使用小剂量的阿司匹林 50~75mg/d 和(或)低分子肝素(5000IU,1~2 次/天,皮内注射)。

6. 对晚期先兆流产患者除卧床休息外,若出现宫缩,可酌情给予前列腺素抑制剂,口服吲哚美辛 25mg,3 次/日;或 25% 硫酸镁 16ml 加 5% 葡萄糖 100ml,30～60 分钟静滴以后,继之以 25% 硫酸镁 30ml 加 5% 葡萄糖溶液 500ml,以 1～2g/h 硫酸镁的速度静脉滴注,维持血镁浓度。静滴时须密切观察患者呼吸频率和尿量,定时监测膝反射;或盐酸利托君片,每次 10mg,每 2 小时一次,口服。24 小时后,若宫缩缓解,可改为每 4 小时一次。

7. 宫颈机能不全者,应在孕 14～18 周行宫颈环扎术,术后定期随诊,待分娩发动前拆除缝线。

先兆流产经积极治疗后,若阴道流血停止,B 超检查提示胚胎存活,可继续妊娠。若临床症状加重,B 超检查提示胚胎发育不良,HCG 持续不升或下降,表明流产不可避免,应终止妊娠。

第二节 异 位 妊 娠

异位妊娠是指胚胎种植在子宫体腔以外部位的妊娠,可发生于输卵管、卵巢、腹腔、阔韧带、子宫颈、子宫角、残角子宫等,以及近年来明显增多的剖宫产瘢痕妊娠。其中输卵管妊娠最为常见,约占 95% 以上。本节重点讲述输卵管妊娠。

输卵管是子宫角向两侧延展的一对黏膜肌性管道,长约 8～14cm,根据其组织结构和功能的不同被分为四段:间质部、峡部、壶腹部、伞部。输卵管壁由三层构成:外层为浆膜层,中层为肌层,内层为黏膜层,根据输卵管妊娠的部位不同可分为间质部妊娠、峡部妊娠、壶腹部妊娠和伞部妊娠。输卵管妊娠的发生部位以壶腹部最多,其次是峡部,伞部及间质部妊娠相对较少。本节主要介绍输卵管妊娠。

一、发病机制

1. 盆腔感染性疾病 盆腔感染性疾病导致的输卵管炎一直被认为是输卵管妊娠的主要病因。输卵管炎可分为黏膜炎和周围炎,黏膜炎致管腔皱褶粘连、管腔部分阻塞、纤毛定向摆动功能紊乱等,从而影响受精卵的运行;输卵管周围炎病变主要在输卵管浆膜层或浆肌层,造成输卵管周围粘连,使输卵管发生扭曲、僵直等,导致输卵管腔狭窄、部分阻塞或蠕动异常,影响胚胎的运行。

2. 自身或外源性内分泌激素失衡 正常输卵管黏膜细胞的纤毛活动和平滑肌活动均依赖于雌激素和孕激素的适当刺激,当这两种激素的比例改变就可导致输卵管运动和输送功能的失调,影响受精卵在输卵管中的输送。如应用大剂量雌激素事后避孕失败者,其输卵管节律收缩过强,黏膜分泌物过多,亦可增加输卵管妊娠发生的几率。

3. 胚胎异常和受精卵游走 正常情况下,为保障宫内妊娠的成功建立,着床前的胚胎可产生和释放一些特定的生物活性物质以促进胚胎和子宫内膜之间的互相识别,若这些活性物质表达异常,传递了错误信号,则可能诱发胚胎错误识别而种植于输卵管内;或卵子在一侧输卵管受精,经宫腔进入对侧输卵管后种植;或卵子游走于腹腔内,被对侧输卵管捡拾受精而种植在对侧输卵管,最终均可导致输卵管妊娠的发生。

4. 输卵管手术、输卵管发育不良或功能异常 输卵管手术史、输卵管过长、肌层发育差、黏膜纤毛缺乏等,均可增加输卵管妊娠发生的几率。

5. 其他 避孕失败、辅助生育技术的运用,也可使输卵管妊娠的发生率增加。

二、辨证与辨病

根据患者病史、临床表现和辅助检查，典型的病例容易确诊为输卵管妊娠。但输卵管妊娠破损（包括输卵管妊娠破裂和输卵管妊娠流产）之前，症状不明显，常易误诊、漏诊。须详细询问病史，严密观察病情变化，结合各项检查以协助诊断。

1. 病史　可有盆腔炎、不孕症等病史，或既往异位妊娠等病史。

2. 症状　输卵管妊娠未破损时，可无明显不适，或有停经，或有一侧下腹隐痛。若发生输卵管妊娠破损，则可出现较剧烈的下腹痛、晕厥与休克等症状。

（1）停经：多有停经史，也有少数患者无明显停经史。

（2）下腹痛：输卵管妊娠未破损时，可仅有一侧下腹隐痛。当输卵管妊娠破损时，可突发一侧下腹部撕裂样或刀割样的较剧烈疼痛，腹痛可波及全腹，甚至引起肩胛区放射性疼痛或胃脘部痛，常伴肛门坠胀感。

（3）阴道不规则流血：多见于停经后有阴道流血，量少，持续或间歇。个别患者可量多如月经量。

（4）晕厥与休克：输卵管妊娠破损时，急性大量腹腔内出血及剧烈腹痛，可出现晕厥和休克。晕厥和休克程度与腹腔内出血量及出血速度有关，而与阴道流血量不成正比。

（5）腹部包块：输卵管妊娠时可形成妊娠包块。当输卵管妊娠破损时，由于血液凝固并与周围组织或器官发生粘连也可形成包块。

3. 检查

（1）全身检查：输卵管妊娠未破损时，多无明显体征。输卵管妊娠破损后，腹腔内出血较多时，出现面色苍白，脉快而细弱，血压下降等；下腹部有明显压痛及反跳痛，以患侧为甚，但腹肌紧张不明显；叩诊可有移动性浊音。

（2）妇科检查：输卵管未破损时或可有宫颈举摆痛；子宫略增大，质稍软；一侧附件区可有轻压痛，或可扪及质软有压痛的包块。若输卵管妊娠破损后，可有阴道后穹窿饱满，宫颈举摆痛明显；内出血多时，子宫有漂浮感；一侧附件区或可触及质软肿块，边界不清，触痛明显。陈旧性宫外孕时，可在子宫旁或子宫直肠窝处触到半实质性包块，边界不清楚，且不易与子宫分开。

4. 实验室检查与其他检查

（1）β-HCG 测定：输卵管妊娠时，受精卵着床在子宫外，滋养细胞发育不良，故输卵管妊娠时 β-HCG 常低于同期的正常宫内妊娠水平；动态监测，其上升幅度也常小于同期的正常宫内妊娠。输卵管妊娠时 β-HCG 倍增幅度在 48 小时内常不足 60%。

（2）血清孕酮（P）：在孕早期，孕酮主要由滋养层分泌的 HCG 刺激妊娠黄体产生。输卵管妊娠时，滋养层发育欠佳，黄体功能不良，故血孕酮值较低。

（3）超声检查：是诊断输卵管妊娠的主要方法之一。输卵管妊娠的典型声像图为：①子宫内不见妊娠囊，内膜增厚；②宫旁一侧见边界不清，回声不均的混合性包块，有时宫旁包块内可见妊娠囊、胚芽及原始心管搏动，是输卵管妊娠的直接证据；③子宫直肠陷凹处或有积液。

B 超与 β-HCG 检测结合，是输卵管妊娠早期诊断的重要手段。宫内妊娠，当 β-HCG 达2000IU/L 时，经阴道超声能检测到宫内妊娠囊；若 β-HCG＞2000IU/L，子宫内未见妊娠囊，附件区见包块,应考虑输卵管妊娠可能。

(4)诊断性刮宫:不作为常规的检查方法。目的在于排除宫内妊娠。将刮出的宫内组织物送病理检查,如见到绒毛,则为宫内妊娠,如仅见蜕膜样组织但未见绒毛,则有助于诊断输卵管妊娠。刮宫术后12～24小时β-HCG继续增长或下降小于15%,亦倾向于诊断输卵管妊娠。临床上也有宫内宫外同时妊娠的情况。

(5)阴道后穹窿穿刺或腹腔穿刺:输卵管妊娠破损后血液流入腹腔,刺激腹膜产生纤溶酶原活化物,使血中的纤溶酶原转化为纤溶酶,使部分内出血不再凝固。故腹腔内出血时,可经阴道后穹窿穿刺抽出黯红色不凝固血液;若内出血较多时,可经腹腔穿刺抽出黯红色不凝固血液。

(6)腹腔镜:腹腔镜可用于输卵管妊娠的诊断,但在超声和β-HCG等辅助检查日渐完备的前提下,腹腔镜更多的是用于治疗。输卵管妊娠未破损时,可见患侧输卵管局部肿胀增粗,表面紫蓝色。输卵管妊娠破裂时,患侧输卵管管壁见破裂口,破口处活动性出血;输卵管妊娠流产时,患侧输卵管伞端或有血块附着,或活动性出血。

三、辨病与辨证结合治疗

(一)中医辨证论治

输卵管妊娠未破损时,多属于气血阻滞、瘀血内停少腹的实证;输卵管妊娠已破损时,属于正虚血瘀的虚实夹杂证,或气血两亏的虚证。

本病论治时首要分期,根据腹痛程度、血压、有无晕厥、休克等临床表现,以及B超检查等辨别输卵管妊娠有无破损,分为未破损期和已破损期。再行辨证,辨证时要根据全身症状、舌脉之征辨别气血虚实与气血亏脱的程度,再参考β-HCG、P的升降判断异位胎元之存殒。先分期再辨证,未破损期可辨为胎元阻络证、胎瘀阻滞证;已破损期可辨为气血亏脱证、正虚血瘀证、瘀结成癥证。

本病的治疗以化瘀消癥为基本治法。药物治疗必须要在有输血、输液及手术准备的条件保障下才能进行。治疗过程中必须密切观察病情的变化,随时根据病情变化调整治疗方案,及时采取恰当的处理措施。

1. 中草药治疗

(1)未破损期

1)胎元阻络证

主要证候:多有停经,或有不规则阴道流血,或少腹隐痛,可有宫颈举摆痛,或有一侧附件区轻度压痛,或扪及质软的包块;β-HCG阳性;舌黯苔薄,脉弦滑。

治疗法则:化瘀消癥杀胚。

方药举例:宫外孕Ⅰ号方(山西医学院附属第一医院)加蜈蚣(去头足)、紫草、天花粉、三七片。

2)胎瘀阻滞证(主要指未破损的陈旧性输卵管妊娠)

主要证候:多有停经,或有不规则阴道流血,小腹或有坠胀不适;或扪及一侧附件区包块,可有轻压痛;β-HCG曾经阳性,现转为阴性。舌质黯,脉弦细或涩。

治疗法则:化瘀消癥。

方药举例:宫外孕Ⅱ号方(山西医学院附属第一医院)加三七片、水蛭、九香虫。

对症加减：兼神疲乏力，心悸气短者，加黄芪 15g、党参 15g 以益气；兼见腹胀者，加枳壳 10g、川楝子 10g 以理气行滞。

（2）已破损期

1）气血亏脱证

主要证候：多有停经，不规则阴道流血，突发下腹剧痛；面色苍白，冷汗淋漓，四肢厥冷，烦躁不安，甚或昏厥，血压明显下降；β-HCG 阳性；阴道后穹隆穿刺或腹腔穿刺或 B 超提示有腹腔内出血；舌淡苔白，脉细微。

因输卵管妊娠破裂引起大量腹腔内出血，气血厥脱，首要应及时手术治疗。术后再辅以中医治疗。

治疗法则：活血化瘀，益气养血。

方药举例：八珍汤（《正体类要》）合血府逐瘀汤（《医林改错》）加减。

2）正虚血瘀证

主要证候：多有停经，不规则阴道流血，曾发生下腹剧痛，现仍有腹痛拒按（输卵管妊娠发生破损不久）；妇检或 B 超检查发现盆腔一侧有混合性包块，压痛；头晕、乏力、神疲；β-HCG 阳性。舌质黯，脉细弦。

治疗法则：扶正化瘀，消癥杀胚。

方药举例：宫外孕 I 号方（山西医学院附属第一医院）加党参、黄芪、熟地、制首乌、蜈蚣（去头足）、紫草、天花粉。

3）瘀结成癥证

主要证候：曾有停经、不规则阴道流血、下腹剧痛，现腹痛减轻或消失（输卵管发生破损已久），小腹坠胀不适；妇检或 B 超检查发现盆腔一侧有局限的混合性包块，可有压痛。β-HCG 曾经阳性，现转为阴性。舌质黯，脉弦细涩。

治疗法则：破瘀消癥。

方药举例：宫外孕 II 号方（山西医学院附属第一医院）加田七、水蛭、九香虫。

对症加减：兼气短乏力、神疲纳呆，加黄芪 15g、党参 15g、神曲 10g 以益气扶正，健脾助运；若腹胀甚者，加枳壳 10g、川楝子 10g 以理气行滞。

2．中成药治疗

（1）血府逐瘀颗粒：每次 2.4g，每日 2 次。适用于输卵管妊娠（除已破损期的气血亏脱证外）各证型。

（2）散结镇痛胶囊：每次 1.6g，每日 3 次。适用于输卵管妊娠（除已破损期的气血亏脱证外）各证型。

（3）丹参注射液：每次 2～4ml，每日 1～2 次。适用于输卵管妊娠（除已破损期的气血亏脱证外）各证型。

3．外治法

（1）中药外敷：侧柏叶 20g、黄柏 20g、大黄 15g、薄荷 10g、泽兰 15g 研成细末，蜂蜜调膏，纱布固定，外敷患侧下腹部，每天 1 次，每次 4～6 小时。

（2）中药保留灌肠（待 HCG 转阴后使用）：毛冬青 30g、大黄 20g、败酱草 30g、金银花藤 30g，浓煎至 100～150ml，保留灌肠。

（二）输卵管妊娠病情影响因子评分模型

大量的临床研究发现妊娠周数、腹痛程度、β-HCG 水平、B 超下盆腔内出血的最大径、B 超下输卵管妊娠包块的最大径为输卵管妊娠的主要病情影响因子。通过对这些主要病情影响因子进行综合的动态评估，能较准确地量化患者的病情变化；该评分与输卵管妊娠的分期、辨证结合，能较好地指导治疗方案的选择。

输卵管妊娠的病情影响因子评分模型见表 18-1。

表 18-1　输卵管妊娠的病情影响因子评分模型

	1 分	2 分	3 分
妊娠周数	≤6 周	>6 周～8 周	>8 周
腹痛	无	隐痛	剧痛
β-HCG	<1000IU/L	1000～3000IU/L	>3000IU/L
（B 超）盆腔内出血量最大径	<3cm	3～5cm	>5cm
（B 超）输卵管妊娠包块最大径	<3cm	3～6cm	>6cm

总积分＿＿＿＿＿

（三）输卵管妊娠的中西医结合治疗

根据确定的输卵管妊娠分期和辨证、结合输卵管妊娠病情影响因子评分，以及辅助检查，制订输卵管妊娠的中西医治疗方案（表 18-2）。该方案经大量的临床研究验证，取得较好的临床疗效。

表 18-2　输卵管妊娠中西医结合治疗方案总表

未未破损期	胎元阻络证	积分≤8 分：①β-HCG<1000IU/L 时，选择中医药治疗 ②β-HCG≥1000IU/L 或输卵管妊娠包块最大径≥5cm 时，选择中西药物结合治疗 ③见原始心管搏动，或 β-HCG≥8000IU/L，选择手术治疗，术后中西医快速康复治疗
		积分＝9～10 分：①选择中西药物结合治疗 ②见原始心管搏动，或 β-HCG≥8000IU/L，选择手术治疗，术后中西医快速康复治疗
		积分≥11 分时：选择手术治疗，术后中西医快速康复治疗
	胎瘀阻滞证	无论积分多少：选择中医药治疗
已已破损期	气血亏脱证	无论积分多少：都应及时手术治疗，术后中西医快速康复治疗
	正虚血瘀证	积分≤9 分：①β-HCG<1000IU/L 时，选择中医药治疗 ②β-HCG≥1000IU/L 时，选择中西药物结合治疗 ③见原始心管搏动，或 β-HCG≥8000IU/L，选择手术治疗，术后中西医快速康复治疗
		积分≥10 分：选择手术治疗，术后中西医快速康复治疗
	瘀结成癥证	积分≤10 分：选择中医药治疗
		积分≥11 分：选择手术治疗，术后中西医快速康复治疗

治疗前应与患者充分沟通，若用药物治疗时，需签署"药物治疗知情同意书"和"超说明书用药知情同意书"；若用化疗药物甲氨蝶呤（MTX）治疗时，还要再签署"化疗药物治疗知

情同意书"。选择手术治疗时,需签署手术治疗同意书。在应用该方案治疗过程中,应进行动态观察和动态评分,当评分有变化时,需相应调整,选择恰当的治疗方案。

1. 中医药治疗方案　详见本节"三、辨病与辨证结合治疗(一)中医辨证论治"。

2. 中西药物结合治疗方案　中医药治疗同上。西药治疗:当血孕酮(P)<10ng/ml(相当于<31.8nmol/L)时,选用:甲氨蝶呤(MTX)50mg/m²,一次肌注。当血孕酮(P)≥10ng/ml(相当于≥31.8nmol/L)时,选择联合用药:甲氨蝶呤(MTX)50mg/m2,一次肌注;米非司酮(RU486)150mg 口服,每日一次,连服 5 天。若停药 1 周 β-HCG 下降不明显(<30%),加用甲氨蝶呤(MTX)50mg,一次肌注。

3. 手术治疗方案　可选择腹腔镜手术或开腹手术,根据术中探察情况,分别施行患侧输卵管切除术,或保守性手术。

4. 术后中西医快速康复治疗

(1)中医治疗

1)中草药治疗:术后未排气前,治疗以运脾醒胃理气为主,基本方选平胃散(苍术 15g、陈皮 6g、厚朴 15g、大腹皮 10g、法夏 10g、甘草 6g)加减。水煎服,日 1 剂。

排气后,治疗原则是扶正祛邪。根据具体辨证选用益气养血,或活血化瘀,或清热解毒等治法。

2)中药封包外敷:术后第 1 天开始,用大腹皮 30g、莱菔子 30g、厚朴 30g、吴茱萸 30g、小茴香 15g,装入 2 层纱布的布袋内,微加热后敷于胃脘部和下腹部,帮助术后胃肠功能的恢复。每次 1 小时,每天 1 次,共 3 天。

3)中药温液熏洗足部:术后第 1 天开始用中药温液(川厚朴 20g、枳壳 20g、木香 20g、乌药 20g、丹参 20g、当归 20g、川芎 20g,水煎),熏洗双足部。每天 1 次,共 3 天。

4)耳穴压豆:术后开始用王不留行籽敷压耳穴(选双侧大肠、小肠、交感、内分泌、三焦等耳穴),共 3 天。

(2)物理治疗

1)双下肢气压治疗:术后立即进行双下肢气压治疗,每日 1~2 次,每次 20 分钟,使用 3 天。预防下肢静脉血栓形成。

2)手术切口部微波或红外线照射:术后第 1 天开始,每天 2 次,每次 30 分钟,至伤口愈合拆线。

(3)西医治疗:①常规支持治疗;②常规抗生素预防或治疗感染。

(四)疗效判定标准

1. 药物治疗疗效判定标准　①痊愈:阴道流血停止,腹痛消失;β-HCG 测定阴性;妇科 B 超检查妊娠包块缩小 1/2 以上。②显效:阴道流血停止,腹痛消失;β-HCG 测定下降到 <50IU/L,(若患者出院,出院后应继续复查 β-HCG,直至阴性);妇科 B 超检查妊娠包块缩小 1/2 以上。③有效:阴道流血停止,腹痛消失;β-HCG 测定下降到 <50IU/L(若患者出院,出院后应继续复查 β-HCG,直至阴性);妇科 B 超检查妊娠包块缩小不到 1/2 或无增大。④无效:腹痛加剧或伴失血性休克;β-HCG 持续阳性且有增高趋势;妇科 B 超检查妊娠包块增大;或患者死亡。

2. 手术治疗疗效判定标准　①治愈:术后恢复良好,伤口按期愈合,β-HCG 测定阴性。②无效:术后发生持续性异位妊娠;或患者死亡。

在临床具体治疗过程中,应根据输卵管妊娠的分期、辨证、输卵管妊娠病情影响因子评分、患者意愿、既往的生育情况等综合考虑,选择最佳的治疗方案。详见治疗流程图(图18-1)。

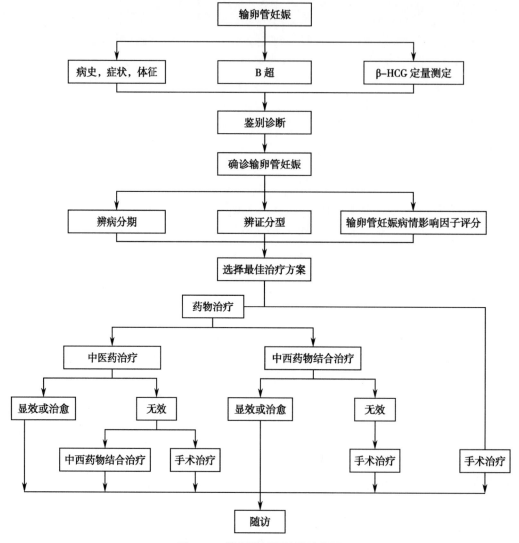

图18-1 输卵管妊娠诊治流程图

(傅金英 邓高丕)

第十九章

复发性流产

是指与同一性伴侣连续发生3次或3次以上在妊娠28周前的胎儿（体重≤1000g）丢失的自然流产者称为复发性流产（recurrent spontaneous abortion，RSA），是育龄妇女的常见病。从不同地区、不同阶层及不同年龄统计，自然流产的发生率为15%~40%，复发性流产发生率约为5%。经典的理论仍将连续发生3次或3次以上的自然流产定义为习惯性流产（habitual abortion）。其中原发性复发性流产指在复发性流产发生前无足月活胎分娩史，继发性复发性流产指在复发性流产前有足月活胎分娩史。

一、发病机制

复发性流产的患者中能够识别其病因的仅占50%，主要包括染色体异常、子宫解剖异常、感染因素、内分泌异常、血栓前状态、免疫紊乱等。40%~60%以上患者病因不明，临床上称为"原因不明性复发性流产"。近年来的研究表明原因不明的复发性流产大部分与免疫功能异常有关。

不同病因导致的复发性流产预后相差大。一般内分泌因素导致的流产可得到有效治疗，预后最好，妊娠成功率达90%以上。染色体异常所致的复发性流产尚无有效的治疗方法，仅能进行产前遗传学咨询与诊断，预后最差，再次妊娠成功率仅为20%。其他因素所致复发性流产的预后则介于上述两者之间。近年免疫性流产的治疗成功率约达90%。

1. **染色体异常**　染色体异常是早期复发性流产的主要原因。包括患者夫妇染色体异常和胚胎染色体异常。流产物常为空孕囊或结构异常的胚胎。

（1）夫妇染色体异常：正常人群中染色体异常的发生率为0.2%~0.5%，复发性流产患者夫妇一方出现染色体异常的发生率为2%~8%，其中母源与父源之比为3:1。常见的夫妇染色体异常有平衡易位（图19-1），其中相互易位（reciprocal translocation）最多，约占65%，其次为罗伯逊易位（Robertsonian translocation），约占35%。由于平衡易位携带者自身无明显的遗传物质丢失，所以表型正常。但在生育下一代时，其生殖细胞在减数分裂过程中会产生遗传不平衡的配子，由于破坏了基因之间的平衡，引起胚胎发育障碍，造成流产。遗传学统计，若夫妇一方为平衡异位，下一次妊娠时，胚胎染色体正常者占1/18，携带者占1/18，其余均不正常。

（2）胚胎染色体异常：据统计，46%~54%的自然流产与胚胎染色体相关。单次自然流产中胚胎染色体异常为主要原因，随流产次数的增加胚胎染色体异常发生率减少。流产发生时间越早，胚胎染色体异常的发生率越高。胚胎染色体异常包括数目异常和结构异常，其中三倍体最多，其次为多倍体、X单体、常染色体单体、染色体平衡易位、缺失、嵌合体、

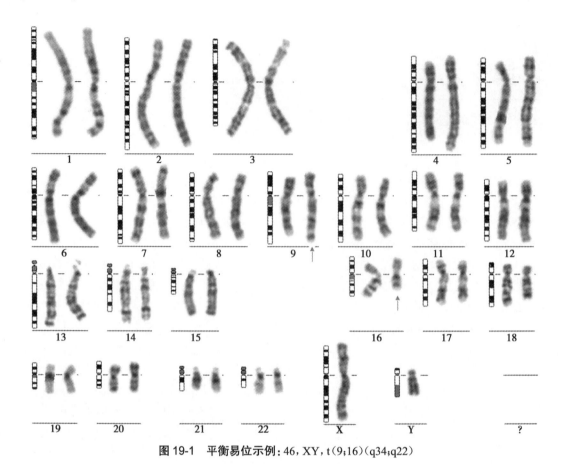

图 19-1 平衡易位示例: 46, XY, t(9;16)(q34;q22)

倒置、重叠等。近年来,在动物研究中发现,有一些单基因突变可以直接导致胚胎死亡,这类基因也称"致死基因"。

2. 子宫解剖结构异常 子宫解剖异常导致的复发性流产约占 12%～15%,包括各种子宫先天畸形、宫腔粘连、子宫肌瘤或子宫腺肌病以及宫颈机能不全等疾病。这些因素导致的复发性流产大多为晚期流产(常发生于 13 孕周后)或早产;流产时胚胎组织比较新鲜。若相关解剖结构异常未得到纠正,流产的复发率较高。

(1) 子宫畸形:与流产相关的主要有纵隔子宫、双角子宫、单角子宫及子宫发育不良。其中以纵隔子宫最常见,约为 75%,纵隔部位内膜发育不良,雌孕激素受体缺乏,对甾体激素不敏感,血液供给不足,蜕膜与胎盘形成不良。加之常伴有宫颈肌肉与结缔组织比例失衡,使宫颈机能不全的发生率高,更增加晚期流产或早产的机会。

(2) 宫腔粘连(intrauterine adhesion,IUA):是指子宫腔相互粘连,重度宫腔粘连常导致不孕,轻中度宫腔粘连与流产的关系密切。宫腔粘连见于各种原因所致的子宫内膜和肌层损伤。常见损伤的因素有:①物理或化学因素对内膜的直接损伤(吸宫术、刮宫术、电切、电凝、微波、激光、热球、冷冻、射频、化学腐蚀等);②子宫内膜结核;③子宫血管的结扎、栓塞;④盆腔放射治疗等。

(3) 宫颈机能不全:是指先天或后天性宫颈内口形态、结构和功能异常引起非分娩状态下宫颈病理性扩张的现象,是引起晚期复发性流产、早产的重要原因。妊娠妇女宫颈机能不全的发生率为 0.05%～0.8%，初产妇少见，多见于经产妇。发病原因包括：①分娩或流产时造成的创伤性损伤。②宫颈锥形切除术后引起宫颈机能不全。③先天性宫颈发育不良。④其他：有研究认为，孕期服用己烯雌酚的孕妇所生女婴发生宫颈机能不全的比例高。可能与己烯雌酚通过胎盘，影响宫颈胶原纤维的构成有关，胶原/平滑肌的比率降低致使宫颈维持宫内妊娠物的能力降低。

（4）子宫肌瘤：肌瘤使宫腔变形，刺激子宫肌肉的收缩，影响子宫内膜基底层的血供，从而影响孕卵着床发育；黏膜下肌瘤及大于 5cm 肌间肌瘤的与复发性流产有关。

3. 感染因素 0.5%～5% 的复发性流产与感染相关。女性生殖道多种病原体感染均可引起自然流产。生殖道逆行感染一般发生在妊娠 12 周以前。常见的病原体有支原体、衣原体、弓形虫、淋球菌、单纯疱疹病毒、风疹病毒、巨细胞病毒等。

4. 内分泌异常 内分泌异常所致的复发性流产占 12%～15%，主要为黄体功能不全、多囊卵巢综合征、高泌乳素血症等，严重的内科内分泌紊乱也可导致流产，如糖尿病、甲状腺功能亢进或甲状腺功能减低等。

（1）黄体功能不全：占 23%～60%，基础体温双相型，但高温相小于 11 日，或高低温差小于 0.3，子宫内膜活检示分泌反应至少落后 2 日，黄体期孕酮低于 15ng/ml 引起妊娠蜕膜反应不良，2～3 个周期黄体功能检测显示不足，方可纳入诊断，黄体功能不全影响孕卵着床。

（2）多囊卵巢综合征：复发性自然流产患者中，多囊卵巢综合征的发生率为 58%。高浓度的促黄体生成素，高雄激素和高胰岛素血症降低了卵子质量和子宫内膜容受性。

（3）高泌乳素血症：黄体细胞存在泌乳素受体，高泌乳素抑制颗粒细胞黄素化及类固醇激素，导致黄体功能不全和卵子质量下降。有学者发现泌乳素可减少早期人类胎盘绒毛膜促性腺激素的分泌。

（4）甲状腺疾病：甲状腺功能低下与复发性自然流产相关。而且认为复发性自然流产与甲状腺抗体的存在相关（此类患者甲状腺功能多为正常）。

（5）糖尿病：糖尿病可以引起血管病变，导致子宫内膜血运不良，使胚胎发育受阻，有资料表明，显性糖尿病自然流产率较正常人增加 3 倍，胰岛素依赖型糖尿病复发性流产率约为 30%。亚临床或控制满意的糖尿病通常不会导致复发性流产。

5. 免疫功能异常 近年生殖免疫研究表明，复发性流产的病因 50%～60% 与免疫紊乱有关。随着对免疫性复发流产机制的研究和治疗的发展，目前治疗成功率已超过 90%。关于免疫性流产的分类，一般可分为自身免疫型和同种免疫型两类。

（1）自身免疫型复发性流产：复发性流产患者体内常可以检出自身抗体。主要见于抗磷脂抗体综合征（抗磷脂抗体，anticardiolipin Antibodies，ACL）、系统性红斑狼疮（抗核抗体，antinuclear antibody，ANA）、干燥综合征（抗可提取性核抗原，Extractable nuclear antigen，ENA）等。目前对于抗磷脂抗体与复发性流产关系的研究最为深入。抗磷脂抗体也是导致血栓前状态从而引起复发性流产的主要原因。另外，母儿血型不合中的血型抗体、透明带抗体、抗精子抗体等也与早期自然流产相关。

（2）同种免疫性复发性流产：妊娠是成功的半同种移植过程，孕妇由于自身免疫系统产生一系列的适应性变化，从而对宫内胚胎移植物表现出免疫耐受，而不发生排斥反应。如果免疫调节和抑制细胞失衡，如滋养细胞膜 HLA-G 表达异常，NK 细胞亚群平衡失调，Th1/Th2 平衡失调，保护性抗体和（或）封闭抗体异常，巨噬细胞分泌的细胞因子异常，母体对胚胎父系抗原识别异常而产生免疫低反应性，导致母体封闭抗体或保护性抗体缺乏、免疫排斥反应，发生流产。

6. 血栓前状态　血栓前状态（prethrombotic state，PTS）是指多种因素引起的止血、凝血、抗凝和纤溶系统功能失调或障碍的一种病理过程。根据病因不同，目前主要把血栓前状态分为遗传性和获得性两类。前者是与由于凝血、抗凝和纤溶有关的基因突变造成，如凝血因子Ⅴ突变，活化蛋白C抵抗（APCR），凝血酶原基因突变，蛋白C缺陷症、蛋白S缺陷症等；后者主要是抗磷脂抗体综合征（antiphospholipid syndrome，APS）、获得性高同型半胱氨酸血症以及机体存在各种引起血液高凝状态的疾病等。凝血功能异常增高和纤溶功能降低所形成高凝状态，导致子宫胎盘部位血流状态改变，局部组织形成微血栓，胎盘纤维沉着、胎盘梗死灶，从而引起胚胎缺血缺氧，最终导致胚胎发育不良或流产。

7. 其他　①环境中的不良因素：如有害化学物质的过多接触、放射线的过量暴露、严重的噪音和振动等。②不良心理因素：如妇女精神紧张，抑郁程度高，消极情绪严重，情感控制能力低，对再次妊娠产生恐惧感、紧张、恐惧、悲伤等不良心理刺激通过神经内分泌激素系统，使内环境改变，可影响胎胎的正常发育。③过重的体力劳动，不健康生活方式：酗酒、吸烟、吸毒等不良嗜好，有学者报道，每天吸烟超过14支的女性，流产风险较对照组增加2倍。④年龄因素：孕妇或其丈夫年龄小于18岁或大于35岁，导致卵子老化、精子染色体异常。⑤肥胖：亦与早期流产和复发性流产相关。⑥男性因素：男性染色体、精子、年龄、外部暴露等因素也可能与复发性流产相关。

二、辨证与辨病

目前，临床上要求对复发性流产的病因进行全面、系统的筛查，包括对于染色体异常、子宫解剖异常、感染因素、内分泌异常、血栓前状态、免疫紊乱筛查。病因筛查中，要做到详细的询问病史，常规的妇科检查以及相关的实验室检查。

1. 染色体异常引起复发性流产的辨病　染色体异常的诊断包括夫妇双方染色体及胚胎染色体核型分析。胚胎染色体核型分析可明确本次自然流产的原因。若胚胎染色体异常，夫妇双方染色体正常，则提示胚胎的染色体异常为偶然事件，如反复胚胎染色体异常提示有夫妻的染色体基因异常。

2. 子宫解剖异常引起复发性流产的辨病　主要采用妇科超声检查，了解是否存在子宫肌瘤，根据子宫肌瘤的大小、位置、数目、宫腔是否变形以及流产的特点判断是否与流产有关。必要时还需要宫、腹腔镜检查或子宫输卵管造影。

宫腹腔镜联合检查是诊断纵隔子宫的金标准。

宫腔镜是诊断宫腔粘连最准确的方法，是诊断宫腔粘连的金标准。

怀疑宫颈机能不全时可排除感染因素后，于孕前做确诊实验，检查方法如下：①子宫输卵管造影：可反映宫颈内口情况，如颈管内径大于或等于0.5cm即有诊断意义。最好选择在黄体期行造影检查，因为排卵后在孕酮作用下，宫颈内口呈自然闭合状态，能更准确反映内口的状况。②8号扩宫棒无阻力实验：8号扩宫棒通过宫颈内口可诊断宫颈机能不全。有晚期流产或早产史的妇女，如宫颈内口能顺利通过6号、7号扩宫棒，应高度怀疑宫颈机能不全。③宫腔镜检查：可见宫颈内口区常丧失其环状结构，同时可观察到宫腔异常改变。在宫腔镜检查前可先做扩宫棒试验。④Foley导管牵拉试验：将Foley导管放入宫腔，向导管囊内注入 1ml 水,使其直径达 6mm。如此囊能容易地被牵拉出宫颈内口(牵拉力小于 600g)即可疑宫颈机能不全。

3. 感染因素引起复发性流产的辨病 复发性流产患者再次妊娠前应进行 TORCH(toxopasma,rubella virus,cytomegalo virus,herpes virus)检查,其包括:弓形体、风疹病毒、巨细胞病毒、单纯疱疹病毒。或做病原体分离培养,以排查相应的致病因素。目前我国最方便、最常用的 TORCH 检测方法是采用 ELISA 酶免疫诊断技术,检测人体血清中的特异性 IgM、IgG 抗体。由于 IgM 为早期感染指标,IgM 阳性则作为初次感染的诊断指标,IgG 阳性则提示既往感染。

4. 内分泌异常引起复发性流产的辨病

(1) 病史和体检:询问有无不孕史、流产史、月经失调病史,有无甲状腺疾病、泌乳素瘤、糖尿病和多囊卵巢综合征病史;体检有无肥胖、多毛和黑棘皮征、溢乳、甲状腺肿大等,可提供有关内分泌紊乱的线索。如月经周期短于 21 天伴不孕,可能存在黄体功能不足。

(2) 基础体温测定:每天测量晨起时的静息体温,如患者高温相时间短(≤11 天)、上升幅度小(<0.3℃)、高温相上升或下降慢(>3 天),提示可能有黄体功能不全。

(3) 孕激素测定:黄体中期孕酮(P)水平可以粗略估计黄体功能,若 <15ng/ml,提示黄体功能不全;在妊娠早期还可用来评估流产可能,P≥25ng/ml 提示妊娠情况良好。

(4) 子宫内膜活检:排卵后 9 天行子宫内膜活检,若内膜发育落后于相应排卵周期 2 天以上,或子宫内膜薄、腺体稀疏、腺上皮含糖原少、螺旋动脉血管壁薄,提示黄体功能不全。

(5) 其他激素测定:测定黄体生成素(LH)、催乳素(PRL)、雄激素水平。通过测定促甲状腺素(TSH)、游离甲状腺素、抗甲状腺球蛋白等的水平评估甲状腺功能。

(6) 糖代谢检查:通过测定空腹血糖和(或)糖耐量实验诊断。

5. 免疫异常引起复发性流产的辨病

(1) 自身免疫型复发性流产:主要包括对抗磷脂抗体(anticardiolipin Antibodies,ACL)、抗核抗体(antinuclear antibody,ANA)和抗可提取性核抗原(extractable nuclear antigen,ENA)这三种常见自身免疫抗体的检测。对于抗磷脂抗体综合征的诊断可见后文。

(2) 同种免疫型复发性流产:同种免疫型复发性流产的诊断至今缺乏特异性检测指标,其方法是排除性诊断。诊断标准主要为:①患者有复发性流产病史;②无活产、死产、死胎史;③经常规病因筛查,排除染色体异常、子宫解剖异常、内分泌紊乱和感染等因素;④自身抗体均为阴性;⑤微量淋巴细胞毒性试验阴性或其他封闭抗体阴性。

6. 血栓前状态引起复发性流产的辨病 在目前复发性流产的临床诊疗中主要是对血栓前状态的血液学变化进行监测。但目前尚未形成关于血栓前状态在血液学检查方面的明确的诊断标准,以下 2 条可供参考:①分子标志物及血浆凝血功能亢进动态评价。分子标志物(如 D-二聚体、纤维蛋白降解产物等)反映机体已经产生轻度凝血-纤溶反应的病理变化。而对虽有相关因素参与,但尚未发生凝血-纤溶反应的患者可用血浆凝血功能亢进动态评价,如血液流变学检测:包括红细胞压积增高、血沉增快、全血黏度及血浆黏度增高,红细胞电泳时间及红细胞变形指数异常等。②用针对性的药物或手段进行干预后能减低血栓的发生率,异常的实验室诊断指标有改善,乃至恢复正常可提示血栓前状态。另外,临床也常规检测抗心磷脂抗体和狼疮抗凝因子。按照 2006 年悉尼国际研讨会对于抗磷脂抗体综合征诊断的更新声明中,确诊抗磷脂抗体综合征至少需同时存在一条临床标准和一条实验室标准。抗磷脂抗体综合征的初步诊断标准具体如表 19-1：

表 19-1 抗磷脂抗体综合征的诊断标准

抗磷脂抗体综合征的诊断标准
临床标准：
（1）发生 1 次或多次动脉、静脉或小血管栓塞造成的临床事件
（2）发生 1 次或多次不明原因的流产病史，妊娠期满 10 周，胎儿形态无异常
（3）发生 1 次或多次因严重妊娠期高血压或严重的胎盘功能不全所致早产病史，胎儿形态正常，胎龄不超过 34 周
（4）3 次或 3 次以上无法解释的流产史，排除夫妇双方染色体异常及母亲子宫解剖异常或内分泌异常的原因
实验室标准：同样的抗体至少出现 2 次阳性结果，持续 12 周以上
（1）抗心磷脂抗体（anticardiolipin Antibodies，ACL）IgG 和（或）IgM
（2）抗 β2- 糖蛋白 -1（anti-β2 glycoproteion-1）IgG 和（或）IgM
（3）狼疮抗凝物（lupus anticoagulant，LC）（检验依据"国际血栓与止血协会指南"进行）

患者需至少满足 1 个临床标准和 1 个实验室标准

7. 男性因素引起复发性流产的诊断　对于复发性流产的病因筛查应增加对于男性相关因素的检查。男性精液分析及体细胞核型检测为常见检测方法。由于正常的体细胞核型并不能排除精子染色体异常，必要时可行精子染色体检测。

三、辨病与辨证结合治疗

（一）辨证论治

复发性流产的中医病机要点在脾肾亏虚，气血不足，导致"养胎、系胎、载胎"三要素失调，致胎失所养、胎元不固，而致陨堕。归纳起来导致滑胎的原因不外以下几方面：①禀赋素弱，肾气不盛，胎元不固；②气血不足，胎失所养，胎元不固；③情志所伤，肝火内扰胎元；④房事不节，色欲过度，精血暗耗，无以养胎固胎；⑤跌仆闪挫，误服伤胎之物损伤胎元等。其特点是"胎元不固"，病位在胞宫，中医认为应未病先治，预防为主。

1. 中草药治疗

（1）脾肾两虚证（主要指黄体功能不健、妊娠期 TH1/TH2 细胞因子平衡失常、或封闭抗体低下等，中医学辨证为肾虚或脾肾两虚者）

主要证候：屡孕屡堕，甚或如期而堕，腰酸膝软，小腹隐痛，头晕耳鸣，孕后阴道少许出血，色淡黯，质稀，精神萎靡，夜尿频多，目眶黯黑，或面色晦暗，舌黯淡，苔白，脉沉细而滑，尺脉弱。

治疗法则：补肾健脾，养血安胎。

方药举例：补肾固冲丸（《中医学新编》）加减。

（2）气血两虚证

主要证候：屡孕屡堕，头晕眼花，神倦乏力，心悸气短，面色苍白，舌淡，苔薄，脉细弱。

治疗法则：益气养血安胎。

方药举例：泰山磐石散（《景岳全书》）加减

（3）血热证（主要指自身免疫损伤，如抗磷脂抗体阳性；或母胎血型不合，抗 A 或抗 B

抗体阳性等,中医学辨证属阴虚血热或阳盛血热者)

主要证候:屡孕屡堕,面赤心烦,口干咽燥,或五心烦热,孕后阴道少量出血,色鲜红或深红,质稠,小腹痛,腰酸胀,便秘,尿黄,舌红或舌边尖红,苔黄或少苔,脉弦滑数。

治疗法则:清热养血,滋肾安胎。

方药举例:保阴煎(《景岳全书》)加减。

(4)胞脉瘀阻证(主要指子宫肌瘤病史、血栓前状态等,中医学辨证属血瘀者)

主要证候:屡孕屡堕,小腹拘急疼痛,腰酸下坠,烦躁,口干,妊娠期阴道少量出血,色黯红,舌黯红,苔白,脉弦滑。

治疗法则:益气和血,活血安胎。

方药举例:当归芍药散(《金匮要略》)加减。

对症加减:体质偏寒,四肢不温者,加艾叶 6g;体质偏热,口干咽燥,睡眠不安者,加黄芩 9g;若反复下血,色鲜红者,可加墨旱莲 12g、生地炭 9g、地骨皮 9g、仙鹤草 12g、黄芩炭 9g、贯众炭 9g 等;下血色淡或黯,可加艾叶炭 9g、莲房炭 9g、乌贼骨 12g 等;小便频数者,加益智仁 12g;大便秘结者,加生首乌 12g、肉苁蓉 12g 等。

2. 中成药治疗

(1)滋肾育胎丸:每次 5g,每日 3 次。适用于脾肾不足证。

(2)桂枝茯苓丸:每次 6g,每日 1～2 次。适用于胞脉瘀阻证。

(3)胚宝胶囊:每次 0.3～0.9g,每日 3 次。适用于肾虚证。

3. 针灸、敷贴治疗

(1)体针:针刺双侧百会、足三里、外关、行间、三阴交、血海、关元等,根据穴位采取补泻法,使血气聚而固胎。

(2)耳针:取子宫、卵巢、内分泌、脾、肾等,每次 3～4 个穴位,将皮内针刺入穴位并固定,贴压王不留行籽,每日按压 2～3 次,左右交替。

(3)敷贴法:取阿胶、艾叶各 10g,先将阿胶烊化,再把艾叶干研末,然后将艾叶末倒入阿胶液中调和均匀,制成糊状备用。取药糊涂于患妇脐中神阙穴上,盖以纱布,胶布固定,再以热水袋置脐部熨之,每天 1～2 次。

(二)辨证联合对因治疗

1. 染色体异常引起 RSA 的治疗 对于染色体异常导致的自然流产目前尚无有效治疗方法,应进行产前遗传学咨询和诊断,决定生育和助孕方式。例如夫妇双方为常染色体平衡易位及罗伯逊非同源易位携带者等异常情况,患者仍有分娩正常核型及携带者婴儿的机会,可以妊娠但应做产前诊断,或行胚胎植入前遗传学筛查 / 诊断,避免植入携带异常染色体的胚胎;若为罗伯逊同源易位携带者,因其子代均产生不平衡易位合子,100% 流产或出生易位型愚型儿,应避孕或绝育,或行供精或供卵的辅助生殖技术,以免反复流产或分娩畸形儿,并获得健康的婴儿。先兆流产时,应根据夫妻双方核型分析决定是否保胎。若每次流产均由于胚胎染色体异常所致,表明流产的病因可能与配子的质量有关。男方精子畸形率过高者建议到男科治疗,久治不愈者可行辅助生殖技术。高龄女性胚胎的染色体异常多为三体,且多次治疗失败可考虑行胚胎植入前遗传学筛查 / 诊断,或赠胚体外授精 - 胚胎移植术。

2. 解剖学因素引起 RSA 的治疗 不论是先天性还是获得性解剖学异常,大部分都需要手术治疗。先天性的发育异常,如纵隔子宫可以在宫腔镜下行子宫纵隔切除术。宫腔粘连也可以在宫腔镜行分离术。一些医生在分离粘连后的宫腔内放置节育器或口服雌二醇,对于防止宫腔粘连复发有一定的效果。宫颈机能不全主要在孕 16～26 周行宫颈环扎术。对于某些解剖学异常,如纤维瘤和单角子宫等,手术疗法和期望疗法的妊娠结局无明显差别,尚无好的治疗方法。

3. 感染因素引起 RSA 的治疗　感染一旦诊断,要立即选用常规敏感抗生素治疗。

支原体感染应用阿奇霉素口服,淋球菌感染可应用头孢三嗪 125mg 肌注。支原体和衣原体感染可用多西环素 10mg,每日 2 次,口服 10 天。对多西环素过敏者可用克林霉素,300mg,每日 3 次,口服 7～10 天。夫妇双方应该同时治疗以防止再次感染。

4. 内分泌因素引起 RSA 的治疗

(1)黄体功能不全:主要采用孕激素补充疗法,天然孕激素制剂包括黄体酮针剂、口服片剂、阴道栓或凝胶等。常见的用法有黄体酮 20mg 隔日或每日肌注,或 HCG 3000U,隔日肌内注射 1 次,至孕 10～12 周左右。有一些学者甚至建议,对于不明原因的 RSA 妇女,当有怀孕征兆时,可按黄体功能不足给予黄体酮治疗。

(2)多囊卵巢综合征:病因不明,对该病的治疗仅限于对症处理。包括降低雄激素水平,建立排卵性月经周期,纠正肥胖和脂代谢紊乱、治疗胰岛素抵抗和高胰岛素血症等策略。氯米芬可诱发排卵,改善黄体功能。二甲双胍可以降低多囊卵巢综合征患者的流产率及妊娠期糖尿病的发生率。

(3)高泌乳素血症:从药物致畸的观点,最好在妊娠后停用溴隐亭;但有观察表明溴隐亭对胎儿无不良影响。泌乳素微腺瘤患者妊娠后如停用溴隐亭应每 2 个月复查,如发生头痛、视力损害等应重新开始溴隐亭治疗。

(4)甲状腺功能紊乱、糖尿病等其他疾病:合并此类疾病的孕妇均宜在孕前进行相应的内分泌治疗。甲状腺功能亢进或低下治疗接近正常水平时,流产率明显降低。糖尿病患者,围受孕期血糖控制良好可大大减少流产及胎儿畸形的发生。常规孕前 1～2 个月口服降糖药改为胰岛素注射。

5. 免疫因素引起 RSA 的治疗　目前认为多数不明原因的反复自然流产(URSA)主要与免疫因素有关,对 URSA 患者的治疗也主要在两个领域取得了突破性的进展。概括起来,主要为抗磷脂抗体综合征的治疗措施和同种免疫型的免疫治疗措施等。

(1)自身免疫型 RSA 的治疗:此型 URSA 多采用免疫抑制剂和抗凝措施,主张采用肾上腺皮质激素和阿司匹林联合治疗,也可单纯用阿司匹林治疗。①肾上腺皮质激素疗法:应用泼尼松,妊娠开始即用药,直至妊娠结束。剂量国外多主张用泼尼松,每天 15mg 口服,但常有明显的副作用,如肥胖、继发感染、溃疡病复发等,采用小剂量泼尼松 5mg/d,可获得同样的疗效,但副作用明显减少。②阿司匹林疗法:目前国内外尚无标准的治疗方案,国外多主张从妊娠开始用药,分娩前几天停药,用量为 75～100mg/d,但易发生出血倾向。国内采用小剂量即 25mg/d,用药过程中定期行血小板凝集(PagT)检测以调节阿司匹林剂量,大多数患者服药中 PagT 保持在正常范围(38%～78%),如 PagT 低于 38%,应及时停药。也有研究认为抗凝治疗对于不明原因性复发性流产无显著效果。

(2)同种免疫型 RSA 的治疗:目前主要有主动免疫治疗,包括少量全血输注法、白细胞输注法、淋巴细胞皮内注射法、精浆免疫法等,多采用丈夫或第三个体淋巴细胞皮内注射法或输注法。疗程从孕前开始,国外多采用每疗程 4 次免疫,每次剂量为 $2 \times 10^7 \sim 3 \times 10^7$ 个淋巴细胞,间隔 3 周。疗程结束后鼓励患者在 3 个月内妊娠,如获妊娠再进行治疗一次。如未妊娠则在排除不孕症的情况下重新进行 1 个疗程免疫。

另外,还有免疫球蛋白静脉输注疗法,此法主要采用静脉输注免疫球蛋白(intravenous immunoglobulin,IVIG)来治疗 RSA,以往认为这种方法可使 RSA 患者被动免疫以提高封闭抗体水平,故主要用于同种免疫型。

6. 其他 针对引起复发性流产的其他因素,应告知患者避免接触不良因素,推荐健康的生活方式,避免过度体力劳动,并给予心理支持。复发性流产患者再次妊娠期间应加强产检。

复发性流产诊治流程见图 19-2。

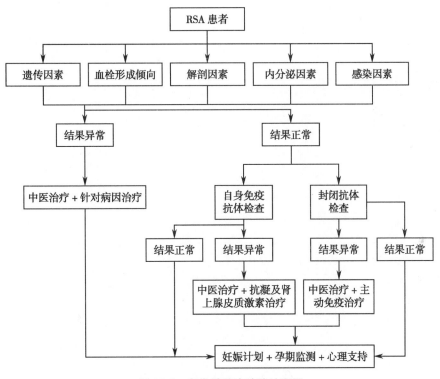

图 19-2 复发性流产诊治流程图

(张 蕙)

主要参考文献

1. 谢幸,苟文丽. 妇产科学 [M]. 第 8 版. 北京:人民卫生出版社,2014.

2. 顾艳伟,孙玉秀. 反复自然流产的病因学研究调查进展 [J]. 中国误诊学杂志,2007,7(3):433.

3. 李大金,李超荆,朱影,等. 母 - 胎免疫识别低下型反复自然流产的供者及配偶白细胞免疫治疗 [J]. 中华妇产科杂志,1998,10(33):424.

4. 李尚为,黄仲英,马黔红,等. 原因不明性反复自然流产患者免疫治疗结局的探讨 [J]. 实用妇产科杂志,2001,17(2):105-106.

第三篇

男性生殖疾病的辨病与辨证治疗

第二十章

精液异常类疾病

正常夫妻每月的受孕率为 20%～25%，半年约为 75%，一年约为 90%。生育率的高峰男女均在 24 岁，超过这个年龄，生育率在两性之间均会随着年龄而下降。在不孕不育人群中，由男性因素造成的约为 20%，由夫妻双方共同因素造成的占到 30%～40%。因此，男性因素在不孕不育中大约占了一半。

第一节 无 精 子 症

无精子症是指在射出的精液中完全不含有精子的情况，在男性中的发生率大约为 1%，而在不育男性中大约为 15%。需要特别注意的是，无精子症的诊断需要至少 2 次的精液离心后在高倍镜检下检查没有发现精子才可以诊断。而且精液需要 3000× 或更高的转速 15 分钟。因此，我们需要注意诊断无精子症的必要条件，并非一次检查精液没有精子就可以确诊。

一、发病机制

无精子症的分类大致可以分为睾丸前（也就是激素调节异常）、睾丸性（睾丸生精功能异常）和睾丸后（精子输出管道梗阻）这三大类。睾丸前因素相对少见，是由于激素调节异常造成的继发性睾丸功能衰竭。睾丸后因素是由于不同部位的梗阻造成精子无法排出，大约占 40%，这类因素绝大多数可以通过外科手术得到有效治疗。睾丸性因素通常是睾丸本身的生精功能异常，而且往往不可逆转，只有部分由于精索静脉曲张引起的睾丸生精功能损害可通过精索静脉曲张手术得到改善。

除此以外，也可以把无精子症简单地分为梗阻性无精子症和非梗阻性无精子症。这种划分实际上把睾丸前和睾丸性因素归在一起，而睾丸后因素单独成为一类。

根据这三类情况，在临床中常见的病因如下：

（一）睾丸前病因

睾丸前因素主要是指激素调节异常，包括激素缺乏、激素过量或受体异常。常见的是促性腺激素缺乏或低下，如 Kallmann 综合征的患者。主要临床异常是促性腺激素的低下，常常伴有嗅觉异常。

（二）睾丸性病因

睾丸性因素是指睾丸本身的疾患导致的生精功能衰竭，常见的情况如下：

1. Klinefelter 综合征　比正常人多一条 X 染色体是 Klinefelter 综合征的遗传标志。发病率大约是每 600 个男性新生儿有 1 例 Klinefelter 综合征。表型为男性，睾丸小而硬，男性乳腺增生和高促性腺激素是 Klinefelter 综合征的典型表现。近一半的患者睾酮水平正常，而多数病例有促性腺激素水平升高。可能有男性乳腺增生或勃起功能障碍。从外观上看往往是正常男性的特征，因此很多患者直到成年因男性不育就诊时才被确诊。

在临床上，无精子症是典型的表现。FSH 水平明显升高，而 LH 水平升高或正常。大约一半的患者总睾酮水平降低。染色体核型分析显示 47,XXY，或少见的嵌合型 46,XY/47,XXY，可确诊 Klinefelter 综合征。嵌合型的 Klinefelter 综合征临床表现较轻，个别患者甚至可以生育。

到目前为止，还没有治疗手段可以恢复 Klinefelter 综合征的生精功能。采用显微取精手术可以在非嵌合型 Klinefelter 综合征无精子症的患者睾丸中提取到精子，提取到精子的成功率可以高达 60% 以上。提取的精子可以成功用于卵胞浆内单精子显微注射技术（intracytoplasmic sperm injection，ICSI），并且生育正常的孩子。但我们还是建议 Klinefelter 综合征患者进行遗传咨询，因为这些患者发生糖尿病、心脏病和肿瘤的风险相对较高。

2. 隐睾　出生后男性婴儿隐睾的发生率约为 3%。之后有些睾丸可以逐渐下降，但是如果 6 个月仍然没有下降，之后下降的机会就微乎其微了。大约 2/3 的隐睾患者是单侧，1/3 的是双侧。双侧隐睾会严重影响生精功能而致无精子症的发生。生育潜力和睾丸的位置有直接关系，隐睾的位置越高，睾丸功能障碍的程度越重。

隐睾必须与游走睾丸鉴别诊断，后者是由于提睾肌反射过于敏感造成的，还需与异位睾丸鉴别。异位睾丸和隐睾对睾丸的损害是不同的。隐睾所发生的组织学变化可以通过 1 岁半左右行隐睾手术恢复正常的睾丸发育。有报道单侧隐睾患者术后的自然受孕率为 78%～92%，但双侧隐睾术后的受孕率明显下降到 30%～50%。而且，值得特别注意的是，加强健康宣传和科普，让初为人父母的夫妻在孩子降生时注意婴儿是否存在隐睾。如果存在隐睾，应注意观察随访，如果 1 岁左右仍然没有下降至阴囊，应该及时就诊。推荐在 1 岁半左右手术，超过 2 岁手术会严重影响以后的生育率。

3. Y 染色体微缺失　大多数 Y 染色体微缺失表现为无精子症或严重的少精子症，Y 染色体长臂的三个非重叠区，我们称之为无精子因子：AZFa（近端）、AZFb（中段）、AZFc（远端）中的一个缺失。多数的微缺失是自体突变而不是从父母遗传。Y 染色体微缺失检查对无精子症和严重少精子症的诊断和治疗策略非常重要，大约 13% 的无精子症或严重少精子症的患者存在 Y 染色体微缺失。这些微缺失的患者表型正常，唯一的异常是生精缺陷。

AZFc 缺失是无精子症和严重少精子症最常见的缺失。在 Y 染色体微缺失中大约近 80% 都是 c 区缺失，而且 c 区缺失的临床表现差异很大，从精子质量接近正常到无精子症。有些患者可以自然受孕，而多数则表现为不育，特别是严重少精子症和无精子症。AZFc 缺失通过显微取精手术提取到精子做试管婴儿的成功率是很高的，大约有 60% 左右。而 AZFb 缺失的患者睾丸提取到精子的可能性极低，一般认为 b 区缺失精子发生在初级精母细胞阶段即停止了。AZFa 的缺失较其他区域少见，同样也很难从这样的患者睾丸中提取到精子。目前，对于 Y 染色体微缺失的患者并没有改善精子生成的有效治疗，但这些患者可以进行 ICSI 治疗。严重少精子症的患者可以从精液中获取精子，而无精子症患者须通过睾丸穿刺或显微取精术提取精子。要特别注意的是，AZF 这些缺失可以传递给男性后代。夫妇双方当男性有 Y 染色体微缺失时在进行 ART 前必须进行遗传咨询。

4. 唯支持细胞综合征　唯支持细胞综合征（SCOS）是指在患者的睾丸内只能看到支持

细胞而没有生精细胞。即使通过显微取精手术，对 SCOS 的手术提取精子的过程仍然是最困难的，而且取精成功率在各种患者中也是相对最低的，只有 20%～30% 左右，如何提高成功率和术前如何用药仍需进一步研究。引起 SCOS 的病因比较复杂，有些可能被确认为 Y 染色体微缺失或核型异常以及遗传表型正常的其他原因。SCOS 可能还与隐睾、睾丸炎、化疗、放疗或雌激素治疗有关，但大多数患者是特发性的。患者通常表现为小睾丸或正常体积睾丸和无精子症。

（三）睾丸后病因

睾丸后因素是我们常常提到的精子输出管道梗阻，精子从睾丸产生，经过输出管到达附睾，然后经过附睾管到输精管，再到射精管通过射精从尿道排出。在这一通路上的任何位置出现梗阻都可能导致最终无精子症的出现。而睾丸后因素绝大多数都可以通过外科手术得到有效的治疗。常见的梗阻部位发生在附睾和射精管开口。输精管梗阻也需要注意，临床中常见的是双侧输精管缺如（CBAVD）。而且，这样的患者还要注意是否有肾脏缺如或发育不全。这样的患者建议进行囊性纤维化遗传学检测和咨询。

二、辨证与辨病

无精子症的诊断主要是病因的诊断，对无精子症本身的诊断实际上很容易，即至少 2 次精液高速离心（3000×，或以上）15 分钟精液中未发现精子即可以诊断。而病因诊断则要复杂得多，不过病因诊断对无精子症的病情判断和进一步的治疗策略的选择至关重要。

（一）病史询问

病史询问对这些患者是非常重要的，尤其是既往的生育史和女方受孕史。如果患者曾有生育，特别是健康子女，那么梗阻性无精子症的可能性较大。既往病史和手术史也是很重要的需要询问的内容。如果患者既往得过腮腺炎，那么睾丸性的可能性较大；如果婴幼儿时期做过腹股沟疝手术，输精管损伤梗阻的可能性很大。如果有隐睾的病史，特别是在 2 岁以后才进行手术的患者，睾丸因素很大。感染病史同样重要，如果有附睾炎或尿道炎的病史，会提示可能有附睾梗阻的机会。射精和勃起功能也需要询问，有的患者由于糖尿病等原因根本无法完成阴道内射精，有的患者因为勃起功能障碍而无法顺利完成性生活。接受过放疗或化疗，接触高温，发热等情况也需要留意。当然，针对不同患者还要详细询问特殊的病史，不要遗漏重要的线索。

（二）体格检查

体格检查对无精子症的诊断意义重大。尽管现在有了很多先进的检查手段和设备，但是熟练和准确的体格检查可以很大程度决定诊断的最终结果。睾丸是精子发生的地方，正常的单侧睾丸体积一般大于 12～15ml，质地是有一定张力和弹性的。如果睾丸体积小于 6～8ml，质地变软，通常提示睾丸生精功能异常。附睾的触诊需要有更为丰富的临床经验。对于梗阻性无精子症，例如附睾梗阻，附睾通常是饱满的和略增大的。如果附睾很小或张力很小，通常不考虑梗阻性无精子症。输精管是否存在是另一个重要的触诊环节。有经验的医生可以准确地区分纤细的输精管和较大的血管的触诊，但有时候个别特殊病例确实不容易查清楚，尤其对于较为肥胖的患者同时合并精索静脉曲张的情况。精索静脉曲张的触诊同样重要，对曲张的程度应该有详细的检查和描述。直肠指诊是可选的检查，但是对多数患者来说，并不是必需的检查。

（三）精液检查

精液检查对无精子症是最关键的实验室检查。不仅应该确认高速离心后没有发现精子，同时也不应该忽视其他的参数。精液量的多少是重要的参数。精液量如果超过 2ml，通常不考虑射精管梗阻的问题，而精液量小于 1ml 甚至在 0.5ml 以下的情况很可能存在射精管梗阻或输精管、精囊缺如或发育不全。精液 pH 值如果偏酸性提示射精管梗阻或精囊缺如；如果 pH 正常（碱性）则可能是睾丸生精功能障碍或附睾梗阻。精浆生化也有一定的参考意义，如果果糖明显偏低甚至为 0，则说明可能存在精囊缺如或输精管缺如。如果 α 糖苷酶低而果糖正常，则说明可能问题出在附睾。如果患者不能射精，要考虑逆向射精或完全不能射精的情况，要特别注意患者是否有糖尿病，糖尿病患者最终常常会丧失射精功能。

（四）化验检查

实验室检查包括常规检查和激素检查。最重要的激素检查需要包括血清睾酮（T）、血清卵泡刺激素（FSH），催乳素（PRL），黄体生成素（LH）。一般来讲，FSH 升高意味着睾丸生精功能受损，但是，FSH 正常并不能说明生精功能就正常。但 FSH 升高的多少并不能直接反映生精功能损害的程度。在临床中的实际意义是，FSH 升高的程度与睾丸显微取精术的取精成功率并没有相关性。

（五）特殊检查

常用的特殊检查是超声检查和核磁检查。超声检查是便捷、无创的检查，可以帮助了解睾丸的大小、附睾的情况、是否有精索静脉曲张等情况。经直肠超声可以帮助了解前列腺、精囊和射精管走行区的情况。MRI 检查可以进一步帮助诊断精囊和射精管的问题，尤其对于是否存在射精管梗阻继发的精囊扩张和精囊结石等帮助极大。

（六）染色体和 Y 染色体微缺失检查

男性不育的遗传病因包括核型异常（染色体结构和数目异常），Y 染色体微缺失和基因突变。遗传检测包括核型分析，Y 染色体微缺失分析，特异性基因突变检测。在一般生育人群中这些异常出现的频率很低，但是在无精子症患者中发生率明显增高。

染色体异常包括数目增多或减少。核型分析的缺陷包括数目和结构异常以及 DNA 增多。约 6% 的不育男性染色体核型分析发现染色体异常。随着精子数量的减少这种异常发生率升高。无精子症患者发生率最高，其核型异常发生率为 10%～15%。无精子症主要为性染色体异常，而少精子症以常染色体异常为主。

无精子症中近 13% 存在 Y 染色体长臂的微缺失，少精子症中为 3%～7%。近 7% 的男性不育患者有 Y 染色体微缺失。Y 染色体长臂的该区被命名为 AZF（无精子症因子）。随着分子生物学技术的发展，该区域染色体微缺失的检测成为可能，AZF 区目前分为三个亚区，分别是 AZFa、AZFb、AZFc。该区域有各种基因被确认。一般来说，AZF 区域微缺失的大小与精子生成活力成反比。AZF 区域内的缺失似乎可提供一些预后信息，当 AZFa 和 AZFb 严重损害时，回收精子行 ICSI 预后较差。目前因遗传原因造成的不育治疗效果较差，但是许多患者可行 ICSI 治疗。严重少精子（$<5 \times 10^6$/ml）和非梗阻性的无精子症在进行 ART 之前应行遗传检测包括核型分析和染色体微缺失分析。

遗传检测也包括表型可疑的特异性基因突变分析。最常见的是 CBAVD、CFTR 的突变，其引起囊性纤维化，与双侧输精管缺如有关。大多数囊性纤维化的男性都有因输精管缺如造成的无精子症。

三、辨病与辨证结合治疗

对无精子症的治疗思路是要准确判断患者的病因，针对病因进行相应的治疗。正如我们前面提到的，治疗方面相对最容易的是各种梗阻性无精子症。绝大多数梗阻性无精子症都可以通过外科手段进行治疗。而梗阻性无精子症也需要进一步明确梗阻的部位，才能进行不同的手术治疗。最常见的梗阻部位在附睾和射精管开口。

附睾梗阻多继发于附睾炎，也有相当比例的患者是特发性附睾梗阻。通过病史、查体、精液检查、激素、超声等检查基本可以明确附睾梗阻的诊断。尽管个别患者诊断难度较大，但绝大多数附睾梗阻的患者诊断并不复杂，也完全没有必要进行睾丸穿刺或切开活检。对诊断附睾梗阻的患者应该评估其睾丸生精功能，并且要评估配偶的生育功能。如果配偶年纪较轻，生育功能基本正常，应该建议患者进行显微输精管附睾吻合术。如果患者配偶超过 35 岁应该综合评估，并交代患者双方。因为显微输精管附睾吻合术作为最具有挑战性的显微手术，其复通率在技术最好的中心为 75%~85%，但仍然无法达到输精管复通术那样超过 90% 的复通率，而且术后一般需要 3~6 个月的时间精液中才逐渐出现精子继而逐渐质量提高，因此，配偶年龄和生育状况非常重要。既不应该对由于附睾梗阻的男性患者一味让患者双方做试管而使女方受到不必要的诊治，也不能只看到手术的优势而忽略女方配偶的生育状况。尤其对于女方年龄超过 40 岁的，建议优先人工辅助受孕。

显微输精管附睾吻合术是最具有挑战性的显微手术，比较常用的方法是纵向双针套叠缝合的方法。之所以手术难度大，是因为附睾管的通常管径只有大约 0.25mm，术者用 10-0 缝线纵向缝入附睾管，然后切开管腔，套叠缝入输精管。整个过程需要在手术显微镜下操作，需要术者有丰富的经验和娴熟的手术技巧。任何操作过程中的微小的颤动都可能会使手术失败。而专业的男性生殖显微外科培训是开展本手术的重要和必要环节。目前，在国内，中华医学会男科学分会的男性生殖显微外科培训中心已经成立，提供了专业的培训，可以为显微手术的开展提供最权威和最高水平的技术指导和支持。

除了最常见的附睾梗阻以外，输精管梗阻也是常见的梗阻性无精症的病因。通常见于输精管结扎患者、年幼时腹股沟疝手术误伤输精管等情况。输精管复通术目前国际上和国内的高水平的中心都采用显微手术的方式进行。比较主流的方法是双层吻合，当然，如果吻合技术较高，单层（全层）吻合的方式也可以达到较高的成功率。通过显微双层法进行的输精管吻合术在高水平的中心可以达到超过 90% 的复通率，自然受孕率可以达到 40% 甚至更高。双层缝合一般采用的是黏膜肌层为一层，缝合 6 针；肌层和外膜一层，缝合 12~14 针。对于疝术后的吻合成功率会低于结扎术后的复通，因为疝手术通常发生在婴幼儿时期，被误伤的输精管（腹侧）段纤细，而睾丸侧发育较好，因此两侧的管径差别较大，复通成功率会低于结扎术后的复通率。

射精管开口处梗阻也是很常见的梗阻原因。通常由于射精管走行区的囊肿、炎性堵塞等原因导致。射精管梗阻性无精子症有比较明显和特征性的临床特点：精液量少，通常少于 1ml，pH 为酸性，果糖阴性或定量为 0，激素正常，查体睾丸、附睾、输精管基本正常，经直肠超声和核磁共振成像（MRI）提示双侧精囊增大，射精管走行区囊肿等。尤其是 MRI 检查，可以非常准确地提供射精管梗阻的临床证据。射精管梗阻可以通过精囊镜手术疏通达到很好的治疗效果。精囊镜通常采用的是 F4.5/6.5 和 F6/7.5 的镜子，经尿道进入射精管，打通梗阻的射精管或通过射精管中间打通旁路使精液能够通畅射出,而恢复精液质量。

梗阻性无精子症相对来讲是比较容易诊断和治疗的,而非梗阻性无精子症的治疗就会更复杂了。对于睾丸性因素造成的无精子症,如隐睾、Klinefelter 综合征、Y 染色体微缺失等疾病往往可以通过显微取精术甚至睾丸穿刺活检提取到精子进行人工辅助生殖技术而生育。对于睾丸体积很小的患者,比如 1～2ml 睾丸体积的上述疾病的患者,可以直接通过显微取精术提取精子,成功提取到精子的机会可以达到 60% 甚至更高。Y 染色体 C 区缺失的患者往往有局灶生精,有的患者甚至精液中有精子,或者睾丸体积较大,可以通过睾丸穿刺活检提取到精子,或者通过显微取精术提取精子。但是,对于 a 区和 b 区缺失的患者,一般不建议显微取精,成功率几乎为 0。对于睾丸体积大于 6～8ml 的非梗阻性无精子症患者还是建议首选睾丸穿刺活检。对于睾丸体积小于 4～6ml 的患者,在充分和患者及家属交代的情况下,应该建议直接进行显微取精术。

对于睾丸因素不同病因通过显微睾丸取精术提取精子的成功率差别较大,对于 Klinefelter 综合征的取精成功率大约为 60%,AZFc 缺失的取精成功率约为 60%,隐睾的取精成功率大约也在 60%,但是化疗后的成功率就只有不到 40%,唯支持细胞综合征的取精成功率则只有 20%～30%。

对睾丸前因素的治疗,如促性腺激素低下的 Kallmann 综合征的患者有生育要求的应该建议给予促性腺激素治疗以尝试启动精子发生。可以使用每周 3 次的 HCG 2000IU。也可以用重组 FSH 替代 HMG 一起治疗。通常是在使用 HCG3～6 个月后开始 FSH 治疗。

总之,不同病因的针对性治疗是治疗的要点,尽管无精子症是最严重的男性不育症的情况,但可喜的是,通过各种治疗手段,很多患者拥有了自己的孩子,而且随着技术和科学水平的提高,会有越来越多的患者得到更为有效的治疗。

第二节　少　精　子　症

根据世界卫生组织(WHO)并参照新版 EAU 指南推荐《WHO 人类精液实验室检验及处理手册》(第 5 版)制定的参考标准,精子数 $< 15 \times 10^6/ml$,为少精子症(oligospermia)。在 $5 \times 10^6/ml \sim 10 \times 10^6/ml$ 间,为中度少精子症;$< 5 \times 10^6/ml$ 为重度少精子症。十分严重的少精子症,仅在精液离心沉淀中,于高倍镜下见到 1～2 个精子。

一、发病机制

中医文献中没有少精症的记载。该症统属于中医的精少、精清、精薄等证中,属虚劳范畴。多因先天禀赋不足,或房劳太过耗伤肾精,或大病久病,气血两亏,肾精化源亏乏,最终导致肾精不足而成本症。本症在男性不育症中最为常见,中医辨证治疗效果亦较满意。

中医病因病机:

1. 先天禀赋不足,肾精不充。

2. 房事不节,恣情纵欲,耗伤肾精而致精少不育。

3. 久病不愈,气血两虚,后天之精不足,化源空虚,肾精失于充养,致精少不育。

4. 饮食不节,过食辛辣厚味,酿湿生热,湿热下注精室,热灼阴液,湿阻精窍,均可致精少不育。

5. 久病入络,或外伤瘀血阻络,精道不畅,故精少而不育。

西医病因:

(一)睾丸前性因素(内分泌性因素)

1. 下丘脑病变

(1) Kallmann 综合征:系特发性低促性腺激素型性腺功能减退,是由定位于 Xp22 的 KAL1 基因突变引起的一种 X 连锁性染色体遗传病,其主要功能是影响嗅觉和 GnRH 神经元向下丘脑迁移。主要表现为青春期发育延迟、嗅觉部分或完全丧失、隐睾、男性乳腺增生、小阴茎(发生率约 50%)和其他先天性异常(如颅面不对称、躯体中线畸形、唇裂、色盲、先天性耳聋和肾衰竭)。

(2) 选择性 LH 缺乏综合征:其主要表现为无睾体型,睾丸容积正常或略大;精液量少,偶见少量精子;血清 LH、T 低于正常参考值,FSH 水平正常。选择性 LH 缺乏综合征患者如果睾丸内 T 浓度正常则可保持最低限度的生精功能。

2. 垂体病变

(1) 垂体腺瘤:垂体腺瘤是影响促性腺激素分泌的最常见疾病,向蝶鞍上方扩展的垂体腺瘤可能会通过影响多巴胺抑制途径减少 GnRH 的分泌并轻度增加 PRL 的分泌。

(2) 高泌乳素血症:高泌乳素血症是最常见的垂体激素分泌过多综合征。HPRL 通过抑制下丘脑 GnRH、垂体促性腺激素和 Leydig 细胞分泌从而抑制男性生育能力。

(3) 生育相关激素异常:雌 / 雄激素比例失常,外源性合成类固醇激素的滥用、先天性肾上腺增生症导致的雄激素分泌过多,通过下丘脑 - 垂体 - 睾丸轴负反馈抑制促性腺激素的分泌。肥胖多导致雌激素过多,原因是外周脂肪组织中的芳香化酶可使雄激素转换成雌激素,而外周雌激素可通过下丘脑 - 垂体 - 睾丸轴抑制促性腺激素的分泌。

(4) 糖皮质激素增多:糖皮质激素过多可抑制 LH 分泌,从而抑制 Leydig 细胞功能影响男性生育,如 Cushing 综合征。

(5) 甲状腺激素异常:尽管甲状腺激素会影响生育,但由于甲状腺疾病导致的男性不育极少见。甲亢可导致性激素代谢紊乱,雌激素升高,睾丸活检发现精子成熟障碍,甲减患者亦是如此,但甲状腺功能恢复后,这些病变都是可逆的。

(二)睾丸性因素(染色体异常及引起睾丸损伤的其他病因)

1. 染色体数目或结构异常 嵌合型克氏征(46,XY/47,XXY)则是因为受精卵有丝分裂过程中性染色体未分离,约占 10%。克氏征发生率为 1/1000～1/500。典型临床表现为:小而硬的睾丸,男性乳腺增生和高促性腺激素。50% 患者血清 T 水平降低,90% 血清 FSH 和 80% LH 水平升高,精液多表现为严重少精子或无精子。

2. 精索静脉曲张 精索静脉曲张是由于包绕精索的精索静脉和蔓状静脉丛的扩张而引起的血管性精子发生障碍。以左侧发病为多,亦可双侧发病或单发于右侧。

3. 医源性因素 药物化疗或者放疗。

4. 环境毒素和职业暴露 杀虫剂、高温、重金属、放射线等。

5. 感染 睾丸炎可由病毒导致,如腮腺炎病毒等,成年男性感染腮腺炎约 25% 会并发睾丸炎。睾丸活检提示曲细精管萎缩、间质组织水肿和单核细胞浸润。

(三)睾丸后性因素(精子运输障碍)

1. 射精功能障碍 逆行射精是指患者射精时有射精的动作和快感,但仅有或没有精液从尿道射出,离心尿检有精子或果糖。

2. 输精管道梗阻 输精管和(或)精囊不完全性梗阻、感染或结扎等。

二、辨证与辨病

中医辨证要点

1. 辨虚实 精子减少症以虚证多见,肾精亏虚,肾阳虚衰,气血不足均属虚证。实证可见于湿热下注,精脉瘀阻,亦有虚实夹杂,或因虚致实,或因实致虚者,临证时必须辨别清楚,以免误诊误治。

2. 辨先天后天 肾精不足有因于先天不足,也有后天失养,或先天后天性均有者。气血不足、湿热下注、瘀血阻滞者则为后天因素所致。

3. 辨病位 该病病位主要在肾,但也涉及心、肝、脾等脏。如气血两亏者,多责之心、脾和肾,而湿热下注者,则涉及脾、胃、肝、胆和肾。

西医学对少精子症的诊断与评估应结合病史、体检、实验室检查、影像学检查和遗传学检测等方面来系统地综合地进行。其主要包括以下几方面内容:

1. 病史的采集 完整的病史采集应包括现病史、既往史、个人史和性生活史。需要重点了解与生育相关的疾病和因素,主要包括腮腺炎、睾丸炎、发热、附睾炎以及手术外伤史,内分泌史、性功能、用药史、生活习惯、环境与职业因素等。

2. 体格检查

(1)阴茎:注意有无严重的包茎、硬结、炎症、肿瘤或发育异常。

(2)尿道:有无瘘孔、下裂、硬结。

(3)前列腺:经肛诊可检查其大小,有无硬结、肿物,还可按摩取前列腺液检查。

(4)睾丸:测量其大小、触诊硬度,有无硬结、压痛、肿物,是否为隐睾。

(5)精索:触摸其中输精管的硬度,有无结节、压痛,有无精索静脉曲张。

3. 实验室检查 除将精液检查列为必查项目外,其余要视患者具体情况进行选择:

(1)精液分析:此举有助于了解男性生育力,是不育症的必查项目,检查内容包括色、量、液化时间、酸碱度、精子计数、活动力、存活率及形态(表20-1)。

(2)内分泌检查:通过促性腺激素释放激素或枸橼酸氯米芬刺激试验可以了解下丘脑-垂体-睾丸轴的功能。测定睾酮水平可以直接反映间质细胞的功能。当精液指标存在异常时,我们需要进行的性激素检查仅仅局限于促卵泡生成激素(FSH)、黄体生成素(LH)和睾酮(T)这三种激素水平的检测。鉴别是由梗阻还是非梗阻因素引起的无精子症或重度少弱畸形精子症是十分必要的。反映梗阻的合理的预测值标准是 FSH 正常伴双侧睾丸体积正常,否则表明是非梗阻因素;然而仍然有约 29% 的 FSH 水平正常的男性有精子发生障碍,即有非梗阻因素存在。

1)高促性腺激素性腺功能低下(FSH/LH 升高):与促性腺激素水平升高相关的生精功能障碍是一个常见病,一般不会由内分泌系统破坏引起,可能的原因有:①先天性因素:克氏综合征、无睾症、隐睾(睾丸发育不良)、Y 染色体微缺失;②后天性因素:睾丸炎后、睾丸扭转、睾丸肿瘤、系统性疾病、细胞毒性治疗。

2)低促性腺激素性腺功能低下(FSH/LH 降低):下丘脑或腺垂体功能障碍引起的促性腺激素水平低下一般很少见,可能的原因有:①先天性因素:特发性低促性腺激素性腺功能

表 20-1 2010 年 WHO 正常精液参数参考值

项目	参考值
精液量（ml）	1.5（1.4～1.7）
精子总数（10⁶/ 每次射精）	39（33～46）
精子密度（10⁶/ml）	15（12～16）
精子活力（PR＋NP, %）	40（38～42）
前向运动精子比率（PR, %）	32（31～34）
精子活率（%）	58（55～63）
正常精子形态比率（%）	4（3.0～4.0）
pH	≥7.2
过氧化物酶阳性的白细胞数（10⁶/ml）	＜1.0
混合抗球蛋白反应（MAR）	＜50% 精子有凝集
免疫珠实验（IBT）	＜50% 精子有凝集
精浆锌（μmol/ 每次射精）	≥2.4
精浆果糖（mU/ 每次射精）	≥13
精浆中性葡萄糖苷酶（mU/ 每次射精）	≥20

注：PR＝前向运动；NP＝非前向运动

低下，Kallmann 综合征（常伴嗅觉丧失）；②后天性因素：获得性垂体疾病（肿瘤、肉芽肿性疾病、高催乳素血症）；③外源性因素：药物（代谢性类固醇、肥胖、放射线）。

（3）多普勒超声检查：超声已成为发现阴囊内病变的主要检查手段。阴囊彩超多普勒检查可以检查出 30% 的不育患者有精索静脉曲张，0.5% 的不育患者有睾丸肿瘤，2%～5% 的不育患者，特别是合并有隐睾病史的不育患者，有睾丸微钙化（潜在的癌前病变）。经直肠超声检查可以排除那些由于前列腺中线囊肿或射精管狭窄引起射精管阻塞从而造成射精量少（＜1.5ml）的不育患者。

（4）X 线检查：为确定输精管道的梗阻部位，可采用输精管、附睾造影，输精管、精囊造影或尿道造影等，高泌乳素血症者摄蝶鞍 X 线断层片（正、侧位）以确定有无垂体腺瘤。

（5）免疫学检查：通过精子凝集试验或制动试验检测血清或精浆中的精子凝集抗体或制动抗体。检测方法虽有多种，应因地制宜选用。

三、辨病与辨证结合治疗

（一）西医治疗

男性不育的治疗之所以特殊，还因为治疗策略的确定同时还必须兼顾女性的状况。同样的疾病状况，可能因为女性的不同临床状况而选择不同的临床路径。但是，我们应该遵循一定的临床思路，如果男性生育力存在问题，我们应该首先考虑治疗男性的生育问题。如果通过改变不良生活习惯等可以改善，就不考虑临床干预；如果通过保守治疗有效，就不考虑有创治疗；如果可以通过治疗男性而自然受孕就不考虑进行辅助生殖技术。

1. 改变不良的生活习惯　高温环境是影响男性生育的最简单的因素。这里涉及生活高温和工作环境，如经常泡温泉、蒸桑拿等。工作环境最常见的影响是在没有空调的环境中工作的厨师、炼钢和锅炉工人、长时间驾驶的司机、电焊工人等。这些都可以损害睾丸的生精功能,部分在高温环境严重暴露的患者可以因此造成无精子症。因此,对于有上述问题的患者,应该建议脱离高温环境。建议穿着合适的内裤、尽量减少泡温泉和蒸桑拿。

2. 遗传相关疾病的治疗 克氏综合征是临床经常可以见到的与遗传相关的睾丸生精功能障碍性疾病。在无精子症患者中有一定的比例。临床常见的表现为体型瘦高,睾丸很小,可以伴有男性乳腺增生和勃起功能障碍。实验室检查为促性腺激素水平升高。由于曲细精管损害严重,临床多表现为 FSH 明显升高。总睾酮水平有一半左右的患者是降低的,但仍有接近一半的患者睾酮水平正常。染色体核型表现为多一条 X 染色体。多为纯合 47,XXY,也有少数为嵌合型。

目前,还没有很好的手段可以改善克氏综合征患者的生精功能。因此,一般不建议单独使用药物治疗。尽管克氏综合征的患者睾丸生精功能严重受损,但是确实有部分患者存在局灶生精,部分曲细精管可以找到精子。对克氏综合征患者的研究发现,显微睾丸取精手术可以在 40%~60% 患者的睾丸中找到精子。因此,尽管我们暂时不能改变克氏综合征患者的睾丸功能,但是可以通过显微外科的手段获取精子,使部分患者通过 ICSI 获得自己的子代。

3. 内分泌相关疾病的治疗

(1)低促性腺激素性生精功能障碍的治疗:这种情况常见的有 Kallmann 综合征和特发性促性腺激素低下。Kallmann 综合征的患者常伴有完全性或部分嗅觉丧失。临床常见患者四肢较一般人长,阴茎发育很小,睾丸小可以是隐睾。但对于青春期就诊的患者应该区分青春期发育延迟。如果有嗅觉异常通常可以帮助确诊。对 Kallmann 综合征的治疗,在不同的阶段是有区别的。由于患者雄激素水平低,睾酮替代治疗是可以的。但是,我们在治疗前应该了解患者的生育要求。因为比较大剂量的睾酮补充治疗会因为负反馈作用而抑制生精功能。如果患者有明确的生育要求,应该考虑其他治疗。

由于低血清睾酮水平可以引起很多身体损害,例如增加心血管疾病和糖尿病的发生率,引起骨质疏松,影响性欲和阴茎勃起功能,腹部脂肪堆积,肌肉比例和力量减退等,因此,需要补充睾酮到正常生理水平。常用的有口服和肌内注射十一酸睾酮,或者经皮肤吸收的睾酮贴剂。对于还有生育要求的患者应该避免大剂量睾酮补充或替代治疗。建议使用促性腺激素的治疗,不仅可以改善症状而且可以启动精子发生。治疗一般采用注射 2000~5000IU 的 HCG,每周 3 次。结合使用 75IU 的 HMG 肌内注射,每周 3 次。也可以直接使用重组人 FSH 取代 HMG。

(2)高泌乳素血症的治疗:高泌乳素血症可以引起 ED 和男性不育。高泌乳素血症血清泌乳素水平明显升高,睾酮和促性腺激素降低。在甲状腺功能低下的患者中由于甲状腺释放激素刺激泌乳素可以引起后者升高,所以应该排除甲状腺疾病。对高泌乳素血症的患者应该做颅脑 MRI 等检查排除垂体瘤。对泌乳素轻度升高的患者,通常并不建议治疗,因为这种轻度升高可能并不会影响生精功能。不需要手术治疗的患者通常采用药物治疗,多数患者的疗效满意。常用药物为溴隐亭。

4. 睾丸炎的治疗 睾丸炎引起的睾丸生精功能的破坏甚至丧失多见于曾经罹患腮腺炎的患者。尽管随着腮腺炎疫苗的应用,腮腺炎患者明显减少,但在临床中还是经常可以见到继发于前者的睾丸炎甚至睾丸萎缩的患者。大约有 30% 的腮腺炎患者可以出现睾丸生精功能的破坏。因此,我们在临床见到无精子症或严重少、弱精子症的患者一定要追问是否有腮腺炎的病史。目前,还没有很好的方法可以治疗因此造成的睾丸功能损害,所以最重要的是评价睾丸现存的生精状况。通过睾丸大小、质地、精液常规检查和血清促性腺激素的水平可以大致了解睾丸功能。对睾丸体积超过 6ml 的患者，可以考虑进行睾丸穿刺活检了解生精情况。如果穿刺睾丸没有精子或睾丸体积很小无法穿刺的患者，可以考虑进行显微睾丸取精。不论是穿刺还是显微取精手术，都建议一旦找到精子即进行冻存，以备日后进行 ICSI。

5. 隐睾的治疗　隐睾是造成无精子症或严重少精子症的常见病因。随着医疗条件和人们卫生常识的提高，多数隐睾的患者在最佳的手术时机得到了治疗。一般建议如果患儿 1 岁时睾丸仍然无法下降到阴囊的正常位置，应该及时手术，行隐睾下降固定术。少数为双侧隐睾，多数为单侧隐睾。隐睾位置与生精功能相关，位置越高则生精功能破坏越重。隐睾持续时间越长生精功能损害越重。在出生半年内对生精细胞影响不大。到 2 岁时，部分患儿的生精功能会完全丧失。而在 6 个月之后，隐睾自行下降的可能性就很小了。因此，应该在此时间段尽早手术以保留睾丸功能。

6. 睾丸扭转的治疗　睾丸扭转是常见的泌尿科急症。及时就诊可以保存患侧的睾丸功能。6 小时之内的睾丸扭转多可以通过急诊手术及时复位而保留睾丸。12 小时后睾丸损害明显，到 24 小时则很难保留患侧睾丸，经常需要切除。但是，因为睾丸扭转多由于先天发育的异常引起，有一定比例患者会今后出现对侧睾丸再扭转，而一旦对侧睾丸也扭转且没有及时治疗，对生育将是灾难性的。因此，对切除一侧睾丸的患者应该进行告知，如果一旦类似症状出现在对侧睾丸，马上就诊。时间对这样的患者应该是分秒必争的。

7. 精索静脉曲张的治疗　精索静脉曲张是临床造成男性不育的常见的病因，并且是可以通过手术得到确切治疗的。精索静脉曲张是精索内的静脉扩张迂曲。病因还不是很清楚。绝大多数（约 90%）发生于左侧，10% 左右发生于双侧。在不育男性中，精索静脉曲张的发病率大约为 40%。而手术后，约有 50%～70% 的患者的精液质量会得到改善。

精索静脉曲张的手术主要是希望改善少弱精子症患者的精液质量。精索静脉曲张主要影响精液中精子的活动度，对精子浓度的影响较活力要弱一些。仅能通过 B 超等检查发现的称为亚临床型。对亚临床型是否应该手术尚存在争议。一般并不推荐对亚临床型进行手术。一般而言精索静脉曲张的程度与精液质量有关，但这种相关性并非是线性的，也没有明确的相关性结论。伴有精液质量明显异常的，建议手术。精液质量轻度异常的，可以先尝试应用提高精子活力和浓度的药物，如果 3 个月左右改善不明显，建议手术。手术方式主要有传统精索静脉高位结扎术、腹腔镜精索静脉结扎、显微精索静脉结扎术。

8. 经验性药物治疗　除了上面提到的各种有针对性的治疗外，还有不少特发性少精子症的患者可以尝试通过药物等手段改善精液质量，以获得生育的机会。一般建议可以用药 3～6 个月。常见的药物主要包括以下几类：

（1）抗雌激素药物：主要是枸橼酸氯米芬和他莫西芬。主要通过激素轴使 FSH、LH 和睾酮水平升高。对 FSH 和 LH 没有升高的患者有一定效果，主要是升高精子浓度。尽管还缺乏大规模前瞻性随机对照研究，但是这类药物确实对部分患者有明显的疗效。

（2）雄激素药物：常用的为十一酸睾酮，包括注射制剂和口服制剂以及贴皮制剂。睾酮对不育的治疗一直以来都存在比较大的争议。因为大剂量的睾酮可以引起负反馈而使精子生成受抑制，甚至达到避孕的效果。但是，在停用后，有时可以发现反跳现象，这可能是部分患者精液质量改善的机制。对部分睾酮水平低的患者可能有益，并且也有联合使用他莫西芬和十一酸睾酮可以改善精液质量的报道。在临床治疗中,要注意对精液常规的动态观察,建议每1~2个月检查一次,根据不同患者的变化情况决定使用的技巧。

还有一些药物如乙酰左卡尼汀和左卡尼汀可能会改善精液质量,尤其是精子活动度。但是因为只有比较少的文献支持,还不足以确定其机制和疗效。维生素 E 和锌制剂也可能对精液质量有益处。

(二)辨证论治

1. 中草药治疗

(1)肾精亏损证

主要证候:婚后多年不育,精子减少,精液量少或量多稀薄,伴头晕耳鸣、腰膝酸软,精神疲惫,记忆减退,舌淡,苔白,脉沉细弱。

治疗法则:补肾填精。

方药举例:五子衍宗丸(《摄生众妙方》)合七宝美髯丹(《医方集解》)加减。

(2)命门火衰证

主要证候:婚后不育,精液清冷,精子数目减少,伴腰膝酸软,畏寒肢冷,阳痿早泄,小便清长,夜尿频多,头晕耳鸣。舌质淡胖,脉沉细或沉迟。

治疗法则:温肾壮阳,生精益肾。

方药举例:金匮肾气丸(《金匮要略》)合保元汤(《博爱心鉴》)加味。

(3)气血两虚证

主要证候:精子计数少,或精液量少,不育,伴面色萎黄,神倦乏力,爪甲苍白,心悸气短,食少便溏,失眠多梦,舌淡胖嫩,脉细而弱。

治疗法则:补气养血,兼以补肾益精。

方药举例:河车种子丸(《医学正印》)加减。

(4)湿热下注证

主要证候:精子数目少,精液黏稠而不液化,婚后不育,口苦咽干,胸胁胀满,少腹或会阴部不适,舌红,苔黄腻,脉濡数或滑数。

治疗法则:清热利湿,兼补阴精。

方药举例:以龙胆泻肝汤(《医方集解》)合六味地黄汤(《小儿药证直诀》)加减。

(5)气滞血瘀证

主要证候:精子数目少,精液量少,不育,面色紫黯,皮肤粗糙,少腹不适,茎中刺痛,舌黯红或有瘀斑,脉弦涩。

治疗法则:行气活血,化瘀生精。

方药举例:血府逐瘀汤(《医林改错》)加减。

2. 中成药治疗

(1)五子衍宗丸:每次 6g,每日 2 次。适用于肾精亏损证。

(2)桂附八味丸:每次 9g,每日 2~3 次。适用于肾阳虚、命门火衰证。

(3)龙胆泻肝丸:每次 3~6g,每日 2 次。适用于湿热下注证。

(4)血府逐瘀丸:每次 2.4g,每日 2 次。适用于气滞血瘀证。

3. 针灸治疗

(1)针法:肾精亏损者,取双侧肾俞、志室、太溪、三阴交;气血不足者,取双侧脾俞、胃俞、肾俞，足三里、三阴交。施针方法为补法，留针 30 分钟，每日 1 次，10 次为 1 个疗程。

（2）隔姜灸法：取命门、肾俞、关元、中极等为主穴，隔姜灸，以艾灸三壮为度。有温肾壮阳，益气培元之功。适用于命门火衰之精子减少症。

3．单验方治疗

（1）温肾益精汤：炮天雄 6～9g，熟地、菟丝子、怀牛膝、枸杞子各 20g，甘草 6g，仙灵脾 10g。水煎服，日 1 剂。

（2）生精汤：药用枸杞子、首乌、党参、川断各 15g，菟丝子、覆盆子、五味子、桑椹子、车前子、陈皮各 9g，当归、熟地、淫羊藿各 12g，黄芪 18g。水煎服，日 1 剂。主治精子数量少、成活率低、活动力差，临床表现为肾阳虚者。

（3）五子生精汤：药用潼蒺藜、菟丝子各 30g，枸杞子、韭菜子、车前子、怀牛膝、北沙参各 15g，五味子、覆盆子各 10g。水煎服，日 1 剂。服药期间节制房事，增强营养，戒烟酒。

第三节　弱精子症

根据世界卫生组织（WHO）并参照新版 EAU 指南推荐《WHO 人类精液实验室检验及处理手册》（第 5 版）制定的参考标准，弱精子症是指前向运动（progressive motility，PR）精子百分率低于参考区间下限（32%）的一类男性不育症。特发性弱精症是指找不到任何病因的弱精症。弱精症根据严重程度可分为：轻度弱精子症，PR≥20%，≤32%；中度弱精子症，PR≥10%，≤20%；严重弱精子症，PR≥1%，<10% 和极度弱精子症 PR<1%。

一、发病机制

中医文献学中没有"弱精子症"的记载，但本症与中医"精冷""精寒"等症有关。多因先天禀赋不足，或久病体虚，或房劳过度，致肾阳亏虚，肾精不足，气血亏虚，或嗜肥甘茶酒，湿热内蕴，下注肝经而成。

（一）中医病因病机

1．先天禀赋不足，或房劳太过，导致肾阳亏虚，气化失司而致前向运动精子百分率低下。

2．久病体虚，气血不足，精失所养而致前向运动精子百分率低下。

3．饮食不节，嗜食肥甘酒茶，酿湿生热，湿热下注，阻遏阳气，气机不利而致前向运动精子百分率低下。

（二）西医病因

1．环境因素和职业暴露对精子的影响　国内外研究显示：暴露于氯仿、杀虫剂、焊接、抗生素，腮腺炎病史，胃肠道并发症，以及摄入水果、蔬菜的减少等均与精子数量的减少和精液质量的改变有关；烟草中的尼古丁等可能通过对精子的直接和间接损伤而影响精子活力；长期嗜酒者可以直接和间接影响精子的运动能力，此外影响精子活力的药物也较多。

2．染色体异常和基因缺失对精子的影响　常染色体和性染色体畸变除能影响精子数量外，还会影响精子的活率和前向运动能力。研究表明，男性原发性无精子症和少精子症患者中有 7%～15% 存在 Y 染色体无精子症因子（azoospermia factor，AZF）区域微缺失，即 Y 染色体微缺失可能是男性原发不育的一个重要遗传病因。近年来研究表明，Y 染色体微缺失是居于第二位的致男性不育的遗传因素，发生率仅次于 Klinefelter 综合征。另外近些年研究发现：回文序列介导的染色体突变；GSTT1 基因多态性；精子线粒体 MTCYB 和 MTATP6 的基因缺失以及 MTATP6 基因的 G8887A 点突变；MTATPase6 基因突变；雄激素受体异常；H19 基因印迹丢失等诸多因素都可能是导致少、弱精子症的原因。

3. 感染因素对精子的影响　研究显示，生殖腺体的急、慢性炎症可降低精子的运动能力。感染对精子活力的影响是多方面的。微生物对精子具有直接和间接的作用；微生物还可以改变精浆的 pH 值，当 pH 值 <7 或 >9 时，精子活力下降明显。另外，炎症引起的精液中白细胞增多，可以通过直接和间接的原因导致精子运动的下降。前列腺炎引起精子活力不足可能是多种因素综合的结果，除微生物、白细胞、pH 值等因素外，还可能与锌的代谢障碍有关。

4. 内分泌因素对精子的影响　Gonzales 等人发现精浆中催乳素影响精子活力。血清中 E_2 水平升高时，精子的活力降低。精浆中睾酮过高可能抑制精子的运动。Tesarik 等指出高浓度的 FSH 可以改变精子细胞的倍数和精子形态，而这些细胞的减数分裂和精子的生成速度加快均由 FSH 引起。

5. 其他疾病对精子的影响　对精子产生影响的其他疾病包括：精液不液化；某些免疫因素，如抗精子抗体（AsAb）；精索静脉曲张；微量元素如锌离子缺乏；医源性疾病，如内科方面疾病或恶性肿瘤及部分药物、部分泌尿生殖系统手术、周围神经的损伤、体外冲击波碎石等。

二、辨证与辨病

（一）中医辨证要点

1. 辨虚实　精子减少症以虚证多见，肾精亏虚，肾阳虚衰，气血不足均属虚证。实证可见于湿热下注，亦有虚实夹杂，或因虚致实，或因实致虚者，临证时必须辨别清楚，以免误诊误治。

2. 辨先天后天　肾精不足有因于先天不足，也有后天失养，或先天后天性均有者。气血不足、湿热下注、瘀血阻滞者则为后天因素所致。

3. 辨病位　该病病位主要在肾，但也涉及心、肝、脾等脏。如气血两亏者，多责之心、脾和肾，而湿热下注者，则涉及脾、胃、肝、胆和肾。

（二）西医辨病方法

弱精子症的诊断与评估应结合病史、体检、实验室检查、影像学检查和遗传学检测等方面来系统综合地进行。其主要内容参见第二十章第二节少精子症。

三、辨病与辨证结合治疗

（一）辨证治疗

治疗原则：弱精症以补肾益精为治疗原则，可根据阴阳、气血的不足，以及病邪的性质加以辨证论治。

1. 中草药治疗

（1）命门火衰证

主要证候：前向运动精子百分率低下，婚久不育，阳痿早泄，形寒肢冷，伴见腰膝酸软，小便清长，夜尿频多，舌质淡胖，苔白润，脉沉弱，两尺尤甚，或脉微细。

治疗法则：温肾助火。

方药举例：右归丸（《景岳全书》）加减。

（2）肾精亏虚证

主要证候：以前向运动精子百分率低下，不育为主症，伴见腰膝酸软，头昏耳鸣，神疲乏力，健忘多梦。舌淡苔薄白，脉沉细。

治疗法则：补肾益精。

方药举例：五子衍宗丸（《摄生众妙方》）加减。

（3）气血两虚证

主要证候：前向运动精子百分率低下，不育，并见神疲乏力，面色萎黄，心悸气短，食少便溏，形体瘦弱。舌质淡胖，边有齿痕，脉沉细弱。

治疗法则：气血双补，固本益精。

方药举例：十全大补汤（《太平惠民和剂局方》）加减。

（4）湿热下注证

主要证候：前向运动精子百分率低下，精液黏稠色黄，或不液化，婚后不育，伴两目红赤，胸胁胀痛，睾丸肿胀热痛，小便短赤，大便干结。舌红，苔黄腻，脉弦数。

治疗法则：清泻肝胆湿热。

方药举例：龙胆泻肝汤（《医方集解》）加减。

2．中成药治疗

（1）五子衍宗丸：每次 6g，每日 2 次。适用于肾精亏损之弱精子症。

（2）桂附八味丸：每次 9g，每日 2～3 次。适用于肾阳虚、命门火衰证。

（3）龙胆泻肝丸：每次 3～6g，每日 2 次。适用于湿热下注证。

3．针灸治疗

（1）针法：肾精亏损者，取双侧肾俞、志室、太溪、三阴交；气血不足者，取双侧脾俞、胃俞、肾俞、足三里、三阴交。施针方法为补法，留针 30 分钟，每日 1 次，10 次为 1 个疗程。

（2）隔姜灸法：取命门、肾俞、关元、中极等为主穴，隔姜灸，以艾灸三壮为度。有温肾壮阳，益气培元之功。适用于命门火衰之弱精子症。

（二）弱精子症辨病治疗

因弱精子症在病因方面与少精子症如出一辙，所以弱精子的治疗同少精子症。

第四节 畸形精子症

对患者进行病史询问和体格检查是评价所有男性生育力的标准程序，而精液分析是客观评估男性生育力的首选检查，新版 EAU 指南推荐《WHO 人类精液实验室检验及处理手册》（第 5 版）制定的参考标准。当精液中正常形态精子比率 <4% 时称为畸形精子症。畸形精子症是引起男性不育症的重要原因之一，本症也称为畸形精子过多症，是属于精子质量差的一种病症。

一、发病机制

（一）畸形精子症病因及分类

西医学认为精子形态异常可能是感染、损伤、睾丸应急反应，内分泌不平衡，以及遗传因素等多种原因而导致的。由于畸形精子数增多，受孕困难而导致不育。主要参见少精子症病因及分类。

（二）现代研究进展

1. 现代研究认为精子形态是评价男性生育能力的一个重要参数，精子形态异常可引起精子功能异常，从而导致精子受精潜能降低。精子形态异常包括精子头部缺陷、精子颈部和中部缺陷、精子尾部缺陷三个方面。现代分子遗传学机制对于本病的研究，对于畸形精子症的相关基因进行了阐发。

（1）精子头部缺陷

1）圆头精子症：研究表明，圆头精子症的相关致病基因，包括精子发生相关基因 16（spermatogenesis associated 16，SPATA16）、蛋白激酶 C1（protein interacting with C kinase 1，PICK1）。与高尔基体有关的包含 PDZ 和卷曲盘旋的蛋白（Golgi-associated PDZ and coil motif-containing protein，GOPC）、HIV-1 转动结合蛋白（HIV-1 Rev binding protein，Hrb）、酪蛋白激酶 Ⅱα2 亚基（casein kinase 2，alpha prime polypeptide，Csnk2α2）、bs 基因等。另外 DPY19L2 基因（dpy-19-like 2，DPY19L2）、雄激素受体基因（androgen receptor，AR）、鱼精蛋白 1 基因（protamine 1，PRM1）、β- 葡糖苷酶 2 基因、丝氨酸蛋白酶抑制剂基因、环磷酸腺苷反应元件调节物基因。

2）精子核空泡：现代研究认为，精子核空泡的形成可能与精子成熟过程中参与染色体质重塑的基因发生突变有关。主要包括睾丸组织特异组蛋白 H2A 基因、睾丸组织特异组蛋白 H2B 等基因有关。

（2）精子颈部和中部缺陷

1）断头精子症：现代研究表明，断头精子症通常呈现家族内发病且具有典型的表现，提示是一种由遗传因素导致的综合征。相关基因包括外致密纤维蛋白Ⅰ基因、中心体相关蛋白基因、鸟氨酸脱酸酶抗酶 t 基因、钩状同系物蛋白Ⅰ基因、精子成熟Ⅰ基因、γ- 氨基丁酸转运蛋白亚型Ⅰ基因、丝氨酸蛋白酶 21 基因等。

2）残余胞质：现代研究表明，过多残余胞质可影响精子功能，导致精子受精能力降低，与 15- 脂氧合酶基因的缺失有关。

（3）精子尾部缺陷

1）DFS：常见于严重弱精子症患者。现代研究表明，DFS 的发生与精细胞特定硫氧还蛋白基因、A 激酶锚定蛋白 3 基因有关。

2）PCD：PCD 是一种常染色体隐性遗传病。现代研究表明，PCD 的发生主要与轴丝动力蛋白中间链Ⅰ基因、轴丝动力蛋白链 5 基因、小鼠动力蛋白重链 7 基因、细胞支架蛋白 t 基因、轴丝动力蛋白组装因子 2 基因、轴丝动力蛋白组装因子 3 基因、放射辐蛋白 4A 基因、核苷二磷酸硫氧还蛋白基因、卷曲螺旋结构域蛋白 39 基因等有关。

2. 西医学认为，影响精子形态的因素主要包括微生物因素、理化因素、内分泌因素三个方面。

（1）微生物因素：现代研究表明，白细胞释放的活性产物可能是导致精子形态缺陷的一个重要原因；白细胞产生的大量活性氧（ROS）可能是导致精子形态异常的又一重要原因。

（2）理化因素：现代研究表明，环境的变化，包括空气污染、职业接触、生活习惯等，均可影响精液质量；一些药物（如抗生素、抗癌药、抗狂躁药）也可导致男性精液中形态异常精子率增高。

（3）内分泌因素：现代研究表明，雌激素和睾酮的平衡对于正常男性精子的发生起到重要作用；抑制素 B 水平与 FSH 水平呈现显著的负相关关系，与精子形态呈现显著的正相关关系。随着年龄的增长，FSH 的水平逐渐增高，形态正常的精子率逐渐下降，但是 FSH 通过与睾丸中支持细胞上的同源受体相互作用，在维持精子发生上发挥重要作用。

二、辨证与辨病

畸形精子症的诊断与评估应结合病史、体检、实验室检查、影像学检查和遗传学检测等方面来系统地综合地进行。主要参见少精子症的辨病方法。

三、辨病与辨证结合治疗

（一）中医辨证治疗

适用于精液中正常形态精子比率＜4%，精子质量差，造成男性不育者。本方案 3 个月为一个疗程，可连续治疗多个疗程。以复查精液中正常形态精子所占比率为判断指标，复查正常形态精子比率仍低于 4% 或不育者，建议辅助生殖技术治疗。

中医认为本病的病因病理包含两个方面，一是房劳过度、久病或大病刚愈，致肾阴或阳虚弱，精失所养而致畸形精子增多；二是饮食不节，湿热内生或湿热毒邪内侵，蕴结精室而致畸形精子增多，而致男性不育。故以补肾益精、通利精道为治疗原则。

1. 中草药治疗

（1）肾阳虚证（主要指精液清冷，中医辨证为肾阳虚者）

主要证候：精液清冷，精子畸形率增高，婚后不育，并见阳痿早泄，畏寒肢冷，腰膝酸软，小便清长，夜尿频多。舌淡胖，脉沉细或沉微。

治疗法则：温肾壮阳。

方药举例：赞育丹（《景岳全书》）加减。

（2）肾阴不足证（主要指精液量少而畸形精子增多，中医辨证为肾阴虚者）

主要证候：精液量少而畸形精子增多，婚后多年不育，形体消瘦，腰膝酸软，五心烦热，头晕耳鸣。舌红少苔，脉细数。

治疗法则：滋阴补肾，降火益精。

方药举例：六味地黄丸（《小儿药证直诀》）合五子衍宗丸（《摄生众妙方》）加减。

（3）湿热下注证（主要指精液黏稠或不液化，中医辨证为湿热下注者）

主要证候：精液黏稠或不液化，镜检畸形精子数增多，或白细胞增多，有脓细胞，婚后不育，并见腰酸，下肢沉重，身倦乏力，口苦心烦。舌红苔黄腻，脉沉弦或数。

治疗法则：清热利湿解毒。

方药举例：龙胆泻肝汤（《医方集解》）加减。

2. 中成药治疗

（1）金匮肾气丸每次 4～5g，每日 2 次；三肾丸每次 6～12g，每日 2 次。适用于肾阳虚证。

（2）知柏地黄丸：每次 9g，每日 3 次。适用于阴虚证。

（3）八正散每次 6～10g，每日 2 次；导赤丸每次 2g，每日 2 次。适用于湿热下注证。

3. 针灸推拿治疗

(1) 针刺疗法：对于肾阳虚者可刺命门、腰阳关、关元、肾俞、太溪等穴位以补肾壮阳；对于肾阴虚者可刺三阴交、神门、肾俞、太溪、太冲等穴位以滋补肾阴；对于湿热下注者，可刺阴陵泉、行间、侠溪、曲骨等穴位以清利湿热。

(2) 艾灸疗法：对于肾阳虚衰者可采用温灸法，尤以隔附子饼灸见著，以期温肾助阳。

(3) 推拿疗法：保健推拿和功法练习可起到强身健体的功用。

(二) 辨证联合抗炎治疗

对于合并前列腺炎、精囊炎者，须抗炎抗感染治疗。

(三) 辨证联合手术治疗

对于合并腹股沟疝、睾丸扭转、隐睾、输精管梗阻等者可采用手术治疗。

(四) 辨证联合心理治疗

对于因心理原因导致的精子质量差，畸形精子数增多者应给予正确的心理引导。

(五) 辨证联合性行为及日常生活引导

对于部分因性行为不当导致精子质量差，畸形精子增多者，应予以正确的性知识教育，树立正确的性观念，指导正确的性行为；对于日常生活方式予以正确引导：戒烟戒酒，饮食健康，忌食辛辣之品，作息规律，不熬夜或少熬夜，着装宽松，不穿或少穿紧身裤，不接触或少接触高温、高压、辐射等环境，怡情养性，保持舒畅心情。

(六) 中西医结合的辅助生殖技术治疗

药物治疗无效者，可考虑人工授精或者试管婴儿技术。

第五节　不动(死)精子症

精子活动率是指活动精子的百分率，在临床上作为测定活精子和死精子比例的定量方法。应当说在一般情况下大体上也是可行的。但对精子活动率低下的不育症患者却是很不正确的。在临床上，把精子不活动或大部分不活动就定为死精子症。其实死精子固然不动，但不动的精子可以是死的，也可以是活的，可以是处于静止状态，或虽然存活但精子的运动装置有严重缺陷而不能运动，显然差别是很大的。精子膜功能完整性与精子的新陈代谢、顶体反应、精子获能以及精卵融合密切相关，评价精子膜功能完整性是一个对精子受精能力估价的重要指标。死精子与活精子最明显的区别便在于其细胞膜完整性受到了不同程度的损坏。在精液中不动的精子并不一定都是死精子。这与精子膜的损伤程度有一定的关系，死精子其头部膜受损，染色液可以渗到细胞内使细胞着色，而活精子有完整的细胞膜，染色液不易渗入，精子不着色。利用 TP 或伊红染色，死精子超过 50%，即可诊断为死精子症。因为精子尾部的膜比精子头部的膜更柔韧、更疏松，进入精子头部的液体较少而头部的体积及形态改变甚小。同时，尽管精子头与精子尾部的功能各不相同，即精子尾部肿胀并不标志精子头部功能正常，但是精子的顶体反应率、精卵融合率和穿透去透明带金黄地鼠卵率(SPA)这一系列在精子头部进行的活动都与精子尾部低渗肿胀率呈显著正相关，因此，精子尾部的低渗肿胀试验可以较直接地反映精子整体的功能状态。

精子低渗肿胀试验(HOS)用于评价精子胞膜的功能的完整性，是基于：当精子暴露于低渗环境中时，胞膜即将水泵入膜内，以保持细胞内外渗透压的平衡。水的流入，增加了精子体积与其表面积的比率,引起胞膜的膨胀。精子尾部纤维(尾部轴丝复合体)是完全被胞膜包裹起来的,当胞膜呈球状膨胀时,尾部纤维就在其内卷曲或弯曲。在光学显微镜下,未经染色的精子是不可能清楚地识别其胞膜的,但却能看到尾部纤维。用相差显微镜即可清楚地观察到精子尾部的这些变化。现在多数研究和临床诊治中采用的标准是,HOS≥60%为正常,50%～59%属于正常与异常之间,HOS<50%为异常。

一、发病机制

中医文献中没有"死精子症"的病名,但中医所言"肾虚""精寒艰嗣"与本症相关。认为该病的病因病机主要是肾虚精亏,脾胃虚弱,肝郁气滞血瘀,致生殖之精失养所致。治疗的关键是补肾益精,疏肝化瘀。本病以肾虚为主,亦有虚中夹实,如湿热、瘀血等。

中医病因病机

1. 禀赋不足,先天肾气不足,影响精子生存。

2. 早婚、房事不节、房劳过度,或手淫频繁,损伤肾气,或肾阴亏耗,或肾阳受损,均可影响精子的生存,而出现死精症。

3. 素体阴血不足,或热病伤阴,或嗜辛辣温燥之品,所致肾阴不足,阴虚火旺,热灼阴精而致死精症。

4. 情志不畅,肝郁气滞,瘀血内阻,疏泄不利,精道不畅,影响精子的生存。

西医病因

1. 炎症 一般认为可能与附属性腺炎症及附睾炎症有关,并且要特别重视附睾的炎症及附睾的病理变化。因为精子贮存于附睾,附睾不利的微环境可损伤精子,引起精子的死亡。附睾病理损害时可造成氧化抗氧化的失衡,氧自由基的大量产生更会造成精子严重损害和死亡。有些毒物也可直接作用于精子而引起精子死亡。死亡精子的解体及释放的酶系,又可影响和抑制还存活的精子,造成恶性循环。另外应该注意有无抗精子抗体存在,尤其是细胞毒抗体也可导致精子死亡。Leeanod 在 1988 年观察到精子在附睾运行和贮存的过程中遭致死亡和变性明显增加的病例,并提出了附睾死精子症和精子变性的病理假说。郭应禄院士在多年研究附睾生殖生理的基础上,十分注意观察和研究附睾生殖病理和男子不育的关系,特别是死精子症和附睾的关系。他认为附睾性死精子症和精子变性是附睾生殖病理的重要表现,也很可能是死精子症的重要原因。

(1)附睾性死精子症和精子变性的主要特点

1)从睾丸活检的光镜和电镜观察发现睾丸精子是存活的,精子的细胞结构完整,无任何坏死和变性的病理表现。

2)精子活动率甚低,一般低于10%,精子死亡率高,一般可超过40%～50%。

3)增加射精频率,即缩短精子在附睾中的运行和贮存时间,能较明显提高精子的活动率和存活率。

(2)附睾性死精子症和精子变性的可能原因

1)正常生理情况下,附睾微环境适宜精子在附睾中的运行、存活和成熟,而有害的附睾微环境则能造成精子变性、死亡和精子活动率低下。

2)附睾上皮变性,导致附睾上皮大量溶酶体释放至管腔。

3)附睾精子的死亡和变性,使精子胞质小滴和从顶体释放出来的溶酶体酶进一步损害还未变性和死亡的精子,促使其解体。

4)在某些附睾病理条件下,使附睾中氧化和抗氧化的平衡发生失调,氧自由基增加,严重损害附睾上皮及附睾精子。

目前对于附睾性死精子症及精子变性的病理及治疗研究还很不充分,应予加强。

2.环境毒物 有些毒物也可直接作用于精子而引起精子死亡。死亡精子的解体及释放的酶系,又可影响和抑制还存活的精子,造成恶性循环。

3.免疫反应 注意有无抗精子抗体存在,尤其是细胞毒抗体也可导致精子死亡。

二、辨病与辨证

中医辨证要点:本症属虚证者多见,但虚中夹实者亦有,如肾阴不足、阴虚火旺证常兼有肝经湿热蕴结不化者;而肝郁气滞血瘀则属实证,但又常伴见肝肾阴血不足之虚证。因此,辨证要点首先是要明辨虚实。另外,本症的病位主要在肾,可涉及脾、肝等脏。

少精子症的诊断与评估应结合病史、体检、实验室检查、影像学检查和遗传学检测等方面来系统地综合地进行(参照第二十章第二节少精子症)。

三、辨病与辨证结合治疗

(一)西医治疗

1.抗氧化治疗 有研究表明,约40%的男性不育患者生殖道内的活性氧水平增高。这些活性氧能导致脂质的过氧化反应,损害精子膜。减少精浆内的活性氧可以保护精子,使其免受氧化损害。这方面的治疗药物包括谷胱甘肽,600mg/d;维生素 E,400~1200U/d。抗氧化治疗仅适用于精浆活性氧水平增高的不育患者。

2.免疫治疗 抗精子抗体导致的不育,是一个复杂而困难的问题。现有的疗法包括肾上腺皮质激素免疫抑制精子洗涤后行宫腔内人工授精(IUI)、体外授精(IVF)和卵母细胞内单精子显微注射(ICSI)。肾上腺皮质激素可降低过度活跃的免疫反应,减少抗精子抗体的产生。通过精子洗涤,去除精浆中和精子表面的部分抗精子抗体,之后可以借助于辅助生殖技术,包括 IUI、IVF 和 ICSI,进行受孕。通常认为免疫珠实验或 MAR 实验显示精子抗体携带率超过50%时,即应启动治疗。此外,抗精子头部和中段的抗体比抗精子尾部的抗体与不育的关系更为密切。在精道梗阻的患者中常伴有抗精子抗体的免疫性因素,因此在手术矫正了梗阻之后,还应对抗精子抗体给予足够的重视,尤其是解除梗阻后仍长期不能受孕的患者。

3.炎症的对症治疗 男性生殖系统与泌尿系统在解剖及功能学上是密切相关的两个系统,泌尿系感染与男性生殖系感染常同时并存,互为因果,成为泌尿系感染或男性生殖系感染迁延不愈的原因之一。此外,男性生殖器官存在许多抗菌药物较难渗透的屏障。前列腺包膜为一层类脂膜,许多药物不易渗透进入前列腺组织中,达不到有效的杀菌浓度。血-睾丸、附睾屏障可防止细菌及毒物进入睾丸、附睾,也同样可阻止药物渗透至睾丸组织。因此,男性生殖系感染特别是慢性感染常较难治愈,且容易复发,在选择抗菌药物时既要考虑药物在尿中浓度,能否有效控制泌尿道感染,也要考虑药物对男性生殖器官组织的穿透能力。用药的疗程要相对延长。引起男性生殖系感染的病原菌常与尿路感染一致,大肠埃希菌是最常见的致病菌。但淋菌性尿道炎及淋菌性前列腺炎病例正不断增加,过去较少见的细菌感染也有升高趋势,如变形杆菌、粪链球菌、沙雷菌、产气杆菌以及院内感染菌属——

绿脓杆菌和克雷伯菌。此外尚发现有专性厌氧菌感染者。随着检验水平的提高,近年发现解脲支原体和沙眼衣原体已成为生殖系统非细菌性感染的重要病原体。另外,抗菌药物的广泛应用,细菌可通过基因突变或质粒介导不断产生新的耐药菌株,使人们在开发和应用敏感抗菌药物方面不断面临新的挑战,亦成为男性生殖系感染较难治疗的原因之一。因此,有必要进行耻骨上穿刺尿培养或导尿培养,前列腺液、精液培养以及药物敏感试验,以明确引起感染的病原体种类,选择敏感的药物,以取得满意的效果。男性生殖系感染可为单一菌种感染,亦可为多种细菌的混合感染,一般采用一种抗菌药物治疗,必要时也可联合应用抗菌药物。综上所述,选择男性生殖系感染抗菌药物必须是病原体敏感、离解度高、与血清蛋白结合力低的药物,尚应注意药物在不同 pH 环境下的抗菌活性问题。目前较常用的有头孢类、喹诺酮类以及四环素类抗菌药物。

(二)辨证论治

1. 中草药治疗

(1)肾气亏虚证

主要证候:精液化验见死精数增多,不育,射精无力或早泄,腰膝酸软,伴见头昏耳鸣,神疲乏力,气短自汗,舌淡,苔薄白,脉沉细弱。

治疗法则:补肾益精。

方药举例:五子衍宗丸(《摄生众妙方》)加减。

(2)肾阳亏虚证

主要证候:精清冷而死精多,婚久不育,形寒肢冷,阳痿早泄,面色㿠白,伴见精神不振,腰膝酸软,小便清长,夜尿多。舌淡胖,脉沉细或微。

治疗法则:温肾壮阳。

方药举例:赞育丹(《景岳全书》)加减。

(3)阴虚火旺证

主要证候:精少,死精多,婚久不育,腰膝酸软,耳鸣,并见五心烦热,潮热盗汗,口干咽燥,遗精,舌红,少苔或无苔,脉细数。

治疗法则:滋阴,清热,降火。

方药举例:知柏地黄丸(《景岳全书》)加减。

(4)肝郁血瘀证

主要证候:死精多,情志抑郁,不育,并见胸胁胀痛,少腹不适,或射精时茎中作痛,或睾丸胀痛。舌黯红或有瘀点,脉弦或涩。

治疗法则:疏肝理气,活血通精。

方药举例:逍遥散(《太平惠民和剂局方》)合乌药散(《小儿药证直诀》)加减。

2. 中成药治疗

(1)五子衍宗丸:每次 6g,每日 2 次。适用于肾精亏损证。

(2)桂附八味丸:每次 9g,每日 2~3 次。适用于肾阳虚、命门火衰证。

(3)知柏地黄丸:每次 9g,每日 3 次。适用于阴虚火旺证。

3. 针灸治疗

(1)针法:肾精亏损者,取双侧肾俞、志室、太溪、三阴交;气血不足者,取双侧脾俞、胃俞、肾俞,足三里、三阴交。施针方法为补法,留针 30 分钟,每日 1 次,10 次为 1 个疗程。

（2）隔姜灸法：取命门、肾俞、关元、中极等为主穴，隔姜灸，以艾灸三壮为度。有温肾壮阳，益气培元之功。适用于命门火衰之精子不动症。

4. 单验方治疗

（1）温肾益精汤：炮附子 6～9g，熟地、菟丝子、怀牛膝、枸杞子各 20g，甘草 6g，仙灵脾 10g。水煎服，日 1 剂。

（2）生精汤：药用枸杞子、首乌、党参、川断各 15g，菟丝子，覆盆子、五味子、桑椹子、车前子、陈皮各 9g，当归、熟地、淫羊藿各 12g，黄芪 18g。水煎服，日 1 剂。主治精子数量少、成活率低、活动力差，临床表现为肾阳虚者。

5. 针灸推拿治疗

（1）针刺疗法：对于肾阳虚者可刺命门、腰阳关、关元、肾俞、太溪等穴位以补肾壮阳；对于肾阴虚者可刺三阴交、神门、肾俞、太溪、太冲等穴位以滋补肾阴；对于湿热下注者，可刺阴陵泉、行间、侠溪、曲骨等穴位以清利湿热。

（2）艾灸疗法：对于肾阳虚衰者可采用温灸法，尤以隔附子饼灸见著，以期温肾助阳。

（3）推拿疗法：保健推拿和功法练习可起到强身健体的功用。

（三）中西医结合的辅助生殖技术治疗

对于药物治疗无效者，可考虑人工授精或者试管婴儿助孕。

第六节　白细胞精子症

精液白细胞可通过吞噬作用清除退化的细胞残体、未成熟的精子细胞甚至畸形精子，发挥积极作用。但大部分情况下，精液中的白细胞及其产物对精子的数量和质量有影响，或影响接受辅助生殖技术（ART）治疗患者的妊娠结局。精液白细胞中大约有 95% 是嗜中性粒细胞和巨噬细胞，它们会产生 ROS，引发氧化应激，诱导细胞凋亡并导致精子数量减少，损伤精子质膜，降低精子活动率和受精能力，并损伤精子 DNA，从而导致男性不育。另外，白细胞含有的过氧化物酶、弹性蛋白酶和胶原酶，以及白细胞产物 IL-8、IFN-γ 和 TNF-α 等也会对精子产生损伤作用，使精子运动能力降低，精子 DNA 碎片增多。

一、发病机制

白细胞精子症的病因

1. 感染　淋病、衣原体、支原体、病毒感染等。

2. 炎症　前列腺炎、附睾炎、睾丸炎及精囊炎等。

3. 免疫性疾病　如自身免疫性睾丸炎。

4. 环境因素　包括吸烟、酗酒、接触刺激性有毒物质等。

5. 物理因素　如经常热水浴等。

6. 其他　精索静脉曲张。

二、辨病与辨证

1. 诊断　WHO 提出白细胞精子症（leukocytospermia）是指一次精液中白细胞经过氧化物酶染色 $>1×10^6/ml$ 为白细胞精子症。其发生率为 10%～30%。目前常用的过氧化物酶染色法有：①正甲苯胺蓝过氧化物酶法；②联苯胺法；③邻甲苯胺法。

2．鉴别诊断 由于前列腺液约占精液的1/4，精液中白细胞不排除来自前列腺液，如果精液中白细胞 $>1 \times 10^6/ml$，应首先检查前列腺液，只有排除了前列腺炎，才可诊断为白细胞精子症。

三、辨病与辨证结合治疗

（一）辨证治疗

白细胞精子症属于中医"精浊"范畴。病机为肾阴亏虚，湿热下注，或兼有瘀血，病机特点常虚实夹杂，多滋阴、补肾及活血兼而治之。本方案1个月为一个疗程，可连续治疗三个疗程。

1．中草药治疗

（1）肾阴亏虚证：主要指体型偏瘦，病程偏久，中医属阴虚体质者。

主要证候：头晕耳鸣，腰膝酸软，口干尿黄，遗精或早泄，或心烦不寐，舌红，苔白或少，脉细。

治疗法则：滋阴清热。

方药举例：知柏地黄丸（《医宗金鉴》）加味。

（2）湿热下注证：主要指体型偏胖，或有代谢综合征，病程较短，中医属湿热体质者。

主要证候：小腹灼热或睾丸坠胀，阴囊潮湿或瘙痒，口苦，尿频刺痛，大便干或不爽，舌质红，苔黄或腻，脉滑数。

治疗法则：清热利湿。

方药举例：程氏萆薢分清饮（《医学心悟》）加味。

（3）瘀血阻滞证：主要指脸色偏黯，或有精索静脉曲张，病程较久，中医属瘀血体质者。

主要证候：小腹、腰骶部、睾丸或精索坠胀疼痛，或射精疼痛，尿等待或余沥不尽，舌黯或边有瘀斑，苔白，脉沉或涩。

治疗法则：活血祛瘀。

方药举例：桂枝茯苓丸（《伤寒论》）加味。

2．中成药治疗

（1）龙胆泻肝丸：每次3～6g，每日2次。适用于湿热下注证。

（2）萆薢分清胶囊：每次6～9g，每日2次。适用于湿热下注证。

（3）知柏地黄丸：每次9g，每日3次。适用于肾阴亏虚证。

（4）大补阴丸：每次6g，每日2～3次。适用于肾阴亏虚证。

（5）前列舒通胶囊：每次1.2g，每日3次。适用于瘀血阻滞证。

（6）前列通瘀胶囊：每次2g，每日3次。适用于瘀血阻滞证。

3．外治法

中药灌肠：桂枝10g，茯苓15g，桃仁10g，丹皮9g，赤芍15g，败酱草15g，薏苡仁30g，萆薢15g，黄柏10g，石菖蒲9g，丹参15g，土茯苓30g，车前子15g，皂角刺10g，浓煎至100～150ml，临睡前排便后，保留灌肠。配合中药口服。

（二）辨证联合抗生素治疗

适用于精液培养有微生物感染者，应尽早治疗，配偶应同时治疗可以避免反复交叉感染。根据药敏试验结果，如支原体、衣原体感染可选克拉霉素、米诺环素、多西环素等；革兰阴性菌感染可选喹诺酮类抗生素等；革兰阳性菌可选头孢类抗生素等。

（三）辨证联合抗氧化剂治疗

适用于精液氧化应激状态评估显示精液 ROS 过量时，可选抗氧化剂如维生素 C、维生素 E、谷胱甘肽、辅酶 Q10 等治疗。

（四）辨证联合辅助生殖技术治疗

白细胞精子症精液可通过 Percoll 梯度离心优选出高质量精子，通过 IVF 或 IUI 可提高体外受精率。

第七节　血　精

血精（hemospermia）是男科常见的症状，临床表现为射精或遗精时精液中混杂有血液或镜下发现红细胞。严重的血精则会影响精液的理化性质，影响精子的运动，特别是感染性的血精能严重影响精液质量，从而导致不育。同时血精也是男性免疫性不育症的主要原因。

一、发病机制

1. 器质性　常见于解剖异常、泌尿系结石、感染、结核、肿瘤、创伤、血液系统疾病等，其中精囊的急性或慢性炎症是最常见原因。

（1）炎症与感染：如前列腺炎、精囊炎、尿道炎、附睾 - 睾丸炎、淋病、梅毒、结核等。

（2）结石：如精囊、前列腺、尿道、膀胱或输尿管结石等。

（3）管道梗阻及囊肿：如精囊扩张、射精管囊肿、精囊憩室、尿道狭窄、前列腺囊肿。

（4）肿瘤：良性肿瘤如肉芽或乳头状腺瘤或腺瘤性息肉、尖锐湿疣、良性前列腺增生、精索或前列腺肿瘤、精囊平滑肌瘤；恶性肿瘤有精囊癌、睾丸癌、前列腺癌、前列腺或精囊肉瘤、管内癌。

（5）血管异常：前列腺尿道异常静脉、尿道血管瘤、精囊 - 膀胱静脉瘘、动脉 - 静脉畸形。

（6）创伤：如前列腺穿刺、前列腺手术、痔疮注射治疗等。

（7）全身因素：血液系统疾病（白血病、血友病）、肝脏疾病、高血压等。某些药物如阿司匹林、华法林及抗血栓药物的应用，也可能诱发血精。

2. 功能性　与长期的性节制、性交突然中断、持续性交有关。如过度手淫、过度性生活等造成精囊毛细血管壁破裂出血引起血精。

3. 特发性　原因不明，可能是由于精道的微小病变引起。

二、辨证与辨病

（一）诊断

血精可只发生 1～2 次，也可在几周或几个月甚至几年内重复发生，很多病例表现为自限性症状，只有少数是严重的病变。器质性血精需要做化验及影像学检查。

（1）实验室检查：尿常规、中段尿培养及药敏试验、尿道分泌物筛查、精液常规及培养、凝血功能检查、血清 PSA 测定（40 岁以上）等。

（2）经直肠超声检查：包括精囊、输精管、射精管和前列腺等部位的检查。值得注意的是,很多精囊结石超声检查很难发现,需要配合精囊镜检查。

(3) MRI: MRI 的三维切面成像,是男性性腺、附属性腺及其导管影像学检查的金标准,对血精症的诊断具有较高的价值。

(4) 内腔镜检查:包括尿道膀胱镜、精囊镜等。

(二) 鉴别诊断

血精需要与黑色素精(melanospermia)相鉴别,黑色素精是发生于前列腺、精囊及尿生殖道的恶性黑色素瘤,本病临床极少见。其特点是精液呈暗褐色或精液中有黑色小点,用色谱法检查可确诊。

三、辨病与辨证结合治疗

(一) 中医辨证治疗

血精属中医"赤浊"范畴,病位在精室,病性可为虚为实或虚实夹杂,但纯实证者少见。病因有虚火内扰、湿热下注、气虚不固。功能性疾病所引起的血精、或炎症性血精可参照本法治疗,如因前列腺肿瘤、精囊肿瘤等器质性病变非本治法所宜。本方案 1 个月为一个疗程,可连续治疗三个疗程。

1. 中草药治疗

(1) 阴虚火旺证:血精迁延,时重时轻,多见于老年患者或房劳无度者,中医属于阴虚体质者。

主要证候:血精色红,或有射精痛,伴潮热盗汗,口燥咽干,心烦失眠,腰酸膝软,舌质红,苔少或薄黄,脉弦细数。

治疗法则:滋阴降火,凉血止血。

方药举例:大补阴丸(《丹溪心法》)加减。

(2) 湿热下注证:病程较短,多见于青壮年,中医属于湿热体质者。

主要证候:精液呈鲜红色,射精刺痛,伴口干,口苦,心烦急躁,睾丸胀痛,尿频尿痛,尿黄赤,大便干燥,舌质红,苔黄腻,脉滑数,或脉弦滑。

治疗法则:清热利湿,凉血止血。

方药举例:龙胆泻肝汤(《兰室秘藏》)加减。

(3) 瘀血阻滞证:有外伤史,或病程较长,久治不愈者。

主要证候:精液呈黯红色或褐色或夹有瘀块,伴有阴部刺痛,射精疼痛,舌质暗,边有瘀斑,苔薄白,脉细涩。

治疗法则:化瘀通络,活血止血。

方药举例:血府逐瘀汤(《医林改错》)加减。

(4) 脾肾两虚证:病程较久,中医属于阳虚体质者。

主要证候:血精颜色浅淡或偏暗,伴神倦乏力,腰酸怕冷,性欲减退,食欲不振,大便稀软,舌淡胖,脉沉细。

治疗法则:温脾补肾,固摄止血。

方药举例:温土汤(《伤寒论》)加味。

2. 中成药治疗

(1) 知柏地黄丸:每次 9g,每日 3 次。适用于阴虚火旺证。

（2）宁泌泰胶囊：每次 1.14～1.52g，每日 3 次。适用于湿热下注证。

（3）大黄䗪虫丸：每次 6g，每日 3 次。适用于瘀血阻滞证。

（4）独一味胶囊：每次 0.9g，每日 3 次。适用于瘀血阻滞证。

（5）归脾丸：每次 6g，每日 3 次。适用于脾肾两虚证。

（6）云南白药胶囊：每次 0.25～0.5g，每日 4 次。适用于各种证型的血精症。

3. 外治法　中药灌肠：生蒲黄 20g、茜草 15g、大蓟 15g、小蓟 15g、侧柏叶 15g、白芨 15g、棕榈炭 10g、黄芩炭 10g，浓煎至 100～150ml，临睡前排便后保留灌肠，每次 30 分钟，15 次为 1 个疗程。

4. 针灸疗法　阴虚络伤证取血海、太冲、三阴交等穴位；肾气不固证取气海、足三里、会阴等；湿热下注型取肾俞、中极、阴陵泉等。

（二）辨证联合抗生素治疗

适用于精囊炎、前列腺炎的治疗，对细菌培养阳性者，选用敏感药物治疗。常用的有大环内酯类、喹诺酮类、头孢菌素类抗生素。

（三）辨证联合内分泌治疗

非那雄胺对晚期前列腺癌、后尿道腺瘤及异位前列腺组织引起的血精可以试用。另外，对于特发性、难治性血精也可用非那雄胺联合他药治疗。

（四）辨证联合对症治疗

对症治疗可用止血药物，如云南白药胶囊、卡巴克洛、氨甲环酸等。

（五）辨证联合精囊镜治疗

对一些久治不愈的血精，或伴有精囊结石的患者，采用精囊镜检查和治疗，既可以明确诊断，又可以对精囊进行冲洗，并结合药物治疗，具有创伤小、效果好、并发症少等优点。

第八节　精液不液化

精液不液化是男性不育的常见原因，占男性不育原因的 2.51%～42.65%。由于精液不液化，导致精子活动能力受限，精子在阴道内停留时间过长以致大量死亡，延误了精子穿透宫颈黏液与卵子结合导致不育。精液不液化症精液中介导的免疫反应以及各种体液因子和代谢产物对精子的损伤也是导致不育的原因。

一、发病机制

精液不液化的发病机制尚未完全明了，可能与感染、内分泌异常、精索静脉曲张、先天性精液液化因子缺如、某些微量元素的缺乏、药物等因素有关。特别是前列腺炎，使前列腺分泌的纤维酶原激活剂、透明质酸酶及 PSA 等其他精液液化因子减少，从而不能及时有效地破坏凝固因子而导致精液不液化。

二、辨证与辨病

正常情况下精液排出体外约 15 分钟后即开始液化，若超过 60 分钟仍不能液化者，则称精液不液化。

二、辨病与辨证结合治疗

(一) 中医辨证治疗

中医认为该病属于"精瘀"范畴。病机有虚有实,虚以肾虚为主,分肾阴虚、肾阳虚,实有湿、热、痰、瘀之别。临床辨证可分阴虚火旺、肾阳不足、湿热蕴结、痰瘀阻滞四型。本方案1个月为一个疗程,可连续治疗三个疗程。

1. 中草药治疗

(1) 阴虚火旺证:主要指形体消瘦,病程较久,精液黏稠不液化,中医属于阴虚体质者。

主要证候:头晕耳鸣,失眠盗汗,手足心热腰膝酸软,性欲亢进,遗精早泄,口干咽燥,便难溲赤,舌红少津,苔少或薄黄脉细数。

治疗法则:滋阴清热。

方药举例:知柏地黄汤(《医宗金鉴》)合二至丸(《医方集解》)加味。

(2) 肾阳不足证:主要指形体虚胖,或病程较久,精液清冷有凝块,中医属于阳虚体质者。

主要证候:精神不振,腰酸怕冷,夜尿频多,阴囊发凉,大便溏薄,性欲冷淡,舌淡或胖大,苔薄白或白滑,脉沉细弱。

治疗法则:温阳补肾。

方药举例:右归丸(《景岳全书》)加味。

(3) 湿热蕴结证:主要指形体偏胖,或有代谢综合征病史,精液黏稠不液化,中医属于湿热体质者。

主要证候:身重乏力,口苦纳差,阴囊潮湿或瘙痒,小便短赤,舌红,苔黄腻,脉滑数。

治疗法则:清利湿热。

方药举例:程氏萆薢分清饮(《医学心悟》)加味。

(4) 痰瘀阻滞证:主要指形体肥胖结实,肤色偏黯,或有代谢综合征病史,精液有凝块,中医属于瘀血体质者。

主要证候:脸色黧黑,头晕健忘,身重肢麻,胸闷心悸,阴部刺痛,痰多易呕,口渴不欲饮,舌黯或边有瘀斑,苔白腻,脉沉。

治疗法则:活血化痰。

方药举例:温胆汤(《千金方》)合桂枝茯苓丸(《金匮要略》)加味。

2. 中成药治疗

(1) 知柏地黄丸:每次9g,每日3次。适用于阴虚火旺证。

(2) 金匮肾气丸:每次4~5g,每日3次。适用于肾阳不足证。

(3) 龙胆泻肝丸每次6~9g,每日2次。宁泌泰胶囊每次1.14~1.52g,每日3次。适用于湿热蕴结证。

(4) 前列通瘀胶囊:每次2g,每日3次。适用于痰瘀阻滞证。

3. 外治法

(1) 直肠用药:野菊花栓每次1枚,每日1~2次,直肠给药。用于湿热蕴结证。

(2) 中药灌肠:①方一:透骨草30g,萆薢15g,车前草30g,忍冬藤20g,黄柏15g,苍术15g,川牛膝9g,土茯苓15g,生薏苡仁30g,蒲公英18g,虎杖18g,琥珀末3g(冲);②方二:

黄柏、蒲公英、土茯苓、金银花各 30g,丹皮、三棱、红花、赤芍各 15g。上药浓煎至 150ml,保留灌肠。

（3）阴道塞药:适用于非感染引起的精液不液化症,性交前(或后)用 50mg α- 淀粉酶可可脂栓剂塞入阴道。

4.针灸疗法

（1）体针:①辨证取穴基本穴:关元、中极、肾俞、三阴交。阴虚火旺者,加太溪、照海、神门;湿热下注者,加次髎、会阴或曲骨、阴陵泉、丰隆;②两组穴位交替应用:一组取气海、水道、左行间、右三阴交;二组取中极、肾俞、阴陵泉、太溪穴;③单组取穴:次髎、秩边、会阴、肾俞、关元俞等。

（2）药物穴位注射:用糜蛋白酶 4000U,穴注肾俞、关元俞,配合针刺次髎、会阴等穴,隔天治疗,5 次为 1 个疗程,可连续治疗 3 个疗程。

（3）针挑挑治:用自制挑针,取足太阳膀胱经穴为主,按脏腑辨证,选肝、胆、脾、肾、大肠、白环等穴位。每次选穴 2～3 对,常规消毒后,用 2% 普鲁卡因注射液在穴位皮下注入约 0.3ml 做局麻,接着用挑针穿过皮丘,反复牵拉,每个穴位约牵拉 20～30 次。

（二）辨证联合抗生素治疗

适用于细菌性前列腺炎所致的精液不液化,可联合敏感抗生素治疗。

（三）辨证联合其他药物治疗

α- 糜蛋白酶(5mg 肌注,每日 1 次),化痰片(0.5g,每日 3 次),维生素 E 丸(0.1g,每日 3 次),维生素 C 片(0.2g,每日 3 次),葡萄糖酸锌片(3 片,每日 2 次),均 1 个月为 1 个疗程。

（四）辨证联合辅助生殖技术治疗

精液不液化可通过上游、洗涤等措施,再结合 IUI 可提高受孕率。

第九节　精液量异常

精液量是男性生殖功能的重要指标之一,精液量过少或过多均会影响男性生育。精液量过少无法充分中和阴道中的酸性环境,使精子失去活力;或缺乏果糖等营养成分,无法为精子的活动提供足够能量;或性交后精子不能进入宫颈管,无法自然受孕。精液量过多,尤其是单纯精浆过多会引起精子密度下降,从而影响受孕;另外,如因炎症等病理因素引起的,炎症除刺激精浆过多分泌外,同时也会损害精子的功能。

一、发病机制

（一）精液量过少

1.睾酮分泌不足。

2.精囊或前列腺慢性炎症,功能下降,精囊液或前列腺液分泌减少。

3.精囊囊肿、射精管囊肿、尿道狭窄、尿道憩室或生殖道手术引起输精管道损伤等,引起精液排出不畅。

4.先天性双侧输精管缺如、射精管梗阻、不完全性逆行射精。

（二）精液量过多

1.精囊或前列腺炎症引起腺体分泌过多。

2. 垂体促性腺激素分泌功能亢进。

二、辨证与辨病

(一)西医诊断

WHO 第 5 版精液分析手册指出,相比精子浓度,每次射出精液中的精子总个数与生育力更有相关性,因此,精液量的测定显得非常重要。称重测量法测量精液体积是首选方法。

1. 精液量过少　每次射精量<1.5ml。

2. 精液量过多　每次射精量>6ml。

(二)中医辨证

中医学认为,精液量过少属中医"精少"范畴,精液量过多属中医"精稀"范畴。精液量过少病机为肾精亏虚居多,或有热扰精室、瘀血阻滞;精液量过多病机湿热下注为多,或有肾虚不固。病机特点是精液量过少多属虚证,兼有瘀血;精液量过多多属实证。

三、辨病与辨证结合治疗

(一)中医辨证治疗

适用于除尿道狭窄、尿道憩室、先天性双侧输精管缺如、射精管梗阻等特殊病因之外的精液量异常症。本方案 1 个月为一个疗程,可连续治疗三个疗程。

1. 中草药治疗

(1)肾精亏虚证:主要指先天禀赋不足,或后天失养,形体偏瘦,或病程较久,精液量过少,中医属于肾虚体质者。

主要证候:头昏耳鸣,腰酸腿软,神疲健忘,性欲冷淡,勃起无力,或遗精,或早泄,精少质稀,舌淡,苔少,脉沉细。

治疗法则:补肾填精。

方药举例:左归丸(《景岳全书》)加味。

(2)阴虚内热:主要指形体消瘦,病程较久,性腺炎症中后期,精液量过少,中医属于阴虚体质者。

主要证候:消瘦,潮热,盗汗,咽干,阴茎易勃,遗精,早泄,射精不爽,精少黏稠,舌红,苔少,脉细数无力。

治疗法则:滋阴清热。

方药举例:两地汤(《傅青主女科》)加味。

(3)瘀血阻滞:主要指脸色暗黑,性腺炎症后期,精液量过少,中医属于瘀血体质者。

主要证候:脸色黧黑,小腹或腹股沟,或精索,或睾丸疼痛不适,射精不畅或疼痛,精少而稠,舌黯边有瘀斑,苔白,脉沉涩。

治疗法则:活血通窍。

方药举例:血府逐瘀汤(《医林改错》)加味。

(4)湿热内蕴:主要指形体偏胖,性腺炎症早中期,精液量过多,中医属于湿热或痰湿体质者。

主要证候:小腹坠胀,阴囊潮湿,小便短赤,或余沥不尽,精多而黄,舌红,苔黄腻,脉滑数。

治疗法则：清热利湿。

方药举例：草薢渗湿汤（《疡科心得集》）加味。

（5）肾虚不固：主要指形体虚胖，精液量过多，中医属于肾虚体质者。

主要证候：腰酸膝软，夜尿频多，遗精，早泄，便频，尿余沥，舌淡，苔白，脉细弱。

治疗法则：补肾固精。

方药举例：天雄散（《金匮要略》）加味。

2．中成药治疗

（1）五子衍宗丸：每次 6g，每日 2 次。适用于肾精亏虚证。

（2）知柏地黄丸：每次 9g，每日 3 次。适用于阴虚内热证。

（3）大黄䗪虫丸：每次 6g，每日 3 次。适用于瘀血阻滞证。

（4）龙胆泻肝丸：每次 3～6g，每日 2 次。适用于湿热内蕴证。

（5）金锁固精丸：每次 3g，每日 3 次。适用于肾虚不固证。

3．外治法　直肠用药：野菊花栓每次 1 枚，每日 1～2 次，直肠给药。用于湿热内蕴型精液量过多。

（二）辨证联合抗生素治疗

适用于附属性腺感染的患者，在炎症得到控制后，射精量也会恢复正常。治疗药物应根据前列腺液或精液的微生物学培养结果，选择敏感的抗生素。

（三）辨证联合激素治疗

对垂体功能低下所致的性腺功能低下者，可根据内分泌激素的检查结果，给予相应的激素补充治疗。常用的有 HCG、HMG 或两者联合应用。如 HCG 每次 2000～3000U，每周 2～3 次肌内注射，可连用 4～8 周。

（四）辨证联合手术治疗

对于射精管囊肿、尿道狭窄、尿道憩室等可采用手术治疗。

（五）辨证联合辅助生殖技术治疗

精液量过少通过 IUI 助孕。

（六）辨证联合其他治疗

对因肾上腺皮质功能亢进症而引起的精液量多症，可分别采取补钾、抗高血压、降血脂、降血糖等对症治疗措施。

（洪　锴　姜　辉　孙振高　谢作刚）

主要参考文献

1. WHO. 人类精液检验与处理实验室手册 [M]. 第 5 版. 北京：人民卫生出版社，2011.

2. Saleh R A, Agarwal A, Kandirali E, et al. Leukocytospermia is associated with increased reactive oxygen species production by human spermatozoa.[J]. Fertility & Sterility, 2002, 78（6）：1215-1224.

3. 罗丽兰. 不孕与不育 [M]. 北京：人民卫生出版社，2000.

第二十一章

男性不育其他常见疾病

第一节 阳 痿

阳痿是指男子在有性欲和性兴奋状态下,阴茎不能勃起,或勃起不坚,或坚而不久,以至不能插入阴道完成正常性交的一种病症。西医称勃起功能障碍(erectile dysfunction,ED)是指持续或反复不能达到或维持足够阴茎勃起以完成满意的性生活。

阳痿病名,早在《素问·阴阳应象大论》称之为"阴痿"。宋代窦材在《扁鹊心书·神方》中记载:"五福丹……又能壮阳治阳萎。"明代周之干《慎斋遗书·阳痿》中有了明确的"阳痿"病名记载。从此医家开始遵从这一命名沿用至今。

一、发病机制

(一)中医病因

中医认为阴茎勃起是脏腑经络及气血津液共同协调的结果,肾藏精,肾精是维持勃起的原动力;心藏神,心神与君火对相火有强大的支配和制约作用,亦可直接或间接的影响阴茎的勃起;肝藏血,主疏泄,又主筋,肝血在肝气的疏导下对宗筋的快速充盈是阴茎勃起的物质基础;脾为后天之本,气血生化之源,对肾精有充养的作用;肺主一身之气,肺金之气可下达于肾,以生肾水,又肺朝百脉,辅心行血,对阴茎的勃起起支持作用。因此,内外各种致病因素导致脏腑及经络的功能活动失调或受损,均可产生阳痿。

1. 肝气郁结　情志因素是导致阳痿病的病因之一。历代医家均重视情志因素。张介宾《景岳全书·杂证谟·阳痿》认为:"凡思虑、焦劳、忧郁太过者,多致阳痿。"王纶在《明医杂著·续医论》中指出:"少年人阳痿,有因于失志者……乃闷郁之故也。"说明情志不遂可造成阳痿。

2. 肾阳不足　因先天禀赋不足,命门火衰,精气虚冷,阴损及阳,阳事不兴渐致阳痿。清代医家陈士铎在《辨证录·种嗣门》中云:"男子有交感之时,妇人正在兴浓,而男子先痿,阳事不坚……因而命门之火衰,此所以半途先痿也。"

3. 惊恐伤肾　房事之中突发意外,卒受惊恐。惊则气乱,恐则气下,惊恐伤肾,肾气失助,难充其力,故临时不举,废而不用。素体胆怯,初次性交时惧怕不能成功,顾虑重重;或未婚行房,担心女方怀孕,均可导致阳痿不举。叶天士《临证指南医案·阳痿》亦云:"阳痿……亦有因惊恐而得者,盖恐则伤肾,恐则气下。"

4. 肝胆湿热　素体阳盛,或外感湿热之邪,或过食肥甘厚味,酿湿生热,内阻中焦,郁蒸肝胆,伤及宗筋,致使宗筋弛纵不收而发生阳痿。

5. 心脾两虚　常因思虑过度,劳伤心脾,心气不足,心血亏耗,或大病久病之后元气大伤,气血两虚,形体衰弱,宗筋痿软,阳事不兴。清代林佩琴《类证治裁·卷七》云:"伤思虑者,心脾郁结,阳事不举。"

6. 气血瘀阻 久病多瘀,或体弱气虚,或跌打击仆,外伤手术,或新婚强力入房损伤前阴,伤及脉络,瘀血阻滞,阳气不达阴茎,血不养茎而痿。

(二)西医学对阳痿病因认识

1. 年龄因素 年龄是导致勃起功能障碍的主要因素。随着人体进入老年,血清睾酮水平下降几乎不可避免地导致性欲、勃起能力等性功能降低。同时年龄的增加,某些疾病如高血压、冠心病等的发病也会影响阴茎勃起。

2. 精神心理因素 缺乏性知识、不良的性经历、夫妻感情不和睦性生活不协调,在工作、生活、家庭的压力下,产生抑郁和焦虑,心理障碍,性欲淡漠导致阳痿。

3. 血管疾病 血管性病变的原因如动脉粥样硬化、动脉损伤、动脉狭窄及心功能异常、心脏病、高血压、糖尿病血管病变等因素,使阴茎动脉血供不足,阴茎血流动力学改变而继发阳痿。

4. 不良的生活方式 西医学也证实大量酒精可对勃起中枢产生抑制作用,同时酒精可抑制垂体分泌促性腺激素,减少睾酮的合成,导致血清睾酮水平降低。吸烟可加重阴部内动脉和阴茎背动脉的动脉粥样硬化,尼古丁损害血管内皮功能,直接导致勃起功能障碍。

5. 外科手术 盆腔的手术可能造成神经和血管的损伤,神经完全离断时可造成永久性勃起功能障碍。

6. 神经系统疾病 脊髓和中枢神经系统病变、脊髓外伤、神经病变皆可以损伤支配阴茎勃起的神经而继发勃起功能障碍。

二、辨证与辨病

(一)诊断

辨别阳痿要详细询问病史及患者生活习惯、社交、婚姻及性生活史。辨别清楚阳痿属原发性还是继发性,属器质性还是功能性阳痿。原发性阳痿表现为有性行为后阴茎从未能进入阴道;继发性阳痿则有过性交,但后发生障碍。器质性阳痿表现为阴茎任何时候都不能勃起,既不能在性兴奋时勃起,亦无自发性勃起(如睡梦中和膀胱充盈时);功能性阳痿则有自发的勃起,但性交时痿而不振。

阳痿的诊断要点:诊断阳痿主要依据患者的自觉症状,在有性刺激和性欲情况下阴茎痿弱不起,或举而不坚,以致不能进行与完成性交,并持续3个月以上即可诊为本病。

1. 详细询问病史 主要内容包括:①勃起功能障碍发生诱因、病程长短、严重程度;②夜间、晨醒、手淫及视觉刺激时能否勃起;③性交体位变动对勃起硬度有无影响;④性欲与射精有无改变;⑤社会、家庭中发生的心理精神创伤;⑥有无慢性疾病、药物服用及手术创伤史;⑦吸烟、酗酒、吸毒史。

2. 全面体格检查 阳痿在诊断时还应考虑并进行全面的体格检查,重点是生殖系统,第二性征的发育及心血管、神经系统检查。其目的在于发现与勃起功能障碍有关的神经系统、内分泌系统、心血管系统及生殖器官的缺陷和异常。实验室检查和特殊检查对阳痿的诊断占有重要地位。血尿常规和血生化检查可以发现与阳痿有关的疾病和原因。

(二)鉴别诊断

1. 阳痿病与早泄鉴别 早泄是指在性交之始,阴茎可以勃起,但过早排精,一般不足1

分钟精液排出，甚至阴茎尚未插入阴道即泄精。早泄虽可引起阳痿，但阳痿是指性交时阴茎根本不能勃起，或勃起无力，不能进行正常的性生活。

2. 阳痿与甲状腺疾病鉴别　甲状腺疾病与阳痿存在着明显的联系，因此在临床上要询问病史，除外甲状腺疾病导致的阳痿。

三、辨病与辨证结合治疗

（一）中医辨证论治

首先分清脏腑虚实，从病因病机入手，由于肝郁化火，湿热下注，而致宗筋弛纵，属脏腑实者宜泻；由于思虑忧郁，惊恐所伤，恣情纵欲属虚者宜补；要辨别有火无火，有火者宜清，无火者宜温。命门火衰者，真阳既虚，真阴多损，应温肾壮阳，滋肾填精，忌纯用燥热之剂，宜选用血肉有情温润之品；心脾受损者，补益心脾；恐惧伤肾者，益肾宁神；肝郁不疏者，疏肝解郁；湿热下注者，清热利湿。

1. 中草药治疗

（1）肝气郁结型

主要证候：阳事不兴，或举而不坚；情绪抑郁，或烦躁易怒，胸脘不适，胁肋胀闷，善太息，苔薄，脉弦。

治疗法则：疏肝解郁。

方药举例：逍遥散（《太平惠民和剂局方》）去煨姜、薄荷，加香附、郁金。

（2）肾阳不足

主要证候：阳事不举，精薄清冷，阴囊阴茎冰凉冷缩，腰酸膝软，头晕耳鸣，畏寒肢冷，精神萎靡，面色㿠白，舌淡，苔薄白，脉沉细，右尺尤甚。

治疗法则：温肾壮阳，滋肾填精。

方药举例：右归丸（《景岳全书》）加味。

（3）惊恐伤肾

主要证候：阳痿不举，或举而不坚，胆怯多疑，夜寐不安，心悸易醒，夜间常有被噩梦惊吓史。苔薄白，脉弦细。

治疗法则：益肾宁神。

方药举例：大补元煎（《景岳全书》）加味。

（4）肝胆湿热

主要证候：阴茎痿软，阴囊潮湿，瘙痒臊臭，睾丸坠胀作痛，下肢酸软，小便黄赤，尿道灼痛，或胸胁胀满，肢体困倦，泛恶口苦；苔黄腻，脉濡数。

治疗法则：清热利湿。

方药举例：龙胆泻肝汤（《医宗金鉴》）加味。

对症加减：会阴部坠胀疼痛，小便不畅，余沥不尽，可加虎杖 12g，川牛膝 10g，赤芍 10g。

（5）心脾两虚

主要证候：阳事不举，精神不振，夜寐不安，健忘，胃纳不佳，腹胀便溏，气短乏力，面色少华，舌淡，苔薄白，脉细。

治疗法则：补益心脾。

方药举例：归脾汤（《济生方》）。

（6）气血瘀阻

主要证候：多有动脉硬化、糖尿病或阴部外伤及盆腔手术史。阳事不举或勃起不坚，精神不振，性欲淡漠，舌质黯有瘀斑，苔薄白，脉沉涩或弦。

治疗法则：活血化瘀，通脉振阳。

方药举例：桃红四物汤（《医宗金鉴》）。

2. 针灸治疗

（1）体针：辨证选穴，补益肾气，疏调宗筋。以任脉穴及肾之背俞为主：关元、肾俞、太溪、三阴交、曲泉。肝郁气滞配太冲、内关；湿热下注配曲骨、阴陵泉；肾阳不足配命门；心脾亏虚配心俞、脾俞、足三里；惊恐伤肾配志室、胆俞。失眠多梦配内关、神门、心俞；食欲不振配中脘、足三里；腰膝酸软配命门、阳陵泉。

（2）耳针：取肾、肝、心、脾、外生殖器、神门、内分泌、皮质下。每次选 3～5 穴，毫针刺，弱刺激，每日或隔日 1 次。

（二）西医学对阳痿的治疗

1. 性心理治疗　由于多数勃起功能障碍患者存在心理性因素，所以心理治疗十分必要，内容包括性心理教育和行为疗法。而性感集中训练被认为是目前心理性勃起功能障碍最重要的治疗方法之一。

2. 口服药物治疗　目前治疗阳痿的一线药物主要有：西地那非（万艾可）；他达拉非（希爱力）；伐地那非（艾力达）。三种药物在药理学作用方面基本相似，性生活前 1 小时服用，每周至少服用 1 次，两次服药间隔时间不能少于 24 小时，每周服药不宜超过 3 次，1 个月为一个疗程。

3. 局部治疗　前列腺素 E1 是一种阴茎海绵体注射血管活性药物，但因有创伤疼痛，异常勃起以及长期使用后阴茎局部形成瘢痕而少用。比法尔是一种局部外用 PGE1 乳膏，经尿道给药，不良反应有局部疼痛和低血压。

第二节　不　射　精　症

不射精症是发病率仅次于阳痿、早泄的第三大男性性功能障碍疾病，大部分患者因不育前来就诊。正常射精不仅是男子性生理活动高峰的表现，而且可以把精液顺利排入女性体内，完成生育的第一步。在性交活动中，龟头等处的神经末梢不断接受触觉性刺激，并通过躯体神经将神经冲动传入相应的神经中枢，当刺激积累达到激发起射精的刺激"阈值"时，产生性兴奋，通过大脑皮质、丘脑下部高级中枢的向下传导至脊髓射精中枢，脊髓射精中枢发出射精信号，通过脊髓 T_{12}～L_3 交感神经和膀胱神经丛的传出，使附睾、输精管、精囊、前列腺及膀胱颈部收缩，精液溢出至尿道球部，引起脊髓反射，通过脊髓 S_2～S_4 副交感神经传出，经会阴部神经使尿道周围及会阴部肌肉群发生节律性收缩，完成射精。如果性兴奋过低、射精阈值过高以及相关的器质性病变，均可导致不射精。

一、发病机制

1. 性兴奋过低　性伴侣双方没有进行性交前的语言交流和抚摸、性行为接触等调情活动，以及阴茎进入阴道后抽送频率、时间不够，受到的性兴奋较低，不能使射精中枢兴奋。

长期的不良心理状态如焦虑、抑郁等引起神经功能紊乱,在性交时性兴奋较低,不能使射精中枢兴奋。

2. 性知识缺乏 性伴侣双方缺乏性生活知识,不知道性交是怎么回事;不知道性交的部位,长期进行肛门或尿道的性交,也有不知道性交时阴茎放入阴道内要抽动,而且应有一定的幅度与频率;甚至从来不知道性交的高潮来时要有射精动作等,这些严重的性知识缺乏状况,降低了性生活的质量,导致不射精。

3. 射精阈值过高 长期的手淫史和长期的过频性生活史可引起射精中枢兴奋阈值过高,正常的性生活达不到射精阈值,引起不射精。

4. 器官病变 睾丸、阴茎、精囊腺、输精管、前列腺先天发育不良或缺如以及后天损伤。睾丸病变常见的有 klineflter 综合征,可因雄激素缺乏、性欲低下、生精功能障碍,同时伴发精囊腺疾病时引起不射精。阴茎异常包括阴茎过小,严重尿道上、下裂,尿道阴茎的外伤、硬结、瘢痕、严重弯曲,以及包茎、包皮过长、性交时翻转疼痛等包皮异常,可造成不能性交或性交阴茎感觉异常引起不射精。精囊腺、输精管、前列腺缺如可造成生精障碍引起不射精,此外射精管梗阻亦可造成不射精。

5. 神经病变 后腹膜、椎骨、腹腔的肿瘤、结核及腹腔、盆腔的手术等损伤脊髓 T_{12}~L_3、S_2~S_4 神经,造成延迟射精至完全不能射精。当盆神经、马尾、脊髓下段受损伤时,向射精中枢传递的兴奋将显著减少或完全消失而不能射精。

6. 药物影响 一些精神性药物、抗高血压药物、镇静药、抗雄激素药(醋酸环丙氯地孕酮、雌激素)以及肾上腺素能阻滞药(酚苄明)等都可造成不射精。

7. 毒物影响 慢性酒精中毒,以及可卡因、尼古丁中毒,吗啡成瘾等也都会抑制射精。

二、辨证与辨病

不射精症的诊断主要依据患者的临床表现。功能性不射精,虽在性交过程中无射精,但有梦遗现象或手淫时有精液排出。器质性不射精在任何情况下均无精液泄出。器质性病变引起的不射精一般较难治愈,因此可结合病史进行现代仪器检查以明确病因,如可疑先天发育不良可行超声检查,明确睾丸、附睾、精囊腺、前列腺情况;可疑因颅内病变所致的不射精症,应做头颅 CT 检查;对疑有腰椎、胸椎、骶椎病变的患者,可做椎管造影术或 CT 扫描。

三、辨病与辨证结合治疗

(一)中医辨证论治

适用于功能性不射精患者,中医病机多由肝郁、瘀血、肾虚等因素导致的精关阻滞不通和开启失司。前者多实,后者多虚。治疗当循"虚者补之,实者泻之"的治疗原则,选方用药,以提高疗效,缩短疗程。对于器质性不射精症患者可针对原发病进行治疗。

1. 中草药治疗

(1)肝气郁结证(主要指精神因素如焦虑、抑郁等,以及神经中枢处于抑制状态,中医学辨证属肝郁者)

主要证候:交而不射,性欲减退,胸胁少腹胀痛,情志抑郁,嗳气,善太息,可有梦遗或手淫时射精,常随情绪的波动而减轻或加重。舌质淡红,苔白,脉沉弦。

治疗法则:疏肝解郁,通精开窍。

方药举例：柴胡疏肝散（《景岳全书》）加减。

（2）瘀血内阻证（主要指射精管及精囊腺等的梗阻，中医学辨证属瘀血证者）

主要证候：阴茎勃起色紫黯、刺痛，交而不射，常有阴部胀痛不适或胸腹满闷，性情急躁。舌质紫黯，边有瘀点或瘀斑，脉沉细涩。

治疗法则：活血化瘀，通精开窍。

方药举例：血府逐瘀汤（《医林改错》）加减。

（3）肾精不足证（主要指先天发育不良、雄激素减低及性欲低下，中医学辨证属肾精不足者）

主要证候：性欲减退，阴茎勃而不坚或交而不射，伴有腰膝酸软，头晕耳鸣，健忘多梦，发堕齿槁。舌淡，脉沉。偏阴虚可见五心烦热，潮热盗汗，遗精。舌质红，苔少，脉细数。偏阳虚见畏寒肢冷，小便清长，或勃起不坚，甚则阳痿；舌淡，脉沉迟。

治疗法则：补肾填精，温阳通窍。

方药举例：右归丸（《景岳全书》）加减。

（4）心火独亢型（主要指射精阈值过高，中医学辨证属心火亢盛）

主要证候：性欲亢进，阳强易举，每欲交合，精难射出，心烦易怒，不寐。时有梦遗失精，口舌生疮。舌质红，脉弦细数。

治疗法则：滋阴降火，交通心肾。

方药举例：交泰丸（《韩氏医通》）合金匮肾气丸（《伤寒论》）加减。

对症加减：肝郁兼湿热者，可加泽泻 15g、木通 6g、龙胆草 6g；肝郁化火者，可加黄芩 12g、丹皮 15g、栀子 12g；阴精不足者加怀牛膝 15g、龟板胶（烊化）15g；肾阳虚弱者加杜仲 20g、当归 15g、制附子 6g、肉桂 6g；阴虚火旺明显者加知母 12g、黄柏 12g。

2. 中成药治疗

（1）逍遥丸：每次 6～9g，每日 1～2 次。适用于肝气郁结证。

（2）龙胆泻肝丸：每次 3～6g，每日 2 次。适用于肝郁兼湿热证。

（3）血府逐瘀胶囊：每次 6 粒，每日 2 次。适用于脉络瘀阻证。

3. 外治疗法　按摩治疗（适用于功能性不射精的辅助治疗）

（1）按摩三阴交、足三里、肾俞穴：以拇指及中指均匀揉按，以感觉到酸、麻、胀为度。每次按摩 10～15 分钟，双侧交替进行，每日 2～3 次。

（2）按压气海、关元平卧位，双腿微屈，自然放松，双掌交叠，以手掌根部轻轻按揉气海、关元，顺时针、逆时针各按摩 120 次，间歇进行。

4. 针灸疗法

（1）体针：辨证选穴，肾精亏损证取肾俞、八髎、三阴交、曲骨、关元、中极，阳虚明显者可同时用灸法；湿热下注证取三阴交、阴陵泉、丰隆、中极；瘀血阻滞证取大椎、膈俞、中极、八髎；心火独亢证取肾俞、肝俞、中极、关元、足三里；肝气郁结证取足三里、阴陵泉、肝俞、肾俞；均采用平补平泻法，即将针不快不慢的刺入腧穴，然后再来回均匀的提插捻转或者采用其他基本手法，借以激发经气，使患者得气后，将针退出体外。

（2）耳针：内分泌、皮质下、神门、肾、肝穴，每次 2～4 个穴位，将皮内针刺入穴位并固定，贴压王不留行籽，每日按压 2～3 次，左右交替，每次 5～10 分钟，3 天更换 1 次，3 个疗程后休息 1 周。

（3）电针：体针取穴的基础上，采取平补平泻法行针后，在针尾通以微量电流波电流，采用连续波，20分钟起针，每天1次，10天为一个疗程。

（二）辨证联合西药治疗

1. **左旋多巴** 每次0.25g，每日3次口服。适用于不射精伴有低强型膀胱内压曲线，提示高位中枢异常者。

2. **雄激素** 适用于雄激素水平减低，性欲低下伴性功能减退患者，可适当补充雄激素，如十一酸睾酮，每日80～160mg口服，连用4～12周。

3. **维生素** 适用于神经损伤所致的不射精症的辅助治疗；维生素B_1 10mg，每日3次口服；维生素E 100mg，每日3次口服。

（三）辨证联合心理指导治疗

主要针对心理因素引起的不射精，在辨证治疗的基础上，加强心理指导。由于对性知识缺乏引起的应告知患者相关性知识，如性交方式、性交体位、正确的阴茎抽送方式等，使患者树立信心，正确对待性生活。针对心理因素引起的患者，应积极疏导不良情绪，纠正其错误的性观念，同时争取患者配偶治疗，给男方以积极配合，宽慰和鼓励，促使其成功射精。必要时请专业心理医生联合诊治。

（四）辨证联合物理疗法

适用于功能性不射精。主要指电动按摩器局部刺激疗法，操作方法：采用伞状型的橡胶按摩头，在安静无干扰的环境中，患者平仰卧位，持续不断地按摩阴茎头及冠状沟，根据耐受情况调节刺激强度，1周按摩1次。约一半以上的患者仅1次治疗就能恢复正常。

（五）辨证联合手术治疗

适用于器质性不射精患者，根据相应的原发病灶选取相应的手术治疗，如严重的尿道下裂，可根据就诊时的发育情况选择合适的手术方案；包皮发育异常者进行包皮环切或包皮整形；肿瘤压迫造成的阻塞，可做肿瘤切除术。

（六）辅助生育技术

适用以生育为最终治疗目的，多伴有器质性病变很难治愈的患者，建议采取中西医结合的辅助生殖技术治疗。

不射精症治疗流程见图21-1。

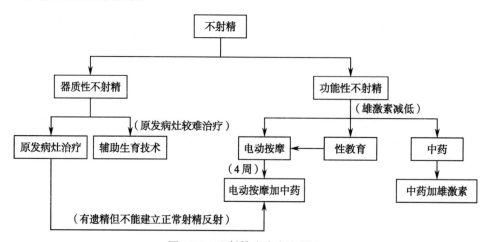

图21-1 不射精症治疗流程图

第三节 逆 行 射 精

逆行射精是指患者在射精时,无精液或仅有少量精液从尿道外口射出,但阴茎勃起功能正常,性交时能达到性高潮,因此大部分患者因精液不能正常射入阴道内,影响生育而就诊。正常情况膀胱颈部内括约肌处于痉挛收缩状态,外括约肌松弛,输精管和膀胱之间形成压力差,迫使精液从压力较低的尿道外口射出。如果膀胱颈部括约肌功能失常,就会出现逆行射精。

一、发病机制

任何干扰膀胱解剖生理功能,或阻断下尿路交感神经支配的因素,都将造成膀胱颈部和尿道外括约肌功能的共济失调,使膀胱内括约肌松弛,关闭不全,而外括约肌反而收缩,则会使已进入尿道前列腺部的精液逆向射入膀胱而造成逆行射精。

1. 膀胱颈及尿道病变 先天性尿道瓣膜、脊柱裂及先天性宽膀胱颈均可引起膀胱颈关闭功能失常,产生逆行射精。严重尿道狭窄因长期的排尿梗阻引起内括约肌无张力或扩张,在阴茎勃起时狭窄更为严重,以致精液被迫向后通过内括约肌进入膀胱。

2. 手术外伤等损伤交感神经 骨盆骨折,尿道撕裂,经尿道前列腺切除术和膀胱颈部梗阻切开术等,均损伤膀胱颈正常结构及神经末梢,致射精时膀胱颈部不能关闭。各种盆腔内手术,如直肠癌根治术、后腹膜淋巴结清扫术、腰交感神经切除术、腹主动脉瘤切除术,均可影响支配后尿道的交感神经,导致逆行射精。但局限性交感神经切断并不一定产生射精障碍。

3. 神经内分泌疾患 糖尿病之神经病变,支配后尿道的远近端括约肌因神经系统或局部病变引起括约肌功能失调而致逆行射精。

4. 药物因素 用肾上腺素能阻滞剂,如胍乙啶、利血平、盐酸甲硫达嗪、溴苄胺及苯甲胍等都可引起逆行射精。

二、辨证与辨病

患者在性交或手淫时有性高潮及射精快感出现,但尿道口无精液射出,性生活后第一次尿液离心沉淀后涂薄片镜检,有大量精子和果糖,据此可诊断逆行射精。现代仪器检查可明确病因,但患者往往以生育为目的进行就诊,且药物及手术治疗效果欠佳,因此可根据患者意愿进行病因检查。

1. 膀胱造影 膀胱造影检查可以观察膀胱收缩时膀胱颈部的功能。排尿时用手捏住尿道口,阻滞造影剂流出,摄取前后位及左、右斜位的 X 射线片,可更好地显示后尿道。逆行尿道造影适用于前尿道有狭窄病变者。

2. 尿道膀胱镜检查 可发现膀胱颈口松弛、扩大,精阜与膀胱颈的距离缩短,明确有无后尿道瓣膜狭窄、肿瘤或精阜肥大。

三、辨病与辨证结合治疗

(一)中医辨证论治

适用于膀胱颈结构完整的患者。逆行射精的中医病机为肾气亏虚、气滞血瘀及湿热瘀阻导致精液推送无力或精道阻塞而逆流入膀胱。

1. 中草药治疗

（1）肾气亏虚证（主要指膀胱颈部肌肉收缩乏力，中医学辨证属肾气虚者）

主要证候：性交不射精，有性高潮和射精感觉，随即阴茎萎软，性交后小便混浊，伴性欲低下或勃起不坚，腰膝酸软，头晕耳鸣。舌淡，苔薄白，脉沉细无力。

治疗法则：温补肾气，填精益髓。

方药举例：金匮肾气丸（《伤寒论》）加肉桂、黄芪。

（2）气滞血瘀证（主要指会阴部外伤及盆腔手术术后，中医学辨证属血瘀者）

主要证候：性交不射精，有射精快感，阴茎勃起色紫黯，或有会阴外伤手术史，伴少腹、胁肋胀痛。舌质紫黯，脉沉涩。

治疗法则：活血行气，通络开窍。

方药举例：血府逐瘀汤（《医林改错》）加味。

（3）湿浊阻滞证（主要指体型肥胖，中医学辨证属痰湿者）

主要证候：性交有快感但无精液射出，伴阴囊潮湿，小便混浊，淋漓不畅。舌红，苔黄腻，脉濡数。

治疗法则：清热利湿，通关化浊。

方药举例：四妙散（《成方便读》）加陈皮、茯苓。

2. 中成药治疗

（1）血府逐瘀口服液：每次1支，每日3次。适用于气滞血瘀型。

（2）桂枝茯苓胶囊：每次3粒，每日3次。适用于气滞血瘀型。

（3）龙胆泻肝丸：每次3～6g，每日2次。适用于湿热阻滞型。

（4）金匮肾气丸：每次4～5g，每日2次。适用于肾气亏虚型。

3. 针灸治疗　体针：基础穴：八髎、中极、关元、三阴交、阳陵泉。肾气亏虚证加气海、足三里；气滞血瘀证加肝俞、秩边；湿热阻滞证加阳陵泉、丰隆。均采用平补平泻法，每次留针15～20分钟，每日1次，15天为1个疗程。

（二）辨证联合手术治疗

适用于膀胱颈部关闭功能严重失调，特别是由于医源性损伤引起者。通过手术进行膀胱颈部肌肉重建术，加强该处肌肉的关闭收缩能力。轻度患者可采用硝酸银烧灼膀胱颈和后尿道的方法，严重者行膀胱颈重建术，采用肠线紧缩膀胱颈口。尿道膜部梗阻、狭窄以及尿道瓣膜等可在尿道镜下行内切开术或切除术，恢复尿道的通畅性。

（三）中西医结合辅助生殖技术

药物治疗效果较差或者不愿意手术治疗的患者，以解决生育问题为目的患者，可采用中西医结合辅助生殖技术。目前对于逆行射精可采取膀胱排空法取精。

膀胱排空法：在人工授精的当天服用碳酸氢钠片，每4小时1g，当尿的pH达7.3～8.0之间，手淫射精后，立即排尿于盛有BWW溶液（BWW的配方是：储备液NaCl 4.589g，KCl 0.365g，$CaCl_2$ 0.25，KH_2PO_4 0.162g，$MgSO_4 \cdot 7H_2O$ 0.292g，加蒸馏水至1000ml；工作液：取上液100ml再加入$NaHCO_3$ 0.21g，葡萄糖0.1g，乳酸钠0.37ml，Hepes 0.52g，丙酮酸钠0.003g）的容器内，离心（2000转/分钟）12分钟，去除上清液后再加入1～1.5ml BWW液，使精子与尿液接触时间极短，精子保持较好的活力。

逆行射精治疗流程见图21-2。

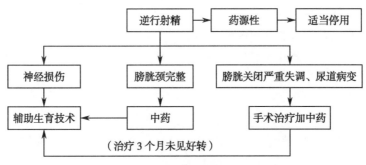

图21-2　逆行射精治疗流程图

第四节　遗　精

遗精是指在无性交活动、无手淫的情况下，精液自尿道口自行泄出。男性青少年在青春发育期，其生殖系统也逐渐发育成熟，睾丸体积增大，体内雄激素水平明显提高，睾丸、附睾、精囊腺及前列腺等附属性腺器官每时每刻都在产生精液。正常情况下，精液在体内贮存一段时间后，一般在体内被吸收掉，也可以在受到性刺激时或性欲冲动时，或在外生殖器官受到各种外界刺激时，不自觉的排出体外，称为遗精。

一、发病机制

1. 神经系统功能紊乱　由于大脑皮质功能紊乱，表现为兴奋性增强；脊髓功能紊乱，表现为射精中枢兴奋性高、自控性差，以致射精中枢兴奋性与抑制性失调，兴奋性大于抑制性，引起遗精。其原因是对性知识缺乏正确的认识，长期受色情书刊的影响，长期过多地思考有关性的一些问题，经常处于色情刺激引起的性冲动中，或有过频繁手淫等不良习惯。

2. 生殖器炎症　如包茎、包皮过长而龟头敏感性增强；前列腺炎、尿道炎、精囊炎造成炎症刺激；前列腺组织因其他原因时常充血，脊髓射精中枢呈病理性兴奋，潜意识或清醒状态下阴茎活动而极易发生遗精。

3. 慢性疾病或大病之后恢复过程　这一时期幻想色情，致性冲动，但因体质过弱，易引起遗精。

二、辨证与辨病

遗精主要靠临床症状进行辨病：青年男子遗精频率达到每周2次以上，或已婚男子在正常性生活的情况下仍经常遗精，甚则在清醒状态下精液遗泄者，同时伴有精神、神经症状，如有头晕、耳鸣、神疲乏力、腰酸、失眠、多梦、记忆力减退、精神不能集中者即可确诊。如未达到每周2次但遗精后伴精神、神经症状者也可按照本节进行诊治。此外通过尿液检查、前列腺液检查、精液检查、前列腺及精囊腺彩超检查，明确有无尿道炎、前列腺炎及精囊炎等病因。

三、辨病与辨证结合治疗

(一)中医辨证论治

适用于不因包皮过长或包茎引起的遗精。

中医学将遗精分为梦遗和滑精两种,认为"有梦为心病,无梦为肾病","有梦为实,无梦为虚"。以肾虚精关不固,或热扰精室为主要病机。其特点是:青少年多实,老年多虚。

1. 中草药治疗

(1) 心肾不交证

主要证候:心悸,失眠,健忘,多梦,梦则遗精,伴心中烦热,腰膝酸软,头晕耳鸣,精神不振,口舌生疮,小便短赤。舌尖红,脉细数。

治疗法则:滋阴降火,交通心肾。

方药举例:黄连阿胶汤(《伤寒论》)合交泰丸(《韩氏医通》)加味。

(2) 湿热下注证

主要证候:遗精频作,多有梦遗,或无梦而遗,小便混浊,淋涩不畅,阴部潮湿或痒,口苦咽干,心烦少寐,大便不爽,或胸闷泛恶,纳谷不香。舌红,苔黄腻,脉濡数。

治疗法则:清热利湿止遗。

方药举例:程氏萆薢分清饮(《医学心悟》)加味。

(3) 精关不固证

主要证候:遗精频作,腰膝酸软,头晕耳鸣。肾气虚不能化阴,阴虚火旺可兼见五心烦热,潮热盗汗,颧红咽干,阳强易举,心悸少寐,舌红少苔,脉细数。肾气虚不能化肾阳,可兼见畏寒肢冷,精神萎靡,倦卧嗜睡,阳痿,早泄,夜尿频多,五更泄泻。舌淡胖边有齿痕,脉沉弱。

治疗法则:补肾益气,涩精止遗。

方药举例:金锁固精丸(《医方集解》)加味。

(4) 心脾两虚证

主要证候:梦则遗精,心悸怔忡,胸闷气短,面色无华,自汗出,少气懒言,神疲乏力,纳差,腹胀,大便溏薄。舌淡,苔薄,脉弱。

治疗法则:调补心脾,益气固精。

方药举例:归脾汤(《济生方》)加芡实、金樱子。

对症加减:腰酸痛者,加牛膝 12g、川断 15g、杜仲 15g;头昏、乏力、注意力不集中,加菖蒲 15g、远志 15g、党参 15g;合并前列腺炎、尿道炎等炎症应及时配合抗生素对症治疗。

2. 中成药治疗

(1) 龙胆泻肝丸:每次 3~6g,每日 2 次。适用于肝郁兼湿热证。

(2) 知柏地黄丸:每次 9g,每日 3 次。适用于阴虚火旺证。

(3) 金匮肾气丸:每次 3g,每日 3 次。适用于肾气不固证。

(4) 金锁固精丸:每次 3g,每日 3 次。适用于精关不固证。

(5) 补中益气丸:每次 9g,每日 3 次。适用于脾气虚证。

(6) 归脾丸:每次 9g,每日 3 次。适用于心脾两虚证。

3．外治法 药物贴敷法。

（1）五倍子末15g，醋调敷脐，隔日更换1次，连用10次。适用于肾气虚型。

（2）五君散：黄柏、知母、茯苓、枣仁各20g，五倍子30g。共研细末。睡前清洁脐部，取上药末10g，加蜂蜜调成糊状捏成圆形药饼，敷于肚脐，上覆清洁塑料薄膜1块，外盖纱布，胶布固定。每日1次，10次为1个疗程。

（3）金锁固阳膏：以葱子、韭子、附子、肉桂、丝瓜子各90g，入麻油中熬。用松香枝搅拌，再加煅龙骨6g，麝香0.3g搅匀，将药膏摊于狗皮上，贴于气海穴，每日1次。主治阳虚证。

4．针灸治疗

（1）体针：基础穴：中极、关元、八髎、肾俞。精关不固者加气海、命门、八髎。心肾不交者加心俞、内关、神门、志室。心脾两虚者加心俞、脾俞、足三里、内关、三阴交。湿热下注者加阳陵泉、丰隆、太冲、三阴交。虚证用补法，实证用泻法，隔日或每日1次，得气后留针30分钟。采用捻转补泻：得气捻转角度小频率慢用力轻操作时间短，或左转角度大，用力重为补；得气捻转角度大频率快用力重操作时间长，或右转角度大，用力重为泻。

（2）耳针：取肾、膀胱、神门、尿道、盆腔，采用王不留行籽耳穴贴，每日压数次，每次5～10分钟，3天更换1次，3个疗程后休息一周。

（3）水针：取关元、中极、八髎，每次选2穴，每2天1次，每穴注射维生素B_1针50mg或胎盘组织注射液1ml，5次为1个疗程。

（4）灸法：取肾俞、脾俞、三阴交、足三里等穴，每日1次，每次灸15分钟。适用于肾阳虚及心脾两虚者。

（5）埋线：取肾俞、足三里、内关、中极、关元、大赫穴。医者取穴后，局部常规消毒，采用一次性埋线器进行埋线。每20天一次，3次为一个疗程。

（二）辨证联合西药治疗

1．镇静剂 适用于神经衰弱、思想负担过重者。在辨证治疗的基础上配合治疗。地西泮每次2.5mg，每日3次，口服；或艾司唑仑，每次1mg，每日2次，口服。

2．抗生素 适用于慢性细菌性前列腺炎、尿路感染者使用抗生素治疗。慢性细菌性前列腺炎应根据细菌培养结果，选择前列腺腺体内浓度较高的敏感抗生素，常用氟喹诺酮类，治疗至少4～6周，同时增加清热利湿药如金银花15g、蒲公英20g、薏苡仁25g等。尿路感染者使用常规广谱抗生素配合治疗。

（三）辨证联合手术疗法

针对包皮过长或包茎者行包皮环切术，同时根据辨证联合中药治疗1个月，期间禁止性生活。

（四）辨证联合心理疗法

有些人由于内疚或受一些不良宣传的影响，对遗精，甚至一些是生理性遗精现象恐惧不安、自责，由此亦可加重遗精的发生，形成恶性循环，身体愈演愈虚。医者可从遗精的生理病理机制予以开导，解除患者思想负担，对疾病的康复无疑是大有益处的。

遗精治疗流程见图21-3。

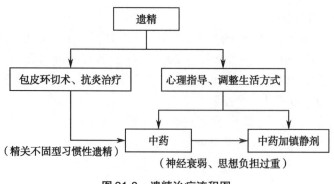

图21-3 遗精治疗流程图

第五节 性 欲 低 下

性欲是对性行为的欲望,是指个体企图与另一个体发生身体接触和性行为的愿望。性欲是人类的本能之一,对于繁衍后代具有重要的意义。性欲受多种因素的影响,具有受本能驱使不易控制的特点,同时它也是人类的高级心理活动,可以受意念的控制。因此,性欲具有生理-心理-社会模式的特征。

一、发病机制

1. 功能性因素 精神心理状态及社会关系、人际关系、环境因素等,都可能影响人类的性欲,也是造成人类性欲低下的最常见原因。特别是对于心理素质脆弱,容易过度紧张的人群,更容易在外界影响下产生焦虑、抑郁情绪,进而干扰大脑皮质功能,引起性欲低下。比较常见的社会环境因素有:夫妻感情不和;初次性生活失败,受到对方责骂、嘲笑;接受不正确的性观念教育,对性生活产生恐惧心理;发生非婚性生活,受观念影响产生内疚、罪恶感;工作生活压力过大;宗教信仰戒律的束缚等。

2. 器质性因素 全身性疾病引起的身体状态不佳和可能引起身体睾酮水平不足的因素,都是可以引起器质性性欲低下的原因。男性随年龄增大,特别是40岁以上男性人群,性腺功能逐渐减退,睾酮水平下降,进而引起一系列生理-心理变化,称为迟发性性腺功能减退症,是性欲低下的一种特殊表现形式。

(1)全身性疾病常见的影响因素:心、脑、肝、肾、肺等重要脏器功能不全;身体的慢性消耗性疾病引起的营养不良、贫血等;

(2)身体睾酮水平不足常见的影响因素:原发性的性腺功能低下疾病,如 Klinnefelter 综合征、Kallmann 综合征、Turner 综合征、垂体功能低下、隐睾等,均可引起性腺功能不足,使睾酮合成减少导致性欲低下;甲状腺功能低下、肾上腺皮质功能亢进、血泌乳素升高也会使人体睾酮水平降低,导致性欲低下;生殖系统的局部炎症、性传播疾病、生殖器发育不良或者损伤等疾病,可能因机械性、生理性、心理性因素使性生活无法完成,进而引起精神心理性的性欲低下;精神类药物、治疗高血压药物、抗组胺类药物、长期大量摄入酒精、吸毒、化工污染等,都会不同程度的影响男性睾酮水平和性能力,进而导致性欲低下。

二、辨证与辨病

性欲低下是对性生活的接受能力和性行为水平均有降低为特征的一种状态,表现为对性生活和性刺激不感兴趣,多数患者可能既往性欲正常。性生活频率常少于 2 次 / 月,或者仅在配偶压力下才有性生活,常伴有勃起功能障碍。在境遇性的性欲低下病例中,可以有患者仅对某一个配偶的性行为受到抑制,而在其他情况下性行为并不受影响。由于患者对性没有要求,对患者本人而言治疗并无太大意义,所以大多数患者都是在配偶的不满情绪和要求下勉强来就诊,因此在诊断过程中,详细问诊病史具有重要的诊断意义。

1. 详细询问病史,了解患者发病的可能因素 应该详细了解患者对性生活的态度、性生活频率、性生活的主动性、性生活特殊癖好、性快感、射精等情况,需特别注意是否存在可能引起患者性欲低下的特殊事件。

2. 观察患者性欲水平与年龄、身体健康状态是否相适应。

3. 内分泌检查及其他辅助检查 是否存在睾酮水平不足或者其他可能影响睾酮水平的基础性疾病。

三、性欲低下的辨证治疗

(一)中医辨证论治

中医认为性欲的产生是由神、气、血调和而发,肾主生殖及元阳之气;心主神明、血脉;肝藏血而主疏泄;脾为后天之本,生血之源,产后天之气血。以上诸脏不足或损伤,都可引发性欲低下。一般认为本病的发病机制不外乎虚实两端。虚证多因命门火衰,肾精不足,气血不足,心虚胆怯而致;实证多为肝气郁结,痰湿内阻,气机不畅所致。

1. 中草药治疗

(1)肾阳不足

主要证候:性欲冷漠甚或日久无欲,头晕耳鸣,面色㿠白,形寒肢冷,畏寒喜热,精神萎靡,健忘懒言,腰膝酸楚,夜尿频数,并见遗精、阳痿,大便溏,舌质淡边有齿痕,舌苔薄白,脉沉细而弱。

治疗法则:温补肾阳。

方药举例:右归丸(《景岳全书》)加减。

(2)肾精亏损

主要证候:性欲淡漠,精神疲惫,肢体倦怠,头晕耳鸣,腰膝酸软,五心烦热,自汗、盗汗,遗精,口干舌燥。舌质红,苔少或光,脉细无力。

治疗法则:益肾填精。

方药举例:左归丸(《景岳全书》)。

(3)肝气郁结

主要证候:性欲淡漠,情绪低落,精神不悦,胸胁胀满,焦虑不宁,烦躁易怒,纳差口苦,少寐多梦,大便干结,小便黄少。舌边红,苔薄黄,脉弦细。

治疗法则:疏肝解郁。

方药举例:逍遥散(《太平惠民和剂局方》)加减。

（4）心虚胆怯，惊恐伤肾

主要证候：性欲淡漠，精神恍惚，畏惧房事，心悸易惊，气短神疲，夜寐不安，失眠多梦。舌淡苔薄白，脉细弦尺弱。

治疗法则：益气安神定志。

方药举例：安神定志丸（《医学心悟》）加减。

（5）气血亏虚

主要证候：性欲低下，阳事难起，面色萎黄，唇甲色淡，头晕目眩，神疲嗜卧，少气懒言，健忘多梦，大便溏。舌淡胖苔白，脉细弱。

治疗法则：益气养血。

方药举例：归脾汤（《正体类要》）加减。

（6）痰湿内盛，气机不畅

主要证候：性欲下降，形体肥胖，易倦嗜睡，喜静少动，胸闷纳少，肢体困重，小便黄。舌淡红，苔白腻或黄腻，脉弦滑或弦数。

治疗法则：燥湿化痰，振奋肾阳。

方药举例：导痰汤（《济生方》）加味。

2. 中成药治疗

（1）右归丸：每次 9g，每日 3 次。适用于肾阳不足证。

（2）左归丸：每次 3g，每日 2 次。适用于肾精亏损证。

（3）逍遥丸：每次 3g，每日 3 次。适用于肝气郁结证。

（4）天王补心丹：每次 9g，每日 2 次。适用于心虚胆怯，惊恐伤肾证。

（5）人参养荣丸：每次 6g，每日 1～2 次。适用于气血亏虚证。

（二）辨证联合心理疏导

精神心理因素是大多数性欲低下患者的病因，所以最主要的是采用咨询和指导为主的心理疏导治疗。在问诊的过程中，密切注意患者的真实想法，引导患者主动参与是治疗的关键。帮助患者找出病因，让患者充分认识自己的病情，制订解决的方法。对患者配偶同时进行生活教育，能更好地帮助患者改善原有不良性观念，减轻心理负担，有利于患者的恢复。

（三）辨证联合针对原发病的治疗

对患有全身性疾病、内分泌功能异常及男性生殖系统疾病引起的性欲低下，应该针对原发病进行积极治疗，随着病因的去除或者改善，性欲低下也会有不同程度的改善。对药物引起的性欲减退，如果条件允许，应停药观察或者更换对性欲影响小的药物，一般都会有比较明显的改善。对睾酮不足引起的性欲减退，可以适当补充睾酮，十一酸睾酮胶丸可以口服给药，便于调整剂量，是临床常用药物。对睾酮水平正常的性欲低下患者，给予小剂量补充睾酮，同时配合心理疏导和中药治疗，能增强患者的依从性和参与度，有利于尽快改善性欲低下症状。

第六节 睾 丸 炎

睾丸是男性生殖系统的主要实质性器官，具有产生精子和分泌雄激素的功能，其功能受丘脑-垂体-性腺轴的调控。睾丸内的曲细精管是精子发生的部位，而睾丸间质细胞是合成和分泌雄激素的主要场所。

一、发病机制

睾丸炎是各种致病因素引起的睾丸炎性病变。睾丸有丰富的血供和淋巴回流，对细菌的抵抗力较强，因此睾丸炎症多由临近器官侵袭而来，常见于附睾炎、尿道炎、膀胱炎、前列腺炎及长期留置导尿管的患者。病毒性睾丸炎常在流行性腮腺炎发病后出现，是睾丸炎的特殊类型。

1. 非特异性睾丸炎　致病菌多为大肠埃希菌、变形杆菌、葡萄球菌、肠球菌、绿脓杆菌等，常由临近器官感染后，经淋巴或者输精管扩散至附睾和睾丸，睾丸炎常与附睾炎并发。经血行播散的单纯睾丸炎较少见。双侧睾丸炎若治疗不及时，可以导致男性不育。

2. 特异性睾丸炎　主要有腮腺炎病毒引起的病毒性睾丸炎和梅毒螺旋体引起梅毒性睾丸炎。腮腺炎性睾丸炎如果治疗不及时，可以引起睾丸生精功能的不可逆性损害，发病2个月后可以观察到睾丸萎缩，但分泌雄激素功能基本正常。

二、辨证与辨病

睾丸炎的临床症状比较典型，表现为突然发作的单侧或双侧睾丸肿大、疼痛，患者站立或活动时疼痛加重，卧位休息时疼痛可减轻，疼痛可放射至下腹部及腰背部。阴囊皮肤发红、皮温升高，严重的化脓性睾丸炎可出现溃脓，脓肿排出后疼痛可明显减轻。腮腺炎病毒引起的病毒性睾丸炎多在腮腺炎消退后1周左右突然发病，一般不呈化脓性感染。梅毒性睾丸炎多有身体其他部位的梅毒感染表现。

三、辨病与辨证结合治疗

（一）辨证论治

睾丸炎在中医属于子痈，其发病主要与外受寒湿，化生湿热，饮食不节，情志郁结，湿热内生，房事不节/不洁等因素有关。

1. 中草药治疗

（1）湿热蕴结证

主要证候：一侧或双侧睾丸肿胀疼痛、质硬，疼痛放射至小腹和腰背部。舌质红，苔薄黄或黄腻，脉滑数。

治疗法则：清热利湿，解毒消痈。

方药举例：龙胆泻肝汤（《疡科选粹》）加减。

（2）火毒壅盛证

主要证候：睾丸剧烈肿痛或有跳痛，阴囊皮肤发红、灼热，手按可有波动感。舌质红，苔黄腻，脉洪数。

治疗法则：清热解毒，活血透脓。

方药举例：仙方活命饮（《校注妇人良方》）加减。

2. 外治法

（1）中药外敷：山楂核20g、海藻15g、桃仁10g、泽泻15g、杜仲炭15、防风10g、荔枝核20g、蒲公英20g、木香3g、牛膝10g、橘核20g。上方加水煎后，用毛巾浸温热药液外敷患侧阴囊，每日2次，一剂可用3天，能消炎消肿，缩短疗程。

（2）切开引流：病灶有波动感，需切开引流脓液，脓液排净后可以外用生肌玉红膏，能加快创面愈合。

（二）辨证联合应用抗生素

1. 非特异性睾丸炎　明确诊断后应足量使用广谱抗生素，必要时可以联合用药治疗。常用药物有青霉素类、头孢菌素类、喹诺酮类抗生素，根据患者的病情变化使用1～2周。

2. 特异性睾丸炎　腮腺炎性睾丸炎是腮腺炎病毒感染引起，一般抗生素无效，可以使用抗病毒药物配合对症处理。常用抗病毒药物有利巴韦林、阿昔洛韦、更昔洛韦等。梅毒性睾丸炎的炎症症状不明显，可针对病因治疗，控制梅毒感染即可。

（三）辨证联合手术

若早期及时治疗，药物治疗得当，睾丸炎一般在2～4周内痊愈。少数患者感染控制不佳，局部脓肿形成时需要切开引流，彻底引流脓液需配合药物治疗。

第七节　附　睾　炎

附睾分为头、体、尾三部分，头与体段是精子成熟的部位，尾段是储存精子的部位。正常情况下，性交完成后，只有成熟精子才能在女性生殖道中存活，上移，与卵子结合过程中发生获能和顶体反应。睾丸中的精子需要在附睾中停留一段时间才能达到成熟阶段，获得运动能力、受精能力和固定于透明带的能力。

一、发病机制

附睾炎是发生于附睾的非特异性感染，是男性生殖系统最常见的炎性疾病之一，多见于青年和中年人。临床表现为附睾肿大、疼痛、精索增粗，疼痛可沿精索向腹股沟放射，常与睾丸炎并发。

1. 急性附睾炎　多继发于后尿道炎、前列腺炎及精囊炎，也可于尿道器械操作或长期留置导尿管后发病。该病发病迅速，除附睾炎症表现外，还可出现身体高热表现，常发生于剧烈运动或频繁性生活后。

2. 慢性附睾炎　多由急性附睾炎迁延而来，但部分患者可以没有急性附睾炎发作史。少数患者可有反复发作病史，常伴发慢性前列腺炎。慢性附睾炎的病变较局限，表现为附睾的纤维组织增生，附睾增厚增大变硬，可以伴有精索增粗，输精管直径增宽。除慢性附睾炎的急性发作期外，患者平时可能没有疼痛感。双侧慢性附睾炎可以引起精道堵塞，引起男性不育。

二、辨证与辨病

附睾炎的临床症状比较典型，可以通过患者主诉，对患者查体和血、尿化验，B超检查明确诊断。

1. 症状　患者出现明显的阴囊疼痛，可以沿精索放射至腹股沟甚至腰、背部。阴囊局部肿大、触痛，可能伴有发热。严重情况下可以形成脓肿，可以有波动感。

2. 查体　患者阴囊皮肤发红，阴囊肿大，可以触及肿大质硬的附睾。

3. 其他检查　血常规可以有明显的白细胞升高；尿常规可以有白细胞和细菌升高；B超可以发现明显增大的附睾，血流信号丰富。

三、辨病与辨证结合治疗

（一）辨证论治

附睾炎在中医中没有单独的病名，和睾丸炎同属"子痈"范畴。主要病因是湿热下注，肝经脉络阻滞，气血瘀阻于附睾而成。因湿热蕴积于局部，局部气血瘀滞，则热胜肉腐为脓，形成痈疡。如脓肿破溃，则毒随脓泄而愈；如气血凝结不散，日久则成为慢性肿块。

1. 中草药治疗

（1）湿热下注证

主要证候：一侧或双侧睾丸、附睾肿胀疼痛拒按，疼痛放射至小腹，恶寒发热。舌质红，苔黄腻，脉弦数。

治疗法则：清热利湿，解毒消痈。

方药举例：龙胆泻肝汤（《疡科选粹》）加减。

（2）肝气郁结证

主要证候：睾丸疼痛坠胀，痛连少腹，伴胸胁苦闷胀满。舌质红，苔薄白，脉弦。

治疗法则：疏肝理气，散结止痛。

方药举例：橘核丸（《医学心悟》）加减。

2. 中成药治疗

（1）龙胆泻肝丸：每次3～6g，每日2次。适用于湿热下注证。

（2）橘核丸：每次6g，每日2次。适用于肝气郁结证。

3. 外治法　中药外敷：山楂核20g、海藻15g、桃仁10g、泽泻15g、杜仲炭15、防风10g、荔枝核20g、蒲公英20g、木香3g、牛膝10g、橘核20g。上方加水煎后，用毛巾浸温热药液外敷患侧阴囊，每日2次，一剂可以用3天，能消炎消肿，缩短疗程。

（二）辨证联合应用抗生素

附睾炎在明确诊断后应足量使用广谱抗生素，必要时可以联合用药治疗。常用药物有青霉素类、头孢菌素类、喹诺酮类抗生素，根据患者的病情变化使用1～2周。配合软坚散结，活血化瘀的中药，能加快肿块消退。

（三）辨证联合手术

若早期及时治疗，药物治疗得当，附睾炎一般在2～4周痊愈，少数患者感染控制不佳，局部脓肿形成需要切开引流，彻底引流脓液配合药物治疗。若早期未及时治疗，发展为慢性，可能堵塞精道，影响男性生育力，如果双侧附睾均受累，可导致男性不育。

第八节　精　囊　炎

精囊主要由迂曲的管状结构组成，上端膨大为精囊腺底，中部为精囊腺体，下端为排泄管，与输精管末端汇合形成射精管。精囊的主要作用是分泌精囊液和贮存精子。精囊分泌弱碱性、富含果糖的黄色黏稠液体，是精液的主要成分之一，具有营养和稀释精子的作用。

一、发病机制

精囊炎是男性生殖系统常见的感染性疾病之一，主要表现为精液中混有不同程度的血液。本病常与前列腺炎并发。在中医学中,精囊炎属于"血精症"范畴。本病的发病年龄分布广,性成熟后的男性即可发生,性生活旺盛的青年、中年男性发病率较高。发病时,患者一般无其他临床症状,仅表现为精液呈红褐色,混有血液或者凝血块。很多精囊炎患者的血精表现不经治疗可以自然消失,但是可以间歇后再次出现。

精囊炎根据自然病程可以分为急性和慢性两类,病程迁延超过 6 周仍然未愈可归为慢性精囊炎。精囊炎一般由临近尿道生殖系统感染而来,因此常见病原菌为大肠埃希菌、葡萄球菌和链球菌。精囊炎的常见感染方式为经尿道逆行感染和经附睾通过输精管感染。发病后,精囊黏膜水肿、充血,偶尔可形成局部脓肿,严重时脓肿可侵入膀胱后壁。

二、辨证与辨病

1. 精囊炎的症状　多见于成年男性,可有尿道生殖系统感染史,急性发作时,除血精外,还可以出现射精疼痛。精液的颜色多呈粉红色、红色、褐色或者带有血块,在慢性精囊炎时,血精可以持续较长时间。

2. 精囊炎的体征　经肛门指诊可触及肿大的精囊腺,并伴有触痛。

3. 辅助检查　精液常规可以查见大量红细胞、白细胞。B超检查可以发现精囊腺增大,边缘毛糙,精囊内可有不均质增强回声。

三、辨病与辨证结合治疗

(一)辨证论治

中医认为"血精症"的病因是素体阴虚,房事不节,肾精亏虚,或因热痛伤阴,或过服温燥助阳之品,而致热盛伤阴,或劳倦过度,饥饱失常,脾气受损,化源不足,气血亏虚,或嗜酒、嗜辛辣肥甘之品,损伤脾胃,运化失常,滋生湿热而致。

1. 中草药治疗

(1)阴虚火旺,血热妄行证

主要证候:血精鲜红量少,腰膝酸软,耳鸣,潮热盗汗,心烦口干。舌质红,少苔或无苔,脉细数。

治疗法则:滋阴降火,凉血止血。

方药举例:二至丸(《医方集解》)合六味地黄丸(《小儿药证直诀》)加减。

(2)湿热蕴结,浊气归肾证

主要证候:血精量多,尿频、尿痛、尿黄、尿血;小腹、腰、会阴疼痛;恶寒发热,口干而黏。舌质红,苔黄腻,脉弦滑或濡数。

治疗法则:清热凉血,化湿泄浊。

方药举例:加味四妙丸(《成方便读》)加减。

(3)心脾两虚,气不摄血证

主要证候:血精色淡而稀,心悸或失眠健忘,纳少便溏。舌淡,苔腻,脉虚数。

治疗法则:补养心脾,益气摄血。

方药举例:归脾汤(《正体类要》)加减。

2. 针灸疗法　取穴:会阴、肾俞,采用泻法,不留针,每日或隔日 1 次,10 次为 1 个疗程。阴虚火旺型加太冲、照海、太溪、曲骨穴,平补平泻;湿热下注型加阴陵泉、三阴交、太冲、行间、中极穴,用泻法;脾肾气虚型加肾俞、脾俞、三阴交、太溪、足三里、气海穴,用补法。

(二)辨证联合抗生素治疗

根据患者症状和个体情况可以酌情选用抗生素治疗。一般首选杀菌类抗生素,如青霉素类、头孢菌素类和喹诺酮类,疗程1～2周,配合活血化瘀的中药或者中成药,效果更佳。即使急性精囊炎已经治愈,患者的精液颜色可能尚未完全恢复正常,可以嘱患者每周排精一次,把精囊腺内残留的积血逐渐排出。

第九节　前 列 腺 炎

前列腺是男性生殖器附属腺体中最大的实质性器官,由腺体和肌性组织组成。前列腺的分泌细胞能够向精浆中分泌多种物质,包括柠檬酸、酸性磷酸酶和参与精液液化的纤维蛋白溶酶,这些物质是精液的重要成分,有营养和增加精子活性的作用。射精管从前列腺的后方贯穿前列腺后部,最后开口于精阜中央的前列腺小囊两侧。

一、发病机制

前列腺炎是成年男性的常见病之一,严重影响患者的生活质量。前列腺炎并不是单一疾病,而是一组疾病,随着对本病认识的深入,其分类方法也发生了变化,现在经医学专家共识,分为以下四型。

1. Ⅰ型　起病急,可表现为突发发热,伴有持续和明显的下尿路感染症状,尿液中白细胞升高,血液或者尿液细菌培养阳性。发病原因主要是病原体感染,多为血行感染或经尿道逆行感染,患者抵抗力下降时,病原体在前列腺迅速繁殖,常见致病菌有大肠埃希菌、金黄色葡萄球菌、变形杆菌等。

2. Ⅱ型　有反复发作的下尿路感染症状,持续时间超过3个月,前列腺液、精液或者前列腺按摩后尿液中白细胞数量升高,细菌培养阳性。发病原因主要是病原体感染,以逆行感染为主,本型患者身体抵抗力较强,前列腺内尿液反流、前列腺结石等可能是病原体持续存在和反复发作的原因,主要致病菌为葡萄球菌、大肠埃希菌等。

3. Ⅲ型　有长期、反复的骨盆区域疼痛或不适,持续时间超过3个月,可伴有不同程度的排尿症状。排尿困难症状和性功能障碍,影响患者生活质量。前列腺液、精液或者前列腺按摩后尿液细菌培养阴性。根据前列腺液、精液或者前列腺按摩后尿液常规镜检结果发现,白细胞数量升高的为ⅢA型,白细胞在正常范围的为ⅢB型。本型的发病机制存在争议,没有很明确的致病因素,一般认为与病原体感染、炎症、身体免疫力、心理因素、神经内分泌异常等有关。

4. Ⅳ型　没有任何不适感,但是前列腺液、精液或者前列腺按摩后尿液的检查发现白细胞升高等炎症表现。因患者临床症状不明显,所以研究较少,推测发病机制与Ⅲ型相同。

二、辨证与辨病

前列腺炎的诊断,除了通过患者的临床表现和体格检查来判断,还可以通过前列腺液分析、尿常规、细菌学检查、尿流动力学检查、B超、膀胱镜及尿道镜等方法进一步明确诊断。

1. 前列腺液分析　正常前列腺液中白细胞<10个/HP,卵磷脂小体均匀分布满视野,

红细胞偶见或不存在。当白细胞＞10 个 /HP，卵磷脂小体数量减少时，有诊断意义，但是白细胞的数量与患者症状的严重程度不成比例。

2. 尿常规及尿沉渣分析　可以排除尿路感染引起的白细胞升高。

3. 细菌学检查　对Ⅰ型前列腺炎应进行中段尿细菌培养、血培养及药敏试验，便于选择敏感抗生素。

4. 尿流动力学检查　临床怀疑患者存在膀胱尿道功能障碍时，可以选择尿流动力学检查，能够明确膀胱颈肌群和膀胱逼尿肌的功能是否异常。

5. B 超　前列腺炎的 B 超检查可发现前列腺增大、腺体内回声不均质、前列腺结石或钙化，还能了解患者肾、输尿管、膀胱及残余尿的情况。B 超检查是临床常用的无创性检查方法，但其对前列腺炎的分型没有指导意义，还需要配合其他检查项目。

6. 膀胱镜及尿道镜检查　是侵入性检查方法，一般不作为本病的常规检查。当患者存在尿液异常且其他检查不能明确时，可以选择内镜检查明确病变部位。

三、辨病与辨证结合治疗

（一）辨证论治

前列腺炎的Ⅰ型属于中医"热淋""精浊"范畴，认为病因为热毒内盛、湿热蕴结、心火亢盛；Ⅱ型、Ⅲ型属于中医"白浊""淋浊"范畴，认为病因为脾虚湿滞、湿热下注、湿热蕴结、气滞血瘀、阴虚火旺、肾阳虚衰。

1. 中草药治疗

（1）热毒内盛证

主要证候：高热、寒战，全身酸痛、倦怠，尿频、尿急、尿痛，多伴有终末血尿、脓尿及排尿困难。舌质黯，有瘀斑，苔黄腻，脉数。

治疗法则：清热解毒，排脓散结。

方药举例：五味消毒饮（《医宗金鉴》）加减。

（2）湿热蕴结证

主要证候：小便频急，淋漓涩痛，伴有会阴、睾丸、少腹疼痛，或尿脓、尿血，尿道口灼热疼痛。舌质红，苔黄腻，脉濡数。

治疗法则：清热利湿。

方药举例：八正散（《太平惠民和剂局方》）加减。

（3）心火亢盛证

主要证候：小便频数，短赤涩痛，心烦面赤，口苦多饮，口舌生疮。舌红，苔薄黄，脉数。

治疗法则：清心泻火，凉血利尿。

方药举例：黄连解毒汤（《外台秘要》）合小蓟饮子（《济生方》）加减。

（4）湿热下注证

主要证候：尿频、尿急、尿道灼热，小腹及会阴部坠胀疼痛。大便后尿道口可滴白浊。舌质红，苔黄腻，脉弦滑数。

治疗法则：清热利湿。

方药举例：程氏萆薢分清饮（《医学心悟》）加减。

（5）瘀阻精室证

主要证候：患者病程较久，病情顽固，疼痛为主，痛引下腹、睾丸、腰骶部、肛门、腹股沟及耻骨上区。小便淋漓涩痛，终末滴白。舌质黯，有瘀斑，苔白，脉弦涩。

治疗法则：活血化瘀，通络止痛。

方药举例：少腹逐瘀汤（《医宗金鉴》）加减。

（6）肾阳不足证

主要证候：病程日久，小便频数，余沥不尽，夜尿频多，尿末滴白清稀，腰酸乏力，性欲淡漠，阳痿不举或举而不坚。舌质淡胖有齿痕，苔薄白，脉沉细。

治疗法则：温肾助阳，敛气固精。

方药举例：济生肾气丸（《济生方》）加减。

（7）肾阴不足证

主要证候：久病体虚，腰膝酸软，五心烦热，失眠多梦，遗精早泄，尿后余沥不尽，阳事易兴，甚或欲念萌动时常有乳白色分泌物溢出。舌质红，苔薄，脉细数。

治疗法则：滋补肾阴，清泻相火。

方药举例：知柏地黄汤（《医宗金鉴》）加减。

2. 中成药治疗　宁泌泰胶囊每次3～4粒，每日3次。适用于湿热蕴结证、湿热下注证。

3. 针灸疗法　取穴：腰阳关、气海、关元、中极、肾俞、命门、三阴交、足三里，平补平泻，中弱刺激。10次为一个疗程。

（二）辨证联合抗生素治疗

由于前列腺的解剖位置特殊，需要选择能够进入前列腺组织内，脂溶性好的药物。主要依据细菌培养和药敏试验选用合理的抗生素。一般选用喹诺酮类及大环内酯类抗生素，根据患者症状体征服用1～2周，如果疗程未结束，为防止抗生素耐药，可每隔2周左右更替抗生素。

（三）辨证联合热疗

改善前列腺炎的局部血液循环，能有效缓解患者会阴部疼痛症状，常用的方法有热水坐浴和仪器热疗。热水坐浴时，水温应控制在40℃左右，每次15分钟，每天1～2次。热疗仪器有经尿道或经直肠的前列腺微波、射频治疗仪，一处电极在尿道前列腺部，另一处电极在耻骨上区，治疗温度在40℃左右。使用热疗时需注意控制温度和保护阴囊，局部温度过高，热疗时间过久，可能会影响睾丸的生精功能，引起精液质量下降。

第十节　精索静脉曲张

精索静脉曲张指的是阴囊蔓状静脉丛静脉的扩张和迂曲，是引起男性不育的最常见的因素，在男性不育症患者中的发病率要显著高于一般人群。精索静脉曲张患者多为青壮年，青春期后发病率增加，左侧精索静脉患病的几率明显高于右侧。

一、发病机制

（一）精索静脉曲张影响生育的机制

1. 精索静脉内血液瘀滞，睾丸局部温度升高，不利于生精。

2.血液瘀滞影响血液循环，睾丸组织内供氧不足，影响精子生成。

3.左侧精索静脉反流，带来左肾静脉的肾上腺及肾脏分泌的代谢产物，睾丸局部儿茶酚胺、类固醇、5-羟色胺类物质增多，引起血管收缩，精子过早脱落。

4.两侧睾丸间存在静脉的交通支，一侧精索静脉血液中的物质也会影响对侧睾丸的精子发生。

（二）精索静脉曲张的分类及病因

1.原发性精索静脉曲张　精索内静脉的走行较长，如果存在静脉瓣发育不良、损伤、关闭不全，或者静脉壁平滑肌或弹力纤维薄弱等因素，血液回流受阻，引起精索静脉曲张。左侧精索静脉曲张发病率高的原因有：左侧精索静脉比右侧长，左侧精索静脉压力大于右侧；左侧精索静脉呈直角注入左肾静脉，直立体位时静脉回流阻力增大；左侧精索静脉的静脉瓣缺陷率明显高于右侧；左肾静脉和左髂总静脉容易受到压迫，使同侧静脉压升高；左侧精索静脉受到乙状结肠的压迫等。

2.继发性精索静脉曲张　因腹腔内或腹膜后肿瘤、肾积水或异位血管压迫上行的精索静脉，可导致单侧或双侧精索静脉曲张，称为继发性精索静脉曲张。发病率低于原发性精索静脉曲张。

二、辨证与辨病

精索静脉曲张患者常因阴囊不适感就诊。主要症状有：久站或者长时间行走时出现阴囊坠胀不适感，可以向下腹部及腰背部放射，平卧、休息后症状减轻或消失。精索静脉曲张的程度与患者自主症状可以不一致。

1.查体　患者站立位时，患侧阴囊胀大，睾丸下垂，表面可以看见或者可以触及蚯蚓状的曲张静脉团；卧位后扩张的静脉团缩小。

2.彩色多普勒超声检查　超声检查可以明确判断静脉中血液反流现象，无创伤，可重复性好，诊断精确，是临床首选的辅助检查手段。

三、辨病与辨证结合治疗

（一）辨证论治

本病在中医古籍中无专门记载，根据临床特点，可以归于"筋瘤"范畴。病因病机主要有湿热下注、气机郁滞、气虚劳伤、肾阳亏虚。

1.中草药治疗

（1）湿热瘀阻证

主要证候：阴囊局部青筋暴露，或可触及精索增粗，阴囊局部时有坠胀不适，牵引疼痛。舌红苔黄腻，脉弦数。

治疗法则：清热燥湿，行气活血。

方药举例：龙胆泻肝汤（《医方集解》）合桃红四物汤（《医垒元戎》）加减。

（2）气虚血瘀证

主要证候：阴囊局部青筋暴露，或可触及精索增粗，局部坠胀不适，牵引疼痛，劳则加重，卧则减缓。伴神疲、食少、乏力。舌淡苔白，脉虚无力。

治疗法则：补气活血。

方药举例：补阳还五汤（《医林改错》）加减。

（3）肝气郁结证

主要证候：阴囊局部青筋暴露，或可触及精索增粗，局部坠胀不适，牵引疼痛，每遇郁怒则加重。时伴胸胁胀满不舒，急躁易怒。舌红苔白，脉弦。

治疗法则：行气疏肝，活血通络。

方药举例：柴胡疏肝散（《景岳全书》）加减。

（4）肾虚血瘀证

主要证候：阴囊局部微肿，甚至青筋暴露，坠胀疼痛，伴神疲、乏力、肢冷。时伴早泄、勃起无力。舌淡苔白，脉虚无力。

治疗法则：补肾活血。

方药举例：补肾活血方（经验方）加减。

2. 中成药治疗

（1）四妙丸：每次 6g，每日 2 次。适用于湿热瘀阻证。

（2）参芪十一味颗粒：每次 2g，每日 3 次。适用于气虚证。

（3）逍遥丸：每次 6～9g，每日 1～2 次。适用于肝气郁结证。

（4）金匮肾气丸：每次 4～5g，每日 2 次。适用于肾虚证。

（5）血府逐瘀胶囊：每次 6 粒，每日 2 次。适用于血瘀证。

（二）辨证联合手术治疗

精索静脉曲张是男性不育症中最适宜手术矫正的疾病。

1. 根据精索静脉曲张的程度分为亚临床型和Ⅰ度、Ⅱ度、Ⅲ度曲张。

亚临床型在休息时候或者 valsalva 动作时，无法看见曲张静脉，仅在 B 超检查时候可以发现精索静脉反流信号，精索内静脉最大宽度达到 2mm。Ⅰ度曲张仅在 valsalva 动作时可触及曲张静脉。Ⅱ度曲张在患者静息状态即可触及曲张静脉，但无法看到。Ⅲ度曲张在患者静息状态可以在阴囊表面看到曲张的血管团。

2. 手术适应证

（1）Ⅱ度精索静脉曲张伴有阴囊坠胀不适或男性精液质量下降。

（2）Ⅲ度精索静脉曲张。

（3）发现睾丸体积缩小。

3. 手术方式

（1）开放手术：手术途径有经腹股沟管精索内静脉高位结扎术和经腹膜后精索内静脉高位结扎术。传统的开放手术方式已经被泌尿外科和男科医生所熟知。

（2）腹腔镜手术：效果可靠，损伤小，恢复快，可同时进行双侧手术。

（3）显微外科手术：传统的开放手术经显微镜下操作，能够清楚地分辨局部管状组织，结扎除输精管静脉外的所有引流静脉，保留动脉、淋巴管和神经。疗效稳定，复发率低，并发症少，是本病手术治疗的发展方向。

（刘宇新　孙自学　韩乐天）

主要参考文献

1. 周凤梧. 黄帝内经素问 [M]. 北京. 人民卫生出版社，1963.

2. 宋·窦材. 扁鹊心书 [M]. 北京：中医古籍出版社，1992.

3. 明·周之干. 慎斋遗书 [M]. 南京：江苏人民出版社，1981.

4. 明·张介宾. 景岳全书 [M]. 上海：上海古籍出版社，1991.

5. 明·王纶. 明医杂著 [M]. 北京：人民卫生出版社，1995.

6. 清·陈士铎. 辨证录 [M]. 北京：人民卫生出版社，1989.

7. 清·叶天士. 临证指南医案 [M]. 上海：上海科学技术出版社，1959.

8. 清·林珮琴. 类证治裁 [M]. 北京：中国中医药出版社，1997.

9. 王琦. 王琦男科学 [M]. 第 2 版. 郑州：河南科学技术出版社，2007.

10. 徐福松. 徐福松实用中医男科学 [M]. 北京：中国中医药出版社，2009.

11. 秦国政. 男科病特色专科实用手册 [M]. 北京：中国中医药出版社，2007.

12. 孙自学. 实用中西医诊疗男科学 [M]. 呼和浩特：内蒙古大学出版社，2003.

13. 张敏健. 中西医结合男科学 [M]. 北京：科学出版社，2011.

14. 徐晓阳. 性医学 [M]. 北京：人民卫生出版社，2007.

15. 吴阶平. 吴阶平泌尿外科学 [M]. 济南：山东科学技术出版社，2004.

16. 彦群，叶章群，孙颖浩，等. (2014 版)中国泌尿外科疾病诊断治疗指南 [M]. 北京：人民卫生出版社，2013.

17. 冷方南. 中医男科临床治疗学 [M]. 北京：人民卫生出版社，1991.

18. 李曰庆. 实用中西医结合泌尿男科学 [M]. 北京：人民卫生出版社，1995.

19. 王伊光. 中西医结合泌尿男科疾病诊疗手册 [M]. 北京：中国中医药出版社，2007.

20. 郭军，常德贵. 中西医结合男科治疗学 [M]. 北京：人民军医出版社，2003.

21. 陈武山. 现代名中医男科绝技 [M]. 北京：科学技术文献出版社，2002.

22. 杨英豪. 男科病效验良方 [M]. 北京：北京科学技术出版社，2002.

23. 王国忠. 男科疾病中西医防治 [M]. 北京：金盾出版社，2002.

第二十二章

免疫性不育

在睾丸，血睾屏障使精子与免疫系统隔绝，精子为隐蔽抗原；在精道，精浆免疫抑制物抑制机体（男、女）对精细胞、受精卵及其胚胎的免疫反应。以上屏蔽机制保护精子免受免疫反应系统的排异。当某些因素破坏了这种屏蔽保护，使精子暴露于免疫监控之下后，即发生过度免疫。精子的抗原性很强，不仅可引起异种免疫和同种异体免疫，其器官特异性抗原尚可引起自身抗精子抗体的产生。输精管阻塞、睾丸损伤、炎症附睾等附性腺感染均可使精子抗原进入血循环或淋巴系统，激活免疫系统引起免疫应答，产生自身抗精子抗体，引起不育。

一、发病机制

（一）病因

1. 感染　腮腺炎性睾丸炎、生殖道特异与非特异感染。

2. 损伤　既往有生殖道外伤或手术史，如睾丸、输精管及腹股沟区外科手术史，尤其是输精管结扎术后、输精管吻合术后；其他还有睾丸外伤、睾丸扭转、输精管外伤等。

3. 梗阻性少精子症（不全梗阻）或梗阻性无精子症。

4. 隐睾。

5. 精索静脉曲张　精索静脉曲张患者会增加并发附属性腺感染、附睾疾病和免疫性因素的发病率。

6. 其他不明原因。

（二）病理生理

一般认为，精子抗原的自体免疫或同种免疫，至少可通过以下两种机制引起不育：一是干扰正常的精子发生过程，引起无精症或少精症，导致不育；二是通过抗体对精子及精子在正常生育中的作用产生不良影响，导致不育。抗体大致作用于以下几个环节：

1. 阻碍精子穿过宫颈黏液　精子凝集抗体可引起精子凝集成固块，由于凝集在一起的精子机械阻碍，使精子活动大受影响。精子制动抗体有细胞毒效应，能使精子死亡或不能活动，此外，可能对精子的代谢及收缩蛋白功能有一定影响，但有待进一步研究证实。

2. 影响精子酶的活力　抑制透明带和放射冠的分散作用。精子在女性生殖道内获能后，产生顶体反应，释放顶体内含物，包括：①顶体蛋白酶：能促进精子穿过透明带和促进精卵结合；②精子透明质酸酶：能使卵丘（放射冠）分散；③放射冠分散酶。经体外实验证明，单价和双价精子抗体均能抑制田鼠和兔精子对透明带和放射冠的分散作用，也能抑制精子抽提物对透明质酸的解聚作用，而针对精浆的抗体无此作用。某些不育妇女的血清也有明显抑制透明质酸酶的作用。在活体内精子抗体引起放射冠分散受阻也有报道。用单价同种抗透明质酸酶抗体预处理兔的精子，能抑制它体外授精而不影响其活力。看来，精子抗体主要是抑制透明质酸酶活力而干扰精子的分散作用。

3．封闭顶体膜上的抗原位点（透明带识别点）　抑制精子对透明带的附着与穿透。实验证明，用兔抗田鼠精子抗血清来处理田鼠精子，在体外能阻止精子穿过透明带，不影响精子活力和顶体反应。而用抗体预处理卵，并不影响卵的受精。用免疫荧光技术进行定位，确定抗体定位于顶体，提示抗体封闭了精子顶体膜上的抗原位点（透明带的识别点），使精卵不能结合。某些妇女体内有抗精子抗体，宫颈内有精子却不能妊娠，其原因就在于此。因为卵泡液或卵丘间质中可能有这类封闭抗体。

4．影响精卵结合　用去除透明带的卵，可评估精子抗体对精子与卵细胞膜融合的影响。有人用田鼠卵作为人卵的取代物进行实验。当精子（人或田鼠的）用单价（Fab）抗体孵育洗涤等预处理后，用于体外授精，发现精子不能穿过无透明带卵。但如用单价抗体预处理无透明带的卵，再用正常精子授精未发现有抑制作用，用液相放射免疫法可测定精子表面 IgG 的含量。将精子分别与不育妇女血清及正常人血清孵育后测其放射活性，用这一方法和标准研究了 1020 例不育患者（男性 492 人，女性 528 人），发现 8% 和 10% 为阳性。10 例输精管结扎者，6 例阳性；86 例有生育力的对照者无一例阳性。这些研究表明，精子抗体能阻止精子卵膜融合，导致不育。

5．影响胚胎发育　用精子主动免疫过的实验动物，可见其胚胎于植入前死亡。在实验模型或有精子抗体的妇女，也可见到流产或胚胎被吸收，说明精子抗体可作用于受精后的胚胎。其原因可能是，早期胚胎在其发育过程中可暂时获得各种抗原，称为时相特异性抗原或阶段特异性抗原，其中某些抗原与精子蛋白及畸胎瘤有交叉免疫性。

二、辨证与辨病

1．诊断标准

（1）不育期超过 2 年。

（2）除外致女方不孕的其他原因，以及女方因素。

（3）可靠的检测方法证明体内存在抗生育免疫。

（4）体外实验证实抗生育免疫干扰人精卵结合。

在上述四项标准中，具备前三项，即可作出男性免疫性不育的临床诊断，若四项均具备则肯定临床诊断。

2．诊断要点

（1）病史：在常规的病史询问的基础上，应着重了解有无引发免疫反应的可能，如生殖系统的手术、外伤史，放射线、特殊化学药物接触史，生殖系统的感染史等。

（2）临床表现：免疫性不育患者可长期没有明显的临床症状。丈夫出现精子密度减少，精子活动力差，甚至完全不活动，应做精子免疫学检查。如当丈夫精液分析、配偶排卵功能及子宫输卵管造影均未发现异常，这种情况下，妻子精子免疫学试验阳性者更有临床意义。在常规检查无特殊发现时，应高度怀疑有免疫性不育的可能，因免疫性不育患者在自觉症状上常无可资诊断的主诉，故企图借助常规问诊、体格检查以建立诊断是不现实的。

3．实验室检查　是建立免疫性不育诊断的最重要的依据。需要说明的是，精浆中的抗精子抗体对生育影响较大,因此检查精浆中是否存在抗精子抗体十分重要。免疫性不育的诊断主要依据实验室检查,应对夫妇双方进行检查,包括血清、精液及宫颈黏液的抗精子抗体测定。

(1)精子凝集反应:最传统的方法,有玻片法、玻管法、明胶法、蝶法,敏感性各有差异,有一定的假阳性。精子凝集现象主要与位于精子头部和尾部的两种表面抗原有关。抗精子头部抗原的抗体检测最好方法是试管玻片法,只有 10% 以上的活动精子有凝集时,才判断为阳性。抗精子尾部抗原的抗体检测最好方法是明胶凝集试验,溶液 1:4 阳性时认为已经能够影响生育,1:8 以上为阳性。

(2)精子免疫荧光检查:间接免疫荧光抗体测定技术是研究抗精子抗体最合适的免疫荧光检查。只有当 1:16 稀释的滴度阳性才能判断为阳性结果。

(3)精子制动试验:①宫颈黏液穿透试验精子表面或宫颈黏液中存在抗精子抗体时,精子穿越宫颈黏液时呈原位震动,无法前进;②酶联免疫试验(ELISA)将精子抗原包埋于反应板,加入待测样品,再加上酶标记抗人免疫球蛋白,经底物显色后判断结果;③免疫珠试验(IBT)利用精子 - 抗精子抗体 - 抗人 IgG、IgA 珠复合体,能在暗视野显微镜下清晰分辨原理。IBT 显示 30% 以上的精子有抗精子抗体复合体,才能判断为阳性;④其他精浆和宫颈黏液的抗体测定抗精子抗体的检测:方法学上已基本成熟,但在临床运用中还不能做到精确灵敏。因此,在临床工作中应充分考虑单一检测手段的局限性,要进行动态观察。免疫性不育的诊断主要依据实验室检查,在评价免疫不育时应对夫妇双方进行检查,包括血清、精液及宫颈黏液。

4．鉴别诊断　主要是病因方面的鉴别诊断。

(1)感染:包括腮腺炎后睾丸炎、生殖道特异与非特异感染。

(2)损伤:输精管结扎术后、输精管吻合术后:输精管结扎术是导致手术性梗阻和产生抗精子抗体的最常见原因,这些抗体可以在输精管复通术后继续存在,即使顺利解除梗阻因素,仍会阻碍自然受孕(WHO)。腹股沟疝手术(尤其是年轻人)可损伤输精管,导致输精管完全或不全梗阻,或导致免疫反应产生抗精子抗体。这种情况也可出现在鞘膜积液、所有生殖腺和腹股沟手术之后。腹股沟疝手术导致输精管阻塞发生率约 1%。随着网状补片应用的增多,其诱发的组织炎症反应使输精管阻塞的发生率增加。

(3)梗阻:精道梗阻的特征是无精子症和睾丸体积正常。诊断需要符合以下条件:睾丸活检标本中存在精子;单侧睾丸体积 >11ml;血浆中 FSH 正常;不符合其他诊断。引起梗阻的原因有:损伤因素如附睾、输精管、射精管外伤或手术损伤;先天性因素为输精管、精囊缺如;炎症性、结核性、淋病性、丝虫病性、梅毒性感染也是引起精道梗阻的重要原因;射精管梗阻较少见,常由于前列腺尿道和附性腺的感染或损伤引起(有血精、淋病、前列腺炎导融及尿道灌注史),或者由于前列腺正中线囊肿引起。Mullerian 管囊肿和 Wolffian 管囊肿,前者可以压迫射精管导致梗阻,后者也称为射精管憩室。

三、辨病与辨证结合治疗

(一)中医辨证论治

1．中草药治疗　本病病机在于精子逾越藩篱所致,然有虚实或虚实夹杂之分。虚则因脾虚气弱,藩篱不固,卫摄失职所致;实或虚实夹杂则或阴虚火旺而致精子躁越;或因湿热之邪相扰,逼精外溢而成。因此,治疗则补脾益气以疗虚,滋阴降火、清热利湿以祛邪。

（1）阴虚火旺证

主要证候：抗精子抗体阳性，性欲旺盛，交媾频仍，遗精、早泄，或有手淫史，或交媾时忍精不射，伴性情急躁，口干，失眠多梦，腰膝酸软，头晕耳鸣，或见齿龈出血、血精，溲赤便秘，舌红苔少，脉细数。

治疗法则：滋阴降火，安精助育。

方药举例：当归六黄汤（《兰室秘藏》）加味。

（2）络伤精阻证

主要证候：抗精子抗体阳性，有明显外伤、手术史，或在附睾、睾丸、输精管扪及结节样改变，局部压痛或前列腺存在明显病理改变，可伴有少腹、会阴、睾丸、附睾胀痛不适感，舌淡红或见有瘀斑、瘀点，脉细涩。

治疗法则：益气活血，养精和络。

方药举例：托里消毒散（《外科正宗》）加减。

（3）脾虚卫弱证

主要证候：抗精子抗体阳性，体虚易感，纳谷不佳，神疲乏力，面色少华，腹时隐痛，便溏，舌淡苔白、边有齿痕，脉细而弱。

治疗法则：益气固表，缜密屏障。

方药举例：玉屏风散（《丹溪心法》）合参苓白术散（《太平惠民和剂局方》）加减。

（4）湿热下注证

主要证候：抗精子抗体阳性，精液色黄而浊，或夹有脓细胞，口干苦或黏，小便黄赤，阴部潮湿，或伴有前列腺炎、附睾炎等疾患，尿道或少腹、会阴部不适，舌红、苔黄腻，脉滑数。

治疗法则：清热利湿。

方药举例：五神汤（《外科真诠》）加味。

对症加减：肝肾阴虚者加女贞子 15g，墨旱莲 15g，白芍 12g，山茱萸 12g；湿热下注，症见尿急尿痛，小便黄赤，阴部湿痒，舌质红、苔黄，脉滑数或弦数者，酌加黄柏 10g，白花蛇舌草 30g，萆薢 15g，车前子 10g；血瘀者加水蛭 10g，毛冬青 20g，七叶一枝 30g，莪术 10g；肾阳亏虚，遗精滑精，腰膝酸软，畏寒肢冷者，加鹿茸 10g，仙茅 10g，巴戟天 10g；伴精索静脉曲张，阴囊坠胀，气滞血瘀甚者，酌加莪术 10g，王不留行 10g，荔枝核 15g；伴性欲减退，精少阳痿，肾虚精亏者，酌加菟丝子 10g，枸杞 10g，熟地 12g，蜈蚣 2 条。

2. 中成药治疗

（1）百令胶囊：每次 2～6 粒，每日 3 次。适用于肺肾两虚证。

（2）丹栀逍遥丸：每次 6～9g，每日 2 次。适用于肝郁化火证。

（3）还精煎口服液：每次 1 支，每日 2～3 次。适用于肾虚证。

（4）前列通瘀胶囊：每次 5 粒，每日 3 次。适用于瘀血阻滞兼湿热内蕴证。

3. 外治法　中药外敷：①用王不留行 9g，研末，加黄酒调湿敷脐，外用纱布和胶布盖贴，每天换药一次；②用附子、胡椒、五灵脂、戎盐等中药制成粉剂，取适量以中药渗透剂调匀，填入脐内，上覆盖艾绒，用纱布固定后，神灯照射 30 分钟，以微出汗为度。每日 1 次，25次为一个疗程。

4. 针灸疗法

（1）体针：取穴：肾阳亏损取肾俞、关元、命门、三阴交、次髎；阴虚火旺取关元、曲骨、次髎、肾俞、太溪、三阴交、太冲、神门；湿热内蕴取关元、曲骨、次髎、会阴、肾俞、丰隆、阴陵泉、足三里。操作：针刺或直接灸均可，采用平补平泻法，隔日1次，1个月为一个疗程。

（2）耳针：取子宫、卵巢、内分泌、皮质下、肝、脾、肾、神门等，每次2～4个穴位，将皮内针刺入穴位并固定，贴压王不留行籽，每日按压2～3次，左右交替。

（3）电针：取肝俞、肾俞等穴，平补平泻法行针后，在针尾通以微量电流波电流，采用连续波，20～30分钟起针。

（4）埋线：取肾俞、京门、肝俞、期门、脾俞、章门等穴。方法：取腹部穴位时取仰卧位，取背部穴位时取俯卧位，穴位皮肤常规消毒，在穴位处局部浸润麻醉。将3-0号1cm络制羊肠线装入经消毒的9号腰穿针前端内；腹部的穴位针尖与穴位呈15°～20°角，向上沿皮肤平刺1.0寸；背部的穴位针尖与穴位呈45°～50°角，向脊柱斜刺1.0寸，以100～120次/分钟的频率捻转得气，然后边推针芯边退针管，使羊肠线埋入穴位皮上，线头不得外露，消毒针孔后，外敷无菌敷料，胶布固定24小时，每周治疗1次。

（二）西医治疗

男性免疫性不育的治疗包括采用雄激素治疗、免疫抑制剂治疗以及对因治疗。

1. 对因治疗　彻底治疗原发病，如因附睾炎、精囊炎所导致的免疫性不育，可运用抗生素治疗；因局部损伤而导致的精子抗原暴露，可运用外科手术进行修复和切除病灶。

2. 免疫抑制剂治疗　是目前研究得最多，应用最为广泛的一种方法，它运用类固醇药物来达到抑制抗体产生的目的。目前国内外在应用免疫抑制疗法的剂量、具体使用方法上尚不一致，大体上有三种。

（1）低剂量持续疗法：每日口服地塞米松2～3mg，连服9～13周，以后经7周减量停药。

（2）大剂量间歇疗法：要求患者在其配偶的月经周期的第21天开始，每天服甲基泼尼松龙96mg，连服7天，如未能妊娠则重复进行，此疗法常使患者出现恶心、呕吐等消化道症状及发热皮疹、神经痛，甚至精神异常等副作用，一旦出现药物反应必须立即停止给药。

（3）周期疗法：要求患者在配偶月经周期的第1～10天，每日服用泼尼松40mg，如抗精子抗体滴度不降，剂量增加到80mg。

3. 精子洗涤后宫腔内人工授精（IUI）　根据精浆中抗体可用洗涤方法去除的原理。精液悬于介质4倍稀释的4%人血清白蛋白溶液，用2000rpm离心5分钟，取其柔软小块再悬浮、再离心，反复3次。然后，将最后的精子悬浮于0.5ml白蛋白中，备做宫腔内人工授精。成功率10%。供者精液人工授精如SWIM和其他方法都失败，可用供者精液人工授精。

4. 抗感染治疗　由于感染常为精子自身免疫的促发因素，因此对有生殖道感染的患者行抗感染治疗对于自身免疫性不育的治疗可能是有益的。

5. 手术治疗　对于一些不能以非手术方法治愈的生殖器疾患如附睾囊肿、精道阻塞、精索静脉曲张等，通过手术治疗，对体内抗精子抗体滴度的下降可能有一定的帮助。

（三）中西医结合疗法

因糖皮质激素治疗免疫性不育的副作用大，目前多采用中西医结合疗法。中医根据临床症状，采取辨证施治的原则。根据免疫性不孕的临床分型，多采用活血化瘀、滋阴凉血、清热祛湿的治疗原则。同时配合糖皮质激素、肝素、阿司匹林等药物治疗。主要优势是副作用小，疗程短，疗效较确切，标本兼治。多数以中药复方如血府逐瘀汤加减、知柏地黄丸等。

免疫性不育治疗流程见图22-1。

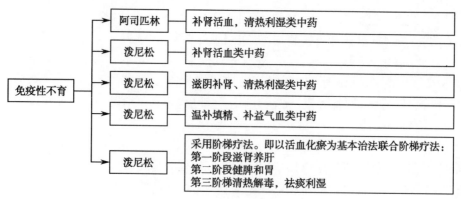

图 22-1　免疫性不育治疗流程图

（雷　磊）

主要参考文献

1. 李元文, 刘春英. 中医性学 [M]. 北京：北京科学技术出版社, 2013.

2. 李淑玲, 庞保珍. 中西医临床生殖医学 [M]. 北京：中医古籍出版社, 2013.

3. 桑爱军, 俞承荣. 男性不育诊疗指南 [M]. 北京：中国医药科技出版社, 2010.

4. 戴西湖. 男科辨病专方专药治疗学 [M]. 北京：军事医学科学出版社, 2007.

第四篇

辅助生殖技术

第二十三章

辅助生殖技术

第一节 人工授精

人工授精(artificial insemination,AI)是收集丈夫或供精者的精液,通过非性交方式,由医生操作注入妻子体内达到生育目的一种技术。人工授精是目前人类辅助生殖技术中常用的技术之一,由于其简便、经济、相对安全有效,给不孕症患者带来了福音。根据精液来源的不同,人工授精可分为:夫精人工授精(artificial insemination by husband,AIH)和供精人工授精(artificial insemination by donor semen,AID)。

一、适应证及禁忌证

(一)夫精人工授精适应证和禁忌证

1. 适应证

(1)男方因少精子症、弱精子症、液化异常、性功能障碍等所致不育。

(2)生殖器畸形、心理因素等导致性交困难或性交后精液不能进入阴道者。

(3)宫颈因素不育。

(4)免疫性不育。

(5)原因不明性不育等。

2. 禁忌证

(1)女方双侧输卵管均不通畅。

(2)女方患有不易妊娠或妊娠后疾病加重的全身性疾病。

(3)男女一方患有生殖泌尿系统急性感染或性传播疾病。

(4)男女一方患有严重的遗传、躯体疾病或精神疾患。

(5)男女一方接触致畸量的射线、毒物、药品并处于作用期。

(6)男女一方具有吸毒等严重不良嗜好。

(二)供精人工授精适应证和禁忌证

1. 适应证

(1)不可逆的无精子症,严重的少、弱、畸精子症。

(2)男方和(或)家族有不宜生育的严重遗传性疾病。

(3)母儿血型不合经治疗无效者。

(4)除非梗阻性无精子症外,其他需行供精人工授精技术的患者,医务人员必须向其交代清楚:通过夫精卵胞浆内单精子显微注射技术(ICSI)也有可能获得自己的血亲后代,但是可能存在的各种风险。需患者充分知情同意后,方可采用 AID 技术助孕。

2. 禁忌证

(1) 女方双侧输卵管均不通畅。

(2) 女方患有不易妊娠或妊娠后疾病加重的全身性疾病。

(3) 女方患有生殖泌尿系统急性感染或性传播疾病。

(4) 女方患有严重的遗传、躯体疾病或精神疾患。

(5) 女方接触致畸量的射线、毒物、药品并处于作用期。

(6) 女方具有吸毒等严重不良嗜好。

二、药物促排卵及卵泡监测

对单纯因男性因素接受人工授精治疗的不孕夫妇,若女方月经及内分泌正常、排卵正常者建议首先自然周期行人工授精。若自然周期接受人工授精 2 次及以上仍未孕的患者,可以考虑采用促排卵药物治疗。

(一)促排卵药物及方案

根据不孕症原因及治疗目的可将药物促排卵分为 2 种:诱导排卵(ovulation induction,OI)和控制性卵巢刺激(controlled ovarian stimulation,COS)。诱导排卵主要是指采用药物和手术的方法诱导卵巢的排卵功能,一般以诱导单个卵泡或少数卵泡生长发育、成熟和排卵为目的,主要应用于排卵功能障碍的患者。COS 主要是指在可控制的范围内刺激多个卵泡发育并成熟,增加妊娠机会,其对象常有正常的排卵功能,目前主要用于体外受精 - 胚胎移植及其衍生技术中。本节主要介绍 OI。

OI 在人工授精中主要适用于女方同时合并有持续性无排卵和稀发排卵、排卵障碍、一侧输卵管梗阻等。最常用的药物为枸橼酸氯米芬和来曲唑。

1. 枸橼酸氯米芬(CC)方案 CC 是应用于促排卵最早的药物,也是目前 PCOS 促排卵的首选药物。CC 对雌激素有弱激动作用和强的拮抗作用,主要是通过竞争性结合雌激素受体,解除雌激素对下丘脑的负反馈作用,促使卵泡发育和诱发排卵。一般自月经周期第 3～5 天开始,50～150mg/d,连用 5 天。停药 2～4 天后 B 超监测卵泡发育。当优势卵泡直径≥18mm,子宫内膜达到 7mm 以上,血 LH 水平上升达基础水平 2～3 倍,给予 HCG 2000～10 000U 诱导排卵。一般 HCG 注射后 32～36 小时排卵。

由于 CC 的抗雌激素作用,可能会降低子宫内膜容受性及宫颈黏液性能,从而降低妊娠率。当 CC 与雌激素一同使用时,可以减弱其对子宫内膜厚度的影响。

2. 来曲唑(LE)方案 LE 是第 3 代芳香化酶抑制剂,通过阻断雄烯二酮及睾酮向雌激素转化抑制雌激素合成,解除其对下丘脑 / 垂体的负反馈抑制,从而增加垂体 FSH 的分泌,刺激卵泡生长发育。LE 能降低雌激素水平,但不与雌激素受体结合,且半衰期较短,到卵泡发育后期对宫颈黏液、子宫内膜及激素水平影响较小,因此对子宫内膜容受性影响较小。一般自月经周期第 3～5 天开始应用,2.5～5mg/d,连用 5 天。停药 2～4 天后 B 超监测卵泡发育。但是 LE 对后代的长期影响尚有待临床更深入的研究。

3. CC/LE + HMG 方案 如应用 CC/LE 后无优势卵泡发育,可加用 HMG 37.5～150U/天。也可在月经周期第 8 天或第 10 天服用 CC 或者 LE 的同时加用 HMG 37.5～150U/ 天。虽然研究认为 CC/LE + HMG 方案可以降低单独使用 HMG 的剂量,降低卵巢过度刺激综合征（ovarian hyperstimulation syndrome，OHSS）和多胎妊娠率，同时有效提高妊娠率，但还是应该根据监测过程中卵泡生长情况，及时调节 HMG 的用药频次和剂量，直至监测到优势卵泡发育并至扳机日。

4. HMG 方案 每 75U 含 FSH 和 LH 各 75U，FSH 刺激卵泡生长和成熟，促进颗粒细胞芳香化酶的活性，增加雌激素水平和促进子宫内膜增殖；LH 协同 FSH 发挥作用，促进卵泡和卵子最后成熟，促进黄体生成、维持黄体功能。常用的有低剂量递增方案：月经周期第 3～5 天起，肌内注射 37.5～150U/d，连续 7 天，根据卵巢反应，酌情递增剂量。对个别启动困难的患者，也可以采用高剂量递减方案：一般采用 75U，最多不超过 150U，连用 5 天，根据患者卵巢反应，每 2～3 天逐渐递减 37.5U。由于个体差异较大，单独应用 HMG 的卵巢过度刺激综合征（OHSS）和多胎妊娠率显著高于 CC 和 LE 组，因此及时调整剂量极其重要。现已大多采用 CC/LE＋HMG 联合用药。

在促排卵过程中尤应注意根据卵泡发育情况及时调整促排卵药物剂量，密切注意是否有发生 OHSS 及多胎妊娠的可能。为避免中、重度 OHSS 及多胎妊娠，一般对于优势卵泡≥3 个，E_2 水平≥1000～1500pg/ml 的患者，建议取消本次人工授精周期。对于有体外受精 - 胚胎移植（IVF-ET）资质的机构，在患者充分知情同意的前提下，也可以考虑改行 IVF-ET。无论选择何种促排卵方案，均应遵守以下 3 条原则：①控制启动与生长卵泡的数量；②控制优势卵泡的数量；③每个诱导排卵周期以 1～2 个优势卵泡排出为宜。

（二）卵泡监测

卵泡直径≤10mm 时，可每 3～4 天 B 超监测一次，优势卵泡直径 10～14mm 时，可每 2 天 B 超监测 1 次，当优势卵泡直径＞14mm 时，可每天 B 超监测 1 次，同时男方自行排精一次。已排卵的超声表现：成熟卵泡消失、卵泡体积缩小、壁厚、边界模糊、内部出现光点等，子宫直肠窝出现液体积聚。

B 超结合血清激素水平、尿 LH 水平的测定可以更好地帮助判断卵泡的成熟度及避免可能出现的卵泡黄素化。E_2 可以直接反映卵泡的成熟情况，同时血 E_2 水平可以预测 OHSS 的风险。对发育卵泡个数多者或者 E_2 水平较高等 OHSS 高风险患者应减少 HCG 用量或改为注射 GnRH-a 诱导排卵，必要时放弃本周期。LH 的检查可以预测卵泡成熟前可能的 LH 峰。排卵往往发生在血 LH 峰值后 24～30 小时，尿 LH 峰值出现较血 LH 峰值晚 6～7 小时。孕酮也可以预测卵泡成熟前的黄素化。

三、精液处理

（一）精液处理的目的

精液处理的目的是去除精浆（尤其是其中的前列腺素）、不活动精子、细胞碎片及其他有害物质，保留活动力强、质量高的精子进行授精，同时精子在体外获能。人工授精中使用处理过的精子大大降低了未经洗涤的精液直接进行人工授精而带来的副作用，如子宫痛性痉挛以及感染等。

（二）授精液的要求

我国明确规定：用于人工授精的精子必须经过洗涤分离处理，行宫颈管内人工授精，其前向运动精子总数不低于 20×10^6；行宫腔内人工授精，其前向运动的精子总数不得低于 10×10^6。AID 中的冷冻精子，复苏后前向运动的精子不低于 40%。处理后精液达不到该要求，则需患者知情同意后方可进行人工授精。

（三）常用的精液处理方法

1. 上游法 适用于轻度少、弱精子症患者。取 2～4 个 5ml 试管，在每个试管中加入平衡好的洗精液约 1ml，将混匀后的精液缓慢加在洗精液下，切勿混合，放置在 37℃ 培养箱上游约 30～40 分钟。吸出上游液置于离心管中，以 300g 离心 5 分钟后弃去上清，在沉淀上加入 0.3～0.5ml 培养液混匀后即为授精液。

2. 密度梯度离心法 主要用于活力低、快速直线运动精子少、不液化或不全液化等患者。在离心管中依次加入 90%、45% 梯度液各 1ml，将充分混匀的精液缓慢加入梯度离心液上层，300g 离心 15～20 分钟。用干净的滴管把最底部的精子沉淀转移到另一洗精液离心管中，200g 离心 10 分钟后弃上清，加入 0.3～0.5ml 培养液混匀即为授精液。

3. 简单洗涤法 离心管中加入适量洗精液，精液混匀后加入，充分混匀后以 200～300g 速度离心 10 分钟，去除上清，在沉淀上加 0.3～0.5ml 培养液，即为授精液。用于 AID 的冷冻精液可采用此方法。

对于逆行射精的患者，一般采用的方法是在取精前 1 天口服碳酸氢钠 1g/4h，射精后立即排尿，得到尿液标本，标本可置于带有 HEPES 培养液的无菌容器内，尿液标本 300g 离心 10 分钟，获得精子沉淀，一般建议采取密度梯度离心法处理。

四、人工授精

（一）常用的人工授精技术

根据授精部位的不同，人工授精可以分为阴道内人工授精（intravaginal insemination，IVI）、宫颈内人工授精（intracervical insemination，ICI）、宫腔内人工授精（intrauterine insemination，IUI）和输卵管内人工授精（intratubal insemination，ITI）等。

1. IUI 是目前人工授精最常用的方法，患者取膀胱截石位，生理盐水棉球擦洗外阴、阴道及宫颈。暴露宫颈，将人工授精导管自宫颈口沿宫腔方向缓慢插入，至宫颈内口上方约 1cm 处。用 TB 空针先抽吸空气 0.3～0.4ml，然后缓慢抽吸精子悬液 0.3～0.5ml，将吸有精子悬液的 TB 空针连接于已置入宫腔的人工授精导管末端，缓慢将精子悬液推注入宫腔，缓慢退出导管。患者可原位仰卧 30 分钟左右。

2. ICI 较少采用，直接将液化后的精液或处理后的精子悬液慢慢注入宫颈管内上端，注射后嘱患者的臀部抬高，仰卧 15～30 分钟。主要适用于 IUI 困难，精液不液化、性交困难、性交时不能射精但手淫或使用按摩器能排精者。

3. IVI 较少采用，将精液原液或处理后的精子悬液直接注入阴道的后穹隆内。这种方法不需暴露子宫颈，简便、快速、干净、有效，且患者容易接受。主要适用于性交困难者。

此外，还有 ITI、卵泡内人工授精、子宫颈帽人工授精等授精方式，但是随着人类辅助生殖技术的不断发展，目前已较少使用，在此不再赘述。

（二）IUI 时间安排

排卵一般发生在扳机后 32～36 小时内。未注射 HCG 提前排卵者，在发现排卵后立即行一次人工授精。排卵前及排卵后行双次人工授精时，一般在注射 HCG 24 小时行人工授精一次，此即排卵前；36～40 小时后复查 B 超，若已经排卵，则再次行人工授精，此即排卵后。若仍未排卵者，可酌情考虑人工破卵后人工授精。

若是行单次人工授精，一般选择在排卵后进行。需在 HCG 后 24 小时行 B 超检查，已排卵的患者立即行人工授精一次；未排卵则在 HCG 后 36 小时再次 B 超监测，已排卵者行人工授精；仍未排卵者可酌情考虑人工破卵后人工授精。

（三）术后处理

自然周期可以不予黄体支持。促排卵周期的患者一般在排卵后开始黄体酮注射液 20mg/d 或地屈孕酮 10～20mg/d，共 14 天。术后 14 天复诊确定是否为生化妊娠，确诊生化妊娠后的 2～3 周复诊，B 超宫内探及卵黄囊可确定为临床妊娠。妊娠后一般需要继续黄体支持。

五、并发症

（一）出血

一般无明显出血，少数患者可有极少量出血。大都与宫颈病变、置管困难等有关。因此，操作置管尽可能轻柔，尽量少用宫颈钳钳夹宫颈，以防止出血。

（二）下腹部胀痛

多与注入授精液过快、过多，引起子宫痉挛性收缩有关，一般无需处理。此外，前列腺素对子宫的刺激也可引起痉挛性下腹痛。适当控制注入宫腔内的精子悬液的量及速度，精液洗涤过程中尽量去除精浆中的前列腺素，可以预防痉挛性下腹痛。因此，授精液应尽量浓缩，约 0.3～0.5ml 即可。

（三）感染

较少见。人工授精后偶有急性盆腔炎症发生，多由操作不当或生殖道本身存在急性炎症等引起。因此进行 IUI 时应严格掌握手术适应证，严格无菌操作，尽量避免将阴道宫颈分泌物带入宫腔，尽量减少插管次数，IUI 导管不可过硬。

（四）OHSS

常见于促排卵周期。年轻及 PCOS 患者是 OHSS 的高风险人群。可通过针对患者年龄、体重及卵巢基础状况制定合理的用药方案，B 超监测卵泡发育，监测血 E_2 水平，及时调整用药方案、剂量以预防中、重度 OHSS 的发生。

（五）多胎妊娠

常见于促排卵周期。在促排卵周期过程中，坚决避免滥用促性腺激素等药物，坚决避免以多胎妊娠为目的的促排卵，对于优势卵泡≥3 个，E_2 水平≥1000～1500pg/ml 的患者取消本次人工授精周期，以减少多胎妊娠的发生。

第二节 体外受精 - 胚胎移植及其衍生技术

辅助生殖技术（assisted reproductive technologies，ART）是生殖医学王冠上的明珠，体外受精 - 胚胎移植（in vitro fertilization-embryo transfer，IVF-ET）是 ART 中最重要的组成部分，是生殖科学知识用于治疗人类疾病最有效的例子之一。其主要的衍生技术包括胚胎冷冻、卵胞浆内单精子显微注射（intracytoplasmic sperm injection，ICSI）、胚胎植入前遗传学诊断（preimplantation genetic diagnosis，PGD）、配子输卵管内移植（gamete intrafallopian tube transfer，GIFT）、合子输卵管内移植（zygote intrafallopian tube transfer，ZIFT）、配子宫腔内移植（gamete intrauterion transfer，GIUT）、赠卵、代孕等。

一、体外受精 - 胚胎移植

IVF-ET 指在自然周期中或控制性卵巢刺激周期中，当卵泡发育成熟时，将其从卵巢中取出，在体外与处理过的精子受精并培养一定阶段，再将发育到一定时期的胚胎移植到女方宫腔内，使其着床发育成胎儿的全过程。

IVF-ET 的适应证包括：①女方各种因素导致的配子运输障碍；②排卵障碍；③子宫内膜异位症；④男方少、弱精子症；⑤免疫性不育；⑥不明原因的不育等。

IVF-ET 的禁忌证包括：①提供配子的任何一方患有严重的精神疾患、生殖泌尿系统急性感染、性传播疾病。②提供配子的任何一方接触致畸量的射线、毒物、药品并处于作用期。③提供配子的任何一方具有吸毒等严重不良嗜好。④女方子宫不具备妊娠功能或严重躯体疾病不能承受妊娠。⑤患有《母婴保健法》规定的不宜生育且目前无法进行产前诊断或胚胎植入前诊断的遗传性疾病。

IVF-ET 的常规治疗过程包括：术前准备，自然周期取卵或药物诱发多卵泡发育，卵泡发育监测，取卵及精液采集，体外受精与胚胎培养，胚胎移植和移植后黄体支持，移植后随访。

（一）术前准备

患者夫妇需要符合国家计划生育政策，满足 IVF-ET 适应证并排除 IVF-ET 禁忌证。夫妇基本检查结果正常或经治疗后达到 IVF 标准，充分了解 IVF-ET 的治疗过程、相关风险并签署相关的知情同意书。

（二）控制性卵巢刺激治疗

IVF-ET 的重要内容之一是控制性卵巢刺激（controlled ovarian stimulation，COS），指以药物手段在可控范围内诱发多卵泡同步发育和成熟，以获得较多卵子的治疗方法。最早期的 IVF-ET 技术在自然周期进行，获卵少，胚胎移植机会小，妊娠率很低。COS 技术于 1980 年起应用于临床，极大地改变了这种局面，对提高 IVF-ET 成功率及其衍生技术的发展发挥了重要作用。

最初的促排卵药物是枸橼酸氯米芬（CC），具有价格低、卵泡成熟同步化低、妊娠率低的特点。后来开始应用促性腺激素（Gn）类药物，增加了获卵数。Gn 类药物包括人绝经促性腺激素（human menopausal gonadotropin，HMG）、尿源性人卵泡刺激素（urinary follicle-stimulating hormone，uFSH）、人绒毛膜促性腺激素（urinaryhuman chorionic gonadotropin，uHCG）及基因重组卵泡刺激素（recombinant folliclestimulating hormone，rFSH）、基因重组黄体生成素（recombinantluteinizing hormone，rLH）和基因重组人绒毛膜促性腺激素（recombinanthuman chorionic gonadotropin，rHCG）。为了减少早发或隐匿性 LH 峰导致提前排卵的风险，1987 年起，开始在诱发排卵中使用促性腺激素释放素激动剂（gonadotropin releasing hormone agonist，GnRH-a），进一步改善诱发排卵的质量，确立此药物在诱发排卵中的地位。近年来，来曲唑（letrozole，LE）与促性腺激素释放素拮抗剂（gonadotropin releasing hormone antagonist，GnRH-ant）在 COS 中的应用也日益广泛。

临床上将促排卵药物组合应用，目的是获得高质量的卵子，尽可能获得最佳的 IVF 结局。常用的控制性卵巢刺激方案有以下几种，在选择用药方案时应结合患者的年龄、卵巢功能、既往促排卵等情况综合考虑。

1. GnRH-a 长方案　长方案是目前控制性卵巢刺激中使用最普遍的方案，其使用方法是从黄体期中期或月经周期的第一天开始使用 GnRH-a，通常每天应用短效制剂全量（0.1mg）、半量或 1/3 量；或者一次性应用长效制剂的半量（1.88mg）、1/3 量、1/4 量，甚至 1/10 量。14～21 天后垂体达到充分降调节时（降调标准为 LH < 5IU/L，E_2 < 50pg/ml，内膜 < 4mm 或 5mm，无功能性囊肿），开始用外源性 Gn 促排卵，并维持 GnRH-a 的使用直至 HCG 日。

Gn 的启动时机及启动剂量需要根据患者的年龄，已募集的窦卵泡大小、数目，基础 FSH，AMH 及体重指数（body mass index，BMI）等综合决定。通常 Gn 促排卵时间为 10～13 天左右，需要超声监测卵泡发育和血清促卵泡素（FSH）、雌二醇（E_2）、黄体生成素（LH）、孕酮（P）等水平调整 Gn 的用量，当 2～3 个主导卵泡直径达到 18mm 时，适时注射 HCG，36～38 小时后取卵。

长方案可以有效抑制早发 LH 峰的发生，周期取消率低，卵泡同步性好，获卵数目多，临床妊娠率稳定。但缺点是卵巢过度刺激综合征（OHSS）的发生率增加，Gn 用量增加。多用于卵巢功能良好的患者。

2. GnRH-a 短方案　GnRH-a 短方案是于月经第 2～3 天开始应用短效 GnRH-a 直至注射 HCG 日，第 3～4 天开始用 Gn 促排卵。优点是用药时间短，但较长方案容易发生早发 LH 峰，卵泡同步性不够好。多应用于卵巢储备差或卵巢反应不良的患者。

3. 拮抗剂（GnRH-ant）方案　GnRH-ant 方案即在月经第 2～4 天开始应用 Gn，促排卵后的第 5～7 天或根据卵泡大小及血清 LH 水平加用 GnRH-ant，抑制提前出现的内源性 LH 峰，可以用 HCG 或 GnRH-a 扳机卵泡成熟。具有使用方便、促排时间短、Gn 用药少、显著降低 OHSS 发生率等优点。拮抗剂方案在正常反应患者中应用与长方案的妊娠结局相似，在高反应患者中显著降低 OHSS 发生率，因此越来越受到青睐。

4. GnRH-a 超长方案　GnRH-a 超长方案是月经第 2 天注射长效 GnRH-a 全量或半量，28～40 天后酌情注射第二次长效 GnRH-a 全量或半量，之后根据降调节水平，卵泡大小及数量适时启动 Gn 促排卵。超长方案抑制作用较强，Gn 用药量较大，有时需要补充外源性 LH 制剂。主要适用于子宫内膜异位症患者或者反复着床失败患者，但卵巢储备功能减退（diminished ovarian reserve，DOR）者慎用。

5. GnRH-a 超短方案　GnRH-a 超短方案与短方案类似，也是利用 GnRH-a 的激发作用，通常月经第 2 天开始使用短效 GnRH-a，2～3 天后停药，第 3 天开始用 Gn 至 HCG 日停药。超短方案也大多应用于 DOR 的患者。

6. 微刺激方案　微刺激方案指应用低剂量 Gn（不超过 150IU/ 天）促排卵，可加用 CC 或 LE，以增加卵巢反应或降低提前排卵几率。通常用于 DOR 的患者，以及反复 IVF 失败的患者。

7. 黄体期促排卵方案　黄体期促排卵方案指于月经周期的黄体期，窦卵泡大小数目适合的情况下开始应用 Gn 促排卵，卵泡发育成熟时适时注射 HCG 和取卵，但不做胚胎移植，而行全胚冷冻。通常用于 DOR 的患者，以及反复 IVF 失败的患者，目的是积攒胚胎待以后行冻胚移植。

8. 自然周期或改良自然周期方案　指完全自然周期监测卵泡发育，适时取卵，可以加用 HCG 或者 GnRH-a 诱导排卵。若有优势卵泡发育后再给予小剂量 Gn，则为改良自然周期方案。获卵率及妊娠率低，通常用于 DOR 的患者，以及反复 IVF 失败的患者。

总之，没有绝对有效和最理想的方案，对于不同的人群需要评估卵巢储备功能以及以往卵巢反应后选择个体化的促排卵方案。

（三）取卵、取精

最初的取卵是通过开腹进行的，后来采用腹腔镜下取卵。但两者都损伤较大，且必须麻醉。目前普遍采用的是经阴道超声引导下取卵，可以不必麻醉，创伤小，获卵率高，可多周期反复操作。

经阴道超声引导下取卵一般在 HCG 后 36 小时左右进行。常规消毒后将阴道探头置于阴道穹窿，做各断面扫描，确认双侧卵巢位置、卵泡数目及大小，注意周围大血管分布。助手将穿刺针接口分别连接到负压吸引器与大试管上。先抽吸培养液冲洗穿刺针，然后自阴道穹窿进针，针进入阴道壁后踩负压吸引器开关，使之处于闭合状态。常规取卵抽吸负压为 120～150mmHg，IVM 取卵负压应调低至 80～100mmHg。在超声监视下沿穿刺线由近至远依次穿刺大卵泡，屏幕上可显示针尖的强回声影。随着卵泡液抽出，卵泡迅速缩小、消失。一侧卵巢穿刺完毕后，再行对侧卵巢穿刺。穿刺时避免损伤盆腔脏器与血管。必要时抽吸培养液冲洗穿刺针。穿刺后 B 超检查盆腔无活动性出血，检查阴道内穿刺点，如无出血患者可离开，如出血则需压迫止血后方可离开手术室。卵泡液应在保温状态下尽快送实验室处理。

取卵日男方在无菌条件下手淫法取精，精液送实验室处理。

（四）体外受精、胚胎培养及胚胎移植

实验室于取卵前日准备相应种类和数量的培养液、矿物油，放入 6% CO_2 培养箱中过夜平衡。取卵日（D0 天）将手术取得的卵泡液倒入取卵皿中，轻轻晃动，有卵子的部分为透明的黏液团，平铺在培养皿底上可以清晰地看到黏液团中央有针尖大小的白色圆点，即为卵-冠-丘复合体（oocyte-cumulus-corona complex，OCCC）。如肉眼辨认有疑问，可在体视显微镜下加以确认。尽快将卵泡液中的 OCCC 转移到取卵液中，在体视镜下拨除黏液团上较大的血块和组织块，并进行质量评价，然后转移至受精液中并放入 6% CO_2 培养箱培养至授精前。

同时根据精液具体情况采取改良上游法或密度梯度离心法进行处理，在处理后的沉淀上加 0.3～0.5ml 培养液，放入 6% CO_2 培养箱上游至授精前。

HCG 后 39～40 小时将卵子按 100 000 个 /ml 活动精子浓度的精子液进行授精。目前各生殖医学中心多采用短时授精的方式来减少体外受精失败的几率，即将精卵置入 6% CO_2 培养箱中孵育 4 小时左右后观察卵子受精情况，对怀疑体外受精失败者可补行 ICSI。

取卵后第一天（D1 天）上午在倒置显微镜下观察受精情况并对正常受精的受精卵进行原核评分，下午在体视显微镜下观察受精卵早期卵裂情况。取卵后第二、第三天（D2、D3天）观察胚胎分裂情况（图 23-1）。

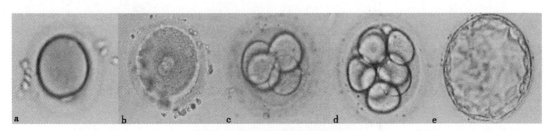

图 23-1 胚胎发育过程图

注：图 a 为脱颗粒后卵细胞（D0），图 b 为双原核受精（D1），图 c 为四细胞胚胎（D2），图 d 为八细胞胚胎（D3），图 e 为囊胚（D5）

通常 D3 天选取 2 个优质胚胎进行宫腔内移植，移植后剩余的有价值的胚胎可以进行冷冻，也可以进行囊胚培养，待获得优质囊胚后再进行冷冻。对于 D3 天没有优质胚胎，或优质胚胎较多希望进一步优选，以及适合单胚胎移植的患者，可以 D3 天不做移植，待 D5 天若有优质囊胚则行囊胚移植（通常行单囊胚移植），移植后的剩余优质囊胚进行冷冻。单囊胚移植与 D3 双胚胎移植相比，在妊娠率无显著降低的前提下明显降低了多胎妊娠率。

将待移植的胚胎（1～2 枚发育良好的胚胎）放置于移植培养液中平衡 10 分钟，移植管接上 1ml 注射器并将针栓打到 0.1ml 处。实验室接到可以抽吸胚胎的信息后，按移植液、空气柱、含胚胎的移植液、空气柱、移植液的顺序抽吸，总量通常不超过 30μl，严格核对患者姓名及病历号后递入手术室。移植完毕后，在体视镜下反复冲洗，检查是否有胚胎遗漏，并把结果反馈到手术室。

早期的胚胎移植为盲移植，即没有超声的引导。目前多采用腹部超声引导下胚胎移植。患者于移植时适度充盈膀胱，腹部 B 超显示子宫纵切面内膜，操作者将移植管外套管在 B 超引导下置于宫颈内口处，然后再将实验室人员装好胚胎的内管置于宫腔内并缓慢注入胚胎，之后缓慢取出移植管，送入实验室以确认无剩余胚胎。

（五）黄体支持与随访

体外助孕常规进行黄体支持治疗。黄体支持可以从取卵日开始，最晚开始时间不建议超过移植日。黄体支持药物包括黄体酮类、HCG、雌激素、GnRH-a 等，主要用药为黄体酮类。阴道用黄体酮一般是黄体酮阴道缓释凝胶 90mg/ 天，或者微粒化黄体酮 600mg/ 天分 3 次给药，口服黄体酮包括地屈孕酮 40mg/ 天分 2 次给药，肌注黄体酮油剂一般为 40mg/ 天。可一直用至复查妊娠试验，若成功妊娠则继续应用，如出现少量阴道流血可酌情增加孕激素的剂量。超声检查提示宫内正常妊娠后可逐渐减量或直接停药，对持续用药者用至妊娠8～10 周。移植后 13～15 天查血 HCG 确定是否妊娠，妊娠者 20 天后阴道 B 超检查是否为临床妊娠及孕囊数，宫内正常妊娠者 1 个月后复查 B 超，建议同时进行 NT 检查。之后转产科进行常规产前检查，必要时行产前诊断。

二、卵胞浆内单精子显微注射

卵胞浆内单精子显微注射（ICSI）是指通过显微操作技术人为选择单个精子，并将其直接注射入卵胞浆内，使卵子受精的技术。1992 年比利时的 Palermo 医师在人类成功应用了 ICSI 技术，这项技术可以解决常规受精失败的问题，尤其对严重少弱精以及需附睾睾丸取精的男性不育症患者的治疗具有里程碑式的意义。目前已经成为 ART 的常规技术。

该技术的适应证包括：①严重的少、弱、畸精子症；②不可逆的梗阻性无精子症；③生精功能障碍（排除遗传缺陷疾病所致）；④体外受精失败或体外受精障碍；⑤免疫不育；⑥精子顶体异常；⑦需行植入前胚胎遗传学检查的；⑧复苏的冷冻卵母细胞。此外，对于 IVF 短时受精未见受精迹象的卵子，可采取补救性 ICSI。

ICSI-ET 的临床过程与 IVF-ET 相同，实验室部分的主要差距在于卵子的显微受精过程，包括以下两个部分：

（1）卵母细胞的准备：把 OCCC 放入含透明质酸酶（80IU/ml）的取卵液中消化并吹打至黏液团脱落，移至无透明质酸酶的取卵液中反复冲洗，之后用细玻璃管进一步吹打以脱净颗粒细胞，处理完毕后移入受精液中放入 6% CO_2 培养箱中。

（2）显微注射：首先准备好显微操作系统和显微操作皿并将精子液和卵子放置入培养液微滴中；之后挑选形态正常活动好的精子，压尾制动后先尾后头吸入注射针；然后固定好成熟卵母细胞，使极体位于6点或12点位置上（图23-2），注射针在3点位置穿过透明带（图23-3），回吸胞浆至确定细胞膜已破，缓慢把精子注入胞浆内，待精子头部已经完全进入卵母细胞胞浆后缓慢退针，确定精子固定在胞浆原位后出针，松开卵母细胞。移至胚胎培养液微滴，并放回6% CO_2 培养箱中培养。

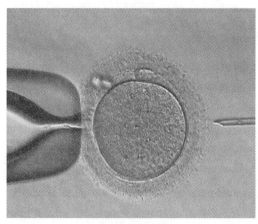
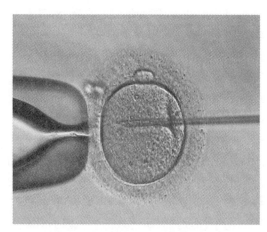

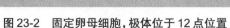

图23-2　固定卵母细胞，极体位于12点位置　　　图23-3　注射针在3点位置穿过透明带

ICSI 由于增加了对卵子的操作，因此存在其他风险，如显微注射可能对卵子造成不可知的损伤；虽然男方染色体检查正常，但仍可能将其携带的不可预知的致病基因通过这一过程传递给下一代。就目前的资料显示，使用这一技术胎儿畸形的发生率同自然受孕并没有统计学的差别。

第三节　胚胎植入前遗传学诊断

遗传学疾病威胁着人类及其后代健康，预防患儿的出生，是目前减少遗传学疾病发生的主要途径。20世纪60年代以来，羊膜腔穿刺术、绒毛膜取样术于产前诊断的常规应用，有效地减少了遗传病患儿的出生，同时产前诊断技术本身也在不断地发展，主要表现在两个方面：无创性产前诊断（noninvasive prenatal testing，NIPT）及胚胎植入前遗传学诊断（preimplantation genetic diagnosis，PGD）或胚胎植入前遗传学筛查（preimplantation genetic screening，PGS）。PGD 或 PGS 是指对配子或胚胎进行遗传学检测，筛选出有遗传缺陷的配子或胚胎，有效地减少产前诊断对异常胎儿进行治疗性流产的几率，进而降低了流产对孕妇身心的损伤。现在 PGD/PGS 技术已广泛应用于常染色体病、性连锁性疾病、单基因病及反复性流产、反复种植失败、高育龄妇女的胚胎非整倍体的检测。目前我国已有多家生殖中心开展了 PGD/PGS 诊断的研究工作。

一、胚胎植入前遗传学诊断的应用范围

（一）PGS 的应用范围

非整倍体是引起早期胚胎流产的主要原因，最常涉及13、15、16、18、21、22、X、Y 染色

体，其中 13、18、21 三体，X 多体，Y 缺体 / 多体是目前已知能活产的染色体数目异常。目前认为非整倍体的发生最重要的影响因素是生殖母体老化，随着母体年龄的增长，胚胎非整倍体出现的概率，尤其单体与三体的出现大大增加。对于原因不明的复发性流产，尤其早期胚胎复发流产的患者，非整倍体被认为是一个主要影响因素。而在 ART 治疗中，在 IVF/ICSI 助孕中 3 次及以上的胚胎种植失败，非整倍体也被认为是要排除的异常。

PGS 主要应用于胚胎非整倍体的筛查，通过在胚胎植入前筛查出非整倍体胚胎，从而减少妊娠后流产的风险。基于 PGS 的应用目的，凡是证实与胚胎非整倍体密切相关的因素，都有可能成为 PGS 的适应证。

参照欧洲人类生殖与胚胎学会 ESHRE 资料（ESHRE guidelines 2011）建议：母体年龄 > 36 岁，3 次以上的复发性流产（染色体核型正常的夫妇），曾有过 3 个以上高质量胚胎移植或者共有 10 个以上胚胎移植仍植入失败的患者是 PGS 的适应证。

（二）PGD 的应用范围

PGD 主要应用于病因明确的基因病的诊断和染色体病的诊断。

PGD 是病因明确的单基因病患者首选的助孕方式，应用于常见的单基因病，如常染色体隐性疾病：苯丙酮尿症、β- 地中海贫血、白化病等；常染色体显性遗传病：多指（趾）、软骨发育不全、多囊肾等；常见 X 染色体连锁疾病：脆性 X 染色体综合征、进行性肌营养不良等。由于许多基因病的致病位点及致病机制尚未明确，即使基于现今发现的主要的或可能的致病位点进行检测，仍可能出现误差，因此针对单基因病的 PGD 必须建立在家系分析的基础上。

PGD 还应用于染色体数目和结构异常的胚胎植入前诊断，如染色体易位的患者和染色体嵌合体的患者等，而目前技术的局限在于仅可识别出异常染色体核型或者染色体结构异常的胚胎，却暂时不能完全排除核型携带者的存在。

二、胚胎植入前遗传学诊断的诊断技术

PGD 的取材方法有多种，也有多种诊断方法。各种方法的运用有一定的条件，常用的诊断方法有单细胞 PCR 技术、荧光原位杂交（fluorescent in situ hybridization，FISH）技术等。

（一）PCR 技术

PCR 即聚合酶链式反应（poly-merase chain reaction），在 PGD 诊断上此技术主要应用于单基因缺陷遗传病的诊断，如 β- 地中海贫血、血友病等，目前采用 PCR 进行 PGD 诊断有极体和卵裂球单个细胞分析两种方法。PCR 技术能扩增样本中少量甚至痕迹量的 DNA。因此吸取 1~2 个卵裂球细胞（图 23-4）做遗传学检查首先就选择了 PCR 技术。1989 年 Handside 取出单个卵裂球细胞，运用 PCR 技术成功扩增了 Y 染色体特异重复序列。在 1990 年 Handside 报道了用 PCR 技术对有高风险 DMD（假性肥大型肌营养不良）患者的夫妇进行 PGD 后诞生的首例健康女婴。尽管 PCR 在 PGD 中起了重要的作用，但 PCR 对单个细胞扩增失败率高。由于获得细胞数目极少，致使对单个细胞只能做一次分析，不能重复实验结果。因此，许多的研究改变了 PCR 方法，用于控制扩增失败。如采用引物延伸预扩增技术（PEP），以随机引物对单个细胞基因组进行全基因扩增，使对单个细胞进行多位点分析成为可能。

随着分子生物学的进展和更多遗传病致病基因的确定，单基因病相关的特异性 PGD 方法可望不断增加，在对单基因病进行 PGD 时，由于受标本量少（仅 1~2 个细胞）的限制，且

不容许二次取材，又不允许误诊，目前全世界的各研究中心多采用巢式 PCR（nested PCR）、全基因组扩增（whole genome amplification，WGA）、多重 PCR、荧光 PCR、逆转录 PCR（RT-PCR）、最新的发展包括采用荧光定量 PCR（实时 PCR）、一步法 PCR 方法做出诊断。

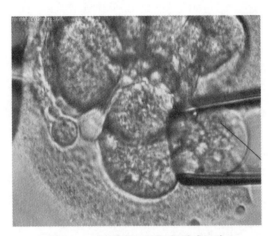

图 23-4　显微镜下吸取卵裂球细胞

（二）荧光原位杂交技术

原位杂交（in situ hybridization，ISH）是检测单个细胞染色体组成及其数目的有效方法之一。特异性 DNA 探针可以与固定后的间期或中期染色体发生杂交。该方法适用于那些染色体不易获得的样本如种植前胚胎。早期的非放射性原位杂交应用是酶标记法，但是目前酶标记法已经被荧光标记替代，因为荧光标记检测的速度快、特异性强、敏感度较高。

染色体荧光原位杂交（fluorescent situ hybridization，FISH）是用荧光染料对 DNA 探针进行标记。探针类型一般包括：着丝粒探针、位点特异性探针及着色探针（painting probe）即全染色体涂抹探针（WCPP）。着丝粒型及位点特异性探针有助于对间期染色体进行数量分析。着色探针适于对中期染色体进行结构分析。多条染色体 FISH 检测时每个 DNA 探针都要用不同的荧光染料进行标记。FISH 检测的缺点是仅仅能够提供有限的染色体信息（由特异性探针的类型及数量而定）。有报道认为 FISH 可以同时检测多达 5 条以上的不同染色体。光学显微镜核型分析（FISH 检测的一种）也可以对大量的间期染色体进行定量分析，而且检测的染色体条带可达 10 条以上。光学显微镜核型分析最大的优点是几乎所有的胚胎以及 90% 的卵裂球都可以获得检测结果。

运用荧光原位杂交进行 PGD 的适用范围：①染色体数目异常：可以选取着丝粒探针、端粒探针或染色体特异探针来检测染色体数目异常，染色体数目异常在植入前胚胎发育中十分常见，且往往是 IVF 成功率低的原因。②染色体结构异常：染色体相互易位携带者生育表型正常后代的可能性理论上讲为 1/9，罗伯逊易位携带者生育表型正常后代的可能性为 1/3；绝大部分染色体异常胚胎因自然流产淘汰，但也可能生育染色体病患儿，故对易位携带者提供 PGD，意义重大。③X 连锁隐性遗传病的性别鉴定：用 Y 染色体特异探针或联加 X 染色体特异探针进行 FISH 分析，可对 X 连锁隐性遗传病进行 PGD。但否定了正常男孩的出生而允许女性携带者的生存，并未阻断致病基因的垂直传递，有可能提高人群中有害基因的频率。

在 FISH 诊断过程中，嵌合型的存在是一个非常重要的影响因素，其发生率直接影响 FISH 成功与否。Munne 在比较了 4 个中心的胚胎 FISH 结果后报道，胚胎染色体嵌合型的发生率波动在 11%～52%。嵌合型及其他染色体异常发生率的波动受以下因素影响：①卵子培养和操作时温度的改变；②母亲年龄；③培养时氧浓度；④控制性卵巢刺激方案；⑤胚胎的形态及发育；⑥有无多核细胞；⑦检测染色体的数目和号数。其中，培养系统和控制性卵巢刺激方案影响最大。

（三）其他诊断技术在 PGD 中的应用

1. 比较基因组杂交（comparative genetic hybridization，CGH） CGH 以前多用于肿瘤患者染色体畸变的诊断，采用肿瘤患者的基因组 DNA 和正常人的基因组 DNA 作为探针，与正常人的中期染色体分裂相进行杂交，比较两种探针所标的荧光信号的强度比率来判断肿瘤患者的 DNA 是否存在缺失、增加或复制。Wellls 等首先将其应用于 PGD，利用 PCR 扩增单个卵裂球标本的基因组 DNA 及单个正常对照细胞的基因组 DNA，将荧光标记的核苷酸直接掺入到扩增的序列中，能够清楚地观察到染色体的细小变化，但其缺点是杂交时间较长。

2. 微阵列技术 近年来发展起来的微阵列技术是一种应用芯片技术同时微观分析整个基因组拷贝数变化，在单细胞水平提供全基因组的遗传信息的技术，主要的技术平台包括微阵列比较基因组杂交（array comparative genomic hybridization，array CGH，aCGH）技术和单核苷酸多态微阵列（single nucleotide polymorphism-based array，SNP array）技术。aCGH 技术首先将待测 DNA 和对照 DNA 进行全基因组扩增（WGA），采用不同的荧光进行标记，利用人胎盘 DNA（cot-1DNA）进行预杂交后，将 WGA 产物在微阵列芯片上竞争杂交，随后利用软件扫描芯片获取图像和荧光信号，分析微阵列芯片上每个靶点信号的荧光比率，判断待测基因组相对 DNA 序列拷贝数是否有增加或缺失（图 23-5）。aCGH 克服了传统 CGH 的缺点，具有更高的分辨率，操作更简洁，其杂交所需的时间不足 24 小时。2002 年，有报道提出将微阵列芯片结合 CGH 应用于 PGD。2004 年，Hu 等证实，可将全基因组扩增技术（WGA）与 aCGH 相结合应用于单细胞进行全基因组检测。2006 年，Le Caignec 等证实了 aCGH 应用于平衡易位携带者 PGD 中的可行性。2011 年，Alfarawati 等报道了首例 aCGH 应用易位携带者出生的健康新生儿。aCGH 应用于 PGD 可以获得较高的临床妊娠

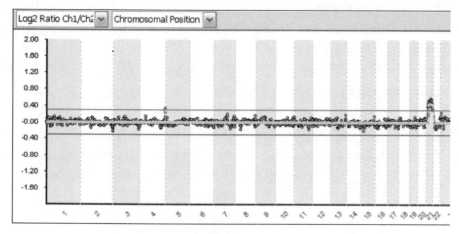

图 23-5　aCGH 技术检测 21 三体（47，XN，+21）

率，也可以应用于多重重排复杂基因型的诊断。近期的研究报道普遍认同 aCGH 应用于单囊胚 IVF 新鲜周期移植，避免多胎妊娠，并且可以获得较高的妊娠率。

与 FISH 相比，aCGH 一次可检测全部的染色体；无需制备染色体特异区域探针，也无需在载玻片上固定细胞，从而避免了技术和经验不足对结果造成的影响；其分辨率和准确率更高。但 aCGH 不能检测单倍体、一些多倍体（如 69,XXX；92,XXYY 等）及平衡易位或倒位；因需要先进行 WGA 而 DNA 产物的保真度并非 100%，等位基因脱扣和优先扩增现象的存在将影响其检测效率；因不能追踪每个染色体的来源而不可用于单亲源性二倍体的检测。

SNP array 的分辨率更高，同样具有诊断快、自动化的优点，不仅可以检测全部染色体和单基因病，还可为每个受检测的胚胎提供独特的 DNA 核型图谱，追踪异常胚胎额外染色体和单亲源性二倍体的来源，还可以明确非整倍体或单亲二倍体的异常是由胚胎减数分裂还是有丝分裂的错误造成的。但 SNP array 也无法完全区分正常胚胎和染色体平衡易位携带胚胎，仍需要单细胞 DNA 扩增，误诊率在 2%～4% 左右，此外，其昂贵的花费也增加了患者的经济负担。

3. 二代测序技术（next generation sequencing，NGS）　DNA 测序即测定组成 DNA 分子的核苷酸（A、T、G、C）的排列顺序，在生物技术领域有着广泛的应用。第一代测序技术主要源于 1977 年 Sanger 发明的末端终止测序法，但存在测序流通量不大、费时费力、准确度不高等问题。二代测序应运而生，具有通量高、成本低、速度快等优点，现有的技术平台主要包括 454FLX 测序技术、Solexa Genome Analyzer 测序技术和 SOLID system 测序技术。以 Solexa Genome Analyzer 测序为例，其核心思想是边合成边测序，在 Sanger 等基础上，用不同荧光标记四种 dNTP，在 DNA 复制过程中，通过捕捉新合成的末端标记的荧光信号，经过软件处理，获得待测 DNA 序列。第二代测序技术可同时计数、测序并读取精确装备的数以万计的 DNA，为同时分析单基因病和进行广泛全面的染色体筛查/诊断提供可能。虽然第二代测序技术能更广泛的进行 DNA 的分析，但其必须基于 PCR 扩增，且存在高成本、准确性等关键问题。目前，以单分子测序为主的第三代测序技术（next-next-generation sequencing）因能提供更高的精确度、成本低及效率高等优点，成为进一步研究的热点。

（杨慧军　孙　梅　陈子江）

主要参考文献

1. Handyside AH, Kontogianni EH, Hardy K, Winston RM. Pregnancies from biopsied human preimplantation embryos sexed by Y-specific DNA amplification[J]. Nature, 1990, 344 (6268): 768-770.

2. Munne S, Grifo J, Cohen J, Weier HU. Chromosome abnormalities in human arrested preimplantation embryos: a multiple-probe FISH study[J]. Am J Hum Genet, 1994, 55 (1): 150-159.

3. Abdelhadi I, Colls P, Sandalinas M, Escudero T, Munne S. Preimplantation genetic diagnosis of numerical abnormalities for 13 chromosomes[J]. Reprod Biomed Online, 2003, 4 (2): 226-231.

4. 陈子江. 人类生殖与辅助生殖 [M]. 北京：科学出版社，2005.

5. SILLS E S, YANG Z, WALSH D J, et al. Comprehensive genetic assessment of the human embryo: can empiric application of microarray comparative genomic hybridization reduce multiple gestation rate by single fresh blastocyst transfer? [J]. Arch Gynecol Obstet, 2012, 286 (3): 755-761.

6. LY K D, AGARWAL A, NAGY Z P. Preimplantation genetic screening: does it help or hinder IVF treatment

and what is the role of the embryo? [J]. J Assist Reprod Genet, 2011, 28 (9): 833-849.

7. Munne S, Magli C, Adler A, Wright G, de Boer K, Mortimer D, Tucker M, Cohen J, Gianaroli L. Treatment-related chromosome abnormalities in human embryos[J]. Hum Reprod 1997, 12 (4): 780-784.

8. S. McReynolds, L. Vanderlinden, J. Stevens, K. Hansen, W.B. Schoolcraft, and M.G. Katz-Jaffe. Lipocalin-1: a potential marker for noninvasive aneuploidy screening[J]. Fertility and Sterility.2011, 95 (8): 2631-2633.

9. M. Meseguer, J. Herrero, A. Tejera, K.M. Hilligsøe, N.B. Ramsing, and J. Remohí. The use of morphokinetics as a predictor of embryo implantation[J]. Human Reproduction, 2011, 26 (10): 2658-2671.

10. A. Campbell, S. Fishel, N. Bowman, S. Duffy, M. Sedler, and C. Hickman. Modelling a risk classification of aneuploidy in human embryos using non-invasive morphokinetics[J]. ReproductiveBioMedicineOnline, 2013, 26 (5): 477-485.

11. 陈子江, 刘嘉茵. 多囊卵巢综合征——基础与临床 [M]. 北京: 人民卫生出版社, 2009.

12. 邓晓惠. 生殖医学技术及其彩色图谱 [M]. 济南: 山东科学技术出版社, 2004.

13. 陈建明. 实用不孕不育诊断与治疗 [M]. 广州: 广东科技出版社, 2013.

14. 黄国宁, 孙海翔. 体外受精 - 胚胎移植实验室技术 [M]. 北京: 人民卫生出版社, 2012.

15. 陈子江. 人类生殖与辅助生殖 [M]. 北京: 科学出版社, 2005.

16. 乔杰, 马彩虹, 刘嘉茵等. 辅助生殖促排卵药物治疗专家共识 [J]. 生殖与避孕, 2015, 35 (4): 211-215.

17. 黄国宁, 孙海翔. 体外受精 - 胚胎移植实验室技术 [M]. 北京: 人民卫生出版社, 2012.

18. 陈子江, 林其德, 王谢桐, 等. 孕激素维持早期妊娠及防治流产的中国专家共识 [J]. 中国妇产科杂志, 2016, 51 (7): 481-483.

第二十四章

中西医结合的辅助生殖技术

第一节 中医妇科调周理论与辅助生殖

月经周期的循环受阴阳消长规律支配,每一次循环,不是简单的重复,而是发展和提高。助孕前中医整体治疗调整女性周期节律可以提高女性自身阴阳水平,顺利完成阴阳转化,改善心-肾-胞宫轴的整体机能,对于助孕时卵子质量、子宫内膜容受性以及胚胎在母体内生长均有帮助。夏桂成教授将女性生殖周期由四期分为七期。行经期月经来潮关键在于重阳必阴的转化,通过转化纠正重阳的生理极限,基础体温从高温相迅速下降,气血活动表现为排出月经。行经期以"通调"为要,排除陈旧的经血,通过排泄经血,达到新的相对性平衡。经后初期阴血不足,血海空虚,癸水之阴处于低水平,阴长运动相对静止。治疗以滋阴养血,补虚固本,养血以养阴,养阴而养卵。经后中期介于经后初期与经后末期之间,阴长运动进展达到中等程度,最主要的目的是滋养卵子,促进卵子发育,涵养血海,促进血海充盈,即子宫内膜增长,促进水湿津液的增加,润泽生殖道,升降运动较经后中期明显快速,静中有动,动静结合,予以滋阴助阳,阴阳并重。经间期重阴必阳,通过氤氲状的气血活动排出卵子。经前前半期阳长阴消,温煦子宫,为受孕或排泄月经做准备。经前前半期补肾助阳,包括阴中求阳,血中补阳,气中扶阳。经前后半期重阳延续,升降运动趋缓,以冲任气血偏盛,心肝气火偏旺为特点。治疗上标本需兼治,在助阳的前提下兼用理气,理气一是为行经期做准备,在于调畅血行,使月经来潮顺畅,二是缓解经前期心肝气郁的反应。而助阳可以保证重阳,以帮助顺利转化,排出经血。

(一)人工授精助孕与中医调周

1. 行经期 新的周期开始,经常有自然周期和促排周期两种方法助孕,采用一线或者联合二线促排卵药物,即 CC 或者来曲唑加上 Gn,患者周期第 2~5 天就诊,行人工授精助孕前准备,完善相关检查。B 超、性激素五项检查无异常,正式进入周期。

主要证候:月经来潮,经量中等,时有血块,重阳转阴,夹湿夹瘀。

治疗法则:活血化瘀,利湿排浊。

方药举例:五味调经散。

对症加减:行经期调经须顺应下降之势,宜加入茺蔚子、丹参、桃仁等。宁心,心神安宁,心气下降,子宫开放正常,排经顺利,加入柏子仁、合欢皮等。益肾,行经期泻中寓藏,使得排经不伤正气,加入牛膝、熟地等。

2. 经后期 开始使用促排卵药物,B 超监测卵泡生长。

主要证候:月经干净,血海空虚,以阴分不足为主要表现。

治疗法则：滋阴养血。

方药举例：归芍地黄汤加减。

对症加减：有阴虚症状可酌情加重滋阴药物，如女贞子、墨旱莲、炙龟板、炙鳖甲等。心火偏旺，心肾不交，予清心降火，加入钩藤、莲子心、黄连等。肝脏体阴不足致用阳有余，加入钩藤、炒山栀、柴胡等。阴虚相火偏旺者，予滋阴降火，加入知母、黄柏、生熟地等。

3. 经间期　两次月经中间期，以优势卵泡排出为主要标志，扳机药物后 24～36 小时内行人工授精手术，B 超确定排卵。

主要证候：带下增多，呈锦丝带状，质地透明，重阴转阳，或兼夹证。

治疗法则：活血通络促排，补肾调理阴阳。

方药举例：补肾促排卵汤。

对症加减：合并痰脂证，在补肾促排卵汤中予越鞠丸加减，如痰脂偏盛，脘腹作胀，肥胖，口腻痰多，当急以化痰燥湿，加用苍附导痰汤等。合并湿浊证，轻者适当加入苍白术、薏苡仁、陈皮、车前子；湿热偏盛者，清利湿热，加用红藤败酱散合四妙丸；寒湿明显者，温阳利湿，加用五苓散。气郁证，包括舒解心郁促发排卵，加用远志菖蒲饮；疏肝解郁，加用加减柴胡疏肝饮。血瘀证，湿性瘀阻，盆腔粘连者可加用红藤败酱汤加利湿通络或健脾助阳之品。

4. 经前期　B 超监测卵泡排出后予以健黄体，助着床治疗。

主要证候：排卵以后，带下减少，体内基础体温升高，若脾肾阳虚阳气不足，则四肢不温，或兼心肝气火则胸闷乳胀痛等。

治疗法则：补肾助阳。

方药举例：温土毓麟汤加减。

对症加减：气血不足者，加入八珍汤加减；阳弱者，加用右归饮加减；脾肾两虚者，气中补阳，火中暖土，宜用健固汤加减。

在人工授精周期中同时进行中药调周可以减少 Gn 用量，改善患者所表现的各种症状，提高卵子质量，改善受孕率。在助孕周期中患者往往受到来自配偶、家庭、社会的多重压力，心肝气郁，心气不舒影响排卵及妊娠，中药调周以心 - 肾 - 子宫轴为本，整体调节，缓解心理压力，调畅情志，协同药物起到积极支持作用，疗效显著，其应用除了在人工授精周期中，还可以在普通促排周期、IVF 长方案、超长方案、微刺激周期、拮抗剂周期等周期中应用，在 FET 中的促排、自然周期、人工周期方案均可变通应用。

（二）中药调周在 IVF 长方案中的应用

1. 预处理阶段　口服 OC 降调第 16 天开始予长效 GnRH-a 或短效 GnRH-a 降调，抑制内源性的 FSH、LH，使外源性 Gn 给予时早期窦卵泡能同步化生长发育。降调节标准：降调节第 10～14 天对 B 超及血清激素检查，$E_2 < 30pg/ml$，$LH < 5mIU/ml$，$P < 0.9ng/ml$，双侧卵巢窦卵泡直径≤0.5cm，子宫内膜厚度 <5mm。预处理阶段应使卵巢处于休眠状态，采用补肾填精法。

（1）高反应者：Gn3 天，B 超检查双侧卵巢卵泡平均直径 >0.8cm，血清 $E_2 > 300pg/ml$ 者。患者特征：年龄 <35 岁，体重指数（BMI）低，PCOS，既往 OHSS 病史。

治疗法则：益肾敛阴。

方药举例：二甲地黄汤。

（2）低反应者：定义：得到小于 5 枚卵子；患者特征为 AMH 低于第 5 百分位数，窦卵泡小于 5，基础 FSH 轻微增高，年龄 35～40 岁，有前次低反应病史。

治疗法则：益肾填精。

方药举例：归芍地黄汤加减。

（3）慢反应者：Gn3 天，B 超检查双侧卵巢卵泡 <4 个，卵泡平均直径 <0.6cm 或双卵巢无反应者，血清 E_2 <100pg/ml 者，增加 Gn 剂量 75IU/ 天。

治疗法则：益肾健脾。

方药举例：毓麟珠加减。

当归 10g　熟地 10g　白芍 10g　川芎 10g　党参 12g　白术 10g　茯苓 10g　菟丝子 12g 杜仲 10g　鹿角霜 12g　川椒 6g

（4）正常反应者：Gn 5 天卵泡平均直径 0.9～1.0cm 至少 4 个以上，E_2 200～1000pg/ml。按照体质辨证施治。

2. 启动阶段　治疗方法可同预处理阶段，并有几种变法。

（1）宁心敛精：运用宁心安神，收敛阴精的药物所组成的方剂，治疗由于心神失宁所致阴精耗损不孕症。

方药举例：宁心敛精汤。

（2）活血生精：由活血化瘀与滋阴养血的药物所组成的方剂，治疗由血滞或血瘀所致病证。

方药举例：活血生精汤。

（3）清肝保精：是指运用清肝解郁滋阴养血的药物所组成的方剂，治疗肝郁化火所致的病证。

方药举例：丹栀逍遥散加减。

（4）健脾养精：由健脾养阴的药物所组成的方剂，治疗由脾胃失和所致阴血不足不能养精的病证。

方药举例：参苓白术散加减。

3. 扳机日　扳机日和时间一旦确定，则在注药后 36 小时取卵，在此期间可应用中药协助治疗完成卵子最后成熟，提高卵子质量。

治疗法则：温通活血，理气行滞。

方药举例：促排卵汤。

4. 取卵后进入健黄体治疗时期　取卵后健黄体治疗，可以参照经前期论治，如果新鲜周期移植者，注意及早安胎治疗，如胚胎植入后，可以注重子宫局部因素，提高内膜的容受性，有利于孕胚着床。如有 OHSS 倾向者参照卵巢过度刺激综合征内容诊治。

辅助生殖助孕中由于外源性促性腺激素大量运用，易耗伤阴精，运用中药调周协助可减少 Gn 用量，改善卵巢反应；肾中阳气亏虚，孕酮分泌减少，影响子宫内膜的容受性，不利于受精卵着床，辅以中药调节肾中阴阳，具有其独到的优势。通过临床实践我们体会到，在辅助生殖中应用中药调周治疗具有积极的临床意义，值得推广运用。

第二节　控制性卵巢刺激机体特殊生理状态的中医证候认识

控制性卵巢刺激以往称为控制性超促排卵，是指在可控范围内控制多个卵泡发育和成熟。目前临床应用的控制性卵巢刺激方案通常根据 GnRH 激动剂的使用时间及使用与否分为超长方案、标准长方案、短方案、拮抗剂方案、微刺激方案、温和刺激方案、自然周期方案等。从传统中医理论来看，其试图通过药物在一个时间段促使多个卵泡共同发育并在同一时间点成熟，这会造成人体特殊的生理状态，如肾精、肝血的相对不足，肾精不足难以养卵，单个卵细胞得到的精血量少；冲任二脉缺乏肾阴和肝血的充养，无法使多个卵子同步健康地发育成熟。

一、发病机制

在现代辅助生殖过程中控制性卵巢刺激会使卵巢对 Gn 产生过激反应，短时间内大批卵泡同时发育并成熟，导致天癸（肾精）大量分泌，促发肾气过盛，耗损肾之阴阳，形成肾虚为主的证候。加之患者就诊期间紧张的心理情绪，以及控制性卵巢刺激用药影响机体的内环境等，导致肝气疏泄失调，气机不利，冲任失畅，从而造成生卵、育卵障碍。若先天禀赋不足，或早婚，或房室不节，或惊恐伤志，或邪气损伤，造成肾的功能失常，致使肾阴阳失衡，生精化气生血功能不足，天癸的产生与分泌失调，冲任失固失养，则种子成孕的功能发生异常。由此，在肾虚的基础上，可形成脾肾两虚，三焦水液运行失调，气机升降失常，形成本虚标实之证。

1. 肝肾不足　乙癸同源，肾阴不足，致肝肾不足，则腰酸腰痛；肝肾阴虚甚则火旺，出现五心烦热，潮热盗汗，夜寐不安，大便秘结。

2. 脾肾阳虚　命门不足，中阳失振，水湿停聚中下焦，发为腹胀，甚至腹水形成；水湿不化，碍及心阳，心阳不振，肺失肃降，水湿滞于上焦，致成恶心；湿邪困脾，则大便溏泻。

3. 肾虚血瘀　肾气虚，无以鼓动血液运行，停滞为瘀；癸水不养肝木，肝气不疏，气不载血，郁而为瘀；肝肾阴亏化火，灼津为瘀。

4. 肝郁气滞　肝失濡润，升发失常，肝郁气滞，烦躁易怒；日久则气郁化火，出现便秘，头晕头痛。

5. 痰湿阻滞　素体肥胖，恣食肥甘，躯脂满溢，痰湿内盛，胞脉受阻；或脾阳不振，运化失职，水湿下注，湿聚成痰，壅滞冲任。

二、辨证与辨病

辅助生殖技术控制性卵巢刺激过程中，卵巢的反应性因人而异，在外源性促性腺激素（gonadotropin，Gn）的刺激下，不同患者卵泡发育的数量、质量存在明显的个体差异。临床上，卵巢反应性常分为以下三类：高反应、低反应及正常反应。

迄今为止，控制性卵巢刺激周期卵巢反应性的诊断标准尚未统一，其定义存在一定的争议，各文献采用的标准不一。

1. 卵巢低反应的诊断标准　卵巢低反应是卵巢对 Gn 刺激应答程度低甚至完全无应答的病理状态，主要表现为 Gn 用量多、HCG 日血 E_2 水平低、发育的卵泡数少、周期取消率高及妊娠率低等。

卵巢低反应性的最新判断标准来自 2010 年欧洲人类生殖及胚胎学会（ESHRE）制定的博洛尼亚标准，具体如下：①高龄（≥40 岁）或具备卵巢低反应发生的任何危险因素；②有卵巢低反应史（常规刺激方案获卵数≤3 个）；③一个异常卵巢储备实验结果（如窦卵泡数＜5～7个或者 AMH＜0.5～1.1ng/ml）。以上 3 条中至少符合 2 条可诊断为卵巢低反应。此为 ESHRE

以简单和可重复的方式对 POR 进行标准化定义的首次尝试，此标准正为临床逐步接受，预示着同一的患者群可被新的方案检测，从而比较各个研究结果并作出可信的结论，以进一步对 POR 的发生率做出正确的预测。但该标准的适用性仍有待于广大生殖工作者在临床和科研中验证。目前临床使用较多的仍为以下诊断标准：HCG 日 E_2 < 500pg/ml 且超声监测的成熟卵泡或获卵数 ≤ 4 个；刺激周期平均每日 FSH 使用量 > 300IU 或 FSH 使用时程 ≥ 12 天；排卵前血 E_2 峰值 < 25 百分位或介于 300～500pg/ml（1101～1835pmol/L）；Gn 用量 > 25 支（75U/ 支）；月经第三天卵泡刺激素（FSH）≥ 7～15mIU/ml；年龄 ≥ 40 岁。

2. 卵巢高反应的诊断标准　卵巢高反应是指卵巢对 Gn 刺激异常敏感，卵泡过多发育、血清雌二醇（E_2）水平过高的情况。

卵巢高反应诊断标准如下：HCG 日 E_2 峰值 > 75～90 百分位或 E_2 > 3000pg/ml（11010pmol/L）；单侧卵巢卵泡数 > 10 个或双侧成熟卵泡 > 15 个；高敏体质或者既往卵巢过度刺激综合征（OHSS）；移植前已诊断中度 OHSS；符合其中一项即可诊断。大多数学者认为多囊卵巢综合征患者易发生卵巢高反应。

3. 卵巢正常反应的诊断标准　卵巢正常反应介于卵巢高反应与低反应之间。

三、辨病与辨证结合治疗

治疗原则总以补肾为主，但需根据 IVF-ET 的不同阶段辨证用药，分期论治。经典的辅助生殖过程要经历垂体降调节、控制性卵巢刺激、取卵、体外受精、胚胎培养、胚胎移植、黄体维持的过程，且各阶段生理状态不一，证型不一，应结合各个时期的生理特点辨证施治，佐以活血、疏肝、温阳、化湿等。

1. 分期论治

（1）预处理期：所谓预处理期，即施术前期。《万氏妇人科》曰："女子无子，多因经候不调。"《景岳全书·妇人规·女病》曰："妇人所重在血，血能构精，胎孕乃成。欲察其病，惟于经候见之。欲治其病惟于阴分调之。"可见，女子不孕的原因主要是经水不调等为病。"求子之法，莫先调经"（《济阴纲目·论求子先调经》）。在患者准备进行 IVF-ET 前，常予妈富隆等避孕药进行预处理以调整内分泌，与此同时，可予中医药调整阴阳、气血、脏腑之平衡，约 2～3 周期。此期常以著名国医大师夏桂成教授的中药调周法为参考，即根据月经周期变化节律进行分期调治，同时施以辨证施治。如此期患者易惶恐、焦虑、抑郁，治疗应疏肝解郁，理气安神，协同避孕药抑制"垂体 - 卵巢轴"，使卵巢进入静止状态，且应从肝、心论治，选用柴胡、绿萼梅、淡竹叶等中药以疏肝解郁，调和阴阳，消除患者不良精神状态，促使患者做好控制性卵巢刺激前的心理准备。

（2）垂体降调节期：垂体降调节即在使用促性腺激素（Gn）治疗前 1 个月经周期的黄体中期开始，给予促性腺激素释放激素类似物，从而使垂体处于脱敏状态，Gn 分泌处于低水平，利用垂体的降调节，可以减少早发黄体生成素（LH）峰的发生，使卵泡发育同步化，募集更多成熟卵泡。垂体降调节期间，患者的生理状态常较为特殊，且有一定的规律可循。主要表现为烘热汗出、失眠、心烦、性欲减退、五心烦热，或腰膝酸软、眩晕、耳鸣等。

治疗法则：补肾养精，调和阴阳。

方药举例：六味地黄丸加减。

对症加减：兼肝郁者可予逍遥丸合甘麦大枣汤加减，常用中药熟地、女贞子、墨旱莲、续断、菟丝子、金樱子、酒山萸肉等。降调节阶段的患者虽会出现肾虚的表现，但应慎用过于滋补或温补的药物。虽然中药饮片不含激素，但现代药理研究已证实某些中药具有类激素样作用。如肉苁蓉、菟丝子、杜仲、巴戟天、蛇床子、三七、鹿胎及胎盘制剂、阳起石、五味子等具有类雄激素样作用；补骨脂、甘草、茺蔚子、小茴香等具有类雌激素样作用；人参、淫羊藿、山茱萸、女贞子、枸杞子、覆盆子、仙茅等具有类性激素样双向调节作用。在降调节阶段应使用适量平补肝肾的药物，不应过多使用具类激素样作用的药物，以免干扰试管进程。

（3）控制性卵巢刺激阶段：此期即从使用促性腺激素刺激卵泡发育起，至卵泡近成熟，准备采卵前。此期使用促性腺激素刺激卵泡发育，使较多的卵泡在短期内迅速发育，其目的在于促进卵泡的发育，增加卵泡的数量、提高卵泡的质量。中医学认为卵细胞为精血所化，而肾藏精主生殖，卵泡发育、卵细胞质量与肾的功能最为密切。肾之阳气充足，鼓动有力，冲任气血调畅，适时而泄，形成排卵。控制性卵巢刺激阶段的治则可采用补肾活血。在滋养肝肾基础上，适当加入理气活血之方药，滋养肝肾为卵泡提供发育的"物质基础"，理气活血之品可促进阴阳转化，使补肝肾而不瘀滞，加快卵巢血流，推动卵泡新陈代谢，促进卵泡生长，调动卵巢的最大潜能，以助超促。

治疗法则：滋肾活血，调节冲任。

方药举例：经后期方（《夏桂成实用中医妇科学》）加减。

（4）围取卵阶段：卵泡近成熟，取卵至胚胎植入当日，称为围取卵阶段。此期患者由于频繁检查操作，以及担心取卵手术是否会有风险，能否取到质量好、足够多的卵子，能否顺利受精直至怀孕等问题，处于紧张应激状态。中医理论认为，此期肝郁气滞多见，气滞又可导致血瘀阻滞胞宫胞络，使子宫微循环不良而影响胚胎植入。

治疗法则：疏肝安神，益肾活血。

方药举例：经后期方加郁金、合欢皮、百合或莲子心。

对症加减：由于控制性卵巢刺激阶段外源性促性腺激素对卵巢的作用，可使卵巢受到过度刺激，会引起腹水，甚或胸水，患者可出现腹胀、胸闷、胸痛等不适。中医理论认为，脾虚失运，水湿停聚，则易于产生胸腹水，水湿阻碍气血流通，故可加健脾利水、理气活血之品，如白术、茯苓、土茯苓、陈皮、大腹皮、桑白皮、葶苈子、丹参、牡丹皮等，具体应辨证施治，佐以用药。

（5）移植后阶段：此期自移植当日至妊娠试验阳性日，即胚胎着床和早期发育时期。控制性卵巢刺激时使用较多促性腺激素释放激素激动剂可能会导致短期的激素不协调及黄体功能不足。在取卵时，一部分环绕着卵子的颗粒细胞也会被抽取，这也会影响黄体生产黄体酮的功能。黄体酮不足将导致子宫内膜质量不好和影响胚胎的着床和发育。中医理论认为，肾主藏精气，为生殖发育之本源，能系胎载胎，固摄胎元；肾虚冲任不固，血海不藏，阴血下漏血不养胎，胞失肾系则胎元不固，故此期当以调补脾肾、强健黄体为主。

治疗法则：强健黄体，益肾安胎。

方药举例：经前期方（《夏桂成实用中医妇科学》）加减。

（6）确定妊娠阶段：妇人受妊，本于肾气之旺。接受 IVF-ET 治疗的患者多年不孕，肾气本虚，加之由于存在子宫内膜容受性差、内膜发育不同步，胚胎与母体免疫排斥以及移植过程中潜在宫腔感染等因素，虽授受成孕，仍易陨堕，故治当从益肾固胎着手，佐以凉血、化瘀诸法，随证而变。近几年来有研究证明流产的发生与孕妇体内血液高凝状态有关，IVF-ET

周期的控制性卵巢刺激方案会造成卵泡期血清雌激素、孕激素水平的明显升高,高水平的雌孕激素可对血液的凝血和纤溶系统产生一定的影响,从而呈现出血液高凝状态,补肾活血法可有效改善胚胎移植术后患者的高凝血状态。

治疗法则:补肾活血安胎。

方药举例:寿胎丸(《医学衷中参西录》)加减。

对症加减:偏气虚者,加黄芪补气升阳;偏阴虚者,加女贞子、墨旱莲滋阴补肾;偏热者,加黄芩清热安胎。

2. 常用中成药

(1)乌鳖返春口服液:每次2支,每日3次。适用于阴虚证。

(2)复方阿胶浆:每次1支,每日3次。适用于阴虚证。

(3)坤泰胶囊:每次2g,每日3次。适用于心肾不交证。

(4)麒麟丸:每次6g,每日3次。适用于肾阳虚证。

(5)定坤丹:每次10g,每日2次。适用于气血不足证。

3. 针灸治疗

(1)针刺促排卵:取穴:关元、子宫、归来、足三里、三阴交、印堂、中极、气海、血海。操作:从促排卵日开始至移植日止,每日1次,每10分钟捻针一次,留针30分钟。加减:肾阳虚证加命门,肾阴虚证加太溪、照海,肝郁加太冲、行间,失眠者加四神穴(四神聪、神门、神庭、本神)。耳针取内分泌、肝、肾、脾、内生殖器、神门。适应范围:适用于卵巢反应低下或既往控制性卵巢刺激中卵泡不多的患者。

(2)艾灸:艾条灸神阙穴,将艾灸盒置于腧穴部位,点燃艾条,点燃部位朝下,放入木盒孔中,以患者感温热为宜,约30分钟～1小时。

(3)耳针:肾、肾上腺、内分泌、卵巢、神门。每次选4～5个穴位,每周2～3次。

4. 预防与调摄

(1)注意身心健康:避免精神过度紧张及过度劳累。

(2)饮食调摄:多食新鲜蔬菜,适量进食新鲜水果,高蛋白饮食。

附:名家经验

朱南孙按照"审因辨证、治病求本"的原则,建议中药调理3～6个月再接受IVF-ET,对实证理当先祛邪,邪去则经调,气血亦安和,待阴平阳秘即调补助孕,胎孕乃成;对虚证则先调补气血,以静待动而济其源,源充冲任自通盛。并强调,补肾同时不忘理气,因不孕症患者多承受社会和家庭的压力,情怀抑郁致肝气郁结,无论经前经后,都要疏肝解郁,以达气行血行之目的。

尤昭玲在诊治不孕不育患者时形成了中医辅治的"六期七步曲",其中六期为IVF-ET术前期、降调期、取卵前期、取卵后期、移植后期、妊娠期,七步指除降调期有两步外其余均为一期一步,所以共七步。"六期七步曲"与常规IVF-ET方案相适应,并且遵循中医辅治、决非主治,注重辨证论治。

张明敏认为降调节主要是使垂体功能被抑制,内源性的促性腺激素促进卵泡发育被阻断,卵泡发育暂时不被启动,而处于相对静止的状态。此时,如果用传统意义上黄体期温肾助阳的法则,与大量运用促性腺激素释放激素所要达到的抑制卵泡发育的目的相违背,提出此期可据滋养肾阴、养血活血之法用药。

笔者认为,中药调周法对辅助生殖技术起到的作用,是从宏观上总体地协调机体的内分泌环境,与西医学的助孕技术微观治疗很大可能是起了相辅相成的作用。因此,我们认为,该方法对辅助生殖技术的作用有以下几点:①调整月经周期,平衡阴阳;②改善体质状态,逆转其敏感性;③调理气血,突破低水平的衡定。

第三节 辅助生殖技术对"肾藏精、主生殖"理论的丰富发展

"肾藏精,主生殖"理论是传统中医学藏象学说的重要组成部分,是对人体生殖功能的基本认识,是《黄帝内经》对人体生殖功能的高度概括,具有巨大的临床指导意义。随着现代辅助生殖技术的发展与应用,"肾藏精、主生殖"的科学内涵得到不断的扩展与丰富。

一、人的生殖能力由肾精、天癸所主导

现代生殖医学认为人体具备生殖能力的前提是性腺功能的成熟,主要表现为女性卵巢周期性分泌性激素、月经规律来潮及男性睾丸分泌性激素、正常的遗精。这些生殖生理功能与中医学中"肾藏精、主生殖""天癸"学说不谋而合。中医学认为"肾藏精"是"肾主生殖"的基础。肾所藏之精包括先天之精与后天之精。先天之精禀受于父母,与生俱来,是构成人体的原始物质。"人始生,先成精"(《灵枢·经脉》),"两神相搏,合而成形,常先身生,是谓精"(《灵枢·决气》),"精合而形始成,此形即精也,精即形也"(《景岳全书·小儿补肾论》)。肾精的生成、贮藏和排泄,对人类的整个生殖生理功能起着重要的作用,而这种作用需通过天癸来发挥。"天癸"一词首见于《黄帝内经》,《素问·上古天真论》:"二七而天癸至,任脉通,太冲脉盛,月事以时下,故有子……七七,任脉虚,太冲脉衰少,天癸竭,地道不通",又"二八,肾气盛,天癸至,精气溢泻……八八,天癸竭,精少,肾脏衰,形体皆极,则齿发去"。明确揭示了天癸是肾精充盛的产物,男精与女血又是天癸至的结果,天癸的"至"与"竭"和肾中精气盛衰有着直接的关系。天癸源于先天,藏之于肾,受后天水谷精微的滋养,是促进人体生长、发育和生殖的物质,是促进性腺发育成熟的物质,包含着西医学的神经、内分泌等多种调节功能,是一个物质与功能的结合体。随着年龄的增长,人体发育到一定时期,肾气旺盛,肾中真阴不断得到充实,天癸逐渐成熟,才能促进男精与女血的产生,人体的生殖能力逐渐增强。随着年龄的变化,肾精由充盛而逐渐衰减,天癸也逐渐减少,生殖能力逐渐减弱,直至丧失。可见,人体生殖能力由肾精、天癸所主导,肾精的盛衰、天癸的盈亏直接决定了人体的生殖能力强弱。

二、卵泡的发生以肾精为基础,卵泡的排出有赖于肾阳之鼓动

现代生殖医学认为:在卵泡的生长发育过程中,卵泡刺激素(FSH)与黄体生成激素(LH)是主要的调控激素。卵巢性激素与卵泡发育、成熟、排卵及黄体萎缩密切相关,其分泌受下丘脑-垂体-卵巢轴、自分泌、旁分泌调节系统及各类调节因子的调控。卵泡发育成熟及排出有赖于女性生殖内分泌的正常协调,卵泡发育需要一定的物质基础,此基础与中医学中肾所藏之"精"同属,性腺轴中所分泌的多种激素可看作是肾精物质基础的一部分。

《素问·金匮真言论》所言:"夫精者,身之本也。"肾中先天之精乃孕育的物质基础,人类卵泡的生成、发育、成熟与肾精充盛密切相关,都以肾中所藏之精气为物质基础,肾精不

足则卵泡发育障碍。卵泡能够正常发育、成熟及排出，则月经正常，胎孕形成。女子只有在肾中精气充盈，天癸来至，冲任通盛，经行调畅，才能产生优质的卵泡，为孕育胎儿做准备。反之，肾脏精气虚衰，天癸少而竭，则经水无以行，卵泡无以生，出现卵泡发育不良、成熟延迟、萎缩及排出障碍等。

另外，肾气系肾精所化，肾气分为肾阴、肾阳，肾气是月经产生的原动力，肾阳有温煦、运动、兴奋和化气的功能，肾阳的鼓动可使冲任气血调畅，则卵泡可正常发育、排出。现代临床及实验研究发现补肾中药配合控制性卵巢刺激方案可明显减少 FSH 用量，提高卵巢反应，改善卵子质量，提高妊娠率。可见，卵泡的发生以肾精为基础，卵泡的排出有赖于肾阳之鼓动，肾精的盛衰对卵泡的生长、发育、成熟、排出起着决定性的作用。

三、精子的发生以肾精为基础

精子能够正常产生及发挥正常功能则男子具备生殖功能，这一过程需要依赖众多激素，包括卵泡刺激素、黄体生成素、生长激素、胰岛素、泌乳素、抑制素、甲状腺素等。从传统中医角度来讲，精子的动力源于肾阳，中医学早在《黄帝内经》中已对男子的生殖生理特点作了高度的概括，如《素问·上古天真论》曰："丈夫八岁，肾气实，发长齿更；二八，肾气盛，天癸至，精气溢泻，阴阳和，故能有子……八八，天癸竭，精少，肾脏衰，形体皆极则齿发去"以八岁为一个年龄周期记述了男性在生长、发育、生殖功能成熟和衰退的生理变化过程中的特点，突出反映了肾气、天癸、精三者在男子生理活动和生殖功能方面的重要作用。男子生殖系统的发育以及生精、种子等功能与肾精有密切关系，如《灵枢·经脉》云："人始生，先成精，两神相搏合而成形，常先身者，是谓精。"阐明了精是构成人体生殖、繁衍后代的原始物质。肾精、肾气的充盛与否，直接影响到精子质量的好坏，而肾精、肾气的充盛与否又与天癸之至与竭有直接关系。肾气的充实促进天癸充盛，天癸充盛，则精室产生成熟精子而精液溢泻。肾气虚可导致天癸迟至或天癸早竭，则精室无以产生成熟精子而引起少精子、无精子、不育等病症。肾藏精，主生殖，肾阳的盛衰决定了精子活力的强弱。当肾精充盛，阳气充足时，推动、激发、温煦作用强劲，肾气充沛，精血旺盛，则精液充足，精子动力强；当肾精乏源，肾阳虚衰，生精功能不足，肾阳鼓动无力，精液无以温煦，动力不足，则出现弱精子症。

根据"男子以精为主"，"种子之法男必先养其精"的中医理论，临床常使用补肾益精中药治疗少、弱精症，疗效显著。补肾一方面有助于增加精子生成和成熟的物质基础，另一方面有利于改善精子生成和成熟的内环境。现代实验及药理研究发现菟丝子、淫羊藿等补肾中药有雄性激素样作用，能促进性腺功能及精液分泌。金匮肾气丸能提高肾阳虚男性不育患者血清睾酮水平，增加精子数量，改善精子质量，降低精子畸形率，提高精子活力。由此可见，精子的发生与肾精有着密切的关系，肾精、肾阳的盛衰决定了精子动力的强弱。

四、子宫内膜容受性受肾精主控

妊娠是胚泡与子宫内膜相互作用而植入子宫的过程，胚泡着床障碍是导致妊娠失败的主要原因之一，子宫内膜容受性不良又是导致胚泡着床障碍的主要原因之一。子宫内膜的正常发育必须依赖于正常的激素水平，内膜组织有正常的受体含量可对激素产生正常反应。

孕酮与孕酮受体结合刺激子宫内膜腺体分泌和间质蜕膜化，为胚胎种植和维持早孕提供主要的激素支持。

传统中医学中子宫称为"胞宫""胞脉"。胞宫的功能直接与肾有密切关系。一方面"肾藏精、主生殖"，"胞脉者，系于肾"，"精满则子宫易于摄精，血足则子宫易于容物"；另一方面，精能化血，《张氏医通•诸血门》曰："精不泄，归精于肝而化清血。"肾气旺盛，肾精充足，血海满盈，胞宫营养良好，脉络丰富，则宫内适宜男女之精着床孕育，女子易受孕；反之，若肾气虚弱、肾精不足，则血海空虚，胞宫营养不良，脉络稀疏，则男女之精无以植入胞宫，女子不易受孕。

胚胎着床期的子宫内膜容受性直接由肾精的盛衰所决定。现代研究证实，补肾中药可使实验动物子宫增重，子宫内膜明显增厚，腺体增多，分泌现象趋于明显，可提高子宫内膜雌、孕激素受体含量，还可增加靶组织雌激素受体的亲和力，使子宫内膜增殖、分泌功能好转。另外，补肾中药还可促进内生殖器官血液循环，使子宫血供明显增加，从而改善子宫内膜的容受性，为胚胎着床做准备。

五、胚胎质量及发育潜能由肾精决定

西医学认为胚胎的质量及发育潜能可直接影响妊娠的结局，胚胎异常是流产的主要原因，早期流产胚胎检查发现 50%～60% 有染色体异常。夫妇任何一方有染色体异常可传至子代，导致流产。其父代的染色体与中医学所述之"先天之精"相似。传统中医学认为：肾所藏之先天之精源于父精母血的生殖之精，与生俱来，是构成胚胎发育的原始物质，肾精盛衰又决定了胚胎发育的潜能。《灵枢•决气》明确指出："两神相搏，合而成形，常先身生，是谓精"，"精合而形成，此形即精，精即形也"。人体形成胚胎所禀受的"先天之精"，携带父母的遗传信息，并于传递过程中，形成不断复制与转换的信息。所受父母的肾精盛与虚，关乎所受先天之精的盛与虚。父母肾精的盛虚关乎子代胚胎的优劣、发育潜能，甚至决定以后生命体的形成、疾病的易感性、寿长等。

如高龄"五七"之后的不孕妇女，往往卵母细胞质量下降；在卵胞浆内单精子显微注射中，如果男方精子畸形率高，所形成的胚胎碎片往往较多，胚胎发育潜能受到影响，最终影响到临床妊娠率，这与禀受于父母"先天之精"的盛衰有很大关系。补肾中药可提高卵母细胞数、精子质量，所形成的胚胎质量优良，发育潜能好，体外受精 - 胚胎移植临床妊娠率高，说明先天之精的盛衰与胚胎质量、发育潜能均有关。

综上所述，人体生殖能力由肾精、天癸所主导；卵泡的发生以肾精为基础，卵泡的排出有赖于肾阳之鼓动；精子的发生以肾精为基础，精子的动力源于肾阳；子宫内膜容受性受肾精主控；胚胎质量及发育潜能由肾精决定。从现代辅助生殖的"卵泡、精子、子宫内膜、胚胎"角度阐述"肾藏精、主生殖"理论，可使该理论更加微观化、具体化。临床实践证明补肾中药可提高卵细胞、精子和胚胎质量，改善子宫内膜容受性，提高生殖功能，进一步佐证了"肾藏精、主生殖"的中医学藏象理论的科学性，并且具有巨大的临床指导意义。

当然仅仅从西医学生殖及内分泌的角度远远不能阐释其全部科学意义。该理论的充实和完善有待于在充分继承中医学宝贵遗产的同时，结合现代研究，从多角度、多层次，深入探讨与挖掘。

第四节　辅助生殖技术助孕前的中西医整体治疗

需实施辅助生殖技术的不孕症患者伴有不同的症状，应用辅助生殖技术前，需将人体情况调整到合适的状态，才能更好地实施该项技术。输卵管梗阻引起不孕症者，伴有下腹痛、白带增多等，既往足月分娩、人工流产、中孕引产、异位妊娠等生育史；子宫内膜异位症引起者，常伴有痛经、经量过多，或经期延长、性交痛，妇科检查后穹隆可触及触痛结节；子宫肌瘤引起者，可伴有子宫增大；多囊卵巢综合征引起者常伴有痤疮、多毛、肥胖，或扪及增大的卵巢等。

一、发病机制

主要病机是肾虚不足，与肝、脾、心密切相关。

1. **肾虚**　卵子是生殖之精，藏于肾，其发育成熟与肾精充盛密切相关。先天肾气不足，或房事不节，久病大病，反复流产损伤肾气；或高龄，肾气渐虚，肾气虚，则冲任虚衰不能摄精成孕；或素体阳虚或寒湿伤肾，肾阳亏虚，命门火衰，阳虚气弱，则生化失期，有碍子宫发育或不能触发氤氲之气，致不能摄精成孕；或素体肾阴亏虚，或房劳多产，久病失血，耗损真阴，天癸乏源，冲任血海空虚；或阴虚生热，热扰冲任血海，均不能摄精成孕。

2. **肝郁**　冲任气血和畅是排卵的主要条件。若肝血不足，肝失所养，肝气郁滞；或七情所伤，情志抑郁，暴怒伤肝；或肝郁化火，郁热内蕴；或肝郁克脾，化源不足，冲任血少，均可致冲任失于疏泄，胞宫不能摄精成孕。

3. **血瘀**　经期产后余血不净，或摄生不当，邪入胞宫，或寒湿及湿热久恋下焦，气血失和，瘀滞冲任；或房事不节亦可致瘀，胞宫、胞脉阻滞不通导致不孕。

4. **痰湿**　素体肥胖，或脾肾不足之体嗜食膏粱厚味，导致湿聚成痰，痰湿内阻，流注下焦，滞于冲任，壅阻胞宫，不能摄精成孕。

二、辨病与辨证结合治疗

中医对辅助生殖技术的干预主要体现在精子或卵子的发育成熟、成熟卵泡的排出、黄体支持及妊娠维持等环节。强调辨病与辨证相结合的治疗方法。

（一）辨证论治

1. 肾虚证

（1）肾气虚证

主要证候：婚久不孕，月经不调，经量或多或少，头晕耳鸣，腰酸腿软，精神疲倦，小便清长，舌淡，苔薄，脉沉细，两尺尤甚。

治疗法则：补肾益气，填精益髓。

方药举例：毓麟珠（《景岳全书》）。

（2）肾阳虚证

主要证候：婚久不孕，月经后期，量少色淡，甚则闭经，平时白带量多，腰痛如折，腹冷肢寒，性欲淡漠，小便频数或失禁，面色晦暗，舌淡，苔白滑，脉沉细而迟或沉迟无力。

治疗法则：温肾助阳，化湿固精。

方药举例：温胞饮（《傅青主女科》）。

（3）肾阴虚证

主要证候：婚久不孕，月经错后，量少色淡，头晕耳鸣，腰酸腿软，眼花心悸，皮肤不润，面色萎黄，舌淡，苔少，脉沉细。

治疗法则：滋肾养血，调补冲任。

方药举例：养精种玉汤（《傅青主女科》）。

2. 肝郁证

主要证候：多年不孕，月经愆期，量多少不定，经前乳房胀痛，胸胁不舒，小腹胀痛，精神抑郁，或烦躁易怒，舌红，苔薄，脉弦。

治疗法则：疏肝解郁，理血调经。

方药举例：开郁种玉汤（《傅青主女科》）。

3. 血瘀证

主要证候：多年不孕，月经后期，量少或多，色紫黑，有血块，经行不畅，甚或漏下不止，少腹疼痛拒按，经前痛剧，舌紫黯，或舌边有瘀点，脉弦涩。

治疗法则：活血化瘀，温经通络。

方药举例：少腹逐瘀汤（《医林改错》）。

4. 痰湿证

主要证候：婚久不孕，形体肥胖，经行延后，甚或闭经，带下量多，色白质黏无臭，头晕心悸，胸闷泛恶，面色㿠白，苔白腻，脉滑。

治疗法则：燥湿化痰，理气调经。

方药举例：启宫丸（经验方）。

（二）辨病治疗

1. 精子或卵子的成熟　中医学认为，肾为先天之本，天癸之源，元气之根，又为冲任之本，且肾藏精，主生殖。肾气旺盛，精血充沛，任通冲盛，两精相搏，方能有子。卵子发育成熟发生于卵泡期，即"经后期"。故中医干预治疗于经后期。经后期的病理变化主要在于阴血不足、血海空虚。除了本身的阴虚外，又与心火、肾火、肝火有关。治疗上以滋阴养血为大法，结合辨证施治。

代表方剂：归芍地黄汤、知柏地黄汤、加减清心汤、丹栀逍遥散等。

2. 成熟卵泡的排出　成熟卵泡排出是受孕的关键，"天地生物必有氤氲时，万物化生必有乐育之时……凡妇人一月经行一度，必有一月氤氲之候，于一时辰气蒸而热，昏而闷，有欲交接不可忍之状，此的候也……顺而施之则成胎。"其中"氤氲""的候"均指排卵而言，并指出"顺而施之则成胎"的治疗时机。中医对此的干预要活血通络以促排卵，补肾调理阴阳，以促进排卵的节律变化。此时多夹有痰湿、湿浊、气郁、血瘀等，临证须多加变通。尚可结合针灸疗法促进卵泡排出。

代表方剂：补肾促排卵汤、二陈汤、四妙丸、柴胡疏肝饮、血府逐瘀汤等。

3. 黄体支持　胚胎的顺利着床还赖于肾阳的温煦功能。主要的治疗时机在排卵后的6～7天。此时黄体功能稳定，孕激素的产生使得子宫内膜的容受性增加，利于胚胎种植。中医干预以补肾助阳，辅助阳长为主。"善补阳者，必于阴中求阳"，其次是气中补阳、血中补阳等。

代表方剂：右归饮、健固汤、温土毓麟汤、毓麟珠等。

4. 妊娠维持　辅助生殖技术治疗获得的妊娠，其妊娠并发症比自然妊娠高，一旦确定宫内妊娠后，应尽力行妊娠维持治疗。当以安胎、维持黄体功能为治疗大法。若出现妊娠合并证候，本着治病与安胎并举的原则，维持妊娠至 90 天，宫内见成形胎儿方可。

代表方剂：泰山磐石散、寿胎丸等。

ART 的发展解决了大多数不孕症患者经过其他治疗后仍不能受孕的问题。但其带来的技术本身及社会、伦理、道德、法律等一系列问题也日益突出，其应用前应当全面地评估身体情况，保证辅助生殖技术的顺利进行。

第五节　中医药对辅助生殖技术中卵巢反应与卵细胞质量的影响

中医药对辅助生殖技术起到的作用，是从宏观上总体地协调机体的内分泌环境，这与西医学的助孕技术微观治疗，很大可能是起了相辅相成的作用。

一、中医药对辅助生殖技术中卵巢反应——双向调节

（一）抑制过度反应

辅助生殖技术的最重要副反应性疾病系卵巢过度刺激综合征（OHSS）。OHSS 是由于患者对促性腺激素呈现过度反应。这种过度反应与患者自身的体质密切相关。体质的特点禀受于父母，后天成长过程中不断得以完善。体质与发病在生殖医学领域也常起着重要的作用。比如 OHSS 的发生，多见年龄在 35 岁以下体格瘦小的青年女性，而且体质有敏感性，一旦发病则很难控制。针对这种情况，辨证加用中药调周，最终改善体质，逆转其敏感性之后仍用同样的促排卵方案，能减少 OHSS 的发生。谈勇教授曾举 1 例该病病例，该案例患者年龄 32 岁，1996 年 3 月初诊。结婚 7 年未妊娠，1988 年曾在某医院采用枸橼酸氯米芬促排卵治疗，出现 OHSS 而中止治疗。1990 年曾行双卵巢锲形切除，1992 年起再次行促排卵治疗，同样诱发 OHSS，1992 年 AIH 中止，改用 IVF-ET 治疗。1996 年来诊，因对 OHSS 的恐惧，而对 IVF-ET 产生绝望，要求服中药调治。初诊见月经期腹痛，腰痛，四肢不温，带下偏多，面色苍白兼黄，测 BBT 示黄体功能不全，遂用中药调周治疗。月经期采用折冲饮加减，卵泡期投以当归芍药散加桂枝茯苓丸，黄体期用八味地黄丸 2 个月后，BBT 高温相可维持 11 天左右，再采用 IVF-ET，同样促排卵药物，未出现 OHSS。同年 10 月 ET 后获成功妊娠并分娩。

若发生 OHSS，则按照中医辨证。OHSS 是在肾虚的病理基础上，由于控制性卵巢刺激药物的运用而引起的，肾虚是发病之根本。中医学有"肾主水液，总司气化"之说，肾阳的气化功能将贯穿于人体水液代谢的始终。因而机体水液代谢异常，诸如腹水、胸水乃至全身水肿，均与肾脏密切相关，其中肾中阳气尤为关键。故明代《景岳全书·肿胀》指出：水肿与肺、脾、肾等脏均相关联，然"其本在肾……肾虚则水无所主则妄行。"OHSS 常以腹水、胸水为基本特征；临床实践进一步表明，本病其本在于肾精、肾阳亏虚，水液泛滥。鉴于 OHSS 系以肾虚为本，水饮停滞为标，兼有气滞血瘀，因此，补肾填精、温阳利水，当为本病的基本治法。同时，又当结合兼证的不同而辅以活血化瘀、益气健脾等法，方与病机合拍。刘凤云等采用益肾利水方治疗本病，临床证实具有较好的疗效。该方由熟地、山茱萸、山药、茯苓、泽泻、淫羊藿、菟丝子、黄芪、红参、白术、丹参组成。

（二）提高卵巢低反应者敏感性

随着时代的发展、工作压力的加大，现代女性的生育年龄正在逐渐增大。而女性生育能力随年龄增大逐年下降，35 岁以后尤为明显。女性生育能力下降表现为卵泡的耗竭及质量的下降，卵巢对促性腺激素的反应低下，自然周期妊娠率和接受体外受精 - 胚胎移植治疗妊娠率下降。

提高高龄妇女卵巢反应性的中医药研究目前国内文献报道不多。徐珉、司徒仪等研究了补肾中药对高龄不孕症妇女卵巢储备功能的调控，结果显示：补肾中药具有改善卵子质量、提高卵巢储备的作用，应用中药提高高龄不孕妇女的卵巢储备，联合促排卵方案或辅助生育技术可为高龄不孕的治疗提供一条新的途径。张明敏等以 38 例卵巢反应低下患者为研究对象，并以银杏叶制剂对其中一组患者进行干预，治疗组经 2 个月的银杏叶制剂治疗，对照组不经任何治疗，歇息 2 个月经周期，两组均再次行控制性卵巢刺激人工助孕治疗。结果发现两组在 E_2 水平、卵泡数、卵细胞数、子宫内膜厚度之间均有显著性差异。说明银杏叶制剂能增加卵巢反应低下患者在助孕技术中的卵泡和卵细胞的数量，改善子宫内膜厚度，提高临床妊娠率。

连方等研究发现补肾中药治疗后患者肾虚症状明显改善，并且治疗组卵巢基质血流优于对照组，推理其改善卵巢功能可能与改善基质血流相关。二至天癸颗粒配合 Gn 可明显减少 r-FSH 用量，提高卵巢储备功能，改善卵子质量，提高妊娠率，研究提示二至天癸颗粒提高高龄不孕妇女卵巢反应性的机理与其增加颗粒细胞雌激素、孕酮、抑制素 B 的分泌量和上调 inhibin α mRNA，FSHRmRNA 的表达有关。

二、中医药对辅助生殖技术中卵细胞质量的影响

肾藏之精是人体最基本的生命物质，是人身中最精粹的部分，如《素问·金匮真言论》所言，"夫精者，身之本也"。《灵枢·经脉》曰"人始生，先成精"。肾中先天之精乃孕育的物质基础，人类卵细胞的生成、发育、成熟与肾精充盛密切相关，卵细胞是以肾中所藏之精气为物质基础的，肾精不足是卵泡发育障碍的基本病机。月经正常是卵细胞能够正常发育、成熟及排出的外在表现，同时也是形成胎孕的前提条件。随着年龄的增长，女子进入青春期，只有肾之精气充盈，天癸来至，冲任通盛，经行调畅，才能产生优质的卵细胞，为孕育胎儿做好准备。反之，肾脏精气虚衰，天癸少而竭，则经水无以行，卵细胞无以生，出现卵细胞发育不良、成熟延迟、萎缩及排出障碍等。

补肾中药具有明显的调经和促排卵作用，可提高排卵细胞质量和卵裂能力，以增加正常卵细胞和卵裂细胞为主，对卵细胞质量和卵裂过程不产生异常影响。据此采用中药调周法，以补肾为主，结合行气活血，平衡阴阳，调整月经周期的节律，在 IVF-ET 前期根据女性周期各个阶段的特点加以应用，如卵泡期采用益肾养阴，以增长雌激素为主，促进卵泡发育；排卵期以调理气血，益肾活血，促进排卵功能为主；黄体期则温补肾阳，促进孕激素分泌，增强黄体功能从而改善卵巢的储备力，逆转年龄因素导致的卵巢功能衰退，创造有利的生殖内环境。此时再接受 IVF-ET，既为能采取良好的卵子，又为胚胎移植营造了一个较理想的内分泌环境，达到受孕之目的。

连方等提出，IVF 降调节产生药物性肾虚，实质是肾阴、肾阳平衡失调及在此基础上出现的气血虚弱、血瘀痰湿等兼症，治疗时多由补肾阴、益肾气入手，对兼症以补肾活血、补肾

化痰立法。方用二至天癸颗粒（女贞子、墨旱莲、枸杞子、菟丝子等）。临床研究发现，二至天癸颗粒能显著改善患者肾气阴两虚证候，在不减少卵细胞数目的情况下，增加优质卵、优质胚胎数目，改善控制性卵巢刺激周期的胚胎质量，提高临床妊娠率。

对于辅助生殖技术中特殊一类——子宫内膜异位症（EM）患者，他们的卵细胞质量下降是辅助生殖技术成功率下降的重要原因。李新玲等研究发现认为，EM 患者卵泡液中 TNF-α、IL-6 含量增加，使卵细胞、早期胚胎生存的内环境发生改变，其颗粒细胞 TNF-α、IL-6 过度表达。中药祛瘀解毒颗粒具有活血解毒，通络止痛之效。祛瘀解毒中药可能通过降低卵巢自身产生的 TNF-α 和 IL-6，调节卵巢旁\自分泌直接或间接参与卵巢功能的局部调节，降低其毒性物质的表达，但确切机制尚待研究。

第六节　中医药对辅助生殖技术中子宫内膜容受性的作用

随着人们生活节奏的加快、环境的污染、婚育观的改变及性观念的开放，不孕症的发病率不断上升。据统计，全世界有 3.5%～16.7% 的夫妇存在生殖障碍，而我国不孕症发病率为 10%～15%。辅助生殖技术是治疗不孕症的重要手段之一，体外受精 - 胚胎移植（IVF-ET）存在着低种植率和低妊娠率的现象，虽然 IVF-ET 技术临床受精率已高达 75%～90%，但临床妊娠率只有 30%～40%。胚胎反复移植失败（repeated implantation failure，RIF），是指移植 3 次以上或 10 个及以上的胚胎均未能妊娠，其主要原因之一就是子宫内膜容受性问题。目前认为影响人类生殖过程有三个主要因素：胚胎质量、子宫内膜容受性和胚胎发育与子宫内膜的同步化。随着促排卵方案的个体化、体外受精培养技术的日益成熟，使得胚胎质量得到了优化，因此提高子宫内膜容受性具有重要意义。

一、西医学对子宫内膜容受性的认识

子宫内膜容受性（endometrial receptivity，ER）是指子宫内膜对胚胎的接受能力，即子宫内膜处于一种允许囊胚定位、黏附、穿透并植入而导致胚胎顺利着床的综合状态，这段时间称为"着床窗"，一般在排卵后的 6～10 天，即正常月经周期的第 20～24 天。有数据表明约 2/3 的 IVF-ET 着床失败是由于子宫内膜容受性不足所致，因此如何客观、准确地评价 ER 直接影响治疗决策和最终的治疗结局。

（一）西医学对子宫内膜容受性的研究进展

评价 ER 的金标准是子宫内膜活检。通过刮取少量的子宫内膜组织，然后进行形态学观察，如有分泌期改变说明有排卵，若是增生期改变说明无排卵，这是评价 ER 最准确的方法。但内膜活检作为一种有创性的检查手段在 IVF-ET 周期显然是不合适的。近年来有关 ER 的标志物研究主要包括以下几个方面：

1. ER 的形态学标志物——胞饮突（pinopode）　子宫内膜上皮是由纤毛细胞和微绒毛细胞构成，纤毛细胞在整个月经周期受各种激素影响较小，其形态较为稳定，而微绒毛细胞则与之相反，其形态变化显著，首先细胞的表面形成小的突起，逐渐增大，最后失去微绒毛而形成胞饮突。在种植窗口期通过扫描电镜可见子宫内膜上皮细胞顶端出现的大而平滑的胞质突起，即为胞饮突。它通常出现在正常月经周期的第 20～21 天，持续时间少于 48 小时，与"着床窗"时间基本吻合。根据有胞饮突的子宫内膜占整个子宫内膜的百分比，将其表达量划分为：丰富（＞50%）、适中（20%～50%）、微量（＜20%）3个层次；根据胞饮突形态随时间的变化划分为发育中、充分发育和衰退3个阶段。发育中的胞饮突特征形态为光滑的、薄弱的质膜突起，呈现在整个细胞尖端；充分发育的胞饮突呈现出"花样"肿胀的质膜状态，且认为其出现就标志着子宫内膜的最佳容受期，发育成熟的胞饮突仅持续24～48小时；衰退期的胞饮突表面开始出现裙皱，并且部分已逐渐被一些微绒毛取代。已证实囊胚着床均在有胞饮突的区域，胞饮突缺乏的患者，胚胎植入后着床反复失败，胞饮突越丰富的患者妊娠率越高。因此胞饮突被一些研究人员认为是子宫内膜容受性的超微结构性标记。也有部分学者认为胞饮突不是ER的标志物，因此仍有待进一步研究。由于胞饮突的检测是有创的，所以在临床上未应用。

2. ER的超声学标志 近年来超声技术越来越多的应用到辅助生殖领域，特别是三维超声技术的发展。超声评价ER参数包括：子宫内膜厚度、内膜类型，子宫内膜容积，子宫动脉血流的阻力指数（RI）和搏动指数（PI），子宫内膜及内膜下血流3DU-PDA参数（三维超声能量多普勒血管成像）：VI（血管指数）、FI（血流指数）、FVI（血管血流指数）。

（1）子宫内膜厚度：超声下子宫内膜厚度是指子宫前后壁的子宫内膜加宫腔间隙，子宫内膜作为胚胎种植和发育的土壤，在妊娠中起着重要的作用。其厚度在自然月经周期中呈周期性变化，围排卵期内膜厚度可达8～12mm，较适合胚胎着床。当内膜厚度＜7mm时有较强的阴性预测价值，＞14mm时成功率降低。因此子宫内膜厚度被认为可以反映内膜的功能状态，用来预测子宫内膜的容受性。对超声下测量子宫内膜厚度是否可评价IVF-ET妊娠结局尚存争议，有学者提出子宫内膜厚度与IVF-ET妊娠结局并无相关性，但是大部分学者认为IVF-ET临床妊娠率与子宫内膜厚度在一定范围内呈正相关性。

（2）子宫内膜类型：子宫内膜类型是指内膜与肌层相对回声状态的分型。目前尚无统一分型标准，临床多采用Gonen分型标准，即A型为三线型或多层子宫内膜，外层和中部强回声以及内层低回声或暗区，宫腔中线回声明显；B型为弱三线型，宫腔中线回声不明显；C型为均质强回声，无宫腔中线回声。大部分学者认为HCG注射日或取卵日A型内膜患者妊娠率显著高于C型内膜患者，认为A型子宫内膜是妊娠成功的内膜容受最佳形态。但目前子宫内膜形态与妊娠结局的关系尚无定论。

（3）子宫内膜容积：子宫内膜容积是评价ER的新指标，通过三维超声对内膜宫底部与宫颈口的子宫肌层和内膜交界处进行勾边得到。有研究认为子宫内膜面积＜5mm²的妇女妊娠率和着床率明显低于子宫内膜面积＞5mm²的妇女，若子宫内膜容积＜2ml者，妊娠率与种植率基本为零。

（4）子宫动脉血流阻力（RI）和搏动指数（PI）：RI和PI是目前被最常用来监测子宫动脉血流动力学的指标，现在公认子宫动脉的PI和RI的值越低，说明血管阻力越低，子宫血流灌注良好；其值越高则提示血管阻力高，子宫血流灌注较差，存在供血障碍，进而导致子宫内膜发育不良，影响胚胎的着床，导致妊娠率低下。

（5）子宫内膜及内膜下血流3DU-PDA参数：3DU-PDA技术整合了三维容积超声和能量多普勒血流成像的优点，具有敏感性强、重复性好和数据量化的优点。对于子宫内膜血流等低速血流信号更加敏感。能客观、准确地获取下列信息：①不规则器官与组织的容积；②血管指数（VI），代表组织中的血管数量；③血流指数（FI），提示感兴趣区（ROI）内血流的平均密度；④血管血流指数（VFI），代表了该区域的血管化程度和血流的综合情况。3DU-

PA 参数比常规的血流分级评价子宫内膜血流情况的方法更准确、客观。子宫充足良好的血供是胚胎着床的重要条件，3DU-PA 技术检测子宫内膜血流较二维超声有着明显的优势，有望在临床中得到广泛应用。

超声具有直观、准确、便捷、无创等特点，在临床上得到了广泛的应用。但超声参数评价 ER 的价值还存在争议，研究超声各种参数的预测意义，挖掘新的超声指标具有重要的意义。

3. ER 的分子水平标志物　随着研究的深入，近年来发现某些生物活性分子在种植窗口期发生变化，这些变化可作为 ER 的评价标志物。主要包括：雌激素、孕激素、白血病抑制因子、基质金属蛋白酶及自身金属蛋白酶组织抑制剂、细胞黏附分子（整合素、选择素）、骨桥蛋白及其他。

（1）雌、孕激素及其受体：子宫内膜作为雌孕激素作用的靶器官，雌孕激素对内膜的厚度、形态及结构的改变具有重要的作用。关于在控制性卵巢刺激过程中产生的超生理水平的雌激素（E_2）对 IVF-ET 结局的影响，学术界一直存在争议。有研究者认为在 HCG 注射日血中雌激素水平与妊娠结局无关，但 IVF 中雌激素水平的升高有损 ER。孕激素（P）对胚胎着床和维持妊娠具有重要作用，分泌期血清孕激素升高及局部孕激素受体降调是触发"着床窗"起始的关键因素，胚胎着床过程中局部孕激素浓度升高，则对周围 PR 起降调作用，使子宫内膜在胚胎着床期呈现最大的可容受性。有学者提出 E_2/P 的比值概念，E_2/P 比值发生改变，且高 E_2/P 比值，致使 P、E_2 不协调状态，致使内膜容受性发生改变。

（2）白血病抑制因子（leukaemia inhibitory factor，LIF）：LIF 是一种分泌型糖蛋白，具有多种生物学功能。LIF 通过与相应的受体结合而发挥作用。LIF 在人子宫内膜增殖期表达低，分泌中、晚期腺上皮细胞中表达最强，与着床一致，且 LIF 的表达定位于胚胎植入附近的子宫内膜上皮或基质细胞，LIF 低表达会导致胚胎移植失败。LIF 基因敲除的小鼠胚胎不能着床，但外源性给予 LIF 后，胚胎可以着床，LIF 基因缺失的胚胎可正常着床于野生型小鼠的子宫内，这提示了 LIF 在胚胎着床中的重要性。也有研究表明在 IVF-ET 多次着床失败的患者中，分泌期 LIF 呈下降趋势。

（3）基质金属蛋白酶及自身金属蛋白酶组织抑制剂：基质金属蛋白酶（matrixmetalloproteinases，MMPs）是一组依赖于钙离子和锌离子，是细胞外基质降解过程中最重要的一组蛋白水解酶。自身金属蛋白酶组织抑制剂（tissue inhibitor of metalloproteinase，TIMPs）是 MMPs 的特异性抑制剂，它们在生殖系统中高度表达，TIMPs 与活化的 MMPs 以 1:1 非共价键稳定结合且不可逆。在胚胎种植过程中，子宫内膜和滋养层细胞产生的 MMPs 通过降解子宫内膜的细胞外基质，促进滋养细胞侵入内膜，而 TIMPS 则通过抑制 MMPs 间接抑制滋养细胞的过度侵入，MMPs 与 TIMPS 的平衡使得滋养细胞只能侵入蜕膜层，完成胚胎植入过程。

（4）细胞黏附分子（cell adhesion molecules，CAMs）：CAMs 是众多介导细胞间或细胞与细胞外基质间相互接触和结合分子的统称，以受体 - 配体结合的形式发挥作用。

1）整合素：整合素（integrin）是一种通过依赖细胞内外的钙离子介导细胞内、外环境之间发生联系的跨膜受体，是细胞黏附分子家族主要成员，其中整合素 αvβ3 是目前公认最具代表性的反映子宫内膜容受性的黏附分子。它在月经周期第 19 日以后出现在子宫腺上皮和子宫内膜上皮中，恰好与种植窗口期出现相一致。在 IVF-ET 的 RIF 患者中，在种植窗口期子宫内膜整合素 αvβ3 的表达明显减弱，从而影响胚胎的着床。

2）选择素：选择素是一种钙离子依赖，能与特异糖基识别并结合，属于 CAMs 的一个家族，主要参与白细胞与血管内皮细胞之间的识别与黏着，又称为选择蛋白或选择凝集素。其中白细胞选择素（L- 选择素）可作为子宫内膜容受性的标志物。L- 选择素及其寡糖配体 MECA-79 于月经周期的分泌中期呈现高表达。在胚胎着床中发挥不可忽视的作用。

（5）骨桥蛋白（osteopontin, OPN）OPN 是整合素配体家族成员之一，整合素 αvβ3 是 OPN 的主要受体。作为一种细胞外基质，OPN 在细胞 - 细胞间及细胞 - 细胞外基质间的相互作用中起着重要作用，几乎参与了生殖的全过程。OPN 及其受体整合素 αvβ3 在正常周期妇女的子宫内膜中，整个周期均协同表达，但在种植窗口期表达量最大。

（6）其他：包括白细胞介素 -1（IL-1）、胰岛素样生长因子（IGF）、前列腺素（PG）血管内皮生长因子（VEGF）以及降钙素等也被认为与 ER 相关。

4. ER 的基因学标志　随着人类基因组的破译，从基因水平研究 ER 成为热点。同源框基因（homeobox gene, Hox 基因）是胚胎组织形态的主要调控基因，在人体内分为 4 个基因群集，分别位于不同的染色体上，其中，位于 7 号染色体上的 Hoxa10 基因已被证实是 ER 建立和胚胎植入所必需的。研究显示，黄体中期 Hoxa10 基因呈高表达，特异性表达于子宫内膜上皮细胞和基质细胞，这与种植窗口期开放的时间同步。不孕患者子宫内膜 Hoxa10 基因的转录明显低于正常女性。除此之外还有还有许多相关基因有待进一步发现和研究。利用基因芯片技术在基因组范围内分析 ER 相关的基因，建立子宫内膜基因表达的数据库，对发现 ER 的标志基因、评估子宫内膜功能和预测辅助生殖妊娠结局将有重要的意义。

尽管已经发现了很多有关 ER 的潜在标志物，但至今还没有一种标志物能成功地运用到临床。目前临床评价 ER 较为广泛的方法是经阴道超声观察子宫内膜厚度及类型，测量子宫动脉及内膜血流结合血清性激素进行综合判断。还有学者建议在着床窗口期行宫腔镜，对子宫内膜血管和腺体进行检查和评估，可了解 ER 情况，但因其具有一定创伤性，费用相对较高，在临床还难以推广。临床亟需可行的、有效的标志物来评价 ER。

（二）西医学改善子宫内膜容受性的治疗方法

由于引起 ER 不良的原因很多，且具体机制尚不明确，因此，西医学目前主要针对促排卵后或其他疾病引起的内膜过薄的患者进行治疗，通过改善子宫内膜血流，增加子宫内膜厚度及促进子宫内膜的血流供应，而改善 ER。

1. 药物

（1）抗凝剂：超声学发现内膜血流和内膜下血流均存在时，提示患者有良好 ER。因此改善 IVF-ET 患者卵巢和子宫内膜的血流灌注，可以促进子宫内膜的生长，提高胚胎植入率和妊娠率。治疗过程中常用阿司匹林降低子宫螺旋动脉血流阻力，改善子宫内膜局部微循环。目前大部分文献对于小剂量的阿司匹林改善 ER 的作用是肯定的，但治疗剂量和用药方法尚未达成共识。

（2）雌、孕激素：在 IVF-ET 技术中，大多生殖中心采用控制性卵巢刺激方案，它能在一个月经周期中促使多个卵泡发育，同时也造成黄体功能不足，进而影响 ER，所以在该技术中常规给予黄体药物支持。目前黄体期添加孕激素已经得到普遍认可，但对于是否补充雌激素尚有争议。

（3）生长激素（GH）：有实验研究表明，GH 可以增强着床期子宫内膜 LIF、αvβ3 及 MMP-9DE 的表达，从而改善 ER。临床也有试验表明 GH 可以增加内膜厚度，改善子宫内膜血流，提高子宫内膜容受性，从而降低患者的冻融周期取消率，改善患者 IVF-ET 的结局。

（4）西地那非：枸橼酸西地那非，是一种 5- 磷酸二酯酶抑制剂，可通过释放一氧化氮来舒张血管平滑肌，扩张血管。阴道置入西地那非栓剂可增加子宫动脉血流及子宫内膜血供，增加子宫内膜厚度，提高种植率。

（5）米非司酮：米非司酮是孕激素拮抗剂，可以与孕激素受体结合阻断孕激素作用，COS 周期中血清孕酮浓度过高会导致胞饮突提前出现致胚胎发育和子宫内膜着床期发育不同步，使用米非司酮可阻碍 ER 过早形成。

（6）芳香化酶抑制剂：来曲唑是一种高效的芳香化酶抑制剂，近年来多作为枸橼酸氯米芬的替代药物作用于临床。研究认为，应用来曲唑促排卵时，其种植窗期胞饮突正常表达，推测来曲唑有促进子宫内膜血管发育的作用，因而能减少其对内膜容受性的影响。

（7）其他：山莨菪碱、左旋精氨酸也可改善子宫微循环，除此之外，临床还有采用联合用药来改善 ER，如雌激素联合小剂量阿司匹林、雌激素联合西地那非等。

2. 非药物疗法

（1）机械刺激法：机械刺激是指用小号刮匙搔刮刺激子宫内膜各壁，搔刮时间一般在中晚卵泡期。有研究者认为机械刺激改善 ER 的机制是通过搔刮可以清除部分不规则的子宫内膜，去除局部的病理变化；促进子宫内膜螺旋动脉生成和子宫内膜血管生成；同时促进上皮和基质细胞增生和分化，调节毛细血管舒缩活动，增加子宫内膜血流；促进基质细胞水肿和蜕膜化，有利于胚胎着床。

（2）子宫输卵管造影：有学者认为子宫输卵管造影对宫腔有清洗及分离粘连的作用，且造影剂泛影葡胺中的碘有杀菌作用，能促进内膜局部的炎症吸收，因此能改善宫腔环境，使内膜增厚，内膜容受性增加。

（3）输卵管积水手术：大量研究均显示，输卵管积水对 IVF-ET 的结局产生负面影响。有研究表明输卵管积水时整合素 $\alpha v \beta 3$、LIF 在种植期子宫内膜表达明显减少。因此，对这类患者建议行输卵管积水手术，防止积水逆流至宫腔，将胚胎冲离着床部位，干扰胚胎种植。

二、中医对子宫内膜容受性的认识

中医学并无关于"子宫内膜容受性"的描述，随着近年来辅助生殖技术的发展，由于 ER 不足造成 IVF-ET 失败而求助于中医的患者也越来越多，ER 这一概念也逐渐进入中医的视野，有关中医药改善 ER 的报道和研究也日益增加。

（一）中医对子宫内膜容受性的研究进展

《素问·上古天真论》曰："女子七岁，肾气盛，齿更发长；二七而天癸至，任脉通，太冲脉盛，月事以时下，故有子……七七任脉虚，太冲脉衰少，天癸竭，地道不通，故形坏而无子也"。古代医家认为肾、冲任、天癸与女性的经带胎产等生理功能有密切的关系，其中肾为根本。在《济阴纲目》卷三之《求子门·论孕子必知氤氲之时》篇曰"天地生物，必有氤氲之时，万物化生，必有乐育之时……以氤氲乐育之气触之而不能自止耳，此天然之节候，生化之真机也。"《丹经》云"一月止有一日，一日止有一时。凡妇人一月经行一度，必有一日氤氲之候，于一时辰间，气蒸而热，昏而闷，有欲交接不可忍之状，此的候也，于此时逆而取之则成丹，顺而施之则成胎矣。"此处的"氤氲之时""的候"即是排卵之时，此时胞宫表现出容纳能力，为孕育做好准备。张景岳在《妇人规》中云："此言妇人经期方止，其时子宫正开，便是布种之时,过此佳期,则子宫闭而不受胎矣"其思想与西医学"着床期"有相似之处。可见不论是古代还是现代,医家们都在不断地探索生殖规律。现代医家根据"肾藏精,主生殖","胞脉者,系于肾","精满则子宫易于摄精,血足则子宫易于容物"等理论,认为胞宫的功能直接与肾有着密切的关系,肾与胞宫相系,故肾的失常,引起胞宫容物失常,导致 ER 受损。故现代医家多从"肾"论治,治疗时亦以补肾为主。此外,还包括活血、疏肝、健脾等法。

在辅助生殖技术中,采用中医药提高 ER 的疗效取得了肯定。当前关于中医药改善 ER 的研究主要从中医药改善子宫内膜形态、提高子宫内膜血液循环、影响雌孕激素及其受体水平以及中医药对 ER 相关调控因子的作用四个方面入手,从临床和动物实验的角度,以证实中医药改善 ER 的有效性和安全性,并试图用现代方法阐明中医药提高 ER 的机制。

(二)中医改善子宫内膜容受性的治疗方法

辨证论治是中医治疗的精髓,对于 ER 降低的患者,目前并无统一的辨证分型标准。临床治疗时需运用四诊全面收集相关信息,根据患者的月经情况、全身症状、结合舌脉及实验室检查指标综合分析,采用辨病与辨证相结合的方法,制定相应的治疗方案。临床上可以采取中药辨证论治、中药调周疗法、针灸及其他疗法进行治疗。中药方剂多采用经方、经验方或自拟方加减治疗。

1. 中草药治疗

(1)肾精是天癸之源,肾精不足,天癸乏源,内膜失去濡养而使 ER 受损。《医学衷中参西录·治女科方》曰:"男女生育,皆赖肾气作强,肾旺自能荫胎也"。故医家们用"补肾填精"之法提高 ER。

1)肾阳虚证

主要证候:月经迟发、后错或停闭不行,经色淡黯,性欲淡漠,小腹冷,带下量多、质清稀。腰膝酸软,头晕耳鸣,夜尿频,眼眶黯,舌质淡黯,苔白,脉沉细尺弱。

治疗法则:温肾助阳,调养冲任。

方药举例:温胞饮(《傅青主女科》)加减。

2)肾阴虚证

主要证候:月经先期、月经量少,经色较鲜红,或月经停闭,或经期延长、甚至崩漏不止。腰膝酸软,五心烦热,失眠多梦,阴中干涩,舌质稍红,苔少,脉细或细数。

治疗法则:滋肾益阴,调补冲任。

方药举例:左归丸(《景岳全书》)加减。

3)肾气虚证

主要证候:月经不调,经量或多或少,色黯,头晕耳鸣,腰膝酸软,精神倦怠。舌淡,脉沉细。

治疗法则:补肾益气,温养冲任。

方药举例:归肾丸(《景岳全书》)加减。

(2)肾虚血瘀证:肾主生殖,肾气不足,无力推动血脉运行,胞脉瘀阻,不能摄精成孕。《医宗金鉴·妇科心法要诀》曰"女子不孕之故,由伤其冲任也,或因宿血积于胞中,新血不能成孕"。瘀血内阻新血不生,导致 ER 下降。因此补肾活血法对于改善子宫内膜容受性显得尤为重要。

主要证候:在上述肾虚证候的基础上,伴有血瘀的症状,舌质黯,或见瘀斑、瘀点,脉沉涩。

治疗法则:补肾活血,调经助孕。

方药举例：六味地黄丸合四物汤加减。

（3）肝气郁滞证：进行 IVF-ET 治疗的患者，其心理压力、精神负担较常人重。肾主生殖，肝藏血，肾主封藏，肝主疏泄。两者存在肝肾同源，藏泄互用的关系。故疏肝解郁，调畅情志是改善 ER 的重要方法。

主要证候：经期或先或后，经量多少不定，经前乳房胀痛，情绪不宁、急躁易怒，平素精神抑郁，善太息。舌质黯或红，苔薄，脉弦细。

治疗法则：疏肝解郁，调经种子。

方药举例：逍遥散（《太平惠民和剂局方》）加减。

（4）脾气不足：脾为后天之本，能运化水谷精微而化生气血，既充养先天，同时又通过经络联系输注子宫，维持子宫的正常功能。故健脾之法对于 ER 的建立具有重要作用。

主要证候：月经先期或经血淋漓不尽，经色淡，神疲乏力，精神倦怠，少气懒言，面色萎黄。舌质淡，苔薄，脉细弱。

治疗法则：健脾益气，养血调经。

方药举例：归脾汤（《正体类要》）加减。

（5）心肾不交证：五行中心属火，肾属水，心火必须下降到肾，使肾水不寒，肾火必须上炎于心，使心火不亢，这称为心肾相交，又叫水火相济。如肾阴不足或心火扰动，两者失去协调关系，则会出现心肾不交，临床以多由肾阴亏损多见。

主要证候：月经先期或后期，甚则淋漓不止，色鲜红，心烦失眠，惊悸不安，腰膝酸软，头晕耳鸣，五心烦热，咽干口燥。

治疗法则：补肾养心，交通心肾。

方药举例：黄连阿胶汤（《伤寒论》）加减。

（6）痰瘀内阻证：《灵枢·百病始生》曰"湿气不行，凝血蕴裹而不散，津液涩渗，著而不去，而积皆成矣"，由于津液不布，痰湿内生，致气机不畅，气为血帅，则血运不畅，瘀血内生，痰瘀互结阻于胞宫经络之中，影响胚胎的着床。

主要证候：月经后期，或经行量少，形体肥胖，带下量多，头晕胸闷，舌体大质淡，或黯，或伴有瘀斑瘀点，苔白，边有齿痕，脉滑。

治疗法则：燥湿化痰，活血通络。

方药举例：苍附导痰汤（《叶天士女科诊治秘方》）加减。

临床由于选择 IVF-ET 治疗的患者，一般病程都较长，病情较为复杂，因此，病机亦变化多端，多为虚实夹杂。治疗时要分清主次，灵活变通，虽以补肾为大法，但临床应用时还须因人而异。

2. 中药调周疗法 中药调周疗法是按照中医妇科基础理论，根据肾 - 天癸 - 冲任 - 胞宫之间关系，结合月经周期在行经期、经后期、经间期和经前期不同时期的阴阳气血转化规律，借鉴西医学对女性生殖内分泌的认识，采取周期性治疗，调整月经周期，与西医学的月经期、卵泡期、排卵期和黄体期相一致，既保持中医的特色，又体现了与西医学的结合，模拟女性月经周期的生理改变而用药，达到调经、助孕的目的。

（1）行经期：血海由满而溢，胞宫泻而不藏，此期应因势利导，促进经血下行，去除陈旧瘀血，以利新的周期开始。治疗时以活血调经为主，可选用当归、川牛膝、川芎、赤芍等活血之药。

（2）经后期：经净后血海空虚，冲任逐渐蓄积恢复，胞宫藏而不泻，此期为阴长期，治疗时应以滋阴养血为主，以女贞子、菟丝子、枸杞子、当归、熟地、山萸肉、肉苁蓉、黄精等补肾养血为主。

（3）经间期：即所谓的"氤氲之时""的候"，相当于西医学的排卵期。此时由阴转阳，治疗时应佐以温阳通络、活血之品，以促进阴阳顺利转化，以助排卵。常用紫石英、桂枝、桃仁、丹参、三棱、莪术、路路通等。

（4）经前期：此期为阳气生长的重要阶段，为孕育或行经做准备，治疗时阴阳并补，以助阳为主。可选用山药、熟地、山萸肉、巴戟天、淫羊藿等。

3. 中成药治疗

（1）河车大造丸：每次 6g，每日 2 次。适用于肾阴亏虚证。

（2）金匮肾气丸：每次 4～5g，每日 2 次。适用于肾阳虚证。

（3）桂枝茯苓胶囊：每次 3 粒，每日 3 次。适用于瘀血内阻证

（4）逍遥颗粒：每次 6～9g，每日 1～2 次。适用于肝气郁滞证。

（5）天王补心丹：每次 9g，每日 2 次。适用于心肾不交证。

（6）坤泰胶囊：每次 2g，每日 3 次。适用于心肾不交证。

4. 针灸疗法　针灸对于改善 ER 也有一定的辅助作用。中医学中针灸可以疏通经络，调理气血，平衡阴阳，改善局部的血液循环。目前针刺运用于妇产科多认为其可以激活脑内多巴胺系统，对下丘脑 - 垂体 - 卵巢轴的分泌功能具有良性调整作用，从而促使排卵，也有助于改善子宫内膜血液循环，从而提高内膜容受性。主穴可选取肾俞、关元、中极、子宫、归来、三阴交、足三里，同时根据辨证选择不同配穴。肾虚取太溪、命门；血瘀取血海、肝俞；肝郁取太冲、期门；脾虚取合谷、脾俞；痰湿取丰隆等。手法均采用平补平泻法。

5. 中西医结合疗法　中医治疗可以贯穿 IVF-ET 的整个过程，主要根据患者处于 IVF-ET 不同时期，根据个体特征以辨证论治为主。不仅可降低西药毒副作用和不良反应，使西药用药或药量减少，而且中西药结合用药不易产生耐药性，还可增强药物敏感性，在临床上取得了较为满意的疗效。在取卵后，从胚胎移植到确定是否成功妊娠的一段时间，是人工辅助生殖技术成功的关键，受多种因素的影响。其中，由于受大量促性腺激素的刺激，加之由于取卵过程颗粒细胞的丢失，黄体功能不足，ER 受到影响，很难与自然周期的着床环境一致，无疑会影响胚胎着床。运用中医药治疗有助于胚胎成功着床，同时在失败周期后，患者身心受到双重打击，中医药治疗有利于改善患者症状和调节情绪，为患者下一次周期做准备。

6. 其他疗法　中药熏蒸具有药物和热疗的双重作用，在温热刺激下，局部血液循环加强，新陈代谢增强，从而使组织营养状况得到改善。除此之外，耳针、穴位埋线等对改善 ER 均有临床报道具有一定的疗效。

第七节　中医药对反复不明原因胚胎种植失败的调理思路

一、反复胚胎种植失败的定义

自世界上第一个试管婴儿布朗·路易丝于 1978 年 7 月 25 日 23 时 47 分在英国的奥尔德姆市医院诞生以来，给无数不孕不育家庭及个体带来了希望，越来越多的家庭及个体接

受这一治疗方法并获得了一定的成功。体外受精-胚胎移植（IVF-ET）技术经过 38 年的发展，目前多数报道临床妊娠率 30%～60%，着床率 15%～40%，抱婴成功率一直为生殖领域研究的难点及热点，尤其是对于 IVF-ET 反复失败的不孕症患者，其身心均承受着巨大的压力，医患双方均期待提高成功率，为中西医联合助孕提供了广阔的空间。胚胎反复种植失败（repeated implantation failure，RIF）国内外没有统一的标准，多指患者经过连续多次的胚胎移植均无法建立妊娠，目前认为经过 2～6 个体外受精-胚胎移植周期，移植 10 个以上优质胚胎仍未妊娠或每次有 1～2 个高质量胚胎的移植周期但连续 3 次移植不能获得妊娠即可诊断。RIF 已成为妊娠率进一步提高的瓶颈问题，日益受到生殖医学界的广泛关注。

二、反复不明原因胚胎种植失败

RIF 发生的原因较为复杂，现阶段尚不完全清楚每一例 RIF 的确切关键病因，无论如何，影响种植的因素大致可归为以下几个方面：配子、胚胎质量及其发育潜能（包括染色体问题、基因问题、胚胎质量不佳等问题）、子宫内膜的微环境（包括内膜薄、激素环境紊乱、子宫问题如肌瘤、内膜异位症、发育不良、萎缩等）、手术技术问题（如移植位置不是最佳等）、输卵管问题（如输卵管积水等）、环境问题以及某些全身因素（如精神心理问题、年龄问题、剧烈运动）等，因为每一次移植均可能是上述不同的单一因素或多因素作用，从而均有可能是反复胚胎种植失败的综合因素或关键原因。

因此，反复不明原因胚胎种植失败主要症结并不是不明原因，而是不明每次移植前后主要或关键原因且未加以有效预防或去除病因，导致多次移植共同的失败的结局。

综上，胚胎反复移植失败仍属于"不孕"范畴，临床可根据 RIF 的每一次失败原因分析，提出防治及调理策略。

三、中医药对反复不明原因胚胎种植失败的调理思路

（一）补肾养精

1. 适应人群　子宫发育不良、PCOS 未成熟卵病史、卵巢早衰或卵巢低反应致卵子质量欠佳、多次控制性卵巢刺激致卵泡过度消耗、高龄二孩、灾后再生育或失独再生育。

2. 调理方法　已移植者，补肾固胎；再取卵前，补肾资癸。

3. 调理方药　定坤丹、麒麟丸、五子衍宗丸、杞菊地黄丸等；中药调周疗法；补肾养精或补肾健脾方药煎服，常用的补肾健脾药有炒杜仲、菟丝子、茯苓、炒白术、川断、桑寄生、生甘草、砂仁。心为君主，主宰情志，心为五脏六腑之大主，神之舍，主宰全身血脉。胞宫通过胞脉、胞络与心肾相连，所谓"下系于肾，上通于心"，补肾同时常配合选用清心安神药。

4. 针灸推拿　取穴：气海、关元、三阴交、子宫等；耳穴；推拿大椎、督脉、涌泉等。

5. 补肾温阳药包封包、能量屋等，移植后停。

（二）健脾养血

1. 适应人群　内膜薄、内膜血供不良、月经过少、失眠、神疲乏力、子宫发育不良、卵巢及子宫血供不良。

2. 调理方法　移植前，健脾培土；已移植者，健脾养胎。

3. 调理方药　千金补血益母颗粒（丸）、四物合剂、复方阿胶浆等，或健脾补肾方药煎服。

4. 针灸推拿　取穴：血海、三阴交、足三里等；耳穴；推拿百会、大椎、任脉等。

5.外治 健脾养血药包封包、足疗等,移植后停。

多次移植失败参照滑胎治疗,以预防为主,孕前宜补肾健脾,益气养血,固摄冲任,经不调者当先调经,因他病致滑胎者当先治他病;怀孕后,当立即保胎治疗。而 RIF 患者在"预培其损"思想的指导下,其临床过程亦可分为两个部分,移植前和移植后。以预防为主,防治结合,重视孕前调养和孕后固胎。

(三) 疏肝调气

1.适应人群 精神压力大、高龄、输卵管缺陷、子宫内膜剥脱不全致经期延长、合并肌瘤、腺肌症、子宫内膜异位症、内膜息肉等。

2.调理方法 移植前,疏肝调冲;已移植者,调肝健脾。

3.调理方药 逍遥丸、丹栀逍遥丸、柴胡舒肝散等,移植后停药。移植前肝脾失调者,常于健脾方药中加柔肝泻肝之品。所用药物主要有党参、茯苓、炒白术健脾益气,白芍、淡黄芩养血柔肝泻肝火,炒杜仲、川断、桑寄生益肾,苏梗、陈皮、苎麻根理气助孕。

4.针灸推拿。

5.外治 疏肝理气药包封包、足疗等,移植后停。

肾气、肾精充足,气血舒畅调达是滑胎不孕症抱婴成功的保障。中药调周法,根据女性的生理周期特点,以补肾为主,结合行气活血,平衡阴阳,调整月经周期的节律。经期因势利导,活血化瘀调经使冲任气血舒畅,使内膜剥脱完全为新周期做好准备;经后期(卵泡期)畅达肝气,养血和血调冲,使胞宫内膜生长,助卵子生发;经间期(排卵期)补肾阴滋肝血使内膜精血充沛,有利于着床,同时活血行气促进卵子排出;经前期(黄体期)温补肾阳,填精补肝肾,使内膜分泌旺盛,助黄体健全,利于妊娠。四期各有侧重,但均以补肾养血活血为治疗核心,补肾药与调理冲任药相须为用,补而不滞,滋而不腻,活血而不动血,阴阳平和,为 IVF-ET 创造有利的生殖内环境。此时再接受 IVF-ET,既为能采取良好的卵子,又为胚移植营造了一个较理想的内分泌环境,达到受孕之目的。

总之,反复不明原因胚胎种植失败是国内外生殖医学界的难题,是辅助生殖技术的瓶颈,以"预培其损"为指导原则,充分发挥中医药在辅助生殖技术优势,做到中西医相互促进,共同提高 RIF 患者妊娠率。

第八节 辅助生殖技术中心理干预

我国不孕不育的定义是指夫妇同居 1 年,有正常的性生活,未采取任何避孕措施而不能怀孕者。不孕症患者治疗前由于社会、家庭等方面的压力,易产生焦虑、抑郁等不良心理。长期处于紧张状态,可导致生理功能紊乱,诱发躯体疾病,在一定程度上加重病情,不利于对不孕症的治疗,使患者陷入恶性循环。人类辅助生殖技术(ART)通常是指临床采用医疗辅助手段使不孕夫妇受孕的技术,主要包括人工授精、体外受精 - 胚胎移植(IVF-ET)及其衍生技术。一般需要借助辅助生殖技术妊娠的女性,对治疗是抱有很大希望的,但是,体外受精与胚胎移植(IVF-ET)等辅助生殖技术的复杂性及侵入性,又对患者产生不可避免的心理压力。目前不孕症患者的心理问题已经得到国际和国内临床医护工作者的重视。

随着生物 - 心理 - 社会医学模式的转变,心理社会因素在治疗与康复中的作用引起医务人员的高度关注。辅助生殖技术中心理干预方法如下:

一、认知干预

根据患者不同的受教育水平及家庭环境,采用通俗易懂的语言讲解孕育健康知识,面对面解答患者疑问,有计划、有组织地利用自制图片、版报、宣教小册子以及视频、网络微信等不同形式开展辅助生殖技术相关知识的宣教活动,帮助患者了解不孕症基础知识、不孕症治疗受心理因素的影响、不孕症治疗方案、妊娠期应注意事项等,详细介绍不孕症生理、病理知识及各种检查方法、目的及注意事项;介绍 IVF-ET 的适应证、并发症、治疗手术所需时间、费用和成功率等信息以帮助患者在遇到某种情况时可以冷静应对,降低焦虑、慌乱情绪,阻止患者的恶性心理循环,达到心理治疗的目的。

二、情感支持

从医院、家庭以及社会支持三方入手,针对患者构建情感支持系统,根据心身一体的观点,心理状态和生理状态相互影响,孕妇的紧张焦虑情绪使交感神经兴奋性增加,大脑皮质功能协调性降低,并通过下丘脑 - 垂体 - 性腺轴等途径,造成免疫、内分泌功能进一步减低。医护人员应开展针对性情感疏导,以尊重、热情与同情的态度同患者进行心对心的沟通与交流,让患者充分表达在治疗不孕期间的负性情感、压力与心理社会方面的苦恼,使患者得到一定程度的心理平衡。应引导患者树立积极、正面的健康心态,激发患者治疗信心和依从性。还可邀请治疗成功者参与现身说教,与患者交流彼此经验;进行集体性心理治疗,患者在此过程中会与其他病友产生同病相怜的感觉,继而产生共鸣,彼此倾诉焦虑及切身感受,从而有利于患者宣泄抑郁、焦虑、担忧等内心苦闷,通过病友间的互相理解、帮助和关怀而促使患者产生遵从心理。此外,告知患者家属家庭支持的意义和重要性,为患者提供充分的家庭支持与亲人关怀。

三、行为治疗

不孕患者在进行胚胎移植时,过于紧张和激动会引起子宫收缩,导致移植进入子宫的胚胎丢失,而引起种植率低下。应根据患者体质状况为其设定科学的训练计划,或根据患者自身爱好来选择体操、瑜伽、球类运动等一些有益的锻炼,早晚各 1 次,每次持续 20 分钟。医护人员应督促患者坚持锻炼,以改善其生活态度和身体素质。告知患者应积极参与有意义的社会活动,在闲暇时间选择做一些有益的事情,同时应将大部分精力放在学习或工作上;也可多听愉悦、轻松的音乐,或看电视、与家人聊天等,以实现调节自我心理状态的最终目的,以平和之心对待能否妊娠的结果,鼓励患者以顺其自然的态度像往常一样生活。

总之,不孕症患者心理现象的产生是生理、心理、社会因素相互作用的结果,需医护工作者予以充分的重视及干预。负性情绪可降低不孕症患者的受孕概率,并对辅助生殖治疗效果产生影响。随着生物 - 心理 - 社会医学模式的转变,心理治疗在患者中作用越来越得到重视,心理干预在患者对抗疾病过程中发挥重要的作用。在辅助生殖治疗过程中,临床医生尽了最大努力在提高不孕患者的妊娠成功率的同时,医护人员应进行积极地心理干预治疗,将会进一步提高不孕患者的临床妊娠率、种植和胎儿出生率。

第九节 辅助生殖技术中风险控制

世界范围内辅助生殖技术（ART）在医学领域已取得长足进步，目前中国各地生殖中心平均妊娠率达到40%~50%，甚至比国外还高。面对ART技术的不断发展，尤其是面对与ART同在的风险挑战，迫切需要注意其安全性的问题，ART的难度与复杂性及其风险是不可低估的。有关ART的安全性应该从近期和远期两方面综合考虑，近期安全性是指实施ART过程中带给母亲的不良合并症；远期安全性主要是指该技术对胚胎、子代健康的影响。

一、控制性卵巢刺激过程的风险控制

控制性卵巢刺激（COS）是目前辅助生殖技术的重要步骤，但在同样的控制性卵巢刺激方案下，卵巢对药物的反应存在个体差异。卵母细胞质量各有不同，在此过程中如何有效地控制其中的风险，提高卵母细胞利用率是我们必须直面的问题。

（一）卵巢过度刺激综合征（OHSS）风险控制

OHSS是一种以促排卵为目的的卵巢刺激时发生的医源性疾病，是ART最常见、且最具危险性的并发症，可能导致患者死亡。

在接受COS的人群中，轻度OHSS发病率为20%~35%，中度OHSS发病率为3%~6%，重度OHSS发病率为0.1%~0.2%，而在卵巢高反应患者中，中重度OHSS发生率为正常人群的6.8倍，约20%。在COS过程中，高反应患者卵巢内大量卵泡同时发育，卵巢内具有大量可转化成黄体细胞的颗粒细胞，受到HCG的刺激后，分泌血管内皮生长因子等血管活性物质，作用于血管内皮细胞，改变其通透性，形成腹水或胸水，引起血液浓缩，红细胞压积、白细胞及中性粒细胞比例升高，严重时形成血栓，导致肝、肾功能异常，尿少及血肌酐升高。除了卵巢高反应本身带来的影响，母体血流动力学的改变带来的凝血障碍、低氧、肝肾功能的改变也影响了妊娠结局，相比较一般接受辅助生殖技术人群，重度OHSS患者早期流产（38% vs. 15%）、妊娠期糖尿病（6% vs. 0.8%）、胎盘早剥（4.4% vs. 0.4%）及胎膜早破（18% vs. 5%）的发生率明显上升，早产（36.0% vs. 10.7%）及妊娠期高血压疾病（21.2% vs. 9.2%）亦显著上升。

目前临床上根据患者年龄、体重、月经周期的规律性以及激素水平来预测患者对COS的反应程度，并作出相应的治疗调整，选择性个体化的控制性卵巢刺激方案来降低OHSS风险，如多囊卵巢综合征（PCOS）患者可使用低剂量递增方案、拮抗剂方案或卵母细胞体外成熟等个体化方案。但就算对COS方案做出了适应性调整，仍有可能出现导致OHSS的过度反应。在COS中，一旦OHSS风险来临，还可通过一系列的措施来控制或阻止其向更严重的阶段发展。这样的措施包括：延迟HCG注射、停药"Coasting"、降低激发排卵的人绒毛膜促性腺激素（HCG）剂量、使用促性腺激素释放激素拮抗剂（GnRH-A）周期者可应用GnRH激动剂（GnRH-a）替代HCG、取卵后实施全胚胎冷冻等方法预防早期发生的OHSS。如果OHSS还是出现，可采用对症治疗（维持水/电解质平衡、重复穿刺、静脉输入白蛋白、预防性使用肝素等）有效地防止血管栓塞或器官衰竭等可怕甚至是致命的后果。严重的并发症通常是来自于对OHSS处理不当，而非OHSS本身。对于OHSS而言，适宜的治疗是阻止可怕后果的最有效手段。目前发展中的微刺激方案、自然周期可以减少发育卵泡的数目，也是有效防范 OHSS 发生的方法。

（二）控制性卵巢刺激对卵母细胞与胚胎的风险控制

从实验室角度而言，因为控制性卵巢刺激应用大量外源性促性腺激素（Gn），使血液中卵泡刺激素（FSH）水平增加 3～5 倍，导致多卵泡发育产生的雌激素是自然周期的 20～30 倍。研究显示 Gn 刺激强度和时相的改变影响卵母细胞的成熟度及其分裂。从控制性卵巢刺激中卵母细胞的质、量关系看，高水平 FSH 刺激的卵母细胞非整倍体发生率增加或导致表观遗传学改变，影响卵母细胞本身质量和随后的囊胚形成率等，特别是不同步发育的小卵泡质量是很差的。尽管获得的卵母细胞数量多，但由于部分卵母细胞质量很差，使卵母细胞利用率低，造成卵母细胞的极大浪费。因此，提倡自然周期与微刺激减少卵母细胞与胚胎风险不无道理。

（三）控制性卵巢刺激对辅助生殖技术治疗结局的影响

大样本的临床数据提示高浓度甾体激素、高获卵数均不影响患者的临床结局，推测与卵巢高反应患者可利用的优质胚胎较多有关。但体外实验提示，甾体激素影响卵裂期胚胎发育，在高浓度的甾体激素作用下，囊胚形成率显著降低，同时高浓度的甾体激素影响胚胎与子宫内膜上皮细胞的黏附过程，直接降低胚胎植入率。进一步的分析提示，卵巢高反应者子宫内膜部分腺体发育延迟，与子宫内膜功能相关基因，如 OPN、PLA2G2、DPPIV、IGFBP5 和 SSAT 等出现差异性表达，导致内膜种植窗时期形态及功能的变化，使得种植率下降，从而直接影响临床结局。因此目前临床上对于高反应患者均采取全胚冷冻，后期进行冻融胚胎移植以提高患者的胚胎植入率及妊娠率。

二、手术操作过程的风险控制

（一）穿刺取卵过程的风险控制

尽管取卵手术是一个微创穿刺过程，但是由于穿刺可能导致卵巢血管撕裂或者周围组织创伤，如膀胱、子宫的损伤，从而引起腹膜内出血和腹膜外出血，一般在取卵后 2～6 小时患者出现腹痛、腹胀，超声检查前者可见大量腹膜内出血；而后者的超声图像显示正常的腹腔液量，常有界限模糊的腹膜后腹胀区，有触痛。两种形式的出血通常需要外科治疗如腹腔镜或剖腹探查止血。在取卵过程中也可能损伤到肠道、输尿管等内部脏器，如果忽略了器官损伤的早期征象，可能会造成严重的后果。尽管其发生率不高，但通常是因为新手的训练不足所致。因此，不能轻视手术穿刺造成损伤的风险，以确保患者安全。

（二）实验室操作风险控制

实验室操作风险表现为工作人员没有遵守标本的查对制度，误将标本混淆而导致孕育他人的胚胎。在国外，白人生出黑婴儿也是屡见不鲜的事情，最终造成不可挽回的伦理错误，直接影响到接受 ART 者的家庭幸福。因此实验室必须具有严格的操作制度及管理制度，精液接收、处理、采卵、授精、移植、冷冻、解冻等对配子或胚胎操作必须由 2 名实验室人员核对并签名，配子或胚胎冷冻须严格编号和记录。禁止在同一操作区内同时处理 2 例或 2 例以上患者的配子或胚胎，禁止不同患者的配子或胚胎使用同一支吸管操作，禁止同时交接或处理两份或两份以上的标本，发现患者身份可疑，或标本混乱，必须立即停止操作，核实身份，混乱的标本、用品一律废弃。

三、辅助生殖技术的遗传学风险控制

（一）ICSI 的风险控制

ICSI 是 1992 年后发展起来的一项解决男性不育的显微操作技术，随后从单纯针对男性不育到应用于非男性因素不孕。ICSI 作为 ART 中的一项特殊技术，本身具有侵入性，其所选择的精子没有经过女性生殖道的择优，并且绕过了许多自然受精的过程，其安全性更令人担忧。尤其是近年欧美国家 ART 中 ICSI 的比例逐年增加，甚至高达 1/2～2/3，我国也存在逐年升高的趋势。早期对于 ICSI 技术的担忧多来自于理论推断。多项研究显示 ICSI 子代出生缺陷与 IVF 发生率相似，主要的风险是 ICSI 后代染色体变异的增加；这些缺陷的背景与其父母双亲因素尤其是父亲的遗传背景密切相关。

大量研究显示少精子或无精子症的患者遗传学方面的异常较生精正常的男性人群增高，严重不育症患者精子的异常染色体、Y 染色体微缺失、纤维囊性病变（cystic fibrosis, CF）以及其他一些遗传缺陷可通过 ICSI 将精子的遗传学异常垂直传播给子代，同时可能出现新的问题。鉴于 ICSI 子代有可能存在明显增高的新发染色体异常，ICSI 夫妇应该被明确告知与精子质量相关的导致染色体异常的危险性，并进行必要的遗传咨询和染色体检查。根据 12 个国家临床和科研专家编写的不孕夫妇基因检测指南，男性不育患者助孕前应进行染色体核型分析、Y 染色体微缺失和 CF 基因的筛查，选择性行 KAL1 基因突变、AR 基因突变、血红蛋白病和精子染色体分析的检测。向检测结果异常患者提供遗传咨询，指导患者能否适合 ICSI，或采取胚胎植入前遗传学诊断（preimplantation genetic diagnosis, PGD），尽量避免将不良基因人为地传递给下一代。

另外 ICSI 对卵母细胞依然是一种侵入性操作，可能会影响卵母细胞本身结构或其表观遗传学。总之目前对 ICSI 的风险认识还远不全面，需要选取合适的对照组包括不育患者寻求治疗后自然生育的，或者是输精管结扎复通失败经过辅助生殖技术治疗后生育者来评估 ICSI 技术本身的遗传学风险。

（二）胚胎植入前遗传学诊断与筛查技术（PGD/PGS）的风险控制

PGD/PGS 技术的应用可有效避免有遗传病患儿的出生，降低流产率和出生缺陷，为优生优育提供了新的方法。PGD/PGS 的风险来自胚胎活检的损伤性操作。随着活检细胞数目增加，胚胎发育潜能降低。有研究报道，8 细胞胚胎去除 1 个细胞，种植潜能下降 12.5%，假设 8 细胞胚胎的种植潜能是 20%，活检 1 个细胞后下降为 17.5%，活检 2 个细胞后下降为 15%。除发育潜能的影响以外，卵裂期活检操作的安全性也存在争议。活检操作不仅可能引起胚胎表观遗传学的改变，而且卵裂期胚胎高比例的嵌合现象有可能造成误诊。囊胚期活检可以提供较多的细胞用于检测，且活检滋养层细胞不参与胎儿的形成，因此活检操作对胚胎损伤较小，但体外囊胚培养会自发淘汰部分胚胎，另外由于可供诊断时间短，需进行囊胚冷冻。

目前虽然对 PGD 儿童进行的流行病学调查未提示胚胎活检影响生长发育，但小鼠胚胎活检模型提示胚胎活检可能对成年后神经系统退行性疾病的发生有影响，而且由于早期胚胎存在较高比例嵌合体，以及目前遗传学诊断技术准确性问题导致有一定的误诊风险。因此需要完善相关技术提高 PGD/PGS 的准确性及安全性。由于目前关于 PGD 妊娠后的随访资料十分有限，需进一步搜集随访资料进行统计分析来全面评估相关技术对 PGD 出生子代产生的影响。

四、妊娠风险控制

（一）异位妊娠（ectopic pregnancy，EP）

异位妊娠是最常见的妇科急症，也是孕产妇死亡的主要原因之一。在自然妊娠中其发生率约为1%，而辅助生殖技术周期中异位妊娠的发生率为2.1%～8.6%，显著高于自然妊娠。其中输卵管因素不孕的妇女通过ART妊娠的异位妊娠发生率可能高达11%，尤其是宫内外同时妊娠的发生率较自然妊娠明显增高。

大多数关于IVF后异位妊娠的研究是病例报道或病例分析，也有一些研究提供了对照研究的资料。然而这些研究的样本量相当小，无法进行分组分析来充分评估异位妊娠的危险因素。有Meta分析认为，发生异位妊娠的主要影响因素依次为：既往宫外孕病史、明显输卵管病变、既往有输卵管手术史、宫内高雌激素环境、ART操作及胚胎的植入潜能等。

输卵管因素是ART后发生异位妊娠的重要病因。ART治疗后发生异位妊娠的病例中，80%以上存在输卵管的机械性损害。输卵管手术史、盆腔感染、输卵管炎症及周围粘连、子宫内膜异位症等因素均可能导致输卵管结构和（或）功能的改变。当发育中的胚胎"游走"进入输卵管后，容易滞留在病变或功能不良的输卵管内并着床，从而导致异位妊娠。有学者认为，积极手术干预可能预防这类患者ART后发生异位妊娠，通过结扎近端输卵管、将胚胎放置于宫腔中下段远离输卵管开口处，可减少胚胎移行至输卵管的机会，但是仍需要设计严格的随机对照试验来证明。

控制性卵巢刺激周期中雌、孕激素水平升高可导致子宫平滑肌收缩敏感性增加、输卵管功能异常，使胚胎无法顺利回到宫腔，导致异位妊娠的发生。ART技术操作也可能会增加IVF-ET后异位妊娠风险。高异位妊娠发生率可能与受精卵输卵管内移植（ZIFT）移植体积过大、移植深度及移植胚胎数目等有关。研究提示，胚胎移植至距宫底深度≤1.0cm时异位妊娠风险明显升高，应选择柔软的移植导管以减少移植手术操作对子宫的刺激。故胚胎移植的操作应轻巧，且胚胎移植管插入深度为宫腔深度一半为宜，胚胎移植液<20μl。来自美国的ART数据分析显示，移植胚胎数≥3个时异位妊娠的发生率为2.4%～2.5%，胚胎数≤2个时异位妊娠的发生率为1.8%，减少移植胚胎数对异位妊娠的发生有保护作用。宫内外同时妊娠的发生率也随着移植胚胎数量的增加而增加。

（二）多胎妊娠风险控制

多胎妊娠是接受不孕治疗孕妇的主要风险，其发生率为28%～34%，这与移植胚胎数目多于1个直接相关。随着移植的胚胎数目增加，多胎妊娠、早产与妊娠并发症明显增加。ART面临的一个迫切问题是如何降低多胎的发生率。目前中国的ART已具备相对的高妊娠率、实验室培养获得较好的优质胚胎与囊胚率、并掌握快冻技术，因此完全有能力减少移植胚胎数目，逐渐实现单胚胎移植，降低多胎妊娠率。在发达国家单胚移植已经成为一项常规技术，研究者选择最优质的胚胎放入宫腔，将剩余的高质量胚胎进行冷冻。尤其在各项指标都非常有利的情况下，实施选择性单胚移植（eSET）可最大限度地降低双胎妊娠率，同时对临床妊娠率的影响轻微。近年来，对囊胚期胚胎取滋养层细胞活检进行染色体筛查（PGS），然后移植单个整倍体囊胚，可取得等同于未经筛查的双胚移植的妊娠率。研究证明，SET妊娠率与每次移植2～3个胚胎的妊娠率相近，而多胎妊娠率明显降低（0.5%，33.1%；$P<0.001$）。

（三）流产

一般认为 ART 与高流产率有关，事实并非如此。首先需要区分流产的原因是由患者本身的低生育能力所致还是与治疗手段有关。研究发现，接受 ART 患者的平均年龄比自然受孕者要大 5 岁，且常伴发各种疾病，如甲状腺功能亢进、卵巢功能不全等，而这些疾病的本身就与高流产率有关。大量数据显示，ART 技术本身并未增加妊娠患者的流产率。

（四）早产和低出生体重

关于妊娠周数和出生体重的相关研究显示，ART 单胎早产的发生率增高，低出生和极低出生体重儿危险系数升高，这些危险性的升高与经济状况、个人健康状况、距离上次妊娠时间直接相关。有研究认为，与正常受孕者所产婴儿比较，接受促排卵治疗和体外受精的低生育者所产婴儿没有任何差异。另有研究却认为 IVF 者的胎盘早剥、低出生体重、围生儿病死率均增高。动物实验研究发现，激素刺激增加了妊娠失败率和低出生体重的发生率，但显然并不能由此直接推论到人类，所以还有待于更多的和大样本的研究。

五、ART 子代相关风险控制

随着 ART 技术的进步以及在世界范围内的广泛应用，ART 出生人口已成为人口的重要组成部分并占据越来越大的比例。美国疾病预防与控制中心（CDC）自 2002 年以来的统计显示，ART 出生儿童逐年增加，已超过总儿童数的 1%，2010 年统计为 1.2%，欧洲国家高达 3%。中国生殖中心近年来呈迅速增长的态势，目前已经超过 200 家。因此 ART 出生人口的质量问题受到广泛关注，ART 子代的近期和远期安全性研究已刻不容缓。

（一）表观遗传学改变风险

ART 安全性的研究已经扩展到其对破坏基因表观遗传规律所引发的罕见基因印迹疾病的研究上来。基因印迹改变可能改变某些组织和器官的功能，但是无法通过检测 DNA 来预测。因此要发现某些基因印迹的改变并非易事。近来研究者认为 ART 可以引起基因印迹的改变，从而导致一些疾病的发生。研究者早就发现胚胎体外培养可以影响基因的甲基化，并已在老鼠、牛、绵羊的胚胎培养中得到了证实，在人类胚胎培养中可能也存在同样的现象。

Beckwith-Wiedemann 综合征（BWS）和 Angelman 综合征（AS）是两种最常见的表观遗传异常综合征（基因印迹疾病），在自然妊娠子代中罕见。但多项研究报告指出，ART 出生由基因印迹缺陷导致的 BWS 和 AS 的患病率明显升高。2003 年的一项调查发现，ART 子代中 BWS 发生率为 4.6%（3/65），明显高于同时期总出生人口的发生率（0.76%）。这项发现引起了广泛的关注。同年有学者对 149 例 BWS 患者进行调查，发现 60 例来自于 ART（占 40%）。此后的多项研究均支持这一结论。对这些病例进一步研究发现，部分患者存在 LIT1 和 H19 基因印迹异常，也有发现母源性等位基因 KvDMR1 区域的甲基化丢失。AS 为一种罕见疾病，其自然发生率为 1/15000，其中 70% 由染色体 15q 缺失引起，仅不到 5% 的病例发生印迹异常。而通过 ICSI 技术获得的子代中已经报道了多例 AS，且通过进一步研究证实其与染色体 15q11～q13 上 SNRPN 基因印迹异常有关，而非 DNA 基因序列改变或突变引起。因此，ART 出生后代中的罕见表观遗传病的发生率增高提示 ART 子代可能存在表观遗传方面的改变。通过寻找差异表达的印迹基因，发现 ART 子代与自然妊娠子代相比，部分 ART 子代存在某些特定印迹基因表达改变，这种改变是通过印迹调控区 CpG 岛甲基化水平的改变而实现的。

目前导致基因印迹改变的因素尚未全部明确，而 ART 婴儿基因印迹改变的发生几率非常低，要得出完全可信的结论，则需将其他影响因素全部剔除，故有关基因印迹改变尚需要进一步的研究。

（二）出生缺陷等相关风险

ART 子代的不良健康风险多数在出生时即有表现，主要包括出生缺陷、早产、围生期死亡、生长受限和低出生体质量等。早在 20 世纪 80 年代末，就有学者对 ART 子代的出生缺陷进行描述。大多数 ART 调查报告显示，IVF 不增加子代先天性畸形和染色体异常的风险，IVF 妊娠先天性畸形发生率为 1.5%～6.6%，染色体异常率为 0.6%～3.5%，与普通人群的发生率相似。但近年来越来越多的研究发现，排除多胎因素，ART 子代不良健康风险仍增加。2002 年的一项研究指出，ART 子代（包括常规 IVF 及 ICSI）出生缺陷发生率较自然妊娠婴儿高 2 倍；同年对美国 1996—1997 年出生的 ART 子代的一项调查研究发现，足月单胎 IVF-ET 婴儿低出生体质量及极低出生体质量发生率为自然妊娠婴儿的 2.6 倍。而芬兰的一项大型研究发现，IVF 子代中单胎男性与对照组相比先天畸形率（特别是泌尿生殖系统和骨骼肌系统畸形）明显增高，ICSI 单胎子代出生缺陷发生率显著高于自然妊娠子代。但学者们多把其归因于 ART 的高多胎妊娠率及父母的背景因素，如年龄、体型和遗传因素等，而非 ART 技术本身。

（三）子代胚胎源性疾病风险

子代胚胎源性疾病风险（embryo-fetal origin of diseases，EFOD）是因配子发生和胚胎发育异常引发的子代出生后不良健康状态，既可表现为发育迟缓和出生缺陷，也可表现为儿童和成人期糖尿病、心血管病等慢性疾病，甚至可能影响生育及出现隔代不良遗传风险。

ART 是以 IVF-ET 为核心获得新生命的技术，ART 存在诱发子代 EFOD 的高危因素，包括：① ART 的大部分操作均为非自然或侵入性的干预，干扰自然受精过程，涉及药物控制性卵巢刺激、IVF、胚胎体外培养和胚胎冻融等。药物刺激卵巢的多卵泡发育违反了单一优势卵泡发育的自然规律，使用 ICSI 技术规避了精卵结合的自然选择。② ART 作用于配子发生/成熟、胚胎早期发育等敏感时期，特别是排卵前的卵母细胞成熟阶段、受精、围着床期、胚胎发育早期（受精 6 周内）及胎儿生殖细胞发生（生殖嵴发育）阶段。这些时期胚胎经历广泛重编程阶段，任何不良干扰都可能引起表观遗传修饰改变，从而导致基因印迹异常和非印迹基因表达异常，引发健康问题，有诱发胚胎源性和胎儿源性疾病的高风险。③ ART 子代低出生体质量、早产、小于胎龄儿较自然出生子代显著增加。已经证实 ART 对胎盘有负面影响，可能造成胎盘发育不良和功能障碍而影响胚胎氧和营养供给，从而对胚胎生长发育产生不利影响，其直接结局将表现为低出生体质量。而低出生体质量是公认的致高血压、糖尿病等 EFOD 的独立高风险因素。④ ART 违背人类生殖优胜劣汰规律，使得带有严重不良遗传背景及生殖内环境的不孕患者（如父源性严重少精子、弱精子、畸精子症和母源性严重排卵障碍疾病包括多囊卵巢综合征、子宫内膜异位症等患者）得以生育，而这些疾病造成的不良生殖环境可能影响配子发生和胚胎发育，而加大出生子代患成人期疾病的易感性。⑤ ART 子代表观遗传修饰异常的风险显著增加，控制性卵巢刺激作用于卵母细胞印迹基因完成重编程的时期，着床前胚胎的体外培养恰施于基因广泛去甲基化的敏感阶段，这些 ART 干预极可能通过表观遗传修饰改变影响受精、胚胎形成及后续发育潜能，从而影响子代健康,发生相关疾病,甚至可能通过影响子代性腺而引起疾病的隔代遗传。⑥小鼠实验已经证实,IVF-ET 可以诱发子代高血压和糖代谢紊乱,为 ART 诱发子代成年期疾病提供了直接的证据。综上所述,ART 子代具有发生 EFOD 的高风险。随着 ART 人口逐渐在出生人口中占据越来越大的比例,致力于评估 ART 子代发生 EFOD 的风险,并探索其可能的机制以保障 ART 技术的远期安全性已刻不容缓。

(四)父/母源性疾病与子代生殖安全风险

父/母源性生殖障碍相关疾病,如女性排卵障碍性疾病,男性少精子、弱精子、畸精子症等可通过干扰分子表达、信号通路等影响配子发生、受精、胚胎发育及着床,从而导致不孕不育症的发生,这类患者多数需要通过 ART 获得子代。

PCOS 是临床上最常见的女性生殖障碍性疾病。已有大量证据表明,PCOS 是一种胎儿源性疾病,胎儿的生长方式、低出生体质量、宫内高雄激素环境可能对日后 PCOS 发病起重要作用。临床研究发现,胎儿生长发育的任何阶段暴露于高水平的雄激素环境,暴露的女性胎儿将在生殖年龄出现各种 PCOS 的临床特点,而母体的 PCOS 是导致宫内高雄激素病理状态的主要因素。

最常见的父源性生殖障碍疾病是严重少精子、弱精子、畸精子症,然而大多数男性不育患者发病机制不明,用 ICSI 技术治疗男性不育可能将遗传和表观遗传疾病传给下一代。精子的表观遗传修饰对精子在卵胞浆内触发正常胚胎发育是必需的,未成熟精子不完全的表观遗传修饰可能导致胚胎发育及出生子代遗传表型异常。

父/母源性生殖障碍相关疾病患者通过 ART 获得的子代,其生育能力一直是生殖领域关注的问题。由于目前人类 ART 子代大多数尚未达到育龄期,至今尚无子代生育力情况的系统研究报道。研究证实,原有遗传缺陷的不孕夫妇后代很可能具有对这种缺陷的遗传易感性,一旦这些患者进行辅助生殖治疗,其子代受亲本影响,很可能出现相应的生育力受损,包括排卵障碍,精子发生、发育异常等。前期动物研究表明,ART 小鼠子代生育力下降。因此有必要对生殖障碍疾病患者的 ART 子代生育能力进行进一步的研究,评估其低生育力发生风险。

我们知道,从精子进入女性体内到一个新生命的诞生,要经过许多步骤的自然选择,而辅助生殖技术在某种程度上削弱了这种自然选择的机制,事实上,辅助生殖技术每前进一步意味着优胜劣汰的自然选择机制退出一步,ART 技术虽然解决了部分患者生育痛苦,为生殖医学领域增添了新的治疗手段,但是远期影响仍然未知,对其成功的理解,往往只看到妊娠率提高的一面,其实成功的 ART 应该是安全、有效、舒适、经济、简便、为大众接受的。采用的一切 ART 手段应安全第一,为确保人类的优生优育,更要考虑到子孙后代的健康问题。因此,如何加强对风险的防范意识,健全相关的监督管理,以保证 ART 的安全、降低风险是一项重要的任务。

随着学术界对辅助生殖安全性的关注程度不断提高和层次不断深入,对 ART 子代安全性已经逐渐从对出生缺陷发生情况等近期安全性的关注转向对表观遗传疾病、EFOD 等远期安全性的关注,全面认识 ART 过程中可能对子代安全性造成影响的环节、阶段、具体技术及可能的机制,有效避免严重的、难以治疗的远期并发症的发生,是目前生殖医学界面临的挑战。开展生殖安全相关基础和临床研究刻不容缓。相关研究进展和成果将有利于避免不良生殖干扰,提高现有 ART 的安全性,消减不良因素对生殖安全的潜在危害,减少出生缺陷,从而促进优生优育,提高人口素质,保障出生人口质量、民族健康繁衍和社会可持续发展。

(谈　勇　夏　天　孙金龙　马　堃　陆　华　王克华)

主要参考文献

1. 庄广伦. 必须重视辅助生殖技术可能风险的防治 [J]. 国际生殖健康/计划生育杂志,2011,30(4):263-271.

2. 袁媛,周灿权. 控制性超排卵中卵巢高反应与辅助生殖的安全运行 [J]. 中国计划生育和妇产科,2013,5(1):73-80.

3. 戴继灿. 男性不育的辅助生殖技术处理:潜在风险与思考 [J]. 中华男科学杂志,2011,17(5):387-390.

4. 邵法明,朱晓斌,李铮. 男性不育症 ICSI 治疗的遗传风险分析 [J]. 中华男科学杂志,2008,14(1):71-74.

5. 黄国宁,刘东云,韩伟. 辅助生殖技术实验室的建设及其质量控制 [J]. 中国实用妇科与产科杂志,2010,26(10):755-758.

6. 徐艳文. 胚胎植入前遗传学诊断技术的挑战 [J]. 中国实用妇科与产科杂志,2010,26(10):768-772.

7. 黄荷凤,罗琼,朱依敏. 生殖安全研究进展 [J]. 国际生殖健康/计划生育杂志,2012,31(5):334-340.

8. 李禅娟,崔毓桂,刘嘉茵. 辅助生殖技术与妊娠风险 [J]. 医学研究杂志,2009,38(1):8-10.

9. 崔毓桂,代晓南,刘嘉茵. 辅助生殖技术与异位妊娠的风险 [J]. 国际生殖健康/计划生育杂志,2012,31(2):81-88.

10. 刘杰,郑洁,程毓芝,等. 体外受精助孕后并发异位妊娠相关因素分析 [J]. 实用医学杂志,2011,27(6):1019-1021.

11. Chang HJ, Suh CS. Ectopic pregnancy after assisted reproductive technology: what are the risk factors? [J]. CurrOpinObstetGynecol,2010,22(3):202-207.

12. 刘风华,何玲. 辅助生殖技术出生儿近期安全性评价 [J]. 现代妇产科进展,2010,19(3):179-184.

13. 中华医学会. 临床诊疗指南·妇产科学分册 [M]. 北京:人民卫生出版社,2011.

14. 乐杰. 妇产科学 [M]. 第7版. 北京:人民卫生出版社,2005.

15. 丰有吉,沈铿. 妇产科学 [M]. 第3版. 北京:人民卫生出版社,2015.

16. 罗颂平、谈勇. 中医妇科学 [M]. 第2版. 北京:人民卫生出版社,2012.

17. 夏桂成. 夏桂成实用中医妇科学 [M]. 北京:中国中医药出版社,2009.

18. 武学清,孔蕊,田莉,等. 乔杰. 卵巢低反应专家共识 [J]. 生殖与避孕,2015,35(2):71-79.

19. 戴欣然. 中医药应用于辅助生殖技术中改善卵巢储备功能和子宫内膜容受性的进展 [J]. 四川中医,2013(2):143-145.

20. 谈勇. 中医药在辅助生殖技术中应用的优势与思路 [J]. 江苏中医药,2002,23(1):7-11.

21. 陈赟,钱菁,夏桂成. 夏桂成教授辨治卵巢功能低下性不孕症经验探析 [J]. 北京中医药大学学报,2013,36(2):129-131.

22. 吴晓婷,傅萍,王亚萍. 中医药在现代辅助生殖技术中的应用概况 [J]. 中华中医药学刊,2009(9):1910-1913.

23. 姜智瑞,夏天. 中医治疗卵巢储备功能下降的临床研究进展 [J]. 天津中医药大学学报,2014,33(4):249-252.

24. 周莉,夏有兵,卢静,等. 序贯针灸治疗卵巢储备功能下降 IVF-ET30 例临床研究 [J]. 江苏中医药,2015,47(8):58-60.

25. 李俊敏，李翠萍. 中医药对卵细胞质量影响的研究 [J]. 时珍国医国药，2012，23（10）：2662-2663.

26. 谈勇. 中医药在辅助生殖技术中应用的优势与思路 [J]. 江苏中医药，2002，23（1）：7-11.

27. 张明敏. 中医药在现代辅助生殖技术中的应用及趋势 [J]. 中国中西医结合杂志，2004，24（11）：1033-1035.

28. 刘凤云，张敏，吴先哲，等. 中医药治疗卵巢过度刺激综合征的思路与方法 [J]. 中医杂志，2004，45（2）：143-144.

29. 武泽，李蓉，乔杰. 辅助生殖技术治疗中子宫内膜容受性标志物变化的研究进展 [J]. 生殖与避孕，2011，31（8）：538-542.

30. 隋晓倩，于德钦，张冬梅. 子宫内膜容受性各相关标志物研究进展 [J]. 生殖与避孕，2015，35（3）：185-188.

31. Anibal A，Laura E，Mario B，et al. Endometrial dating and determination of the window of implantation in healthy fertile women[J]. Fertil Sterol，2000，73（4）：788-798.

32. Jarvela I Y，Sladkevicius P，Kelly，et al. Evaluation of endometrial receptivity during in-vitro fertilization using three-dimensional power Doppler ultrasound[J]. Ultrasound Obstet Gynecol，2005，26（7）：765-769.

33. Hyunjung Jade Lim，S.K.Dey. HB-EGF：a unique mediator of embrayo-uterine interactions during implantation[J]. ExpCellRes，2009，315（4）：619-626.

34. 黄羚，刘雁峰，江媚. 中西医改善子宫内膜容受性的治疗概况 [J]. 世界中医药，2014，9（10）：1388-1390.

35. 李婧，谈勇. 中西医对子宫内膜容受性研究进展 [J]. 山东中医药大学学报，2014，38（3）：288-290.

36. 胡天惠，杜敏，霍树靓. 补肾法对改善子宫内膜容受性的研究进展 [J]. 中医临床研究，2013，5（21）：100-101.

37. 崔丹丹，张明敏. 中医配合人工辅助生殖技术之思路与方法 [J]. 中西医结合研究，2012，4（5）：274-275.

38. 张玉珍. 中医妇科学 [M]. 北京：中国中医药出版社，2002.

39. 高星，杜蕙兰. 辅助生殖技术中子宫内膜容受性治疗的研究进展 [J]. 中华中医药杂志，2016，31（21）：591-593.

40. 李婷婷，连方. 补肾方药改善子宫内膜容受性的机制研究进展 [J]. 中国中医基础医学杂志，2016，22（2）：293-295.

41. 金丽，潘洁雪，丁国莲，黄荷凤. 辅助生殖周期中超促排卵对子宫内膜容受性的影响 [J]. 中国实用妇科与产科杂志，2015，31（1）：31-34.

第二十五章

辅助生殖技术周期中辨病与辨证治疗方案

第一节　降调节方案日方案

降调节（down regulation）是体外受精 - 胚胎移植（IVF-ET）控制性卵巢刺激长方案中的重要一环，即在使用促性腺激素（Gn）治疗前 1 个月经周期的黄体中期开始，给予促性腺激素释放激素激动剂（GnRH-a），从而使垂体处于脱敏状态，Gn 分泌处于低水平。利用垂体的降调节，可以减少早发 LH 峰的发生，改善卵子质量，募集更多卵泡，使卵泡发育同步化，提高 IVF-ET 的成功率。不孕症的患者在使用 GnRH-a 之后的特殊病理阶段，在临床症状以及中医证候等方面有着一定的规律可循，如在临床症状上常有性欲减退、五心烦热等。

一、垂体降调节的现代医学研究进展

目前，减量 GnRH-a 进行垂体降调节在国内临床上已得到广泛应用。赵晓明等研究表明，使用全剂量 GnRH-a 垂体降调节，在 COS 前及 HCG 日 LH 水平明显低于半量组，说明前者垂体抑制过度；半量组的 Gn 用量及使用时间均显著低于全量组。2003 年，李晓红等将垂体降调节 GnRH-a 剂量减至 1/3 量（即 1.25mg），该研究表明，1.25mg GnRH-a 是一种安全有效的垂体降调节方法，与全量组相比，两组的取卵数、受精率、胚胎数、冷冻胚胎数及妊娠率差异无统计学意义，但减量组每个患者总体费用减少。李洁等也得出同样的结果，同时他们还发现 1/3 剂量组优质胚胎率和种植率显著高于 1/2 剂量组，可能是降低 GnRH-a 的剂量有利于减轻对颗粒细胞黄素化和类固醇激素生成的抑制程度，减少黄体期对垂体 LH 脉冲分泌的影响，从而降低对卵母细胞、胚胎和子宫发育的影响，因此他们认为 1/3 剂量 GnRH-a 更有利于卵母细胞、胚胎的发育和着床。

近年来有学者对每日用 0.1mg 短效 GnRH-a 剂量降调节也提出质疑。Janssens 等研究阐明每日用短效曲普瑞林的剂量与垂体的抑制程度呈直接相关。赵晓徽等研究发现 0.1mg/d 短效达必佳行垂体降调节会造成黄体功能不全。栾美英等研究表明，短效达必佳 0.05mg/d 较 0.1mg/d 降调节，可减少控制性卵巢刺激中 HMG/FSH 用量，减轻患者的经济负担。崔薇等将短效达必佳每日用量减至 1/3 剂量（0.03mg）仍可达到降调节的作用，且能减少 Gn 用量，获得与标准量相同的临床效果，减轻了药物的副作用。GnRH-a 降调节剂量具体多少最合适，笔者认为应按照每个患者的具体情况而定，如根据体重、年龄、卵巢功能等方面来调节剂量，尽量避免在 COS 中出现卵巢反应不良或降调不理想的局面。

二、中医药在降调节日后的应用研究进展

（一）中医病因病机

《素问·上古天真论》曰："女子七岁，肾气盛，齿更发长，二七天癸至，任脉通，太冲脉盛，月事以时下，故有子。"由此可见，女子的生殖与肾关系甚为密切。肾气充，故而天癸应时泌至，注于冲任，冲任通盛，男女生殖之精才能成熟，男精溢泄，女经调畅，阴阳两合，两精相搏，使能妊娠。故有此，肾精亏虚，肾气不足是不孕的主要病机。不孕患者在经历降调节之后，体内生殖内分泌激素水平与绝经期妇女相似，再加上素有肾精亏虚，肾气不足，两因相感，加重了肾精亏虚的程度，因此证候表现上也较前更重。可有性欲减退、阴道干涩、五心烦热等肾阴亏虚症状，亦可见腰酸膝软、眩晕耳鸣等肾气不足之表现。刘卉等通过对小鼠GnRH-a 降调节以药测证得出结论，证实了降调节后的肾精亏虚证候，为中医药在 IVF-ET 降调节阶段的辨证论治提供了依据。

（二）中医药在降调节日后的治疗

连方针对 IVF-ET 周期中生殖内分泌及卵泡、子宫内膜的形态与功能变化，以辨病与辨证相结合的临床诊疗思路，认为本病以肾阴亏、肾气虚、冲任失调为基本病机，确立补肾益阴之法，拟二至天癸方：女贞子 15g，墨旱莲 15g，枸杞子 15g，菟丝子 15g，当归 9g，白芍 9g，川芎 9g，熟地 9g，制香附 12g，炙甘草 6g。已有的研究显示二至天癸方可显著改善其肾虚证候，提高卵母细胞质量、优质卵率、受精率、卵裂率、优质胚胎率及临床妊娠率。单志群等运用补肾调经中药于 ART 前调理，能提高血清雌激素水平，使成熟卵子数量增加，并促进再次 IVF 获得成功。于婷儿等通过对养精种玉汤的研究表明其方不仅可以缓解 IVF 患者肾阴虚症状，也可以调节"肾-天癸-冲任-胞宫"之间的平衡，避免 GnRH-a 垂体降调节对卵巢的过度抑制，适当提高 LH 水平，改善内环境，提高妊娠率。

不仅在降调节日后，中医药在不孕不育的治疗中以及整个辅助生殖技术的过程中都得到了广泛的应用。结合中医辨证，以补肾法为主，针对影响其成功率的主要环节，促排卵、助着床、健黄体，从多层次、多角度提高临床妊娠率，取得良好的效果，极大地充实和丰富了中西医结合临床应用的内容。

第二节 控制性卵巢刺激启动日方案

控制性卵巢刺激启动日的西医方案包括促性腺激素的选择、使用时间及初始剂量，中医方案以滋肾阴为主，助肾阳为辅，平衡阴阳，调节整体状态。中西医方案结合使用，可以在增加卵泡募集数量的同时，降低垂体降调节的副作用，减少促性腺激素的使用量，提高卵母细胞质量，从而提高体外受精-胚胎移植的成功率。

一、Gn 启动日的时机选择

综上所述，必须根据患者的具体情况个体化地进行 GnRH-a 降调节。垂体降调节标准有 LH 测定、雌二醇（E_2）水平、子宫内膜厚度及卵泡大小等。然而由于检测方法以及判定标准不同，目前各中心衡量垂体降调节标准尚难以统一。张学红采用的降调标准为 LH＜5IU/L，E_2＜20pg/ml，B 超监测卵泡直径＜0.5cm，子宫内膜厚度＜0.5cm。施蔚虹等应用的降调标准为

LH<2IU/L，FSH<2U/L，E_2<50pg/L。而孙赟等使用的降调标准为：LH<5IU/L，E_2<50pg/ml。降调的标准还望通过临床实践检验确立其最佳标准值。

二、Gn 启动日的用药方案

越高的促性腺激素剂量，患者血中 FSH 水平越高，将募集更多的卵泡，并有更多的卵泡克服卵泡的选择机制而继续发育成为成熟的卵泡。而启动使用促性腺激素的时间主要影响卵泡募集的数量，在卵泡募集的时间窗（一般在月经的第 1～5 天）内，越早使用促性腺激素，越多的卵泡被募集。在常规的控制性卵巢刺激治疗中，多在月经周期的第 5 天启动控制性卵巢刺激。启动和维持的剂量多使用 FSH 150IU/d，一般用于女方对控制性卵巢刺激的反应程度不明确的首个治疗周期或具有恰当的反应性的再次治疗周期，在多数情况下可获得满意的治疗效果。我们对年龄 30 岁以下、无基础 FSH 水平升高和可疑过度反应（如 PCOS）的患者首次控制性卵巢刺激时均采用常规的控制性卵巢刺激方案。一般在常规的控制性卵巢刺激方案治疗过程中，如患者对使用中的剂量有恰当的反应，则不必要对使用的剂量进行调整。

对于卵巢的储备不足、对控制性卵巢刺激反应不良的患者，可进一步增加促性腺激素的启动剂量和维持剂量。在个别有明确的反应不良证据的患者，于严密的监测下可使用启动和维持剂量最高达 FSH 600IU/d。在自然的卵泡生长周期，卵泡在卵泡早期较高的 FSH 水平支持下启动生长到一定程度后，因为此时卵泡已具备更为丰富的 FSH 受体，仍然能在卵泡晚期较低的 FSH 水平下继续生长直至成熟。据此，在一些反应不良患者的控制性卵巢刺激周期，为了减少患者在支付药物上的负担，可以以较高的启动剂量募集更多的卵泡并促使其生长至一定程度后，适当降低维持的剂量。

此外，对控制性卵巢刺激反应不良的患者，也可利用促性腺激素释放激素激动剂用药初期的一个短促的血浆促性腺激素高峰即激发作用（flare-up effect），在用药方案的设计时，把激发作用导致的促性腺激素高峰有意识地放在卵泡的募集阶段，以增加卵泡的募集，改善控制性卵巢刺激的反应不良。这通常是在月经周期的第二天同时开始使用促性腺激素和促性腺激素释放激素激动剂。

相反，对于可疑过度反应或既往有过度反应史的患者，例如 PCOS 患者，要特别注意启动和维持剂量的调整。过度反应的患者存在较低的卵泡选择的阈值，即在较低的 FSH 水平下，卵泡即可克服卵泡的选择机制而成长为成熟的卵泡，部分患者可能还有较低的募集阈值。因此，即使在一个常规的控制性卵巢刺激剂量下，这些患者就会有大量的卵泡募集和被选择并继续生长发育，最后形成过度反应。启动卵泡的生长和发育需要较高水平的促性腺激素，而一旦生长启动后，大量的卵泡同时生长发育，很容易形成过度反应，导致卵巢过度刺激综合征的发生。因此，对于此类患者，必须针对性地制订控制性卵巢刺激方案。递增或递减方案是可供选择的方法之一。

递增方案是从最低剂量开始，逐渐增加剂量，直至选择出对促性腺激素最敏感的少数几个卵泡，再以维持剂量使之生长发育直至成熟。启动剂量从 FSH 37.5～75IU/d 始，首次使用 10～14 天，以后每 7～10 天递增剂量 FSH 37.5～75IU/d，直至超声或激素监测显示卵泡开始生长时，此时的剂量为阈值剂量，再以此剂量作为维持量至卵泡成熟，该方法对患者和医生均要求有足够的耐心。

递减方案是以较高的剂量启动一批卵泡的生长，然后通过减量降低促性腺激素的水平，只让最敏感的卵泡继续生长和发育，其他较不敏感的卵泡通过选择机制而闭锁。启动剂量可从 150～225IU/d 始，当超声监测显示卵泡开始生长达直径 10～12mm 时开始减量。这样的治疗方案更接近于自然周期的激素变化过程。

无论采用何种控制性卵巢刺激方案，都要求在控制性卵巢刺激的过程中严密监测，为治疗方案的调整提供参考。

三、启动日的中医治疗方法

垂体降调节后，机体表现为肾虚证，病因病机主要由药物性肾虚所致，以肾精亏虚，兼有阳虚症状。降调节次数会加重其阴精亏虚的程度，患者可能出现性欲减退、阴道干涩、五心烦热等症状。治疗应滋肾助阳，调节整体状态，以降低降调节的副作用。因此，在行 ART 治疗前和进入周期垂体降调节的同时，应以补肾滋阴助阳为原则，调节机体状态。而卵细胞为肾精所化，得肾气、肝血以充养，赖肾气的调控激发和冲任的调畅而生成、发育、排泄。控制性卵巢刺激要求多个卵细胞共同发育，卵泡期由于短时间内天癸大量泌至，耗损肾之阴阳，使得肾阴匮乏，难以聚而为精，卵子缺乏形成的物质基础而不能发育成熟。因此，在 ART 启动日应继续给予补肾中药，平衡阴阳，控制性卵巢刺激的同时，着重补肾益阴养精，卵泡成熟时，佐以补肾助阳，不仅能够提高获卵率及卵子的质量，还能为胚胎种植创造一个有利的生殖内分泌环境，提高妊娠率。

启动日主要以补肾中药平衡肾之阴阳，滋肾阴为主，助肾阳为辅。常用方剂为二至天癸方，其组成为菟丝子、女贞子、墨旱莲、枸杞子、熟地、当归、川芎、白芍、制香附、炙甘草等。君药：菟丝子、女贞子。菟丝子辛甘微温，入肝肾经。功可补肝肾，益精髓，气味平和，既可补阳，又能益阴，温而不燥，补而不滞，《神农本草经》称其"续绝伤，补不足，益气力，肥健人。"《本草述钩元》谓："菟丝子感于浮长之阳，而归降收之阴，故能益肾气……固能助阳味以化阴而益气……更能助阴味以化阳而益精。"张山雷："菟丝子为养阴通络之品。其味微辛，则阴中有阳，守而能走，与其他滋阴诸药之偏于腻滞者绝异。"女贞子苦甘性平，入肝肾经，补肝肾，强腰膝，"养阴益肾，补气疏肝"（《本草再新》），《本草述》称其"固入血海益血，而和气以上荣……不独毙须为然也，即广嗣方中，多用之矣。"臣药：墨旱莲、熟地、枸杞子。旱莲草养益肝肾之阴，与熟地相合直入肾经以滋阴血。枸杞子甘平质润，"体润滋阴，入肾补血，味甘助阳，入肾补气"（《药品化义》），入肾能生精益髓而强筋骨，"味重而纯，故能补阴，阴中有阳，故能补气"（《本草正》）。菟丝子其性微温，兼可助阳，与上药相伍，正合张景岳"阳中求阴，阴中求阳"之说，使肾中阴阳平秘。佐药：白芍、当归、川芎、制香附。白芍酸甘敛阴，养血柔肝，与当归、川芎、熟地相配，合为四物，为养血调冲之祖方，当归、川芎具补血活血之效，使旧者去新者生，合"补肾需活血"之说。香附疏肝理气，调经止痛，《本草纲目》谓："得参术则补气，得归地则补血，乃气病之总司，女科之主帅也。"甘草调和诸药，以之为使。全方共奏补肾益天癸，养血调冲任之效，补充多个卵泡发育所消耗的肾阴、癸水，也为多卵泡发育提供充足的物质基础，使卵巢藏之足，乃能泄，为多卵泡成熟做好准备。另外，此方尚可兼顾肾气，使肾中阴阳平秘，藏泄有时。

四、中医治疗的个体化方案

启动日中医药方案也应注重个体化选择。如血瘀蕴毒型子宫内膜异位症患者，可以补肾中药酌加祛瘀解毒方以祛瘀解毒，通络止痛。祛瘀解毒方的具体药物组成有红藤、丹参、金银花、连翘、玫瑰花、当归、赤芍、川芎等。红藤、丹参共同作为本方的君药，加强活血化瘀之功效，发挥着重要作用。另外，红藤还有清热解毒、止痛的功效，活血化瘀的同时亦可解除机体所蕴生之毒邪，可谓新因久疾一并而治，是本方中极为重要的一味药物。再配以丹参，两者相辅相成，共奏散瘀、解毒、止痛的作用。臣药为金银花、连翘和玫瑰花。金银花味甘性寒，具有清热解毒、疏散风热之功效，《本草拾遗》云"主热毒、血痢、水痢"。连翘性苦微寒，清热解毒，消痈散结，《本草正义》记载"能散结而泄化络脉之热"。温病学中常提及的一种治法 -"透法"在金银花、连翘这两味药上得到了很好的诠释，此病辨为血瘀，病当在营分，营血之疾当用透法，此处正是运用了这两味药的透营分之热毒而外达的作用，使瘀毒"去之有道"。玫瑰花理气解郁，和血散瘀，加强本方的化瘀之功效。丹皮、赤芍为本方之佐药，其中丹皮凉血，化瘀止痛，《神农本草经》谓本药"除坚癥瘀血留舍肠胃"，《药性论》记载本品"治女子经脉不通，血沥腰疼"；赤芍凉血，消肿，止痛，《名医别录》记载本品"通畅血脉，缓中，散恶血，逐贼血，去水气"。诸药合用，共奏祛瘀解毒、通络止痛之功效。

若痰湿型多囊卵巢综合征患者，可在补肾中药基础上，合启宫丸方以燥湿化痰。启宫丸方出自《医方集解》，方中以二陈（半夏、橘红）为君，半夏燥湿化痰，橘红理气化痰，取气顺痰降，气行痰化之意；因痰由湿生，气滞痰凝，故臣以茯苓、白术健脾渗湿、燥湿，香附、神曲行气导滞，川芎行气活血；佐以生姜制半夏之毒；使以甘草和中益脾、调和诸药，共奏祛痰化湿、开郁化气之功。

第三节　取卵日方案

体外受精 - 胚胎移植技术主要包括三大环节：控制性卵巢刺激、取卵、体外受精与胚胎培养。取卵是衔接控制性卵巢刺激和体外受精与胚胎培养的关键步骤。在我国实施的辅助生殖技术中，一般采用经阴道超声引导下穿刺取卵，不需麻醉。多数患者对手术存在一定程度的恐惧心理，加之如果取卵过程中卵泡数较多，取卵时间较长，盆腔环境影响取卵进程或者需要经过子宫体或者膀胱取卵的患者，常常影响手术的顺利进行。因此，取卵日采取合理的方法缓解患者紧张心理，减轻患者痛苦，保证手术顺利进行，提高获卵率是必要的。现将取卵日的中西医结合处理方案综述如下。

（一）心理干预

1. 不孕患者往往是多年不孕，心情忧郁，精神较紧张，心理压力大，经济负担重，因此对体外受精 - 胚胎移植抱有极高的希望。针对这些，必须做好这部分患者的心理疏导工作。术前应积极宣教，组织患者集体宣讲。医护人员应与他们耐心交谈，缓解他们的紧张情绪，必要时进行心理量度调查，介绍手术方法、过程及失败的可能性，让患者以合理的心理状态接受手术。术前，为缓解术中疼痛，可用吲哚美辛栓一粒，术前肛塞。临床研究表明，吲哚美辛属于脂溶性药物，经直肠给药，可以通过黏膜吸收，药物在盆腔以较高浓度作用于子宫肌层、子宫内膜、子宫颈黏膜及子宫周围组织，发挥缓慢持久的镇痛作用。并且，吲哚美辛能有效抑制前列腺素的合成及组织炎症反应,有利于患者术后恢复。

2. 手术过程中为消除患者对陌生环境的不适应和紧张情绪,取卵工作室可以播放优雅柔和的音乐,术中应保持灯光柔和、周围环境安静,操作人员应严格无菌。术中注意患者对疼痛的耐受程度,出血情况。

3. 术后密切注意患者的腹胀和阴道出血情况,出血多者,需要特殊处理。密切监测患者的生命体征变化,告之按照医嘱抗感染治疗,进行黄体支持。同时交待患者术后注意事项及复诊或者胚胎移植时间。

(二) 药物

取卵的过程,是外源性的机械刺激对盆腔特别是子宫和卵巢操作的手术过程,可能会诱发或引起盆腔脏器的炎症。另外,由于取卵是在负压下抽吸卵泡液,吸出了大量的颗粒细胞,患者普遍会出现黄体功能不足的表现。因此,取卵手术日除了必要的药物消炎外,还需要必需的黄体支持。临床常用黄体支持方案:取卵日开始,黄体酮注射液40mg肌注,每日1次,或口服黄体酮胶囊(丸),600mg/d,或使用阴道用黄体酮制剂,如阴道用黄体酮凝胶,每日1支。

1. **西药** 常规消炎药:头孢地尼分散片、阿奇霉素等口服。具体用法:头孢地尼分散片100mg口服,每日3次或阿奇霉素500mg口服,每日1次,使用3天。

2. **中成药** 葆宫止血颗粒口服,1袋/次,2次/日;或血平胶囊4粒/次,3次/日;或金刚藤胶囊4粒/次,3次/日等,或妇科千金片(胶囊)2粒/次,3次/日,使用3天。这类药物能缩短凝血时间及出血时间,缩短凝血酶原时间,降低纤维蛋白含量,减少卵巢血管出血,防止盆腔炎症反应。

3. **中草药** 排卵期卵巢内阴长至极,泄出人之元精。此后黄体期重阴转阳,阴充阳旺,冲任充盛,维持胞胎生长。子宫为嗣育之室,子宫气血充实,藏胎于内,血旺而能子嗣。当务之急是,一为胚胎着床提供冲任胞宫气血充沛的环境,二遵张锡纯先生立"寿胎丸"方之旨,增加胚胎获取母体供给的能力,即张氏所言"善吸其母之气化"。胞脉系于肾,肾旺自能荫胎;气血生化之源在脾,脾健则气充血足;然补益之药多静,久则气滞。给予补肾健脾,养血安胎的口服方剂——参芪寿胎丸方。寒者,可加补骨脂15g,热者,加生地15g。现代药理学研究表明,寿胎方有抑制子宫平滑肌收缩,促进黄体功能,促进子宫发育的作用。此方可自取卵之日始,用至妊娠12周。

参芪寿胎丸方:

潞党参15g,炙黄芪15g,盐杜仲15g,盐续断15g,桑寄生15g,炒白术12g,菟丝子18g,炒白芍12g,制香附12g,炙甘草6g

预防OHSS发生:对于获卵数较多或者雌激素水平高的患者,为预防术后发生卵巢过度刺激综合征,取消新鲜周期胚胎移植,行全胚冷冻。取卵后即给予来曲唑口服,2.5mg/次,2次/日;同时给予中药参苓白术散,补气健脾,燥湿利水。中医将OHSS解释为卵巢对促性腺激素短时间内的过激反应,大多数医家认为其发病机制不外乎肾虚、脾虚、阴虚湿热内阻、气滞血瘀四个方面。临床应用来曲唑配合中药参苓白术散加减预防和治疗OHSS,一方面通过来曲唑抑制芳香化酶的活性,减少雌激素的合成,降低体内雌激素水平,另一方面,针对患者所表现出来的不同的中医证候类型加减用药,健脾利水。有研究报道,该类中药能明显降低血管壁的通透性,从而减少腹水的形成。

参苓白术散：

党参 15g，茯苓 12g，麸炒白术 12g，炒白扁豆 12g，陈皮 9g，麸炒山药 15g，砂仁 9g，莲子 12g，麸炒薏苡仁 12g，桔梗 9g，车前草 9g，炙甘草 6g

（三）针刺治疗

疼痛包括伤害性刺激作用于人体所产生的痛感觉，以及机体对伤害性刺激产生的痛反应（躯体运动性反应或者内脏植物性反应。）1962 年，研究报道，脑内存在着对吗啡特别敏感的反射区域，在这些相应的区域注射极微量的吗啡就能产生很强的镇痛效果。Reynolds 研究发现，埋藏电极定位刺激大鼠中脑中央灰质能产生强大的镇痛效应。1973 年，Peter 和 Snyder 进一步证明吗啡在中枢神经系统内是通过和特异性的受体相结合而发挥作用的。2003 年，一份由 5 家生殖中心统计的数据表明，电针刺激可以使卵泡液中的神经 Y 肽明显升高，而不影响内膜对之后的移植产生影响，孟平对针刺符合麻醉的有效性和安全性进行评估，发现针刺联合麻醉在经阴道穿刺取卵手术中的镇痛效果显著，多数情况下，患者在取卵手术过程中处于基本无痛的状态，安全性好。针刺可以减轻患者取卵术中及术后早期的恶心呕吐症状。同药物镇痛相比，针刺镇痛重在生理范围内的调整，但是针刺的刺激量必须是生理条件允许的范围内。

针刺选穴：术前 30 分钟进行针刺，选穴：肾俞、刺髎、百会、关元、三阴交、合谷、太冲、内关。操作：先取肾俞、刺髎，选用规格为 0.3mm×40mm 的毫针，进针得气后，行平补平泻针法，每穴刺激 30 秒，捻转角度 90°，提插幅度 2mm，频率 60～100 次 / 分。起针后患者进入取卵室，取膀胱截石位，针刺关元等其他穴位，进针得气后取平补平泻针法，每穴刺激 30 秒，捻转角度 90°，提插幅度 2mm，频率 60～100 次 / 分。术中，同侧三阴交 - 太冲连接韩式穴位神经刺激仪，强度以患者感觉舒适为度，直到手术结束。术中注意保持针下得气。若患者出现疼痛难忍，可在百会、内关、合谷间歇行针等。

综上所述，取卵日运用中西医结合的方法，可以缓解患者的紧张焦虑情绪，减轻患者的痛苦，确保取卵手术过程顺利进行。术后中西医的合理应用，可以有效避免并发症，提高妊娠率。

第四节　移植日方案

一、胚胎种植的相关影响因素

1. 子宫内膜的容受性　子宫内膜的血流状况直接关系到子宫内膜的容受性，进而影响体外受精 - 胚胎移植的结局。近年来，临床研究和动物实验均表明以补肾、活血中药为基础组成的方剂可通过调控多种血管生成因子来促进子宫内膜血管生成，并通过调节一氧化氮水平抑制子宫血管平滑肌收缩来改善内膜的血流状态，促进胚胎着床。

2. 胚胎质量　高质量的精子和卵子是形成优质胚胎的基础，而其又是提高胚胎种植率的重要条件。

3. 心理因素。

二、中医学认识

《妇科正宗·广嗣总论》谓："男精壮，女经调，有子之道也"。《傅青主女科》云："经水出诸肾"。肾者,天癸出焉;天癸者即元阴,是无形之水,实际上与肾阴(水)亦相一致。

《素问·上古天真论》曰:"二七肾气盛,任脉通,太冲脉盛,月事以时下,故能有子…七七任脉虚,太冲脉衰少,天癸竭,地道不通,故形坏而无子。"冲为血海,任主胞胎,若肾气不足,肾精不能化生气血,则冲任难充,精血难以下聚养胎,故而不利于为胚胎着床和发育提供物质基础。同时肾气虚弱,无力推动血行,造成胞脉瘀阻,亦致胞宫失养,更不利于着床受孕。

宗"肾旺自然荫胎"之说,肾气盛,冲任充盛,受督带调约,在肾-天癸-冲任-胞宫轴的协同作用下,胞宫藏泄功能正常,摄精成孕。经前期(周期第15~28天),此期阴盛阳生渐至重阳,阴阳俱盛,若此时种子则精血下聚以养胎。

在 IVF-ET 应用的控制性卵巢刺激方案中,由于要求多个卵泡共同发育,可致母体肾之精气相对不足,故治以补肾填精为主,兼以养血活血,调补冲任。

三、辨病与辨证结合治疗

(一)中药治疗

1. 中药方剂　连方等的研究表明参芪寿胎丸方(党参、黄芪、盐杜仲、菟丝子、桑寄生、盐续断、炒白芍、制香附等)补肾益气理血调冲之法可改善子宫内膜的容受性,可提高黄体功能不全患者的胚胎种植成功率。陈秋梅等的研究表明补肾填精养血活血的方药"调经孕育方"(菟丝子、熟地、覆盆子、山茱萸、肉苁蓉、枸杞子、当归、黄芪、怀山药、白术、鸡血藤、香附等)通过增加子宫和卵巢组织的血液供应,促进局部组织微环境和新陈代谢的改善,使组织恢复正常的生理功能。

2. 中成药治疗

(1)固肾安胎丸:每次6g,每日3次。适用于早期先兆流产,属中医肾阴虚证。

(2)乐孕宁颗粒:每次1袋,每日3次。适用于脾肾两虚所致的先兆流产、习惯性流产。

(3)孕康颗粒:每次8g,每日3次。适用于肾虚型和气血虚弱型先兆流产和习惯性流产。

(4)保胎灵胶囊:每次3粒,每日3次。适用于先兆流产、习惯性流产及因流产引起的不孕症。

(二)西药治疗

黄体酮注射液、黄体酮胶囊、黄体酮阴道缓释凝胶等形式补充孕激素,支持黄体功能。如评估无 OHSS 风险,可注射人绒毛膜促性腺激素(HCG),2000IU 肌注,隔日1次,以支持黄体功能。

鲜胚移植周期及冻胚复苏移植周期(自然周期和替代周期)均接续既往方案,并据当日血孕激素情况,酌情采用不同黄体酮剂型补充孕激素,7日后检测血清雌、孕激素及 β-HCG 水平,并酌情药物加减。

(三)心理疏导

接受 IVF-ET 治疗的患者是一类特殊的群体,多为久婚不孕的夫妇,IVF-ET 的低成功率,使他们长期承受巨大的精神与心理压力。良好的医患关系是建立在有效的医患沟通基础上,在与患者交流过程中,医护人员应熟练掌握倾听、解释、指导、安慰等支持性的诊疗及护理技巧,注意语言沟通和非语言沟通的配合,及时发现患者的心理问题及需求,用患者能听懂的语言,耐心细致地进行心理疏导,解除患者的紧张情绪;通过有效的健康教育,提高患者自我康复和保健的意识,增强治疗的信心。

随证加减

复发性流产患者,黄体功能不全患者其黄体酮用量较一般患者应加量。

子宫内膜偏薄患者,可采用以下药物来改善内膜血流。

1. 小剂量阿司匹林 25mg 口服,每日 2 次,该药可能通过抑制环氧化酶活性发挥抑制血小板活性的作用,预防微血栓形成,降低子宫动脉血流阻力,改善子宫内膜的血流灌注来促进子宫内膜的生长。

2. 低分子肝素钠注射液 1 支皮下注射,每日 1 次,预防血栓形成,改善子宫内膜血流。

3. 口服或阴道内使用枸橼酸西地那非,能够改善子宫内膜的血流状态,促进子宫内膜生长,提高内膜容受性。目前临床采用枸橼酸西地那非改善内膜血流的治疗方法仍处于观察阶段,尚无公认的指导意见。

新鲜周期有过激倾向的患者,应取消当日移植,并予以口服黄体酮胶丸(胶囊)200mg 口服,每日 1 次 ×7 天,或地屈孕酮片 20mg 口服,每日 2 次 ×7 天,或配合来曲唑 2.5mg 口服,每日 2 次 ×5 天,但若出现明显的胸闷心慌、腹胀时,则应及时按 OHSS 处理。

第五节　冻胚移植内膜准备周期方案

子宫内膜容受性(endometrial receptivity,ER)是指母体子宫内膜对胚胎的接受状态,在这种状态下囊胚能够黏附穿入内膜并诱导内膜间质发生一系列变化,最终植入内膜,这段时间被称为着床窗口期或种植窗口期,它具有特定时间性,相当于人类自然周期的第 19～24 天。ER 状态对胚胎的着床成功率有很大影响,良好的 ER 状态可以提高胚胎着床的成功率。

一、病因病机

(一)影响子宫内膜容受性的因素

影响子宫内膜容受性的因素包括先天子宫异常、后天获得性子宫异常。

1. 先天子宫异常　包括苗勒氏管融合异常如弓形子宫、双子宫、双角子宫及单角子宫;纵隔退化缺陷如子宫完全纵隔和不全纵隔。

2. 后天获得性子宫异常　包括子宫内膜炎、子宫内膜息肉、子宫黏膜下肌瘤、子宫腔粘连、子宫内膜瘢痕、子宫腺肌瘤和子宫内膜增殖症等。

另外,输卵管积液反流至子宫可导致内膜局部环境异常而影响胚胎种植。子宫内膜过薄、子宫内膜血流异常,内膜容受性相关黏附因子及细胞因子的表达异常、免疫紊乱和血栓形成倾向等也是影响胚胎种植的因素。

(二)中医病因病机

中医认为"肾主生殖",肾气充足是孕育的根本,而妇女经、带、胎、产、乳无不以气血为本,肝主藏血,主疏泄,肝气顺畅,气血通调是孕育的必备条件。《傅青主女科·种子》曰"精满则子宫易于摄精,血足则子宫易于容物,皆有子之道也"。临床实践中发现不孕症种植失败患者主要病机为肾虚、血瘀。

二、辨病与辨证

1. 宫腔镜检查及子宫内膜活检或诊断性刮宫　明确有无宫腔异常，黏膜下肌瘤、内膜息肉等影响子宫内膜容受性的因素，明确内膜是否存在病变，行内膜免疫染色检查，了解内膜及间质细胞雌激素、孕激素受体情况。

2. 子宫输卵管造影　了解输卵管通畅性，排除输卵管因素造成的胚胎着床失败或胚胎发育停滞，特别应注意有无输卵管积水情况，及时处理输卵管积水以提高胚胎种植率及妊娠率，降低流产率。

3. 基础内分泌检查　排除内分泌因素对内膜容受性的影响。

4. 自身免疫相关检查　如 NK 细胞、T 细胞亚群、抗磷脂抗体等检查。

5. 血栓前状态检查　如狼疮抗凝物、凝血酶原片段 F1＋2（F1＋2）、凝血酶 - 抗凝血酶Ⅲ复合物（TAT）、抗凝血酶Ⅲ（AT-Ⅲ）、D- 二聚体（D-Dimer）等检查。

三、辨病与辨证联合治疗

（一）辨证论治

1. 中草药治疗

（1）瘀滞胞宫证（亦可用于西医子宫内膜剥脱期，即行经期）

主要证候：婚久不孕，月经周期延后，经行不畅，色紫黑，有血块，或经行腹痛；平素小腹或少腹疼痛，或肛门坠胀不适；舌质紫黯，边有瘀点，脉弦涩。

治疗法则：活血祛瘀，调经助孕。

方药举例：少腹逐瘀汤《医林改错》加丹参、川牛膝、益母草、泽兰。

（2）肾阴虚证（亦可用于西医内膜增殖期，即经后期）

主要证候：婚久不孕，月经周期提前，量少色红质稠，或闭经；腰膝酸软，头晕心悸，或形体消瘦，口干失眠，五心烦热；舌淡或舌红，少苔，脉细或细数。

治疗法则：补肾滋阴，养血助孕。

方药举例：二至天癸方（连方经验方）加桑寄生、怀牛膝、山药、山萸肉。

（3）肾阳虚证（亦可用于西医排卵期，即经间期）

主要证候：婚久不孕，初潮延迟，月经周期推后，量少色淡质稀，甚至闭经，带下量多，质稀；腰膝酸软，性欲淡漠，大便溏薄，小便清长，面色晦黯；舌淡苔白，脉沉细或沉迟。

治疗法则：补肾活血，温阳助孕。

方药举例：桂枝茯苓丸方《伤寒论》加菟丝子、紫河车、杜仲、川断、巴戟天、山萸肉、肉桂。

（4）肾气虚证（亦可用于西医黄体期，即经前期，替代周期则相当于内膜转化日开始使用）

主要证候：婚久不孕，初潮延迟，月经不调或停闭，量多或少，色淡黯质稀；腰膝酸软，头晕耳鸣，神疲肢倦，小便清长；舌淡黯，苔白润，脉沉弱。

治疗法则：补肾益气，养血安胎。

方药举例：参芪寿胎丸方（连方经验方）。

2. 中成药治疗

（1）桂枝茯苓胶囊：每次 3 粒，每日 3 次。适用于瘀滞胞宫证。

（2）坤泰胶囊：每次2g，每日3次。适用于肾阴虚证。

（3）右归胶囊：每次9g，每日3次。适用于肾阳虚证。

（4）参芪十一味颗粒每次1袋，每日3次；益精口服液每次10ml，每日3次。适用于肾气虚证。

3. 针灸疗法

（1）辨证选穴：瘀滞胞宫证取肝俞、太冲、曲泉、期门、日月、血海、三阴交、曲池等穴；肾阴虚证取命门、复溜、太溪、肾俞等穴；肾阳虚证取关元、足三里、命门、肾俞等穴；肾气虚证取气海、关元、神阙、足三里、肾俞等穴。

（2）耳针：取子宫、卵巢、内分泌、皮质下、肝、脾、肾、神门等，每次2～4个穴位，将皮内针刺入穴位并固定，贴压王不留行籽，每日按压2～3次，左右交替。

（3）电针：取子宫、三阴交等穴，平补平泻法行针后，在针尾通以微量电流波电流，采用连续波，20～30分钟起针。

（4）盆腔理疗：月经干净开始盆腔理疗，将消毒后的电极加热棒放入阴道，深度以达阴道后穹隆部为宜，每次30分钟，隔日一次。盆腔理疗可直接作用于胞宫，利用红外光热辐射作用，调节肾 - 天癸 - 冲任 - 胞宫轴，调整胞宫之阴阳平衡，起到暖宫助孕功效。

（二）辨证联合西医治疗

1. 宫腔镜治疗　作为安全、微创、容易掌握的操作手术，能更直观地描述宫腔的形态，更准确地评价宫腔的状态，必要时可留取标本送病理检查，对检查中提示的子宫内膜息肉、黏膜下肌瘤、宫腔粘连等病变进行相应处理，可显著提高移植的成功率，同时因为预后好、并发症少且无远期并发症，已成为诊断宫腔病变的金标准。Rama 等进行的一项前瞻性随机对照研究显示，即使宫腔镜检查未见异常的患者其再次行冻胚移植（FET）的临床妊娠率亦显著高于未接受检查的患者。

2. 子宫内膜微创术　子宫内膜微创术是一种机械治疗手段，也称子宫内膜搔刮术，于月经的第3～10日，以刮匙酌情刮内膜各壁，宫内物可送病理检查，一般不影响当月胚胎移植。研究表明，在胚胎移植前行子宫内膜搔刮术可显著提高胚胎种植率、妊娠成功率和活婴出生率。其机制可能是通过搔刮可清除部分不规则增生内膜，去除局灶的组织学病理改变，促进子宫内膜螺旋动脉等血管生成，促进上皮和基质细胞增生和分化，调节毛细血管舒缩活动，增加子宫内膜血流，促进基质细胞水肿和蜕膜化，增强子宫内膜对外源性激素的敏感性，利于胚胎着床。从分子生物学角度考虑，已有研究证实，子宫内膜的机械损伤可触发子宫内膜的炎症反应，影响巨噬细胞炎性蛋白、白血病抑制因子等与子宫内膜容受性相关因子的表达，使树突状细胞和巨噬细胞活化，从而提高胚胎种植率。故可考虑在超声提示内膜异常但暂不能行宫腔镜检查的患者中，选择合适的时间行子宫内膜微创术，以改善内膜状况，提高子宫内膜容受性。

3. 内膜菲薄的处理　内膜厚度的变化可部分反映内膜的功能状态，从而评估子宫内膜容受性。尽管对于适当的子宫内膜厚度目前尚有争论，但内膜菲薄影响胚胎种植是已达成共识的。在患者建立人工内膜时，根据子宫内膜的厚度结合卵泡发育情况，适时加用雌激素可以上调内膜雌激素受体表达，以改善子宫发育、促进内膜增长。解冻胚胎移植周期避免了大量促性腺激素的刺激，可采取接近自然周期的移植策略，有效地减少对子宫内膜容受性的影响，在达到适合移植的内膜厚度的同时，保证了内膜与胚胎发育的同步性。经净后枸橼酸西地那非片（万艾可）、他达拉非片（希爱力）阴道用，或行宫腔注射重组人粒细胞刺激因子注射液（瑞白）可增长内膜，改善子宫内膜容受性。另外对于子宫内膜粘连造成内膜菲薄的患者，行宫腔镜下粘连松解术亦有助于提高胚胎发育与子宫内膜容受性的同步性，以提高胚胎种植率。

4. 抗凝治疗　子宫与卵巢的血管收缩、血小板聚集和子宫内膜微循环中血栓形成，均可能减少局部血供，影响子宫内膜容受性，致使胚胎着床障碍或者着床后胎盘循环建立不良而导致流产率增加。所以凝血功能在生殖领域中的作用已被重视，如何应用抗凝剂改善微循环以提高子宫内膜容受性也被越来越多的人所关注。阿司匹林 25mg 口服，每日 2 次，低分子肝素注射液 1 支皮下注射，每日 1 次等抗凝治疗，通过抑制血小板活性、预防微血栓形成、改善局部血液循环、降低子宫动脉血管阻力以增加内膜的血液供应，进而促进子宫内膜发育，改善子宫内膜容受性，提高临床妊娠率。

5. 免疫治疗　对于不明原因的不孕育患者，同时存在免疫异常的，可考虑采取免疫治疗。其中包括：①淋巴细胞免疫治疗；②免疫球蛋白治疗；③低分子肝素、阿司匹林和糖皮质激素的应用等。此外，在胚胎移植前行自体淋巴细胞宫腔注射可提高患者的胚胎种植率，其机制与通过免疫治疗诱发宫腔内炎性环境，维持外周血和子宫内膜的促炎/抑炎细胞因子的平衡，改善子宫内膜容受性有关。

6. 药物治疗

（1）自然周期：此方法适用于可正常排卵女性。定期监测 B 超，适时予戊酸雌二醇片（补佳乐）口服补充雌激素，增长内膜，排卵后即予黄体酮注射液 20mg 肌注，或地屈孕酮 10mg 口服，每日 2 次，或黄体酮（软）胶囊（丸）100mg 口服，每日 2 次，补充孕激素，3 天（以胚胎天数而定，例如为囊胚，则为 5 天，下同）后行冻融胚胎移植术（FET）。

（2）人工周期：此方法适用于排卵障碍性女性。

1）促排周期：月经期第 3～5 天始予枸橼酸氯米芬口服/来曲唑口服/尿促性素（HMG）肌注治疗，定期监测 B 超，同时酌情选用补佳乐口服或雌二醇/雌二醇地屈孕酮片（芬吗通）白片 1mg 阴道用补充雌激素，增长内膜，当卵泡直径达到 1.8cm 及以上，予注射用绒促性素（HCG）2000U 肌注促进卵泡成熟及排出。排卵后予黄体酮注射液 20mg 肌注，或地屈孕酮 10mg 口服，每日 2 次，或黄体酮（软）胶囊（丸）100mg 口服，每日 2 次，补充孕激素，3 天后行 FET。

2）替代周期：月经期第 3～5 天始予补佳乐 4mg/6mg/8mg 递增口服或芬吗通白片 1mg 阴道用治疗补充雌激素，增长内膜，定期监测 B 超及血激素，当雌激素达 150pg/ml 以上，孕激素 1ng/ml 以下，内膜厚度处于 0.6～1.5cm 之间，分型为 A 或 A-B 时，加予黄体酮注射液 20mg/40mg/60mg 递增肌注，根据血中孕酮水平，酌加地屈孕酮 20mg 口服，每日 1 次，或黄体酮（软）胶囊（丸）200mg 口服，每日 1 次，补充孕激素，3 天后行 FET。

（连　方）

主要参考文献

1. Yim SF, Lok IH, Cheng LP, et al. Dose finding study for the use of long acting gonadotrophin releasing hormone analoges prior to ovarian stimulation for IVF[J]. Hum Reprod, 2001, 16(3): 492-494.

2. Lessey BA. Medical management of endometriosis and infertility[J]. Fertil Steril, 2000, 73(6): 1089-1098.

3. Mijatovic V，Florijn E，Halim N，et al. Adenomyosis has no adverse effects on IVF/ICSI outcomes in women with endometriosis treated with long-term pituitary down-regulation before IVF/ICSI[J]. Eur J Obstet Gynecol Reprod Biol，2010，151（1）：62-65.

4. Mohamed AM，Chouliaras S，Jones CJ，et al. Live birth rate in fresh and frozen embryo transfer cycles in women with endometriosis[J]. Eur J Obstet Gyneeol Reprod Biol，2011，156（2）：177-180.

5. Alviggic，Clarizia R，MollA，et al. Outlook：who needs LH in ovarian stimulation[J]. Reprod Biomed online，2006，12（5）：599-607.

6. Bjercke S，Fedorcsak P，Abyholm T，et al. IVF/ICSI outcome and serum LH concentration on day 1 of ovarian stimulation with recombinant FSH under pituitary suppression[J]. Hum Reprod，2005，20（9）：2441-2447.

7. Albuquerque LE，Saconato H，Maciel MC. Depot versus daily administration of gonadotrophin releasing hormone agonist protocols for pituitary desensitization in assisted reproduction cycles[J]. Cochrane Database Syst Rev，2005，1（1）：CD002808.

8. Albuquerque LE，Saconato H，Maciel MC，et al. Depot versus Daily administration of GnRH agonist protocols for pituitary，desen-sitization in assisted reproduction cycles：a Cochrane Review[J]. Hum Reprod，2003，18（10）：2008-2017.

9. 李晓红，武学清，王嵩，等. 减量促性腺激素释放激素激动剂在促排卵中的应用 [J]. 生殖医学杂志，2003，12（3）：146-149.

10. 李洁，周灿权，钟依平，等. 不同小剂量促性腺激素释放激素在体外授精 - 胚胎移植中应用的比较 [J]. 中华妇产科杂志，2006，41（4）：269-270.

11. Janssens RMJ，Lambalk CB，Vermeiden JPW，et al. Dosefinding study of triptorelin acetate for prevention of a premature LH surge in IVF：a prospective，randomized，double-blind，placebo-controlled study[J]. Hum Reprod，2000，15（11）：2333-2340.

12. 赵晓徽，随笑琳. 两种剂量达必佳在 IVF 控制超排卵周期降调节中的应用 [J]. 天津医科大学学报，2003，9（1）：36-38.

13. 栾美英，任春娥，乔鹏云，等. 不同剂量的曲普瑞林降调节方案在 IVF-ET 中的应用[J]. 潍坊医学院学报，2004，26（4）：247-249.

14. 崔薇，闻姬，甄秀梅. 两种剂量达必佳在体外受精 - 胚胎移植中治疗效果的比较 [J]. 生殖与避孕，2005，25（1）：53-55.

15. Yaman C，Ebner T，Sommergruber M，et al. Three-dimensional endometrial volume estimation as a predictor of pituitary down-regulation in an IVF-embryo transfer programme[J]. Hum Reprod，2000，15（8）：1698-1702.

16. 连方，滕依丽，张建伟，等. 二至天癸颗粒对体外受精 - 胚胎移植周期人卵泡液白血病抑制因子和卵细胞质量的影响 [J]. 中国中西医结合杂志，2007，27（11）：976-979.

17. 单志群，曾勇，胡晓东，等. 补肾调冲法在试管婴儿助孕技术中的运用——附 96 例临床报告 [J]. 中医药学报，2002，30（6）：10-11.

18. 于婷儿等. IVF-ET 长方案联合养精种玉汤对性激素及妊娠率结局的影响 [J]. 长春中医药大学学报，2015，31（5）：1028-1031.

19. Porter R N，Smith W，Craft I L，et al. Induction of ovulation for in-vitro fertilisation using buserelin and gonadotropins. Lancet，1984，324（8414）：1284-1285.

20. Stanger JD and Yovich JL. Reduced in vitro fertilization of human oocytes from patients with raised basal luteinizing hormone levels during the follicular phase. Br. J[J]. Obstet. Gynaecol, 1985, 92(3): 385-393.

21. Wildt L, Diedrich K, van der Ven H, al Hasani S, Hubner H, Klasen R. Ovarian hyperstimulation for in-vitro fertilization controlled by GnRH agonist administered in combination with human menopausal gonadotrophins[J]. Hum Reprod, 1986, 1(1): 15-9.

22. 刘娜娜, 王树玉, 贾婵维, 等. 降调后基础血清雌激素水平预测 IVF-ET 结局的价值探讨 [J]. 中国优生与遗传杂志, 2007, 15(4): 97-101.

23. Mitwally MF, Bhakoo HS, Crickard K, et al. Estradiol production during controlled ovarian hyperstimulation correlates with treatment outcome in women undergoing in vitro fertilization embryo transfer[J]. Fertil Steril, 2006, 86(3): 588-596.

24. Develioglu H O, Cox B, Toner J P, et al. The value of basal serum follicles stimulating hormone luteinizing hormone and oestradiol concentration following pituitary down-regulation in predicting ovarian response to stimulation with highly purified follicle stimulation hormone[J]. Hum Reprod, 1998, 14(5): 1168-1174.

25. 徐艳文, 庄广伦, 方丛, 等. 改良原核期评分系统在常规体外受精胚胎移植中的应用 [J]. 中华妇产科杂志, 2003, 6: 343-345.

26. Ryan KJ, Petro Z, Kaiser J. Steroid formation by isolated and recombined ovarian granulosa and thaca cells[J]. J Clin Endocriol Metab, 1968, 28: 355-358.

27. 马黔红, 李尚为, 黄仲英, 等. 垂体降调节后延迟卵巢启动时间对体外受精胚胎移植结局的影响 [J]. 四川大学学报(医学版), 2007, 38(6): 980-993.

28. Khalaf Y, Taylor A, and Braude P. Low serum estradiol concentrations after five days of controlled ovarian hyperstimulation for in vitro fertilization are associated with poor outcome[J]. Fertil Steril, 2000, 74(1): 63-66.

29. Levi R, Kupelioglu, L. Ozcakyr H T., et al. Complete down-regulation is not mandatory for good assisted reproductive treatment cycle outcomes[J]. Europ Jour Obstet Gynecol Reprod Biol, 2003, 111(1): 55-58.

30. 李豫峰, 王华丽, 何巧花, 等. 使用 GnRH-a 后完全降调与否 IVF 结局的研究 [J]. 中国优生与遗传杂志, 2008, 16(6): 120-123.

31. 张学红, 李丽斐, 等. 应用不同剂量长效 GnRHa(达菲林)降调节的临床效果分析 [J]. 生殖与避孕, 2005, 25(7): 435-437.

32. 施蔚虹, 丁家怡, 等. 促性腺激素释放激素激动剂在外体外受精 - 胚胎移植促排卵中的应用 [J]. 南通医学院学报, 2003, 23(3): 244-245.

33. 孙赟, 赵小明, 等. 小剂量 GnRHa 在 IVF-ET 促超排卵中的探讨 [J]. 生殖与避孕, 2006, 26(4): 214-217.

34. 胡琳莉, 朱桂金. 促性腺激素启动时间对 IVF 结局的影响 [J]. 中国实用妇科与产科杂志, 2009, 25(2): 133-135.

35. Cedrin-Durnerin I, Massin N, Galey-Fontaine J, et al. Timing of FSHadministration for ovarian stimulation in normoovulatory women: comparison of an early or a mid follicular phase initiation of a short term treatment[J]. Hum Rep rod, 2006, 21(11): 2941-2947.

36. McKiernan SH & Bavister BD. Gonadotrophin stimulation of donor females decreases post-implantation viability of culturedone-cellhamsterembryos. Human Reproduction. 1998, 13: 724-729.

37. 王慧焱, 孙海翔, 陈华, 等. 长方案垂体降调节对体外受精 - 胚胎移植结果的影响 [J]. 生殖与避孕, 2009, 29(2): 84-86.

38. Humaidan P, Bungum L, Bungum M, et al. Ovarian response and pregnancy outcome related to mid-follicular LH levels in women undergoing assisted reproduction with GnRH agonist down-regulation and recombinant FSH stimulation[J]. Hum Reprod, 2002, 17 (8): 2016-2021.

39. Humaidan P, Bungum L, Bungum M, et al. Effects of recombinant LH supplementation in women undergoing assisted reproduction with GnRH agonist down-regulation and stimulation with recombinant FSH: an opening study[J]. Reprod Biomed Online, 2004, 8 (6): 635-643.

40. 李豫峰, 李媛, 章汉望, 等. 适当延后促排卵启动时间有利于 IVF-ET 结局 [J]. 生殖与避孕, 2008, 28 (8): 500-503.

41. ShehuaShen, Amin Khabani B. S, Nancy Klein, et al. Statistiscal analysis of factors affecting ferti lization rates and clinical outcome associated with intracytoplasmic spermi njection[J]. Fertil Steril, 2003, 2 (79): 355-360.

42. Vinay Sharma, Victoria Allgar, M. Rajkhoowa, et al. Factors influencing the cumulative conception rate and discontinuation of in vitro fertilization treatment for infertility[J]. Fertil Steril, 2002, 78 (1): 40-46.

43. 李东, 郭佳. 补肾调周法改善卵巢储备功能在辅助生殖技术中运用的临床研究 [J]. 北京中医药大学学报, 2008, 31 (2): 131-134.

44. 连方, 王琳, 张建伟, 等. 二至天癸方对高龄不孕妇女卵巢反应性的影响 [J]. 中国中西医结合杂志, 2006, 26 (8): 685-688.

第二十六章

辅助生殖技术并发症的辨病与辨证治疗

第一节　取卵后出血

　　阴道 B 型介导超声引导下取卵，超声探头接近盆腔，能清晰显示子宫、子宫内膜、卵巢、卵泡及盆腔大血管等结构，使得取卵过程简单、易行，相对安全。但如果患者有盆腔粘连、穿刺针受力后弯曲改变方向、卵巢位置变异、手术者技术操作不熟练等，取卵过程中穿刺针有可能损伤邻近的血管，造成取卵后出血。如果穿刺针损伤阴道穹窿部血管，可造成阴道较多出血；如果损伤卵巢的小血管网或损伤腹腔内或腹膜后血管时，可引起腹腔内或腹膜后出血。文献报道，取卵后阴道出血发生率为 8.6%，但出血量超过 100ml 的发生率为 0.8%，腹腔内 0.06%～0.5%。

一、临床表现与诊断

　　1. 阴道出血　是取卵后出血最常见的临床表现之一。

　　2. 疼痛　患者感到下腹部明显疼痛，并可伴有恶心、呕吐、冷汗等症状；应特别注意逐渐加重的腹部疼痛；要注意血尿的出现。

　　3. 腹膜刺激症状　盆腔内出血时，可出现腹肌紧张，下腹部压痛、反跳痛等征象。

　　4. 贫血貌　内出血较多时，可出现贫血貌，如面色苍白，巩膜、甲床苍白，伴有体虚乏力、头晕等。

　　5. 休克　内出血进行性加重时可出现休克的临床表现，如呼吸急促、血压下降、脉搏细弱、加快或持续心动过速等。

　　6. B 超检查　腹部联合阴道 B 超检查可协助诊断内出血的发生及评估盆腔积液量、腹腔内血凝块或腹膜后血肿。

二、辨病与辨证论治

　　根据出血量的多少选择合适的治疗方法。

　　1. 一般处理　阴道壁或穹窿穿刺点的少量出血，可用纱布压迫或填塞止血，观察 1 小时后，如无继续出血可于 2～4 小时内取出，必要时也可用宫颈钳短时钳夹止血。但务必监测腹腔内出血的可能。

　　2. 少量盆腔内出血可给予止血药，卧床休息，严密观察血压、脉搏，一般可以自行停止，不需手术治疗。

　　3. 外出血量较多者，急当止血防脱，首选补气摄血法。如用生脉散（《内外伤辨惑论》：

人参、麦冬、五味子)以人参大补元气,摄血固脱;麦冬养阴清心;五味子益气生津,补肾养心,收敛固涩。若见四肢厥逆,脉微欲绝等阳脱证,则于生脉散中加附子去麦冬,或用参附汤(《校注妇人良方》:人参、附子)加炮姜炭以回阳救逆,固脱止血。或选用田七末 3～6g,温开水冲服,同时针刺人中、合谷、断红穴,艾灸百会、神阙、隐白。或外用云南白药 1 支。血势不减者,宜输血救急,同时暴露出血部位,缝合止血。

4.如果发生大量的不可控制的内出血,应在输液或输血条件下,立即行腔镜或开腹手术治疗,不可延误,应停止本周期的治疗。术后应卧床休息,严密观察血压、脉搏等生命体征。内出血不多,暂无失血性休克之虞,可用:①注射用血凝酶 1 单位,肌注;②注射用氨甲环酸 0.4g 入 0.9% 氯化钠注射液 100ml,静滴;③维生素 C 注射液 3.0g,止血芳酸 0.3g 入 5% 葡萄糖注射液 250ml,静滴。

三、预防

术者应熟悉盆腔解剖结构,熟练掌握 B 超扫描盆腔器官的影像学特征。熟练掌握取卵穿刺技术,正确操作,穿刺时不宜反复进出针,尽可能控制在穿刺 2 次内。辨清卵巢的边缘,对于处于边缘的卵泡穿刺前应作超声垂直交叉扫描观察,卵巢外的结构特别是管样结构勿穿刺,注意勿将盆腔血管的横断面误认为卵泡样结构;如卵巢周围因炎症而粘连,当卵巢粘连于远离阴道壁的位置,取卵时穿刺针必须进入较深的距离时,操作者必须注意穿刺针的整个行程。取卵过程应向患者解释清楚,消除患者恐惧心理,取得患者合作,并给患者一定剂量的镇静、镇痛剂;在全身麻醉下进行取卵手术。

第二节　取卵后感染

盆腔感染是经阴道取卵术的并发症之一,许多接受 IVF-ET 的患者中,生殖器官或盆腔可能存在慢性的感染病灶,经阴道操作感染的复发风险高。文献有盆腔脓肿或卵巢脓肿形成的报道,盆腔感染的发生率达 0.4%。

一、经阴道取卵后盆腔感染的可能机制

1.阴道微生物卵巢的直接接种　穿刺针经过宫颈、阴道时将污染物通过阴道带入卵巢,引起附件的炎症。

2.激活原来存在的隐匿的盆腔炎症　许多接受 IVF 的患者,尤其是输卵管性不孕患者,存在生殖器官或盆腔慢性的炎症。取卵同时穿刺输卵管积水或卵巢子宫内膜异位囊肿更易引起盆腔炎。

3.直接的肠道穿刺损伤　取卵后盆腔炎偶尔也见于穿刺损伤肠管所致。

二、取卵后感染的辨病方法

取卵后感染,可通过病史、症状、妇科检查、腹部检查以及实验室检查等进行诊断。

1.病史　有慢性盆腔炎、输卵管积水、卵巢子宫内膜异位囊肿、取卵后出血、取卵时肠管损伤等病史。

2.症状　盆腔感染临床症状一般在取卵后 1～7 天出现,表现为下腹部疼痛、发热及带

下量增多。腹痛为持续性，活动后加重；发热为低热或高热；带下为脓性、有臭味。若有腹膜炎可见恶心、呕吐、腹胀、腹泻等消化系统症状。若有脓肿形成可有下腹部包块及局部压迫刺激症状。

3. 检查

（1）腹部检查：下腹部压痛、反跳痛及肌紧张。

（2）妇科检查：阴道充血，有大量脓性分泌物；宫颈充血、水肿、举痛；宫体稍大，压痛，活动受限；子宫一侧或双侧附件区压痛明显，甚至可触及包块，不活动；若有盆腔脓肿形成且位置较低者，则后穹隆可触及肿块且有波动感。

（3）其他检查：①血常规检查：白细胞尤其是中性粒细胞上升，红细胞沉降率增快，C-反应蛋白升高。②阴道、盆腔、宫腔分泌物：或涂片见白细胞，或培养见致病菌，并可加做药敏试验。③后穹隆穿刺：可抽出脓液。④B超：可见盆腔积液或肿块。

三、辨证论治

取卵后感染的中医病机为热、毒、湿交结，与气血相搏，邪正相争，而发热疼痛，积脓结块，甚至泛发腹膜炎、感染性休克；病变部位在胞宫、胞脉。

1. 中草药治疗

（1）热毒炽盛证

主要证候：高热寒战，下腹疼痛拒按，带下量多，色黄或赤白如脓血，质黏稠，臭秽，月经量多或淋漓不净；咽干口苦，大便秘结，小便短赤；舌红，苔黄厚，脉滑数。

治疗法则：清热解毒，利湿排脓。

方药举例：五味消毒饮（《医宗金鉴》）合大黄牡丹皮汤（《金匮要略》）。

（2）湿热瘀结证

主要证候：热势起伏，寒热往来，下腹疼痛拒按，或胀满不适，带下量多、色黄、质稠、臭秽；口干不欲饮，大便溏或燥结，小便短赤；舌红有瘀点，苔黄厚，脉弦滑。

治疗法则：清热利湿，化瘀止痛。

方药举例：仙方活命饮（《校注妇人良方》）加薏苡仁、冬瓜仁。

对症加减：如带下量多，色黄臭秽者加炒黄柏、茵陈、椿根皮清热除湿止带；盆腔脓肿者，加红藤、皂角刺、白芷。或配合切开排脓。

2. 中成药

（1）内服：妇科千金片每次6片，每日3次，或妇炎康片每次6片，每日3次等。

（2）外用：保妇康栓、康妇消炎栓等。

3. 中药保留灌肠　赤芍 30g，龙葵 10g，三棱 15g，莪术 15g，蒲公英 25g，丹参 30g，丹皮 15g，细辛 3g，生甘草 15g。浓煎至 150ml，保留灌肠，每天 1 次。

4. 针灸　取三阴交、足三里、中极、关元、归来、肾俞等。

四、取卵后盆腔感染的西医处理

一旦确诊盆腔感染发生，应放弃后续的步骤，并进行相应的治疗。对盆腔感染征象明显的患者宜立即选用广谱抗生素静脉给药，例如头孢曲松钠 1g 入 50～100ml 0.9% 氯化钠注射液，0.5～1 小时内静脉滴注完毕，每日 1 次，共用 3 天。配合口服甲硝唑 0.2g，每日 2 次或者口服克林霉素缓释片 0.5g,每日 1 次,共用 14 天。亦可单用莫西沙星口服或静脉注射,每日 0.4g,共用 14 天。以控制感染预防妊娠失败;若感染发生于 ET 前,可将胚胎冻存以后再移植。严重感染可形成盆腔脓肿,当脓肿直径超过 8cm 或对药物治疗不敏感时可在超声引导下经阴道或经腹壁穿刺,必要时在腹腔镜下或直接经腹行脓肿切开引流术或切除感染的输卵管。

五、预防

术前有明显生殖道感染及身体其他部位的明显感染应视为手术禁忌证,应暂缓进行 ART 周期。取卵术前注意外阴、阴道、宫颈的清洁和冲洗,可用苯扎氯铵溶液和生理盐水擦洗,每日 1 次,擦洗 2 天进行阴道准备。术中应用生理盐水彻底清洗阴道,尤其需注意隐匿部位如阴道穹窿部的清洗。手术时尽量避免重复的阴道穿刺,避免损伤肠管,从而减少手术后感染的发生。若存在感染的高危因素,如术中同时行输卵管积水、卵巢内异囊肿穿刺,围术期应用抗生素有助于减少术后发生感染的几率。

第三节　脏　器　损　伤

取卵过程中由于操作不当、技术操作不熟练、组织结构辨别不清、穿刺针受力后弯曲而改变方向及患者盆腔内炎症使器官粘连而导致解剖位置变异,容易损伤临近的膀胱、肠管、输尿管等,当必须穿过子宫时,也有可能伤及子宫内膜。

一、常见脏器损伤和处理

1. 膀胱穿刺损伤的诊断与处理　常见于盆腔粘连严重、静脉麻醉的病例。

当患者术后出现血尿,并伴有排尿困难或尿潴留等症状时,应考虑膀胱损伤。可行 B 超、CT、MRI、静脉肾盂造影或逆行膀胱造影,影像学检查可提示盆腹腔积液、膀胱腔内血块等。出血较多时出现失血性贫血可进行相关的实验室检查。

膀胱穿刺损伤可留置管径较粗的导尿管并持续的进行膀胱冲洗,如症状未见好转则应考虑膀胱镜检查、止血,必要时行手术治疗。给予预防性应用抗生素预防感染。

2. 输尿管穿刺损伤的诊断与处理　极为少见。大多发生在从阴道前穹窿两侧进针的情况下,进针距离卵巢较远的病例。

如患者术后出现腰腹痛,不明原因发热,无尿或盆腹腔积液等症状时,应考虑输尿管损伤,严重者出现肾积水、失血性休克。可行 B 超、CT、MRI、静脉肾盂造影或逆行膀胱造影,影像学检查可提示盆腹腔积液,输尿管扩张或肾盂积水等征象。膀胱镜常常能够较准确地诊断出血部位,并可放置输尿管支架。

如输尿管仅有微小破损时可行双 J 管引流术。对更大、更严重的输尿管损伤,特别是子宫内膜异位症盆腔粘连严重的患者,可请泌尿外科进行开腹或腹膜外输尿管修复成形术。给予预防性应用抗生素。

3. 肠管穿刺损伤的诊断与处理　肠管穿刺损伤主要发生在盆腔粘连严重的情况下,大多数发生在直肠和结肠。

当患者出现持续性且逐渐加重的急腹症症状:腹痛,伴有恶心、呕吐,严重者出现发热、休克。体格检查发现腹部较典型的腹膜刺激症状,包括肌紧张、腹痛及反跳痛,移动性浊音、肠蠕动亢进等。辅助检查包括腹部超声检查,可见盆腔积液、肠管蠕动亢进、肠管扩张等。

对可疑肠管穿刺伤,但生命征平稳,急腹症症状不典型或不严重的患者,可住院严密观察 24 小时,禁食、禁饮,静脉营养,静脉滴注广谱抗生素预防感染。大多数肠道损伤较小,可以观察至肠管愈合。对症状严重和典型的患者,需要立即行急诊剖腹探查术,要求严格规范操作,下腹正中切口,轻柔地将肠管从十二指肠到直肠逐一检查,不能疏漏。发现破口,用可吸收肠线细致修补。术后盆腔放置引流管 48 小时,保留胃管 1 周。

4. 子宫与卵巢穿刺损伤的诊断与处理 当患者术后出现轻微腹痛,伴有阴道流血,或妇科检查发现附件区有包块并伴有压痛时,应考虑子宫或卵巢的穿刺损伤。可结合 B 超检查进行诊断。

一般情况不需要处理,如情况严重者可根据患者具体情况行药物或手术治疗。

二、预防

治疗周期内交代患者少吃产气食物及手术前应排空膀胱,手术时遵守操作规程,操作时仔细辨别卵巢周围的结构,避开周围脏器和血管,尽量将卵巢视图调整到距离阴道壁最近的位置。对于周围粘连严重,距离阴道壁较远,视图不清,有可能损伤周围脏器或血管的情况,应权衡利弊,必要时可以放弃取卵或腹腔镜下取卵。对于远离阴道壁位置较深的卵巢,操作者必须仔细观察穿刺针可能经过的路径,应特别注意避开宫旁管道样结构。进针路径应避开膀胱和肠管,如卵巢位置特殊必须经膀胱时争取 1～2 次内完成,术后增加液体进量,嘱患者多排尿,注意观察有无血尿,必要时留置导尿管。部分患者卵巢粘连于子宫后方必须经宫体进行穿刺,可选择直径较小的穿刺针,也宜 1～2 次内完成,应尽量避免穿刺针经过子宫内膜。

第四节 卵 巢 扭 转

取卵术后卵巢扭转在临床中虽然少见,但并不罕见。文献报道其发生率可达 0.13%,好发生于卵巢过度刺激综合征(OHSS)周期和妊娠后。卵巢扭转是一种卵巢增大后产生的并发症,多发生于直径为 5～6cm 的卵巢囊肿、卵巢刺激排卵后、卵巢过度刺激综合征时。取卵术后导致不良后果以至于需要手术治疗的卵巢扭转比较少见,但在临床上有许多一过性的或者隐匿性的卵巢扭转,在采取非手术治疗措施后,预后较好。控制性卵巢刺激使得卵巢增大,卵巢血流相应增加,取卵后可能发生卵巢部分卵泡内出血,造成增大的卵巢重心偏于一侧,当突然改变体位时致使卵巢发生扭转。卵巢发生急性扭转时,静脉回流受阻,卵巢淤血使卵巢体积进一步增大,卵泡内出血加重,而卵巢血流减少。若为完全性扭转首先发生静脉血回流完全受阻,继而动脉血流受阻,可发生卵巢内血管破裂、出血,致使卵巢体积急剧增大,甚至破裂。卵巢扭转的临床表现缺乏特异性,由此也引起了卵巢扭转术前诊断的困难。经阴道取卵后,出现严重的一侧下腹部疼痛而其他原因不能解释时,应考虑有卵巢扭转的可能。

一、原因

1. 由于在控制性卵巢刺激过程中多个卵泡同时发育,使卵巢体积明显增大,以及其后黄体囊肿形成,呈囊实性改变,往往在体位突然改变时发生卵巢扭转。

2. 对于并发卵巢过度刺激综合征的患者,由于卵巢体积明显增大,以及腹水的出现使卵巢活动度进一步加大,从而成为卵巢扭转的高危因素。

3. 一旦患者妊娠,则由于卵巢黄体的形成及妊娠后内源性 HCG 大量增加,使卵巢体积大于正常生理状态,且持续时间较长,如同时合并卵巢过度刺激的症状,更容易发生卵巢扭转。

二、临床表现

1. 症状　有卵巢增大的病史,体位突然改变是诱发卵巢扭转的因素之一。患者常诉大、小便及翻身后一侧下腹部突发疼痛,常局限于患侧,呈进行性加重,疼痛可以放射到患侧背部或大腿,伴有恶心、呕吐、腹泻等,部分可能出现便秘,严重者可发生休克和晕厥。有时发生不全扭转,扭转的卵巢可自行复位,腹痛可得到缓解。卵巢扭转的临床表现缺乏特异性,因此临床上容易忽略体征变化,导致病程继续发展到卵巢坏死甚至破裂的程度,对患者造成极大的影响。

2. 体格检查　妇科检查在病变侧多可扪及包块,张力较大,活动度差,压痛。腹膜刺激症状明显,患侧压痛、反跳痛阳性。少部分患者可出现低热、肠鸣音降低,但缺乏特异性体征。

3. 实验室检查　包括血白细胞计数、中性粒细胞计数、血红蛋白、尿常规等,多无特征性,但对取卵所致的其他并发症如出血,感染有鉴别意义。

4. 超声检查　超声显像检查可以显示增大的卵巢或显示卵巢的占位性病变。卵巢扭转时常显示为一侧附件区异常的团块状回声,形态多显示规则,边缘清晰,内部回声不均匀,盆腔内多数无积液,结合患者急性下腹部疼痛而获得卵巢扭转的诊断。超声多普勒检查显示扭转的卵巢根部有无血流存在对选择治疗方法有重要的意义。

5. 其他检查　超声检查显示困难而又确需排除卵巢扭转时可以采用 CT 检查或腹腔镜检查,尤其是腹腔镜检查,对确定卵巢扭转有重要的意义。

三、处理

对本病的认识及对卵巢扭转的早期诊断与及时治疗,对于保留卵巢和避免严重并发症有重要意义。卵巢扭转一旦确诊,应根据病史、临床表现、扭转卵巢的血液供应状况和患者的全身情况选择治疗方案。

卵巢扭转若发生于移植前,可将胚胎冻存,先积极治疗卵巢扭转,再择期移植冷冻胚胎;若发生在胚胎移植后,治疗过程中应注意保胎治疗。当彩色多普勒提示患侧卵巢血流减少,考虑卵巢不完全扭转时,可以在住院密切观察下屈腿卧床休息,严密观察腹痛及血象变化;定期复查彩色多普勒和血象,了解卵巢大小和血流情况,但要特别注意防止血管栓子脱落,造成肺栓塞或其他重要脏器栓塞;静脉滴注广谱抗生素预防感染;注意观察体温、血压和脉搏。扭转卵巢自然复位后,血流恢复正常,腹痛自行缓解。若患者腹痛无好转,腹部压痛和反跳痛有加重趋势,血象升高,多普勒检测患侧卵巢血流明显减少或无血流,不能排除卵巢完全蒂扭转时,应急诊手术治疗,术中根据扭转卵巢有无坏死决定手术方式。若扭转时间不长,卵巢未坏死,应尽量保留卵巢,可以实施穿刺卵巢放液,缩小卵巢体积,回复扭转卵巢并行卵巢固定术，以防再次发生卵巢扭转。若卵巢已发生坏死，呈紫黑色，功能丧失不能保留，为防止扭转松解后栓子的脱落，常规在卵巢保持扭转状态的蒂部钳夹阻断，切除后缝扎残端。因为是控制性卵巢刺激以后增大的卵巢发生的扭转，卵巢上的多个黄体结构易破碎出血，术中尽量避免干扰，同时避免对对侧卵巢进行过多探查。

如果同时有宫内妊娠，应尽早处理卵巢扭转，防止干扰宫内胎儿。在积极保胎的同时，进行手术探查。术中避免对子宫的刺激。术后仍需密切观察胎儿的情况，给予黄体酮或HCG保胎，同时及时预防感染。

虽然辅助生殖技术导致一侧卵巢切除的后果令人难以接受，尤其是在怀孕失败的 IVF 周期，但是权衡女方生命和损失卵巢两者的利弊，避免造成弥漫性腹膜炎、脓毒败血症和感染性休克等的严重后果，需要果断地决定手术时机。随着微创腹腔镜技术的广泛开展，对可疑卵巢扭转的病例应行腹腔镜下探查，做到早期诊断，镜下复位，可提高卵巢扭转的挽救率。

四、预防

取卵后卵巢扭转往往发生于卵巢活动性较好或者获卵较多的患者。术前宣教时应告知患者术后改变体位不宜过快，并减少活动，防止卵巢扭转。OHSS 患者往往卵巢较大，且腹水使得腹腔空间增大，更易发生卵巢扭转。因此，降低 OHSS 的发生率，也是降低卵巢扭转风险的措施之一。

第五节 卵巢过度刺激综合征

卵巢过度刺激综合征（ovarian hyperstimulation syndrome，OHSS）是辅助生殖的重要医源性并发症，它是一组以双侧卵巢多囊性增大、体液潴留为特征的临床综合征。发生于控制性卵巢刺激后黄体阶段或妊娠早期，常因辅助生殖技术（ART）的需要或针对排卵障碍治疗引起，属自限性疾病，严重者可危及生命。常用促排卵药物如：枸橼酸氯米芬（CC）、促性腺激素（Gn）、促性腺激素释放激素（GnRH-a）、绒毛膜促性腺激素（HCG）等均有可能导致OHSS 的发生。

OHSS 是近代辅助生殖的产物，中医学中尚无对本病的记载。然而结合其临床表现，卵巢增大、胸腹腔积液、全身水肿等特征，将其归属于"臌胀""癥瘕""水肿"范畴。当 OHSS 合并妊娠则类似"恶阻""子肿""妊娠腹痛"等病的范畴。

一、发病机制

OHSS 的主要病理生理变化包括三个方面：一是双侧卵巢囊性增大，表现为间质显著水肿、散在众多的出血性卵泡和卵泡膜 - 黄体囊肿及皮质坏死和新生血管化改变；二是全身毛细血管增生和通透性增加，导致体液渗出至"第三间隙"，形成腹水、胸水甚至弥漫性水肿；同时导致血液浓缩，血液呈高凝状态，凝血功能障碍甚至血栓形成；三是有效循环血容量下降导致肾灌流量减少，肾近曲小管对盐和水分重吸收增加，导致尿量减少，甚至无尿，水电解质紊乱，氮质血症，低血容量休克，成人呼吸窘迫综合征（ARDS）甚至多器官功能衰竭。

大量文献表明 OHSS 发病与卵巢肾素 - 血管紧张素系统关系密切。随着研究的深入，发现炎症介质因子或细胞因子、雌激素和孕激素等都在 OHSS 发病过程中有着重要作用。

二、辨病与辨证

(一)临床表现

一般 OHSS 的症状和体征多出现在使用人绒毛膜促性腺素(HCG)之后 3～10 天,以注射 HCG 后 5～7 天为症状严重高峰期,也有个别严重者在刺激排卵早期即可出现,通常 10～14 天可以自行缓解。

其主要临床表现包括:胃肠道不适等症状如恶心、呕吐、食欲减退、腹泻甚至完全不能进食,腹胀明显,可伴全身或局部水肿,少尿或无尿,出现腹水、胸腔积液,卵巢明显增大致卵巢或卵巢囊肿扭转、破裂引起剧烈腹痛,病情进一步发展可出现呼吸困难及呛咳、氮质血症、低血容量休克、血管栓塞等,最终可因多器官功能衰竭导致死亡。流产的发生也随之增多。

(二)高危因素

1. 个体因素 年龄小于 35 岁,身材瘦、矮者,多囊卵巢综合征患者,既往发生过卵巢过度刺激者。

2. 理化因素 COS 过程中 $E_2 > 14800$ pmol/L(4000pg/ml),卵泡直径 12～14mm 的中等大小卵泡 >35 个。

3. 用药因素 用 GnRH-a 刺激周期,黄体期补充 HCG。

4. 其他因素 妊娠周期,内源 HCG 增高也可以增加 OHSS 风险。

(三)诊断要点

1. 临证审查

(1)望诊

1)水肿:可伴有局部或者全身水肿,按之有凹痕久不平复,可有外阴肿胀较甚者。

2)腹水和胸水:以腹水为先出现,可有腹部膨隆,严重者可有胸式呼吸增强,腹式呼吸减弱;伴胸水者甚则张口抬肩、喘促、呛咳等。

3)腹痛:若卵巢或卵巢囊肿蒂扭转或破裂,可出现剧烈腹痛,被动体位。

4)神志:病情进一步发展,导致低血容量休克、氮质血症,肝肾功能障碍,成人呼吸窘迫综合征,血管栓塞、多器官功能衰竭,患者可出现嗜睡、意识模糊等。

(2)闻诊:有恶心呕吐、呼吸困难、气急短促、呛咳等症状。

(3)问诊

1)个人情况:年龄、BMI、过敏史、既往病史。

2)用药情况:促排卵药物运用,卵巢大小,取卵时间及取卵数量。

3)临床表现:有无恶心、呕吐、食欲减退、腹泻,甚至完全不能进食等胃肠道症状;有无腹胀,水肿、少尿或无尿,腹痛,呼吸困难,嗜睡等。

(4)切诊

1)腹部检查:测腹围有无膨隆,检查有无压痛和反跳痛、腹肌紧张等,有无移动性浊音、液波震颤。

2)水肿:检查水肿的程度。

2. 理化检查

(1)血液化学测定

1)血常规:白细胞、中性粒细胞可相应增高,红细胞压积(HCT)增高。

2）凝血检查：纤维蛋白原降解产物、纤维蛋白原不同程度增高，凝血酶时间减低，D-二聚体增高。血液呈高凝状态。

3）血生化：肝肾功能测定异常，血清总蛋白、白蛋白减少，严重者低血钠、血钾增高。

4）内分泌激素测定：E_2 显著升高，P、PRL 增高。

5）妊娠试验：基础体温（BBT）上升第 12～14 天即查 β-HCG，月经延期 3～5 天或 BBT 上升 18～20 天查尿妊娠试验，以及早确定妊娠与否。

（2）B 超检查：卵巢显著增大，多发性囊肿及黄体囊肿形成，腹水、胸腔积液及心包积液。了解是否妊娠，是否多胎并排除葡萄胎、绒毛膜上皮癌可能。

（3）临床分类及分级

1）轻度：Ⅰ级：卵巢大小 5～10cm，腹胀和不适。Ⅱ级：Ⅰ级症状加恶心、呕吐和（或）腹泻，$E_2 < 1500$pg/ml。

2）中度：Ⅲ级：卵巢大于 10cm，Ⅱ级同时伴有腹水（超声证据），$E_2 < 3000$pg/ml。

3）重度：Ⅳ级：卵巢大于 12cm，Ⅲ级伴有腹水（临床证据）和（或）胸腹腔积液和呼吸困难。

Ⅴ级：Ⅳ级伴有血液浓缩、血液黏稠度增加、血容量减少、肾灌注减少、少尿。血细胞比容 >0.45，WBC $>15 \times 10^9$/L，血肌酐 88～133μmol/L，肌酐清除率 ≥50ml/min。

4）危重：Ⅵ级：张力性腹水和（或）胸腔积液，血细胞比容 >0.55，WBC $>25 \times 10^9$/L，血肌酐 >141μmol/L，肌酐清除率 >50ml/min，血栓栓塞，急性呼吸窘迫综合征。

（四）鉴别诊断

本病需与葡萄胎、绒癌引起的卵巢过度刺激反应相鉴别。此外，其相应症状与体征需与卵巢非赘生性囊肿、多囊卵巢、卵巢肿瘤及盆腔炎所致腹痛、腹胀、盆腔积液等相鉴别。

三、辨病与辨证结合治疗

（一）辨证论治

中医学认为在辅助生殖过程中出现 OHSS 是因为在促发卵泡生长的过程中外源性的"癸水"样药物的运用导致癸水过盛，耗伤肾气，导致脏腑功能失常，阴阳失和，气血失调，从而影响子宫、冲任、胞脉、胞络，进而导致瘀、痰、水湿等病理产物，反过来将更影响脏腑经络、阴阳气血之功能，使之更加紊乱。本病涉及肾、肝、脾、心、肺等脏腑，其发病之初多在肝、肾脏，渐渐涉及脾胃，碍及心肺，导致五脏俱损。在本病发生过程中，脏腑功能失调为本，病理产物为标。本虚标实常相兼为病，若不及时控制，每易酿成气阴衰竭之危症。现具体分析如下：

1. 中草药治疗

（1）肝郁气滞血瘀证

主要证候：卵巢增大，下腹不适或轻微下腹痛，胸胁满闷，性情怫郁，叹息稍舒，舌质紫红，或有瘀斑，脉弦细涩。

治疗法则：疏肝解郁，养血活血。

方药举例：逍遥散（《太平惠民和剂局方》）合桂枝茯苓丸（《金匮要略》）加减。

对症加减：气滞血瘀，偏于血瘀者，加红花 10g，川牛膝 9g，元胡 12g；肝郁化火，以火热证为主者，去桂枝，加入钩藤 15g，夏枯草 10g；腹痛明显者，加入五灵脂 10g，炙乳香没药各

5g；兼痰湿者，可合二陈平胃散，或加入制苍术 10g，陈皮、制半夏各 6g；若兼湿热者，可加入制苍术、怀牛膝各 10g，炒黄柏 9g，薏苡仁 30g。本着中医"坚者削之"原则，采用大剂量活血化瘀、消癥散结药物，并配药渣外敷，直接作用于卵巢。若合并妊娠，用药注意勿损伤胎元。

（2）肝肾阴虚痰凝证

主要证候：卵巢肿大，腹胀，腹痛隐隐，恶心、呕吐、口渴，偶伴腹泻，舌质光红，苔中根部较腻厚，脉细弦滑。

治疗法则：滋阴养血，化痰通瘀。

方药举例：归芍地黄汤（《症因脉治》）合越鞠二陈汤（夏桂成经验方）加减。

对症加减：脘腹痞，口黏多痰者，上方去干地黄，加入广木香 9g，佛手片 5g；腰酸尿频者，加入川续断、菟丝子各 10g；腹痛明显者，加入五灵脂 10g，元胡 12g，炙地鳖虫 6g。

（3）脾肾两虚水停证

主要证候：腹部胀满，恶心呕吐，腹水，面色㿠白，肢体肿胀，神疲无力，气短时汗，少气懒言，舌质淡红，苔白滑，脉沉细。

治疗法则：健脾补肾，温阳化水。

方药举例：真武汤（《伤寒论》）合五皮饮（《华氏中藏经》）加薏苡仁、炙桂枝、甘草。

加减：大便溏泄偏多者，加入煨木香 10g，砂仁（后下）5g，炮姜 5g；面浮足肿，小便偏少者，加入防己 10g，生黄芪 12g，泽泻、大腹皮各 10g；咳嗽，加入杏仁 10g，桔梗 10g，葶苈子 10g，麻黄 3g，五味子 10g 等。

（4）气阴衰竭证

主要证候：胸闷气促，心慌心悸，胸腹积水，面色苍白，腹泻，少尿，腹痛，甚则内出血，舌质淡红，苔少色白，脉细数。

治疗法则：益气养阴，扶正固脱。

方药举例：生脉散（《内外伤辨惑论》）合参茸丸（《北京市中药成方选集》）加减。

对症加减：腹胀腹泻明显者，加入香橼皮 10g，砂仁（后下）5g，六神曲 10g；出血者，加入白及粉 3g 分吞，三七粉 5g 分吞。

2. 中成药治疗

（1）逍遥丸：每次 6g，每日 3 次。用于肝郁证。

（2）越鞠丸：每次 5g，每日 2 次。用于痰瘀证。

（3）参苓白术丸：每次 6g，每日 2 次。用于脾虚证。

（4）血府逐瘀口服液：每次 1 支，每日 3 次。适用于气滞血瘀证。

（5）桂枝茯苓丸：每次 6g，每日 1～2 次。用于气滞瘀血证。

（6）生脉饮：每次 1 支，每日 3 次。用于气阴虚不足证。

3. 针灸疗法 选择中极、血海、关元、足三里、三阴交、子宫、气海等穴，强刺激使之气血流畅。中极、关元、足三里具有疏通气机，导滞止痛之功；配合子宫穴、三阴交补益肾气，理气化瘀；血海则补血行气，活血祛瘀；气海则可以调理一身气机运行。

辨证用穴：肾虚型加太溪穴；痰湿内滞型加丰隆穴；肝郁气滞型加太冲穴、合谷穴。采用强度以患者刚能觉察跳动并能耐受为宜，每天 1 次，每次 30 分钟，于注射 Gn 第 1 日开始至移植日接受电针治疗。

（二）辨证联合西医治疗

适用于中、重度卵巢过度刺激征患者或单纯使用中医药效果不甚明显者，均可中西医联合用药。

1."滑行"（coasting）疗法 指控制性卵巢刺激过程中出现了多卵泡发育、血清雌二醇（E_2）水平 > 3000pg/ml，如是短方案，则继续使用促性腺激素释放激素激动剂（GnRH-a），停止使用促性腺激素（Gn）一天或数天，再使用绒毛膜促性腺激素（HCG）后取卵，以减少对卵巢的刺激，可以减少重度卵巢过度刺激综合征发生。

2.单侧卵泡提前抽吸（EUFA） 一侧卵巢生长阶段的卵泡被抽吸后，随着卵泡液丢失，激素水平下降，显著干扰卵子的成熟和减少了影响 OHSS 发生的卵巢反应性。

3.白蛋白的应用 对于 OHSS 合并低蛋白血症患者，可予人血白蛋白 10g，1 次 / 日，静滴补充蛋白。白蛋白具有通过增加血浆胶体渗透压、结合卵巢源性 OHSS 细胞因子起到阻止 OHSS 发生的作用。有学者主张预防性应用白蛋白，即于肌注 HCG 后 36 小时，用人血白蛋白 5g 加入 0.9% 氯化钠溶液滴注，可以防止 OHSS 的发生。

4.取消周期 疑发生卵巢过度刺激综合征患者，如在卵泡早期，应及早取消本周期；如在卵泡后期接近 HCG 日时应依据病情延迟、减少或终止 HCG 注射。

5.黄体支持时不用 HCG 而用黄体酮，可根据血中 E_2 水平决定是否用 HCG。

6.腹穿、胸穿 腹压增加影响呼吸或循环功能，放腹水、胸腔积液后可使患者的症状缓解、E_2 水平降低，放腹水可根据病情决定次数和数量。腹腔穿刺在 B 超引导下进行，避免损伤增大的卵巢和肠管，流速要慢，500ml/（8～10）min，一次放液量不超过 3000ml，防止出血低血压。

第六节　多　胎　妊　娠

单次妊娠胎儿数超过一个称为多胎妊娠，以双胎妊娠最为常见，三胎及以上称为高序多胎。其中经医疗干预而获得的多胎妊娠称为医源性多胎妊娠（IMP）。多胎妊娠妊娠期母儿并发症发生率高、病情复杂，根本上重在预防，减胎术是改善妊娠结局的主要手段，中医药在多胎妊娠治疗中发挥着重要作用。

一、辅助生殖技术与多胎妊娠

（一）医源性多胎妊娠的现状

20 世纪 70 年代以前，多胎妊娠的发生率相对稳定。Hellin 根据大量资料计算出多胎妊娠的发生率是 $1/89^{n-1}$。自然受孕的双胎妊娠发生率在 1.2% 左右。近 30 年来，随着辅助生殖技术（ART）的进步、妇女生育年龄的提高，双胎妊娠的发生率接近自然双胎妊娠的 2 倍，而三胎妊娠的发生率则升高了十几倍。2010 年美国疾病预防与控制中心的统计结果显示，ART 助孕后多胎妊娠率为 46.0%。2011 年加拿大 CARTR 公布的数据也显示 IVF 导致的多胎妊娠率约 30%。2013 年 Martin 等报道美国近 20 年多胎妊娠率逐步增加，双胎分娩率为 3.3%，三胎及以上分娩率为 0.13%。

（二）医源性多胎妊娠的原因

ART 中多胎妊娠的发生与控制性卵巢刺激方案及向宫腔内移植多个胚胎有直接关系。

在辅助生殖技术应用过程中，不但要提高其妊娠率，同时也要考虑降低其多胎率以避免随之而来的医学、社会经济学以及心理学等问题。欧洲人类生殖与胚胎学协会（ESHRE）分析目前人类辅助生殖技术导致多胎妊娠的原因有以下几方面：①缺乏高效率的 IVF 技术。②不能预测胚胎的生存和种植潜能。③普遍的冻融技术低下。④辅助生殖医师对不孕夫妇多胎妊娠风险缺少充分的估计。⑤情感和经济利益驱使医师追求高妊娠率，从而增加了多胎妊娠率。⑥辅助生殖医师常忽视多胎妊娠的围产期结局，缺乏反馈信息。⑦成功的 IVF-ET 妊娠比出生健康婴儿有更为显而易见的成绩。⑧缺乏监督机制。⑨缺乏统一的胚胎移植和控制性卵巢刺激治疗指导。⑩缺乏规范化治疗体系等。

（三）多胎妊娠的风险

多胎妊娠属于高危妊娠，妊娠妇女流产率、贫血、妊娠高血压、妊娠糖尿病、产后出血、产后抑郁等围产期疾病率均明显增加，而且多胎妊娠早孕反应症状（如恶心、呕吐等）较单胎妊娠明显。有研究显示子痫前期双胎妊娠发生率为单胎妊娠的 3 倍，三胎妊娠者为单胎妊娠者的 9 倍。妊娠妇女的死亡率多胎妊娠者为单胎妊娠者的 2.5 倍。而且，多胎妊娠的母体风险并非仅出现在围产期或生理上，多胎妊娠的产妇发生产后中度 - 严重抑郁症的发生率要高出单胎 50% 以上。另外，早产和胎儿生长受限发生率成倍增加，导致低出生体重儿、新生儿窒息、新生儿呼吸窘迫综合征、颅内出血等发生率亦数倍甚至十数倍于单胎妊娠。某些严重的并发症，如双胎输血综合征（TTTs）和双胎选择性生长受限（sIUGR）脑瘫的风险可高达 15% 左右，通过适当的宫内干预，如胎儿镜激光治疗可将 TTTs 的脑瘫概率降低到 6%～7%。新生儿死亡率显著升高，存活下来的新生儿此后的体格发育落后，心理发育障碍风险增加。

（四）多胎妊娠的处理

减少多胎妊娠的胎儿数可降低母体孕产期并发症发生率，改善围产儿结局，包括自然减胎及多胎妊娠减胎术（multifetal pregnancy reduction，MFPR）。自然减胎发生的确切机制尚未明确，考虑主要与孕妇年龄、胚胎质量及胚胎的染色体异常有关。但目前无法预测多胎妊娠是否发生自然减胎以及减胎的数目。因此多胎妊娠减胎术成为降低多胎发生的主要手段。

MFPR 在整个孕期均可进行，目前临床多按减胎时的妊娠周数而分为早期减胎术（孕周＜12 周）、中期减胎术（12～25 周）和晚期减胎术（＞25 周），多经 B 超监测行经阴道或经腹行负压抽吸法或药物注射法达到减胎的目的。其中经阴道途径减胎法适用于 6～11 周的早期妊娠，因分辨率高、穿刺距离短、穿刺目标更准确、操作方便，在临床得到了广泛使用和推广。根据穿刺方法不同分为：

（1）机械破坏法：术中反复穿刺胚胎，直到心跳停止。此法操作时间相对较长，对子宫壁刺激较大，并发症多，目前较少使用；

（2）注射药物法：穿刺成功后注射 1～2ml 10%～15% KCl 或生理盐水于胎儿心腔内致胎心停跳。

（3）胚芽抽吸法：用负压注射器抽吸胚胎组织，确认胚胎组织被完全吸出，或虽未完全吸出但胎心搏动消失即可。孕妇应收住入院，术前完成血常规、尿常规、凝血功能、阴道分泌物及心电图等安全性检查，确定多胎妊娠的绒毛膜数和羊膜数，选择靠近宫颈或胎囊最小的胎儿予以减除。高序多胎首先选择单绒毛膜单羊膜内的全部胎儿，其次选择减除单绒毛膜双羊毛膜内的全部胎儿，不单独减除单绒毛膜内的单个胎儿。对于单绒毛膜双胎患者，射频消融术是损伤最小的方式。一般每次操作中减灭的胚胎数以不超过 3 个为宜，根据患者意愿及情况保留 1~2 个胚胎。如既往剖宫产、子宫肌壁间肌瘤剥除等形成的瘢痕子宫、子宫畸形或曾发生妊娠中晚期流产的患者建议仅留存 1 个胎儿。

（五）多胎妊娠的预防

虽然 MFPR 的应用使得多胎妊娠这一 ART 并发症得到一定补救，改善了临床妊娠结局，但其本身存在感染、流产、手术失败等风险。因此，医源性多胎妊娠重在预防，严格掌握促排卵治疗的指征、使用方案和控制移植胚胎数目是减少多胎妊娠的有效措施。医务工作者要让患者了解到多胎妊娠在妊娠期及产后的高危风险，强调单胎妊娠是达到生育目的最佳的选择，严防商业化。对无排卵患者使用排卵诱导药物时，应首先选择氯米芬或来曲唑等口服药物，在无效的情况下，选用促性腺激素制剂，但应从小剂量开始。应用促排卵药物后，应进行超声结合性激素水平测定监测卵泡发育情况，当≥14mm 的卵泡数超过 3 个时，应停用药物，禁止行宫腔内人工授精术（IUI），并劝告患者使用避孕套避孕。实施 IVF-ET 时，根据我国卫生部在《辅助生殖技术管理办法》中的规定，35 岁以下妇女首次 ART 最多移植 2 个胚胎，35 岁以上或有失败史者最多移植 3 个胚胎。2012 年美国生殖医学会建议实施 IVF-ET 时，移植胚胎数目，卵裂期胚胎应≤3 个，囊胚应≤2 个，鼓励患者接受选择性单胚胎移植（eSET），这一方法在保持 ART 临床妊娠率的同时，减少了多胎妊娠的发生。

二、中医药与多胎妊娠

中医药在多胎妊娠中的应用思路

中药介入 ART，具有调经、促卵泡发育及排卵、提高卵细胞质量以及改善血供，增加孕卵着床机会，促进早期胚胎发育等作用，为试管婴儿领域开拓了新思路、新途径，并为中医药的发展开拓了新的应用前景。目前在 ART 中与中医药联系较紧密的环节主要是控制性卵巢刺激和胚胎移植。同时中医在多胎妊娠的处理环节中也发挥着不可忽视的作用。具体表现在以下两个方面：

1. 耳针在减胎术中的应用 多胎妊娠减胎手术的过程中患者痛苦小，一般不需要麻醉剂、止痛药、镇静剂。但大多数患者普遍对减胎方法充满焦虑、紧张和恐惧的负面情绪。耳针镇痛或麻醉有着悠久的历史，其可能存在的机制为，耳针针刺后通过激活体内抗痛系统，使外周血中强啡肽和内啡肽含量升高，从而提高痛阈，抑制交感神经对疼痛的应激反应，起到镇痛效果。在减胎术中取穴子宫、神门、内分泌和交感等进行耳针针刺，或许可起到抑制宫缩，减轻疼痛的作用，从而使患者更好的配合手术，减少并发症，降低医疗事故发生。虽然目前尚无相关临床报道，但临床已有将耳针镇痛用于辅助生殖技术中的取卵术中的先例。有研究提示耳针的镇痛效果与盐酸哌替啶相仿，且安全有效。

2. 中药在多胎妊娠早期选择性减胎术后的应用 减胎术的安全性和有效性已得到大家的认可。但不可避免在减胎术后，仍有很多孕妇出现腹痛、阴道流血等症状，一方面加重孕妇的心理负担；另一方面，如不及时处理，可进一步发展为流产。根据国内外学者报道，其减胎术后的流产率在 5%~10% 左右。补肾安胎中药可缓解症状，改善妊娠结局。寿胎丸出自于《医学衷中参西录》，方中菟丝子补肾益精；桑寄生、续断补肝肾，固冲任；阿胶滋养阴血。四药相配，共奏补肾安胎之功。其中阿胶易滋腻碍胃，临床应用时可选择去阿胶。

在原方的基础上，结合减胎这一特殊时期孕妇的生理特点，以芍药甘草汤来缓急止痛，地榆炭、苎麻根或黄芩炭等止血安胎，伍以炒黄芩或炒黄柏清利湿热，全方总奏补肾益气，理气活血之效，补中寓疏，温中寓滋，使其补而不滞，温而不燥，阴阳并补，气血双调。若证见神疲乏力、头昏腰酸、胃纳欠佳，大便溏泄等，可加党参、砂仁、煨木香、炒谷芽等；恶心呕吐明显者加淡竹茹、广陈皮；乳胀明显者加苏梗；若有烦躁易怒、寐差，此因心肝郁火、心肾不交导致，应予莲子心、钩藤、黄连清心安神；若见阴道出血，色黯，量少或有小血块，舌质紫有瘀斑或临床B超见绒毛膜下血肿，多由血瘀引起，适量应用丹参活血化瘀，用量一般在6～10g。

3. 多胎妊娠减胎术后的中医辨证治疗　本病以肾虚为主，同时有偏气虚、偏阳虚、偏阴虚及阴虚火旺四者。还应注意养气血、补脾胃、滋化源，使精血充足胎有所养。其治疗各有不同，重点在健脾益气，亦当重视补肾健脾，宁心安神。

（1）肾气虚证

主要证候：减胎术后伴有胎漏，量少，色淡红，腰酸，尿频，神疲乏力，小腹作坠，或有流产史，舌淡苔白，脉细滑。

治疗法则：补肾益气，固肾安胎。

方药举例：滋肾育胎丸（罗元恺经验方）。

对症加减：心烦失眠者，加莲子心5g，炒枣仁9g；脾胃失和者，加苏梗6g，广陈皮6g，砂仁（后下）5g；出血稍多者，加苎麻根15～30g，陈棕炭10g。

（2）肾阳虚证

主要证候：减胎术后伴有胎漏，量少，色淡红无血块，头昏腰酸，夜尿多，小腹有冷感，或有坠痛，或有流产史，舌淡苔白根稍腻，脉沉弱。

治疗法则：补肾助阳，暖宫安胎。

方药举例：寿胎丸（《医学衷中参西录》）加怀山药、砂仁、艾叶炭、杜仲。

对症加减：形寒肢冷，小腹偏凉者，加鹿角胶（烊冲）10g，紫石英（先煎）30g；脾胃不和者，加陈皮6g，党参15g，白术10g；出血多者，加炮姜3g，陈棕炭10g。

（3）肾阴虚证

主要证候：减胎术后胎漏，色红无血块，或小腹隐痛，头昏腰酸，心悸寐差，大便艰行，舌质淡红或有裂纹，脉细滑弦。

治疗法则：滋阴补肾，养血安胎。

方药举例：滋阴养胎方（夏桂成经验方）。

对症加减：夜寐甚差，心悸明显者，加五味子6g，炒枣仁9g，莲子心5g；胃脘不舒，恶心呕吐明显者，加广陈皮6g，炒竹茹6g；出血量稍多者，加地榆炭10g，白及粉（另吞）3g。

（4）阴虚火旺证

主要证候：减胎术后出血稍多，色鲜红，质黏稠，头昏腰酸，烦热口渴，寐差，便艰尿黄，舌质偏红苔黄腻，脉细滑带数。

治疗法则：滋阴清热，固冲安胎。

方药举例：保阴煎（《景岳全书》）去熟地、甘草，加山萸肉、苎麻根、地榆炭、莲子心。

对症加减：阴道流血增多者，加女贞子12g，墨旱莲12g，炙龟板（先煎）10g；心悸失眠明显者，加黄连5g，青龙齿（先煎）10g；阴虚火旺，头痛乳胀者，加钩藤12g，生甘草5g，炒山栀9g。

（5）脾虚证

主要证候：减胎术后小腹坠痛，或有胎漏，量少，色淡红，腹胀矢气，大便溏泄，日行2～3次，神疲乏力，胃纳欠佳，头昏腰酸，舌质淡苔白腻，脉细滑。

治疗法则：健脾益气，补肾安胎。

方药举例：补中益气汤（《脾胃论》）去炙甘草，加茯苓、砂仁、煨木香、炒川断、桑寄生、苏梗。

对症加减：腰酸明显者，加杜仲10g，菟丝子10g；大便偏多，小腹有冷感者，加炮姜5g，六神曲10g；胃脘不舒，作胀呃逆者，加佛手片6g，炒谷芽10g；出血量多者，加陈棕炭10g，阿胶珠10g。

（6）血瘀证

主要证候：减胎术后阴道流血，小腹隐痛，痛则流血，色黑或有小血块，胸闷烦躁，舌质偏紫或有紫瘀点，苔白腻，脉细滑。

治疗法则：养血和络，化瘀安胎。

方药举例：胶艾汤（《金匮要略》）合失笑散，去生地、川芎，加广陈皮、川续断。

对症加减：腹胀矢气，胸闷烦躁者，加佛手片6g，广木香9g，苏梗5g；烦热口渴者，去艾叶，加黄连3g，钩藤12g；腰酸神疲者，加黄芪、党参各12g，桑寄生12g。

（7）湿热证

主要证候：减胎术后阴道流血，量或稍多，色红质黏腻，头昏腰酸，神疲乏力，纳欠口腻，尿少，腹胀矢气，舌苔黄白厚腻，脉细滑数。

治疗法则：清热利湿，健脾理气。

方药举例：固经丸（《医学入门》）合异功散，去甘草、香附，加苎麻根15g，炒蒲黄（包煎）6g。

对症加减：腹胀矢气，大便偏溏者，去龟板、黄柏，加煨木香9g，砂仁（后下）5g；腰背酸楚明显者，加桑寄生12g，杜仲10g；胃脘痞胀，恶心泛吐者，加广陈皮6g，炒竹茹6g，苏梗6g。

中医药合理应用于ART，可以充分发挥整体协调机体生殖环境的作用，与西医学ART微观治疗相呼应。尽管研究还很有限，只要在研究中找准切入点，将中医学理论和现代科学技术有机结合起来，进行系统而深入的研究，有助于为临床安全应用中医药辅治ART提供依据，其前景值得期待。所以中西医携手共同探讨研究这一领域是有现实意义的，值得临床推广运用及进一步研究。

（张 宁 张学红 马艳萍 谈 勇）

主要参考文献

1. Sunderam S, Kissin DM, Crawford S, et al. Assisted reproductive technology surveillance-United States[J]. MMWR Surveill Summ, 2013, 62(9): 1-24.

2. Gunby J, Bissonnette F, Librach C, et al. Assisted reproductive technologies(ART)in Canada: 2007 results from the Canadian ART registe[J]. Fertil Steril, 2011, 95(2): 542-547.

3. Martin JA, Hamilton BE, Ventura SJ, et al. Birth: final data for 2011[J]. Natl Vital Stat Rep, 2013, 62(1): 1-70.

4. Ferraretti AP，Goossens V，de Mouzon J，et al. Assisted reproductive technology in E-urope，2008：results generated from European registers by ESHRE[J]. Human Reproduction，2012，27（9）：2571-2584.

5. National Collaborating Centre for Women's and Children's Health（U-K）. Multiple pr-egnancy：the management of twin and triplet pregnancies in the antenatal period. Nati-onal institute for health and clinical excellence：guidance[M]. London：RCOG Press，2011.

6. Practice Committee of American Society for Reproductive Medicine. Multiple gestation associated with infertility therapy：an American Society for Reproductive Medicine Practice Committee opinion[J]. Fertility & Sterility，2012，97（4）：825-834.

7. 王茵萍，邢剑秋，俞明，等. 耳针在体外受精 - 胚胎移植取卵术中镇痛作用的观察 [J]. 上海针灸杂志，2011，30（1）：33.

8. 孙晶，吴双. 观察中西医结合治疗妊娠期高血压疾病的疗效 [J]. 中西医结合心血管病杂志，2014，12（2）：19-21.

9. 庄广伦. 现代辅助生殖技术 [M]. 北京：人民卫生出版社，2005.

10. 高惠娟，黄荷凤. 经阴道超声引导取卵术并发症的预防和处理 [J]. 中国实用妇科与产科杂志，2006，22（12）：886-888.

11. 罗颂平. 中医妇科学 [M]. 北京：人民卫生出版社，2012.

第二十七章

辅助生殖实验室

第一节　辅助生殖实验室的建立

辅助生殖医学技术（assisted reproductive technology，ART）主要由辅助生殖临床和辅助生殖实验室两个部分组成，辅助生殖实验室主要负责配子的体外受精、胚胎体外培养以及评估和移植。由于配子和胚胎容易受到体外环境的影响，因此，辅助生殖实验室建立时首先考虑的因素是为体外操作配子/胚胎提供一个安全的环境。

一、辅助生殖实验室位置选择

确定辅助生殖实验室的位置，首先需要考虑的是实验室周边环境对辅助生殖实验室的潜在影响。虽然尚缺乏空气质量对人体外胚胎的影响的研究，但目前的研究显示，妊娠期的妇女处于污染的环境会导致早产儿或低体重儿出生的风险增加，原因是胎儿自身生理功能尚未发育成熟，易受到侵害，吸烟与不孕、流产以及妊娠中母婴并发症增加的关系可以很好地说明空气质量对人类生殖的负面影响。动物实验表明，氯化物、苯系物等化合物达到一定剂量时，可导致小鼠胚胎的发育停滞。理论上，人类植入前胚胎在体外更容易受到伤害，尤其是在辅助生殖助孕过程中，配子/胚胎失去输卵管/子宫屏障的保护，只能依靠自身固有的能力抗御外界刺激，当外界刺激超出了胚胎自身的平衡能力就会导致胚胎的发育异常，影响胚胎的发育潜能，甚至还会造成表观遗传学的变化。大量的文献提示，IVF-ET临床妊娠率的下降与空气质量下降有一定的相关性。回顾性的分析显示，辅助生殖实验室周围存在释放粉尘的工厂和工地等能够增加空气中细小颗粒物（尘埃）时，就会导致 IVF 妊娠率的降低，也有文献报道 NO_2 浓度的增加与活产率的降低有关。因此辅助生殖实验室位置选择要考虑周围环境的空气质量，远离污染严重的工厂、建筑工地等场所。此外，在建立辅助生殖实验室时，应该尽可能多地了解附近未来几年或十几年有无大的工程，如城区改造、工厂的新建等，建议在实验室建立前，应和相关部门，如城市规划工作者进行良好的沟通，以了解实验室所在区域的总体发展方向。

从院内环境因素考虑，应尽量避免毗邻手术室、病理科、放射科、传染科、检验科或中心实验室、洗涤室、消毒室、细胞遗传室、分子生物实验室等。因为这些科室会经常使用消毒剂、洗涤剂、制片固定剂、染料等可能会增加挥发性有机化合物（volatile organic compounds，VOC），若辅助生殖实验室邻近这些科室，将导致辅助生殖实验室空气净化难度增加。此外，建议辅助生殖实验室独立于院内其他科室，为不增加治疗中患者紧张、焦虑情绪，选址应考虑取卵、胚胎移植术后患者分流的便利性，如邻近电梯，与前述部门分开的候诊区。因此,可以将辅助生殖实验室设置在相对独立、较高的楼层,以避免取卵和移植过程中门诊患者的打扰。

二、辅助生殖实验室的面积与布局

(一)辅助生殖实验室面积

IVF 的周期数是决定辅助生殖实验室面积的一个重要因素。周期数直接与仪器(如显微镜、操作仪)及技术人员的配置密切相关。辅助生殖实验室面积要充分考虑未来几年的发展,以便周期数超过最初的实验室设计容量时,进行改建或扩展预留空间。考虑胚胎培养室对新增仪器所摆放的位置,以及所在位置的电路、网络配置等。除培养室外,胚胎冷冻室、液氮储存室、精液制备室等应留有足够的空间以备新增仪器的摆放。

目前对辅助生殖实验室设计是参考国家卫生和计划生育委员会(原卫生部)《人类辅助生殖技术规范》(卫科教发[2003]176 号文件)中的规定,即胚胎培养室不小于 $30m^2$,取卵室面积不小于 $25m^2$,胚胎移植室不小于 $15m^2$,精液处理室不小于 $10m^2$,总的实验室专用面积不得小于 260 平方米。按此规定面积要求建立一个实验室,可能只适用于年周期数少的中心,如对年取卵周期数不足 500 的中心,但如开展的周期数超过 1000,就意味着会增加更多的仪器设备,如培养箱,工作站以及技术人员等。此时,较小面积的胚胎培养室将不利于配子/胚胎的安全操作,仪器的密集摆放也会影响整个实验室空气的有效循环。

(二)辅助生殖实验室的布局

辅助生殖实验室主要包括取卵室、精液准备室、胚胎移植室、胚胎培养室、胚胎冷冻室等,其他辅助功能室如取精室、准备室、风淋室、资料室、储藏室、气瓶室、显微操作室等。不同功能室之间的设计,要方便人员之间的交流,秉承行走路线最短的原则来分布,如取卵室、胚胎移植室和胚胎培养室三者之间构成"T"字形为基础构型,将取卵室、胚胎移植室紧邻胚胎培养室分。其他功能室也以胚胎培养室为中心,按各功能室的职能和彼此的关系分别围绕培养室分布(图 27-1)。

(三)各功能室设计

辅助生殖实验室中,供胚胎开放操作用实验室为千级净化,其中胚胎操作区局部为百级净化;临床手术区域和其他实验区域为万级净化;非操作区域如储备间等为十万级净化。胚胎培养室应有独立的送风系统,取卵室和胚胎移植室可共用一个送风系统。储藏实验室主要用于存放实验室备用的耗材等,因各种耗材如培养皿、离心管、移液管、移植管等在储存过程中会释放大量的挥发性有机化合物(volatile organic compounds,VOC),因此应该配置独立的送风系统,及单独的排风系统。

取卵室/胚胎移植室:取卵和胚胎移植手术需摆放用于存放麻醉以及呼吸机等急救设备的储物柜。装饰以及室内所使用的储物柜、工作台等应采用医疗或实验专用产品,以减少 VOC 的释放。

胚胎培养室:胚胎体外操作和培养的大环境,其设计和装饰要求都有别于其他功能室。培养箱、超净工作台等摆放,要方便使用,并保证行走距离最短,一个胚胎学家在完成一个完整的操作,移动的距离应不超过 3 米。如培养箱可放置在超净工作台两侧,而对于取卵周期数多的中心,培养箱可放置在胚胎培养室中央区域,便于保证操作区域和培养箱之间的距离最短且技术人员操作方便。

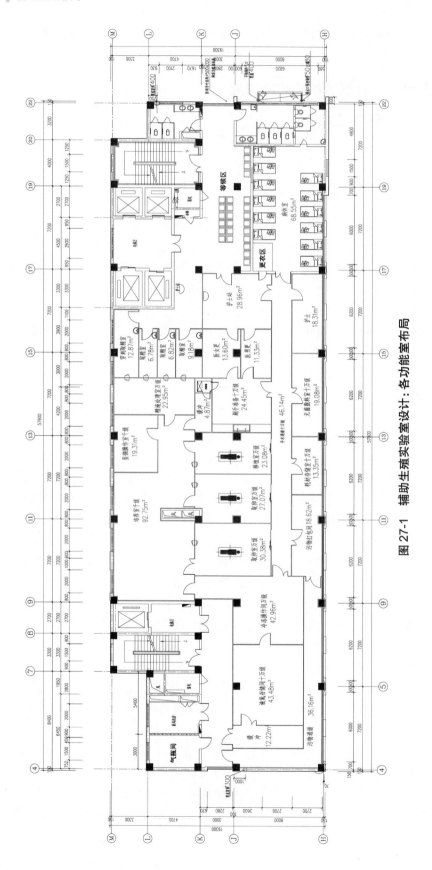

图 27-1 辅助生殖实验室设计：各功能室布局

显微操作室：紧邻胚胎培养室。地面、墙面使用减震材质，工作台面增加防震装置。

精液处理室：墙面、地面、工作台面材料同上，工作台面的设计应考虑较多离心机造成的震动影响。

胚胎冷冻及冻胚储存室：地面应采用防冻材料，避免液氮溅落损坏，如金属防滑地板。冻胚储存室面积易大，应有良好的通风应急装置，可在储存室或每个液氮罐内加装远程报警系统，防止意外突发而造成不可挽回的损失。

气瓶室：用于存放充满气体（CO_2 或 N_2）的钢瓶，气体经密闭的不锈钢钢管引入实验室内，接口的设置要考虑实验室内培养箱的摆放位置。设计专用的气瓶室可避免频繁更换气瓶可能导致的室内污染，尤其是采用低氧条件培养时，将会消耗大量的氮气，频繁地更换氮气气瓶，不仅导致大量的人力浪费，也会干扰辅助生殖实验室的正常工作流程。

储备室：若缺少专门的储存空间，将不可避免的占用实验室的空间，可能会破坏实验室原始的设计；其次是新的耗材，包括消毒的材料，长时间释放多种有害化合物，将会影响胚胎培养室空气质量。

（四）实验室装饰与建材选择

建筑或整改装修都会导致一些化合物暂时或长期存在于实验室内。较高浓度的化合物，尤其是对胚胎有毒性的挥发性有机物，会对 IVF 治疗结局造成不利的影响。这些影响可以造成胚胎的发育滞后或形态学异常，以及种植率降低甚至助孕的失败。许多有害物质是来自油漆、地板黏合剂等一般建筑材料以及实验室的设备。由建材带来的空气质量问题，可能不足以引起装饰工人甚至临床医生的重视。但人类配子/胚胎对体外培养环境的敏感程度远远超过我们的想象。作为一名胚胎学工作者应该始终明确，体内条件才是配子/胚胎生长发育的最佳环境，若诸多外界的不利的因素同时存在，这些因素的叠加效应可能会对胚胎造成不可逆的损伤，故必须尽可能去控制包括空气质量在内的任何会影响到胚胎体外发育的因素。如此才会减少胚胎在体外受到的侵害，最大限度地维持配子/胚胎自身固有的发育潜能。

辅助生殖实验室装饰时不建议使用任何油漆，无论何种漆料，都会释放大量 VOC，显著降低空气质量。必要的漆料建筑材料应该在使用前加以处理，并放置足够长的时间。使用含有漆料的建筑材料后，应使用大功率工业电扇进行辅助通风，并设置通往外部的排气管道。此外，黏合胶、密封剂的等材料的危害和油漆一样。实验室内部使用的黏合剂、黏合胶、密封剂等材料不可含有甲醛、苯甲醛、苯酚等。必要时，建议使用硅质材料，尤其在密封时使用。

新实验室完成装修可采取适当的措施促进残留在装修材料中的有害物质释放。目前最有效的方法就是提高实验室内的温度和通风率，以加快挥发性有机物的释放和移除。在建筑完成时，调整控温送风系统，将温度控制在 30～35℃，相对湿度小于 40% 的条件下预运行 2～4 周，期间保持实验室关闭。如果温度不能达到，可以使用辅助的电加热来达到温度。切记，保持良好的通风是非常关键的。预运行结束后，需对实验室的通风量进行测量，包括各功能室间的压力、送风口的风速，同时检测室内 VOC 和微粒的水平。虽然目前没有明确规定运行新实验室空气质量指标，但尽可能地降低 VOC 和微粒的含量，有利于胚胎的体外发育。

（五）其他

1. **管道设计** 除了较大的送风、回风管道，辅助生殖实验室内还涉及一些小的管道，这些管道的设计同样重要。首先是供气管道，是将气瓶室的气体引入辅助生殖实验室而铺设的管道，常用不锈钢钢管。气体管道的布置要求便于检修，接口设置要方便使用。随着培养箱种类的不断增多，一些培养箱要求使用预混合气体，必要时应依据设备设置输送 CO_2、N_2 和预混合气体等管道，以满足不同的培养箱的供气。气体管道间的接口要保证良好的密封性，以防止漏气。此外应设置气体阀门自动转换系统。

2. **电路及电器** 实验室内所有电路应嵌于墙体内。室内应设有足够的电源插口，尽量避免使用插线板，插座设置接地线。实验室大功率电器较多，充分考虑仪器所需供电负荷，在所有电路中配备断路器和漏电保护器。电路的布置要方便检查和维修。各种电源线及网络线宜穿入管道中统一布线，计算机主机宜统一放置在有通风设备的管井中，墙面留置计算机显示器插口，使用无线外接附件（如键盘、鼠标）。为防止意外断电的影响，应配备自动的应急发电机以备用或对主要仪器（如培养箱、程序冷冻仪、显微操作仪）配置不间断电源（UPS）。

3. **监控设备** 冻胚储存室监控：胚胎冷冻室的液氮储存区应设有 24 小时氧气自动报警装置，当大量液氮泄漏时导致低氧状态时报警，每个存储罐内也应安装液氮监测及报警模块，当液氮面低于警戒线时，报警系统可自动进入多个电话呼叫系统，及时提醒实验室技术人员进行检查并补充液氮。

CO_2 培养箱监控：培养箱作为胚胎体外生长发育的主要场所，其稳定性直接影响着胚胎的发育潜能。CO_2 培养箱监控的要点是监控其温湿度及气体浓度，当气体浓度以及温度超出报警限值且在设定的时间内不能自动恢复，报警系统就会自动发出报警提示，部分培养箱还设置远程报警接口，可接入远程报警设备，如电话或者短信报警，可以让实验室技术人员不在工作时间范围内也能够了解培养箱的运行情况。

三、辅助生殖实验室仪器设备配置

辅助生殖实验室仪器设备是开展治疗的基本保障，设备配置必须满足日常工作需要。主要仪器设备有：培养箱、超净工作台、显微操作仪、显微镜、冷冻仪、液氮罐、冰箱、热板等。仪器的选择不仅要依据工作量而定，还要考虑重要仪器可能出现故障及其所产生的影响，应尽量购买 IVF 专用产品。某些重要仪器如显微操作仪、程序冷冻仪应考虑备用品，以便突发故障时不影响正常工作。

（一）CO_2 培养箱

培养箱是辅助生殖实验室最为关键的仪器之一，主要维持配子/胚胎体外生长的酸碱度、温度及相对湿度，有人把它比作辅助生殖实验室的"心脏"。用于人类体外胚胎培养的 CO_2 培养箱，按加热结构不同分为气套式加热和水套式培养箱，按培养时气体成分控制又可分为高氧（21%）、低氧（5%）培养箱。目前市场可见多种品牌的桌面式培养箱，这些培养箱有的采取干燥环境培养，有的要求使用预混合气体，文献报道数据显示这些培养箱也可获得良好的培养结果。

（二）超净工作台

配子/胚胎体外发育主要在培养箱内，但几乎每天还是会对配子/胚胎进行一些体外操作，如受精、胚胎评估等。超净工作台是辅助生殖实验室必不可少的设备，它可以为配子/胚胎体外操作提供洁净且符合生物安全的环境。

超净工作台主要组成部分有：滤器（高效过滤器、初效过滤器）、风机、电气控制及排气通道等。主要通过风机将空气吸入预过滤器，经由静压箱进入高效过滤器过滤，将过滤后的空气以垂直或水平气流的状态送出，使操作区域达到百级洁净度。气流水平的超净工作台存在使操作者遭受液体及烟雾侵袭的风险。IVF 过程中配子/胚胎的体外操作要求在百级区完成，因此定期的维护超净工作台是非常重要的。

（三）显微镜

显微镜是辅助生殖实验室重要的仪器之一，配子/胚胎所有的体外操作都要在显微镜下进行。显微镜的种类、品牌繁多，在生物研究领域，透射式明场显微镜得到广泛应用，在此基础上各种特殊的镜检方法也得到应用，如相差、荧光、干涉、暗场，这些镜检方法在高档显微镜上均能同时实现。辅助生殖实验室常用的有普通生物学显微镜、体视显微镜、倒置显微镜、相差显微镜、微分干涉显微镜（differential interference contrast，DIC）、荧光显微镜等。

1. 相衬显微镜（phase contrast） 相衬显微镜又称相差显微镜。人眼只能区分光波的波长（颜色）和振幅（亮度），对于无色透明的生物标本，当光线通过时，波长和振幅变化不大，在明场观察时很难观察到标本。相差显微镜利用被检物体的光程之差进行镜检，也就是有效地利用光的干涉现象，将人眼不可分辨的相位差变为可分辨的振幅差，即使是无色透明的物质也可成为清晰可见。这大大便利了活体细胞的观察，因此相差镜检法广泛应用于倒置显微镜。

相差显微镜在装置上与明场不同，有一些特殊要求：环状光阑（ring slit）：装在聚光镜的下方，而与聚光镜组合为一体——相差聚光镜。它是由大小不同的环形光阑装在一圆盘内，外面标有 10×、20×、40×、100× 等字样，与相对应倍数的物镜配合使用。相板（phase plate）：装在物镜的后焦平面处，它分为两部分，一是通过直射光的部分，为半透明的环状，叫"共轭面"；另一是通过衍射光的部分，叫"补偿面"。有相板的物镜称"相差物镜"，外壳上常有"Ph"字样。

2. 微分干涉显微镜（differential interference contrast DIC） DIC 显微镜的物理原理完全不同于相差显微镜，技术设计要复杂得多。DIC 利用的是偏振光，有四个特殊的光学组件：偏振器（polarizer）、DIC 棱镜、DIC 滑行器和检偏器（analyzer）。偏振器直接装在聚光系统的前面，使光线发生线性偏振。在聚光器中则安装了石英 wollaston 棱镜，即 DIC 棱镜，此棱镜可将一束光分解成偏振方向不同的两束光（x 和 y），两者成一小夹角。聚光器将两束光调整成与显微镜光轴平行的方向。最初两束光相位一致，在穿过标本相邻的区域后，由于标本的厚度和折射率不同，引起了两束光发生了光程差。在物镜的后焦面处安装了第二个 wollaston 棱镜，即 DIC 滑行器，它把两束光波合并成一束。这时两束光的偏振面（x 和 y）仍然存在。最后光束穿过第二个偏振装置，即检偏器。在光束形成目镜 DIC 影像之前，检偏器与偏光器的方向成直角。检偏器将两束垂直的光波组合成具有相同偏振面的两束光，从而使两者发生干涉。x 和 y 波的光程差决定着透光的多少。光程差值为 0 时，没有光穿过检偏器；光程差值等于波长一半时，穿过的光达到最大值。于是在灰色的背景上，标本结构呈现出亮暗差。为了使影像的反差达到最佳状态，可通过调节 DIC 滑行器的纵行微调来改变光程差，光程差可改变影像的亮度。调节 DIC 滑行器可使标本的细微结构呈现出正或负的投影形象，通常是一侧亮，而另一侧暗，这便造成了标本的人为三维立体感，类似大理石上的浮雕。

3. 偏光显微镜（polarizing microscope） 偏光显微镜是鉴定物质细微结构光学性质的一种显微镜。凡具有双折射的物质，在偏光显微镜下就能分辨的清楚，当然，这些物质也可用染色法来进行观察，但有些则不能，而必须利用偏光显微镜。偏光显微镜的特点，就是将普通光改变为偏光进行镜检的方法，以鉴别某一物质是单折射性（各向同性）或双折射性（各向异性）。

4. 倒置显微镜（inverted microscope） 倒置显微镜是为了适应生物学、医学等领域中的组织培养、细胞离体培养、浮游生物等显微观察。由于被检物体均放置在培养皿（或培养瓶）中，这样就要求倒置显微镜的物镜和聚光镜的工作距离很长，能直接对培养皿中的被检物体进行显微观察和研究。因此，物镜、聚光镜和光源的位置都颠倒过来，故称为"倒置显微镜"。一般研究用倒置显微镜都配置有 4×、10×、20×、及 40× 相差物镜，最大放大率为60×。倒置显微镜多用于无色透明的活体观察。如有特殊需要，也可以选配其他附件，用来完成微分干涉、荧光及简易偏光等观察。

倒置显微镜作为辅助生殖实验室非常重要的仪器，主要用于显微操作，如 ICSI 授精、卵裂球活检、辅助孵化等。因此常配置有霍夫曼相差系统（hoffman modulation contrast），霍夫曼相差是 ICSI 操作中常见的光学系统，这种方法允许使用塑料皿来观察活体标本。专用的霍夫曼物镜和霍夫曼聚光器组合在一起，可使活的、透明的标本形成一个高对比、具有三维视觉效果的图像，而该图像不带有相差图像中的光晕。

5. 体视显微镜（stereo microscope） 体视显微镜又称"实体显微镜"或"解剖镜"，是一种具有正象立体感的目视仪器，被广泛地应用于生物学、医学、农林、工业及海洋生物各部门。体视镜的光学结构是：由一个共用的初级物镜，对物体成象后的两光束被两组中间物镜——变焦镜分开，并成一体视角（一般为 12°～15°），再经各自的目镜成象，它的倍率变化是由改变中间镜组之间的距离而获得，利用双通道路，双目镜筒中的左右两光束不是平行，而是有一定的夹角，为左右两眼提供一个具有立体感的图像。

不同的显微镜，其用途不同，在购买时主要考虑其主要用途。实验室不同的操作会对显微镜有不同的要求，如为增加标本的观察效果，在显微镜配置相差或 DIC 系统。辅助生殖实验室需配置用于选卵、受精、观察胚胎的解剖显微镜，用于常规精液分析、精液体外处理和观察精子的普通生物学显微镜或相差显微镜，用于显微操作及胚胎评估的倒置显微镜。

（1）生物学显微镜：常规精液分析和精液体外处理，观察精子。

（2）解剖显微镜：又称体视镜，放大倍数为物镜 0.7×～9×，目镜 10×，用于选卵、受精、观察胚胎。

（3）倒置显微镜：放大倍为物镜 10×～40×，目镜 10×，用于显微操作及更仔细观察卵子、受精卵、胚胎。

（四）显微操作系统

显微操作系统（micromanipulator）由 2 个显微操作臂及其控制系统和负压控制系统组成。每个显微操作臂都有一套控制系统调节其在三维空间活动，又分为粗调与微调。在显微操作臂上分别安置持针器，每个持针器均有一套液压或气压传动的连接注射器的负压控制系统调节显微针内液体量的进出。在安装时，操作臂的控制系统和这个臂上的针的负压控制系统应安装在显微镜的不同侧面，以便于可以用双手同时对一个针的位置和负压进行操作。

目前主要有电动型（motorized）和机械型（mechanical）两种常用的显微操作系统。操作系统的选择主要根据使用者的操作习惯。Narishige 操作系统同时使用了电动型粗调节和液压微调节操纵杆，优点是操纵杆和显微镜分离，在操作过程中，不会引起标本的震动。进行显微注射或胚胎活检时，液压操纵杆可以在 400 倍视野下提供灵活、平滑的位移，操作方便、简易。但该系统也有劣势，就是由于液压管是传动的，如果发生折叠，则不能保持其位置。另外，该系统安装、拆卸较繁琐，且不便搬移（图 27-2：Narishige 显微操作仪）。另一种常见的电动显微操作系统是 eppendorf 操作系统（图 27-3：Eppendorf 操作仪）。

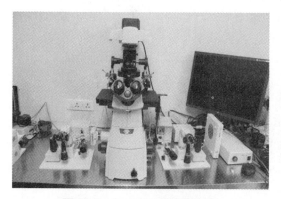 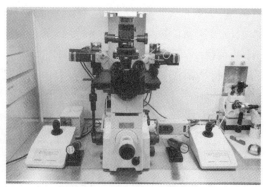

图 27-2　Narishige 显微操作仪　　　图 27-3　Eppendorf 显微操作仪

RI（research instrument）系统完全使用机械驱动，其操作系统完全和显微镜连接，不需要额外的电线盒、插座等，操作台简洁。两个粗调操纵杆分别位于显微镜左右两侧悬臂上，微调节操纵杆位于悬臂下方。操纵杆定向与倒置显微镜的聚焦旋钮。该系统连接后几乎不需要进行粗调节。系统的两侧在显微镜的载物台上都有操纵杆，能够调节升降，使显微操作针在操作皿底部 1 英寸范围内移动。该系统有移动方便的优点，但在显微操作时，下垂式操纵杆会将手的震动传至操作台和标本（图 27-4：RI 显微操作仪）。

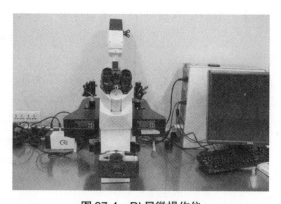

图 27-4　RI 显微操作仪

第二节 辅助生殖实验室的培养系统

一、胚胎培养液

胚胎培养液是胚胎体外培养的载体，一方面，为胚胎提供稳定的体外环境，如 pH、渗透压以及温度等，另一方面，提供胚胎体外发育所需的各种能量底物、维生素、激素、生长因子以及蛋白质等物质，以利于胚胎体外正常的发育。

目前人类胚胎培养液的组成都是模拟体内输卵管内液体的组成而设计的，根据培养过程中是否需要更换新的培养液可将胚胎培养液分为两种：序贯培养液（sequential culture medium）和单一培养液（single step culture medium），序贯培养液的配制理念是根据胚胎发育时期以及生长条件的不同，对所需的能量底物等各种因子的不同，而分别在培养液中添加相应的物质，也被称为"回归自然"的原则；单一培养液则是在保证胚胎培养液渗透压及 pH 的前提下，在培养液中添加胚胎发育所需的各种营养物质及其他因子，让胚胎根据自身需要选择所需的物质。序贯培养液在培养过程中需要为胚胎更换新的培养液，其优点是可以避免胚胎发育过程中释放的有害物质损伤胚胎的发育潜能，但是更换培养液的过程也会导致胚胎自分泌或者旁分泌的一些用于调控胚胎发育的因子也会被去除，而不利于胚胎的发育；单一培养液则存在一个相反的影响。但目前两种培养系统的临床应用方面并未见明显的差别。

（一）胚胎培养液的主要成分

胚胎培养液的主要成分包括作为各种物质的载体的水，用于维持溶液渗透压和 pH 值以及细胞调节的无机离子，为胚胎生长发育提供营养和能量的各种能量底物、氨基酸和各种蛋白以及用于调控胚胎发育的细胞和生长因子等。

1. 培养液的水 水占培养液总体成分的 99%。培养液配制过程中对水的质量要求非常苛刻，不仅要去除其中的有机物、微粒和细菌、真菌等微生物，还需要经过离子交换等步骤除去其中的无机离子。因为这些物质如微生物会造成胚胎污染，无机离子如重金属离子等会造成胚胎的损伤，进而影响胚胎的发育潜能。

2. 培养液的离子组成 目前用于胚胎培养以及各种操作所用的液体离子组成主要有 Na^+，K^+，Cl^-，Ca^{2+}，Mg^{2+}，SO_4^{2-}，HCO_3^- 和 PO_4^{2-}。

培养液中的无机离子除了维持培养液的 pH、渗透压外，还参与了胚胎的多种生理活动，如钠、钾离子的主要功能是维持胚胎细胞离子泵的正常工作，进而调控胚胎细胞的 pH。钙离子是所有细胞的信号分子，主要功能是协调胚胎细胞内的各种细胞活动，若钙离子的浓度异常，则会导致胚胎细胞内蛋白质合成、DNA 复制、线粒体功能等发生异常，严重的还会导致胚胎细胞功能紊乱。

3. 培养液的能量底物 人类胚胎培养液中的能量底物主要有丙酮酸、乳酸以及葡萄糖等，这些能量底物的添加主要是模拟女性生殖道内液体中的能量底物成分所设计的，同时也是根据胚胎发育的不同阶段对能量底物的要求不同而进行相应变化。目前的研究表明，女性生殖道液体中的能量底物成分会随着生殖道部位的变化而变化，并不是一直维持恒定组成的，如输卵管液中乳酸浓度要显著高于宫腔液，而相反的，输卵管液葡萄糖浓度显著低于宫腔液葡萄糖的浓度，但无论是输卵管液还是宫腔液，其丙酮酸的浓度都是无显著差异的，这种变化可能是胚胎发育阶段不同对能量底物的代谢能力也不同所致。

（1）丙酮酸和乳酸：丙酮酸是生物体基本代谢的中间产物之一，可以通过乙酰辅酶和三羧酸循环实现体内糖、脂肪和氨基酸之间的互相转化。在卵裂期胚胎中，丙酮酸是早期胚胎尤其是卵裂期胚胎发育的最关键的能量来源。人类胚胎 8 细胞阻滞的重要原因之一就是培养液中缺乏丙酮酸。在小鼠胚胎 2 细胞期以前的能量来源主要是丙酮酸，而乳酸则可作为 2 细胞后胚胎能量来源。乳酸作为能量物质，与丙酮酸有着协同作用。适当的细胞内乳酸 / 丙酮酸比例可平衡胞质内 $NAD^+/NADH$ 比例。

（2）葡萄糖：葡萄糖是细胞的能量来源和新陈代谢的中间产物，葡萄糖参与不同细胞的生物代谢、合成及调节。也是糖蛋白的组成成分，以及磷脂和甘油合成的重要前体。人类胚胎只有发育致密化之后，糖酵解才成为其重要的能量底物。发生致密化的胚胎对葡萄糖有高度依赖性。曾有研究结果提示，培养液中葡萄糖的消耗量是评估囊胚发育潜能的指标。

4．氨基酸　氨基酸在早期胚胎发育中的作用是多方面的，包括作为合成蛋白质和多肽的前体物质，提供能量来源，调节渗透压和细胞内 pH，作为金属离子的螯合剂以及抗氧化剂等。此外，在胚胎发育后期氨基酸还要担负调节细胞分化的职能。早期人类胚胎培养液中并不会添加氨基酸，直到 20 世纪 90 年代的研究结果探明了氨基酸在早期胚胎发育中的重要作用，人们才将氨基酸添加到胚胎培养液中。

但是关于培养液中添加的氨基酸浓度以及组成仍然存在争议。目前的研究表明，输卵管内的非必需氨基酸浓度高于必需氨基酸。非必需氨基酸的主要功能是刺激早期胚胎分裂、提高滋养外胚层细胞有丝分裂率以及促进囊胚腔形成。在胚胎致密化之前必需氨基酸对早期胚胎有抑制作用，但在致密化之后，必需氨基酸的主要功能就是刺激细胞的分裂率和内细胞团的形成。

5．维生素　维生素是调节细胞代谢过程的生物活性物质，维生素与氨基酸有协同作用，可阻止代谢干扰和不良培养条件对胚胎发育潜能的影响。动物实验证实，维生素可以刺激或维持胚胎的正常发育。

6．激素和生长因子

（1）激素：主要用于未成熟卵子的体外成熟培养，常用的激素有促卵泡素、黄体生成素、人绒毛膜促性腺激素和胰岛素等，主要功能是提高卵子体外成熟的效率以及发育潜能。

（2）生长因子：人类输卵管液体中的生长因子主要是肽类生长因子，胚胎在发育过程中也会形成很多生长因子的受体。目前已经证实，可以改善临床结局的生长因子有粒细胞巨噬细胞集落刺激因子（granulocyte macrophage colony stimulating factor，GM-CSF），它可以提高临床妊娠率，并且不会增加流产率和新生儿安全风险。2012 年 Kawamura 等在无血清培养液中添加生长因子如脑源性神经营养因子（brain-derived neurotrophic factor），集落刺激因子（colony-stimulating factor），表皮生长因子（epidermal growth factor），粒细胞 - 巨噬细胞集落刺激因子（granulocyte macrophage colony-stimulating factor），胰岛素生长因子 -1（insulin-like growth factor-1）以及胶质细胞源性神经营养因子（glial cell-line derived neurotrophic factor）等培养人类胚胎，结果表明，人类三原核合子的囊胚率增加 2.5 倍，正常受精 6～8 细胞期胚胎的囊胚率增加超过 3 倍，优质囊胚率增加超过 7 倍。另外的研究表明，生长因子可能主要作用于囊胚形成阶段。

7. 蛋白 培养液中添加蛋白的作用主要有：蛋白通过结合脂肪酸抑制脂肪的过氧化反应，从而稳定和保护细胞膜结构；蛋白可以结合各种抗体、重金属、脂蛋白以及一些不明确的毒性物质，减少他们对胚胎的毒性影响；蛋白可以维持胶体渗透压的稳定；蛋白还可以作为囊胚发育的营养物质。体外操作液中添加蛋白可以防止胚胎互相黏附或粘在培养皿的表面，胚胎活检时添加蛋白可以减低活检细胞的膜破裂溶解几率。

目前人类胚胎培养液中最多添加的蛋白是人类血清白蛋白（human serum albumin，HSA），其次是各种球蛋白制品包括合成血清替代品。添加蛋白的缺点是成分不稳定和可能含有内毒素。

培养液中添加的蛋白仍存在批次的差异，同一生产商生产的每一批次的蛋白都是唯一性的，可能含有批次特异的、有潜在毒性的激素和蛋白污染物。同时，为了保持白蛋白在灭菌后的构造和可溶性，经美国 FDA 许可，所有的 HSA 均会添加蛋白稳定剂，如辛酸钠和乙酰色氨酸酯钠。另外，还会添加马来酸作为防腐剂。这些蛋白稳定剂进入培养体系也可能会影响胚胎的发育。

添加蛋白时常见的另一个问题是内毒素。内毒素是革兰阴性菌细胞壁中的一种成分，也叫脂多糖，具有热稳定性，常规灭菌和过滤均不能去除。内毒素漂浮在培养液中，或者结合到添加的蛋白上会影响胚胎发育。研究表明，内毒素浓度高于 0.1EU/ml 可以影响胚胎体外发育，增加胚胎碎片量；内毒素浓度小于 0.02EU/ml 时虽然不会明显影响胚胎体外发育，但可能导致活产率下降。

8. 抗生素 培养液中常规添加抗生素以减少污染的几率。青霉素和庆大霉素是培养液中添加的常用抗生素，但也有培养液添加青霉素和链霉素。青霉素是 β- 内酰胺类中一大类抗生素的总称。β- 内酰胺类作用于细菌的细胞壁，干扰细胞壁中糖蛋白的合成而抑制细菌细胞壁的形成。由于人类卵子及胚胎只有细胞膜无细胞壁，故毒性较小。庆大霉素是一种氨基糖苷类抗生素，能与细菌核糖体 30s 亚基结合，阻断细菌蛋白质合成。庆大霉素主要用于治疗细菌感染，尤其是革兰阴性菌引起的感染。庆大霉素比青霉素更能有效杀死和抑制精液中的细菌，而且庆大霉素也是为数不多的热稳定性的抗生素，因而广泛应用于培养基配制。

（二）培养液的 pH 值

人类胚胎培养液的 pH 值在胚胎不同发育阶段略有差异。人类卵裂期胚胎的 pH 大约在 7.1。胚胎的 pH 不仅可调节氧化代谢和糖酵解过程的许多酶通路和反应，也调节细胞分裂、分化和细胞骨架的运动。卵裂期胚胎有特殊 H^+ 和 HCO_3^- 离子膜转运系统，使胚胎可在一定范围内耐受 pH 的改变。在卵裂液中，pH 应在 7.20～7.25，以避免胚胎应激。胚胎致密化后，胚胎外层的卵裂球扁平和紧密连接，随后发育为囊胚的滋养外胚层，形成囊胚腔液体的转运上皮细胞（TE）。TE 不仅防止囊胚腔液体的渗漏，还可调节各种分子进出囊胚腔，因而使得囊胚调节自身 pH 稳定性的能力增强。囊胚发育过程中 pH 为 7.3～7.35。

目前用于胚胎培养的缓冲体系主要是碳酸盐 / 碳酸氢盐缓冲系统。培养液的 pH 主要靠碳酸氢钠和 CO_2 的调节。该系统的 pH 值随培养环境中 CO_2 浓度的波动而波动。测量培养液的 pH 意义远大于测量培养箱的 CO_2 浓度。培养液的 pH 还受海拔、温度、通气时间长短，以及培养箱是否经常开关等因素影响。如果培养液通气平衡时间不足，pH 超过 7.4，胚胎的形态和妊娠率都将受影响。另外，应尽量缩短胚胎在培养箱外的时间，避免 pH 波动对胚胎的影响。

含有磷酸盐缓冲系统（phosphate-buffered-saline，PBS）的培养液受 CO_2 浓度的影响小，曾被用于取卵和配制冷冻、解冻液，但磷酸盐的缓冲能力有限，且可能对胚胎发育产生毒性。目前在大气环境中可以维持 pH，常被用于配子和胚胎体外操作的缓冲液有 HEPES 和 MOPS（3-morpholinoprpanesulfonic acid）两种。

（三）培养液的渗透压

培养液的渗透压主要是依据卵子或者胚胎发育所需的渗透压及其对渗透压的调控能力而设计的。

1. 卵子和胚胎渗透压调节能力　排卵前，卵子和透明带内层之间有紧密连接。卵子的体积受其外周紧密围绕的透明带控制，不能独立调节自身体积，因此，对渗透压的调节能力较弱。卵子在减数分裂恢复后，卵膜微绒毛和透明带之间连接逐步消失，出现透明带间隙，而卵子的体积逐步减少。在排卵启动后大约 4 小时卵子体积减小 20%，第一极体排出前卵子体积达最小值。此时，早期胚胎独有的细胞体积调节机制被激活，如卵子到胚胎致密化之前通过 GLYTI- 上调甘氨酸（有机渗透压调节物质）的浓度维持细胞体积。另外，betaine-依赖的系统在受精到 2 细胞期胚胎中也同时发挥作用。随着胚胎卵裂球的体积开始接近典型的体细胞时，胚胎体积调节系统转为更经典的细胞稳态调节模式，此时胚胎对渗透压具有较强的调节能力。

2. 培养液的渗透压改变　早年在进行各个种属的胚胎体外培养时均存在发育阻滞问题，如鼠胚 2 细胞阻滞，人类胚胎 8 细胞阻滞等。随后，人们发现早期胚胎对引起细胞体积缩小的干扰特别敏感，高离子浓度可能干扰重要酶活性，而降低渗透压对鼠胚克服 2 细胞阻滞非常关键。如 CZB 和 KSOM 两种培养液均含有 M16 培养液类似的成分，但 M16 的渗透压是 290mOsm，而 KSOM 和 CZB 分别降为 250 和 275mOsm。

事实上，输卵管液体的渗透压高于这两种培养液，说明体外胚胎培养中可能缺乏某些成分，必须通过降低无机离子浓度来补偿，而无机离子浓度过高在细胞内储积会迅速影响细胞的重要生理功能。随后的研究证实，在培养液中添加无机渗透压调节物（如氨基酸）后在提高培养液的渗透压的同时，也克服 2 细胞阻滞的现象。如 CZB 中添加了单个氨基酸谷氨酸和二价金属螯合剂 EDTA 可帮助克服 2 细胞期阻滞。谷氨酸主要作为有机渗透压调节因子储存于卵子和早期胚胎，在不影响细胞正常功能的前提下调节细胞内的渗透压，避免细胞体积的迅速变化。而 EDTA 通过螯合细胞间镁离子来抑制糖酵解通路的酶。

二、胚胎培养方式

（一）序贯培养和单一培养

1. 序贯培养　序贯培养的设计理念是"回归自然"，根据胚胎发育的不同时期，对培养液的成分的不同要求，按照体外培养胚胎在不同发育时期代谢需求的不同，配制含有不同组分的培养液，进行相应的更换。一方面可以延长胚胎体外培养的时间，有利于胚胎的体外筛选，另一方面可以减少胚胎分泌至培养液中的有害物质对胚胎发育的影响。

2. 单一培养　单一培养是指在胚胎培养过程中不进行培养液的更换，其设计理念是一次性在培养液中添加足够的营养成分及各种细胞因子、氨基酸等，让胚胎根据自己的代谢需求选择所需的物质。一方面减少由于培养液更换对胚胎发育的影响，另一方面为胚胎发育创造一个稳定的微环境，以提高胚胎发育潜能，进而改善临床妊娠结局。

(二)序贯培养液和单一培养液

目前商业化供应的胚胎培养液主要有两种:序贯培养液(sequential culture medium)和单一培养液(single step culture medium)。虽然两种培养液的临床使用未见明显差别,但序贯培养液的使用占主导。值得注意的是,培养液中有些成分并不是输卵管液特有的,如白蛋白和透明质酸;培养液中并非所有的成分都是必需的,如氨基酸;还有些成分如 EDTA 并非输卵管液成分。

1. 序贯培养液 如前所述,序贯培养液的设计基于以下几点:①着床前胚胎能量需求有改变,葡萄糖抑制卵裂期胚胎的发育;② EDTA 通过影响 3- 磷酸甘油酸酯激酶活性抑制糖酵解,对囊胚和内细胞发育产生抑制作用;③ L- 谷氨酸经化学裂解产生铵,而铵的积聚对胚胎发育有影响;④早期胚胎发育过程中氨基酸的作用有变化,卵裂期胚胎需要非必需氨基酸,而囊胚则需要所有氨基酸,包括非必需和必需氨基酸。

2. 单一培养液 单一培养液在 IVF 的全过程中使用含有一种配伍的培养液。可选择全程不换液,使胚胎避免渗透压波动或其他应激的影响,一直不受干扰,并可保留胚胎自分泌和旁分泌的营养因子的作用,或者选择在受精后 D3 更换一次培养液。

针对序贯培养液的设计理念,单一培养液认为:①人类输卵管液中葡萄糖浓度 0.5～3.15mmol/L,应在培养液中添加葡萄糖至 1.0～2.0mmol/L,而葡萄糖的抑制作用主要是与培养液中其他成分的相互作用导致的(1,7,21);② EDTA 的浓度可以降低至 0.01mmol/L,在不影响胚胎发育的同时,发挥克服 2 细胞阻滞的作用;③使用更稳定的双肽谷氨酸代替谷氨酸,减少铵的产生;④在氨基酸转换的研究中认为卵裂期胚胎净消耗的氨基酸均为必需氨基酸,而不是非必需氨基酸,而且目前对培养液中各个氨基酸的具体浓度缺乏数据支持。

(三)单胚胎培养和集合培养

根据胚胎培养过程中胚胎培养数目的多少,可将胚胎培养分为单独培养和集合培养。

1. 单独培养 单独培养是指每个培养微滴中只培养一枚胚胎。在一定条件下,单个胚胎在体外培养系统中也能生存并正常发育,有较强的独立性。采用单胚胎培养一方面可以更方便地进行胚胎形态学观察,评估胚胎发育潜能,另一方面也可以避免其他胚胎在发育过程中代谢的有害物质影响胚胎的发育潜能。单胚胎培养的缺点是,可能会接收不到其他胚胎释放的旁分泌信号,而降低其发育潜能。

2. 集合培养 集合培养是指在培养基内将多个胚胎一起培养,培养液的量也相对于单胚胎培养多,这种方式培养胚胎可以充分利用胚胎间相互的旁分泌影响,有利于胚胎的发育。小鼠胚胎实验表明,10 个左右胚胎在一起培养,可提高卵裂率和囊胚形成率。研究者进行了一项由 72 名获得 9 枚及以上受精卵的患者参加的前瞻性研究,将上述患者共 936 枚受精卵分为三组(单独培养、相邻很近的单独培养和集合培养),均置于 30ml 的培养微滴内,培养至第 5 天,结果表明,与单胚胎培养组相比,集合培养组胚胎致密化率和囊胚形成率均显著提高,集合培养组行囊胚移植,可以获得较高的活产率。但是集合培养也有其相应的缺点:①由于每个微滴有数个胚胎,不利于进行胚胎形态学评估;②虽然集合培养过程中胚胎可以利用相互的旁分泌促进发育,但是培养液中也会由于胚胎的发育代谢,存在很多有害物质,影响胚胎发育潜能。此外,每个培养微滴的体积以及放置多少枚胚胎更有利于胚胎体外发育也是需要研究的课题。

（四）气体环境对胚胎发育的影响

人类胚胎培养体系是建立在体细胞培养体系的基础上的。早年体细胞培养的氧分压均为 20% 的大气氧分压，因此人类胚胎也多数在大气氧分压下培养。近年来，随着 5% 的低氧环境的三气培养箱质量的提高，以及囊胚培养的增多，减低氧浓度从而模拟宫腔内低氧环境的培养体系成为趋势。

1. 输卵管和子宫的氧浓度　体内胚胎暴露于低氧环境中。现已证实兔、恒河猴和仓鼠输卵管的氧分压是 2%～6%，而宫腔内的氧分压更低，如兔和仓鼠约 5%，而恒河猴宫腔氧分压仅 1.5%。人类输卵管和宫腔内氧分压的研究较少，但宫腔内氧浓度约 2%，也较输卵管的 2%～8% 进一步降低。

随着胚胎的发育，氧分压梯度降低的现象与胚胎的代谢通路的改变相符。在致密化发生前，早期胚胎主要通过氧化磷酸化产生能量，而致密化后胚胎依赖糖酵解增加 ATP 的产生。

2. 高氧培养环境对胚胎的可能影响　高氧培养体系并不符合胚胎在生理状态的需求。高氧浓度可增加活性氧和氧自由基的产生，而高活性的氧自由基启动细胞内级联反应，导致胚胎各种程度的损伤和老化加速，如 DNA 碎片增加、基因表达的改变以及细胞器和细胞膜功能受损，导致胚胎发育迟缓、胚胎碎片增加，以及凋亡或流产等。

在猪卵子的实验中，卵子暴露于活性氧后会产生不可逆的 DNA 损伤。氧自由基的清道夫如过氧化物歧化酶可对抗活性氧的作用，将其加入冷冻和解冻液中从而改善解冻卵子的存活率和受精率。活性氧是可能造成早期鼠胚 2 细胞阻滞的原因之一，并与卵裂异常和囊胚发育异常相关。

另一方面，在低氧培养环境下，低氧可能会激活胚胎细胞的低氧诱导因子转录家族，从而促进胚胎发育，提高胚胎质量。

然而，由于材料的局限性，人类胚胎的相关基础实验研究较少。1988 年有研究检测了受精后 2～3 天人类胚胎的耗氧量，有能量供应时为 19.6 ± 2.4 pmol/ 胚胎 / 小时，而在去除外源性能量供应（如丙酮酸）时，耗氧量 16.85 ± 4.3 pmol/ 胚胎 / 小时，两者之间无显著差异。该研究结果显示，人类胚胎的耗氧量较牛胚高 2 倍，较鼠胚高 6 倍。因此，最理想的氧分压状态可能与种属也相关，动物实验的结果未必能完全反映人类胚胎的需求。

3. 低氧培养环境对人类胚胎发育的影响　尽管动物实验证实低氧环境有利于卵子的体外成熟，受精卵的分裂，以及囊胚形成、细胞数增加和囊胚孵出，但在人类胚胎的临床观察性研究中，不同氧浓度下胚胎发育及临床结局的结论不尽一致。多数研究认为低氧培养环境有利于提高囊胚发育率和临床妊娠率。相对于第 5 天囊胚移植，关于卵裂期胚胎移植培养环境不同氧浓度对于胚胎发育和临床结局的研究结果更加不一致，如有文献没有发现低氧相对于高氧对于胚胎发育和临床结局存在优势。

2011 年关于低氧浓度对人类胚胎影响的荟萃分析显示，低氧培养不改变受精率，以及受精后 2～3 天胚胎移植周期的胚胎植入率和继续妊娠率，但低氧培养显著提高了囊胚期移植周期的胚胎植入率。作者认为尽管低氧的结果更可观一些，但目前下结论低氧培养可以改善人类 IVF 结局还为时过早。但 2012 年对来自 7 个研究共 2422 个周期进行的系统回顾，并对其中 4 个研究 1382 个周期进行荟萃分析显示，低氧培养可显著提高出生率，如大气氧培养可获得 30% 的出生率的话，低氧培养的出生率在 32%～43% 之间。因此作者认为，低氧培养改善 IVF 的妊娠结局，尤其是提高出生率。

三、体外培养体系新进展

关于培养液成分的调整和生长因子的添加等一直是培养体系研究的重点，而培养液仅提供胚胎培养的化学环境，一般胚胎置于培养液中的培养也基本是静态培养。但体内输卵管的蠕动使得胚胎处于动态环境，因此，目前的培养体系还不是最模拟体内生理环境的体系。近年来对胚胎培养的生理需求和物理环境的研究日益增多，但各种新的培养平台尚未在临床广泛使用。

（一）特殊微滴培养皿

在各种动物模型中，增加胚胎的密度可能通过增加旁分泌和自分泌营养因子的作用而提高胚胎的发育潜能。因此，在特定的表面积下，减小培养液的体积更有利于胚胎的发育。传统微滴培养的体积约为 20μl，文献报道微滴最小的体积可仅为 1.5～2.0μl，供给 7～9 个胚胎连续共培养 2～3 天。但培养液滴的体积过小可能影响培养液的 pH 和渗透压，多个胚胎同时培养也难以观察每个胚胎的发育情况。近年来，人们在传统的 Petri 皿上进行多种改良，如在皿中增加一个圆形凹槽，并在凹槽内再分小凹槽，达到即使多个胚胎在同一个大液滴中共培养，又可独立观察各个胚胎发育情况的目的。有研究报道在实时动态观察下，这种槽中槽培养体系培养的囊胚凋亡细胞和耗氧量低于传统微滴培养的对照，并与体内发育的胚胎接近，移植后妊娠率显著高于对照组。

（二）动态培养平台

胚胎在人类输卵管内处于动态环境中。胚胎体外动态培养即指对胚胎培养液进行机械刺激促进其流动，模拟体内的动态环境。尽管动态培养更符合生理改变，但动态培养中需要考虑多方面因素，包括液体的流动速率和方式、旁分泌和自分泌因子的稀释等。液体的流动速率和方式会影响剪切应力，而胚胎会对剪切应力有反应，剪切应力在 12 小时内超过 $1.2dyn/cm^2$ 时会导致胚胎退化。

目前文献报道的胚胎动态培养模式有旋转模式、倾斜模式和震动模式。另外，还有一些特殊装置用于控制液体的流动速率。无论哪种动态培养的方式，都可能存在有效性和安全性问题，以及复杂的操作可能带来的负面影响。在大规模临床应用前，还需要对动态培养系统进行更深入的基础和临床科研。

（三）三维立体培养

与体内胚胎类似，三维立体培养时胚胎可以与周围环境更多的接触，并利于糖蛋白和其他大分子的定向和包埋。目前三维立体培养的研究主要集中在卵泡和卵子的体外培养上，采用的材料包括胶原、海藻酸盐、骨基质和特殊琼脂糖。在胚胎中采用三维立体还有待于进一步研究。

随着人类胚胎体外培养体系的不断完善，人类 IVF 的妊娠率和胚胎植入率也相应提高。然而，在着重提高体外培养有效性的同时，还必须注意体外培养的安全性。体外培养过程中，早期胚胎处于表遗传重排的动态阶段。动物实验证实，单单体外培养本身已经可能会造成胚胎印记基因表达的紊乱。因此，加强人类胚胎体外培养的安全性研究，将胚胎的应激反应减至最低，从而更好地度过在体外正常生存的时期至关重要。

第三节　辅助生殖实验室的质量控制

一、辅助生殖实验室仪器设备的质量控制

辅助生殖实验室仪器设备主要有显微镜、二氧化碳培养箱，其摆放要方便配子/胚胎的操作同时兼顾清洁和消毒，仪器设备须建立一个详细的档案，包括仪器的名称、编号、厂家、使用日期、使用说明以及维修保养记录等。明确所使用仪器的使用寿命，仪器报废年限应在仪器安装前根据设备参数设定，并且操作者要熟悉仪器的各项参数及优缺点。作为辅助生殖实验室质控的一部分，每个仪器必须在规定的时间测试其功能及运转情况。

（一）显微镜的维护

显微镜光学部件的清洁与维护对于高质量的成像非常重要。显微镜内外的尘埃、指印、油渍等会降低相差及分辨率。DIC 对镜头表面的污染及划痕尤为敏感。实验室人员每日应对显微镜外部进行清洁，除此之外，也应定期联系工程师对显微镜进行调试和内部清洁。日常的显微镜清洁要十分小心仔细，一般不使用时将其盖起，并塞紧镜头转换器上所有空洞部位，避免接触腐蚀性液体。在清洗镜头时，避免镜头接触任何东西，切忌使用面巾纸擦拭镜头，以免硅化填充物损坏物镜。可用无油的专用毛刷去灰尘或是低速洁净的空气吹掉灰尘。如有油渍，可以用高质量镜纸平行方向从镜头表面拉过，切忌反复擦拭。对于顽固污渍可以用含有少量去污剂的蒸馏水去除水溶性污染物，然后用脂溶性试剂，如乙醚等进行清洁。

（二）培养箱的维护

实验室应该有专人负责管理培养箱的使用。培养箱的显示界面即操作界面，只有仪器管理者才可以进入，确保设置不被轻易误改。日常的维护不但可以延长培养箱的使用寿命，也可以维持较好的精确度。使用时，按照要求将气瓶压力调到要求的值，或在培养箱进气口处接压力调节表。压力不足会影响培养箱内气体的恢复时间，压力过大，会损伤 CO_2 传感器，这种损伤在开始可能表现得并不明显，不易被察觉，但长期的错误操作，可能导致 CO_2 传感器气压调节失灵，减少使用寿命。如需关闭培养箱电源，一定先取出水槽，或者将湿度设置最低并运行至箱体内的湿度下降至最低时才可切断电源，以免箱体内形成水珠影响 CO_2 或是 O_2 探头，损伤探头的使用寿命和精确性。

（三）超净工作台

超净工作台台面容易受到污染，每天工作结束清洁台面，建议使用 IVF 专用的台面清洁剂。如果不慎有液体溢出或洒在台面，应立即进行清洁处理。定期更换（或清洁）初效过滤器，积尘会造成进风量不足而降低洁净效果，如更换或清洗初效滤器仍不能达到理想的截面风速时，可选择强风速档，如仍不能达到理想风速，说明高效滤器已失效，滤膜孔已被堵塞，则需更换高效滤器。高效滤器都有一定的使用时限，其实际使用寿命与室内空气的质量有关。安装时按照箭头风向，且保证过滤器的周边密封，并填写维护记录。

（四）热台/板

体外胚胎对温度的变化是非常敏感的，因此，温度的波动必须引起高度的重视，不仅仅是重视培养箱温度的维持，热板/台和加热试管架的温度也非常重要。

热板/台通过温度感应器和微处理芯片控制电加热丝来控制温度。热板使用年限过久可能存在温度感应器灵敏度降低或电加热丝加热效率降低,进而影响热板加热的精确性。为延长热板的寿命,非工作时及时切断热板电源。如果热板表面出现裂痕,会严重导致热板加热异常,不同位点的表面温度差异增大,应停止使用。

(五)液氮罐

一旦液氮罐意外出了问题,损失将是无法弥补和挽回的。如果条件允许,可对存放标本的液氮罐安装监控报警系统。以下为液氮罐的使用维护:

1. 初次向罐内加注液氮要用少量液氮预冷,以防降温太快损坏内胆,减少使用年限。

2. 避免将液氮洒在真空排气口上,以免造成真空度下降;盖塞是用绝热材料制造的,既能防止液氮蒸发,也能起到固定提筒的作用,所以开关时要尽量减少磨损,以延长使用寿命。

3. 严禁用硬物清除颈管内的冻霜,以免损伤颈管;若发现外表挂霜,应停止使用。

4. 避免拖拉液氮罐,避免相互撞击或与其他物件碰撞,以免损伤。

5. 液氮罐内液氮耗尽后对罐子进行刷洗。液氮罐内的液氮挥发完后,所剩遗漏物质很快融化,变成液态物质而附在内胆上,会对铝合金的内胆造成腐蚀,若形成空洞,液氮罐就会报废。

(六)冰箱

短期存放培养试剂的冰箱温度可设置在 $5 \pm 3 \, ^\circ\text{C}$。在日常工作中,注意冰箱的消毒、清洁以及除霜。冰箱内放置一标准温度计,每天观察并记录冰箱的温度值,温度波动较大时,应予校正。

仪器每次检修或维修都要详细的记录,如是同一原因反复故障,应考虑更换配件甚至是仪器。对于关键的仪器定期比较分析,如液氮罐,每次添加液氮时记录并分析每个液氮罐的添加量,如果同样时间,某一液氮罐消耗液氮量较大,要对此液氮罐加以检查或是更换;再如培养箱,每季度或是每半年做一次分析,在排除患者和临床因素后,如果同一类型培养箱,同样条件下培养胚胎的结局存在差异,要考虑淘汰培养结局较差的培养箱。每台仪器都有一定的使用年限,使用年限过长的仪器即使经常做维修、校准也难以保证其稳定性。

二、辅助生殖实验室人员的质量控制

辅助生殖实验室技术人员管理是实验室管理的核心,技术人员对规章制度的执行力度,决定了实验室管理的效果。每名技术人员既是质控的参与者,也是质控的对象。应该充分认识到 IVF 实验技术不能提高配子/胚胎固有的发育潜能,但技术人员的操作可以影响配子及胚胎的结局。

(一)人员的职责分工

1. 实验室负责人职责　辅助生殖实验室负责人应承担以下职责:组建一支优秀团队、制定一套具体的工作程序和标准流程、考核团队中所有人员的各项工作质量、调动和激励工作人员的积极性主动性,实现辅助生殖实验室团队的价值和目标。

2. 主要技术人员工作职责　主要技术人员是团队的主干部分,完成实验室主要技术环节操作,完成辅助生殖实验室每日必须记录,如热板测试、培养箱 CO_2 和温度检测、耗材和培养基质控记录等。熟练掌握各项实验室日常操作程序及质控方法,及时向临床相关人员反馈信息。实验室质量控制发现结果异常,立即上报实验室负责人,并进行自查和总结。

负责实验室各种仪器设备的日常维护和管理工作,有故障应及时通知维修单位排除故障。定期通知维修单位检测、保养和校正实验室仪器设备。掌握学术发展动态,协助实验室负责人制订实验室发展计划。在实验室负责人指导下,制定和修改实验室各项规章制度和技术操作规程,负责督促和修改辅助技术人员完成的实验室记录。培训和指导辅助技术人员、研究生及进修生,负责实验室质控的具体实施。每月定期向实验室负责人总结和汇报上月实施的辅助生殖实验室数据资料,并分析。

3. 辅助技术人员职责　协助主要技术人员完成实验室技术操作。协助完成辅助生殖实验室每日记录的数据,包括实验室内外温湿度、配子/胚胎体外培养记录、耗材和试剂订货到货、仪器设备维修保养、液氮使用记录等多个部分。及时检查各种记录的准确性和完整性。

(二)人员梯队建设及培训

实验室主要技术人员的选择、培训与梯队建设直接影响着生殖中心实验室的发展。人员的梯队建设包括实验室负责人的选择、团队人员的构成,以及团队人员数量的确定和招聘。

实验室负责人的选择至关重要。实验室负责人要求有良好的专业教育背景、丰富的辅助生殖实验室工作经验和管理经验。辅助生殖实验室负责人不仅要技术精湛,更要有科学的管理能力、敏锐的观察能力以及了解国内外最新发展动态的能力。

在组建团队时,应认真考虑主要技术人员和辅助技术人员在团队中的比例搭配及专业搭配。目前尚无明确的标准,需视具体工作程序和工作量而定。专业搭配应尽可能做到多种学科兼顾,团队中不同专业学科背景的技术人员,如胚胎学、细胞生物学、分子生物学、临床医学、检验医学、遗传学等,可以发挥各学科之长,取长补短,开阔团队视野。

对新招聘人员的培训应从动物实验开始,利用鼠胚进行选卵、授精、胚胎培养、胚胎观察等技术培训,同时进行实验室基本技能培训。培训的全过程应有完整的文字记录。通过动物实验考核后可进入临床操作技能培训。

辅助生殖实验室技术人员的培训是一个耗时较长的过程。要求带教者及受培训者有足够的耐心和毅力,实验室管理者及生殖中心管理者不能以任何理由,把未完成培训的技术人员安排到实际工作岗位独立工作。

三、实验室培养环境的质量控制

严格的实验室质量控制与质量保障系统为配子和胚胎的生长发育提供了相对稳定的场所,建立稳定、可靠的辅助生殖实验室对于维持 IVF 成功率具有重要作用。质量控制系统已常规用于临床诊断检验实验室日常工作,在 IVF-ET 中全世界范围内也逐步引进了质量控制系统,以确保实验室操作的稳定性及最大限度地维持胚胎发育潜能,以获得最好的胚胎质量和最高的妊娠率。

(一)温度、湿度

建议实验室内温度维持在 23±2℃,温度过高会影响到仪器的正常运行,温度过低对配子/胚胎体外操作不利;湿度保持在 40%～60%,湿度过大,室内潮湿,会致仪器金属部件生锈,湿度过低,会影响培养基的渗透压,对胚胎发育不利。

1. 温度　配子/胚胎体外操作时,维持 37℃温度是非常重要的。然而在实际操作过程中很难保持 37℃的操作环境,一是实验室环境温度都低于 37℃,而胚胎从培养箱移到操作台的这一短暂过程中,培养皿的温度会有所下降,按理说室内温度越高(但低于37℃),对卵子的影响就越少。然而在高于25℃以上的温度环境下,实验室技术人员会觉得不太舒服,而且仪器的使用一般都要求在室温下运行,较高的室温会导致仪器不精确运行。建议的室温一般在23±2℃。为减少体外操作时温度的丢失,显微镜常配置热板,或是热台。在设置热台、热板的温度时,要考虑温度的丢失,培养皿的底部和热板表面,中间有段空气层,而空气是热的不良导体,因此热板温度设置应略高于要求值;设置值可能因季节的不同而存在差异。热板的设置值、表面的实际温度以及到达培养皿或是液滴的温度存在很大的差异。Langley 等比较了 2 个热板的设置温度和达到覆盖油的 50μl 液滴的温度,发现液滴温度与设置温度存在 4~6℃的差异。因此,最终设置值的确定应以到达培养皿内液体、液滴的温度为主要参考。热板温度的测量往往受很多因素的影响:室温会影响热板表面的实际温度;超净台风机会引起热板表面出现约 0.3~0.5℃的差异;在热板不同的位置其温度也存在差异。因此,测量热板温度应在常规工作条件下多点进行,参考最高温度点设置温度,以免某些点的温度超过 37℃。正温度计要定期校正。

2. 湿度 湿度对配子/胚胎发育的影响,主要是通过影响培养液内成分的浓度和培养液的渗透压产生的。在室内湿度较低或是开放式培养体系中,因培养基的挥发而改变培养基的渗透压的现象是常见的。为了防止水分的挥发,目前的培养系统大多数都选用矿物油或石蜡油覆盖培养液预防蒸发,保障培养液的渗透压和各种成分浓度的恒定,减小 pH 的急剧波动。

建议将实验室的相对湿度控制在 40%~60% 之间。湿度过高的情况下,设备容易锈蚀、微生物生长,不利于实验室环境的控制。相反,过低湿度的环境下,容易产生静电,培养基渗透压易受到影响。

3. 空气质量的控制 体外胚胎对外界的适应能力差,对微生物没有防御能力,对外界有害物质(如 VOC)的耐受能力差。低质量的空气(包括颗粒物、微生物和有毒挥发物)可能导致受精失败,或损害胚胎的发育潜能。尽管很多实验室都使用了高效过滤系统,但不能有效地阻止气态的有机和无机物分子。培养箱内 90%~95% 的气体来自于室内空气,改善室内空气质量将有利于胚胎的体外发育。实验室所在地的室外空气质量很大程度上影响着辅助生殖实验室室内空气质量,实验室选址远离潜在的污染源,如一些产生污染性废弃物的工厂、加油站及繁忙的交通要道,将有利于室内空气质量的控制。而辅助生殖实验室室内空气质量的改善除了靠使用空气净化器,注意日常的工作细节也是非常重要的,如不使用挥发性强、残留久的清洁或是洗涤剂,暂时用不到的耗材、设备等不放实验室,严格控制进入实验室的数量及严格的着装要求等。此外,定期更换层流、各种空气净化设备的滤膜是非常重要的。定期监测室内的空气质量,尽可能控制室内 VOC、尘埃粒子浓度在一个较低水平。

(二)胚胎培养体系的质量控制与管理

培养基、培养皿及其他耗材的到货、检测及使用要有及时详细的记录。到货后立即检查培养皿及其他耗材的包装是否完整,培养基的冷藏条件是否合格,是否在有效期内,如不合格不能使用。库房控制良好的通风和适宜的温度。培养基置于 4℃冰箱保存。每种培养基都需附有公司的检验证书。每一批号的培养基、培养皿及其他与配子/胚胎直接接触的耗材使用前都需做质量控制实验(如精子存活实验),合格后方可使用。

1. 人精子生存试验（HSSA）　精子存活试验建立于20世纪80年代，目的同样是检测培养基及配子/胚胎接触性耗材，并且现在仍然被广泛应用于临床工作中。此项实验的优点是材料便于取得，每个男科实验室都可以收集精子；缺点就是目前还没有精子存活实验的统一的操作规范（如暴露时间、是否盖油、是否置于培养箱等）。

具体操作方法如下：选取一份正常的精液标本，采用上游法分离活动精子，调节活精子密度为5×10^6条/ml，向一支加有被检测培养液的试管中加入0.5ml精子悬液作为实验组，另一支试管中仅加入0.5ml精子悬液作为对照组。然后将两组标本置于5% CO_2培养箱中孵育，每隔24小时混匀精子并做精液分析，在实验第3天计算精子存活指数（精子存活指数=实验组精子存活率/对照组精子存活率），若精子存活指数>0.7说明实验有意义，若存活指数>0.85说明实验合格，否则表明该培养系统可能存在潜在胚胎毒性。

2. 小鼠胚胎生物检测（MEA）　操作方法：取3~4周龄雌性小鼠，腹腔注射孕母马血清（PMSG）10IU，48小时后腹腔注射人绒毛膜促性腺激素（HCG）10IU，HCG注射后当晚，按雌雄比例1∶1将小鼠合笼，第2天观察雌鼠有无阴栓，有阴栓形成标志着交配成功。颈椎脱臼法处死见栓雌鼠，取出鼠胚进行体外培养。经过72小时，如果有75%~80%以上的2-细胞胚胎能够发育到囊胚期或孵化囊胚阶段，表明测试的样品合格；采用1-细胞的受精胚可以增加测试的敏感性。鼠胚实验的初始变量可以是配子、合子或两细胞胚胎，最终观察指标是不同阶段的囊胚。不同实验室可能要根据自身条件及实际需要调整不同的方案，以达到实验的特异性及灵敏度（如起始变量、鼠系、透明带完整或缺失、培养基添加剂、培养基上层盖油）。必须明确一点，鼠胚培养结果不能完全反映人胚胎的安全性。虽然没有任何一种能够检测配子/胚胎的发育及存活的实验，但是这些实验可以检测对胚胎有害的毒性环境。

总之，小鼠胚胎生物检测系统仍然是一个需要改进的分析系统。具有相同发育潜能的鼠胚对内毒素的作用有很大的个体差异，任何时候都要作阴、阳性对照。

3. 3PN受精胚胎或剩余废弃胚胎培养　观察受精时，选择3PN受精胚胎培养至D3或是D5评价培养系统；用废弃的胚胎，即移植当天没有达到利用标准的胚胎转移到待检测的培养系统中继续培养至D5或D6，观察胚胎的发育情况，如观察囊胚的形成以及胚胎卵裂球继续增长率、坏死率等。理论上，用人类3PN胚胎或是废弃胚胎培养评价培养系统，更能直接反映出问题。因为不管是精子存活试验还是鼠胚试验都无法代替人类胚胎对培养系统的敏感性。人类胚胎培养检测培养人类胚胎的培养体系，确实能给出更可靠的信息，但也要注意到以下问题：一是3PN胚胎的数量受限。常规IVF受精的3PN受精率在10%左右，这就有可能在我们需要的时候而没有那么多3PN用于培养。二是"废弃胚胎"的定义难。目前，胚胎的评估仅仅是依靠形态学来判断，并不能完全反映出胚胎的发育潜能，而且主观性较大，实验室与实验室之间、人与人之间可能都存差异。这也就意味着被我们定义"废弃"的部分胚胎可能有继续发育的潜力。

4. 其他检测

（1）pH：检测pH前应将培养基完全平衡，检测的条件应是培养胚胎的条件，现可借助实时pH检测仪读取培养基的pH值，实验室应根据自己所用的培养基，结合培养基说明书，设置达到适宜pH值所需的最佳CO_2水平。值得提出的是，培养基要经过充分的平衡才能达到稳定的pH，培养基平衡需要的时间因培养基的体积以及有无油覆盖而不同，覆盖油的50μl的培养基需要8小时才能完全平衡。

（2）渗透压：自行配制的试剂使用前必须测试渗透压，同一标本应在可接受的范围内波动。如果同一批培养基渗透压波动较大，应考虑重新配制。

（3）内毒素：检测内毒素的理论根据是生物酶的活性，这种方法超出常规辅助生殖实验室的操作范围，内毒素测定应由专门的技术检测部门完成。

（4）警戒检测：无论是精子存活实验还是鼠胚实验都不能完全代替人类胚胎，不能全面的检测出对人类胚胎的影响因素，IVF 培养基质控的最终目的是保障培养基能够支持人类胚胎的生长。但使用人类胚胎进行质控实验是不合伦理要求的。所以在辅助生殖实验室内使用胚胎发育警戒检测是必要的，应被视为质量控制体系的一部分。利用胚胎发育警戒检测，需要依据经验建立各项指标的正常值，例如根据前一年的总结确定 IVF/ICSI 受精率、卵裂率、可移植胚胎率、优质胚胎率、临床妊娠率、种植率等。如果上述指标下降超出可控范围，需要临床和实验室共同分析总结找出原因。

现有的培养环境和体内环境相差甚远，因此一个严格的质量控制体系尤为重要。有效的质量控制方案需要始终把检测值控制在可控范围内以维持辅助生殖实验室高质量标准。只有通过执行有组织的复杂的质量控制体系，才有可能保证高质量的实验工作并最终为患者提供高标准的服务。

（黄国宁）

主要参考文献

1. 黄国宁，孙海翔. 体外受精 - 胚胎移植实验室技术 [M]. 北京：人民卫生出版社，2012.

2. 庄广伦. 现代辅助生育技术 [M]. 北京：人民卫生出版社，2005.

3. J Conaghan，T steel. Real-time pH profiling of IVF culture medium using an incubator device with continuous monitoring[J]. The Journal of Clinical Embryology, 2008，11（2）：25-26.

4. De Vos et al. Impact of cleavage-stage embryo biopsy in view of PGD on human blastocyst implantation: a prospective cohort of single embryo transfers[J]. Human Reproduction, 2009，24（12）：2988-2996.

5. Liebaers I, Desmyttere S, Verpoest W, et al. Report on a consecutive series of 581 children born after blastomere biopsy for preimplantation genetic diagnosis[J]. Hum Reprod, 2010，25（1）：275-282.

6. Kalra SK, Ratcliffe SJ, Barnhart KT et al. Extended Embryo Culture and an Increased Risk of Preterm Delivery[J]. Obstet Gynecol, 2012，120（1）：69-75.

7. Kawachiya S, Bodri D, Shimada N et al, Blastocyst culture is associated with an elevated incidence of monozygotic twinning after single embryo transfer[J]. Fertil Steril, 2011，95（2）：2140-2142.

8. Alfarawati S, Fragouli E, Colls P, et al. The relationship between blastocyst morphology, chromosomal abnormality, and embryo gender[J]. Fertil Steril, 2011，95（2）：520-524.

9. Dar S, Librach CL, et al. Increased risk of preterm birth in singleton pregnancies after blastocyst versus Day 3 embryo transfer: Canadian ART Register（CARTR）analysis[J]. Hum Reprod, 2013，28（4）：924-928.

10. Tucker MJ and Ball David. Assisted hatching as a technique for use in human in vitro fertilization and embryo transfer is long overdue for care and appropriate study[J]. J of Clinical Embryology, 2008，12（1）：5-7.

11. Vitthala S, Gelbaya TA, Brison DR, et al. The risk of monozygotic twins after assisted reproductive technology[J]. Hum Reprod Update, 2009，15（1）：45-55.

第五篇

人类生育力保护与保健

第二十八章

妇科手术中女性生育力的保护

随着生殖内分泌学科的不断发展，女性生育能力保护，尤其是卵巢生殖功能的保护，日益成为妇产科领域关注的重点。女性生育能力受多种因素影响，例如年龄、遗传、肿瘤放化疗、环境污染、生活习惯以及医源性因素等。患者接受某些妇科手术后可能出现卵巢功能衰竭，例如严重的卵巢子宫内膜异位囊肿切除术后，损伤卵巢组织可能造成卵巢功能受损，甚至导致卵巢功能衰竭。妇科手术中子宫切除时切断了子宫动静脉的卵巢支，或采用子宫动脉栓塞术治疗子宫肌瘤会非目标性地栓塞卵巢血管，导致卵巢血供减少，引起卵泡退化，激素产生减少或失调。另外，多囊卵巢综合征外科治疗，如腹腔镜下卵巢楔形切除术或卵巢打孔术，会破坏卵巢组织，降低卵巢储备，可能导致卵巢功能早衰。交界性或分期较早的妇科恶性肿瘤可能需要进行破坏生殖系统完整性的手术治疗，手术医生也应该考虑实施保留生育功能的手术，手术后在原发肿瘤控制后尽快完成患者的生育要求。

目前盆腔手术治疗已经成为改善不孕妇女生育能力的重要手段。在手术治疗过程中，如何保留生殖器官的功能完整和充足的血液供给是广大临床医生关注的热点问题。本章中重点讨论的是妇科手术中女性生育力保护的相关问题。

第一节　子宫相关疾病手术中的生育力保护

女性不孕症中有10%～30%的患者合并有子宫疾病，其中包括宫腔粘连、子宫肌瘤、子宫内膜息肉、子宫中隔和子宫憩室等。这些疾病的药物治疗效果远低于手术治疗效果。腔镜在妇科手术中的应用为改善妇女生育能力提供了条件，腹腔镜和宫腔镜手术对于子宫肌瘤的切除和宫腔粘连、子宫中隔、子宫憩室的治疗都有很好的效果，手术可以恢复子宫腔、子宫体正常的解剖形态，利于妊娠。

一、子宫肌瘤

（一）子宫肌壁间肌瘤或浆膜下肌瘤

子宫平滑肌瘤是女性生殖道最常见的良性肿瘤，根据肌瘤的位置可分为浆膜下、肌壁间和黏膜下肌瘤。子宫肌瘤可造成输卵管机械性梗阻，引起子宫不规律收缩，子宫内膜血管分布失衡，影响精子卵子运行和胚胎着床等，导致育龄期女性生育能力降低。子宫肌瘤导致的并发症包括腹痛、妊娠丢失、早产、产后出血和前置胎盘等，子宫下段肌瘤由于产道梗阻或胎位不正可增加剖宫产的概率。肌壁间肌瘤或浆膜下肌瘤有较多的保守治疗方法，如药物治疗、子宫动脉栓塞术或肌瘤消融术等，但首选的方式仍然是腹腔镜下子宫肌瘤剔除术。目前有关腹腔镜下子宫肌瘤剔除术的适应证还没有统一标准,与手术者的经验和技术熟练程度密切相关。

1．手术适应证

（1）有明显出血、疼痛或出现由肌瘤所导致的压迫症状。

（2）由子宫肌瘤导致的不孕症。

（3）由子宫肌瘤导致的习惯性流产。

（4）盆腔包块,子宫大于12孕周,肌瘤外突且增长迅速。

2．手术禁忌证

（1）心、肝、肺、肾等重要脏器功能的失代偿期,不能耐受腹腔镜手术者。

（2）凝血系统功能障碍者。

（3）生殖系统感染的急性期。

（4）手术当天体温超过37.5℃,或血象升高。

（5）生殖道结核未经抗结核治疗者。

（6）怀疑腹腔或盆腔严重粘连者。

（7）严重精神疾患或其他原因,无法配合治疗者。

（8）黏膜下肌瘤突入宫腔50%以上。

3．术前准备　超声检查了解肌瘤的个数、位置和肌瘤的大小,评价手术难度。不孕症患者术前还应了解男方精液状况,女方卵巢储备功能、排卵情况和输卵管通畅情况,评估手术的必要性和益处。对于较大的子宫肌瘤,术前可使用药物预处理,最常使用的是GnRH-a,使体内的雌、孕激素水平下降,肌瘤体积缩小,利于术中操作。

4．治疗原则及手术注意事项

（1）肌瘤周围子宫肌壁注射垂体后叶素或缩宫素。为防止药物注入血管,注射时切记应先回吸,未见血液后再缓慢注射。局部注射不仅减少术中出血,还有利于肌瘤从肌层分离。

（2）剥离肌瘤过程中不要过多电凝止血,以免损伤肌层组织,导致肌壁愈合不良,增加妊娠期子宫破裂的风险。

（3）应分层缝合切口。第一层间断或"8"字或连续缝合深部肌层,必须关闭剥离腔,然后连续或套索缝合浆膜层。切记不要留死腔,否则影响切口愈合。

（4）预防粘连的措施包括缝合浆膜层尽可能对合整齐、止血严密、冲洗盆腔、切口表面放置防粘连材料。

（二）子宫黏膜下肌瘤

子宫黏膜下肌瘤占所有子宫肌瘤的10%～20%,宫腔镜检查是诊断黏膜下子宫肌瘤的金标准,也是治疗黏膜下子宫肌瘤的首选方式。与子宫切除术相比,宫腔镜手术除保留了生育功能外,还具有恢复时间短、并发症发生率低而且费用低的优点。

1．宫腔镜手术的适应证

（1）部分或全部突向宫腔的子宫肌瘤。

（2）超声测量黏膜下肌瘤在肌壁间>50%,并且其外缘距子宫浆膜层的距离>5mm。

2．宫腔镜手术的禁忌证

（1）心、肝、肺、肾等重要脏器功能的失代偿期,不能耐受宫腔镜手术者。

（2）凝血系统功能障碍者。

（3）生殖系统感染的急性期。

（4）手术当天体温超过37.5℃，或血象升高。

（5）生殖道结核未经抗结核治疗者。

（6）严重精神疾患或其他原因，无法配合治疗者。

（7）宫颈狭窄、瘢痕等，不能充分扩张者。

（8）严重骨盆畸形，体位无法摆成截石位者。

3. 术前准备 对于较大的黏膜下肌瘤，术前可使用 GnRH-a 进行预处理，使肌瘤体积缩小，便于手术进行。宫腔镜手术操作中最常见的并发症是宫颈裂伤，术前建议用米索前列醇软化宫颈，降低宫颈裂伤、子宫穿孔的风险。

4. 治疗原则及手术注意事项 目前，宫腔镜环状电极切除术是切除黏膜下肌瘤的最常用方法。宫腔镜下明确子宫黏膜下肌瘤或者宫腔局部病变，在视野清晰条件下将环状电极伸出，然后向术者方向收回。当金属电切环被拉向术者时，会切下新月状的子宫肌瘤碎屑，重复此操作。有部分肌瘤可先用电切切开后，再用卵圆钳或抓钳夹出。

手术中要辨别出正常子宫肌层组织为柔软的纤维束结构，而子宫肌瘤呈漩涡状纤维结构。子宫肌瘤应切除干净直至创面充血红润。一旦子宫肌层被切开，创面的出血和吸收入血的膨宫液都会明显增多，所以应尽量缩短手术时间。术中注意过多液体吸收引起的"水中毒"。应将所有"自由漂浮"的碎片组织取出送病理检查，以防术后阴道分泌物持续时间长，分泌物恶臭的问题，增加粘连和感染的风险。

当宫底部肌瘤凸起不明显时，可先用针状电极切开肌瘤表面内膜，待肌瘤突向宫腔后试着剥除肌瘤结节，或用环状电极切除。当侧壁黏膜下肌瘤凸起不明显时，可先用环状电极垂直切开肌瘤表面组织及肌瘤组织，肌瘤剖开后界限清晰，更容易剥除。

为保护患者的生育能力，术中必须注意避免对子宫肌层的过度切除，而且在体积较大的子宫肌瘤切除术后，应给予雌激素，以促进子宫内膜增生，降低宫腔粘连的风险。

二、子宫内膜息肉

子宫内膜息肉是由子宫内膜局灶性过度增生引起的，可造成异常子宫出血，影响胚胎正常着床，宫角部息肉可堵塞输卵管，影响精子或受精卵的运输，导致不孕或异位妊娠。子宫内膜息肉缺乏典型的临床表现，并且超声和子宫造影容易漏诊，宫腔镜检查是发现子宫内膜息肉的最佳手段。

1. 手术适应证

（1）患有子宫内膜息肉的不孕症妇女或辅助生殖技术前。

（2）超声检查提示宫腔内异常回声、子宫造影发现宫腔占位性病变时，应建议患者行宫腔镜治疗。

2. 手术禁忌证 同"子宫黏膜下肌瘤"。

3. 术前准备 先宫腔镜直视下明确息肉的部位、大小和数目，随后行宫腔镜下子宫内膜息肉摘除术。术前建议用米索前列醇软化宫颈，降低宫颈裂伤、子宫穿孔的风险。

4. 治疗原则及手术注意事项 宫腔镜下见子宫内膜息肉多呈卵圆形，也有圆锥形甚至不规则形；多为单个，也可多发；息肉质软，色红；若息肉体积小、蒂部细，息肉可随膨宫液的流动而摆动。而子宫黏膜下肌瘤多呈球形或半球形，向宫腔突出，色白，表面血管清晰可见。

目前对宫腔镜下电切治疗子宫内膜息肉的方法，大多数学者持慎重的态度。用电切的方法治疗宫腔内的占位病变，并不能提高继发不孕患者的妊娠率。可能原因是宫腔镜下的电切治疗产生的热效应，会干扰子宫内的微环境。

为保护患者的生育能力，目前多采用机械法"冷处理"子宫内膜息肉。单发息肉可先用宫腔镜锐剪从操作孔道进入，从息肉底部剪除息肉，然后宫腔镜下用抓钳夹出。对于多发息肉，可先用刮勺轻刮宫1周，然后用组织钳夹出息肉组织。摘除宫角息肉时要注意，宫角息肉较为隐蔽，如盲夹容易引起子宫穿孔。可在宫腔镜下剪除部分蒂部，用抓钳夹出，不能将蒂部完全剪除，否则因宫腔压力高，息肉有进入输卵管开口阻塞输卵管的风险。最后，宫腔镜检查确认息肉已摘除干净。

三、宫腔粘连

宫腔粘连是妇科常见、严重危害生育功能且治疗效果较差的疾病。目前宫腔粘连的发病率呈逐年增加的趋势。据文献报道，多次人工流产、刮宫所导致的宫腔粘连的发生率高达25%～30%，已成为月经量少、继发性闭经、继发不孕的主要原因。针对重度宫腔粘连缺乏有效的恢复生育功能和月经生理的治疗方法，宫腔粘连分离术后再粘连率高达62.5%，妊娠成功率仅22.5%～33.3%。

宫腔镜可以直视下观察宫腔形态特征，了解粘连的性质、部位、程度和范围并进行粘连评分（表28-1）。根据病变部位，可将宫腔粘连分为中央型、周围型和混合型。

1. 手术适应证

（1）中、重度的宫腔粘连或输卵管闭塞。

（2）排除其他所有引起不孕或复发性流产的原因后，仍不孕的轻度宫腔粘连患者。

2. 手术禁忌证　同"子宫黏膜下肌瘤"。

3. 术前准备　超声检查发现子宫内膜变薄、不连续、与周围肌层分界不清及宫腔内存在不同程度的液性分离，宫腔内见不规则的低回声或强回声带，提示宫腔粘连。术前建议用米索前列醇软化宫颈。

4. 治疗原则及手术注意事项　宫腔粘连的治疗，应包括完全的、准确的分离粘连和防止分离后再粘连以及促进被损害内膜的修复。治疗过程中应注意以下几点：

（1）宫腔镜下宫腔粘连分离术是治疗宫腔粘连的标准术式，不主张盲视下实施分离操作。

（2）术中尽最大可能地分离、切除瘢痕组织，恢复宫腔解剖学形态，有效保护残留子宫内膜。

（3）腹腔镜或超声引导下行宫腔镜下宫腔粘连分离术，可增加手术的安全性。

（4）最好选择具有小操作孔的细宫腔镜，在这个操作孔中放一个微型剪，以便于分离宫腔内特别是宫颈管及子宫峡部的粘连。而子宫侧壁的粘连可使用电切镜的电切针处理。

（5）为了保护患者的生育能力，术者在使用电极时应将功率设为最低，避免对子宫内膜的进一步热损伤。

（6）手术过程中应时刻监测并比较宫底部和子宫前、后、左、右壁肌层的厚度，确保手术没有造成子宫壁局部变薄。

（7）术后应预防再粘连，可使用宫内节育器。另外，术后可采用雌孕激素周期治疗2～3个月促进子宫内膜的修复，并行二次宫腔镜检查和取环术。

表 28-1　中国宫腔粘连诊断分级评分标准

评估项目	项目标准描述	评分
粘连范围	<1/3	1
	<1/3～2/3	2
	>2/3	4
粘连性质	膜性	1
	纤维性	2
	肌性	4
输卵管开口状态	单侧开口不可见	1
	双侧开口不可见	2
	桶状宫腔,双侧宫角消失	4
子宫内膜厚度(增殖晚期)	≥7mm	1
	4～6mm	2
	≤3mm	4
月经状态	经量≤1/2 平时量	1
	点滴状	2
	闭经	4
既往妊娠史	自然流产	1
	复发性流产	2
	不孕	4
既往刮宫史	人工流产	1
	早孕期清宫	2
	中晚孕期清宫	4

注:轻度:总分 0～8 分,中度:总分 9～18 分,重度:总分 19～28 分

四、子宫中隔

子宫中隔是育龄期女性较常见的子宫畸形,对生殖结局的影响仍然存在争议。主要分为不全中隔和完全中隔。研究表明子宫中隔切除并不提高胚胎着床率,但可降低流产率及早产率。

1. 手术适应证

(1) 有妊娠早期和中孕早期复发性流产病史的子宫中隔患者。

(2) 经系统检查未发现其他导致不孕不育的原因。

(3) 辅助生殖技术助孕前。

2. 手术禁忌证　同"子宫黏膜下肌瘤"。

3. 术前准备　术前建议用米索前列醇软化宫颈,降低宫颈裂伤、子宫穿孔的风险。

4. 治疗原则及手术注意事项　不全性子宫中隔的切开可使用针状电极,横向切开,从中隔的最低点开始切割,始终保持切割在中隔的中线部位和横向切面,向头侧继续切割直到输卵管开口处;应尽可能少地切开肌层,始终保持在最表浅的肌层纤维为度。如果发现出血增多或一个视野内可见双侧输卵管开口,则提示已达中隔的基底部。

完全性子宫中隔的切开可从体积较大的半侧宫腔开始,逐步扩张宫颈至 10mm,置入宫

腔电切镜。对另一侧宫腔,逐步扩张宫颈至 6mm,将 6mm 扩宫棒留在宫颈管内,作为中隔切开的指引,同时防止膨宫介质从宫颈流出。从宫颈内口水平开始电切,直至可见扩宫棒。随后逐步切开中隔至宫底。如纵向中隔组织宽,可行部分中隔切开术。当宫腔镜下从白色的、没有血管的中隔过渡到看见粉红色的血管化的肌层时,或宫腔镜下可同时见双侧输卵管开口,且两开口之间无分割组织时,此时宫腔容积扩大,宫腔形态完全改善,应终止手术。

使用电切设备应注意对子宫内膜和子宫肌层热损伤的负面效应,基本技术是中隔切开而不是切除。使用针状电极,横向切开,始终保持在中隔的中线部位和横向切面,向头侧继续切割直到输卵管开口处;应尽可能少地切开肌层,始终保持在最表浅的肌层纤维为度。手术过程中要保护好宫颈,保留宫颈内口以下的中隔,使术后妊娠时宫颈机能不全的风险降到最低。术后要预防宫腔再次粘连和促进子宫内膜修复。在术后 4~8 周宫腔镜复查,注意子宫内膜修复情况和中隔残留情况,如有瘢痕,可用微型剪剪开。

五、剖宫产术后子宫切口憩室

剖宫产术后子宫切口憩室也称为假腔,是指因伤口愈合不良致子宫下段薄弱,切口处内膜、肌层及浆膜层呈疝囊样向外突出,形成憩室样改变,是剖宫产术后罕见的并发症。随着剖宫产率的上升及临床医生和超声医师对该疾病了解的增加,诊断为剖宫产术后子宫切口憩室的病例逐渐增多。

子宫切口憩室主要表现为月经淋漓不净、不孕,部分患者可有慢性下腹痛或经期腹痛。有些患者会引起孕期或分娩期子宫破裂,危及母婴生命。另外,子宫切口憩室还可引起憩室妊娠。子宫切口憩室的发生原因目前尚不明确,治疗方法包括药物保守治疗和手术治疗。既往多采用抗炎止血和药物调经治疗,主要是对症治疗,疗效欠佳。目前多采用手术治疗,手术方式有经阴道手术、开腹手术及宫、腹腔镜手术,其中首选宫、腹腔镜联合手术治疗。

1. 手术适应证

(1)经阴道超声、MRI、子宫输卵管造影及宫腔镜检查发现剖宫产术后子宫切口憩室,患者伴发月经淋漓不净或经期下腹痛。

(2)经系统检查未发现其他导致不孕不育的原因。

(3)辅助生殖技术助孕前。

2. 手术禁忌证 同"子宫肌壁间肌瘤或浆膜下肌瘤"及"子宫黏膜下肌瘤"。

3. 术前准备

(1)术前卵泡期嘱患者口服 1~2 个月米非司酮,抑制月经来潮。

(2)术前建议用米索前列醇,软化宫颈。

(3)术前 30 分钟应用抗生素预防感染。

4. 治疗原则及手术注意事项 先行宫腔镜检查,了解剖宫产术后子宫憩室的大小、位置,腹腔镜下可观察到子宫峡部憩室薄弱部分透出红光。经宫腔内置入探针,由探针顶出,进一步指示出子宫峡部憩室薄弱部分的上下端及左右端。超声刀切开子宫峡部,切除子宫憩室薄弱部分后缝合子宫肌层,Maxon 1-0 号单股延迟吸收线连续缝合子宫峡部肌层后再连续褥式缝合 1 层。连续缝合关闭膀胱反折腹膜,再次以探针确认憩室薄弱部分已修补,子宫峡部平滑无凹陷。术后 72 小时内应用抗生素预防感染。术后要预防宫腔粘连和促进子宫内膜修复。在术后 1~2 个月复查阴道超声以及宫腔镜检查,注意子宫憩室修复情况。

第二节　子宫内膜异位症手术中的生育力保护

一、子宫内膜异位症

子宫内膜异位症（endometriosis，EMT），简称内异症，是指具有生长功能的子宫内膜组织出现在子宫腔被覆黏膜及宫体肌层以外的部位。

子宫内膜异位症的发病率有逐年升高的趋势，是育龄妇女最常见的疾病之一。异位子宫内膜可以侵犯全身任何部位，但绝大多数位于盆腔内生殖器官及邻近器官的腹膜表面，故临床常称为盆腔子宫内膜异位症。其中骶韧带、子宫直肠陷凹和卵巢为最常见的受累部位，其次为子宫浆膜层、输卵管、乙状结肠、腹膜脏层、阴道直肠隔。异位内膜在组织学上表现为良性特征，但临床上表现为增生、浸润、转移及复发等恶性行为，从而影响盆腔环境而出现继发性并进行性加重的痛经、性交痛、月经失调、不孕、局部或广泛的慢性盆腔痛等多种多样的临床表现。腹腔镜不仅仅是诊断子宫内膜异位症的金标准，也是内异症治疗的最佳手段，术中对女性生育力的保护极其重要。

（一）手术适应证

1. 不孕患者经妇科检查或腹腔镜诊断存在盆腔子宫内膜异位症者。

2. 痛经尤其是继发性痛经伴有盆腔包块者。

3. 需手术治疗的局部或广泛的慢性盆腔痛伴有盆腔包块者。

4. 性交痛伴有盆腔包块者。

5. 妇科检查发现穹窿结节，特别是后穹窿，子宫骶韧带紧张、结节、触痛者。

6. 不明原因的附件增厚或包块。

7. 卵巢异位囊肿对邻近输尿管有压迫症状者。

（二）手术禁忌证

1. 绝对禁忌证　有不能耐受腹腔镜手术的疾病，如严重的心肺系统疾病。

2. 相对禁忌证　大的腹疝及膈疝，高度怀疑恶变者，弥散性腹膜炎，有生育要求但卵巢储备极差者。

（三）术前准备与手术时机的选择

1. 一般准备　手术前的常规准备。

2. 特殊准备　对于卵巢异位囊肿及粘连严重的盆腔子宫内膜异位症，可在手术前 2~3 个月开始用药物治疗以使囊肿缩小，病灶局限，局部组织充血减少，以利于手术治疗。目前常用药物包括口服避孕药、促性腺激素释放激素激动剂或拮抗剂等。

3. 手术时机的选择　诊断性腹腔镜可在月经周期的任何时间进行。传统时间是月经干净后 3~7 天。有学者认为对于内异症患者最好在月经来潮时或来潮前一天或数天进行，因为这个时间段的异位内膜病灶变得明显甚至可见活动性出血。但经前期腹腔镜检查损伤卵巢的机会多，且不利于联合宫腔镜检查不孕病因。目前多数学者倾向于在早卵泡期检查或手术治疗，若必须观察卵巢的排卵孔以明确排卵功能，则可安排在早黄体期进行。若出现卵巢巧克力囊肿破裂可急诊手术。

（四）手术治疗的原则

对于年龄较轻或需要保留生育功能者的内异症患者,可首选腹腔镜保守性手术:病灶切除术。保留患者的生育功能,手术尽量切除肉眼可见的病灶、剔除卵巢子宫内膜异位囊肿以及分离粘连。对于腹膜型内异症,因双极电凝较表浅,可采用双极电凝处理近膀胱、输卵管、肠管或大血管的病灶。其他腹膜的子宫内膜异位病灶采用单极电针或电钩,以保证破坏足够深度,而尽量减少对正常腹膜的损伤,减少术后粘连的风险。卵巢子宫内膜异位囊肿的手术应评估患者卵巢的储备功能,术中应先分离与周围组织的粘连,吸尽囊内巧克力样液体,并将囊内壁冲洗干净后剥除囊壁。创面以低功率的电凝或缝合止血。手术中尽量保护正常的卵巢组织。另外,需重视患者在位内膜的检查和治疗,如子宫内膜炎和子宫内膜息肉,必要时行宫腔镜检查和相应的治疗。

（五）手术治疗及相关注意事项

对于子宫内膜异位症伴有不孕的患者,提高生育能力是最重要的,腹腔镜下内异症病灶切除术、双极电凝术和激光消融术可提高内异症患者的生育能力,而药物治疗无法实现这一点。早期的研究表明,中 - 重度内异症患者,通过手术去除盆腔内病灶可以提高生育能力,然而重度且位置较深的内异症病灶去除手术难度很大、结果不明确且可能伴有严重的并发症,因此重度内异症手术治疗前需要做肠道准备,手术过程必须谨慎小心,并需要泌尿外科或普外科医生的协助。有报道轻 - 中度内异症,腹腔镜去除内异症病灶后最初 36 周的累积妊娠率(30.7%),显著高于仅行腹腔镜探查者(17.7%)。Meta 分析结果显示,腹腔镜下内异症病灶的去除可以略微增加患者的排卵率(OR = 1.66),由于手术治疗的效果不明显,因此腹腔镜是否可以广泛应用于无症状的轻度内异症妇女仍有争议。但是中 - 重度内异症伴有明显的临床症状且合并卵巢异位囊肿的患者需要手术治疗。

子宫内膜异位囊肿的治疗方法有许多,包括抽吸、切除、二氧化碳激光和电凝术等。单纯的药物治疗或是简单的抽吸、冲洗治疗效果很差,6 个月后复发率高达 80%。超声引导下的囊肿抽吸术可能会导致囊内液体外漏,使内异症病灶进一步在盆腔种植,引起盆腔感染和脓肿形成。在腹腔镜下先松解盆腔粘连,再冲洗和抽吸子宫内膜异位囊肿的囊液,之后将囊壁剥离去除,创面以低功率电凝或缝合止血。边电凝边冲洗降温,可减轻卵巢组织的损伤。手术中要注意对正常卵巢组织的保护,在切除病灶的同时尽可能保留卵巢组织,最大可能的保护患者的卵巢功能和生育能力。

研究表明,卵巢异位囊肿切除术后窦卵泡计数、优势卵泡数和卵母细胞数显著低于未手术侧,表明切除卵巢异位囊肿后卵巢的储备功能受到了影响,这可能与手术过程中损伤正常的卵巢组织、电凝术导致血管损伤继发局部缺血、局部炎症反应和瘢痕组织的形成有关。如果需要去除囊肿,切除比电灼术效果更好,但是当囊肿壁和卵巢周围组织界限不清时会给切除带来困难。对于有慢性盆腔疼痛的妇女,盆腔子宫内膜异位病灶的去除有益于改善子宫内膜异位症和囊肿导致的慢性盆腔痛,手术的目的是提高生育能力,而不是根除疾病。

因为卵巢巧克力囊肿源于卵巢皮质下陷和体腔上皮化生,囊肿组织内含有大量的正常卵巢组织,在剥除过程中会有大量正常的卵巢组织和囊肿组织被一并去除,导致卵巢功能受到损害。手术后即使进行体外受精 - 胚胎移植,能够得到的卵子数量也会明显减少。高龄、双侧卵巢病变、卵巢储备功能已下降和有既往卵巢手术史的患者是术后卵巢损伤的高危人群。因此对于卵巢巧克力囊肿的处理目前存在很多争议,一方面认为巧克力囊肿本身对卵巢功能的影响就很大,这也是造成巧克力囊肿患者生育状态较低的一个主要原因;另一方面则认为手术过程正常卵巢组织的丢失、电凝止血等操作对卵巢组织的损伤更甚于疾病本身的伤害。尽管如此,对于有手术指征的卵巢巧克力囊肿如直径过大、症状明显和多次 IVF 失败时,手术仍然是可以考虑的治疗措施。我们在手术中要达到的目的是:在最大限度保留卵巢储备功能的前提下,恢复卵巢及输卵管解剖位置,并尽可能完整切除囊肿,防止复发。目前比较被认可的术式为 Donnez 等推荐的两步法,第一步正确找到囊壁,剥除卵巢门部位以外的囊皮;第二步卵巢门区的组织用消融的方法解决,这样既防止了囊肿复发,又有效避免了血管的损伤。在此基础上,我们自己的经验是在"囊皮"与正常卵巢组织之间注射生理盐水形成"水垫",使"囊皮"与正常组织分离,钝性剥离"囊皮",遇到组织致密难以剥离的地方,可以用剪刀剪除病变组织,避免强行钝性剥离造成大量正常卵巢组织损伤。尽量不用电凝止血,保留卵巢组织的缝合可采用 3-0 可吸收线自卵巢剥离面缝合,避免穿透卵巢皮质。最终使卵巢恢复成圆形或卵圆形的原始状态。因为子宫内膜异位症不仅仅局限于卵巢,对卵巢巧克力囊肿的处理过程同时要兼顾盆腔内其他部位子宫内膜异位症病灶的清除,包括输卵管憩室、输卵管副开口、输卵管黏膜桥等病变的酌情处理。

二、子宫腺肌病

子宫腺肌病是指子宫内膜腺体和间质存在于子宫肌层中,伴随周围肌层细胞的代偿性肥大和增生。它与子宫内膜异位症除了存在异位内膜这一共同特征外,在发病机制和组织发生学上是不同的,临床表现也有差异,实际上是两种不同的疾病,临床上常可并存。子宫腺肌病多发生于 40 岁以上经产妇,约半数患者同时合并子宫肌瘤,15% 患者合并内异症,子宫肌层病灶有弥漫性及局限性,多数呈弥漫性生长,多累及后壁,故后壁较前壁厚。少数呈局限性生长形成结节或团块,类似子宫肌壁间肌瘤称子宫腺肌瘤,周围无包膜,与肌层无明显分界。

(一)手术的适应证

1. 不孕伴有子宫内膜异位症的患者。

2. 痛经,尤其是继发性痛经,且进行性加重,影响工作和日常生活,伴有子宫增大局部形成腺肌瘤。

3. 子宫增大超过 2 个月妊娠大小。

4. 月经改变伴有贫血者。

(二)手术的禁忌证

不孕伴有盆腔严重粘连者。

(三)手术治疗的原则及术中注意事项

对年轻要求生育且子宫形成较大腺肌瘤者,可以考虑行腺肌瘤剔除术,在剔除同时可以考虑子宫骶神经切断术。术中要注意以下几点:

1. 术中可瘤体注射催产素或垂体后叶素,促进宫缩,减少出血。

2. 切除时要沿着腺肌瘤的周边挖除病灶,但不要穿透宫腔。

3. 剔除时尽量将腺肌瘤的病灶彻底清除。

4. 缝合时需要分层缝合,先缝合肌层组织,再缝合浆肌层。注意缝合时不要穿透内膜。

第三节　输卵管相关疾病手术中的生育力保护

　　根据 2012 年 WHO 报道，在发展中国家每 4 对夫妇就有一对不孕、不育，其中导致女性不孕的以输卵管因素和排卵障碍居多，因输卵管粘连、阻塞引起的不孕约占总体不孕症病因的 40%，甚至高达 67.2%，是导致女性不孕的首要因素。由于输卵管阻塞、粘连等因素造成输卵管通畅情况异常所引起的不孕，称之为输卵管性不孕症（tubal factor infertility，TFI）。TFI 的病因很复杂，包括感染性因素和非感染性因素。盆腔炎性疾病、盆腔结核以及阑尾炎形成主要的感染性因素，其中衣原体和淋球菌感染尤为重要；在非感染性因素中，子宫内膜异位症对输卵管影响较大，部分患者还存在先天性输卵管发育异常。

　　影响输卵管功能的病变按照部位大体可以分为输卵管周围粘连、输卵管近端病变、输卵管中部及远端病变。远端阻塞的输卵管，可以形成程度不等的输卵管积水。此外，还有一部分被诊断为"不明原因不孕"的患者，其实存在着输卵管微小病变，如输卵管憩室、输卵管副开口、输卵管系膜囊肿及输卵管扭曲等，可能为先天性异常，也可能与子宫内膜异位症有关。有临床研究发现，部分输卵管微小病变一般不改变输卵管管腔通畅程度，因而，单纯通过常规输卵管通液或输卵管造影检查很难对其进行诊断，大多为腹腔镜探查中发现。

　　如何有效评估输卵管的病变程度，提供有效的干预措施，达到妊娠目的，至今仍未有统一方案。子宫输卵管造影术（hysterosalpingography，HSG）是通过造影剂的弥散对比观察管腔形态及输卵管阻塞部位，对输卵管通畅度进行诊断，在临床上已广泛应用于输卵管病变的评估。其对输卵管管腔的检查具有较高的准确性，是简便、无创、风险小、费用低廉的输卵管检查方法，但对输卵管周围粘连及输卵管微小病变的诊断准确性较差。目前对输卵管形态及功能的评价，更多地依靠内窥镜所见。通过腹腔镜下直接观察并进行输卵管通液可直接观察盆腔脏器及输卵管的通畅程度，了解盆腔粘连的范围与性质、输卵管病变的程度、是否存在子宫内膜异位症病灶及微小病变等情况，还可以对输卵管病变进行相应有效的处理，如盆腔粘连分解术、输卵管成形术（即对解剖结构异常的输卵管伞端进行分离或修复）、输卵管造口术（对闭锁的输卵管远端经手术造口）或相应组织器官活检，切除病变组织或者病灶，更准确地诊断及提高 TFI 者的妊娠率。更有学者通过输卵管镜可直观地直接观察输卵管管腔，更好地评估输卵管形态和功能，包括输卵管黏膜颜色、皱襞粘连情况、血供情况、管腔有无粘连及管腔内容物等，并能同时去除管腔内的碎片或分离粘连，但现阶段输卵管镜因其操作技术要求高、视野受限、维护代价昂贵等原因，尚不能广泛开展。基于内窥镜的观察结果，根据输卵管周围粘连程度、范围，输卵管壶腹部直径，输卵管黏膜损伤情况以及输卵管壁厚度等情况，许多学者提出了不同的输卵管评估系统，以利于评价输卵管病变程度，准确、量化地对输卵管情况评估，从而采取合理有效的诊治方案。但是现存的各种评估系统各有优劣，并无统一意见，尚需更多的研究应用加以证实其准确性。

　　根据输卵管及其周围病变的程度、性质及范围，结合患者的年龄、卵巢功能、丈夫精液检查情况，可以采取不同的手术方式以利于自然妊娠或者辅助生育技术助孕。2004 年英国皇家妇产科学会（RCOG）参考 2004 年英国国家卫生与临床优化研究（NICE）提出：①对于较轻的输卵管性不孕患者行输卵管手术可能比未经手术治疗者有较高的受孕机会，这可视为一种治疗方式；②对于输卵管近端梗阻性不孕患者，行选择性输卵管造影加介入性输卵管再通术，或宫腔镜下输卵管插管，可提高受孕的机会，亦可视为一种治疗方式；③输卵管积水患者进行体外受精 - 胚胎移植前应先行手术，治疗输卵管积水问题，这样可提高活产率。目前对输卵管性不孕的手术治疗，可根据输卵管阻塞的部位不同而选择不同的手术方式。

（一）近端输卵管阻塞的处理

目前对近端输卵管阻塞的手术治疗有两种方式：经输卵管开口插入导丝疏通和发现局部闭塞后行部分输卵管切除再吻合。大多数的近端阻塞物为黏液栓、非结晶性的物质如组织碎片或痉挛，真性的近端阻塞为结节性输卵管炎或闭锁性纤维化。一般情况下，除了闭锁性纤维化和结节性输卵管炎，近端的阻塞都可以在宫腔镜引导的导丝下予以疏通。但当输卵管远端同时存在较重的闭锁性病变时，近端插管则不予考虑。当导丝插入阻力很大，或尝试几次均无法疏通时，应终止近端疏通的尝试，直接推荐患者行体外受精 - 胚胎移植治疗。

（二）中段输卵管阻塞的处理

中段输卵管病变主要包括由输卵管妊娠和输卵管绝育引起的输卵管中间部位阻塞或缺失性改变，需要进行输卵管整形或者输卵管吻合等修复手术。对于那些已行输卵管绝育手术同时存在其他不孕因素的患者而言，体外受精 - 胚胎移植可能是更好的选择。但是对于单纯输卵管绝育后的患者而言，输卵管吻合手术则是年龄小于 37 岁患者的首选治疗。腹腔镜下的显微输卵管吻合术目前已经是一项非常成熟的技术，术后成功率等同于甚至高于开腹的显微吻合术。对于输卵管妊娠要求保留生育功能的患者，可以采用患侧输卵管开窗术或切开缝合术，这种术式适用于大部分输卵管妊娠，如壶腹部或峡部妊娠未破裂或破裂口较小流血不多者。现有资料显示大多数腹腔镜输卵管开窗手术保留的患侧输卵管形态并不完整，提示腹腔镜输卵管开窗手术并不能有效保存生育力，手术过程要分层打开妊娠的输卵管管腔，尽量将输卵管浆膜层与管腔分开，取出胚胎物质后分层缝合输卵管肌层与浆膜层，术中关键是创面表面应有足够的浆膜层覆盖，可以防止术后粘连的形成。部分输卵管峡部妊娠患者，如果患侧输卵管经亚甲蓝试验证实管腔通畅，外形基本正常者，可行病灶切除及输卵管端端吻合术，吻合原则基本等同于输卵管绝育后治疗。

（三）远端输卵管阻塞的处理

远端输卵管疾病主要包括不同程度的输卵管积水，需要根据手术中探查结果，输卵管损伤的程度，结合患者的年龄、卵巢功能，以及丈夫精液检查情况，对病变程度较轻的输卵管可以进行修复性输卵管手术（如输卵管整形术、伞端造口术），对于病变程度较重的输卵管则进行破坏性手术（如输卵管切除术、输卵管近端结扎术、输卵管栓堵术等），防止输卵管积液反流至宫腔影响辅助生育的结局，术后进行体外受精 - 胚胎移植技术达到妊娠目的。不同的术式视患者的情况而定，手术的利弊也各有不同。修复性手术后患者有自然妊娠的可能性，但也面临输卵管积水复发或者宫外孕的可能。输卵管切除术则有降低卵巢反应性的风险，所以切除过程应该紧贴输卵管离断系膜组织，减少对系膜内血管网和神经的损伤，避免影响子宫动脉卵巢支对相应侧卵巢的血液供应，在腹腔镜操作中亦尽量使用超声刀或者双极电凝分离系膜组织，避免应用单极电流，以减少切除过程的损伤范围。为减少输卵管切除术对卵巢功能的影响，笔者对输卵管积水患者采用腹腔镜下"抽芯法"输卵管切除术（即打开输卵管的浆膜层，切除积水的输卵管，保护输卵管系膜的完整性），术后进行体外受

精 - 胚胎移植治疗，效果良好。针对部分肥胖、不能耐受全麻、腹腔广泛粘连难以进行腹腔镜或者开腹手术解决输卵管积水的患者，可以尝试输卵管近端堵塞术，此术式为经宫腔镜放置微型栓子栓塞病变输卵管间质部，阻断输卵管积水反流，其操作简单，成功率高，恢复快，损伤小，无需全麻，无腹腔镜或开腹手术损伤肠管、血管的并发症。但不足之处是输卵管近端堵塞后，可使积水潴留于输卵管腔内形成较大输卵管囊肿导致扭转，或因输卵管囊肿压迫同侧系膜血管导致卵巢血运受损，致使助孕过程中获卵数目减少。且此种术式需要特殊的宫腔镜设备与栓堵材料，尚无法广泛开展。我们通过宫腔镜电灼患侧输卵管开口，使其形成瘢痕阻止输卵管积液反流，亦取得了理想的临床效果。

（四）输卵管微小病变的处理

以往认为输卵管微小病变与先天发育异常有关，近年来逐步认识到其与子宫内膜异位症也存在相关性，其影响妊娠的可能机制主要是通过干扰输卵管的正常蠕动或捡拾卵子而影响正常受孕，如存在输卵管憩室时，输卵管肌层常发生舒张协调障碍，进而影响输卵管对卵子的推送。除此以外，偶有卵子被挤压进憩室内而失去与精子结合的机会；而输卵管副伞蠕动时干扰正常伞端蠕动捡拾卵子的过程，使正常伞端成功捡拾卵子的概率大大降低，即使卵子被成功捡拾，常会因副伞的开放而造成卵子的逃逸，因此而失去正常受孕机会。对于腹腔镜探查过程中发现的输卵管微小病变，需要进行相应的修复性手术予以修补整形，以改善输卵管的功能，提高妊娠率。如果同时合并盆腔内子宫内膜异位症病灶，应一并去除。

一、腹腔镜输卵管伞端造口手术

（一）适应证

1. 轻、中度的输卵管积水。
2. 输卵管周围没有粘连或粘连较轻。
3. 输卵管黏膜正常。
4. 输卵管壁正常或偏薄。

（二）禁忌证

1. 盆、腹腔严重粘连，影响人工气腹的形成和腹腔镜置入者。
2. 全身合并症不能耐受腹腔镜手术者。
3. 重度输卵管积水，伞端黏膜完全或大部分破坏。
4. 丈夫精液检查严重异常者。
5. 女方染色体异常或有其他不适合妊娠的合并症者。
6. 以往有输卵管手术史。

（三）术前准备和手术时机

1. 术前检查　包括全身体格检查及盆腔检查。辅助检查包括阴道分泌物检查、术前1周内心电图及胸片检查、血常规、凝血及肝肾功能检查。
2. 肠道准备　术前一日行灌肠，术前12小时禁食，术前6小时禁饮水。考虑盆腔严重粘连者需要清洁灌肠。
3. 皮肤准备　脐孔清洁。
4. 一般于月经干净后3～7天进行。

（四）手术原则

1. 尽量保留健康组织，清除粘连组织。

2. 尽可能地恢复解剖关系。

3. 保证剥离面有足够的腹膜覆盖，实现腹膜化。

4. 防粘连处理，尽可能切除粘连组织，减少出血，合理应用防粘连产品。

5. 尽可能高的术后妊娠率和尽可能低的宫外孕发生率。

6. 对严重的输卵管积水不应该勉强做输卵管造口术。

7. 术前应告知患者所有输卵管的手术术后都有宫外孕以及输卵管积水复发的可能。

（五）手术方法与技巧

1. 游离输卵管 腹腔镜下分离输卵管周围粘连，将输卵管从子宫壁、肠管、卵巢等部位分离，使其恢复正常走形，分离过程有出血可行电凝止血。

2. 子宫通液 宫腔内放置子宫通液管，游离输卵管成功后，腹腔镜直视下经宫腔注入亚甲蓝液体使之积聚在闭锁漏斗部而膨胀，以利于辨别膨胀的伞端最薄弱处。

3. 分离输卵管伞端 腹腔镜下观察膨胀伞端，对伞端有小口漏出亚甲蓝者，可判断为输卵管伞口不完全闭锁，以弯分离钳伸入至管腔内扩张伞口，并将输卵管伞口部管壁剪开使之呈花瓣状；对于伞口完全闭锁形成盲端者，观察隐约显示蓝颜色处即为伞端触手粘连最薄弱之处，以无损伤抓钳钝性剥离和扩张将其撑开，或以剪刀剪开，使伞口外翻呈花瓣状，充分暴露其黏膜组织。点状电凝成形的漏斗部浆膜层，使浆膜收缩，伞口外翻呈"喇叭"状，或以 5-0 或 6-0 可吸收线或不可吸收线将伞口边缘外翻缝合于输卵管浆膜层，减少日后复发机会。

4. 止血 出血多发生在输卵管切缘，应用双极电凝进行点状止血。避免过度电凝导致的输卵管管壁组织凝固破坏，影响输卵管功能的恢复。

（六）注意事项

1. 选择适当的病例，根据输卵管积水的部位、大小，黏膜病变程度，输卵管管壁厚度及卵巢功能等情况决定是否行输卵管造口术。

2. 造口前需要行子宫亚甲蓝通液术，利于辨别伞端粘连最薄弱之处。

3. 充分分离输卵管周围粘连，使之恢复正常的解剖位置，并恢复与卵巢之间正常的对位关系。

4. 壶腹部造口处管壁较厚，应予以缝合使其外翻，保持管腔开放状态，有利于提高妊娠率。

5. 术后行输卵管通液术，利于保持输卵管通畅。

二、腹腔镜下输卵管吻合术

（一）适应证

1. 输卵管绝育术后。

2. 输卵管周围没有粘连或粘连较小。

3. 丈夫精液检查正常。

4. 输卵管峡部或者壶腹部梗阻。

5. 输卵管妊娠患者要求保留生育功能，并且手术过程输卵管破坏较轻。

（二）禁忌证

1．盆腹腔严重粘连，影响人工气腹的形成和腹腔镜置入者。

2．急性盆腔炎。

3．全身合并症不能耐受腹腔镜手术者。

4．丈夫精液检查严重异常者。

5．女方染色体异常或有其他不适合妊娠的合并症者。

6．输卵管病变严重，伞端黏膜完全或大部分破坏。

7．估计输卵管长度小于5cm。

（三）术前准备和手术时机

1．术前检查　包括全身体格检查及盆腔检查。辅助检查包括阴道分泌物检查、术前1周内心电图及胸片检查、血常规、凝血及肝肾功能检查。

2．肠道准备及阴道准备　术前一日行灌肠，术前12小时禁食，术前6小时禁饮水。术前治疗阴道炎症。

3．皮肤准备　脐孔清洁。

4．一般于月经干净后3～7天进行。

（四）手术原则与手术技巧

1．对于输卵管绝育后或者输卵管中间梗阻者，通过宫腔内置管通液及伞端向管腔通液确定梗阻部位。

2．术中在输卵管浆膜下注射稀释的垂体后叶素，利于分离且促进血管收缩，减少出血。

3．保护输卵管系膜，避免血管损伤，术中尽量减少使用电凝。

4．在彻底切除结扎瘢痕的同时，应多保留正常的输卵管组织，注意尽量减少输卵管黏膜的损伤。

5．吻合时应使管径相适合，如果结扎部位靠近壶腹部，会导致两断端管径不一致，此时可将管径小的一侧斜剪，适当扩大管径，以利对合。

6．只要缝合管壁肌层使管腔正确对合即可，缝合时尽量不要穿透输卵管黏膜。

7．缝合浆膜层，减少两断端张力，并浆膜化，减少粘连，肌层缝线与浆膜层缝线要相互交错开。

8．术后彻底清理腹腔，即使小血块也不能遗留在腹腔内，以防粘连。

9．术后不必行输卵管通液。

10．对于输卵管妊娠需要保留生育功能的患者，分层打开妊娠的输卵管管腔，尽量将输卵管浆膜层与管腔分开，在清除妊娠病灶后分层缝合输卵管肌层与浆膜层。

11．吻合部位不少于3个缝合点。

（五）注意事项

1．术后当月禁性生活，防止逆行感染。

2．术前充分告知患者随访过程中仍有异位妊娠的可能性。

3．术中遇有合并输卵管卵巢周围严重粘连甚至合并广泛盆腔粘连、输卵管内黏膜缺乏正常皱襞、输卵管伞完全消失以及输卵管长度少于5cm等情况则需要考虑助孕治疗。

4．患者年龄在35岁以下也是有助于手术后成功受孕的因素之一。

5．使用5-0或6-0的可吸收线。

三、腹腔镜下输卵管微小病变修复手术

（一）适应证

1. 疑诊为不明原因的不孕症患者行腹腔镜探查过程发现存在输卵管憩室、输卵管副伞、输卵管系膜囊肿、输卵管副开口、输卵管伞端黏膜桥以及输卵管扭曲等微小病变。

2. 输卵管周围没有广泛粘连或严重的输卵管积水。

3. 丈夫精液检查正常。

4. 女性内分泌检查正常。

（二）禁忌证

1. 盆、腹腔严重粘连，影响人工气腹的形成和腹腔镜置入者。

2. 急性盆腔炎。

3. 女方染色体异常或有其他不适合妊娠的合并症者。

4. 全身合并症不能耐受腹腔镜手术者。

5. 丈夫精液检查严重异常者。

（三）术前准备和手术时机

1. 术前检查　包括全身体格检查及盆腔检查。辅助检查包括阴道分泌物检查、术前1周内心电图及胸片检查、血常规、凝血及肝肾功能检查。

2. 肠道准备及阴道准备　术前一日行灌肠，术前12小时禁食，术前6小时禁饮水。

3. 皮肤准备　脐孔清洁。

4. 一般于月经干净后3～7天进行。

（四）手术原则与手术技巧

1. 输卵管憩室切除　于输卵管憩室基底部5-0可吸收线荷包缝合浆肌层，结扎抽紧后剪除憩室，电凝创面。

2. 输卵管憩室切开伞端整形法　如果输卵管憩室接近伞端不易切除者，则沿输卵管伞端打开直至憩室部分，5-0可吸收线外翻缝合伞瓣。

3. 荷包缝合副开口切除法　于输卵管副开口基底部5-0可吸收线荷包缝合浆肌层，结扎抽紧后剪除副开口处管腔黏膜，电凝创面。

4. 连接副开口伞端整形法　输卵管副开口接近伞端不易切除时，则沿输卵管伞端打开直至副开口部分，将两个伞端合并成为一个，5-0可吸收线外翻缝合伞瓣。

5. 输卵管伞端黏膜桥　电切打开黏膜桥状结构，充分暴露伞端黏膜，必要时5-0可吸收线外翻缝合伞瓣。

6. 输卵管扭曲　电切打开扭曲部位浆膜层及浆膜下筋膜样组织，使输卵管扭曲状态解除，5-0可吸收线缝合浆膜层。

7. 合并盆腔内子宫内膜异位症病灶者予以切除。

（五）注意事项

1. 术后当月禁性生活，防止逆行感染。

2. 术前充分告知患者随访进行过程中仍有异位妊娠的可能性。

3. 镜下发现输卵管存在微小病变时应想到此症可能预示盆腔内异症的存在，应全面检查盆腔，发现并处理肉眼可见的所有内异症病灶。

4. 注意切开部位的腹膜化处理。

第四节　卵巢相关疾病手术中的生育力保护

卵巢是女性体内重要的内分泌器官和性器官,其功能是排卵以延续后代和分泌激素以维持女性特征。如果因为卵巢病变而进行相关手术,将导致卵巢功能的衰退,即卵巢产生卵子的能力减弱,卵母细胞质量下降,导致生育能力的降低,称为卵巢储备能力降低,有可能进一步发展为卵巢功能衰竭。需要进行卵巢手术的因素包括卵巢良性病变及恶性病变,卵巢良性病变最常见者为卵巢良性肿瘤,如单纯性囊肿、卵巢冠囊肿、卵巢黏液性囊腺瘤、卵巢浆液性囊腺瘤、卵巢成熟性囊性畸胎瘤(卵巢皮样囊肿)、卵巢巧克力囊肿等。这些病变本身在一定程度上可能影响卵巢及输卵管的功能,手术操作过程可能会加重对卵巢功能的影响。卵巢的恶性病变一般需要较大范围的手术切除,可能无法考虑生育功能的保存,但是对于部分特殊的肿瘤患者,如卵巢交界性上皮性肿瘤、恶性生殖细胞肿瘤,因为其生物学行为的特殊性,如果患者有生育要求,也可以进行保留生育功能的手术。近年来,随着对保护卵巢功能的重视,即使是卵巢囊肿蒂扭转的处理方式,也在发生着重要的变化。通过腹腔镜进行相关的手术操作已经成为了首选。

对不孕症患者进行卵巢的手术操作更多面对的是卵巢良性病变,剥除囊肿过程中应时刻重视保留卵巢的储备功能,尽可能地避免损伤正常的卵巢组织和卵巢门区的血管组织。上述的良性肿瘤或者囊肿一般会有完整的包膜。手术处理时只要层次清晰,完整剥除后缝合关闭囊腔,一般术后很少引起卵巢储备功能的下降。卵巢良性肿物剥除主要考虑的应该是防止术后粘连形成,以免影响输卵管功能以及造成卵巢粘连移位后取卵困难的问题。因此,囊肿剥除后缝合修复残余卵巢时应尽量避免有粗糙创面暴露,减少电凝。正确的卵巢修复应该是缝合卵巢组织恢复圆形或椭圆形结构,准确对合卵巢白膜的边缘组织,防止术后粘连或形成包含性囊肿。此外,缝合过程还应该注意缝扎不可过紧(止血缝合例外),缝合卵巢髓质组织不可过多,以免造成卵巢组织血供异常。因为卵巢冠囊肿多位于输卵管系膜内,对其处理过程在打开表面浆膜层时,切口方向应与系膜血管平行以避免损伤血管,钝性剥离后缝合关闭囊腔减少局部粘连。

卵巢恶性肿瘤的处理方法主要是手术治疗(通常包含子宫、双侧附件切除,盆腔、腹主动脉旁淋巴结切除术)并辅以放疗、化疗等综合治疗。这种传统的治疗方式,使患者永久丧失了生育能力。随着治疗方法的改进和治愈率的提高,保留生育功能的治疗已经成为可能,其主要依赖患者的年龄、组织学类型及肿瘤分期。

1. 卵巢恶性生殖细胞肿瘤　多发生于年轻妇女甚至幼女,并且具有以下特点:对化疗高度敏感,复发多不累及子宫及对侧附件,切除对侧卵巢和子宫并不改善预后,有较好的肿瘤标记物(AFP、HCG),未成熟畸胎瘤通过治疗可向成熟逆转。因此,近年来,卵巢恶性生殖细胞肿瘤患者保留生育功能治疗已经达成共识,作为治疗的基本原则,不受期别限制。但需注意的是卵巢恶性生殖细胞肿瘤保留生育功能手术后辅助化疗对卵巢功能可能造成的损伤问题。即使无正常卵巢组织亦可保留子宫,术后予以激素补充治疗。

2. 上皮性卵巢癌　有 3%~17% 的上皮性卵巢癌发生在 <40 岁的妇女。对于年轻的有生育要求的 I a 期、病理分化程度为高分化、包膜完整、局部淋巴结无浸润、腹水细胞学阴

性、对侧卵巢活检及高危区域活检阴性及有良好随访条件的上皮性卵巢癌患者可行保留生育功能的手术治疗。一项来自意大利2个医学中心的报道显示了240例施行保留生育功能的早期卵巢癌患者,27例复发(11%),11例死亡(5%)。多因素分析显示,仅G3对其复发和死亡有负面影响。该研究结论是:对肿瘤局限于卵巢的年轻患者可试行保守性手术。复发后也常可成功治疗。但G3者易复发,应更严密随访。Fotoulou认为在所有卵巢癌患者行保留生育功能手术后成功妊娠率约为30%,自然流产率11%~33%,除去这些患者中有些年龄偏大或暂时不愿妊娠者,有意愿生育的年轻患者妊娠率可达66%~100%。

3. 交界性卵巢肿瘤 易发生于生育年龄的女性,多为早期,通常可行保守性手术保留生育功能。卵巢囊肿剥除术较附件切除术能更好地保留卵巢组织,术后妊娠结果更佳。并且卵巢囊肿剥除术并不增加术后的病死率,所以卵巢囊肿剥除术对年轻交界性卵巢肿瘤患者也是可行的。Gotlieb报道了39例交界性卵巢肿瘤患者进行保守治疗,3例对侧复发,15例共22次妊娠,11例患者接受卵巢刺激治疗对预后无明显影响,其怀孕、生育与生存率均较高。

卵巢组织冻存:2004年,Donnez报道世界首例冷冻卵巢组织移植回体内,使癌症患者受孕并分娩第一例成活新生儿。卵巢肿瘤患者是否能进行卵巢组织冻融后的自体移植争议颇多,应排除微小残余病灶的可能。

GnRH-a在化疗保护卵巢功能中的应用。GnRH-a使促性腺激素水平抑制到青春期前的水平,降低子宫卵巢血流灌注,这些措施被认为有保护卵巢作用。但其他实验又显示不同的结果。有研究显示,对于化疗前应用GnRH-a与对照组比较妊娠率无统计学差异。

多囊卵巢综合征(PCOS)是导致育龄期女性无排卵性不孕症最常见的原因。对于无排卵患者、一线药物枸橼酸氯米芬治疗抵抗或无效的患者、持续性高LH水平以及需盆腔探查的患者,可选择行腹腔镜下卵巢打孔(LOD)。但该手术如操作不当还可能导致术后医源性粘连的形成及卵巢储备功能的减退。手术时,单极电针刺入卵巢包膜后,采用单极电凝打孔,功率30W,时间5秒,进针深度5mm。选择适当的卵巢打孔数量,并远离卵巢门部位操作可大大降低术后卵巢储备功能降低的风险。在电针刺入卵巢表面前不宜激活电流,以减少对卵巢表面组织的损伤,并降低术后粘连形成风险。并用生理盐水冲洗卵巢,有利于卵巢冷却。近年来兴起的经阴道注水腹腔镜利用双极电极对PCOS患者进行卵巢打孔。因具有电热损伤小、操作过程中卵巢周围的液体可以即时降温从而减少粘连等优点,受到很多术者的推崇。

卵巢肿瘤蒂扭转是最常见的妇产科急腹症之一,诊治不及时可导致卵巢充血、出血、破裂、坏死或感染,造成卵巢不可逆的损害,严重损害妇女的生育功能。因担心扭转的卵巢静脉内血栓脱落造成肺动脉栓塞,传统的手术方法是为避免血栓性疾病而行附件切除术,但切除一侧附件后,会对其生殖内分泌功能造成一定的影响。近年来,如何对育龄期卵巢良性肿瘤扭转患者施行保守性手术从而保留其患侧附件越来越受到人们的重视。其实血栓脱落从而导致肺栓塞的情况非常罕见,其发生率约为0.2%。并且进行卵巢复位术发生肺栓塞的几率并没有明显增加,所以早期诊断并进行及时治疗可有效地减少附件切除的几率。卵巢肿瘤蒂扭转一经确诊应积极手术探查,术中根据肿瘤性质及扭转的时间及程度决定手术方式。如果卵巢肿瘤蒂扭转时间短,扭转周数少,可以行卵巢囊肿剥除术,尤其症状发生8小时以内急诊手术,保留患侧卵巢的可能性较大,但复位后应该给予充分的观察时间。

近年来,由于促性腺激素在不孕症治疗中的广泛应用,增加了卵巢过度刺激综合征(OHSS)

的发病概率和附件扭转发生的风险。卵巢增大是附件扭转的重要因素,特别是 OHSS 患者,增大的卵巢漂浮在盆腔腹水中,随着体位的变化,容易发生扭转。指导保持合适的体位,部分患者可以自行缓解。保守的方法可以采取卵巢囊肿抽吸术,以减小卵巢的体积和张力,消除或降低了扭转或嵌顿附件的回旋阻力,使扭转的附件得以自然复位。由于术后卵巢体积尚未恢复到正常大小,应注意术后随访,叮嘱患者避免剧烈运动和过度的身体屈曲,以减少附件扭转复发的机会。保守治疗难以纠正者需要及时腹腔镜探查,术中根据卵巢坏死情况进行复位固定或者附件切除。

一、腹腔镜卵巢囊肿的手术治疗

(一)适应证

1. 卵巢巧克力囊肿直径>4cm,且为首次手术,卵巢功能尚好。

2. 可疑肿瘤直径>3cm。

3. 囊性或者囊实性。

4. 排除一切内、外科合并症。

(二)禁忌证

1. 全身情况差,不能承受腹腔镜气腹及手术操作者。

2. 以往有卵巢巧克力囊肿手术史者,为再次腹腔镜手术的相对禁忌证。

3. 盆腔粘连严重者,如"腹茧症"者,难以完成腹腔镜下手术操作。

4. 需要行体外受精-胚胎移植合并卵巢巧克力囊肿者。

(三)术前准备

1. 常规检查　血、尿、便三大常规,乙肝六项、丙肝抗体、梅毒抗体、艾滋病抗体检查,心电图,胸片,妇科 B 超检查,CA125、CA19-9、CA153、AFP、HCG 等肿瘤标记物检测,血性激素 E_2、P、FSH、LH、T、PRL 检查,了解术前卵巢功能情况。必要时行盆腔 CT 或 MRI 检查,排除恶性病变。

2. 病情评估　综合分析病史、症状、体征和辅助检查结果,全面评估患者健康状况,尽可能对卵巢的性状做出准确的判断,应预约术中冰冻病理检查并做好剖腹手术准备。

3. 知情同意　术前应将病情和诊疗计划告知患者本人及其家属,以取得理解与合作,并在自主选择的原则上签署知情同意书。

4. 心理准备　术前与患者充分沟通,减轻患者紧张的情绪,必要时术前一日晚上服用安定,促进患者的睡眠。

5. 皮肤准备　术前一天按一般下腹部手术要求清洁和准备腹部皮肤,注意脐孔的清洁。

6. 肠道准备　分别于手术前一日晚上 8 点及手术当天早晨 6 点给予灌肠,防止术时肠管胀气及大便溢出。术前一日晚上 22 点禁饮食。

7. 采用膀胱截石位,术前留置尿管。

(四)手术时机的选择

可在患者月经干净后 3～7 天进行手术,可同时行宫腔镜的检查,以排除宫腔病变的情况;卵巢囊肿蒂扭转或者卵巢扭转者及时行腹腔镜探查术。

(五)手术原则与技巧

1. 对卵巢组织的切开等操作,尽量使用无损伤器械,可用剪刀剪开囊肿表面卵巢组织,如确实需要电切时一般采用单极电切,电切功率应低于电刀最大功率的 1/3,以 1/10 秒的速度电凝、电切肿瘤包膜。当切开一小口后,用弯分离钳插入肿瘤与包膜之间的间隙(注意钳尖一定要指向包膜侧),逐渐张开分离钳,用剪刀沿着张开的分离钳上的包膜逐步剪开。

2. 如创面有出血,可采用卵巢组织压迫止血,或者采用可吸收线缝扎止血,尽量避免反复电凝止血。如确实需要电凝止血时应尽量位置准确,持续时间短,电流功率小为宜。

3. 剥除囊皮的方法有"卷地毯"、注水分离等,要视具体情况而定,以尽量完全剥除为前提,同时要尽可能减少正常卵巢组织被剥除。

4. 对剩余的卵巢组织做必要的修整,应尽量保留卵巢正常的组织,仅将无血供、锯齿状的边缘切除。对于卵巢上的切口是保持开放还是缝合关闭,不同的术者有不同的观点,一般认为只要没有活跃出血,可以保持开放状态。我们认为缝合将有助于减少粘连及卵巢形态和功能的恢复。缝合方法可采用 3-0 可吸收线自卵巢剥离面缝合,避免穿透卵巢皮质。

5. 手术最后须用大量的生理盐水冲洗盆腔、腹腔,一是可以去除残存的积血和囊内液,降低手术病率;二是可以通过冲洗,更清楚地观察手术部位;三是低温的生理盐水也有止血的作用。

(六)注意事项

1. 手术中卵巢功能的保护 切割、钳夹卵巢组织应轻巧和避免大块钳夹损伤,不随便切除正常卵巢组织,做到"手下留情"。

2. 注意对剩余卵巢组织腔隙缝合关闭及其切缘的对合,减少粘连。

3. 及时探查疑诊为卵巢扭转患者,减少附件切除几率。

4. 合并盆腔内其他影响生育功能的因素需要同时解决。

5. 抗生素的应用 术后一般不需预防性使用抗生素,如为盆腔炎性疾病或已有感染征象者应酌情选用强效、广谱抗生素并延长应用时间。

6. 子宫内膜异位症患者视具体情况予补充药物治疗。

7. 合并妊娠者,围术期应予保胎治疗。

(郝翠芳)

主要参考文献

1. 中华医学会妇科肿瘤学分会. 妇科恶性肿瘤保留生育功能临床诊治指南 [J]. 中华妇产科杂志,2014,49(4):243-247.

2. 中华医学会妇产科学分会. 宫腔粘连临床诊疗中国专家共识 [J]. 中华妇产科杂志,2015,50(12):881-887.

3. 于晓明,关菁. 输卵管妊娠腹腔镜输卵管开窗术后输卵管功能的评估 [J]. 中国微创外科杂志,2015,15(07):607-609.

4. 包洪初,郝翠芳,王梅梅等. 抽芯法切除输卵管预处理输卵管积水的助孕效果 [J]. 中华全科医师杂志,2010,9(06):428-430.

5. 关菁,郑兴邦,沈浣. 腹腔镜手术治疗输卵管副开口的妊娠结局分析 [J]. 中国微创外科杂志,2013,13(10):887-890.

6. SviracevicB,Sedlar S,Malobabic D,et al. [Mixed malignant germ cell tumor of ovary] [J]. Medicinski pregled,2011,64(1-2):93-95.

7. Fruscio R,Corso S,Ceppi L,et al. Conservative management of early-stage epithelial ovarian cancer: results

of a large retrospective series[J]. Annals of oncology: official journal of the European Society for Medical Oncology, 2013, 24 (1): 138-144.

8. Fotopoulou C, Braicu I, Sehouli J. Fertility-sparing surgery in early epithelial ovarian cancer: a viable option? [J]. Obstetrics & Gynecology International, 2012, 2012 (1687-9589): 238061.

9. Kanat-Pektas M, Ozat M, Gungor T, et al. Fertility outcome after conservative surgery for borderline ovarian tumors: a single center experience[J]. Archives of gynecology and obstetrics, 2011, 284 (5): 1253-1258.

10. Ezedinma NA, Phelps JY. Transvaginal hydrolaparoscopy[J]. JSLS: Journal of the Society of Laparoendoscopic Surgeons, 2012, 16 (3): 461-465.

11. Houry D, Abbott JT. Ovarian torsion: a fifteen-year review[J]. Annals of emergency medicine, 2001, 38 (2): 156-159.

12. Templeman C, Hertweck SP, Fallat ME. The clinical course of unresected ovarian torsion[J]. Journal of pediatric surgery, 2000, 35 (9): 1385-1387.

13. Audu BM, Massa AA, Bukar M, et al. Prevalence of utero-tubal infertility[J]. Journal of obstetrics and gynaecology: the journal of the Institute of Obstetrics and Gynaecology, 2009, 29 (4): 326-328.

14. Kisu I, Banno K, Tsuji K, et al. Narrow band imaging in gynecology: a new diagnostic approach with improved visual identification (Review)[J]. International journal of oncology, 2012, 40 (2): 350-356.

15. Rose-John S, Scheller J, Elson G, et al. Interleukin-6 biology is coordinated by membrane-bound and soluble receptors: role in inflammation and cancer[J]. Journal of leukocyte biology, 2006, 80 (2): 227-236.

16. Kuzmin A, Linde V. Diagnostic and remedial capability of transcervical falloposcopy in conjunction with laparoscopy.[J]. Gynecological Endocrinology the Official Journal of the International Society of Gynecological Endocrinology, 2014, 1 (4): 17-19.

17. Boeckxstaens A, Devroey P, Collins J, et al. Getting pregnant after tubal sterilization: surgical reversal or IVF? [J]. Human reproduction, 2007, 22 (10): 2660-2664.

18. Bayrak A, Harp D, Saadat P, et al. Recurrence of hydrosalpinges after cuff neosalpingostomy in a poor prognosis population[J]. Journal of assisted reproduction and genetics, 2006, 23 (6): 285-288.

19. Mijatovic V, Veersema S, Emanuel MH, et al. Essure hysteroscopic tubal occlusion device for the treatment of hydrosalpinx prior to in vitro fertilization-embryo transfer in patients with a contraindication for laparoscopy[J]. Fertility and sterility, 2010, 93 (4): 1338-1342.

20. Bao HC, Wang MM, Wang XR, et al. Clinical application of operative hysteroscopy in treatment of complex hydrosalpinx prior to IVF[J]. Iranian journal of reproductive medicine, 2015, 13 (5): 311-316.

第二十九章

肿瘤与生殖功能的保留

妇科恶性肿瘤包括外阴癌、阴道癌、宫颈癌、子宫体癌和卵巢恶性肿瘤（包括输卵管癌），以及绒毛滋养细胞肿瘤等，其中最常见的是宫颈恶性肿瘤、子宫体恶性肿瘤和卵巢恶性肿瘤。随着妇科恶性肿瘤患者发病年龄的年轻化，妇科恶性肿瘤患者保留生殖功能的需求，必将是妇科肿瘤医师面临的新的挑战。

本章节主要讨论常见的宫颈、子宫体、卵巢恶性肿瘤以及癌前病变。根据发现肿瘤时是否妊娠，可将患者的需求分为：①非孕期妇科肿瘤患者生殖功能的保留；②孕期妇科肿瘤患者生殖功能的保留。

第一节　宫颈恶性肿瘤保留生殖功能

本节所指宫颈恶性肿瘤包括宫颈癌前病变（cervical intraepithelial neoplasia，CIN）、早期浸润癌和浸润癌。对于非孕期的宫颈癌前病变（包括原位癌）的处理比较方便和明确：环形电切除术（loop electrical excision procedure，LEEP）或冷刀锥切（cold knife conization，CKC），故只讨论孕期的宫颈癌前病变的处理方法。

一、非孕期宫颈癌保留生殖功能的处理

（一）ⅠA1 期无淋巴脉管间隙浸润的处理

建议锥切。保留生育功能者如锥切切缘阴性（标本最好整块切除，病灶边缘距离切缘>3mm），术后随访观察。如切缘阳性，再次锥切或行根治性宫颈切除术。不保留生育功能者切缘阴性并有手术者禁忌证，可观察随访。切缘阴性无手术禁忌证者建议行筋膜外子宫切除术。切缘阳性为 CIN 者，行筋膜外全子宫切除术，切缘为癌者建议行改良根治性子宫切除+盆腔淋巴结切除术（证据等级为 2B），可考虑行前哨淋巴结显影（证据等级为 2B），也可考虑重复锥切以明确浸润深度。

（二）ⅠA1 期伴淋巴脉管间隙浸润和ⅠA2 期的处理

保留生育功能者推荐：①根治性宫颈切除术+盆腔淋巴结切除±主动脉旁淋巴结取样（证据等级为 2B），可考虑行前哨淋巴结显影（证据等级为 2B）。②宫颈锥切+盆腔淋巴结切除±主动脉旁淋巴结取样（证据等级为 2B），可考虑行前哨淋巴结显影（证据等级为 2B）。切缘阴性者（标本最好整块切除，病灶边缘距离切缘>3mm），术后随访观察。切缘阳性者，再次锥切或行根治性宫颈切除术。

行保留生育功能术后患者如有持续性 HPV 感染或持续性不正常阴道细胞学涂片，或

者要求手术切除子宫者,在完成生育之后可考虑切除子宫和阴道上段。不保留生育功能者可选择:①改良根治性子宫切除 + 盆腔淋巴结切除术 ± 主动脉旁淋巴结取样(证据等级为2B),可考虑行前哨淋巴结显影(证据等级为2B)。②盆腔放疗 + 近距离放疗(A 点剂量为70~80Gy)。

(三) I B1 和 II A1 期宫颈癌的处理

需要保留生育功能的 I B1 期鳞癌患者,推荐行根治性宫颈切除术 + 盆腔淋巴结切除 ± 主动脉旁淋巴结取样,可考虑行前哨淋巴结显影(证据等级为2B)。原则上推荐选择肿瘤≤2cm者,并可选择经阴道行根治性宫颈切除术。肿瘤 2~4cm 者,应行经腹或经腹腔镜、机器人辅助腹腔镜的根治性宫颈切除术。宫颈小细胞神经内分泌癌及腺癌不适合保留生育功能。

不保留生育功能者可选择:①根治性子宫切除 + 盆腔淋巴结切除 ± 主动脉旁淋巴结取样(1 级证据),可考虑行前哨淋巴结显影(证据等级为2B)。②盆腔放疗 + 阴道近距离放疗(A 点总剂量 80~85Gy)± 顺铂为基础的同期化疗。

二、孕期宫颈恶性肿瘤保留生殖功能的处理

宫颈癌是妊娠女性中最常见的妇科肿瘤。5% 的孕妇伴有宫颈细胞学异常,有观点认为妊娠的生理变化导致宫颈人乳头状瘤病毒(HPV)活化。但 Nobbenhuis 认为,妊娠妇女和非妊娠妇女的高危型 HPV 阳性率相似,而且妊娠妇女产后 HPV 清除率较非妊娠妇女高,表现为产后 HPV 阳性率降低。原因可能是:与妊娠期性伴侣数减少有关;分娩所致宫颈创伤的组织修复,可增强分娩后局部免疫反应。

(一) 宫颈癌前病变: 细胞学异常

低度病变常可消退或在整个孕期维持无进展状态。ASCUS 或低度病变的妇女应在孕期定期行细胞学检查;如大于 30 岁,应行 HPV 检查;如为 HPV 高危型阳性,应行阴道镜检查。

高度病变者应行阴道镜 + 活检术,孕期禁行宫颈管搔刮术。如果怀疑肿瘤进展,在孕早、中、晚期均应行阴道镜 + 活检术。高度病变者,50% 在产后仍持续存在,产后应常规进行随访。

(二) 宫颈癌前病变: CIN& 原位癌

包括 CIN 病变,无论在任何妊娠阶段,均可观察至足月。65%~74.1% 的 CIN II、20%~70% 的 CIN III 产后病变自然缓解。Minako 报道 8 例妊娠期确诊为 I A1 期的宫颈鳞癌患者,产后均消退为 CIN I ~CIN III。4 例 I A2~ I B2 期的宫颈癌妊娠妇女,产后病变稳定,仅少数(7%)CIN I、CIN II 的妊娠妇女产后进展为 CIN III,6.6% 的宫颈不典型病变妊娠妇女产后发展至原位癌。故主张产后给予较为保守的治疗方法(冷冻、激光或 LEEP 术)或子宫切除术。

但是 Anil 认为,3 例妊娠期活检为 CIN III 的患者,产后锥切结果显示,2 例为 I B1 宫颈癌,1 例为 I A1 宫颈癌。

(三) 妊娠期宫颈病变处理原则

对 CIN III 和宫颈原位癌妊娠妇女,治疗应个体化:根据妊娠期长短、病变位置及范围进行选择。Melsheimer 等认为,只有在妊娠中期、病变范围大及位置深、位于宫颈管内时,才采用孕期宫颈锥切术,对其余病例则均可保守观察,定期复查阴道镜,必要时活检。

而 Carlo 认为，对妊娠期小于 16 周、活检为 CIN 的妊娠妇女，可行电刀锥切，以完全除外浸润癌；对大于 16 周的妊娠妇女，由于容易发生出血，故宜采取保守治疗。妊娠期每 8 周及产后 2 个月进行阴道镜监测，必要时活检，对病变持续者，在产后进行锥切。

（四）妊娠合并子宫颈癌

妊娠期间或产后半年内发现的子宫颈癌，也有认为产后 1 年或 2 年内发现的子宫颈癌均属于本病的范畴，发生率 0.08‰。子宫颈癌合并妊娠较非妊娠期子宫颈癌更难处理。如怀疑为宫颈微浸润癌或浸润癌，建议行宫颈锥切术或宫颈切除术。

1. 子宫颈癌合并妊娠处理　子宫颈癌合并妊娠的处理取决于如下三个方面：①肿瘤的临床分期；②肿瘤的诊断时间；③肿瘤患者的愿望。

2. 早期浸润癌　对宫颈癌ⅠA 期患者，谨慎推迟根治性的治疗至胎儿肺成熟是安全的。

（1）ⅠA1：间质浸润小于 3mm，无淋巴血管浸润——产后 6 周行经阴道子宫切除术／腹腔镜下子宫切除术。

（2）ⅠA2：间质浸润 3～5mm，并伴有淋巴管浸润者——可随访至足月，剖宫产＋根治性子宫切除术。

3. 早期宫颈浸润性癌　ⅠB、ⅡA 期患者应以手术为主，因为孕妇为年轻患者，手术治疗可以保留卵巢功能，避免放疗引起阴道狭窄和性交困难。

对ⅠB 期病灶＞2cm、ⅡA 期病变明显浸润阴道穹隆部者，多选择低剂量放疗后，行根治性子宫切除＋盆腔淋巴结清扫术，但有争议。对于中晚期患者，仍然可以考虑剖宫产＋根治性子宫切除术。

4. 晚期浸润癌（ⅡB～Ⅳ期）　妊娠前 3 个月：首先采用外照射使自然流产，后行腔内照射；未流产者行清宫术。

妊娠中期或末期：原则上不管胎儿有无存活能力，都应行古典式剖宫产＋产后 10 天内体外照射＋腔内放疗。

5. 宫颈癌终止妊娠的方式
（1）宫颈癌前病变及原位癌：取决于产科指征。
（2）妊娠合并早期宫颈癌：选择剖宫产＋根治性子宫切除。

剖宫取胎＋根治性子宫切除。
（3）妊娠合并晚期宫颈癌：选择剖宫产＋根治性子宫切除。

选择剖宫产＋放疗。

（剖宫取胎）＋放疗。

由于多数宫颈浸润癌妊娠妇女接受子宫切除术或剖宫产来结束分娩，故阴道分娩对宫颈病变预后的影响尚不清楚。

第二节　卵巢恶性肿瘤保留生殖功能

卵巢恶性肿瘤包括多种组织学类型，上皮型卵巢癌约占恶性卵巢肿瘤的 90%。NCCN 指南中讨论了上皮型卵巢癌和少见组织学类型，后者包括卵巢低恶性潜能肿瘤（LMP）、恶性生殖细胞肿瘤、癌肉瘤（卵巢恶性混合性苗勒氏瘤［MMMTs］）和恶性性索 - 间质肿瘤。

一、保留生殖功能的卵巢恶性肿瘤类型

希望保留生育功能的早期患者或者低风险恶性肿瘤（早期上皮性卵巢癌、低度恶性潜能肿瘤、生殖细胞肿瘤或恶性性索间质细胞瘤）可行保留生育功能手术，即行单侧附件切除术，保留子宫和对侧卵巢。但需进行全面的手术分期以排除更晚期疾病，明确的儿童/青春期早期生殖细胞肿瘤可以不切除淋巴结。

如果患者要求保留生育功能，术中需对肿物行冰冻切片评估，如果冰冻切片提示卵巢肿物属恶性生殖细胞肿瘤、交界性卵巢肿瘤、或临床Ⅰ期上皮性卵巢癌或间质肿瘤，可行保留生育功能的手术。

（一）卵巢恶性上皮肿瘤

1. 上皮性癌保留生育功能的可行性及适应证　卵巢上皮性癌保留生育功能目前一般认为仅适用于早期，患者强烈要求保留生育功能，有关保留生育功能治疗安全性的报道尚未见到大样本的 RCT 研究报道，主要是小样本、回顾性分析。

国际妇产联盟（FIGO）2003 年推荐只有符合以下条件才可以实施保留生育功能的手术：①应按规范通过分期手术进行评估；②术中证实为单侧卵巢受累，且包膜完整；③对侧卵巢外观正常（不需行剖检术）。只有符合以上条件，方可实施保守性手术。

国内推荐的指征是非常严格和谨慎的，一般认为必须具备以下条件方可实施保守性手术：①患者年轻，渴望生育；②ⅠA 期；③细胞分化好（G1）；④对侧卵巢外观正常或活检阴性；⑤腹水细胞学阴性；⑥"高危区域"（子宫直肠陷凹、结肠侧沟、肠系膜、大网膜和腹膜后淋巴结）探查或活检均阴性；⑦有随诊条件；⑧完成生育后根据情况再行子宫和对侧卵巢切除术。

2. 手术方式　手术分期包括：取腹水或腹腔冲洗液进行细胞学检查；探查整个腹膜及盆腹腔脏器；除可疑部位活检外，还要从膀胱腹膜反折、子宫直肠陷凹检查包膜是否完整。在全面手术分期的基础上，保留生育功能的保守性手术方式为附件切除＋结肠下网膜切除＋选择性盆腔和腹主动脉旁淋巴结切除术。

对是否应常规活检或楔形切除对侧肉眼正常的卵巢，目前仍有争议。支持常规活检者认为对侧卵巢发生镜下转移的风险达 12%，故建议常规行对侧卵巢活检。反对者认为卵巢活检可能导致残留卵巢与腹膜的粘连，甚或导致卵巢功能衰竭，从而引起不孕。另有研究报道，Ⅰ期卵巢上皮性癌患者发生对侧卵巢隐匿性转移的几率约为 2.5%（3/118），且均是ⅠC 期或低分化患者，而ⅠA 期的高或中分化患者则几乎不累及对侧卵巢，故也有作者认为除非对侧卵巢有可疑病变，否则不建议常规活检。对术前阴道超声未提示卵巢回声异常，术中肉眼观正常的对侧卵巢，FIGO 不建议术中活检。保留生育功能的治疗方法除保留至少一侧的部分卵巢和子宫外，还有胚胎冷冻、卵母细胞冷冻、卵巢组织冷冻、GnRH 类似物与化疗同时治疗等方法。

（二）卵巢恶性性索间质肿瘤

卵巢恶性间质肿瘤很少见，包括：颗粒细胞瘤（最常见），颗粒卵泡膜细胞瘤和支持-间质细胞瘤。诊断时多处于早期，预后较好。

希望保留生育功能、局限于一侧卵巢的性索-间质肿瘤患者，可行保留生育功能的全面分期手术。其他所有患者建议行全面分期手术，但可不切除淋巴结。保留生育功能患者术后可使用 B 超进行随访监测。完成生育后考虑接受根治性手术（2B 级证据）。

（三）卵巢恶性生殖细胞肿瘤

恶性生殖细胞肿瘤包括无性细胞瘤、未成熟畸胎瘤、胚胎瘤和卵黄囊瘤（内胚窦瘤），好发于年轻女性，诊断时多为Ⅰ期。如果考虑使用博来霉素，恶性生殖细胞肿瘤患者接受的辅助检查中应包括肺功能检测。患者年龄小于 35 岁需要测定 AFP。恶性生殖细胞肿瘤患者预后较好。接受规范化治疗后，5 年生存率大于 85%。

如果患者无生育要求，初治手术时应参照上皮癌方法行全面分期手术。有生育要求者任何期别的恶性生殖细胞肿瘤都可以保留生育功能。术后可使用 B 超进行随访监测。患者完成生育后可考虑接受根治性手术（2B 级证据）。

（四）交界性上皮性卵巢肿瘤/低度恶性潜能（LMP）卵巢肿瘤

交界性上皮性卵巢肿瘤，也称为低度恶性潜能（LMP）的上皮性卵巢癌，或交界性卵巢肿瘤，是一种原发性上皮性卵巢病变，细胞学特征提示为恶性，但无明显浸润性病变，疾病进展缓慢，预后好，5 年生存率超过 80%。患者较年轻且诊断时多为Ⅰ期。

临床可表现为肉眼可见的腹膜扩散，但镜下检查无肿瘤直接浸润的证据。腹膜表面有浸润性种植提示预后相对较差，对这些患者可以考虑采用与上皮性卵巢癌相同的治疗方式（2B 级证据）。无浸润性种植者，术后化疗是否有益尚不明确，因此，这些患者术后随访观察即可。

治疗取决于组织学和临床特征、患者年龄以及诊断时肿瘤的期别。应由妇科肿瘤医师对患者进行评估。有生育要求的患者可在全面分期手术时仅行单侧附件切除术（保留子宫和健侧卵巢）。无生育要求者，行全面分期手术或标准卵巢癌细胞减灭术。尽管会提高患者的分期，目前尚无证据显示淋巴结切除术和大网膜切除术会提高患者的生存率。

接受过不完全分期手术者，后续治疗需结合患者的生育要求。对于无生育要求且无浸润性种植（或无法确定有无浸润性种植）的患者，可行全面分期手术或观察；对于既往手术发现浸润性种植者，可行全面分期手术，也可进行观察（2B 级证据）或参照上皮性卵巢癌进行治疗（2B 级证据）。如果患者有生育要求，且既往手术未发现浸润性种植（或无法确定有无浸润性种植），可观察或行保留生育功能的分期手术；如果既往手术已发现浸润性种植，可选择：①行保留生育功能的全面分期手术（2B 级证据）。②观察（2B 级证据）。③按照上皮性卵巢癌进行治疗（2B 级证据）。

二、妊娠合并卵巢恶性肿瘤的特点

（一）妊娠合并卵巢肿块的手术指征

孕期合并附件肿块手术几率为 1/600～1/1500，其手术指征包括：

1. 急腹症（例如腹痛、出血、破裂、扭转等）。

2. 包块 >8cm。

3. 混合回声包块。

4. 孕 16 周后持续存在，为卵巢病变者。

其中 1%～3% 为恶性；约有 70% 的附件肿块可自行消退，B 超随访。

（二）孕期卵巢恶性肿瘤特征

多发生于低产次或无妊娠史的年轻妇女；多属早期；多为低度恶性，分化程度好；预后较未孕者佳。

一些肿瘤指标的预测价值和可信度在孕期受到干扰和影响。如 HCG、AFP、CA125 受妊娠影响；癌胚抗原、CA19-9、LDH 不受妊娠影响；人类附睾蛋白 4（HE4）对卵巢癌的检测价值在孕期大大降低。

（三）卵巢恶性肿瘤与妊娠的相互影响

1. 早期原发卵巢恶性肿瘤对妊娠的影响　与卵巢良性肿瘤相似，可发生早、中期妊娠流产；晚期妊娠早产；胎儿发育迟缓、胎位异常以及分娩期梗阻性难产；可能增加胚胎畸形的发生；晚期卵巢恶性肿瘤对妊娠的影响比卵巢良性肿瘤大；妊娠期流产、早产；化疗药物的副作用可能导致胎儿发育迟缓、畸形以及器官发育异常，甚至是死胎；妊娠期合并卵巢恶性肿瘤对母体以及胎儿发育影响非常大，甚至是致命性的，这取决于发现肿瘤时的妊娠周数。

2. 妊娠对卵巢恶性肿瘤的影响　妊娠期母体免疫力降低；孕妇体内激素水平增高可能导致良性肿瘤的恶变率增加；盆腔血流增加，可能会促使卵巢恶性肿瘤生长及转移，提高了肿瘤分期，影响预后。但是，妊娠期又可抑制排卵，降低卵巢癌发生。

三、妊娠合并卵巢恶性肿瘤的治疗

（一）妊娠合并卵巢恶性肿瘤的手术

一旦确定或怀疑为恶性卵巢肿瘤，应尽早施行手术，而不必顾及妊娠的时期。

手术时首要的是确定肿瘤的期别、肿瘤的病理诊断。如果肿瘤局限于一侧卵巢，包膜完整，未发现有转移（即临床ⅠA期的肿瘤）；或肿瘤属于低度恶性，可仅做单侧附件切除。如对侧活检及盆、腹腔冲洗细胞学未查到癌细胞，可允许妊娠持续至足月。对于ⅠA期以上的卵巢上皮性癌，宜做全子宫双附件切除，大网膜和阑尾切除，腹膜后淋巴结清除及转移灶切除，称为"肿瘤减灭术"。

希望继续妊娠的卵巢恶性肿瘤患者，若在妊娠早期，主要是严密随访，包括影像学检查和血清标志物检查；在妊娠中期可以进行简单的分期手术及活检，术后可进行辅助化疗；在妊娠晚期，剖宫产同时行卵巢恶性肿瘤全面分期手术，术后辅以足疗程化疗。

（二）分娩方式和新生儿预后

多数医学专家倾向于妊娠合并恶性肿瘤患者以早产终止妊娠，尽管这样会伴有新生儿呼吸窘迫、坏死性小肠结肠炎、颅内出血等风险。调查数据显示 72% 的患者采取了引产或剖宫产的形式，其中 76.7% 的指征为母体肿瘤因素，16.2% 的指征为产科因素。

（三）放、化疗对生殖功能的影响

1. 放疗对生殖功能的影响　已有报道孕期采取适当的屏蔽保护措施后，使用放疗治疗乳腺癌和淋巴瘤。

卵巢暴露于放疗，可增加下次妊娠时的流产发生风险。屏蔽保护措施可以降低前述风险。胎儿暴露放射性剂量小于 10rads，可将放疗对胎儿的不良影响降至最低；暴露放射性剂量大于 20rads 会有致畸和流产的风险。大部分指南建议需放疗的孕期合并恶性肿瘤患者，接受备选治疗方案，如新辅助化疗或产后放疗。

2. 化疗对妊娠的影响　所有的妊娠合并卵巢上皮性恶性肿瘤均应接受化疗。

早期肿瘤仅做单侧附件切除者，可在足月分娩后第 6 周开始化疗；全子宫双侧附件切除的患者，应在术后 5～10 天即开始化疗。胚胎着床起 10 天左右内接受化疗，为"全或无效应"；此后至孕 8 周（器官形成期），化疗有导致胎儿严重先天性畸形的风险。孕 8 周后，化疗的致畸作用随着孕周的发展而降低；孕早、中、晚期的风险分别为 16%、8%、6%。与单药化疗相比，联合化疗的妊娠不良影响风险仅轻度增加（17% vs. 25%）。

如病情允许，化疗应推迟至孕晚期进行；而且孕 35 周后或准备分娩前 3 周内不应进行化疗。

孕中、晚期接受化疗的不良后果包括：胎儿小畸形、骨髓抑制、生长受限、早产和罕见的胎儿/新生儿死亡。

化疗药物中，对妊娠的不良影响最严重，尤其是导致孕早期畸形的药物有：烷化剂（环磷酰胺）、抗代谢类（甲氨蝶呤）；对妊娠的不良影响最低的化疗药有：铂类（卡铂）、紫杉烷（紫杉醇）、抗菌类（阿霉素）等。化疗后应进行胎儿安全性检查。化疗药物可进入乳汁，产后化疗者，禁止哺乳。

第三节 子宫内膜癌保留生殖功能

5%～13.5% 子宫内膜癌患者年龄小于 40 岁，20%～25% 内膜癌病例将在绝经前确诊。故随着发病年龄的降低，早期子宫内膜癌患者保留生殖功能将成为重要的研究课题。因肿瘤生长在孕育胎儿的子宫本身，故子宫内膜癌患者保留生殖功能的难度增加。

（一）子宫内膜癌保留生殖/内分泌功能的条件

1. 年轻（<45 岁），有强烈的生育要求。

2. 组织学类型为腺癌。

3. ⅠA/ⅠB（旧的分期），G1。

4. 无附件和宫颈侵犯依据。

除此以外，还要保证无药物治疗或妊娠的禁忌证；有条件者可考虑遗传咨询或基因检测。建议患者在治疗前咨询生殖医学专家和肿瘤专家。

（二）早期子宫内膜癌保留子宫的可行性

对癌灶局限于子宫内膜或浅肌层的早期子宫内膜癌（Ⅰa 期），在宫腔镜指引下诊刮或电切，Ⅰa 期的癌灶刮净率为 86.9%，预测有无癌灶残留的总符合率为 95.7%。表明宫腔镜检查同时手术能为早期子宫内膜癌提供保留生殖/内分泌功能的选择。

Mazzon 等在宫腔镜下电切内膜癌灶、病灶旁内膜及病灶下肌层，直到冰冻提示边缘无癌浸润，然后给予孕激素治疗。术后 30 个月后剖宫产一男婴，而且现在无瘤生存。

（三）子宫内膜癌及癌前病变的孕激素治疗

子宫内膜非典型增生：治疗中应重视患者年龄和内膜非典型增生的程度（轻、中、重度）；年轻、未生育或要求保留子宫者，可采用激素治疗，密切随访；由于内膜复杂性增生伴非典型增生中约 40% 伴子宫内膜癌，对 40 岁以上无生育要求的患者，若为中度或重度非典型增生，建议筋膜外子宫切除术。

对于轻度非典型增生可选用醋酸甲羟孕酮，中度以上非典型增生则应用大剂量孕激素持续治疗，定期诊刮送组织学检查，根据内膜对治疗的反应，决定是否继续激素治疗或改用手术。要求生育者，待内膜正常后可加促排卵等药物治疗。因其恶变率高，故应密切随访。

药物可选择甲地孕酮、醋酸甲羟孕酮和左炔诺孕酮宫内缓释系统。治疗期间每 3～6 个月分段诊刮或取子宫内膜活检，若子宫内膜癌持续存在≥6 个月，则行全子宫 + 双附件切除 +

手术分期；若 6 个月后病变完全缓解，鼓励患者受孕，孕前持续每 3～6 个月进行内膜取样检查，若患者暂无生育计划，予孕激素维持治疗及定期监测。完成生育后或内膜取样发现疾病进展，即行全子宫＋双附件切除＋手术分期。

对于有保留生殖功能需要的子宫内膜癌患者，口服孕激素是有效的。给予药物治疗后，人工辅助生育技术（ART）有助于提高妊娠率，而且不影响肿瘤的安全性。故目前观点是：建议病情缓解后尽早 ART。

因此，基于准确的临床分期（基于宫腔镜分段诊刮明确组织类型和病理分级，对比增强 MRI 联合经阴道超声（TVS）评估子宫肌层浸润深度，宫腔镜下分段诊刮联合 MRI/TVS 排除宫颈侵犯，结合 MRI、CA125/HE4 排除淋巴结及附件转移），子宫内膜样腺癌患者可考虑保留子宫，从而保留生育功能；对于无法保留子宫的内膜癌患者可以尽量保留卵巢，利于此后的子宫移植。

案例 1：妊娠合并宫颈癌（书后彩图 5）

黄某，目前诊断：妊娠合并宫颈腺鳞癌（部分为毛玻璃样细胞癌），28 周妊娠 G1P1，子宫下段剖宫产术后。

患者于 2015 年 8 月 14 日在全麻下行子宫下段剖宫产术＋子宫根治性切除术＋盆腔淋巴结清扫术＋双侧输卵管切除术，术中娩出一女婴，体重 1120g，Apgar 评分 10-10 分，胎儿娩出后探查剖宫产术后子宫，如孕 3⁺ 月大小，质软，子宫下段拉长，双侧附件外观未见明显异常。盆腹腔其他脏器未发现异常，盆腹腔未发现明显转移性病灶，切下子宫见宫颈后唇乳头样病灶直径 6cm，阴道壁未见明显病灶侵犯，切除阴道壁组织长约 4cm。手术顺利，术后患者安返病房。术后予以抗感染、补液、对症治疗，予以输红细胞悬液纠正贫血。术后拟行 TP（多西他赛＋卡铂）化疗 1 疗程，静滴多西他赛时患者出现胸闷不适，予以停药。目前一般情况好，无不适，予以出院。

案例 2：妊娠合并卵巢肿瘤（书后彩图 6）

患者，女，30 岁，已婚未育，0-0-1-0。患者平时月经规则，月经周期 5/28 天，量中，末次月经：2014 年 9 月 08，日预产期：2015 年 6 月 15 日，2013 年体检时发现盆腔肿块 2～3cm（具体不详）。2014 年 10 月 28 日停经 50 天于 B 超提示：早孕，子宫左后方见无回声，65mm×53mm×44mm。2 个月后，2014 年 12 月 31 日复查 B 超提示：单胎臀位，子宫后方见混合回声，范围 154mm×134mm×89mm，部分实质，肿块增长迅速。查 CA125：550.7U/ml，CA19-9：1000U/ml，均升高。查盆腔 MR 平扫提示：双侧卵巢来源的恶性肿瘤首先考虑，大量盆腹腔积液。于 2015 年 1 月 23 日孕 19⁺ 周行剖腹探查术，术中见淡黄色腹水共约 4500ml，探查上腹腔、肝、脾、胃、肾、横膈、阑尾、大网膜等未见明显转移病灶，盆腔淋巴结未及明显肿大，子宫增大如孕 5 个月大小，右附件外观未见明显异常，左附件见多房囊实性包块直径约 15cm，位于子宫后方，表面光滑，囊肿表面外突一肿物，直径约 12cm，血红色，组织结构不清晰，未见明显包膜。术中冰冻："左"交界性卵巢黏液性囊腺瘤，局部癌变可疑。腹水：疑少量恶性肿瘤细胞。术后病理："左"附件：左卵巢交界性黏液性乳头状囊腺癌，左输卵管未见异常，故术后诊断：卵巢黏液性乳头状囊腺癌，补充静脉化疗，TP 方案（安素泰 210mg d1＋顺铂 50mg d1，30mg d2），共 4 疗程。

剖宫产术前查体：下腹部正中可见一长 12cm 竖形手术瘢痕，腹部膨隆，宫高 33cm，腹围 90cm，未及宫缩，胎心率 145 次/分，头先露。2015 年 5 月 14 日 B 超检查示：宫内见 1 个胎儿,胎位 LOP,双顶径 91mm,胎心率 140 次 / 分,胎盘后壁,Ⅱ级,羊水指数 108mm,S/D:1.81,四项评分正常,估计胎儿体重:3016～3043g。

于 2015 年 5 月 22 日,孕 36[+4] 周行子宫下段剖宫产术,分娩一名男婴,体重 3100g,Apgar 评分为 1 分钟 10 分、5 分钟 10 分,胎儿无畸形。随后行肿瘤分期手术(全子宫 + 右附件切除 + 盆腔淋巴结切除 + 大网膜切除 + 阑尾切除术),术中探查肝胆胰脾肾未及异常,盆腔淋巴结未及肿大,右卵巢囊性增大直径约 5cm,术中腹腔冲洗液未见恶性肿瘤细胞,手术顺利。术后病理:右卵巢黏液性囊腺瘤,子宫、右输卵管未见明显异常,大网膜、阑尾慢性炎,盆腔淋巴结未见癌转移(0/21),胎盘未见明显异常。术后诊断:卵巢黏液性乳头状囊腺癌 IC 期,术后继续补充静脉化疗,TP 方案(安素泰 210mg d1 + 顺铂 50mg d1,30mg d2),共4 疗程。

新生儿入新生儿科观察,无明显异常,5.25 母婴同室。目前生长发育正常范围。

附:

Ⅰ类:高水平证据;专家共识一致。

ⅡA 类:低水平证据;专家共识一致。

ⅡB 类:低水平证据;专家共识不一致但分歧不大。

Ⅲ类:任何水平证据;专家共识不一致但分歧较大。

(王玉东)

主要参考文献

1. 王玉东,孙璐璐. 妊娠期宫颈癌的筛查 [J]. 中国实用妇科与产科杂志,2016;32(5):421-425

2. 陈明明,张师前. 加拿大妇产科医师协会(SOGC)化疗与妊娠指南 [J]. 中国实用妇科与产科杂志,2015,31(9):836-841.

3. Díaz-García C, Akhi SN, Wallin A, et al. First report on fertility after allogeneic uterus transplantation. Acta Obstetricia et Gynecologica Scandinavica, 2010, 89(11): 1491-1494.

4. Mazzon I, Corrado G, Morricone D, et al. Reproductive preservation for treatment of stage IA endometrial cancer in a young woman: hysteroscopic resection[J]. Int J Gynecol Cancer, 2005, 15(5): 974-978.

5. Zapardiel I, Cruz M, Diestro M D, et al. Assisted reproductive techniques after fertility-sparing treatments in gynaecological cancers.[J]. Human Reproduction Update, 2016, 22(3).

6. Zhou R, Yang Y, Lu Q, et al. Prognostic factors of oncological and reproductive outcomes in fertility-sparing treatment of complex atypical hyperplasia and low-grade endometrial cancer using oral progestin in Chinese patients[J]. Gynecol Oncol, 2015, 139(3): 424-428.

第三十章

孕前与孕期养生保健

孕前与孕期养生保健是运用中西医现代科技手段，采取直接或间接相关防治措施及养生方法，力求保障育龄妇女的生命安全及生殖健康。孕前与孕期养生保健是关系母婴健康的重要问题，中西医相比较，中医在预防养生保健方面，历来颇具特色与优势，在中医学古典医籍文献中有"养胎""养孕""胎养""护胎"之称谓，并在《周易》思想指导下，有"慎始""正本"等观点，可见中医胎教包括了孕前优生受胎和孕期综合养胎。中医胎教思想和现代优生学虽然理论基础不同，但殊途同归。中医胎教思想以阴阳、五行、藏象、经络、气血津液等中医核心理论为指导，在调畅精神、调节饮食、生活起居、辨证施药等一系列调养措施方面，始终贯穿着中医的整体观与辨证观。现代优生学虽建立在生物学、遗传学、医学、环境学等现代科学基础上，采取遗传咨询、植入前和产前诊断、选择性植入或选择性流产等方法，但两者均认为胎教或优生是一门包括医学、社会、心理、教育、保健、营养、妇产等多个学科融汇的综合性学科，均主张按照妊娠月份不同而逐月养胎，其最终目的是尽力减少或杜绝某些遗传性疾病或先天性缺陷儿的出生，提高出生婴儿的机体素质。因此，这里在汲取西医保健措施的基础上，更注重深层次追溯中医学孕前与孕期养生保健思想，凝炼中西医胎教或优生思想精华于一炉，从而更好地为母婴健康服务。

据统计我国每年约有 50 万胎生残疾儿出生，50 多万低体重儿面世，近年来出生缺陷率、早产儿发生率有升高趋势，约为 5.08‰，其中患有孕期疾病的孕妇胎儿出生缺陷率则上升为 10.361‰。出生缺陷的危险因素不仅限于生物学因素，还有心理、社会、环境、个人行为及生活方式等多种因素，随着社会的文明与进步，人们的生育观念在更新，因此，优生优育工作日显重要。1883 年英国人类遗传学家高尔顿首次提出"优生"概念，优生一方面是劣质的消除，即减少以至消除遗传病和先天畸形患儿出生；另一方面是优质的扩展，增加体力和智力上优秀个体的繁衍。现代优生学强调孕前优生受胎，孕期优境养胎，提倡从降低病残儿出生和提高正常婴儿智商两方面来优化人口结构。计生部门采取禁止近亲结婚及婚前发放叶酸、复合营养素等预防胎残措施，明显降低了出生缺陷发生率。但对胎弱防治重视不够，胎弱患者是日后慢性疾病的高发危险人群，合理改善孕前父母体质和孕期母体状况，可以调整子代早期器官发育，优化子代体质，从而预防成人慢性病发生。不过受孕前后调理周期较长，中药对比西药在这一漫长周期较为安全，尤其具有中医特色的物理疗法、食疗等对于这一特殊人群调理具有独特优势。中医强调孕妇精神情志调畅，注重孕妇合理膳食，谨慎起居，审时施药，节制房事等，这种通过调整控制孕妇体内外环境来确保胎儿在各个时期正常发育的优境养胎方式，顺从自然规律和胎儿身心发展规律，值得认真深入研究并普及推广。

第一节　孕前养生保健

一、孕前保健的发展历程

孕前保健是通过孕前评估育龄男女双方在生理、心理和社会行为等方面存在的可引起不良妊娠结局发生的各种危险因素，采取相关预防和干预措施，维护双方在孕前健康状况，从而改善妊娠相关结局，提高出生人口素质的一项预防措施。20世纪90年代，匈牙利、美国、英国等国家最先提出孕前保健（围孕保健）概念，育龄妇女在孕前或围孕期，主动消除和避免接触各种危险因素，让每一对夫妇在良好的健康状态下孕育胎儿，从而减少妊娠期间流产、糖尿病、高血压病、感染性疾病等孕期并发症的发病率，避免不良妊娠结局。近年来，孕妇营养状态已逐步得以改善，但出生缺陷、自然流产、早产、巨大儿等不良妊娠结局发生率并没有随之降低，不良妊娠结局事件不仅影响新生儿生命质量，而且给家庭和社会带来沉重的经济负担和巨大的精神压力。良好的妊娠结局取决于女性孕前身体状况、生活方式以及生育史，中医认为不同体质对疾病的易感性不同，患病后临床表现和疾病转归也不相同。体质禀赋于先天，受遗传物质控制，母亲体质可影响胎儿发育及胎儿体质。体质还受后天环境、饮食等综合因素影响，具有可调节性。因此，对女性孕前体质进行评估和保健，对母婴健康也具有重要意义。

孕前养生保健是降低出生缺陷、低出生体重等不良妊娠结局，保障母婴健康的一级干预措施。之前，育龄妇女保健重点是妊娠期和围产期，却忽视了孕前期这个关键时期。2006年《中国计划生育学杂志》连篇报道了北京大学人口研究所关于孕前保健的孕前风险评估工具、孕前保健的成本效益分析等系列文章，预示孕前保健已经走进中国研究者的视野。2007年卫生部发布《孕前保健服务工作规范（试行）》，并指出"孕前保健是以提高出生人口素质，减少出生缺陷和先天残疾发生为宗旨，为准备怀孕夫妇提供健康教育与咨询、健康状况评估、健康指导为主要内容的保健服务"，要求各地区加强管理，认真组织开展孕前保健服务，不断探索孕前保健服务新模式。2010年国家人口和计划生育委员会响应卫生部号召，在全国31个省（区市）、220个试点县（市、区）开展"国家免费孕前优生健康检查项目试点工作"，为计划怀孕的夫妇提供免费孕前优生健康检查（简称"孕检"），截至2010年底，已有69万名农村计划怀孕夫妇接受免费孕检。

二、孕前保健的中医思想特色

优生优育思想在我国源远流长，曾为中华民族的繁衍做出了巨大贡献，早在两千多年前中医就提出"娶妻不取同姓""男女同姓，其生不蕃"等观点。先秦时期《周易》将人类关于生殖、生育的观点与天、地、自然结合起来，天地、风雷、水火、山泽等大环境直接影响人类生育，形成了以天人合一整体观为理论基础的优生思想雏形。中医学的优生思想主要包括婚前择偶，孕前选择孕机，孕期膳食养护，调畅精神情志，起居环境适宜及药物禁忌等，构成了现代优生优育的理论基础。《女科经纶•嗣育门》记载"嗣育之道，必阴阳完实，形气相资，兆始于先天有生之初，而再诊以脉之和平，始可有子也"，即"阴平阳秘"是最佳受孕时机，可见父母体质秉性对子代体质有很大影响，具有遗传性，故有"欲强其子女，必先强其父母"之说；另一方面，后天因素如生活条件、饮食因素、地理环境、季节变更和情志因素等也对父母体质产生相应影响，势必影响胎儿体质。"阴平阳秘"不具有绝对性，而是相对的，所以胎儿体质相应也反映了自身生理范围内阴阳气血的盛衰偏倾，正因为这种偏倾性决定了不同体质对各种疾病的易感性。针对女性孕前体质进行中医保健，通过调节改善母亲的偏颇体质，调理母体的体质及育胎环境，使其趋向"阴平阳秘"，从而使其达到最佳孕育状态后再怀孕生子，等于优化了胎儿发育条件，从源头上消除或减轻了日后成人慢性疾病的易感性，增加其对恶劣环境的抵抗力及适应能力。《黄帝内经》曰"合男女必当其年"，即反对早婚早孕，也不提倡过晚生育，女子适孕年龄为25～30岁，男子适育年龄为30～35岁。结合西医学、营养学等领域的优生知识，适宜年龄婚配，孕前接种疫苗，平衡营养以及检查遗传缺陷等，有利于生殖健康。

中医认为对育龄妇女进行优生调理最关键时期为孕前期，古代医家认为成孕是父母"施气"与胎儿"禀气"的过程，若"所禀之气渥，则其体强，体强则寿命长；气薄则其体弱，体弱则命短，命短则多病寿短"。故母亲平素元气不足，月经闭止者，孕前宜补气调血为宜。古代医家又有"男女交合，精血凝结而成胎"，若父精母血不足，则"孕成堕胎，或胎不长养"，甚至无子。因此，平素女血亏虚，必先调经成孕。古代医家还有"子于父母，一体而分"，即胎儿五脏之气分受于父母的五脏之气，如"受脾之气为肉，脾气不足，则肌肉不生，手足如削"，因此，孕前必调育龄女性五脏之虚实，使实者不实、虚者不虚。"人之始生，以母为基，以父为楯"，父母元气充足有利于胎儿的健康发育，若胎禀不足则小儿有头破颅解，神慢气怯，项软头倾，手足痿软，齿生不齐等表现。故孕前应使父母元气充足、男精女血充盈，结合中医体质学说，对育龄男女的体质状态进行辨证分型，施以相应的方药、饮食、起居、精神等调理，协助其在受孕时达到身体及心理的最佳状态，有利于健康妊娠并分娩健康婴儿。

中医"治未病"思想是中医防治理论的核心，这也是医学目的的最高境界——"消患于未兆"。《素问·四气调神大论》曰"春夏养阳，秋冬养阴，是故圣人不治已病治未病"。《黄帝内经》又强调"正气存内，邪不可干"，"邪之所凑，其气必虚"，依据中医整体观通过望、闻、问、切等广泛收集临床资料，再采用中医辨证观，辨识其体质之偏颇，阴阳气血津液之多寡，从而达到个体化指导。《素问·上古天真论》曰"恬淡虚无，真气从之，精神内守，病安从来"，仲景指出"五劳虚极"必因于"忧伤"，这就要求人们加强养生摄生，注重精神调养，勿使情志过度，以保持五脏元真通畅，从而人即安和；仲景还指出"凡饮食滋味，以养于生，食之有妨，反能为害"，即孕前人群饮食宜清淡，富营养，忌生冷，远肥腻，少辛辣，勿过饱等，并谨记"产前宜凉，产后宜温"的原则。由于出生缺陷和残疾所造成的后果相当严重且不可逆，降低出生缺陷率关键就是减少出生缺陷的发生机会，中医学则从"治未病"思想出发，重视孕中胎养胎教，更加强调孕前优生思想的宣教和父母体质状态的调养。西医学研究也确实证实了良好的妊娠结局在很大程度上取决于妇女孕前身体状况、生活方式及生育史。《女科经纶》提出女性在怀孕前"必阴阳完实，形气相资，兆始于先天有生之初，而再诊以脉之和平，始可有子也"。若女性孕前非阴阳平和之态，则具有一定的妊娠风险，应进行调整，而后怀孕生子。阴阳失衡之态必然有临床外在表现，中医孕前保健思路可通过关注女性主观感受，对其表现出来的外在症状进行整体辨识，而后施行综合调养，使其达到最佳的妊娠状态。西医学对孕前就诊患者常借助临床检测手段，如优生四项、支原体、衣原体、甲状腺功能测定、彩色多普勒超声等，发现异常情况，及时治疗指导受孕。但西医学对患者个体化体质差异及整体的身心调养重视不够，中医依据个体阴阳气血、脏腑经络偏盛偏衰等不同，采用独特的"治未病"思想，对孕前人群进行个体化孕前调理，使机体达到阴阳平衡，未病先防，调摄养生，对避免孕后相关疾病的发生起到了较好作用。

纵览中医妇科胎产书籍，浩如烟海，蕴藏着丰富的优生保健思想，其基本指导原则可概括为慎始正本、协调平衡及外象内感十二字真言。慎始正本，包括三个方面：其一是婚配对象的选择，其二是父母身心状态的调整，其三则是对布育种子时机的把握。协调平衡，即协调父母气血、脏腑、阴阳平衡以及与天人相和。《济阴纲目》云："天地生物，必有氤氲之时，万物化生，必有乐育之时……此天然之节候，生化之真机也"，即主张受孕前应选择夫妇双方心情舒畅，乐于受孕之时。外象内感，即孕妇自身言行举止及所处外在环境会影响胎儿身心健康，因此，要求育龄女性在孕前及孕育期间，从精神修养到饮食起居、言行举止等均需密切注意。

三、孕前风险评估

孕前保健主要由孕前风险评估、孕前咨询和健康促进、知情选择及干预行动三部分组成。其中，孕前风险评估是孕前保健模式的核心要素。现主要从以下几方面简述：

1. 年龄 随着孕妇年龄增长，所生子女发生出生缺陷风险度增加，尤其年龄在35岁以上高龄孕妇及20岁以下低龄孕妇是出生缺陷发生的高危人群，甚至低龄孕妇比高龄孕妇风险可能性更大。

2. 家族史 具有遗传病和出生缺陷家族史能显著增加子代出生缺陷的发生风险，如地中海贫血，如果双方父母都携带该病致病基因，其子女再发风险为25%。已知家族糖尿病史是发生巨大儿、新生儿死胎的高危因素，高血压家族史则是发生妊娠高血压征的高危因素。

3. 慢性疾病史 目前已知有妊娠风险的慢性疾病主要有糖尿病、甲状腺疾病、癫痫、高血压、苯丙酮尿症、系统性红斑狼疮、类风湿关节炎、慢性肾脏疾病、心脏病、哮喘、贫血等。如癫痫患者妊娠后容易发生不孕、自然流产及出生缺陷，其出生缺陷儿发生率为4%~8%，且以神经管畸形和心脏缺陷为主。甲状腺功能异常引发的妊娠风险问题，主要包括子痫、胎盘早剥、新生儿先天性心脏病、低体重新生儿、早产、流产、宫内发育迟缓、新生儿甲亢或甲减等。

4. 既往生育史 既往有自然流产、人工流产、出生畸形儿、死胎等不良生育史的女性，再次发生不良妊娠结局的风险性相对更高。

5. 环境因素 食用鱼类可导致摄入汞、硝酸盐过量，工作中接触各种化学、物理或生物污染及汽车尾气铅污染等，均可造成包括出生缺陷、流产、死胎在内的各种不良结局。

6. 生活习惯和行为 饮酒、吸烟、饮用咖啡等均可能导致胎儿宫内发育迟缓、流产或出生缺陷等不良妊娠结局。

四、孕前保健的措施

关于孕前调理，中医首先着重于从体质观角度进行孕前保健。孕前体质有偏颇，如肾虚之人，可用紫河车、紫石英、菟丝子、枸杞子、熟地、淫羊藿等补肝肾，养血调经助孕；气血虚弱之人，可用八珍汤、大枣、阿胶之类补气养血；素体虚弱或曾半产者，孕前多服用当归散。《金匮要略》也云"妇人妊娠，宜常服当归散"。月经不调之人，应遵循"调经以种子"的原则，调理月经，经调而自当受孕，且孕后流产等并发症明显减少；滑胎之人，大多是冲任受损，肾气虚弱,孕前当补肾健脾,调养冲任,药宜服于未孕之先,莫迟服于已孕之后。《育婴家秘》云"预养以培其元,胎养以保其真",总之依据孕前体质,分析发病的倾向性,欲伤先护,使病变止于将发而未发之际。其次,中医孕前调理也非常着重于从整体观角度进行孕前保健,人们自古就认识到环境因素乃至生活起居对生育的影响,不良孕前环境及生活习惯会影响父母自身精血及阴阳平衡,从而影响子代体质。如纵欲扰肾,"肾为精之府,凡男女交合,必扰其肾";暴怒伤血,"怒则伤肝而相火动,动则疏泄用事,闭藏不得其职,虽不交合,亦暗流潜耗矣,故贵乎息怒";饮酒动血,"人饮酒则面赤,手足俱红,是扰其血也",味厚食精,"盖万物皆有真味,调和胜,真味衰矣。不论腥素,淡煮得法,自有一段冲和恬淡之气,益人肠胃"。因此,孕育前要"寡欲、节劳、息怒、戒酒、慎味",补其脏腑,调其虚实,养血调经,综合调理,以达阴阳平和之态。结合中医学整体观及体质观,孕前保健应把握如下几方面:

1. 适时受孕　大部分妊娠是在无计划、无准备情况下发生的意外妊娠,发现时多已停经 1~2 周,此时,若妇女无意识地治病用药,恰是胚胎受有害因素作用而致畸的敏感期,难免有很多不良妊娠结局发生,如孕后不久流产,或致出生缺陷等。初完婚不久最好暂时避免怀孕,待共同生活一段时间,性生活达到协调,性格和谐,并充分做好了承担父母责任的准备,且有了一定的物质条件,免于动荡,再计划安排受孕。此外,孕前夫妻双方应进行全面体格检查,以确定自身条件是否适宜怀孕等。

2. 维护自身身心健康　孕妇的精神状态及心理状态密切影响到胎儿的发育,尤其孕前 3 个月,应为胎儿营造最适宜的生长发育内在环境。此外,父母自身疾患还可能通过母体影响胎儿,如妇女患高血压,应避免孕期出现妊娠高血压综合征,孕前应进行治疗后再受孕,免于治疗母体疾病时用药对胚胎及胎儿的可能不良影响。

3. 选择适宜年龄与季节　若妇女生育太早,母体子宫发育尚未完善,易出现难产、早产等。而高龄生育,母体盆底韧带及子宫颈肌肉弹性松弛,也容易发生难产。受孕季节应选择夏秋季节为宜,夏秋季节气温适宜,而且能有较足够的水果及蔬菜充分为待孕妇女提供营养储备等。

4. 排除不利环境因素　孕前期,若妇女继续从事对身体存在一定伤害的职业,需要尽快避开不利环境。长期口服避孕药或带节育环避孕妇女,应至少要停止避孕 6 个月以上,才能进行受孕。若家中有宠物,也是一个有害的因素,孕前应尽量不与之接触等。

孕前保健是为了更好地保护母婴健康,把危险防患于未然,与孕期保健相比,孕前保健所涉及的内容更为广泛,且保健对象不仅为待孕妇女,还涉及夫妇双方。孕前风险因素评估是孕前保健的基础,能筛查和识别出对妊娠结局有不良影响的危险因素,是孕前保健的重要组成部分。今后应加强对孕前保健服务提供者的培训及宣教,为孕育健康的下一代做好保障工作。

第二节　孕期养生保健

一、孕期保健中医历程探源

孕期保健属于预防医学的分支,对降低孕产妇患病和死亡率及预防围生儿出生缺陷起到了关键性作用。随着群众对提高出生人口素质、优生优育要求的日益提高,对孕产妇进行健康教育，让准父母了解分娩生理过程、掌握孕产期自我保健知识、提高自我监护能力，从而达到保证母婴安全的目标，是每个医务工作者的重要责任。中医胎教思想有着悠久的历史，从择偶婚配的慎始正本到布育种子的优境养胎，从强调外象内感的孕妇精神修养到独具特色的中医膳食调补，从养胎护胎到疾病防治，提炼了许多简单实用的养生保健方法。相对于西医学的围产保健，中医以"治未病"为特色的预防保健在孕期有独特优势，与西医学围产保健起到了很好的互补作用。朱丹溪《格致余论》曰"与其求疗于有病之后，不若摄养于无疾之先；盖疾成而后药者，徒劳而已"，可见妊娠期间预防养生的重要性。由于不同体质之人，感邪后表现不一。如素体阳热之人，孕后易为阳邪所伤，肝阳上亢，易发子痫等疾；素体脾虚湿盛者，孕后易为饮食、湿邪所中，易发水肿；素体气血虚弱，脾肾亏损，孕后易伤跌仆房劳，易发胎漏、胎动不安；肝血虚、脾胃虚弱之人，孕后冲气夹肝气上逆犯胃，易妊娠剧吐。《汉杂事秘辛》中记载，汉桓帝选妃有一整套完善的婚前体检，以确保生下王子健壮聪明，并有逐月养胎、分经养胎、言语养胎、音乐胎教等观点及方法。隋唐、宋元、明清时期，各医家不断汲取前人研究精华，从理法方药、慎始、起居、饮食、精神调养等各方面对优生内容进行逐渐补充，现形成了以中医理论为基础，综合天文、地理、教育、心理、医学、哲学、文学等多个学科的中医优生思想体系。妊娠活动是阴阳的一种表现形式，《妇人大全良方》曰"谓之妊，阳既受始，阴壬之也"，也即壬子谓之妊，壬乃一阳二阴也，乃阳水之壬也。孕妇自身以及孕妇与所处环境保持阴阳平衡是保证母子健康的关键。《妇人大全良方·气质生成章》说："具天地之性，集万物之灵，阴阳平均，气质完备，成其形尔"。若孕妇本身阴阳失衡，阳盛阴虚，则多血热，每有早产之虞；阴盛阳虚，则易衰陷，而生胎萎之忧，应通过寡欲、节劳、息怒、戒酒、慎味等措施以平衡阴阳。

二、孕期保健的中医方法

妇女妊娠期应谨遵"协调平衡""外象内感"原则，结合"逐月安胎""分经养胎""辨体养胎"等思想，并运用"饮食胎养""音乐胎教""起居调理""精神调摄""审针施药"等胎养胎教技术，来达到优生目的。孕期养生保健中医主要方法如下：

（一）逐月安胎

逐月安胎法是结合妊娠个体特性和胎儿生长发育逐月不同的规律，从精神、饮食、起居、针药等方面规范孕妇行为，保证孕妇和胎儿健康。湖南长沙马王堆 3 号汉墓出土的《胎产书》是逐月安胎的祖本。内容可分为两部分，前一部分主要是论述胎儿逐月发育过程及有关胎产宜忌，后一部分主要记录有关胎产的方剂。"妊娠一月名始胚；妊娠二月名始膏；妊娠三月，名始胎；妊娠四月，始受水精以成血脉；妊娠五月，始受火精以成其气；妊娠六月，始受金精以成其筋；妊娠七月，始受木精以成其骨；妊娠八月，始受土精以成肤革；妊娠九月，始受石精以成皮毛，六腑百节莫不毕备；妊娠十月，五脏具备，六腑齐通，纳天地气于丹田，故使关节人神皆备，但俟时而生"。由上述描述可以看出，逐月养胎有关胚胎发育规律的认识和中医阴阳五行理论有着密切联系，其中许多推论是合乎胚胎发育客观规律的。比如，现代胚胎学称受精后 2 周内的卵子为受精卵，妊娠 8 周称胚胎，妊娠第 9 周称胎儿，可以初步判断胎儿性别，这合乎逐月养胎描述。总之，逐月养胎对胚胎认识和西医学认识有很多相同之处，结合胚胎发育过程，适时呵护调养。北宋徐之才逐月养胎很重视食养，妊娠初期饮食以清淡适口为宜，禁忌腥荤，三月以后主张用动物类食物，妊娠七月至分娩宜食甘淡、稻谷食物。孕后血聚养胎，全身阴血相对不足，易生内热，孕后宜少食辛辣刺激之物，勿过饱过饥，少食肥甘厚味等滞腻之品，避免损伤脾胃，影响气血运化。

（二）分经养胎

王叔和《脉经》对分经养胎有详细论述，"妇人怀胎，一月之时足厥阴脉养，二月足少阳脉养，三月手少阴脉养，四月手少阳脉养，五月足太阴脉养，六月足阳明脉养，七月手太阴脉养，八月手阳明脉养，九月足少阴脉养，十月足太阳脉养。"即依照妊娠十月各由不同脏腑经脉所养，逐月探寻妊娠疾病的病理规律，并采用适宜方药，来预防和治疗妊娠疾病。

（三）辨体养胎

张仲景首开辨体施药的先河，《金匮要略·妇人妊娠病脉证并治》云"妇人妊娠，宜常服当归散……妇人妊娠常服即易产，胎无疾苦"。另有"妊娠养胎，白术散主之……已后渴者，大麦粥服之。病虽愈，服之勿置"。依据临床实际，肥瘦寒热偏颇之体，对胎儿生长不利，素体瘦而多火者用当归散，肥白有寒者用白术散。从中医优生角度，提出共性和指导性建议的基础上，针对孕妇不同体质提出有针对性地辨体养胎建议。例如对气虚体质孕妇的调养，除了共性的养胎建议外，尤应注意益气健脾，培补元气。在饮食上，适当补充一些具有健脾益气食物，如莲子、蘑菇、大枣等，并列举诸如猪肚粥、八宝粥、一品山药等食谱；心理调摄上，建议气虚体质孕妇不可过度劳神，应培养豁达乐观心态，对于有习惯性流产者，尤其要放松心情；起居上，提醒气虚体质孕妇注意预防外感；运动保健上，建议孕早期运动量不宜过大，以静养为主等。

（四）五脏调摄

孕妇脏腑状况对胎儿生长发育影响最为直接，五脏安和是母体安康和胎儿禀赋完厚的前提。天之四气，地之五味，人之七情等皆可导致孕妇"脏腑衰损，气力虚羸"，继而影响胎儿生长发育。《育婴家秘》云："儿在母腹，借母五脏之气以养也，苟一脏受伤，则一脏之气失养而不足矣"，因此，孕妇应遵从胎养之道，风寒暑则避之，五味之食则节之，七情之感则绝之，以保证孕妇脏腑平衡，方能使胎儿健康成长。

1. 心　心藏神，主血脉，在志为喜，其华在面，开窍于舌。如心功能正常，则胎儿精充神足，面色光彩；若心功能异常，则心血虚而神不足；心气不足，则血不华色，面无光彩。心之声为言，孕母卒有惊怖，内动于儿脏，邪气乘其心，则至四五岁不能言语等。所以，孕妇需注意保护心功能正常，七情过喜，五味过苦，六淫之过，都能使孕妇心功能失调，从而影响胎儿生长发育。

2. 肺　肺主气，司呼吸，在志为忧，在体合皮，其华在毛。妊娠七月，手太阴脉养。手太阴内属皮毛，七月之时儿皮毛已成，无大言，无号哭，无薄衣，无洗浴，无寒饮，若肺气不足，则胎儿皮薄。情志无忧，谨避寒暑，则肺气得到固护。如七情过忧，六淫之过，五味过辛，则伤肺气。

3. 脾　脾胃为后天之本，主运化，在志为思，在体合肌肉，主四肢。妊娠五月，足太阴脉养，儿四肢皆成，要保持饥饱适度，无大劳倦。七情过思，五味过甘，六淫过湿都可以伤及脾气，脾胃不和而羸瘦，肌肉不生，手足如削。

4. 肝　肝藏血，主疏泄，在志为怒，在体合筋，其华在爪。五脏六腑养胎以"自肝为始，脏腑相滋，各养三十日"；肝疏泄正常，则情志调畅，为胎儿生长发育创造良好条件。七情过怒，六淫风盛，五味过酸，则伤肝气，肝气不足，胎儿筋不束骨，机关不利。

5. 肾 肾藏精，在志为恐，在体为骨，其华在发。肾主生长、发育与生殖，所以肾功能状态对胎儿影响最大，孕妇肾功能正常可以保证胎儿先天之精充盛。胎系于肾，孕后房事可伤肾损胎，故孕妇应抑情欲节房事。《胎产心法》云"妇人有孕，即居侧室，不与夫接"，叶天士《女科证治》提出"保胎以绝欲为第一要策"。足见孕期节房事，有利胎儿生长发育，否则，致精伤而不养胎，发生胎漏、堕胎、小产等。《妇人大全良方》云"母之肾脏系于胎，是母之真气，子之所赖也。"七情过恐，六淫寒盛，五味过咸等，均可伤及肾气，损伤冲任和胞脉，导致胎儿解颅，骨节软弱，久不能行等。冲为血海，任主胞胎。任脉又与肾相通而下系于胞，妊娠之后，五脏六腑十二经脉皆注其精华于冲任二脉，以蓄养胎元。如果母体先天不足，或房劳、负重，伤腰损肾，致肾虚而冲任失固，则每有半产之忧。因此，冲任二脉壮盛，胞宫化源沛然，是足月顺产之重要保障。

（五）精神、饮食、起居调摄

1. 精神调摄 中医非常重视孕妇的心性修养，注意到清静养神、修性养德、情欲适度、顺应四时等而调养心神。《育婴家秘》曰"自妊娠以后，则须行坐端严，性情和悦，常处静室，多听美言"。西医学研究表明母体在情绪激动时，分泌的乙酰胆碱、甲状腺素等均可释放进入胎儿，母儿之间神经体液联系，使母体精神状态与情绪变化均可影响胎儿，故妊娠养生应重视精神调摄。孕妇保持平稳的健康心态、良好的个人品质、乐观的生活态度，对于胎儿先天之精充盈、禀性淳厚、聪明智慧有奠基作用。《叶氏女科证治》云"胎前静养乃第一妙法，不较是非，则气不伤矣；不争得失，则神不劳矣；心无嫉妒则血自充矣；情无淫荡，则精自足矣。安闲宁静，即是胎教。"孕妇喜怒哀乐等七情过极，必然导致脏腑功能紊乱，气血失调，影响自身以及胎儿的健康。如轻松愉快的乐曲能使孕妇心情舒畅，改善脐带 - 胎盘血液循环，增加心输出量及大脑组织血流供应，使母体分泌对胎儿有益的激素、酶和乙酰胆碱等物质，经血液到胎盘进入胎儿体内，从而对胎儿生长发育有利。调查资料显示，在地震后的恶劣环境中，孕妇持续恐惧、紧张、焦虑、害怕等，使其所生后代抑郁障碍发生率明显高于无情绪应激母亲所生后代。结合现代实际，保持良好心性修养，首先要培养广泛的兴趣爱好，接受文学、礼仪、艺术等熏陶。比如弹琴瑟，诵诗书，适当参加社交活动以及到风景秀丽之处观光旅游等，有利于孕妇舒畅情志，气血畅通。其次保持简静生活环境有利于孕妇情志的安定。可以在室内种养花草，也可以到环境优美的地方进行适当锻炼。再次应节嗜欲。"妇人嗜欲多于丈夫，则感病倍于男子"，可见保持恬淡虚无的精神境界对于母婴健康很重要。

2. 饮食调摄 胎儿在母体生长发育全赖孕妇气血濡养，而孕妇气血充盈与其摄入饮食营养及脾胃功能直接相关。故有"安身之本，必资于食"，合理的饮食可以扶正补虚，保证孕妇及胎儿营养全面、身体健康。《奇效良方》云"故天之五气，地之五味，母既食之，而胎又食之，外则充乎形质，内则滋乎胎气，皆借气味之养育也。"现代研究对孕妇营养补充更为细微，主张妊娠期进食高蛋白多样化饮食，特别是妊娠早期叶酸和妊娠后期各种微量元素补充，如铁、锌、钙等。中医更贴近日常操作及人们饮食习惯，中西医可以相互补充，指导孕期饮食调理。《陈素庵妇科补解》中有"五白饼"（人乳、粉柿霜合莲子粉、白米粉、白蜜），配合安胎方可用于体虚受孕。《达生篇》指出"麻油解毒，腐皮滑胎，且清且补，贫富皆宜，允为上品……或以麻油拌食更妙，但麻油不宜熬熟。"可用于体虚受孕。孕期饮食调理还应依据孕妇个人体质不同而调以不同的饮食方案，比如气郁体质孕妇，可以选择一些花茶，如菊花、玫瑰花等，以疏肝理气，解郁安神。现对中医妊娠期饮食调摄原则，总结如下：

（1）饮食最宜清淡：孕妇饮食以粥羹为宜，原料以五谷杂粮，青蔬白饭为主，鸡鸭鱼肉等则要烹调精熟。《济阴纲目》云"世间之物，惟五谷得味之正，但能淡食谷味，最能养精。又凡煮粥饭，而中有厚汁滚作一团者，此米之精液所聚也，食之骤能生精，拭之有效。"而辛辣炙煿与肥甘厚味，多食能助湿生热，不但导致胎热、胎动、胎肥、难产，还会使婴儿生后多发疮疡疹毒，赤目烂等。《博集方论》："按疮疹之源，盖由母妊娠之时，饮食煎炒炙煿，厚味醇酒，儿在腹中浸渍，食母秽血，蕴而成毒，伏于五脏之间"。

（2）饮食要营养丰富：孕妇饮食应多样化，古典医籍文献有很多孕妇食疗方法，为孕妇和胎儿供给营养。如逐月养胎方中提到稻粳、乌雌鸡、雄鸡、牛羊、鹜鸟、猛兽等食物能密胎儿腠理；《达生篇》列举猪肚、鸡、鸭、鲫鱼、海参、白菜、麻油、腐皮、莲子、熟藕、山药、芡实等，正宜得肥甘而润之。中医还总结出许多不宜食物，如椒、姜、驴、犬、骡、马、猪血、猪肝、蟹、脚鱼、蛤蟆等，对某些食物舍取可能带有取类比象的弊端，应结合现代营养学来认识，但也说明营养丰富不等于可以随便进食。

（3）饮食有节：妊娠期饮食除了清淡而富于营养外，还要饮食有节，饥饱适度。西医学认为妊娠中后期，由于早孕反应结束和胎儿迅速生长发育，孕妇胃口较好，此时饮食无度，必会体重增加过快，导致胎儿肥大或难产。因此，逐月养胎在妊娠四月、五月、六月、八月主张孕妇应"节饮食"，"无大饥，无甚饱"等。就孕妇体质而言，阴血聚冲任以养胎，常易呈现阴血亏虚而阳气旺盛，孕妇喜食生冷，但如果贪寒喜凉，必会导致脾胃过于寒凉，而运化失常。"割不正不食"，"不食邪味"等，依据现时情况，可以理解为注意饮食物的卫生质量，尽量食用绿色无污染的食品。

（4）戒烟戒酒：西医学研究酒精显示可产生细胞毒性，引起中枢神经系统发育障碍，甚至致畸。因此，有嗜酒史父母，胎儿患酒精综合征的几率增大，胎儿酒精综合征表现为宫内发育迟缓和新生儿发育异常。曾有报道父母双方皆有嗜酒史，孕育4次，其中第2、第3胎自然流产，其他二子同患酒精综合征，其中一子死于败血症。酒性淫热，非惟乱性，亦且乱精，精为酒乱，则湿热其半，精不充实则胎元不固，精多湿热则他日必患胎毒疮痘疹惊风。烟草虽然产生较晚，但与酒一样，皆属于醲郁之味，不能生精，反有湿热乱性之弊。现今人们越来越关注香烟烟雾对胎儿健康的影响，研究表明孕妇被动吸烟，可降低新生儿平均出生体重，增加低出生体重儿或小于胎龄儿的发生率，或增加胎儿发生早产、自然流产或死产的危险度。

（5）发挥药膳优势：中医善用药膳调理，如乌雌鸡汤、雄鸡汤、猪肾汤等，另如艾叶汤、菊花汤、阿胶汤、麦门冬汤、葱白汤、半夏汤等配以乌雌鸡、白鸡、黄雌鸡等来煮食。结合孕妇个人体质特点，合理选择相应膳食疗法，不仅可以满足孕妇的营养需求，而且还可以避免滥用药物对胎儿产生不良影响。

3. 起居调摄　中医起居调摄的内容丰富多彩，内容涉及睡眠、沐浴、服饰、二便等多个方面，比如在睡眠上，要求睡眠环境安静，并且"妇人怀孕，夜睡左右换转，不可偏睡一边，使小儿亦左舒右转，肢体活动……"这样可使产时中道而出，易于分娩，逆则小儿容易偏斜，不可不慎。《产孕集》云"毋登高，毋用力，毋疾行，毋侧坐，毋曲腰，毋跛倚，毋高处取物，毋向非常处大小便，毋久立，毋久卧，毋犯寒热"等，均应引起孕妇格外注意。

（1）环境简静：妊娠期环境以"简静"为主，应选择朝向比较好的房间，保持房间空气流通，阳光充沛，卫生清洁，并避免噪音干扰及室内装修材料等污染，因为装修材料中甲醛、氨、苯、氡等有害物质能导致流产、胎儿畸形及生长发育迟缓。工作环境要远离油漆、铅、汞、苯、砷等有害物质和放射线辐射，避免过久接触对人体有辐射作用的电器。孕妇居住环境应尽量选择经济文化发达，交通便利的平原沃野，水泉环绕，临海受风，江河原隰之地，切勿去那些山隘险地。

（2）谨避寒暑：妊娠期精血聚冲任以养胎，抗病能力相对低，若不善调摄，易为时气外邪所侵，影响胎孕，甚至酿成疾患。时令之气发生太过不及，体质有偏颇，再加孕妇卫气营血俱虚，更易感外邪，故春宜暖，秋宜寒。夏季暑湿偏重，易食生冷，饮食不洁，泄泻、痢疾等胃肠疾病发生率明显增高。西医学研究表明孕早期 3 个月内，孕妇患病毒感染性疾病，能导致胎儿先天性疾病、畸形或死胎。《诸病源候论》云"子脏为风冷所居，血气不足，故不能养胎，所以致胎数堕"，"胞脏冷者，胎则翳燥，委伏不长"，"染瘟疫，伤寒，邪毒入于胞脏，致令胎死"。中医认为晏起、沐浴、浣衣、居处，必厚其衣裳，朝吸天光，以避寒殃。在传染病流行季节，孕妇尤其要顺应四时气候变化，尽量少去或不去公共场所，来预防相关流行时病。

（3）劳逸适度：劳逸适度，则气血调和，胎元得护，易产。过劳则伤气耗血，损及胎元可引起流产、早产。过度安逸，则气血运行不畅，纳呆食少，化源不足而影响胎儿发育，或发生滞产、难产。《幼幼集成》云"盖妇人怀胎，血以养之，气以护之，宜常时微劳，令气血周流，胞胎活动。如久坐久卧，以致气不运行，血不流顺，胎也沉滞不活动，故令难产"。《胎产新书•女科秘要》说："宜小劳，劳则气血流通，筋骨坚固，胎在腹中，习以为常，虽微闪挫，不至坏事。"也即孕后做到劳逸结合，作劳不妄，适当锻炼，促进胎儿成长。古人也有提出五月以前宜逸，五月以后宜劳，具有一定科学道理。如劳累过度，气血耗伤，胎失载养，则去而难保；安逸过度则气血运行不畅，脾胃功能呆滞，气血化源不足，或足月致发难产。严用和《济生方》就指出："胞肥难产多为身居富贵，少于运动者"。故"凡妊娠至临月，当安神定虑，时常步履，不可多睡饱食"等，也即要求孕妇早期不宜太多劳累，尤其素体肾气不足，冲任不固的孕妇，孕早期以静养为主，辅助以简单的散步活动。孕中期和晚期，孕妇可参加适量劳动和户外锻炼，促使气血流通，强壮母子，这样分娩时产程短，难产少。此外，妊娠期孕妇尽量不要从事搬抬、举重、登高、临险等，易引起流产。

四、孕期常见疾病的防治

孕期定期保健可以使疾病在微而不甚阶段予以控制。有滑胎、胎漏、胎动不安史者，已孕之后，依据孕妇体质之强弱，禀赋之厚薄，配以适当药物治疗，做到未病先防。临证可用川断、杜仲、白术、黄芩等组方，孕后每服药至超过屡次堕胎时间，仍需巩固治疗 2 周以上。《景岳全书•妇人规》曰"凡治堕胎者，必当察此养胎之源，而预培其损，保胎之法，无不出于此。"对于胎盘低置状态，西医学一般都建议观察，中医认为气虚下陷，冲任不固，临床常用举元煎加味；《诸病源候论》云"恶阻病者，此由妇人元本虚羸，血气不足，肾气又弱，兼当风饮冷太过，心下有痰水，挟之而有娠也。"对于妊娠恶阻之轻者，仅需从饮食起居方面加以注意，对于重者，治疗以调气和胃，降逆止呕。孕后阴血下聚养胎，肝血易虚，如烦躁、紧张等精神因素可进一步激发肝气上逆，横逆犯胃，使呕吐剧烈，甚至伤阴劫津，故应注意自身调畅情志，用药宜忌升散之品，时刻注意顾护阴津。对于母儿血型不合者，定期监测抗体效价，中医依据湿热、体质因素关系，治疗上以清热利湿、健脾益肾之法。对于胎儿生长受限者,应注重补气养血养胎之法,以防护于先。对于妊娠期糖尿病患者,需注重饮食节制,少食肥甘,顾护脾胃,适当运动,控制血糖。

总之,中医"治未病"的预防保健思想主张通过饮食、运动、精神调摄及药物预防等方法,并结合个体差异,综合辨证,从而达到维持人体阴阳平衡、调养正气、提高机体内在防病抗病能力,达到"正气存内,邪不可干"的疾病预防目的和维护"虚邪贼风,避之有时,精神内守,病安从来"的健康状态。

五、妊娠禁忌药物

妊娠禁忌药专指妇女在妊娠期除中断妊娠、引产外,禁忌使用的药物,这些药物或对母体不利,或对胎儿不利,或对产程不利,或对胎儿出生后成长不利。虽然从优生角度堕胎是合理的,但我国古代堕胎是违反传统道德观念的,所以能促使堕胎的药物,均被归为禁忌药。汉代《神农本草经》载有6种具堕胎作用的药,梁代《本草经集注·序例·诸病通用药》专设堕胎药一项,收载堕胎药41种。不同药物对妊娠危害程度有所不同,古代对妊娠禁忌药主要提禁用与忌用,极少提慎用。近代依据临床实际,将妊娠禁忌药分为禁用与慎用两大类。属禁用的多系剧毒药,或药性作用峻猛之品,堕胎作用较强的药。慎用药则主要是部分活血祛瘀药、行气药、攻下药、温里药等。

禁用药:水银、砒霜、雄黄、轻粉、斑蝥、马钱子、蟾酥、川乌、草乌、藜芦、胆矾、瓜蒂、巴豆、甘遂、大戟、芫花、牵牛子、商陆、麝香、干漆、水蛭、虻虫、三棱、莪术等。

慎用药:牛膝、川芎、红花、桃仁、姜黄、牡丹皮、枳实、枳壳、大黄、番泻叶、芦荟、芒硝、附子、肉桂等。

总之,如无特殊需要,妊娠禁忌药应尽量避免使用。如孕妇患病非用不可,则应注意辨证准确,掌握好剂量与疗程,并通过恰当炮制与配伍,尽量减轻药物对妊娠的危害,做到用药有效而且安全。

（赵新广）

第六篇

生殖医学相关检查与检验

第三十一章

生殖内分泌相关激素检测与意义

女性生殖内分泌系统激素包括下丘脑、垂体、卵巢分泌的激素。各类激素在中枢神经系统的影响及各器官间的相互协调作用下,发挥正常的生理功能并相互调节、相互制约。下丘脑是"最高司令部",它释放一定量的促性腺激素释放激素,对下级垂体发出指令,垂体也会自己分泌卵泡刺激素和黄体生成素,在哺乳期还会产生催乳素,同时,垂体也会发出信号,调节卵巢,具体分泌雌、孕、雄三种激素。卵巢分泌的激素又可反馈调节下丘脑与垂体功能。因此,测定下丘脑-垂体-卵巢轴各激素的水平,对于某些疾病的诊断、疗效的观察、预后评估以及生殖生理和避孕药物的研发均具有重要意义。

一、下丘脑促性腺激素释放激素

(一)下丘脑促性腺激素释放激素刺激试验

1. 原理　下丘脑促性腺激素释放激素(GnRH)对垂体促性腺激素的释放有兴奋作用,给受试者注射外源性 GnRH 后,在不同时机抽取外周血测定促性腺激素含量,可了解垂体的功能。若垂体功能良好,则促性腺激素水平反应性升高,反之,则反应性差或延迟反应,促性腺激素水平不升高或延迟升高。

2. 方法　上午 8 时静脉注射 LHRH 100μg(溶于 0.9% 氯化钠溶液 5ml 中),于注射前和注射后 15 分钟、30 分钟、60 分钟和 90 分钟分别取静脉血 2ml,测定 LH 值。

3. 结果分析

(1)正常反应:静脉注射 LHRH 后,LH 值比基值升高 2～3 倍,高峰出现在 15～30 分钟。

(2)活跃反应:高峰值比基值升高 5 倍。

(3)延迟反应:高峰出现时间迟于正常反应出现的时间。

(4)无反应或低弱反应:注入 GnRH 后 LH 值无变化,一直处于低水平或稍有上升但不足基值的 2 倍。

4. 临床意义

(1)青春期延迟:GnRH 兴奋试验呈正常反应。

(2)垂体功能减退:如希恩综合征、垂体手术或放射治疗垂体组织遭到破坏等,GnRH 兴奋试验呈无反应或低弱反应。

(3)下丘脑功能减退:可能出现延迟反应或正常反应。

(4)卵巢功能不全:FSH、LH 基值均 >30U/L,GnRH 兴奋试验呈活跃反应。

(5)多囊卵巢综合征:LH/FSH 比值≥2,GnRH 兴奋试验呈活跃反应。

（二）氯米芬试验

1. 原理　氯米芬（clomifene）又称克罗米芬，是一种具有弱雌激素作用的非甾体类雌激素拮抗剂，其内在活性很低，但在和下丘脑 GnRH 分泌细胞上的雌激素受体结合后，可阻断雌激素对下丘脑和（或）腺垂体促性腺激素细胞的负反馈作用，引起 GnRH 的释放。故氯米芬试验可用于评估闭经患者 H-P-O 轴的功能，鉴别下丘脑和垂体病变。

2. 方法　育龄女性在月经周期的第 5 日抽血作基础对照后，开始口服氯米芬 50～100mg/d，连服 5 日，分别在开始服药的第 1、3、5 日取血测 LH、FSH，第 3 周或经前抽血测孕酮。服药后血清 LH 和 FSH 水平应较对照基础值分别升高 85% 以上和 50% 以上。停药后 LH、FSH 即下降。若以后再出现 LH 上升达排卵期水平，诱发排卵为排卵型反应，排卵一般出现在停药后的 5～9 日。若停药后 20 日不再出现 LH 上升为无反应。

3. 临床意义

（1）下丘脑病变：下丘脑病变时对 GnRH 刺激试验有反应，对氯米芬试验无反应。

（2）青春期延迟：可通过 GnRH 刺激试验判断青春期延迟是否为下丘脑或垂体病变所致。

二、垂体促性腺激素（LH 和 FSH）

（一）来源及生理作用

FSH 和 LH 是腺垂体促性腺激素细胞分泌的糖蛋白激素，受下丘脑 GnRH、卵巢激素和抑制素的调节。育龄期妇女这些激素随月经周期出现周期性变化。LH 的生理作用主要是促进女性排卵和黄体生成，促使黄体分泌孕激素和雌激素。FSH 的生理作用主要是促进卵泡成熟及分泌雌激素。

FSH 和 LH 正常值见表 31-1 和表 31-2。

表 31-1　血 FSH 正常范围（U/L）

测定时间	正常范围
卵泡期、黄体期	1～9
排卵期	6～26
绝经期	30～118

表 31-2　血 LH 正常范围（U/L）

测定时间	正常范围
卵泡期、黄体期	1～12
排卵期	16～104
绝经期	16～66

（二）临床应用

1. 协助判断闭经原因　FSH 及 LH 水平低于正常值，提示闭经原因在腺垂体或下丘脑。FSH 及 LH 水平均高于正常，病变在卵巢。

2. 监测排卵　测定 LH 峰值可以估计排卵时间及了解排卵情况，有助于不孕症的治疗及研究避孕药物的作用机制。

3. 协助诊断多囊卵巢综合征　测定 LH/FSH 比值，如 LH/FSH>3 表明 LH 呈高值，FSH

处于低水平,有助于诊断多囊卵巢综合征。

4. 诊断性早熟 有助于区分真性和假性性早熟。真性性早熟是由促性腺激素分泌增多引起,FSH 及 LH 呈周期性变化。假性性早熟的 FSH 及 LH 水平较低,且无周期性变化。

三、垂体催乳激素

(一)来源及生理作用

垂体催乳激素(PRL)是腺垂体催乳激素细胞分泌的一种多肽蛋白激素,受下丘脑催乳激素抑制激素(主要是多巴胺)和催乳激素释放激素的双重调节。在人体内可能还存在其他一些刺激或抑制因子,如促甲状腺激素释放激素、雌激素、5-羟色胺等对其均有促进作用。血中 PRL 分子结构有 4 种形态:小分子 PRL、大分子 PRL、大大分子 PRL、及异型 PRL。仅小分子 PRL 具有激素活性,占分泌总量的 80%,临床测定的 PRL 是各种形态的总和,因此 PRL 的测定水平与生物学作用不一定平行。PRL 的主要功能是促进乳房发育及泌乳,与卵巢类固醇激素共同作用促进分娩前乳房导管及腺体发育。PRL 还参与机体的多种功能,特别是对生殖功能的调节。

PRL 正常值见表 31-3。

表 31-3 血 PRL 正常范围(mmol/L)

测定时期	正常范围
非妊娠期	<1.14
妊娠早期	<3.64
妊娠中期	<7.28
妊娠晚期	<18.20

(二)临床应用

1. 闭经、不孕及月经失调者,无论有无泌乳,均应测 PRL,以排除高催乳激素血症。

2. 垂体肿瘤患者伴 PRL 异常增高时,应考虑有垂体催乳激素瘤。

3. PRL 水平升高还可见于性早熟、原发性甲状腺功能低下、卵巢早衰、黄体功能欠佳、长期哺乳、神经精神刺激、药物作用(如氯丙嗪、避孕药、大量雌激素、利血平等)因素等;PRL 水平降低多见于垂体功能减退、单纯性催乳激素分泌缺乏症等。

4. **多囊卵巢综合征** 10%~15% 多囊卵巢综合征患者可能由于雌激素持续刺激,表现为轻度的高催乳素血症。

四、雌激素

(一)来源及生理作用

正常育龄期女性雌激素主要由卵巢产生,妊娠期雌激素主要由卵巢、胎盘产生,少量由肾上腺产生。雌激素(E)可分为雌酮(E_1)、雌二醇(E_2)及雌三醇(E_3)。雌激素中以 E_2 活性最强,是卵巢产生的主要激素之一,对维持女性生殖功能及第二性征有重要作用。绝经后妇女的雌激素以 E_1 为主,主要来自肾上腺皮质分泌的雄烯二酮,在外周转化为雌酮。多囊卵巢综合征时,雄烯二酮也在外周组织芳香化酶的作用下转化为 E_1,形成高雌酮血症。E_3 是 E_1 和 E_2 的代谢产物。妊娠期间胎盘产生大量的 E_3,测血中或尿中 E_3 水平,可反映胎儿胎盘功能状态。雌激素在肝脏降解及灭活，经肾脏排出体外。

幼女及少女体内雌激素处于较低水平，随年龄增长自青春期至成年女性 E_2 水平不断增长。在正常月经周期中，E_2 随卵巢内分泌的周期性变化而波动。卵泡期早期雌激素水平最低，以后逐渐上升，至排卵前达高峰，以后又逐渐下降，排卵后达低点，此后又开始上升，并于排卵后 7～8 日出现第二个高峰，但低于第一个峰，最后迅速降至最低水平。绝经后妇女卵巢功能衰退，E_2 水平低于卵泡期早期，雌激素主要来自雄烯二酮的外周转化。

血 E_1、E_2、E_3 正常值见表 31-4 和表 31-5。

表 31-4　血 E_1、E_2 正常范围（pmol/L）

测定时期	E_1 正常值	E_2 正常值
青春前期	62.9～162.8	18.35～110.10
卵泡期	125～377.4	91.75～275.25
排卵期	125～377.4	734.0～2202.0
黄体期	125～377.4	367.0～1101.0
绝经后	—	18.35～91.75

表 31-5　血 E_3 正常范围（nmol/L）

测定时期	正常范围
成人（女，非妊娠状态）	<7
妊娠 24～28 周	104～594
妊娠 29～32 周	139～763
妊娠 33～36 周	208～972
妊娠 37～40 周	278～1215

（二）临床应用

1. 监测临床功能

（1）判断闭经原因：①激素水平符合正常的周期变化，表明卵泡发育正常，应考虑为子宫性闭经；②雌激素水平偏低，闭经原因可能因原发或继发性卵巢功能低下或受药物影响而抑制卵巢功能，也可见于下丘脑 - 垂体功能失调、高催乳激素血症等。

（2）诊断无排卵：雌激素无周期性变化，常见于无排卵性功能失调性子宫出血、多囊卵巢综合征、某些绝经后子宫出血。

（3）监测卵泡发育：应用药物促排卵时，测定血中 E_2 作为监测卵泡发育、成熟的指标之一，用以指导 HCG 用药及确定取卵时间。

（4）女性性早熟：临床多以 8 岁以前出现第二性征发育诊断性早熟，血 E_2 水平升高为诊断性早熟的激素指标之一。

（5）协助诊断多囊卵巢综合征：E_1 升高，E_2 正常或轻度升高，并恒定于早卵泡期水平，$E_1/E_2 > 1$。

2. 监测胎儿 - 胎盘单位功能　妊娠期 E_3 主要由胎儿 - 胎盘单位产生，测定孕妇尿中 E_3 含量能反映胎儿胎盘功能状态。正常足月妊娠 E_3 排出量平均为 88.7nmol/24h 尿，妊娠 36 周后尿中 E_3 排出量连续多次均 <37nmol/24h 尿或骤降 >30%～40%，提示胎盘功能减退。

五、孕激素

（一）来源及生理作用

人体孕激素由卵巢、胎盘和肾上腺皮质产生。正常月经周期中孕酮（P）含量：卵泡期极低，排卵后卵巢黄体产生大量孕酮，水平迅速上升，在中期 LH 峰后的第 6～8 日，血浓度达高峰，月经前 4 日逐渐下降至卵泡期水平。妊娠时血清孕酮水平随孕期增加而稳定上升，妊娠 6 周内，主要来自卵巢黄体，妊娠中晚期则主要由胎盘分泌。孕酮作用主要是进一步使子宫内膜增厚，血管和腺体增生，利于胚胎着床，防止子宫收缩，使子宫在分娩前处于静止状态，降低母体免疫排斥反应。同时孕酮还能促进乳腺腺泡发育，为泌乳做准备。

血孕酮正常值见表 31-6。

表 31-6 血孕酮正常范围（nmol/L）

时 期	正常范围
卵泡期	<3.2
黄体期	9.5～89
妊娠早期	63.6～95.4
妊娠中期	159～318
妊娠晚期	318～1272
绝经后	<2.2

（二）临床应用

1. 监测排卵 血孕酮水平在黄体期范围内提示有排卵。若孕酮水平符合有排卵，而无其他原因的不孕患者，需配合 B 型超声检查观察卵泡发育及排卵过程，以除外黄素化未破裂卵泡综合征。原发性或继发性闭经、无排卵性月经或无排卵性功能失调性子宫出血、多囊卵巢综合征、口服避孕药或长期使用 GnRH 激动剂，均可使孕酮水平下降。

2. 了解黄体功能 黄体期血孕酮水平低于生理值，提示黄体功能不足；月经来潮 4～5 日血孕酮仍高于生理水平，提示黄体萎缩不全。

3. 辅助诊断异位妊娠 异位妊娠时，孕酮水平较低。如孕酮水平 >78.0nmol/L（25ng/ml），基本可除外异位妊娠。

4. 辅助诊断先兆流产 孕 12 周内，孕酮水平低，早期流产风险高。先兆流产时，孕酮值若有下降趋势，有可能流产。

5. 观察胎盘功能 妊娠期胎盘功能减退时，血孕酮水平下降。单次血清孕酮水平低于黄体期孕酮正常范围，提示为死胎。

6. 孕酮替代疗法的监测 孕早期切除黄体侧卵巢后，应用孕酮替代疗法时应监测血清孕酮水平。

六、雄激素

（一）来源及生理变化

女性体内雄激素来自卵巢及肾上腺皮质。雄激素主要有睾酮（T）、雄烯二酮。睾酮主要由卵巢和肾上腺分泌的雄烯二酮转化而来；雄烯二酮 50% 来自卵巢，50% 来自肾上腺皮质，其生物活性介于活性很强的睾酮和活性很弱的脱氢表雄酮之间。血清中的脱氢表雄酮主要由肾上腺皮质产生。绝经前，血清睾酮是卵巢雄激素来源的标志。绝经后，肾上腺皮质是产生雄激素的主要部位。

血总睾酮正常值见表31-7。

表31-7　血总睾酮正常范围(nmol/L)

时期	正常范围
卵泡期	<1.4
排卵期	<2.1
黄体期	<1.7
绝经后	<1.2

(二)临床应用

1. 卵巢男性化肿瘤　女性若在短期内出现进行性加重的雄激素过多症状及血清雄激素升高，往往提示卵巢男性化肿瘤。

2. 多囊卵巢综合征　睾酮水平一般不超过正常上限的2倍，雄烯二酮常常升高，脱氢表雄酮正常或轻度升高。若治疗前雄激素水平升高，治疗后应下降。可作为评价疗效的指标之一。

3. 肾上腺皮质增生或肿瘤　血清雄激素异常升高。

4. 两性畸形的鉴别　男性假两性畸形及真两性畸形，睾酮水平在男性正常范围内；女性假两性畸形则在女性正常范围内。

5. 女性多毛症　测血清睾酮水平正常时，多系毛囊对雄激素敏感所致。

6. 应用睾酮或具有雄激素作用的内分泌药物　如达那唑等，用药期间有时需做雄激素测定。

7. 高催乳激素血症　有雄激素症状和体征，常规雄激素测定在正常范围者，应测定血清催乳激素水平。

七、人绒毛膜促性腺激素(HCG)

(一)来源及生理变化

人绒毛膜促性腺激素(human chorionic gonadotropin，HCG)，由合体滋养细胞合成，由α、β两个不同亚基组成，α亚基与垂体分泌的FSH(卵泡刺激素)、LH(黄体生成素)和TSH(促甲状腺激素)等基本相似，故相互间能发生交叉反应，而β亚基的结构各不相似。妊娠滋养细胞疾病、生殖细胞肿瘤和其他恶性肿瘤如肺、肾上腺及肝脏肿瘤也可产生HCG。近年发现血中HCG的波动与LH脉冲平行，在月经中期也有上升，提示HCG由垂体分泌，因此临床分析应考虑垂体分泌HCG的因素。

正常妊娠的受精卵着床时，即排卵后的第6日受精卵滋养层形成时开始产生HCG，约1日后能测到血浆HCG，以后每1.7～2日上升1倍，妊娠8～10周达峰值，以后迅速下降，在妊娠中晚期，HCG仅为高峰时的10%。

血清HCG正常值见表31-8。

表 31-8　不同时期血清 HCG 浓度（U/L）

时期	范围
非妊娠期妇女	<3.1
妊娠 7～10 日	>5.0
妊娠 30 日	>100
妊娠 40 日	>2000
滋养细胞疾病	>100 000

（二）临床应用

1. 妊娠诊断　孕后 35～50 天血 HCG 可升至大于 2500IU/L。60～70 天可达 80 000IU/L。可用于早早孕诊断，迅速、简便、价廉。目前应用广泛的为早早孕诊断试纸。具体方法为：留备检妇女尿液（晨尿更佳），将试纸带有箭头标志的一端浸入装有待检尿样的容器中（尿样不允许超过 MAX 线），约 1～5 秒后即可观察结果，10 分钟后结果无效。结果判断：阴性：测试区中出现一条紫红色线（对照线 C 线），表明未怀孕。阳性：测试区中出现两条紫红色线（对照线 C 线和检测线 T 线），表明怀孕。不同怀孕阶段的检测线显色强度随 HCG 浓度的改变而改变。无效：测试区无紫红色线出现或测试区仅出现一条紫红色线（检测线 T 线），表明检测失败或试纸无效，应重新测试。

此法可检出尿中 HCG 最低量为 25U/L。此外，也有利用斑点免疫层析法的原理制成的反应卡进行检测。通常，反应卡为一扁形塑料小盒，其内固定有一张预先用抗 HCG 抗体包被的硝酸纤维素膜，操作步骤为：将待检尿液滴加于加样窗，3～5 分钟后可观察结果。结果判断：仅在对照窗口出现蓝色线条或红色斑点为阴性；在结果窗口出现蓝色线条或红色斑点为阳性，提示妊娠。

2. 异常妊娠与胎盘功能的判断

（1）异位妊娠：血尿 HCG 维持在低水平，间隔 2～3 日测定无成倍上升，结合孕酮水平较低，应怀疑异位妊娠。如宫外孕时，本试验只有 60% 的阳性率，在子宫出血 3 天后，HCG 仍可为阳性，故 HCG 检查可作为它与其他急腹症的鉴别，HCG 常为 312～625IU/L。

（2）流产诊断与治疗：不完全流产如子宫内尚有胎盘组织残存，HCG 检查仍可呈阳性；完全流产或死胎时 HCG 由阳性转阴性，因此可作为保胎或吸宫治疗的参考依据。

（3）先兆流产：如血中 HCG 仍维持高水平多不会发生难免流产。如 HCG 在 2500IU/L 以下，并逐渐下降，则有流产的或死胎的可能，当降至 600IU/L 则难免流产。在保胎治疗中，如 HCG 仍继续下降说明保胎无效，如 HCG 不断上升，说明保胎成功。

（4）在产后 4 天或人工流产术后 13 天，血清 HCG 应低于 1000IU/L，产后 9 天或人工流产术后 25 天，血清 HCG 应恢复正常。如不符合这一情况，则应考虑有异常可能。

3. 滋养细胞肿瘤的诊断和监测

（1）葡萄胎、恶性葡萄胎：患者尿中 HCG 显著升高，且可达 10 万到数百万 IU/L，可用稀释试验诊断如妊娠 12 周以前 1：500 稀释尿液呈阳性，妊娠 12 周以后 1：250 稀释尿液呈阳性，对葡萄胎诊断有价值。血 HCG 浓度大大超过正常妊娠同期水平，且维持高水平不降，提示葡萄胎。在葡萄胎块清除后，HCG 应呈大幅度下降，且在清除后的 16 周应为阴性；若下降缓慢或下降后又上升，或 16 周仍未转阴者，排除宫腔内残留组织则可能为侵蚀性葡萄胎。

（2）绒毛膜癌：HCG 是绒毛膜癌诊断和活性滋养细胞监测唯一的实验室指标。1 : 500～1 : 100 稀释尿液呈阳性对绒毛膜癌也有诊断价值，HCG 下降与治疗有效性一致，治疗后临床症状消失，HCG 每周检查 1 次，连续 3 次阴性者视为近期治愈。

（3）睾丸畸胎瘤：如男性尿中 HCG 升高，要考虑睾丸肿瘤如精原细胞癌、畸形及异位 HCG 瘤等。

（4）滋养层细胞肿瘤患者术后 3 周后尿 HCG 应 < 50IU/L，8～12 周呈阴性；如 HCG 不下降或不转阴，提示可能有残留病变，这类病例常易复发，故需定期检查。

4. 性早熟和肿瘤　最常见的是下丘脑或松果体胚细胞的绒毛膜瘤或肝胚细胞瘤以及卵巢无性细胞瘤、未成熟畸胎瘤分泌 HCG 导致性早熟，血清甲胎蛋白升高是肝胚细胞瘤的标志。分泌 HCG 的肿瘤尚见于肠癌、肝癌、肺癌、卵巢腺癌、胰腺癌、胃癌，在成年妇女引起月经紊乱；因此成年妇女突然发生月经紊乱伴 HCG 升高时，应考虑到上述肿瘤的异位分泌。

八、抑制素

（一）原理

女性体内抑制素 B（inhibin-B，INH-B）是一种糖蛋白激素，在窦前卵泡期即开始分泌，主要由中、小窦卵泡的颗粒细胞合成，颗粒细胞呈脉冲式（60～70 分 / 次）分泌的 INH-B 进入卵泡液发挥自分泌和旁分泌作用，并由卵巢静脉进入循环。INH-B 的分泌主要受 FSH 的调节，FSH 促进颗粒细胞分泌 INH-B，另外胰岛素样生长因子 1（IGF-1）、激活素能上调 INH-B 的分泌；而表皮生长因子（EGF）、转化生长因子 α（TGF-α）、IGF-2 和卵泡抑素（follistatin，FS）则抑制 INH-B 的分泌。在女性月经周期的卵泡期中，除 E_2 起关键作用外，孕酮和 INH-B 也分别控制着 LH 及 FSH 的分泌，INH-B 的主要生理作用是反馈性抑制垂体 FSH 的分泌，并通过旁分泌 / 自分泌调节作用增加 E_2 底物的产生，从而调节 E_2 的分泌。

女性正常月经周期中，血清 INH-B 水平在早卵泡期缓慢而稳定的上升，卵泡中期达到高峰，然后于卵泡晚期和排卵前开始下降。排卵后由于卵泡破裂 INH-B 释放入血再次出现高峰，之后迅速下降，于整个黄体期持续低水平。卵巢窦卵泡颗粒细胞分泌的 INH-B 可作为卵巢储备功能的直接指标，

参考值：一般认为早卵泡期血清 INH-B < 45ng/ml，提示卵巢储备功能下降。

（二）临床应用

1. INH-B 与女性生殖

（1）INH-B 与卵巢储备：通过月经第 3 天血清 INH-B 浓度的变化来判断有无卵巢储备功能减退。评价卵巢储备下降的基础 INH-B 值目前尚无统一标准，文献报道大多为 40IU/L、E_2 < 73.2pmol/L。

（2）INH-B 与多囊卵巢综合征：PCOS 患者卵泡液中 INH-B 水平显著降低。

（3）INH-B 与子宫内膜异位症（EMs）：当异位的子宫内膜引起卵巢病变，卵巢颗粒细胞功能受损，致使由颗粒细胞分泌的 INH-B 水平降低

2. INH-B 与辅助生殖技术

（1）INH-B 与卵巢反应性：在实施辅助生殖技术（ART）过程中，控制性卵巢刺激（COS）用药方案、剂量选择建立在对卵巢反应能力的合理预测之上。卵巢反应不良者，其早期 INH-B 下降早于 FSH 升高，尤其是月经第 5 天（D5）血清 INH-B 在评价卵巢反应能力上具有高度

精确性。在控制性卵巢刺激早期就可根据 INH-B 的变化预计该周期获卵情况,及时调整 Gn 用量。

(2) INH-B 与卵泡发育及获卵数:在采用固定剂量 FSH 控制性卵巢刺激的早期测定血清 INH-B,能较早推测募集卵泡中长至成熟卵泡的数目。

(3) INH-B 与 IVF 结局:控制性卵巢刺激日 INH-B 不是一个较好的预测 IVF 结局的指标,取卵日高 INH-B 是独立于年龄、E_2 峰、获卵数和胚胎数的较好的预测临床妊娠的指标。

九、抗苗勒管激素

(一) 原理

抗苗勒管激素(anti-Müllerian hormone,AMH)是转化生长因子 -β(TGF-β)超家族成员,在女性仅由卵巢分泌,由窦前卵泡和小窦卵泡产生,是目前外周血中能检测到的最早的卵泡产生的物质,其主要生理功能是在性腺分化过程中抑制副中肾管(即苗勒管)发育。AMH 最初表达于初级卵泡的颗粒细胞层,血清中 AMH 水平与发育的卵泡数成一定的比例。许多研究表明,AMH 水平在自然周期各阶段均无明显波动,因此其检测不受月经周期的限制,而且在不同的月经周期中也相对稳定。随着对 AMH 与多种疾病关系的研究,AMH 已逐渐应用于某些疾病的诊断中,对临床工作的指导意义日趋显著。

然而,由于 AMH 的测定尚未在临床上广泛开展,且测定方法和试剂无统一标准;同时,关于 AMH 的研究缺乏来自中国的数据,来自欧美等国家的研究数据是否适用中国人群尚不得而知。因此,在 AMH 广泛用于临床之前,仍需进行更多的前瞻性随机对照研究的数据来支持。

不同时期血 AMH 参考值见表 31-9。

表 31-9 不同时期血 AMH 参考值(ng/ml)

年龄	参考范围	年龄	参考范围
<30	3.61~4.98	41~45	1.11~1.75
31~35	2.87~4.08	46~50	0.80~1.41
36~40	2.65~4.46		

(二) 临床应用

1. 卵巢储备的评估与卵巢保护 血清 AMH 与早卵泡期 FSH、INHB、E_2 相比,在监测卵巢储备力方面具有其他指标所不可比拟的优势,AMH 可更早期、更准确的预测妇女卵巢储备的变化,从而指导临床诊断和治疗。而且,血清 AMH 水平不受促性腺激素的影响,在整个月经周期中数值变化不大,这些均使得 AMH 成为理想的卵巢储备标志。然而,对采用激素避孕的女性,血清 AMH 预测其卵巢储备功能有一定局限性。

(1) 对绝经的预测:AMH 值 0.086ng/ml 作为预测绝经的界值。

(2) 卵巢储备功能受损的预测及评估:AMH 是评估卵巢储备功能的早期敏感指标。这促使 AMH 的检测可用于预测和评估放疗、化疗,以及卵巢手术等治疗对患者卵巢功能的影响,指导治疗方案的选择。

2. 卵巢相关疾病

(1) 卵巢早衰(POF):POF 患者血清 AMH 水平明显低于正常同龄女性,与绝经期妇女水平相当，且 AMH 水平与绝经年龄密切相关，血清 AMH 水平在绝经前 5 年逐渐降低，故目前认为血清 AMH 可以预测绝经年龄。而且由于 AMH 不仅由小窦卵泡产生，即使彩色超声检测不到的小卵泡同样可以分泌，且为非周期依赖性的，不参与下丘脑 - 垂体 - 性腺轴的负反馈调节，因此 AMH 有望成为早期预测卵巢早衰发病的良好的临床指标。若 AMH 大于 2ng/ml，表示卵巢功能还好，小于 2ng/ml，表示卵巢功能已经衰退。

（2）多囊卵巢综合征（PCOS）：研究发现 PCOS 患者血清 AMH 水平较非 PCOS 者且正常排卵女性高 2～4 倍，WHO II 型无排卵 PCOS 不孕患者 AMH 水平明显增高，闭经 PCOS 患者 AMH 水平高于月经稀发的患者。AMH 增高可能与卵泡生长停滞，小窦卵泡数过多，以及单个卵泡甚至单个颗粒细胞分泌的 AMH 增多有关。血清高 AMH 水平被认为是高雄激素的一个标志，PCOS 患者血清 AMH 水平相对较低时，控制性卵巢刺激效果反而会更好。

（3）卵巢颗粒细胞瘤（granulosa cell tumor，GCT）：由于 AMH 仅由颗粒细胞表达，其表达水平由卵巢初级卵泡和窦前卵泡的颗粒细胞决定，这说明 AMH 可以作为卵巢 GCT 的一个标记物。据报道 76%～93% 的卵巢成人型和幼年型 GCT 中 AMH 表达均为阳性，且 AMH 与卵巢 GCT 的肿瘤大小及分化程度具有独立相关性。研究发现 AMH 水平越高，卵巢 GCT 肿瘤越大；在高、中分化组 AMH 的阳性表达率明显高于低分化组；肿瘤切除术后几日内 AMH 水平即可恢复正常，残留病灶中 AMH 水平持久不变；当双侧卵巢切除后血清中检测不到 AMH 水平，否则即使血清 AMH 水平很低也预示着病灶残留。术后随访发现，如果术后血清中 AMH 水平再次升高则提示临床复发，需要进行临床或影像学检查，因此术后应定期进行血清 AMH 水平的监测以评估肿瘤是否复发。因幼年型卵巢 GCT 术后复发多在最初诊断后的 5～6 个月，故术后 1 年内应每月进行 1 次血清 AMH 检测；而成人型卵巢 GCT 术后复发率相对较低，术后 5 年内可每 6 个月进行 2 次血清 AMH 检测。

3. 辅助生殖技术（ART）

（1）预测卵巢反应性：卵巢低反应是卵巢对促性腺激素刺激反应不良的病理状态，是卵巢老化的表现，主要表现为卵巢刺激周期发育的卵泡少，血雌激素峰值低，Gn 使用时间长，用量多，周期取消率高、获卵少和较低的临床妊娠率。2011 年在欧洲人类生殖及胚胎学会（ESHRE）年会上制定的博洛尼亚标准，提出以下 3 点中至少符合 2 点可定义为低反应：①年龄≥40 岁或存在其他卵巢反应不良的危险因素；②前次 IVF 周期卵巢低反应（在常规控制性卵巢刺激方案中获卵数≤3 个卵母细胞）；③卵巢储备功能下降（窦卵泡计数 AFC<5～7 个或 AMH<0.5～1.1μg/L）。如果年龄或卵巢储备功能检测正常，患者连续两个周期应用最大化的卵巢刺激方案仍出现卵巢低反应也可诊断。

卵巢高反应是指卵巢对 Gn 的刺激异常敏感，超出了所预期的可调控范围与合理水平。文献报道的标准为总卵泡数≥14 个或单侧卵巢卵泡数 >10 个或获卵数 >15 个；E_2>11 010pmol/L 或 E_2 峰值 >75～90 百分位；有 OHSS 史或因 OHSS 风险致流产史；多囊卵巢综合征患者。Oliveira 等报道卵巢反应预测指数 [ORPI＝AMH（μg/L）×AFC/ 年龄] 在预测卵巢反应性中的价值，根据 ORPI 制定了个性化的治疗方案。ORPI<0.2 预测低反应的敏感度和特异度分别为 86% 和 89%；ORPI≥0.9 预测高反应的敏感度和特异度分别为 89% 和 86%。由于风险评分系统和多因素模型的效果有限、公式复杂等原因，仍需要更多的前瞻性临床试验来证实。

（2）卵巢刺激方案和 FSH 剂量个体化：通过 AMH 在辅助生殖技术（ART）中的预测作用可对患者进行正确评估，制定理想的个体化治疗方案，在一定程度上可提高妊娠率，降低并发症。高 AMH，为了避免卵巢过度刺激风险，可以用小剂量 FSH；低 AMH，为了防止卵巢低反应，可以使用大剂量 FSH。

（张　帆）

主要参考文献

1. 胡琳莉，孙莹璞. 卵巢储备功能与卵巢反应性评估 [J]. 中国实用妇科与产科杂志，2015，31（1）：19.

2. 吴庚香，刘倩，杨菁. 抗苗勒管激素测定在疾病诊断中的应用 [J]. 使用妇产杂志，2015，31（8）：565-567.

3. Ferraretti AP，La Marca A，Fauser BC，et al. ESHRE consensus on the definition of poor response to ovarian stimulation for in vitro fertilization: the Bologna criteria[J]. Hum Reprod，2011，26（7）：1616-1624.

4. Chen QJ，Sun XX，Li L，et al. Effects of ovarian high response on implantation and pregnancy outcome during controlled ovarian hyperstimulation（with GnRH agonist and rFSH）[J]. Acta Obstet Gynecol Scand，2007，86（7）：849-854.

5. Oliveira JB，Baruffi RL，Petersen CG，et al. A new ovarian response prediction index（ORPI）: implications for individualised controlled ovarian stimulation[J]. Reprod Biol Endocrinol，2012，10（1）：94-99.

第三十二章

生殖相关免疫学检查与意义

随着免疫诊断技术的飞跃发展，生殖免疫技术亦有长足进步。本章对生殖领域中常见的免疫诊断技术及其临床意义做一系统叙述。

一、解脲支原体

解脲支原体（ureaplasma urealyticum，UU）是一类存在于泌尿生殖道的原核细胞微生物。在女性可引起阴道炎、宫颈炎、盆腔炎、不孕症及流产等疾病，在男性则可诱发慢性前列腺炎、附睾炎，进而影响精子质量。

（一）检测方法

目前检测标本，女性多取自宫颈管分泌物的拭子或刮片，男性多取自尿液、精液、前列腺液。

1. 分离培养法　将标本直接分离接种于支原体鉴别培养基和增菌培养于一组含有指示剂（酚红）和尿素或精氨酸或葡萄糖的培养基中观察其分解反应。当支原体在培养基中生长并分解尿素或精氨酸或葡萄糖时，可使培养基 pH 改变。当支原体使酚红指示剂变色时，应将标本传代于琼脂鉴别培养基中，以获得纯培养。分离培养法是实验诊断支原体感染的唯一可靠方法。

2. 血清学检查　检测特异性抗体 IgG、IgM，常用补体结合试验、间接免疫荧光染色检查法、酶免疫法和酶联免疫吸附试验（ELISA）等。

3. PCR 法　是直接从分泌物中检测出解脲支原体脱氧核糖核酸（DNA）并将标本中数目有限的目标 DNA 或 RNA 序列扩增上百万倍，为临床提供快速、特异、敏感的诊断依据。

（二）临床意义

UU 是成年女性生殖道中常见的微生物，在孕妇中定植率更高。动物研究证明，在体外加热杀死支原体可刺激淋巴细胞培养物产生 IgM 抗体。亦有学者认为，UU 感染后，机体免疫系统活动及产生的抗 UU 细胞因子能干扰胎盘植入或干扰母体免疫系统，从而发挥保护胚胎的调节机制。UU 感染可引起不孕、流产、早产、死胎，甚至新生儿感染等不良结局。

UU 造成男性不育的机制如下：① UU 感染使精液质量、精子功能及受精过程受影响；②氨的毒性作用：UU 的特征是生长时需要尿素，其胞浆内尿素酶能分解尿素产生 NH_3，碱性环境具有致病性；③ UU 感染可影响精子代谢：UU 结合在精子表面摄取其营养物质进行代谢，蓄积的毒性产物 H_2O_2 直接破坏精子膜；④ UU 可产生神经氨酸酶样物质干扰受精；⑤ UU 对生殖道的细胞影响：UU 能促进细胞分裂，刺激淋巴细胞，产生炎症反应，抑制正常的细胞功能，甚至导致严重的细胞损伤或伤亡。

二、沙眼衣原体

沙眼衣原体（chlamydia liachomatis，CT）是引起生殖道感染常见的病原体，可引起女性宫颈炎、子宫内膜炎、输卵管炎、盆腔炎、不孕症等，在男性则可导致前列腺炎的发生，通过影响精子，破坏免疫平衡而造成不育。

（一）检测方法

1. 培养分离法　最常用的是经放线菌酮处理的单层 McCoy。衣原体进入细胞后，在 2~3 天进行增殖。增殖的衣原体可用碘染色或荧光抗体染色等方法检查出来。本法是检测衣原体最敏感、最可靠的方法。

2. 血清特异抗体的检测

（1）酶免疫反应（EIA）：是用酶标试验检查患者标本中的衣原体抗原。将标本采集后立即放入有标本运送液的试管中送检。其敏感性较高，特异性强，阳性预期值基本可靠。

（2）直接荧光抗体检测（DFA）：是非培养方法中应用最多的检测方法之一。在标本中存在衣原体时，荧光抗体就和标本中的衣原体结合，在洗掉没有结合的抗体之后，置荧光显微镜下镜检时，阳性标本中的衣原体发出苹果绿色荧光。此法操作简单，特异性高。

（3）PCR 法：是直接从分泌物中检测出衣原体脱氧核糖核酸并将标本中数目有限的目标 DNA 或 RNA 序列扩增上百万倍，可为衣原体感染提供快速、特异敏感的依据。

（二）临床意义

衣原体感染与其病原特性及免疫应答反应直接相关。衣原体感染时，机体内除 B 细胞系统活化产生抗体，引起抗原抗体反应外，T 细胞系统的活化，新产生的细胞因子也参与反应，从而抑制衣原体的增殖分裂，使感染潜伏而形成慢性感染。

沙眼衣原体感染孕妇有活动性和潜伏性两种表现形式。活动性感染表现为前庭大腺炎，宫颈管炎，宫腔内感染而导致流产、早产、胎膜早破、死胎、胎儿宫内感染等。

CT 感染造成男性不育的机制如下：① CT 对精子的发生与成熟有干扰作用；② CT 不仅吸附于精子表面，而且可进入精子内部造成精子膜和顶体的破坏，对精子的发生、成熟和精子的受精能力具有重要影响；③ CT 感染是前列腺炎的常见原因之一，对生育造成影响；④在不育患者中，CT 感染明显高于对照组，可能是白细胞增多吞噬精子产生趋化性，因而大大增加了白细胞与精子抗体的接触机会，产生抗精子抗体。

三、TORCH

TORCH 在 20 世纪 70 年代由 Nahmias 首先归纳，即弓形虫（toxoplasma，Tox）、风疹病毒（rubella，Ruv）、巨细胞病毒（cytomegalovirus，CMV）、单纯疱疹病毒（herpes simplex virus，HSV）及其他病原体（other，O），如梅毒螺旋体等的一组病原体的统称。

（一）检测方法

TORCH 感染的特点是孕妇感染后自身症状轻微，多数无明显症状呈隐形感染，而对胎儿可能产生的后果却是严重的，且目前尚无有效的治疗方法，因此对孕妇感染的监测显得非常重要。目前一般采用酶免疫化学发光或 ELISA 技术测定 TORCH 病原体的抗体。

（二）临床意义

弓形虫病虽然孕妇为隐性感染，但能引起胎儿宫内感染造成流产、死胎及新生儿感染。

先天性感染常损伤脑和眼,早期妊娠感染弓形虫,对胎儿的损害比晚期妊娠严重,新生儿感染常引起淋巴结炎、脑膜炎和肺炎等。

孕妇感染风疹病毒多由呼吸道传播,症状一般较轻,但往往引起早产、流产、死胎或胎儿畸形。先天感染称为"先天风疹综合征(CRS)",临床上以白内障,耳聋和先天性心脏病为先天性风疹综合征的三大症状。

巨细胞病毒感染主要造成先天性巨细胞包涵体病、流产、死胎、畸胎。孕妇的原发感染对胎儿的危害比复发感染严重,它不仅可引起先天性感染,而且后遗症较多且严重,特别是引起婴儿的巨细胞包涵体病。患儿可多个系统、多个器官受损,其病死率为 10%～20%,幸存者后遗症严重。

Ⅰ型疱疹病毒主要是通过呼吸道、皮肤和黏膜密切接触传播,多引起腰部以上的皮肤、眼、口腔疱疹。Ⅱ型疱疹病毒多感染腰以下部位,主要存在于女性宫颈、阴道、外阴皮肤及男性阴茎、尿道等处,是引起生殖器发炎和疱疹的罪魁祸首。HSV 可通过胎盘感染胎儿,引起胎儿畸形、脑积水、视网膜脉络膜炎等病症,严重者可导致胎儿死亡、流产。

四、抗精子抗体

抗精子抗体(antisperm antibody,AsAb)是由于机械屏障的破坏、炎症等原因,机体产生的针对精子抗原的抗体。

(一)检测方法

1. 混合抗球蛋白反应试验(MAT)　MAT 是 WHO 和 AFS 推荐的用于抗精子抗体检测的首选方法。其原理是经典的 Coombs 试验。但是由于 IgA 分子不够稳定,IgA 类混合抗球蛋白反应试剂虽然也有制备,但使用和保存有一定的困难。现在使用的混合抗球蛋白反应试剂主要为 IgG 型试剂。

2. 酶联免疫吸附法(ELISA)及生物素 - 亲和素酶联免疫吸附法(BA-ELISA)ELISA 应用完整精子或精子抗原包被固相载体,待测标本中精子抗体与之培养后可结合于抗原表面。随之酶标第二抗体亦可结合至其表面,经加酶底物,根据底物显色情况判断结果。由于完整精子包易致非特异性吸附,因此若以可溶性精子膜抗原包被,则本法敏感、特异、定量,能确定抗体类型,且易操作。BA-ELISA 是近年来在常规 ELISA 基础上发展起来的研究抗原抗体反应的新一代定量检测法,其敏感性与特异性均超过了常规 ELISA 及放射性免疫法。

3. 免疫珠结合法　用抗人免疫球蛋白抗体包被的聚丙烯酰胺微球能结合于结合了精子抗体的精子表面,在相差显微镜或电子显微镜下可见到此种免疫珠随精子向前行进而移动。本法可确定抗体类型及抗体的作用部位,可靠性亦好。然而,目前尚不知道精子表面需结合多少精子抗体免疫珠才能结合至精子表面。因此,本法的敏感性难以肯定。

(二)临床意义

AsAb 对生育的影响取决于其抗体的量、抗体的类型、抗体免疫球蛋白分子与精子特殊结合部位的亲和力,以及有关抗原在生育中所起的作用。生殖道中的 AsAb 主要源于血清中的抗体渗出和局部上皮细胞的分泌,可与精子直接结合,影响精子运动及阻止精子向宫颈管迁移、抑制精子获能及影响顶体反应、阻止精子穿入并溶解卵透明带及阻止精卵结合、诱导精子凋亡,使受孕率降低,妊娠后自然流产率高。其引起流产的机制可能为 AsAb 作用于滋养细胞层,影响了胚胎的生长发育。

五、抗透明带抗体

透明带是一层包绕卵母细胞及着床前孕卵的非细胞性明胶糖酸性蛋白外壳，内含特异性精子受体，能封闭精子受体，阻止精子与透明带结合，防止异种精子及同种多精子受精。抗透明带抗体（anti-pellucid zone antibody，ZPAb）是一种自身性抗体。

（一）检测方法

由于人卵透明带来源有限，人透明带与猪透明带间有交叉抗原性，因此，可用猪卵透明带代替检测人血清中透明带抗体。但由于部分正常人血清中存在异种凝集素（主要为 IgM）干扰实验结果，因此检测前需用新鲜猪红细胞吸收待检血清。

1. 间接免疫荧光试验　为检测透明带抗体的经典方法，原理是人自身透明带抗体结合至猪卵表面后，标有荧光素的抗人球蛋白抗体随之结合至透明带表面，在荧光显微镜下呈现明显的卵周荧光。应用本法的大部分结果显示，不明原因不孕妇女透明带抗体发生率明显高于正常生育组妇女。但本法的可靠性有赖于其他客观方法证实。

2. ELISA 及 BA-ELISA　ELISA 以猪透明带抗原包被固相载体，继加待检血清、酶标第二抗体及底物，分步培养洗涤，最后根据底物颜色变化判断结果。本法客观、特异、敏感、定量、能确定抗体类型、标本量少、无需特殊设备，易进行自动化操作。BA-ELISA 具有常规 ELISA 的上述优点，且敏感性进一步提高。

此外，还有放射性免疫法、透明带沉淀反应、被动血凝法、精子 - 透明带集合或穿透试验等多种检测方法，但大多因为敏感性差，特异性低，或操作复杂而不常被临床使用。

（二）临床意义

当机体遭受与透明带有交叉抗原性的抗原刺激，或各种致病因子使透明带抗体抗原变性后，机体可产生抗透明带抗体，封闭精子受体，失去了与同种精子的结合能力；使透明带变硬，即使受精，也因透明带不能自孕卵表面脱落而干扰着床。

六、抗卵巢抗体

抗卵巢抗体是一种靶抗原位于卵巢颗粒细胞、卵母细胞、黄体细胞、间质细胞和透明带的自身抗体。

（一）检测方法

一般采用 ELISA 法检测，用酶标仪在 450nm 波长下测每孔 OD 值，若标本 OD 值与阴性对照的比值大于 2.1 则为阳性。

（二）临床意义

在感染、创伤或穿刺取卵等情况下，卵巢组织抗原成分刺激机体产生抗卵巢抗体，抗原 - 抗体的局部反应导致自身免疫性卵巢炎，影响卵泡的发育、成熟和排出，降低卵巢生殖内分泌功能，减少雌、孕激素分泌，引起不孕和流产。

七、抗磷脂抗体

抗磷脂抗体（antiphospholipid antibody，aPL）是一种广泛的、异种基因的自身抗体家族。抗磷脂抗体分为抗心磷脂抗体（anticardiolipin antibody，ACA）和狼疮抗凝物（lupus anticoagulant，LAC）两大类。β_2- 糖蛋白 I 为抗心磷脂抗体提供表位，而狼疮凝物的活性则依赖于

β₂- 糖蛋白 I 或凝血酶原的存在。

（一）抗心磷脂抗体

抗心磷脂抗体（anticardiolipin antibody，ACA）为抗磷脂抗体之一，是一种以血小板和内皮细胞膜上带负电荷的心磷脂作为靶抗原的自身抗体，可导致妊娠早期流产，中期及晚期死胎。

1. 检测方法　主要采用 ELISA 法进行检测。酶标板经牛心磷脂包被，以含 20% 成年牛血清的 PBS 封板，加入 1∶100 稀释的待测血清孵育 1 小时，洗涤，加 HRP- 抗人 IgG（样本及酶标抗体均以含 10% 成年牛血清 PBS 稀释），洗涤后加底物，终止液于酶标仪判断结果。

2. 临床意义　ACA 引起自然流产的机制尚不明确，但目前大多数研究学者更倾向于前列腺素抑制学说，即 ACA 与血小板或血管内皮细胞的膜磷脂发生抗原抗体反应，抑制血管内皮细胞合成前列环素（PG12），导致其与血栓素比例失调，使活化蛋白 C 减少，体内凝血活性增高，促使血栓形成；ACA 损伤血管内皮细胞后，使其释放纤溶酶原致活物减少，纤溶活性减低，易使局部血管血栓形成，胎盘血流受阻，从而影响胚胎发育，造成流产。

（二）狼疮抗凝物

1. 检测方法　临床上常采用的诊断 LAC 的实验室筛查实验是 APTT。当 APTT 延长时，进一步行确证试验：在患者血浆中加入正常血浆，如 APTT 延长得以纠正，表明凝血延长是由于缺乏某种凝血因子，而非抗凝因子引起。反之，则表明患者血浆中存在抗凝因子。抗凝治疗可干扰狼疮抗凝物实验结果，因此抗凝治疗中的患者不宜进行该项检查。

2. 临床意义　狼疮抗磷物（LAC）的免疫学分型有 IgG、IgM 抗体，可结合位于细胞膜的磷脂物。狼疮抗凝物可通过识别脂结合凝血酶原来影响凝血反应，阻断活化的凝血因子 V 与凝血酶原作用，从而抑制纤维蛋白的形成，致使凝血时间延长。

（三）抗 β₂ 糖蛋白 I 抗体

β₂ 糖蛋白 I 是一种与阴性磷脂连接的血浆蛋白，实际上抗磷脂抗体识别的是血浆中的磷脂结合蛋白——β₂ 糖蛋白 I，而非磷脂本身。以 β₂ 糖蛋白 I 这种磷脂结合蛋白为靶抗原的磷脂抗体则称为抗 β₂ 糖蛋白 I 抗体（anti-β₂-glycoprotein I antibody），也是导致抗磷脂综合征的主要抗体。

（1）检测方法：抗 β₂ 糖蛋白 I 抗体的检测一般采用酶联免疫吸附法。抗体阳性为异常结果。

（2）临床意义：抗 β₂ 糖蛋白 I 抗体可分为 IgA、IgM、IgG 三类。抗 β₂ 糖蛋白 I 抗体 IgM 和早期流产有关，抗 β₂ 糖蛋白 I 抗体 IgG 和晚期流产有关。其作用机制可能与通过非 Fc 受体途径诱导和增强血液单核细胞组织因子的表达有关。抗 β₂ 糖蛋白 I 抗体相对于抗心磷脂抗体而言，可以作为一个更好的预测妊娠结局的指标。

八、同型半胱氨酸

同型半胱氨酸（Hcy）是由蛋氨酸脱甲基生成的一种含硫氨基酸。

（1）检测方法：于清晨空腹抽取静脉血并以 EDTA 抗凝，采用荧光偏振免疫法（FPIA）检测，也可采用高效液相色谱法，或者直接利用全自动生化分析仪检测定水平。

（2）临床意义：高同型半胱氨酸血症的病因包括遗传性代谢障碍和获得性代谢障碍。前者是由于参与蛋氨酸循环的酶基因缺陷所致，后者是因为叶酸、维生素 B₁₂ 等缺乏所致。

在正常妊娠过程中，血清 Hcy 浓度呈显著下降趋势，在孕 8～12 周时即开始明显下降，于孕 20～28 周时达到最低水平。妊娠期血清中高水平的 Hcy 可通过刺激自由基的产生和释放损伤血管内皮细胞，影响其表面的多种凝血因子，形成促凝血生成的环境，增加母体血栓形成的危险，引起胎盘血栓栓塞，造成流产。孕早期过高的 Hcy 对绒毛血管的形成有明显的抑制作用，使得绒毛血管数目明显减少，影响胚胎的供血量，从而导致胚胎死亡。此外，高同型半胱氨酸血症可使细胞处于高氧化应激状态，而具有胚胎毒性作用，使胚胎发育异常而流产。现已有研究表明高同型半胱氨酸血症是血液高凝状态及复发性流产等相关疾病的独立危险因素。

九、抗 HCG 抗体

（1）检测方法：采用 ELISA 法检测。

（2）临床意义：人绒毛膜促性腺激素（HCG）是由胎盘合体滋养层细胞产生的一种糖蛋白激素，能够促进妊娠黄体发育及雌、孕激素的分泌，使子宫内膜适于胚胎附着和着床，此外还能阻止胎儿滋养细胞与母体血清中的抗体结合或被淋巴细胞识别，故在早期妊娠的维持中发挥重要的作用。而抗 HCG 抗体则破坏了 HCG 对胎儿的保护，导致母体的免疫攻击而引发流产。同时抗 HCG 抗体能够中和 HCG 的促黄体作用，从而阻止或破坏受精卵的着床，妊娠不能维持。因此，抗 HCG 抗体还可作为不孕症的临床诊断指标之一。有专家认为，抗 HCG 抗体阳性的复发性流产或不孕症患者联合检测其孕酮和雌二醇水平对于指导临床诊断和治疗更具意义。

十、抗甲状腺抗体

甲状腺自身抗体是一种以自身甲状腺组织作为靶抗原的自身抗体。甲状腺自身抗体主要有甲状腺过氧化物酶抗体（thyroid peroxidase antibody，TPO-Ab）甲状腺球蛋白抗体（thyroglobulin antibody，TG-Ab）及促甲状腺激素受体抗体（anti-thyrotropin receptor antibody，TR-Ab），三者均是反映自身免疫性甲状腺疾病的特异指标。

（一）检测方法

目前临床多采用化学发光法进行测定，参考范围根据所选试剂盒变动。

（二）临床意义

妊娠时母体的免疫识别与抗体的产生处于抑制状态，随妊娠进展，甲状腺自身抗体滴度呈现逐渐降低趋势。但多篇文献报道，甲状腺自身抗体的产生与复发性流产关系密切，它可作为预测复发性流产的一个独立指标，也是预测流产的敏感指标。

抗甲状腺抗体引起流产，主要在于两方面：①甲状腺自身抗体阳性可能预示机体存在高滴度的自身抗体，自身免疫状态亢进，而导致流产；亦可能通过对胎盘的直接作用而阻碍妊娠过程，导致流产、死胎等不良妊娠结局。②妊娠期胎儿细胞经胎盘转移到母体甲状腺的微嵌合状态，可能导致甲状腺抗体对胎盘反应性增高，出现胎盘功能降低，或甲状腺抗体影响了胎盘激素，如人绒毛膜促性腺激素。

十一、抗核抗体系列

抗核抗体系列（ANA），是指既抗细胞核又与核内成分物质相同的抗体，是抗核酸和核蛋白抗体的总称,是结缔组织疾病中经常出现的自身抗体。

(一)检测方法

ANA 测定方法为免疫荧光法,根据细胞和染色的类型可分为:均质型、斑点型、核周型、核仁型和着丝点型。进一步根据核内物质理化性质的不同,检测抗 dsDNA 抗体、抗 Sm 抗体、抗 RNP 抗体、抗 SS-A 抗体、抗 SS-B 抗体。

(二)临床意义

①自身免疫性疾病初筛和确诊;②生殖障碍:复发性流产和 IVF 失败患者中可出现 ANA 阳性,其机制是该类抗体攻击细胞核内抗原引起组织类炎症反应,如胎盘绒毛膜炎、血管炎等,影响胎盘部位血供以及滋养叶的生长浸润能力,导致流产。

十二、Rh、ABO 血型抗体

迄今为止已发现了人类有 29 个血型系统,与临床关系最为密切的是 ABO、Rh 这 2 个血型系统。胚胎在 8 周龄时,红细胞即生成血型抗原。胎儿红细胞可通过胎盘渗入母体循环中,同样母体的红细胞也可反向经胎盘进入胎儿循环中。若胎儿与母体血型不合,带有不同血型抗原的胎儿红细胞进入母体内,即会引起母体产生抗核型红细胞的免疫抗体。

(一)检测方法

血清中 IgG 抗 A、B 滴度测定先用 2- 巯基乙醇处理 IgM 抗体,使 IgM 抗体分子裂解为 6～7s 亚单位,将此血清倍比稀释后使用抗人球蛋白方法测定血清中 IgG 抗 A、B 及 D 滴度。现在临床上多用微柱凝胶法进行检查。

孕妇孕前应常规查血型,如为 O 型,而其夫为 A、B、AB 型者应作特异性抗体检查,阳性者提示已被致敏。Rh 血型不合,抗体滴度 >1∶32,或 ABO 血型不合,抗体滴度 >1∶512,提示病情严重。

(二)临床意义

1. ABO 血型不合　当母 - 胎 ABO 血型不合时,少量胎儿红细胞进入母体血液循环,激发母体产生高效价的 IgG 抗体。这些异常增高的抗 A 或抗 B,或作用于滋养层细胞,或通过胎盘进入胎儿体内,包裹不相容的胎儿红细胞,引起单核 - 巨噬细胞系统破坏这些红细胞,导致胎儿 - 胎盘单位多器官组织细胞的损伤;若胎儿 - 胎盘免疫损伤严重,则发生流产、死胎或娩出的新生儿出现溶血性贫血。

2. Rh 血型不合　Rh 血型不合同种免疫病的发生是由母 - 胎间 Rh 血型不合引起,临床上以 D 抗原不合为最多见。当 Rh 阴性的母亲妊娠 Rh 阳性的胎儿时,胎儿红细胞进入母体内,即成为"非我"的异物,引起母体产生抗胎儿 Rh 阳性红细胞的抗体(IgG)。此抗体能通过胎盘进入胎儿体内,专与胎儿的 Rh 阳性红细胞结合,再招来补体、吞噬细胞及 NK 细胞将胎儿红细胞裂解销毁,造成流产、死产或娩出的新生儿出现溶血性贫血、核黄疸、水肿、肝脾肿大等。由 Rh 同种免疫引起的疾病多在第二胎以后发生,因为只在分娩时胎儿红细胞才易进入母体引起同种免疫,可给下一胎造成危害。

十三、封闭抗体

封闭抗体(blocking antibodies)是人类白细胞抗原(HLA)滋养层及淋巴细胞交叉反应抗原(TLX)等刺激母体免疫系统所产生的一类 IgG 型抗体。

（一）检测方法

1. 流式细胞术分析封闭抗体 流式细胞分析封闭抗体即采用竞争法的原理，以正常男性 AB 型血清或小牛血清为实验对照，用流式细胞仪分析反复自然流产患者血清中封闭抗体对配偶外周血 T 细胞 CD3、CD4 及 CD25 抗原的反应。

2. 单向混合淋巴细胞培养封闭效率及独特型抗体检测 混合淋巴细胞培养是检测两个体 MHC-Ⅱ类抗原相容性的一种筛选方法。封闭效率及独特型抗体采用单向混合淋巴细胞反应（MLR-BE）进行检测。通过用经丝裂霉素处理后的男方外周血淋巴细胞作为刺激细胞，女方外周血淋巴细胞作为反应细胞，做单向混合淋巴细胞培养，以女方血清作为培养基质，与 AB 型血清或小牛血清作为培养基比较，观察这两种基质对女方外周血淋巴细胞对男方外周血淋巴细胞反应的影响。

（二）临床意义

胎儿 - 胎盘单位不被母体排斥，依赖于母体产生封闭抗体以及其他免疫抑制物质以阻止有害的母体反应。封闭抗体可抑制夫妇内混合淋巴细胞反应（mixed lymphocyte reaction，MLR），抑制母体细胞对滋养层的细胞作用，阻止胚胎滋养层遭受免疫攻击，有助于维持妊娠。目前检测出的封闭抗体包括：抗 HLA-D/DR 抗体、抗滋养层及淋巴细胞交叉反应抗原（TLX）抗体、抗 Fc 受体抗体、抗 HLA-D/DR 受体基因的抗体、非 HLA 冷 B 细胞抗体、微淋巴毒抗体以及抗父亲的补体依赖性抗体等。夫妇间 HLA 相似性大（共同抗原比例高），导致母体对胚胎的父亲抗原免疫识别功能不全，可能是复发性流产的原因之一。通过对封闭效率和独特型抗体的检测，结合其他实验室指标以辅助诊治复发性流产，并反映药物和免疫治疗的疗效，有助于提高复发性流产诊断治疗的敏感性和特异性。

十四、调节性 T 淋巴细胞

CD4$^+$T 是一类在维持机体自身免疫耐受中发挥重要作用的免疫调节细胞，其在胸腺中产生，并以成熟状态释放到外周血中，主要功能是免疫抑制和免疫无能。

（一）淋巴细胞亚群的分离与鉴定

淋巴细胞为不均一的细胞群体，可根据其特有的表面标志及功能差异设计不同的实验方法加以分离和鉴定。目前多采用流式细胞术方法。

流式细胞术（flow cytometry，FCM）：根据待分离的免疫细胞膜表面抗原的不同，制备出相应的荧光标记抗体，分离前，将待分离的细胞制成单细胞悬液，经相应的荧光标记抗体染色后，进入流式细胞仪。

此细胞仪以激光为光源，通过高速流动系统将样品中的细胞排列成行，一个一个地从流动室喷嘴处流出，形成细胞液柱，液柱与高速聚焦的激光束垂直相交，细胞受到激光激发后产生散射光并发射荧光，由光电倍增管接受光信号并转化成脉冲信号，数据经电脑处理，分辨出细胞的类型，并对各型分别计数和统计，同时，细胞根据其表面的电荷使液滴瞬间感应相应的带电性，然后在电场的偏转作用下进入不同的收集管，从而将各种免疫细胞分离。

用流式细胞仪分离细胞准确快速，分选纯度高（99%），不损伤细胞活性，可在无菌条件下进行，并可直接统计各类细胞的相对含量。

（二）临床意义

CD4$^+$CD25$^+$Treg 属于 CD4$^+$T 中 1 个独特亚型，其作用主要是抑制自身反应性 T 细胞的免疫反应、抑制传统 T 细胞的活化以及促进抑制性细胞因子分泌等,同时在维持机体内环境稳定、诱导移植物耐受中发挥作用。

正常状态下,妊娠女性外周血 CD4$^+$CD25$^+$Treg 数目绝对增多,发挥良好的免疫抑制功能,诱导母胎免疫耐受,保证妊娠的成功,且在整个妊娠期均处于动态变化中。而复发性流产孕妇体内 CD4$^+$CD25$^+$Treg 缺乏或是绝对量减少,可引发免疫抑制功能下降,母体不能对胚胎半同种异体抗原发挥免疫抑制防护作用,从而使胚胎遭受免疫攻击而被母体排斥,导致自然流产发生。

十五、自然杀伤细胞

自然杀伤细胞(NK)是固有免疫系统中一类十分重要的淋巴细胞,显示非主要组织相容性复合体限制性细胞毒作用而不需要事先致敏,约占淋巴细胞总数的 15%。其具有代表性的表型为 CD3$^-$CD56$^+$CD16$^+$。

(一)检测方法

体外检测 NK 细胞活性的方法有形态学检查法、放射性核素释放法、酶释放法及流式细胞术等。目前常用流式细胞术检测靶细胞死亡率,从而反映 NK 细胞活性。

(二)临床意义

正常妊娠早期,NK 细胞数量和活性较非孕期明显下降,提示 NK 细胞在妊娠维持中起重要作用,NK 细胞的数量和活性异常可引起自然流产。1995 年 Aoki 等研究发现复发性流产患者在再次妊娠前的 NK 细胞毒性较正常者高,如将正常组的 NK 细胞毒性的平均值增加一个标准差定为 NK 毒性升高的临界,则 NK 细胞毒性升高者中 71% 妊娠后再次流产,而 NK 细胞毒性正常者只有 20% 妊娠后再次流产,相对危险度为 3.5。

复发性流产患者孕早期和非孕期的 NK 细胞水平和毒性均较正常者高。由于 RSA 患者 NK 细胞所占百分比和毒性在孕前即升高,且对妊娠结局有一定的预测价值,可应用 NK 细胞作为免疫治疗的筛选和监测指标。

十六、抗子宫内膜抗体

抗子宫内膜抗体(endometrial antibody,EmAb)是一种以人子宫内膜为靶抗原的自身抗体。抗子宫内膜抗体与抗原结合后,激活补体系统,破坏了子宫内膜正常内环境,它在女性生殖免疫性不孕、流产及子宫内膜异位症的病因中占有重要位置。

(1)检测方法:一般采用 ELISA 法检测,用酶标仪在 450nm 波长下测每孔 OD 值,若标本 OD 值与阴性对照的比值大于 2.1 则为阳性。

(2)临床意义:EmAb 是子宫内膜异位症(EMT)的标志抗体,其靶抗原是子宫内膜腺体细胞中一种孕激素依赖性糖蛋白,其产生与异位子宫内膜的刺激及机体免疫内环境失衡有关,测定子宫内膜抗体有助于 EMT 的诊断和治疗观察。

在自然流产和不孕患者中有部分患者体内也发现这种子宫内膜抗体,尽管子宫内膜抗体最早是在 EMT 患者血清中发现,提示子宫内膜抗体不仅存在于 EMT 患者血清中,也存在于不孕和反复流产患者的血清中。鉴于子宫内膜抗体可导致流产和不孕等,检测生殖异常患者体内子宫内膜抗体可作为其病因诊断的重要指标。

十七、血清癌胚抗原 -125

血清癌胚抗原 -125（CA125）存在于胚胎体腔上皮，是一种高分子糖蛋白。是苗勒管衍生物及其赘生组织中的糖蛋白抗原成分，在腹膜、胸膜、心包膜、输卵管内膜、子宫内膜及子宫颈管内膜组织中均可测出 CA125。

因此，异位的子宫内膜也能产生此种抗原。但血清 CA125 水平升高可能是腹膜后异位种植的内膜碎片导致局部的炎症反应和腹膜刺激，内膜来源的 CA125 大量增加进入腹腔和血液循环所引起。CA125 正常值为 <35IU/ml，EMT 患者血液中浓度增高，但一般很少超过 200IU/ml。临床上多与 EmAb 联合应用，作为 EMT 诊断、监测、随访的指标。

十八、糖链抗原 19-9

糖链抗原 19-9（CA19-9）临床上测定血清 CA19-9 的浓度可用于某些恶性肿瘤的辅助诊断。在良性卵巢肿瘤和卵巢巧克力囊肿的患者中，血清 CA19-9 的水平会升高。造成患者血清 CA19-9 水平的升高的确切机制目前尚不十分清楚，这可能与 EMT 患者的病程有关。EMT 患者经治疗后血清 CA19-9 的浓度较治疗前的基础水平显著下降。血清 CA19-9 与 CA125 的浓度都与疾病的严重程度相关，两者的特异性均为 100%。

（叶　平）

主要参考文献

1. 王梦玖，林其德. 临床生殖免疫学 [M]. 上海：上海科学技术出版社，2000.

2. 李大金. 生殖免疫学 [M]. 上海：复旦大学出版社，2008.

3. 杜惠兰. 中西医结合妇产科学 [M]. 第 2 版. 北京：中国中医药出版社，2012.

4. 杨冬梓. 妇科内分泌疾病检查项目选择与应用 [M]. 北京：人民卫生出版社，2011.

5. 胥风华，张晓爽，韩亚光. 抗心磷脂抗体阳性复发性流产的研究进展 [J]. 中华中医药学刊，2015，33（08）：1851-1853.

6. Opatrny L，DavidM，Kahn SR，et al. Association between antiphospholipid antibodies and recurrent fetal loss in women without autoimmune disease: a meta-analysis[J]. J Rheumato，2006，33（11）：2214-2221.

7. Matsuura E，IgarashiM，IgarashiY，et al. Molecular studies on phospholipid-binding sites and cryptic epitopes appearing on beta 2-glycoprotein I structure recognized by anticardiolipin antibodies[J]. Lupus，1955，4（Suppl1）：7-13.

8. 鲍时华，汪希鹏，林其德等. 联合多次检测 ACA 和抗 β2-GPI 抗体对复发性流产的诊断价值 [J]. 中国实用妇科与产科杂志，2007，23（10）：760-762.

9. 鲍时华，林其德. 甲状腺自身抗体与复发性流产 [J]. 中国实用妇科与产科杂志，2013，29（2）：94-98.

10. 张朝晖，秦瑛键. 抗精子抗体与男性免疫性不育的相关性分析 [J]. 中国卫生产业，2012，9（16）：113，115.

11. 胡彬，胡承阅. 男性免疫性不育的诊断和治疗 [J]. 国外医学（计划生育分册），2001，20（1）：45，63.

12. 崔正雄. 支原体感染与男性免疫性不育症的关系探讨 [J]. 中国医刊，2002，37（11）：49-50.

13. 蒋国静，邱丽华，许文君等. 妊娠早期外周血和蜕膜 CD4＋CD25＋FoxP3 +/CD127-T 细胞检测及意义 [J]. 上海交通大学学报（医学版），2009，29（3）：327-330.

14. 张建平. 流产基础与临床 [M]. 北京：人民卫生出版社，2012.

第三十三章

生殖遗传学检查与意义

生殖与遗传有着密不可分的关系，遗传学检查对医生诊断不孕不育患者的病情有着积极的作用，也是检测不孕不育患者是否有遗传学方面疾病的标准。

遗传病的诊断比其他疾病困难，一方面是由于遗传病的种类极多，另一方面是每一种遗传病的单独发病率很低，致使临床医生在遗传病的诊断上不熟悉，除了一般疾病的诊断方法（如病史、体格检查、实验室检查和仪器检查）外，遗传病的诊断必须依靠一些特殊的诊断手段，如基因检测、染色体检测、蛋白质检测或代谢物检测。基因检测和染色体检测可以用于遗传咨询、产前诊断和遗传病诊断。蛋白质检测和代谢物检测一般用于新生儿遗传病筛查和遗传病辅助诊断，在此不赘述。

一、基因诊断

基因诊断又称 DNA 诊断或分子诊断，通过分子生物学和分子遗传学的技术，直接检测出基因分子结构水平和表达水平是否异常，从而对疾病做出判断。

（一）核酸分子杂交

核酸分子杂交是基因诊断的最基本方法之一，其基本原理是：互补的 DNA 单链能够在一定条件下结合成双链，即能够进行杂交。这种结合是特异的，即严格按照碱基互补的原则进行，不仅能在 DNA 和 DNA 之间进行，也能在 DNA 和 RNA 之间进行。因此，当用一段已知基因的核酸序列做出探针，与变性后的单链基因组 DNA 或 RNA 接触时，如果两者的碱基完全配对，它们即互补地结合成双链，从而表明被测 DNA 或 RNA 中含有已知的基因序列。由此可见，进行基因检测有两个必要条件：一是特异的 DNA 探针，二是基因组DNA。当两者都呈单链状态时，就能进行分子杂交。

常用的有 southern 印迹杂交检测特定 DNA 分子是否发生缺失或突变，northern 印迹杂交检测 RNA 的表达水平。

（二）聚合酶链反应

聚合酶链反应（polymerase chain reaction，PCR）又称体外基因扩增技术，其基本原理类似于 DNA 的天然复制过程，其反应的特异性由与靶序列两端互补的寡核苷酸引物决定。PCR 技术包括变性 - 退火 - 延伸 3 个基本反应步骤：①模板 DNA 的变性：模板 DNA 经加热至 93℃左右一定时间后，双链 DNA 解离为单链。②模板 DNA 与引物的退火（复性）：温度降至 55℃左右，引物与模板 DNA 单链的互补序列配对结合。③引物的延伸：DNA 模板 - 引物结合物在 TagDNA 聚合酶的作用下，以 dNTP 为反应原料，靶序列为模板，按碱基互补配对与半保留复制原理，合成一条新的与模板 DNA 链互补的半保留复制链。重复变性 - 退火-延伸3个过程就可获得更多的"半保留复制链",而且这种新链又可成为下次循环的模板。每完成一个循环需2~4分钟,2~3小时就能将目的基因扩增、放大几百万倍。

1. 逆转录PCR 逆转录PCR(reverse transcription PCR,RT-PCR)是将RNA逆转录成cDNA,再以cDNA为模板进行PCR扩增,从而达到检测RNA的目的。RT-PCR主要用于检测基因的表达差异,也可用于克隆基因,构建cDNA文库。

2. 实时定量PCR 实时定量PCR(real time PCR)根据PCR反应动力学特点设计,应用荧光染料或荧光标记的特异性探针,通过对PCP扩增反应中每一个循环产物荧光信号的实时检测,使每一个循环变得"可见",最后通过 Ct 值和标准曲线对样品中的DNA(或cDNA)的起始浓度进行定量。

3. PCR产物的限制性片段长度多态性分析 PCR产物的限制性片段长度多态性分析(PCR-restriction fragment length polymorphisms,PCR-RFLPs)是用PCR方法将包含待测多态性位点的DNA片段扩增出来,然后用识别该位点的限制酶进行酶解反应,根据酶切后片段的长度多态性进行分析或诊断。

4. 多重PCR 多重PCR是在同一PCR反应体系中加入2对或2对以上的引物,同时扩增出多个核苷酸片段的PCR反应。它包括多重扩增探针杂交技术(MAPH)、依赖于连接的多重探针扩增技术(MLPA)和依赖多重连接的基因组扩增技术(MLGA)。该方法可以对目的序列的拷贝数变异进行检测。

5. 甲基化特异性PCR 甲基化特异性PCR(methylation specific PCR,MSP)是指将DNA经亚硫酸氢钠处理后,非甲基化序列的胞嘧啶转变为尿嘧啶,甲基化序列则保持不变。针对修饰前后的序列差异,设计包含多个CpG位点的特异性甲基化和非甲基化引物,然后进行PCR扩增。该方法可以检测CpG是否发生甲基化。

6. 其他PCR衍生技术 其他PCR衍生技术还包括:反向PCR,是用反向的引物来扩增两引物以外的DNA片段,从而实现对某个已知DNA片段两侧的未知序列进行扩增;突变PCR,包括随机突变、定点突变、序列中单位点突变及多位点突变;原位PCR,是利用完整的细胞作为一个微小的反应体系来扩增细胞内的目的片段,在不破坏细胞的前提下,利用特定的检测手段来检测细胞内的扩增产物。总之,PCR最大的特点就是能不断推出新的检测方式。

(三)一代测序技术

测定DNA序列的技术已经有多种,传统的DNA测序又称为一代测序,包括Sanger等(1977)发明的双脱氧链末端终止法和Maxam及Gilbert(1977)发明的化学降解法。

1. Sanger法测序 Sanger法测序的基本原理及步骤是:利用一种DNA聚合酶来延伸结合在待测序列模板上的引物,直到掺入一种链终止核苷酸为止。每一次序列测定由一套4个单独的反应构成,每个反应含有所有4种脱氧核苷酸三磷酸(dNTP),并混入限量的双脱氧核苷三磷酸[ddNTP)。由于ddNTP缺乏延伸所需要的3-OH基团,使延长的寡聚核苷酸选择性地在G、A、T或C处终止。终止点由反应中相应的ddNTP而定,每一种dNTPs和ddNTPs的相对浓度可以调整,使反应得到一组长数百碱基的链终止产物。它们具有共同的起始点,但终止在不同的核苷酸上,可通过高分辨率变性凝胶电泳分离大小不同的片段,凝胶处理后可用X线胶片放射自显影、非核素标记或荧光标记进行检测。

2. 化学降解法 化学降解法其原理为:将一个DNA片段的5′端磷酸基作放射性标记,

再分别采用不同的化学方法修饰和裂解特定碱基，从而产生一系列长度不一而 5' 端被标记的 DNA 片段，这些以特定碱基结尾的片段群通过凝胶电泳分离，再经放射线自显影，确定各片段末端碱基，从而得出目的 DNA 的碱基序列。标记的方法也可以采用非核素标记或荧光标记。

3. 焦磷酸测序法　焦磷酸测序的技术原理是：引物与模板 DNA 退火后，在 DNA 聚合酶、ATP 硫酸化酶、荧光素酶和三磷酸腺苷双磷酸酶 4 种酶的协同作用下，将 PCR 时每一个 dNTP 的聚合与一次荧光信号的释放偶联起来，通过检测荧光的释放和强度，达到实时测定 DNA 序列的目的。焦磷酸测序技术的反应体系由反应底物、待测单链、测序引物和 4 种酶构成，反应底物为 5'-磷酰硫酸和荧光素。

焦磷酸测序技术可以用来检测基因突变、单核苷酸多态性（SNP），DNA 甲基化分析和药物基因组学分析等。该技术不需要凝胶电泳，也不需要对 DNA 样品进行任何特殊形式的标记和染色，具有通量大、低成本、快速、直观的特点。与 Sanger 测序法相比，焦磷酸测序技术有其特定的优势，已经成为 DNA 分析研究的重要手段。

（四）二代测序技术

伴随着基因组和后基因组时代的来临，一代测序仪已经不能满足深度测序和重复测序等大规模核酸测序的需求，这就促使自 2005 年以来诞生了以 Roche/454 genome sequencer FLX system，illumina/solexa genorne analyzer IN 和 ABI SOLID System 等测序平台为标志的二代测序技术（next generation sequencing，NGS），又称为深度测序技术，其最主要的特征是高通量测序，测序时间和成本都显著降低。

NGS 与一代测序技术不同，它是通过反复测定同一区域的 DNA 片段，达到很高的灵敏度和准确度，通量大、自动化程度高，能在很短的时间内完成对上百亿碱基的测序。使用二代测序法完成一个人的基因组测序，只需要几天时间，当然，如果完成生物信息学分析，则需要更多的时间。

NGS 所需的样本量少，具有灵敏度高、大通量、自动化程度高的特点，应用前景非常广泛，能够检测包括点突变、基因拷贝数改变和基因重组（染色体易位）等在内的多种基因改变，在序列未知物种的全基因组从头测序、转录组测序、蛋白质与 DNA 的相互作用分析、全基因组甲基化图谱等方面有巨大的优势。

（五）三代测序技术

三代测序技术是以单分子测序为特点的测序技术。如 HeliScope 单分子测序仪，以及正在研制的单分子实时 DNA 测序技术和纳米孔单分子测序技术等。

三代测序技术实现了 DNA 聚合酶内在自身的反应速度，一秒可以测 10 个碱基，测序速度是化学法测序的 2 万倍。它实现了 DNA 聚合酶内在自身的延续性，也就是 DNA 聚合酶一次可以合成很长的片段，一个反应就可以测非常长的序列。二代测序现在可以测到上百个碱基，但是三代测序现在就可以测几千个碱基。这为基因组的重复序列的拼接提供了非常好的条件。它的精度非常高，达到 99.9999%，可直接测 RNA 序列，可直接测甲基化的 DNA 序列。

DNA 测序技术经过 30 多年的发展，目前已经到了第三代，这些测序技术有各自的优势。一代测序技术虽然成本高、速度慢，但是对于少量的序列来说，仍是最好的选择，所以在以后的一段时间内仍将存在；二代测序技术刚刚商用不久，正在逐渐走向成熟；三代测序技术有的刚刚出现,有的则正在研制,相信很快便可进行商业化运作。可以预见,在未来的几年里会出现这些测序技术共存的局面。随着新的测序技术的出现,大规模测序的成本迅速下降,花费1000美元测一个人的基因组的目标相信很快就可以实现。届时,对于遗传病的诊治将变得简单、快速,并能从基因组水平上指导个人的医疗和保健,从而进入个体化医疗的时代。

(六)单核苷酸多态性及单核苷酸变异检测技术

单核苷酸多态性(SNP)是指基因组DNA中某一特定核苷酸位置发生了转换、颠换、缺失或插入等变化而引起的序列多态性,且任何一种等位基因在群体中的频率不小于1%。SNP在人类基因组的平均密度估计为1/1000～1/500bp,在整个基因组的分布达$3×10^6$个,遗传距离为2～3cM,密度比微卫星标记更高。

单核苷酸变异(single nucleotide variant, SNV)是指频率在群体中未知的一种单碱基变异。

检测SNP和SNV经典的方法是以凝胶电泳为基础的,如限制性片段长度多态性法,单链构象多态性法,变性梯度凝胶电泳法等。但这些方法因通量所限,检测效率很低。部分高通量自动化检侧SNPs的方法,如Tagman探针技术是针对染色体上的不同SNP位点分别设计PCR引物和TagMan探针,进行实时荧光PCR扩增。主要适用于样品数最多、SNP位点少的检测。MassARRAY分子量阵列技术通过检测核酸分子在真空管中的飞行时间而获得样本分析物的精确分子量,从而检测出SNP位点信息。DNA芯片技术是一种建立在核酸杂交基本理论上的技术,具有高度集成化、并行化、多样化、微型化和自动化等特点。

单核苷酸多态性的检测,可以确定基因多态性和疾病的关系,解释个体间表型差异对疾病的易感程度,对疾病做出预测;也可用于研究不同基因型个体对药物反应的差异,指导药物的开发和临床安全、合理用药,进行法医学鉴定及个体识别。

二、染色体疾病的诊断

染色体是组成细胞核的基本物质,是基因的载体。染色体数目或结构异常引起的疾病称为染色体病。这类疾病的实质是染色体上的基因或基因群的增减或变位影响了众多基因的表达和作用,破坏了基因的平衡状态,因而妨碍了人体相关器官的分化发育,造成机体形态和功能的异常。

(一)染色体核型分析

染色体核型分析是以体细胞分裂中期染色体为观察对象,根据染色体的长度、着丝点位置、长短臂比例、随体的有无等特征,借助染色体显带技术对染色体进行分析、比较、排序和编号,进而诊断染色体核型的技术。

用外周血、羊水细胞或组织细胞在细胞生长刺激因子 - 植物凝集素(PHA)作用下,经37℃、72小时培养,获得大量分裂细胞,然后加入秋水仙素使正在进行分裂的细胞停滞于分裂中期,再经低渗膨胀细胞,减少染色体间的相互缠绕和重叠,最后用甲醇和冰醋酸将细胞固定,滴于载玻片上,经染色显带后在显微镜下观察染色体的结构和数量。染色体特定的带型发生变化,表示该染色体的结构发生了改变。

一般染色体显带技术有G显带、Q显带和R显带等。G带技术是其中最常用的技术,采用Giemsa染料染色。G带反映了染色体DNA上AT的丰富区,在人类中约有2000条G带可被鉴别。G带稳定,利用人类的G带标准图谱,可以鉴定染色体核型以及进行基因定位。

Q 带是将中期染色体用芥子奎吁因染色，在染色体的 G 带相同区域产生另外的荧光带，在荧光显微镜下可以清晰地看到。虽然可以用于诊断，但受到荧光染色所限，不能长期保留。R 带是和 G 带相反的带，即 G 带的深染区正是 R 带的浅染区；G 带的浅染区又正是 R 带的深染区。

染色体显带技术现已广泛用于染色体结构和数量的检测分析，光学显微镜下可以观察到长度在 3Mb 以内的染色体易位、倒位、缺失、重复、插入和异型等。

（二）荧光原位杂交

荧光原位杂交（fluorescence In Situ Hybridization，FISH）是在放射性原位杂交技术基础上发展起来的一种非放射性分子细胞遗传技术，它以荧光标记取代核素标记。FISH 的基本原理是根据碱基互补原则，将 DNA（或 RNA）探针用特殊的分子标记，再将探针杂交到组织切片、间期细胞核及中期细胞等标本染色体上，用与荧光素分子偶联的单克隆抗体与探针分子特异性结合，以确定目标序列在染色体上的定性和定位。

FISH 具有安全、快速、灵敏度高、探针能长期保存、能同时显示多种颜色等优点，不但能在细胞中期分裂相显示，还能在细胞间期核显示。FISH 技术经不断改革和完善，已衍生为一个系列，包括染色体涂染、间期荧光原位杂交、DNA 纤维荧光原位杂交、SKY（光谱核型分析），WCP-FISH（全染色体描绘 FISH）技术。新的 FISH 显带分析技术将作为一项常规诊断方法应用于临床，使疾病的诊断更加方便、准确。

（三）拷贝数变异检测

基因拷贝数变异（copy number variations，CNVs）是指 DNA 片段大小范围从 kb 到 Mb 的亚微观改变。拷贝数变异（CNVs）和单核苷酸多态性（SNPs）是人类表型变异的两个重要来源。在理论上，CNVs 遗传也是符合孟德尔定律的，因此也算一种等位基因。对 CNVs 的检测主要是通过核酸定量技术，比较 CNVs 和标准参照基因之间的相对比值。

比较基因组杂交（comparative genomic hybridization，CGH）为常用的全基因组拷贝数变异检测技术，微阵列 CGH（array CGH，aCGH）是用正常人的 DNA 做参照，用不同荧光素标记患者和参照 DNA，譬如患者 DNA 用 Cy5 标记，参照 DNA 用 Cy3 标记。将标记后的 DNA 混合，然后与排列在芯片上的探针进行杂交，杂交图像经荧光显微镜、冷电荷耦合设备采集后，由计算机软件分析，根据染色体每个位点上的两种荧光强度之比绘制曲线，以该曲线与正常值区间（固定阈值）的关系来判断待测 DNA 拷贝数有无异常。

与传统的细胞遗传学技术相比，CGH 技术具有明显的优势：①待测 DNA 来源多样化。②检测周期短。③检测效率高。其他常规核酸分子检测技术，如 FISH 和 PCR 等均受探针或引物的限制，只能探索已知的异常，而对未知异常无法检测。

aCGH 技术是将 DNA、cDNA 或寡核苷酸做成微阵列，替代传统 CGH 的中期染色体作为杂交靶，分辨率大大提升。aCGH 技术常用于智力障碍、发育迟缓、自闭症和多种先天异常的临床诊断，检出率达 15%～20%。由于 aCGH 技术的不断改进和使用更敏感的芯片，检测率还在提高。aCGH 的局限性是不能检测多倍体变异、平衡性的染色体结构变异和低水平的嵌合体，但这种情况仅占不到 1%。因而，美国医学遗传学会（ACMG）推荐 aCGH 技术作为检测这些疾病的首选方法。

aCGH 技术也用于诊断其他疾病，如精神障碍和先天性心脏病。aCGH 技术可以增加检测染色体畸变的灵敏度，现已应用于筛查和产前诊断，可检测 3.6% 的常规核型分析不到的染色体微畸变。对于超声波检测有结构异常的胎儿,检测率达 5.2%。

除 aCGH 外,SNP 芯片也可以进行 CNVs 检测。它可通过比较测试样本所获取的信息强度与其他个体的强度,来确定每个位点相对基因组拷贝数。此类芯片含有覆盖全基因组的 DNA 探针,分辨率可达到 50 碱基。除了能够有效地检测 CNVs,SNP 芯片还能提供基因型信息,因此既可用于遗传关联性研究,又可检测杂合性丢失及片段性单亲二倍体。

此外,DNA 测序技术的发展也对检测 CNVs 有推动作用,它们可对整个基因组或基因组的某一特定区域进行测序,最终可获得所有形式的测序区域内的信息,包括拷贝数变异。

(马凤梅)

主要参考文献

1. 贺林,马端,段涛. 临床遗传学 [M]. 上海:上海科学技术出版社,2013.

2. Almasy L. The role of phenotype in gene discovery in the whole gerxxne sequencing era[J]. Hum Genet,2012,131(10):1533-1540.

3. Jehan Z,Uddin S. Al-Kuraya KS. In-situ hybridization as a molecular tool in cancer diagnosis and treatment[J]. Curr Med Chem,2012,19(22):3730-3738.

4. Wijsman EM. The role of large pedigrees in an era of high-throughput sequencing[J]. Hum Genet,2012,131(10):1555-1563.

5. Brady PD,Vermeesch JR. Genomic microarrays: a technology overview[J]. Prenat Diagn,2012,32(4):336-343.

6. Salari K,Watkins H. Ashley EA. Personalized medicine: hope or hype[J]. Eur Heart J,2012,33(13):1564-1570.

7. Sellner LN,Taylor GR. MLPA and MAPH: new techniques for detection of gene deletions[J]. Hum Mutat,2004,23(5):413-419.

8. Wyatt AW,Ragge N. MLGA: a cost-effective approach to the diagnosis of Kene deletions in eye development anornalies[J]. Mol Vis,2009,15:1445-1448.

9. D'haene B,Vandesompele J,Hellemans J. Accurate and objective copy number profiling using real-time quantitative PCR[J]. Methods,2010,50(4):262-270.

10. Gijsbers AC,Ruivenkamp CA. Molecular karyotyping. from microscope to SNP arrays[J]. Horm Res Paediatr,2011.,76(3):208-213.

11. Alrnal SH,Padh H. Implications of gene copy-number variation in health and diseases[J]. J Hum Genet,2012,57(1):6-13.

第三十四章

经阴道彩色多普勒超声

一、超声检查成像原理

超声是根据声波及压电晶体的物理特性,利用超声波在人体内的传播特点,通过对反射信号的接受和处理,在荧光屏上以强弱不等的光点、光团、光带或光环的形式表现出来,从而显示探头所在部位脏器或病灶的断面形态及其与周围组织器官的关系,并可做实时动态观察和照相的一种检查方法。

二、多普勒超声检查

彩色多普勒是应用脉冲超声回波原理,通过提取血流运动的信息,在二维超声图基础上,用彩色图像实时显示血流的分布、方向和相对速度的超声诊断技术。利用靶识别技术经过计算机的编码,朝向探头编码为红色,背离探头编码为蓝色,构成一幅血流显像图。频谱多普勒对运动物体所产生的多普勒信号的频谱分布进行分析,多普勒频谱图的水平坐标表示时间,垂直坐标表示频率(或速度),而相应的信号幅度(与运动目标的数量或密度相关)则用密度或亮度表示。在妇产科领域中,用于评估血管收缩期和舒张期血流状态的常用三个指数为:阻力指数(RI)、搏动指数(PI)和收缩期、舒张期比值(S/D)。

经阴道彩色多普勒超声检查选用高频探头(5~7.5MHz),可获得高分辨率图像。检查前,探头需常规消毒,套上一次性使用的橡胶套(常用避孕套),套内外涂耦合剂。患者需排空膀胱,取膀胱截石位,将探头轻柔地放入患者阴道内,根据探头与监视器的方向标记,把握探头的扫描方向。经阴道超声检查,患者不必充盈膀胱,操作简单易行,无创无痛,尤其对急诊、肥胖患者或盆腔深部器官的观察,阴道超声效果更佳。而对超出盆腔的肿物,无法获得完整图像。无性生活史者不宜选用。

三、三维超声检查

三维超声检查(three-dimensional ultrasonography,3DUS)可显示出超声的立体图像,构成立体图像的方法有数种,目前应用的仪器多为在二维图像的基础上利用计算机进行三维重建,即用探头对脏器进行各种轴向的扫查,将二维图像加以存储然后由计算机合成立体图像,有静态三维超声和动态三维超声两种。静态三维影像以空间分辨力为主,动态三维影像以时间分辨力为主,目前尚未达到实时三维图像,三维超声诊断法对心脏、大血管等许多脏器在方位观察上有突出的优越性。

四、经阴道彩色多普勒超声在辅助生殖领域中的应用

（一）监测卵泡发育——正常卵泡发育

1. 卵泡早期　卵巢内卵泡个数较少，边界模糊，增长缓慢，无优势卵泡呈现；子宫内膜分层结构不清，呈一条强回声线，厚 5mm 左右，周围有声晕。

2. 卵泡中期　卵巢内卵泡数逐日递增，张力随之加大，在排卵前 6～7 天形成优势卵泡，直径达 10mm 左右；子宫内膜逐渐增厚，为低回声，低回声区的内膜中央有一条强回声线通过（即宫腔线），形成三条强回声线，该声像被称为"三线"征（图 34-1）。

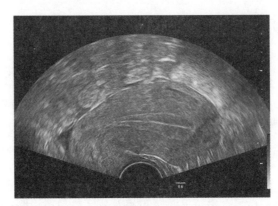

图 34-1　三线征

3. 卵泡晚期及排卵前　卵巢体积及优势卵泡随着月经周期逐渐增大，至排卵前一天达最大值，优势卵泡增长速度以排卵前一天最快，直径达 20mm 左右；子宫内膜厚度于排卵前一天达到最高值，随着内膜增厚，内膜周边的强回声线向心性增宽，低回声变窄，宫颈管内黏液呈无回声。

4. 排卵期　排卵是一个短暂的过程，超声监测到排卵瞬间的概率极低，往往是通过此后的间接征象来判断是否排卵。排卵后的常见超声改变包括：优势卵泡消失；卵泡明显缩小、塌陷，其内可有散在细小光点；道格拉斯腔内可见少量积液声像。

5. 黄体期　黄体的声像表现根据排卵后血体内出血的量和时间等发生较大变化，可以表现为具有较厚而不规则的囊壁，内有完全囊性、混合性以及完全实性回声的结构；子宫内膜厚度无明显变化，但低回声内膜被高回声内膜取代，周围声晕明显，宫腔线呈断续不清。

（二）监测卵泡发育——卵泡发育异常

1. 黄素化未破裂卵泡综合征　黄素化未破裂卵泡综合征（luteinized unruptured follicle syndrome，LUFS）的卵泡发育特点为卵泡晚期增长迅速，此期血清雌激素升高，至排卵期卵泡非但不破裂反而继续增大，于黄体期持续增大，最大直径可达 7～8cm。

2. 小卵泡排卵型　卵泡中期出现优势卵泡，但发育缓慢，至卵泡直径达 14～16mm 即破裂排卵，此类型卵泡发育异常，因血清孕激素水平低，黄体功能不全而周期缩短，一般排卵后 10～12 天即月经来潮。

3. 无排卵型　在卵泡期至排卵前期，卵泡生长始终不能达到成熟大小，且增长很缓慢，最大直径≤15mm，卵泡张力不大，透声性差，以后逐日缩小、闭锁，观察不到，或者卵泡内出现

光点,逐日增多而实化征即黄素化。另一种表现为双侧卵巢内无卵泡发育,卵泡直径≤15mm。

　　4.多囊卵巢综合征(PCOS)　患者阴道超声声像图特点为卵巢增大,包膜厚,回声增强,故界面清晰,其内卵泡数增多,大小相似,边界清楚,直径为2～9mm,卵泡多位于卵巢周边呈环珠状排列,称为"项链征",少数散在整个卵巢皮质层,呈蜂窝状,因间质致密改变故回声增强,如图34-2。

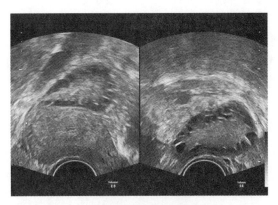

图34-2　多囊卵巢超声图像(项链征)

(三)子宫内膜异位症

　　子宫内膜异位症常并发不孕不育,而超声比较容易能够探查到的是子宫内膜异位于卵巢的卵巢子宫内膜异位囊肿,又称巧克力囊肿(chocolate cyst)。典型的巧克力囊肿超声声像特点为囊肿圆形或椭圆形,中强回声的厚壁,囊壁轮廓清晰,内壁毛糙,内为低回声、含大量均匀分布的密集光点,似毛玻璃状(图34-3),挤压或体位改变时,其内容易出现漂浮移动征。

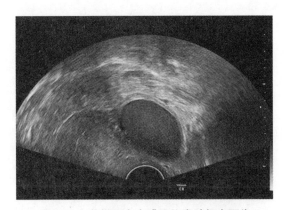

图34-3　卵巢子宫内膜异位囊肿超声图像

(四)盆腔炎症

　　盆腔炎症分为结核性盆腔炎及非特异性盆腔炎,其中盆腔结核是导致输卵管性不孕的重要原因,非特异性炎症导致的输卵管病变及盆腔粘连较盆腔结核轻,但结局大致相同。典型的超声图像均为包裹性积液,如存在结核硬结、钙化时会提高超声的正确诊断率。

（五）用于输卵管造影（详见第三十五章子宫输卵管造影与 X 线下输卵管介入治疗）

（凌　娜）

主要参考文献

1. 张丽珠. 临床生殖内分泌与不育症 [M]. 北京：科学出版社，2006.

2. 和贺井敏夫. 妇产科超声入门 [M]. 北京：人民军医出版社，2012.

3. 杜惠兰. 中西医结合妇产科学 [M]. 北京：中国中医药出版社，2006.

4. 吴钟瑜. 实用经阴道超声诊断学 [M]. 天津：天津科技翻译出版公司，2008.

5. 刘亚绵，杨琳. 不孕妇女卵泡发育情况的超声图像 [J]. 中国超声医学杂志，1996，12（2）：67.

第三十五章

子宫输卵管造影与X线下输卵管介入治疗

　　子宫输卵管造影（hysterosaplingography，HSG）是通过导管向子宫腔及输卵管注入造影剂，运用X线透视及摄片，根据造影剂在输卵管和盆腔内的显影情况了解输卵管的通畅程度、阻塞部位和宫腔的形态的方法，具有损伤小，操作简单，不需麻醉，耗时短，对伴有输卵管轻度粘连的患者同时具有诊断及治疗作用等优点，对临床协助诊断不孕症具有重要意义。X线下输卵管介入治疗是将放射诊断与放射介入治疗合二为一的一种微创性治疗输卵管阻塞的方法，包括选择性输卵管造影（selective salpingography，SSG）和输卵管再通术（fallopian tube recanalization，FTR）。SSG是使用数字减影血管造影机，在X线下应用输卵管介入再通装置，直接将导管置入输卵管开口，注入造影剂，若输卵管远端未显影，即可证实为输卵管近端阻塞，则进一步行FTR。FTR是在X线下将输卵管导管置于阻塞输卵管开口，根据输卵管阻塞部位及具体情况，经导管插入输卵管导丝，通过导管丝对阻塞的输卵管进行复通分离的治疗过程。这种方法安全，操作简单，准确率较高，不仅可以客观观察输卵管形态及通畅情况、输卵管阻塞部位及阻塞程度，而且能对阻塞的部位进行直接介入再通和药物灌注治疗，疗效可靠，并发症少，已成为治疗输卵管近端阻塞的首选且广泛应用的治疗方法。

一、子宫输卵管造影

（一）子宫输卵管造影的适应证

1. 了解输卵管有无先天性畸形，是否通畅及其形态、阻塞部位。

2. 了解宫腔形态，确定有无子宫畸形及其类型，有无宫腔粘连、子宫黏膜下肌瘤、子宫内膜息肉及宫内节育器等异物。

3. 了解盆腔内炎症及有无严重粘连。

4. 不明原因的习惯性流产，了解宫颈内口是否松弛，宫颈及子宫有无畸形。

5. 内生殖器结核非活动期。

（二）子宫输卵管造影的禁忌证

1. 内、外生殖器急性或亚急性炎症、生殖道性传播性疾病。

2. 严重的全身性疾病，不能耐受手术。

3. 妊娠期、月经期、内生殖器出血期间。

4. 产后、流产、刮宫术后6周内。

5. 碘过敏者。

（三）子宫输卵管造影的检查方法

1. 造影时间　月经干净3～7天。

2．术前准备

（1）术前 3 日禁性生活。

（2）做碘过敏试验，试验阴性者方可行造影术。

（3）排空二便，使子宫保持正常位置。

（4）术前半小时肌注阿托品 0.5mg 解痉。

3．造影剂　分为油溶性与水溶性两种。油剂（40% 碘化油注射液）密度大、显影效果好，注射时因推油压力大可使输卵管的扭折挺直，从而使轻度狭窄阻塞畅通，但造影需要 24 小时复查射片，碘油吸收慢，易形成肉芽肿，有导致血管栓塞的危险；水剂有离子型造影剂（复方泛影葡胺注射液）及非离子造影剂（碘海醇注射液），流动性好，流速快，无须拍 24 小时片，吸收较快，不产生异物反应，渗透浓度低，不引起油剂可能导致的油栓，易于通过输卵管狭窄段，便于显示输卵管全貌并可及时了解造影剂在腹腔的弥散情况。现临床上多应用水性造影剂。

4．常用器械　阴道窥器、宫颈钳、卵圆钳、宫颈导管、双腔气囊导管、注射器等。

5．操作要点

（1）患者取膀胱截石位，常规消毒外阴及阴道，铺无菌巾，双合诊检查子宫位置及大小。

（2）以阴道窥器扩张阴道，充分暴露宫颈，再次消毒阴道穹窿及宫颈，用宫颈钳钳夹宫颈前唇，探查宫腔。

（3）将造影剂充满双腔气囊导管，排出空气，沿宫腔方向将其置入宫颈管内，注入 1～3ml 空气形成气囊固定双腔导管，自另一腔徐徐注入水溶性碘造影剂 5～20ml，在 X 线透视下观察造影剂流经宫腔及输卵管情况并摄片。

（4）注射造影剂前可拍第一张片，宫角显影时可拍第二张片，双侧输卵管显影至伞端可拍第三张片，造影剂弥散至盆腔可拍第四张片。

（四）子宫输卵管造影的结果评定

1．正常子宫输卵管　宫颈管长约 3～4cm；子宫腔边缘光滑整齐，宫体及两侧壁似等腰三角形或略向内凹陷；双侧输卵管如细虫般弯曲于子宫两侧，自上向外下走行，造影剂先充盈子宫，经峡部至稍宽的壶腹部，最后进入盆腔形成云雾状扩散（图 35-1）。

2．宫腔异常　患子宫内膜结核时子宫失去原有的倒三角形态，内膜呈锯齿状不平；患子宫黏膜下肌瘤时可见宫腔充盈缺损；子宫畸形有相应显示。

3．输卵管异常　患输卵管积水可见输卵管远端呈气囊状扩张；患输卵管结核可见输卵管形态不规则、僵直或呈串珠状；输卵管发育异常可见过短或过长的输卵管、输卵管憩室等；输卵管阻塞则分为以下五型：

Ⅰ度阻塞：造影剂仅充盈子宫腔，输卵管近端（间质部）完全阻塞而无造影剂进入（图 35-2）。

Ⅱ度阻塞：造影剂充盈子宫腔后，输卵管仅显影一部分至峡部（图 35-3）。

Ⅲ度阻塞：造影剂进入输卵管后显影至远端壶腹部（图 35-4）。

Ⅳ度阻塞：造影剂充盈宫腔后可清楚呈现输卵管腔形态及走行，但盆腔内无造影剂显影（图 35-5）。

Ⅴ度阻塞：造影剂充盈子宫腔及输卵管，少量进入盆腔，弥散局限或欠佳（图 35-6）。

输卵管Ⅳ度阻塞中有一种特殊情况——输卵管积水，应根据 1978 年，Rock 等提出的分度诊断：①轻度：输卵管积水的直径 <15mm；②中度：输卵管积水的直径 15～30mm；③重度：输卵管积水的直径 >30mm。

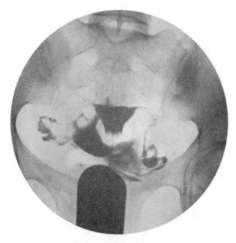

图 35-1 子宫腔输卵管显影，造影剂弥散均匀

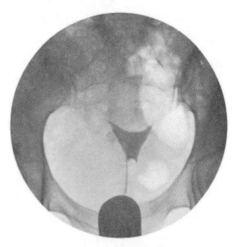

图 35-2 输卵管Ⅰ度阻塞

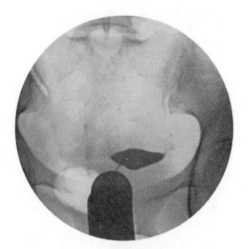

图 35-3 输卵管Ⅱ度阻塞

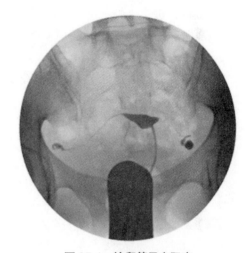

图 35-4 输卵管Ⅲ度阻塞

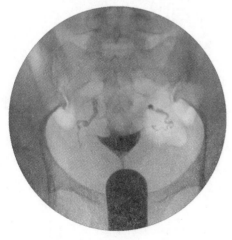

图 35-5 输卵管Ⅳ度阻塞

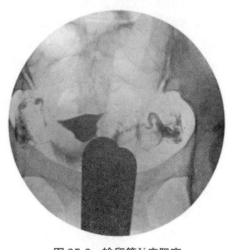

图 35-6 输卵管Ⅴ度阻塞

（五）子宫输卵管造影的注意事项

1. 造影剂充盈双腔气囊导管前必须排尽空气，以免空气进入宫腔造成充盈缺损，引起误诊。

2. 注入造影剂时导管与宫颈外口必须紧贴，以免造影剂倒流入阴道内。

3. 探查宫腔及插入导管时不宜过深，以免损伤子宫或引起子宫穿孔。

4. 注入造影剂时用力不可过大，推注不可过快，以免损伤输卵管。

5. X线曝射量应控制在安全范围内，以减少X线对人体特别是生殖系统的损伤。

6. 如发生造影剂进入异常通道，应立即停止注入。

7. 术后2周禁性生活、盆浴、阴道冲洗。

8. 术后酌情给予抗生素预防感染。

二、X线下输卵管介入治疗

（一）X线下输卵管介入治疗的适应证

1. HSG已证实宫腔形态正常，双侧或单侧输卵管间质部、峡部、壶腹部近端阻塞。

2. 常规HSG因宫颈口太松而未完成者。

3. 内生殖器结核非活动期。

（二）X线下输卵管介入治疗的禁忌证

1. 内、外生殖器急性或亚急性炎症、生殖道性传播性疾病。

2. 严重的全身性疾病，不能耐受手术。

3. 妊娠期、月经期、内生殖器出血期间。

4. 产后、流产、刮宫术后6周内。

5. 碘过敏者。

6. 输卵管壶腹部远端、伞端阻塞者。

（三）X线下输卵管介入治疗的检查方法

1. 手术时间　月经干净3～7天。

2. 术前准备

（1）术前3日禁性生活。

（2）术前行血尿常规、凝血检查、白带常规检查无异常者。

（3）做碘过敏试验，试验阴性者方可行介入治疗。

（4）排空二便，使子宫保持正常位置。

（5）术前半小时肌注阿托品0.5mg解痉。

3. 常用器械　阴道窥器、宫颈钳、卵圆钳、宫颈导管、输卵管导管、COOK导丝、注射器等。

4. 操作要点

（1）患者取膀胱截石位，常规消毒外阴及阴道，铺无菌巾，双合诊检查子宫位置及大小。

（2）以阴道窥器扩张阴道，充分暴露宫颈，再次消毒阴道穹窿及宫颈，用宫颈钳钳夹宫颈前唇，探查宫腔。

（3）进行选择性输卵管造影，证实输卵管近端阻塞，并确定输卵管在子宫开口的位置。

（4）自导管内依次插入9F导管、5.5F导管，透视下将5.5F导管置于子宫角部输卵管口处,放入 3F 导管和 0.015inch 同轴导丝,并用导丝对阻塞的输卵管进行扩张。扩张成功,抽出导丝,向导管内注入造影剂,在 X 线下判断输卵管通畅情况。

(四)X 线下输卵管介入治疗的结果评定

术后根据推注造影剂的阻力大小,造影剂经输卵管流入盆腔内弥散程度来判断术后输卵管的通畅情况。

1. 输卵管通畅　推注造影剂时无阻力,造影剂经输卵管内注入,经伞端流入盆腔并广泛弥散。

2. 输卵管通而不畅　推注造影剂时有一定阻力,造影剂经伞端流入盆腔弥散慢。

3. 输卵管未疏通　推注造影剂时阻力较大,造影剂未经伞端流入盆腔。

介入治疗前后输卵管通畅程度对比见图35-7～图35-10。

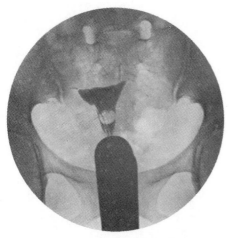

图 35-7　介入治疗前子宫输卵管造影
注:双侧输卵管间质部阻塞,峡部未显影

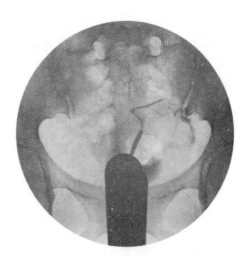

图 35-8　疏通左侧输卵管

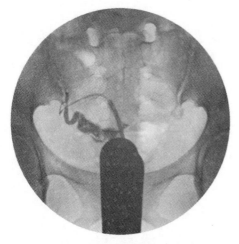

图 35-9　疏通右侧输卵管
注:双侧输卵管阻塞处经导丝疏通后,输卵管完全显影

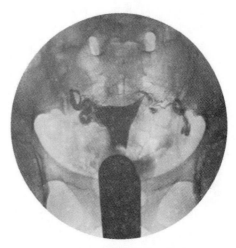

图 35-10　造影剂进入盆腔

（五）X线下输卵管介入治疗的注意事项

1. 疏通成功后，可经导管缓慢推注抗粘连药、抗炎组合及适量生理盐水，经导管缓慢持续灌注再通液（含庆大霉素、糜蛋白酶、地塞米松、等渗盐水等）或可经导管缓慢推注丹参注射液或香丹注射液，以活血化瘀，防止再粘连，巩固治疗效果。

2. 术后酌情给予抗生素预防感染。

3. 术后 2 周禁性生活、盆浴、阴道冲洗。

（齐英华）

主要参考文献

1. 张大鹏. X线透视下子宫输卵管造影术对不孕症的应用价值 [J]. 中国性科学, 2012, 21（9）: 15.

2. 王来友, 刘秀娟, 张莉, 等. X线子宫输卵管造影治疗输卵管性不孕应用水溶性造影剂的优势 [J]. 中国妇幼保健, 2011, 26（19）: 3036-3037.

3. Shrivastava VR, Rijal B, Shretha A, et al. Delection of tubal abnormalities by HSG in Nepalese subfertile women[J]. Nepal Med CollJ, 2009, 11（1）: 42-45.

4. 连方, 赵斌, 等. 输卵管导管扩张再通术治疗输卵管阻塞 [J]. 山东中医学院学报, 1989, 13（6）: 36.

第三十六章

宫　腔　镜

　　宫腔镜(hysteroscopy)是一项新的、微创性妇科诊疗技术,是用于子宫腔内检查和治疗的一种纤维光源内窥镜,包括宫腔镜、能源系统、光源系统、灌流系统和成像系统。近年来广泛应用于妇科出血性疾病和宫内病变的诊断与治疗,不仅能确定病灶存在的部位、大小、外观和范围,且能对病灶表面的组织结构细致地观察,并在直视下取材或定位刮宫,极大地提高了对宫腔内疾病诊断的准确性。在女性生殖方面宫腔镜的检查及治疗也有着不可替代的作用和优势。研究表明,IVF-ET助孕前行宫腔镜检查发现异常并及时治疗,可明显提高妊娠率。因其具有诊断明确、创伤小等优点,故成为有生育要求妇女的首选和常规检查与治疗方法。

　　本章节从女性生殖疾病的特点出发,在尽量保证生殖功能的最大恢复和最小损害前提下,探讨宫腔镜在生殖方面的优势以及操作方法和注意事项。与生殖无关内容暂不在本章节介绍。

一、宫腔镜检查及手术的适应证及禁忌证

(一)宫腔镜检查及手术的适应证

　　1. 原发或继发不孕　　可寻找子宫性病因,如畸形、粘连(有刮宫史的继发闭经者)等。

　　2. 异常宫腔声像学所见　　B超、子宫输卵管造影等子宫内膜异常增厚或不均匀、息肉、黏膜下肌瘤或肌壁间肌瘤向宫腔内突起等。

　　3. 宫颈管内病变有症状和(或)有生育要求者　　宫颈管粘连、息肉、宫颈管肌瘤等。

　　4. 选择性输卵管插管通液。

　　5. 异常子宫出血、经期延长、不规则子宫出血(做过诊刮而未明确诊断或应用性激素无效者)。

(二)宫腔镜检查及手术的禁忌证

　　1. 全身或生殖道感染急性期,包括生殖道结核未经抗结核治疗者。

　　2. 近期发生子宫穿孔者。

　　3. 严重的心、肺、肝、肾等内科疾病,难以耐受膨宫操作者。

　　4. 血液病或凝血功能异常者。

　　5. 确诊为子宫内膜癌或宫颈癌者。

二、宫腔镜下异常影像

(一)子宫内膜增生症

　　子宫内膜增生症(endometrial hyperplasia)是一种较为常见的妇科疾病,育龄期和未绝

经期妇女均可能发病,且越来越趋于年轻化,其主要症状为异常子宫出血、不孕等。目前认为宫腔镜检查和定向活检是诊断子宫内膜增生症的金标准,目的是早期发现,及时治疗,改善生殖功能并排除子宫内膜癌或日后可能罹患癌症的风险。

1. 宫腔镜检查指征

(1) 不孕、月经不规律病史,药物治疗效果不明显。

(2) 阴道超声检查示子宫内膜增厚,排除子宫(如子宫肌瘤、子宫腺肌病)及附件病变。

(3) 输卵管正常,排除男方不孕因素,行诱导排卵治疗 3 个月仍未孕者。

(4) IVF-ET 失败者。

2. 宫腔镜下影像(书后彩图 7)

(1) 子宫内膜普遍增厚水肿、凹凸不平,多呈粉红色或灰白色。

(2) 局灶或广泛的息肉样或乳头状增厚不均的内膜,可伴有不规则血管网。

(3) 增厚内膜部分腺体扩张,腺体开口簇集或不规则分布。

3. 治疗

(1) 术前药物治疗周期短,术中检查视为良性子宫内膜增生者可继续运用药物治疗。

(2) 术前药物治疗周期长,术中检查虽视为良性子宫内膜增生者,仍可以直接行子宫内膜电切术,但应使用 B 超全程监测,保证切割内膜的范围及深度(2～3mm),防止漏切或子宫穿孔。

(3) 术中发现子宫内膜异常增生形态,立即取出病变部位组织进行活检,并进行分段诊刮。

(二)子宫内膜息肉

子宫内膜息肉(endometrial polyp)是由内膜腺体及间质组成的肿块,内含小血管,有瘤蒂向宫腔突出。临床可无症状,有症状者常表现为异常子宫出血、不孕或盆腔疼痛,传统的诊断方法是阴道超声及诊断性刮宫,但是异常子宫出血患者经超声很难确诊为子宫内膜息肉,而刮宫易造成漏诊,因为息肉的蒂部难以刮除,并且有生育要求女性如果刮宫过深,容易损伤基底层而造成医源性的不孕。绝大多数学者主张伴有子宫内膜息肉的不孕患者应行子宫内膜息肉切除术,术后这些妇女的生殖功能得到改善,可以获得自然妊娠或通过辅助生殖技术助孕后受孕。

1. 宫腔镜检查及子宫内膜息肉电切术指征

(1) 符合不孕症诊断,临床无症状,阴道超声检查可疑为子宫内膜息肉或直径小于 1.0cm,可行宫腔镜检查确诊,确定诊断后直接行电切术切除息肉。

(2) 有生育要求同时子宫异常出血,排除其他影响受孕的因素,经过药物治疗 6 个月仍未孕者,可行宫腔镜检查。

(3) 阴道超声可见宫腔内有稍强回声区,月经干净 1 周内复查不消失者。

2. 宫腔镜下影像(书后彩图 8、书后彩图 9)

(1) 多为椭圆形、舌形、柱状或形状不规则,多有明显蒂部,大小不一,多为 2～15mm,呈单发或多发。

(2) 颜色多与子宫内膜的颜色相近,呈白色或粉红色,当息肉较大,尖端缺血或坏死时,局部可为紫色或深红色。

(3) 息肉表面可见腺体开口或交叉的网状血管。

3. 治疗

(1) 单发息肉可从底部剪除后直接夹出。

(2) 多发息肉可先用刮勺轻刮 1 周后,用组织钳夹出息肉组织。

(3) 宫角息肉不可将蒂部全部剪除,否则宫腔压力高,息肉有进入输卵管开口阻塞输卵管的风险。

4. 治疗优势

(1) 在直视下彻底切除息肉,不损伤正常子宫内膜,满足患者的生育要求。

(2) 可完整切除息肉根部,防止息肉复发。

(3) 手术时间短、并发症少,术后恢复快。

(三) 子宫内膜炎

子宫内膜炎(endometritis)是盆腔炎性疾病的一种,临床常表现为子宫不正常出血、经期延长或可无明显症状,在阴道超声无明显异常的情况下,有生育要求或将行 IVF-ET 的妇女可直接进行宫腔镜检查确诊。宫腔镜下常见内膜因炎症充血而呈红或绛红色,可有散在片状或点状瘀血斑,有活动性出血(书后彩图 10)。治疗可常规应用抗生素及中药口服或直肠灌药。

(四) 宫腔粘连

宫腔粘连(intrauterine adhesion)又称之为 Asherman 综合征,其发病机制为各种原因导致子宫内膜的基底层受损后,宫腔形成部分或全部粘连的病理现象。临床可出现腹痛、闭经、月经过少、不孕(通常为继发性不孕)及不良妊娠等症状。诊断宫腔粘连的方法有很多,包括人工周期治疗后无撤退性出血证实的子宫性原因,子宫探针探测宫腔时发现子宫内口有阻力或宫腔狭窄、宫腔不规则或不能探到宫底,阴道超声显示内膜回声不均及分界不清,子宫输卵管造影显示的宫腔形态异常等。宫腔粘连的“金标准”为宫腔镜检查,宫腔镜检查可以明确粘连位置、分级和范围,同时有针对性地行粘连分离术,尽量避免损伤周围正常组织蜕膜,防止盲目分离造成的创伤,使患者术后恢复正常的宫腔形态从而改善生殖功能。

1. 宫腔粘连的分级　参考欧洲妇科内镜协会的宫腔粘连诊断分类方法

Ⅰ度:宫腔内多处有纤细膜样粘连带,双侧宫角及输卵管开口正常。

Ⅱ度:子宫前后壁间有致密的纤维束粘连,双侧宫角及输卵管开口可见。

Ⅲ度:纤维索状粘连致部分宫腔及一侧宫角闭锁。

Ⅳ度:纤维索状粘连致部分宫腔及双侧宫角闭锁。

Ⅴa度:粘连带瘢痕化致宫腔极度变形及狭窄。

Ⅴb度:粘连带瘢痕化致宫腔完全消失。

Ⅰ~Ⅱ度为轻度粘连,Ⅲ度为中度粘连,Ⅳ~Ⅴ度为重度粘连。

2. 宫腔镜下影像(书后彩图 11)

(1) 膜性粘连带由子宫内膜组成,外观与周围内膜相似,多呈白色,组织较疏松,易分离。

(2) 肌型粘连由平滑肌和纤维组织组成,表面有薄层内膜覆盖,质较韧,粘连组织中血管很多,断端色红。

(3) 结缔组织粘连常因粘连时间过长所致,粘连带呈灰色,有光泽,粗大而广泛,表面无内膜,断端粗糙,色苍白,无出血。

3.治疗

(1)轻度粘连(Ⅰ度粘连和部分疏松的Ⅱ度粘连)患者,借助硬镜及微型剪术中行钝、锐性分离术。

(2)中-重度粘连(致密的Ⅱ度粘连及Ⅲ～Ⅴ度粘连)患者应在超声、腹腔镜和超声+腹腔镜3种监测方法下进行分离。

(3)术后可留置防粘剂、球囊及行人工周期治疗防止再次粘连,3个月内复查宫腔镜。

(五)子宫肌瘤

子宫肌瘤(leiomyoma of uterus)根据其存在部位分为浆膜下、肌壁间和黏膜下肌瘤,其中尤其影响生殖功能的为黏膜下肌瘤及凸向宫腔的肌壁间肌瘤。临床常表现为异常子宫出血(月经过多、经期延长、月经先期、崩漏)、不孕等。通常经过症状、体征,辅以阴道超声即可诊断。但是当肌瘤,特别是黏膜下肌瘤过小,子宫内膜同时增厚者容易漏诊,可行宫腔镜检查以明确诊断。有生育要求的妇女行宫腔镜下子宫肌瘤切除术的目的为还原宫腔正常形态,使胚胎能够正常着床、发育。

1.子宫肌瘤分型 参考欧洲宫腔镜协会的分型方法:

0型:带蒂黏膜下肌瘤无肌层扩展。

1型:无蒂壁间部分<50%。

2型:壁间部分≥50%。

2.宫腔镜下行子宫肌瘤切除术的适应证

(1)部分或全部突向宫腔的子宫肌瘤(0型及1型)。

(2)超声测量Ⅱ型黏膜下肌瘤外缘距离子宫浆膜层的距离>5mm。

无蒂黏膜下肌瘤及肌壁间肌瘤切除术需在超声或腹腔镜监测下进行,肌瘤直径不宜超过6cm。如肌瘤向宫腔内突出小于20%,切除范围控制在肌瘤的70%内即可。

3.宫腔镜下影像(书后彩图12)

(1)黏膜下肌瘤完全脱离子宫壁可见粗细不等的瘤蒂,肌瘤呈球形或长椭圆形。

(2)未完全脱离子宫壁的肌瘤根据凸向宫腔的程度,镜下可见局部弧线型突出、半球形肿物或近球形的长椭圆肿物。

(3)肌瘤表面覆盖的内膜光滑平整,明显突出宫腔的黏膜下肌瘤表面的内膜较薄,可见血管。

(4)瘤体多呈粉红色,如纤维成分较多可呈黄白或白色。

4.各种肌瘤切除方法

(1)肌瘤有蒂,未向肌层扩展,体积小者可用环形电极切断瘤蒂,然后将瘤体夹出,或用汽化电极汽化去除。大于3cm应先切除肌瘤组织,使肌瘤体积缩小,然后再切断瘤蒂夹出,并需超声和(或)腹腔镜监护。

(2)无蒂、向肌层扩展的肌瘤在肌壁间均有较宽的基底,需超声和(或)腹腔镜监护。切除腔内部分肌瘤技术同有蒂黏膜下肌瘤,切除肌壁内部分时必须识别肌瘤和包膜的界面。肌瘤应自包膜内完全切除,残留在肌层内的肌瘤组织日后可坏死而消融,或因宫缩而排入宫腔,后者需行第2次切除。埋藏在肌层部分大于50%者需边切边用缩宫素,将肌瘤挤入宫腔,便于切除,并常需多次手术。

(3)内突壁间肌瘤:酷似无蒂的黏膜下肌瘤,唯其腔内表面被覆有薄层的肌壁组织。手术常需分期进行，第 1 步为开窗，先用针状电极划开被覆肌瘤表面的肌肉组织，形成窗口。若肌瘤向宫腔内突出，即进行第 2 步：切割和（或）汽化，技术同无蒂黏膜下肌瘤。若肌瘤保持原位不动，则停止手术，术后选用促性腺激素释放激素激动剂（GnRH-a）、内美通或达那唑，2～3 个月后再行第 2 次切除。

（4）多发黏膜下及肌壁间肌瘤：切除和汽化的方法同前，1 次尽可能多的切除肌瘤。

（六）先天性子宫畸形

子宫畸形是指女性在胚胎发育形成过程中，两侧副中肾管靠拢不完全或合并有缺陷，以及两个管壁中有程度不同的融合，即可形成畸形。子宫畸形有很多种，其中鞍型子宫、双角子宫、纵隔子宫（包括完全纵隔和不完全纵隔）均能影响妇女的生殖功能，发生不孕或多种妊娠并发症等。临床常无症状，通过超声或子宫输卵管造影即可诊断。宫腔镜或宫腹腔镜联合治疗可以纠正部分子宫异常形态，提高妊娠率，改善妊娠结局。

1. 宫腔下影像

（1）鞍型子宫及双角子宫：膨宫时可见子宫呈轻度、对称地向宫腔内弧形突出，双侧子宫角较深（书后彩图 13）。

（2）纵隔子宫

1）完全性子宫纵隔（纵隔从宫底降到近宫颈外口）：单侧宫腔呈不对称的管桶状，上端狭窄偏于一侧，顶端可见一侧输卵管开口，表面内膜覆盖正常。

2）不完全性子宫纵隔（纵隔从宫底降到近宫颈外口）：纵隔从宫底纵行向下伸出，将宫腔一分为二，每侧宫腔的顶端可见一个输卵管的开口，恰似"猫眼"。纵隔上宽下窄，边缘钝圆，色泽苍白或粉红，质地坚硬，表面覆盖内膜较薄，异于宫腔其他部分内膜（书后彩图 14）。

2. 子宫纵隔手术适应证

（1）妊娠早期和中孕早期复发性流产。

（2）系统检查后未找到其他不孕不育的原因。

（3）辅助生殖技术前。

3. 治疗　部分先天性子宫畸形不能进行后天修复。鞍型子宫、双角子宫、纵隔子宫在影响生殖功能时具有修复价值，但能独立在宫腔镜下进行的只有纵隔子宫。

行宫腔镜下子宫纵隔切除术，若一次不能完全切除，可在 1 个月后进行二次手术，效果较显著。检查时结合内镜窄带成像术（narrow band imaging, NBI），即查即治，减少手术次数。

（七）宫颈管息肉

宫颈管息肉（endocervical polyp）是妇科常见病，主要由于慢性炎症长期刺激，局部充血过度导致黏膜增生，并由于子宫自身排出的异物，使增生的黏膜自宫颈底部向宫颈口外突出生长而形成了宫颈息肉。若不及时治疗，可引起癌变及不孕。临床上，宫颈息肉患者一般无明显症状，通常表现为白带色黄、白带中有血丝或接触性出血。宫腔镜能窥视深部，在治疗时可发现较小的或不易被发现的颈管息肉。采用宫腔镜进行手术，术中出血量少，不易出现宫颈口粘连，避免感染，同时可达到根治目的，避免术后复发。

1. 宫腔镜下宫颈管息肉切除术指征

（1）息肉根部近宫颈管内口，肉眼不能看到，阴道淋漓出血或有接触性出血者。

（2）既往有因宫颈管息肉而流产病史者。

（3）息肉直径大于 1cm，堵塞在宫颈管内影响受孕者。

2. 宫腔下影像（书后彩图 15）

（1）单发或多发，色泽粉红或鲜红，容易出血。

（2）形状多为椭圆形，或似舌状伸出宫颈口外。

3. **手术方法** 宫腔镜下治疗宫颈管息肉，术前常规检查 TCT，排除宫颈癌及癌前病变。患者月经干净后 3～7 天为手术最佳时间。术中采用电切镜深入颈管，通过影像观察息肉与息肉的蒂部，通过高频电切环切除息肉蒂部及其浅肌层。

4. 注意事项

（1）术中切除病变要求做到基底部位确切，层次清楚，完全但又不能切割范围过深、过大，避免损伤正常宫颈组织。

（2）创面如无出血不需常规电凝，以免术后宫颈局部坏死细胞脱落出血。

（3）术前充分扩张宫颈，防止宫颈粘连的发生。

三、宫腔镜下输卵管疏通术

输卵管堵塞是不孕症的重要原因之一，所占比例逐年上升，其原因包括各种病原体感染、子宫内膜异位症、医源性因素及先天畸形等。其诊断方法包括输卵管通气、通液法、输卵管超声下造影、子宫输卵管造影等。普通的输卵管通液术在临床广泛应用，但是该方法对于单侧输卵管堵塞及输卵管远端堵塞的效果不明确，故应进行宫腔镜下输卵管疏通术，该方法治疗效果好，患者痛苦小，术后恢复快，并发症少，应广泛推广（书后彩图 16、书后彩图 17）。

1. 判断标准

（1）通畅或轻度粘连：注入的亚甲蓝通液无反流，无阻力，注射侧下腹部无明显不适或仅有轻微酸胀感。

（2）盆腔因素导致的输卵管通而不畅：阻力中等，注入 20ml 后可见少量反流或无反流，注射侧下腹部酸胀或有轻微疼痛。

（3）间质部或峡部不通畅：开始注药后立即出现反流，阻力大，加压无改善，注射侧下腹酸胀疼痛。

（4）伞端粘连或闭锁：注药初无阻力及反流，后期可能出现反流，注射侧下腹酸胀疼痛。

2. 通液时注意事项

（1）导管插入间质部 0.5～0.8cm，若注药时阻力大、药液反流不能进入输卵管，应调整插管方向，切忌硬性插入。

（2）及时询问患者反应，如下腹部有无胀痛，若疼痛难忍且逐渐加剧，提示输卵管不通，需停止推注。

四、术后注意事项

（一）观察出血

术后出血时间一般不超过 1 周，如果时间延长，应考虑创面愈合不良或局部感染，可加用抗生素治疗。

（二）抗炎治疗

可不作为常规用药，如宫腔创面较大，可选择广谱抗生素预防感染。

（三）对症治疗

根据疾病的性质决定下一步治疗，如子宫内膜增厚或宫腔粘连，可在术后应用激素药物调节月经周期或预防再次粘连。

（四）随访

本章节介绍应用宫腔镜治疗女性子宫及输卵管疾病的目的是改善生殖功能，故在治疗后其是否能够成功妊娠及分娩为随访的主要内容，随访时间可在术后 3 个月开始，如在 1 年内仍未孕，应再次行宫腔镜检查。

（冯晓玲）

第三十七章

腹 腔 镜

腹腔镜应用于临床已有上百年历史,特别是近 20 多年来,随着自动气腹机、高清摄像头及成像系统等腹腔镜设备和器械的不断更新,腹腔镜手术进入了"黄金"发展时期。腹腔镜在妇科手术及女性生殖手术中的应用也越来越广泛。本章主要针对腹腔镜在不孕症患者中的应用进行叙述。

腹腔镜技术在女性生殖手术领域处于"金标准"的地位,比如女性不孕症、子宫内膜异位症、盆腔粘连及内生殖系统畸形的诊断。有时需与宫腔镜联合进行探查和手术。腹腔镜生殖手术分为诊断性腹腔镜和手术性腹腔镜,多需住院后在全身麻醉下进行,内窥镜直径为 11mm。

(一)适应证

1. 诊断性腹腔镜 原因不明性不孕症,输卵管通畅度检查结果可疑者,不明原因下腹痛。

2. 手术性腹腔镜 临床诊断为不孕症,子宫输卵管造影、宫腔镜下输卵管通液、超声监护下输卵管通液提示输卵管不通或伞端粘连、闭锁、积水等输卵管性不孕;多囊卵巢、盆腔粘连。在这些疾病状态时,往往需要机械性、电能量手术操作才能解除疾病,且患者能够耐受腹腔镜手术,无严重内科合并症。

(二)禁忌证

1. 绝对禁忌证 ①生殖道急性炎症期;②严重心肺功能不全;③凝血功能障碍;④大的腹壁疝或膈疝;⑤绞窄性肠梗阻;⑥弥漫性腹膜炎。

2. 相对禁忌证 盆、腹腔内多次手术史。

需要指出的是,随着手术医生腔镜水平,麻醉医生麻醉管理水平及术后监护手段的不断提高,腹腔镜的禁忌证变得越来越少。比如合并心肺功能不全的患者,以前不能实施全麻,而现在有可能在严密监护下实施腹腔镜手术。盆、腹腔内多次手术患者,以前医生对腹壁穿刺时损伤肠管比较顾忌,但随着医生经验增多,经验丰富的腔镜医生往往可以最大程度上规避这些风险,且腔镜下分离粘连较开腹手术往往更方便,术野暴露更广、更清晰,效果更好。

(三)术前检查

手术为择期手术,术前常规进行血常规、尿常规、粪便常规、肝肾功能、电解质、凝血功能、血型、盆腔彩超、心电图等检查。并注意排查手术禁忌证。对于不孕症女性来说,多数比较年轻,往往合并症较少,特别是合并呼吸道慢性疾病的较少,故不建议常规行胸部正侧位片检查,这样可以免去射线可能对机体造成的不良影响。

（四）手术时间

不孕症手术应在月经干净后的 3～7 天内进行。因为手术可能需要通液或联合宫腔镜手术，此期手术时子宫内膜较薄，易于双腔管通液，宫腔镜下观察宫腔形态，寻找输卵管开口。

（五）术前准备

评估患者的手术条件，让患者及家属知情同意，术前备皮、合血。

（六）手术器械

腹腔镜成像及监视系统、CO_2 气腹机、电凝系统、腹腔镜器械；必要时准备宫腔镜相关器械。

（七）麻醉与体位选择

诊断性腹腔镜可在静脉麻醉或连续硬膜外麻醉下进行。手术性腹腔镜则多在全麻下进行。常规取头低臀高膀胱截石位，由于头低位后会加重心脑血管的负担，可导致气道压力升高，故手术中需经常与麻醉医生就头低程度进行沟通。

（八）手术步骤

1. 建立 CO_2 气腹　患者取膀胱截石位。气管插管全身麻醉，术中心电监测，心率 70～80 次／分，血氧饱和度 98%～100%，血压 120/80mmHg，$PetCO_2$ 30～45mmHg，呼吸机维持呼吸频率在 15～20 次／分，潮气量维持在 10～15ml/kg。腹部、外阴、阴道消毒后铺无菌巾，插导尿管。取脐孔切口，常规人工气腹，维持压力在 12～15mmHg。

2. 进腹腔镜及探查　人工气腹后，在脐孔切口处进行主套管穿刺，并在左、右下腹分别穿刺一个 5mm Trocar。根据情况，若盆腔内在存在严重的粘连，可在术者一侧再穿刺一个 5mm Trocar。探查需对盆腔、腹部进行全面探查，以期发现存在的异常情况。

3. 腹腔镜下手术　根据存在的异常情况进行盆腔粘连分解、输卵管伞端成形、输卵管造口、卵巢穿刺、卵巢赘生物去除等手术治疗。

4. 手术结束　手术结束前确认术野无活动性出血、无脏器损伤，停止充入二氧化碳，放尽腹腔内二氧化碳，先取出各穿刺点的 Trocar，再次确认穿刺点处壁层腹膜无出血处，最后拔出脐孔切口处 Trocar。缝合脐孔，其他 5mm 穿刺点处若无活动性出血无需缝合。

（九）并发症及预防处理措施

1. 麻醉并发症　包括呼吸、循环系统的变化，术后腹胀、恶心、呕吐，高碳酸血症。主要预防措施是术前完善各项基础检查，对存在心电图异常、心功能障碍等患者加强术前麻醉评估。而术后腹胀、恶心、呕吐等在术后 1～2 天内多能逐渐自行消失，必要时可给予止吐等对症处理，强调、鼓励患者多翻身，尽早下床活动。

2. 气腹并发症　包括气体栓塞、术后肩痛。气体栓塞是因为大量气体直接进入血管而引起，多发生于穿刺针误扎入血管所致，所以连接充气装置前，先用注射器抽吸有无血液可很好地防止误扎入血管。术后肩痛是因为腹腔内残余的气体刺激膈神经反射而致，术后多能逐渐自行消失，手术结束后要尽量排空腹腔内剩余气体。

3. 出血性损伤　主要包括腹壁动脉、腹膜后大血管的损伤。主要发生在各 Trocar 穿刺过程中，腹膜后大血管损伤多发生在脐孔处 Trocar 穿刺时，特别是对于较瘦的患者，损伤腹膜后大血管的风险更大，脐孔处 Trocar 穿刺时将脐周腹壁尽量向上提起可降低损伤腹膜后大血管的几率。腹壁动脉的损伤多见于下腹部操作孔 Trocar 穿刺时，腹腔镜透视穿刺处可有效避开血管区。发生血管损伤后要即刻在腹腔镜下修补，若腹腔镜下修补有困难，要果断中转开腹手术。

4. 脏器损伤 主要是肠管及输尿管的损伤，肠管的损伤可发生在 Trocar 穿刺时及生殖手术过程中，术中一定要操作轻柔。输尿管的损伤多发生在合并子宫内膜异位症的患者，特别是术者在电凝后腹膜上的子宫内膜异位病灶时损伤几率大。

（陈亚琼）

附：方剂汇编

（方中剂量为临床常用量，仅供参考）

二画

二甲地黄汤（《中医临床妇科学》）　龟板 9～24g　鳖甲 9～24g　生地 10～15g　山药 15～30g　山萸肉 5～10g　丹皮 6～12g　茯苓 9～15g　天冬 6～12g　麦冬 6～12g　夜交藤 9～15g　莲子心 1.5～3g

二仙汤（《中医方剂临床手册》）　仙茅 5～15g　仙灵脾 3～15g　当归 5～15g　巴戟 5～15g　黄柏 3～12g　知母 6～12g

二仙调经方（连方经验方）　仙茅 5～15g　仙灵脾 3～15g　杜仲 10～15g　续断 9～15g　当归 5～15g　川芎 3～9g　白芍 5～15g　制香附 6～9g　炙甘草 1.5～9g

二至丸（《医方集解》）　女贞子 6～12g　旱莲草 6～12g

二至天癸方（连方经验方）　女贞子 6～12g　旱莲草 6～12g　菟丝子 6～12g　枸杞子 6～12g　川芎 3～9g　白芍 5～15g　生地 10～15g　醋香附 6～9g　当归 5～15g　甘草 1.5～9g

二陈汤（《太平惠民和剂局方》）　半夏 3～9g　橘红 3～9g　茯苓 9～15g　甘草 1.5～9g　乌梅 3～9g　生姜 3～9g

十全大补汤（《太平惠民和剂局方》）　人参 3～9g　黄芪 9～30g　肉桂 1～5g　熟地 9～15g　茯苓 9～15g　白术 6～12g　当归 5～15g　白芍 5～15g　川芎 3～9g　甘草 1.5～9g

七宝美髯丹（《医方集解》）　赤何首 10～30g　白何首 10～30g　赤茯苓 9～15g　白茯苓 9～15g　牛膝 6～15g　当归 5～15g　枸杞子 6～12g　菟丝子 6～12g　补骨脂 6～10g

人参养荣汤（《太平惠民和剂局方》）　当归 5～15g　白芍 5～15g　熟地 9～15g　人参 3～9g　黄芪 9～30g　陈皮 3～10g　茯苓 9～15g　白术 6～12g　远志 3～10g　肉桂 1～5g　五味子 3～6g　甘草 1.5～9g

八正散（《太平惠民和剂局方》）　车前子 9～15g　瞿麦 9～15g　萹蓄 9～15g　滑石 10～20g　山栀子 3～10g　木通 3～6g　大黄 3～15g　甘草 1.5～9g

八珍汤（《正体类要》）　当归 5～15g　川芎 3～9g　白芍 5～15g　熟地 9～15g　人参 3～9g　茯苓 9～15g　白术 6～12g　炙甘草 1.5～9g

三画

大补元煎（《景岳全书》）　人参 3～9g　熟地 9～15g　山茱萸 5～10g　杜仲 10～15g　枸杞子 6～12g　当归 5～15g　山药 15～30g　炙甘草 1.5～9g

大补阴丸（《丹溪心法》）　　知母6～12g　黄柏3～12g　熟地9～15g　炙龟甲9～24g　猪骨髓50g

大黄牡丹皮汤（《金匮要略》）　　大黄3～15g　牡丹皮6～12g　桃仁5～10g　冬瓜仁9～15g　芒硝6～12g

小蓟饮子（《济生方》）　　生地10～15g　小蓟10～30g　藕节10～15g　蒲黄3～10g　滑石10～20g　木通3～6g　淡竹叶6～10g　当归5～15g　栀子3～10g　炙甘草1.5～9g

四画

开郁种玉汤（《傅青主女科》）　　当归5～15g　白芍5～15g　白术6～12g　茯苓9～15g　天花粉10～15g　丹皮6～12g　香附6～9g

天王补心丹（《摄生秘剖》）　　生地10～15g　麦冬6～12g　天冬6～12g　玄参10～15g　党参9～30g　茯苓9～15g　五味子3～6g　酸枣仁9～15g　柏子仁3～10g　远志3～10g　桔梗3～10g　当归5～15g　丹参5～15g

天麻钩藤饮（《中医内科杂病证治新义》）　　天麻3～10g　钩藤3～12g　石决明6～30g　山栀子3～10g　黄芩3～10g　川牛膝6～15g　杜仲10～15g　益母草10～30g　桑寄生9～15g　夜交藤9～15g　朱茯神10～15g

天雄散（《金匮要略》）　　制附子3～15g　炒白术6～12g　桂枝3～10g　煅龙骨15～30g

五子衍宗丸（《摄生众妙方》）　　菟丝子6～12g　五味子3～6g　枸杞子6～12g　覆盆子6～12g　车前子9～15g

五皮饮（《华氏中藏经》）　　生姜皮3～9g　桑白皮6～12g　陈皮3～10g　大腹皮5～10g　茯苓皮9～15g

五味消毒饮（《医宗金鉴》）　　金银花10～15g　野菊花10～15g　蒲公英10～30g　紫花地丁15～30g　紫背天葵15～30g

五味调经散《妇科方药临证心得十五讲》　　艾叶3～10g　益母草10～30g　当归5～15g　赤芍6～12g　五灵脂3～10g

五神汤（《外科真诠》）　　茯苓9～15g　金银花10～15g　紫花地丁15～30g　车前子9～15g　川牛膝6～15g

止带方（《世补斋·不谢方》）　　猪苓6～12g　茯苓9～15g　车前子9～15g　泽泻5～10g　茵陈6～15g　赤芍6～12g　丹皮6～12g　黄柏3～12g　栀子3～10g　牛膝6～15g

少腹逐瘀汤《医林改错》　　小茴香3～6g　干姜3～10g　没药3～10g　当归5～15g　川芎3～9g　肉桂1～5g　赤芍6～12g　元胡3～10g　蒲黄3～10g　五灵脂3～10g

内补丸（《女科切要》）　　鹿茸1～2g　菟丝子6～12g　潼蒺藜5～15g　黄芪9～30g　肉桂1～5g　桑螵蛸6～10g　肉苁蓉6～10g　制附子3～15g　白蒺藜5～15g　紫菀茸5～10g

丹栀逍遥散（《女科撮要》）　　丹皮6～12g　山栀子3～10g　当归5～15g　白芍5～15g　柴胡3～10g　白术6～12g　茯苓9～15g　煨姜3～6g　薄荷3～6g　炙甘草1.5～9g

乌药散（《小儿药证直诀》）　　乌药6～10g　香附子3～15g　高良姜3～6g　赤芍6～12g

六味地黄丸（《小儿药证直诀》）　　熟地9～15g　山药15～30g　山萸肉5～10g　茯苓9～15g　泽泻5～10g　牡丹皮6～12g

五画

玉屏风散(《丹溪心法》)　　防风 6～10g　黄芪 9～30g　白术 6～12g　大枣 6～15g

左归丸(《景岳全书》)　　熟地 9～15g　山药 15～30g　山茱萸 5～10g　枸杞子 6～12g　牛膝 6～15g　菟丝子 6～12g　鹿角胶 3～6g　龟板胶 9～24g

右归丸(《景岳全书》)　　熟地 9～15g　附子 3～15g　肉桂 1～5g　山药 15～30g　山茱萸 5～10g　菟丝子 6～12g　鹿角胶 3～6g　枸杞子 6～12g　当归 5～15g　杜仲 10～15g

龙胆泻肝汤(《医宗金鉴》)　　龙胆草 3～6g　栀子 3～10g　黄芩 3～10g　木通 3～6g　车前子 9～15g　泽泻 5～10g　柴胡 3～10g　当归 5～15g　生地 10～15g　甘草 1.5～9g

平胃散(《太平惠民和剂局方》)　　苍术 3～9g　厚朴 3～10g　陈皮 3～10g　甘草 1.5～9g　生姜 3～9g　大枣 6～15g

归芍地黄汤《症因脉治》　　生地 10～15g　当归 5～15g　白芍 5～15g　枸杞子 6～12g　丹皮 6～12g　知母 6～12g　人参 3～9g　甘草 1.5～9g　地骨皮 5～15g

归肾丸(《景岳全书》)　　熟地 9～15g　山药 15～30g　山茱萸 5～10g　茯苓 9～15g　枸杞子 6～12g　杜仲 10～15g　菟丝子 6～12g　当归 5～15g

归脾汤(《正体类要》)　　白术 6～12g　茯神 10～15g　黄芪 9～30g　龙眼肉 9～15g　酸枣仁 9～15g　人参 3～9g　木香 3～6g　当归 5～15g　远志 3～10g　甘草 1.5～9g　生姜 3～9g　大枣 6～15g

四妙丸(《成方便读》)　　苍术 3～9g　黄柏 3～12g　川牛膝 6～15g　薏苡仁 9～30g

四妙散(《丹溪心法》)　　苍术 3～9g　黄柏 3～12g　川牛膝 6～15g　薏苡仁 9～30g

四物汤(《太平惠民合剂局方》)　　熟地 9～15g　当归 5～15g　白芍 5～15g　川芎 3～9g

四草汤(《实用中医妇科方剂》)　　鹿衔草 9～15g　马鞭草 5～15g　茜草 10～15g　益母草 10～30g

生脉散(《内外伤辨惑论》)　　人参 3～9g　麦冬 6～12g　五味子 3～6g

生精种玉汤(李广文经验方)　　黄芪 9～30g　肉苁蓉 6～10g　川断 9～15g　首乌 10～30g　当归 5～15g　桑椹子 9～15g　枸杞子 6～12g　菟丝子 6～12g　五味子 3～6g　覆盆子 6～12g　车前子 9～15g

失笑散(《太平惠民和剂局方》)　　蒲黄 3～10g　五灵脂 3～10g

仙方活命饮(《校注妇人良方》)　　银花　赤芍 6～12g　乳香 3～10g　没药 3～10g　当归 5～15g尾　花粉 10～15g　甘草 1.5～9g　穿山甲 3～10g　陈皮 3～10g　防风 6～10g　贝母 3～10g　皂角刺 3～10g　白芷 3～10g

宁心敛精汤(《夏桂成实用中医妇科学》)　　龟板 9～24g　牡蛎　山药 15～30g　山萸肉 5～10g　生地 10～15g　莲子心 1.5～3g　五味子 3～6g　夜交藤 9～15g　钩藤 3～12g　枣仁 9～15g

加味失笑散(《实用妇科方剂学》)五灵脂 3～10g　蒲黄 3～10g　丹参 5～15g　当归 5～15g　赤芍 6～12g　制香附 6～9g　益母草 10～30g　川断 9～15g　参三七粉 3～10g

加减一阴煎(《景岳全书》)　　生地 10～15g　熟地 9～15g　白芍 5～15g　麦冬 6～12g　知母 6～12g　地骨皮 5～15g　炙甘草 1.5～9g

加减苁蓉菟丝子丸(《中医妇科治疗学》)　肉苁蓉6～10g　菟丝子6～12g　覆盆子6～12g　枸杞子6～12g　熟地9～15g　当归5～15g　桑寄生9～15g

六画

托里消毒散(《外科正宗》)　人参3～9g　白术6～12g　黄芪9～30g　白芍5～15g　川芎3～9g　茯苓9～15g　白芷3～10g　当归5～15g　金银花10～15g　皂角刺3～10g　桔梗3～10g　甘草1.5～9g

当归六黄汤(《兰室秘藏》)　当归5～15g　生地10～15g　黄芩3～10g　黄柏3～12g　黄连2～5g　熟地9～15g　黄芪9～30g

当归芍药散(《金匮要略》)　当归5～15g　白芍5～15g　川芎3～9g　茯苓9～15g　白术6～12g　泽泻5～10g

当归散(《金匮要略》)　当归5～15g　川芎3～9g　白芍5～15g　白术6～12g　黄芩3～10g

血府逐瘀汤(《医林改错》)　川芎3～9g　当归5～15g　生地10～15g　赤芍6～12g　桃仁5～10g　红花3～9g　枳壳3～10g　柴胡3～10g　桔梗3～10g　牛膝6～15g　甘草1.5～9g

交泰丸(《韩氏医通》)　黄连2～5g　肉桂1～5g

安神定志丸(《医学心悟》)　茯苓9～15g　茯神10～15g　人参3～9g　远志3～10g　石菖蒲3～9g　龙齿15～30g

导痰汤(《济生方》)　半夏3～9g　天南星3～9g　枳实3～10g　橘红3～9g　茯苓9～15g　甘草1.5～9g

七画

寿胎丸(《医学衷中参西录》)　菟丝子6～12g　桑寄生9～15g　续断9～15g　阿胶3～9g

苍附导痰汤(《叶天士女科诊治秘方》)　苍术3～9g　胆南星3～6g　香附6～9g　枳壳3～10g　半夏3～9g　陈皮3～10g　茯苓9～15g　生姜3～9g　神曲6～15g　甘草1.5～9g

两地汤(《傅青主女科》)　生地10～15g　玄参10～15g　白芍5～15g　麦冬6～12g　阿胶3～9g　地骨皮5～15g

完带汤(《傅青主女科》)　人参3～9g　白术6～12g　白芍5～15g　山药15～30g　苍术3～9g　陈皮3～10g　柴胡3～10g　黑芥穗5～10g　车前子9～15g　甘草1.5～9g

启宫丸(经验方)　制半夏3～9g　苍术3～9g　香附6～9g　茯苓9～15g　神曲6～15g　陈皮3～10g　川芎3～9g

补中益气汤(《脾胃论》)　人参3～9g　黄芪9～30g　白术6～12g　当归5～15g　橘皮3～10g　甘草1.5～9g　柴胡3～10g　升麻3～10g

补阳还五汤(《医林改错》)　黄芪30g　归尾5～15g　赤芍6～12g　地龙5～10g　川芎3～9g　红花3～9g　桃仁5～10g

补肾化痰汤(《中医临床妇科学》)　炒当归5～15g　炒赤芍6～12g　炒白芍5～15g　怀

山药 15～30g　山萸肉 5～10g　熟地 9～15g　丹皮 6～12g　茯苓 9～15g　川断 9～15g　菟丝子 6～12g　广郁金 3～10g　浙贝母 3～10g　陈皮 3～10g　制苍术 3～9g

补肾固冲丸(《中医学新编》)　菟丝子 6～12g　川断 9～15g　杜仲 10～15g　巴戟天 5～15g　鹿角胶 3～6g　当归 5～15g　熟地 9～15g　枸杞子 6～12g　阿胶 3～9g　党参 9～30g　白术 6～12g　砂仁 3～6g　大枣 6～15g

补肾固冲汤(《中国医药学报》)　熟地 9～15g　怀山药 15～30g　川续断 9～15g　茯神 10～15g　阿胶 3～9g　艾叶炭 3～10g　鹿角胶 3～6g　补骨脂 6～10g　炙龟板 9～24g　太子参 19～30g

补肾促排卵汤(《夏桂成实用中医妇科学》)　当归 5～15g　白芍 5～15g　山萸肉 5～10g　生地 10～15g　山药 15～30g　川断 9～15g　菟丝子 6～12g　鹿角片 5～15g　赤芍 6～12g　五灵脂 3～10g

补肾活血方(经验方)　黄芪 9～30g　淫羊藿 3～15g　牛膝 6～15g　当归 5～15g　川芎 3～9g　赤芍 6～12g　桃仁 5～10g　地龙 5～10g　丝瓜络 5～12g

补肾祛瘀方(李祥云经验方)　淫羊藿 3～15g　仙茅 5～15g　熟地 9～15g　怀山药 15～30g　香附 6～9g　鸡血藤 10～15g　三棱 3～10g　莪术 3～15g　丹参 5～15g

八画

肾气丸(《金匮要略》)　熟地 9～15g　山药 15～30g　山萸肉 5～10g　茯苓 9～15g　泽泻 5～10g　丹皮 6～12g　附子 3～15g　桂枝 3～10g

固本止崩汤(《傅青主女科》)　人参 3～9g　黄芪 9～30g　白术 6～12g　熟地 9～15g　当归 5～15g　黑姜 3～9g

固冲汤《医学衷中参西录》　白术 6～12g　黄芪 9～30g　煅龙骨 15～30g　煅牡蛎 10～30g　山茱萸 5～10g　白芍 5～15g　海螵蛸 5～10g　茜草根 10～15g　棕榈炭 3～10g　五倍子 3～9g

固经丸(《医学入门》)　龟甲 9～24g　黄芩 3～10g　白芍 5～15g　椿根白皮 3～10g　黄柏 3～12g　香附 6～9g

知柏地黄汤(《医宗金鉴》)　熟地 9～15g　山茱萸 5～10g　山药 15～30g　泽泻 5～10g　茯苓 9～15g　丹皮 6～12g　知母 6～12g　黄柏 3～12g

金锁固精丸(《医方集解》)　沙苑蒺藜 5～15g　芡实 10～15g　莲须 2～5g　龙骨 15～30g　牡蛎 10～30g　莲子 6～15g

育阴汤(《百灵妇科》)　熟地 9～15g　白芍 5～15g　续断 9～15g　桑寄生 9～15g　炒地榆 10～15g　山萸肉 5～10g　山药 15～30g　海螵蛸 5～10g　龟甲 9～24g　牡蛎 10～30g　阿胶 3～9g

河车种子丸《医学正印》　紫河车 2～3g　当归 5～15g　山茱萸 5～10g　补骨脂 6～10g　天门冬 6～12g　麦门冬 6～12g　生地 10～15g　人参 3～9g　菟丝子 6～12g　熟地 9～15g　山药 15～30g　覆盆子 6～12g　五味子 3～6g　巴戟 5～15g　川牛膝 6～15g　黄柏 3～12g　茯苓 9～15g　锁阳 5～10g　白术 6～12g　陈皮 3～10g　杜仲 10～15g　肉桂 1～5g

参芪寿胎丸方(连方经验方)　党参 9～30g　黄芪 9～30g　菟丝子 6～12g　桑寄生 9～15g　盐续断 9～15g　阿胶 3～9g　盐杜仲 10～15g　炒白术 6～12g　醋香附 6～9g　炒白芍

5～15g　炙甘草 1.5～9g

参附汤(《校注妇人良方》)　人参 3～9g　附子 3～15g

参苓白术散(《太平惠民和剂局方》)　莲子肉 6～15g　薏苡仁 9～30g　砂仁 3～6g　桔梗 3～10g　白扁豆 9～15g　茯苓 9～15g　人参 3～9g　白术 6～12g　山药 15～30g　甘草 1.5～9g　大枣 6～15g

经后期方《夏桂成实用中医妇科学》　炒当归 5～15g　白芍 5～15g　生地 10～15g　怀山药 15～30g　山萸肉 5～10g　茯苓 9～15g　川断 9～15g　菟丝子 6～12g　甘草 1.5～9g　赤芍 6～12g　路路通 5～10g

经前期方《夏桂成实用中医妇科学》　党参 9～30g　白术 6～12g　白芍 5～15g　山药 15～30g　淫羊藿 3～15g　茯苓 9～15g　川断 9～15g　杜仲 10～15g　鹿角霜 9～15g　覆盆子 6～12g

九画

香棱丸(《济生方》)　木香 3～6g　丁香 1～3g　京三棱 3～10g　枳壳 3～10g　青皮 3～10g　川楝子 5～10g　茴香 3～6g　莪术 3～15g

保元汤《博爱心鉴》　人参 3～9g　黄芪 9～30g　肉桂 1～5g　甘草 1.5～9g

保阴煎(《景岳全书》)　生地 10～15g　熟地 9～15g　白芍 5～15g　山药 15～30g　续断 9～15g　黄芩 3～10g　黄柏 3～12g　甘草 1.5～9g

促排卵汤(《夏桂成实用中医妇科学》)　赤芍 6～12g　红花 3～9g　当归 5～15g　川芎 3～9g　川断 9～15g　薏苡仁 9～30g　茺蔚子 10～30g　甘草 1.5～9g

胎元饮(《景岳全书》)　人参 3～9g　当归 5～15g　杜仲 10～15g　白芍 5～15g　熟地 9～15g　白术 6～12g　陈皮 3～10g　炙甘草 1.5～9g

养精种玉汤(《傅青主女科》)　大熟地 9～15g　当归 5～15g　白芍 5～15g　山萸肉 5～10g

活血生精汤(《夏桂成实用中医妇科学》)　当归 5～15g　赤芍 6～12g　白芍 5～15g　山药 15～30g　生地 10～15g　鳖甲 9～24g　红花 3～9g　山楂 10～15g　川断 9～15g　丹皮 6～12g　茯苓 9～15g　茺蔚子 10～30g

活络效灵丹(《医学衷中参西录》)　当归 5～15g　丹参 5～15g　生明乳香 3～10g　生明没药 3～10g

济生肾气丸(《济生方》)　熟地 9～15g　山药 15～30g　山萸肉 5～10g　丹皮 6～12g　茯苓 9～15g　肉桂 1～5g　泽泻 5～10g　附子 3～15g　牛膝 6～15g　车前子 9～15g

举元煎(《景岳全书》)　人参 3～9g　黄芪 9～30g　白术 6～12g　升麻 3～10g　甘草 1.5～9g

宫外孕Ⅰ号方(山西医学院第一附属医院)　丹参 5～15g　赤芍 6～12g　桃仁 5～10g

宫外孕Ⅱ号方(山西医学院第一附属医院)　丹参 5～15g　赤芍 6～12g　桃仁 5～10g　三棱 3～10g　莪术 3～15g

祛瘀解毒方(连方经验方)　玫瑰花 3～6g　连翘 6～15g　金银花 10～15g　大血藤 10～15g　丹参 5～15g　当归 5～15g　白芍 5～15g　川芎 3～9g　生地 10～15g　炙甘草 1.5～9g

十画

泰山磐石散（《景岳全书》） 人参 3～9g 黄芪 9～30g 白术 6～12g 炙甘草 1.5～9g 当归 5～15g 白芍 5～15g 川芎 3～9g 熟地 9～15g 砂仁 3～6g 糯米 15～30g 川断 9～15g 黄芩 3～10g

真武汤（《伤寒论》） 炮附子 3～15g 白术 6～12g 茯苓 9～15g 白芍 5～15g 生姜 3～9g

桂枝茯苓丸（《金匮要略》） 茯苓 9～15g 桂枝 3～10g 丹皮 6～12g 赤芍 6～12g 桃仁 5～10g

桃红四物汤（《医宗金鉴》） 桃仁 5～10g 红花 3～9g 当归 5～15g 川芎 3～9g 白芍 5～15g 熟地 9～15g

柴胡疏肝散（《景岳全书》） 柴胡 3～10g 枳壳 3～10g 炙甘草 1.5～9g 白芍 5～15g 川芎 3～9g 香附 6～9g 陈皮 3～10g

逍遥散（《太平惠民和剂局方》） 柴胡 3～10g 当归 5～15g 白芍 5～15g 白术 6～12g 茯苓 9～15g 甘草 1.5～9g 煨姜 3～6g 薄荷 3～6g

健固汤（《傅青主女科》） 人参 3～9g 茯苓 9～15g 白术 6～12g 巴戟天 5～15g 薏苡仁 9～30g

胶艾汤（《金匮要略》） 阿胶 3～9g 艾叶 3～10g 当归 5～15g 川芎 3～9g 白芍 5～15g 生地 10～15g 甘草 1.5～9g

十一画

理冲汤（《医学衷中参西录》） 生黄芪 9～30g 党参 9～30g 白术 6～12g 山药 15～30g 天花粉 10～15g 知母 6～12g 三棱 3～10g 生鸡内金 3～10g 莪术 3～15g

黄连阿胶汤（《伤寒论》） 黄连 2～5g 黄芩 3～10g 白芍 5～15g 鸡子黄 2 枚 阿胶 3～9g

黄连解毒汤（《外台秘要》） 黄连 2～5g 黄芩 3～10g 黄柏 3～12g 栀子 3～10g

萆薢渗湿汤（《疡科心得集》） 萆薢 9～15g 薏苡仁 9～30g 赤茯苓 9～15g 黄柏 3～12g 丹皮 6～12g 泽泻 5～10g 滑石 10～20g 通草 5～10g 车前子 9～15g

清心滋肾汤（《中医临床妇科学》） 钩藤 3～12g 黄连 2～5g 丹皮 6～12g 紫贝齿 10～15g 山药 15～30g 山萸肉 5～10g 茯苓 9～15g 莲子心 1.5～3g 紫草 5～10g 合欢皮 6～12g 浮小麦 15～30g

清肝达郁汤（《重订通俗伤寒论》） 焦栀子 3～10g 白芍 5～15g 当归 5～15g 柴胡 3～10g 丹皮 6～12g 炙甘草 1.5～9g 橘皮 3～10g 薄荷 3～6g 滁菊花 5～15g 橘叶 3～10g

清经散（《傅青主女科》） 丹皮 6～12g 地骨皮 5～15g 白芍 5～15g 熟地 9～15g 青蒿 6～12g 黄柏 3～12g 茯苓 9～15g

清热固经汤（《简明中医妇科学》） 生地 10～15g 地骨皮 5～15g 炙龟板 9～24g 牡蛎粉 10～30g 阿胶 3～9g 黄芩 3～10g 藕节 10～15g 棕榈炭 3～10g 甘草 1.5～9g 焦栀子 3～10g 地榆 10～15g

清热调血汤《古今医鉴》 丹皮 6～12g 黄连 2～5g 生地 10～15g 白芍 5～15g 当归 5～15g 川芎 3～9g 红花 3～9g 桃仁 5～10g 延胡索 3～10g 莪术 3～15g 香附 6～9g

十二画

越鞠二陈汤（夏桂成经验方） 苍术 3～9g 香附 6～9g 川芎 3～9g 六曲 山栀 半夏 3～9g 陈皮 3～10g 茯苓 9～15g 甘草 1.5～9g

程氏萆薢分清饮（《医学心悟》） 萆薢 9～15g 黄柏 3～12g 石菖蒲 3～9g 茯苓 9～15g 白术 6～12g 莲子心 1.5～3g 丹参 5～15g 车前子 9～15g

温土毓麟汤（《傅青主女科》） 巴戟天 5～15g 覆盆子 6～12g 白术 6～12g 人参 3～9g 山药 15～30g 神曲 6～15g

温经汤（《妇人大全良方》） 人参 3～9g 当归 5～15g 川芎 3～9g 白芍 5～15g 肉桂 1～5g 莪术 3～15g 牡丹皮 6～12g 牛膝 6～15g 甘草 1.5g～9g

温胆汤（《千金方》） 半夏 3～9g 竹茹 5～10g 枳实 3～10g 陈皮 3～10g 甘草 1.5g～9g 茯苓 9～15g

温胞饮（《傅青主女科》） 巴戟天 5～15g 补骨脂 6～10g 菟丝子 6～12g 肉桂 1～5g 附子 3～15g 杜仲 10～15g 白术 6～12g 山药 15～30g 芡实 10～15g 人参 3～9g

滋血汤（《证治准绳》） 人参 3～9g 黄芪 9～30g 山药 15～30g 茯苓 9～15g 川芎 3～9g 当归 5～15g 熟地 9～15g 白芍 5～15g

滋阴养胎方（夏桂成经验方） 当归身 5～15g 白芍 5～15g 怀山药 15～30g 山萸肉 5～10g 熟地 9～15g 炒川断 9～15g 桑寄生 9～15g 太子参 19～30g 茯苓神 9～15g 阿胶 3～9g 苎麻根 10g～30g 黄连 2～5g

滋肾育胎丸（罗元恺经验方） 吉林人参 3～9g 党参 9～30g 白术 6～12g 菟丝子 6～12g 桑寄生 9～15g 炒川续断 9～15g 杜仲 10～15g 阿胶 3～9g

十四画

毓麟珠（《景岳全书》） 人参 3～9g 白术 6～12g 茯苓 9～15g 白芍 5～15g 川芎 3～9g 当归 5～15g 熟地 9～15g 菟丝子 6～12g 鹿角霜 9～15g 杜仲 10～15g 川椒 炙甘草 1.5～9g

膈下逐瘀汤（《医林改错》） 当归 5～15g 赤芍 6～12g 川芎 3～9g 桃仁 5～10g 红花 3～9g 枳壳 3～10g 延胡索 3～10g 五灵脂 3～10g 丹皮 6～12g 香附 6～9g 乌药 6～10g 甘草 1.5g～9g

十六画

橘核丸（《重订严氏济生方》） 橘核 3～9g 海藻 6～12g 昆布 6～12g 海带 6～12g 桃仁 5～10g 川楝子 5～10g 厚朴 3～10g 木通 3～6g 枳实 3～10g 延胡索 3～10g 肉桂 1～5g 木香 3～6g

赞育丹《景岳全书》 熟地 9～15g 白术 6～12g 当归 5～15g 枸杞子 6～12g 杜仲 10～15g 仙茅 5～15g 山茱萸 5～10g 淫羊藿 3～15g 巴戟 5～15g 肉苁蓉 6～10g 韭子 3～9g 蛇床子 3～10g 附子 3～15g 肉桂 1～5g

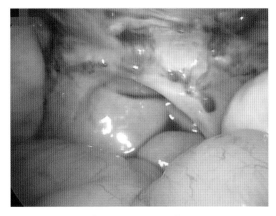

彩图 1 子宫内膜异位症——浆膜大体观，可见五处
小的外观棕红色到蓝色的内异病灶

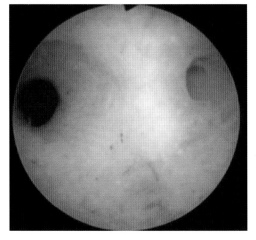

彩图 2 中央粘连

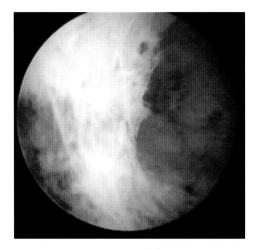

彩图 3 边缘粘连

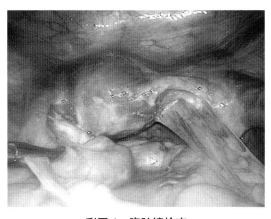

彩图 4 腹腔镜检查

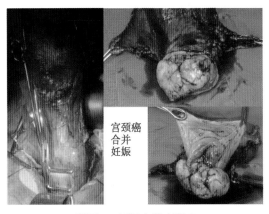

彩图 5　妊娠合并宫颈癌

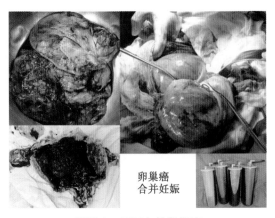

彩图 6　妊娠合并卵巢癌

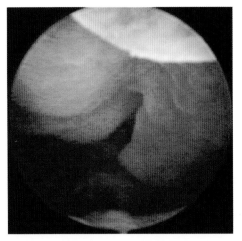

彩图 7　子宫内膜增厚

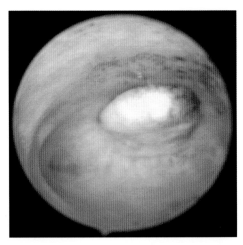

彩图 8　单发子宫内膜息肉

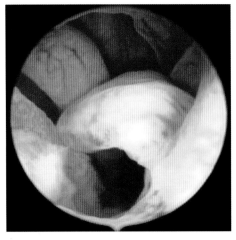

彩图 9　多发子宫内膜息肉

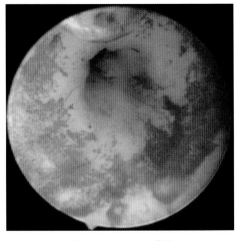

彩图 10　子宫内膜炎

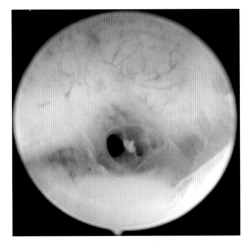

彩图 11 宫腔粘连

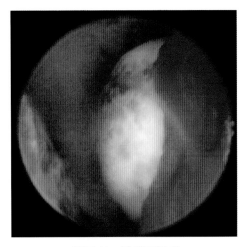

彩图 12 黏膜下肌瘤

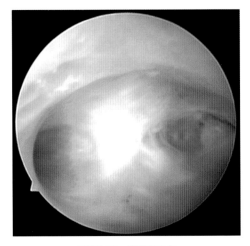

彩图 13 鞍型子宫

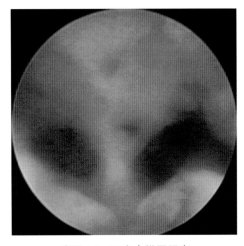

彩图 14 不完全纵隔子宫

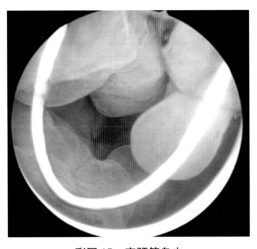

彩图 15 宫颈管息肉